BENCAOGANGMU YUANSETUPU 800LI

本草纲目原色图谱

800例

1卷

林余霖　编著

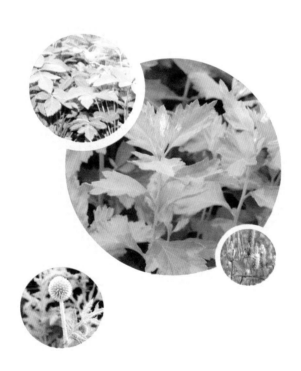

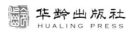

华龄出版社
HUALING PRESS

责任编辑：郑建军

责任印制：李未圻

图书在版编目（CIP）数据

本草纲目原色图谱 800 例：1-4 / 林余霖编著 . --

北京：华龄出版社，2020.1

ISBN 978-7-5169-1488-5

Ⅰ．①本… Ⅱ．①林… Ⅲ．①《本草纲目》—图谱

Ⅳ．① R281.3-64

中国版本图书馆 CIP 数据核字（2019）第 246898 号

书　　名：本草纲目原色图谱 800 例

作　　者：林余霖

出 版 人：胡福君

出版发行：华龄出版社

地　　址：北京市东城区安定门外大街甲 57 号　　　邮　　编：100011

电　　话：010-58122246　　　　　　　　　　　　传　　真：010-84049572

网　　址：http://www.hualingpress.com

印　　刷：德富泰（唐山）印务有限公司

版　　次：2020 年 1 月第 1 版　　　2020 年 1 月第 1 次印刷

开　　本：710×1000　　1/16　　　　　　　　　　印　　张：52

字　　数：580 千字

定　　价：360.00 元（全四卷）

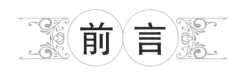

前　言

　　《本草纲目》是我国明代著名医学家李时珍汇集历代中药著作之精华，更是集中国古代医学所取得的最高成就为一体。同时对所涉及的相关生物、化学、天文、地理、地质、矿物、冶金等领域也有突出的贡献，被英国生物学家达尔文誉为"中国的百科全书"。

　　为继承发扬中医药的精华，开发利用药物资源，方便百姓使用，我们以《本草纲目》为基础，组织知名专家编写了《本草纲目原色图谱800例》一书。

　　本书从当代用药的实际出发，以临床常用中成药为基础，以地区优势特色药物为延伸，精选出800味常用药物。全书按草部、木部、谷部、菜部、果部、虫部、鳞部、介部、禽部、兽部、金石部进行编排，主要内容由文字说明和中药材原植物图片组成，准确地展现了药物形态特征。文字部分系统地介绍了每味药物的名称、别名、基源、形态特征、生境分布、采收加工、性味归经、功能主治、用量用法、配伍应用、注意事项等。其中选方部分以简明实用为原则，以传统经典名方、临床有效单方和验方为主要来源，以满足广大读者自我治疗和健康保健的需求。

　　本书既有科学性，又有实用性，既是从事医疗、教学、科学人员的案头必备之书，也是广大中医药爱好者和寻求治病保健人群的自学参考书籍。

　　本书在编写过程中得到了中国医学科学院药用植物研究所知名专家的大力支持，在此深表感谢！由于时间所限，本书难免有不足之处，敬请广大读者多加指正，以便及时修订。

编　者

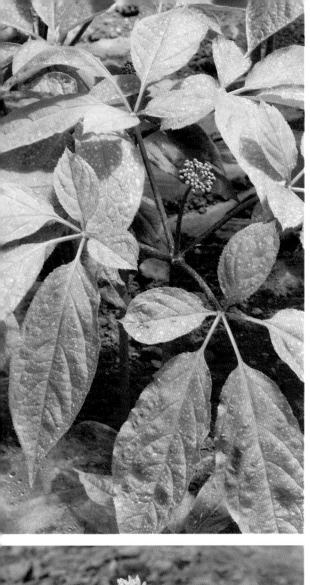
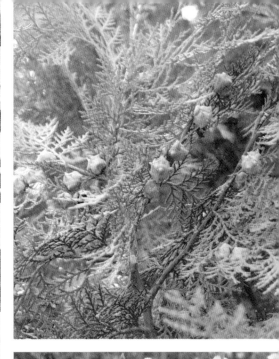
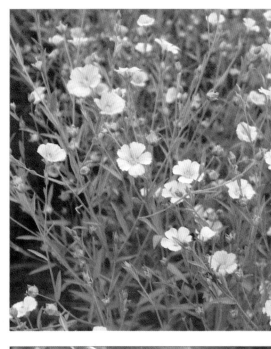
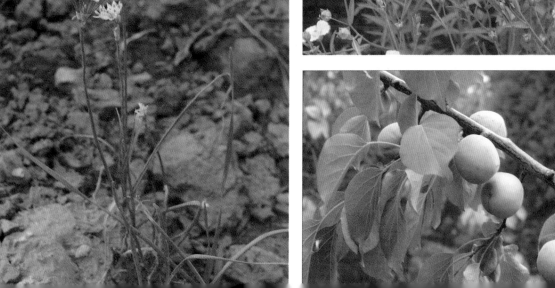

目 录

6

4

草　部

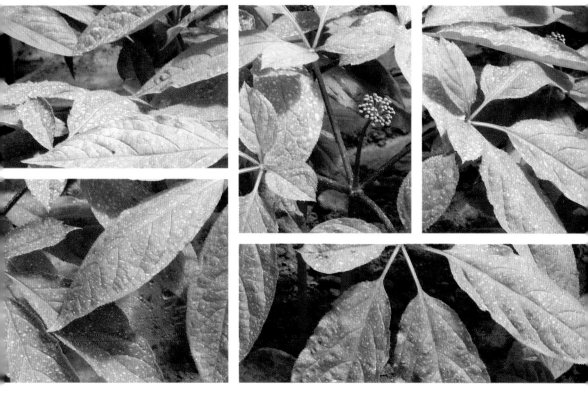

甘草

【基　　源】　本品为豆科植物甘草的根及根茎。

【性味功能】　味甜，性平。有补脾益气，止咳化痰，清热解毒，缓急定痛，调和药性的功能。

【主治用法】　用于脾胃虚弱，中气不足，咳嗽气短，痈疽疮毒，缓和药物烈性，解药毒。用量1.5～9克。清热应生用，补中宜炙用。反大戟、芫花、甘遂、海藻。

【原植物】　别名：乌拉尔甘草、甜草、生甘草。多年生草本。根粗壮，味甜，外皮红棕色或暗棕色。茎直立，被白色短毛和刺毛状腺体。单数羽状复叶互生；小叶卵状椭圆形，先端钝圆，基部浑圆，两面被腺体及短毛。总状花序腋生；花萼钟状，被短毛和刺毛状腺体；蝶形花冠淡红紫色。荚果条状，呈镰状以至环状弯曲，密被棕色刺毛状腺体。花期6～7月，果期7～8月。

【生境分布】　生于草原及山坡。分布于东北、华北、西北等地区。

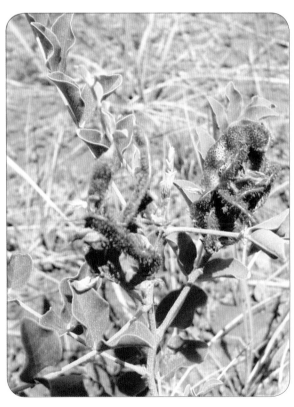

【采收加工】　秋季采挖，分等打成小捆，于通风处风干。

【性状鉴别】　本品根呈圆柱形。外皮松紧不一。表面红棕色或灰棕色，具显著的纵皱纹、沟纹、皮孔及稀疏的细根痕。质坚实，断面略显纤维性，黄白色，粉性，形成层环明显，射线放射状，有的有裂隙。根茎呈圆柱形，表面有芽痕，断面中部有髓。气微，味甜而特殊。

【炮　　制】　除去杂质，洗净，润透，切厚片，干燥。

【应　　用】　同光果甘草。

膜荚黄芪

【基　源】　本品为豆科植物膜荚黄芪的干燥根。

【性味功能】　味甘，性微温。有补气固表，利水消肿，托毒排脓、生肌的功能。炙用有补中益气的功能。

【主治用法】　用于气短心悸，乏力，虚脱，自汗，盗汗，体虚浮肿，慢性肾炎，久泻，脱肛，子宫脱垂，痈疽难溃，疮口久不愈合。用量9～30克，煎服。

【原植物】　别名：条芪。直立多年生草本。奇数羽状复叶。托叶条状披针形，小叶13～31，椭圆形、椭圆状卵形，先端钝圆或稍凹，基部圆形。总状花序腋生。萼钟状。花冠黄色或淡黄色旗瓣倒卵形，先端稍凹，基部有短爪。子房有柄，有柔毛。荚果半椭圆形，有短伏毛。果皮膜质，稍膨胀。花期7～8月，果期8～9月。

【生境分布】　生于林缘、灌丛、林间草地及疏林下。分布于东北、华北、西北及山东、四川等省区。

【采收加工】　春、秋二季采挖，晒至半干，堆放1～2天后继续晒至干透。

【性状鉴别】　本品根呈圆柱形，有的有分枝，上端较粗。表面淡棕黄色或淡棕褐色，有不整齐的纵皱纹或纵沟。质硬而韧，不易折断，断面纤维性强，并显粉性，皮部黄白色，木部淡黄色，有放射状纹理及裂隙，老根中心偶有枯朽状，黑褐色或呈空洞。气微，味微甜，嚼之微有豆腥味。

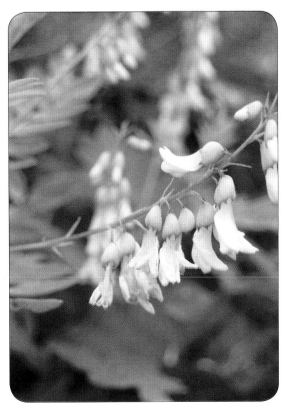

【炮　制】　除去杂质，大小分开，洗净，润透，切厚片，干燥。

【应　用】　同蒙古黄芪。

蒙古黄芪

【基　　源】　本品为豆科植物蒙古黄芪的干燥根。

【性味功能】　味甘，性微温。有补气固表，利水消肿，托毒排脓、生肌的功能。炙用有补中益气的功能。

【主治用法】　用于气短心悸，乏力，虚脱，自汗，盗汗，体虚浮肿，慢性肾炎，久泻，脱肛，子宫脱垂。用量9～30克。

【原植物】　别名：白皮芪。多年生草本。主根长而粗壮，根条较顺直。茎直立，有分枝。奇数羽状复叶，小叶12～18对；小叶宽椭圆形、椭圆形或长圆形，两端近圆形。总状花序腋生，长于叶，有花5～20朵；花萼钟状，密生短柔毛；萼齿5；花冠蝶形，黄色或淡黄色，雄蕊10；子房光滑无，结果时延伸突出萼外。荚果膨胀，膜质，半卵圆形，果皮光滑无毛。花期6～7月，果期7～9月。

【生境分布】　生于向阳草地及山坡。分布于黑龙江、吉林及华北、西北。

【采收加工】　春、秋二季采挖，除去须根及根头，晒干。

【性状鉴别】　本品根圆柱形，有的有分枝，上端较粗，略扭曲，长30～90厘米，直径0.7～3.5厘米。表面淡棕黄色至淡棕褐色，有不规则纵皱纹及横长皮孔，栓皮易剥落而露出黄白色皮部，有的可见网状纤维束。质坚韧，断面强纤维性。气微，味微甜，有豆腥味。

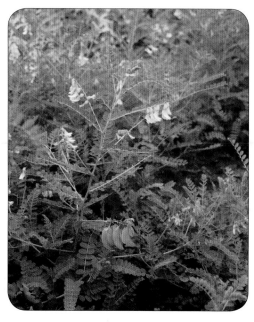

【炮　　制】　同膜荚黄芪。

【应　　用】　1. 糖尿病：黄芪、山药、生地黄、天花粉、五味子，水煎服。2. 肾炎蛋白尿阳性：黄芪30克，水煎服。3. 自汗：黄芪、防风各3克，白术6克，生姜三片，水煎服。4. 脱肛、子宫脱垂：生黄芪200克，防风120克，水煎服。

【基　　源】　本品为五加科植物人参的根及根茎。

【性味功能】　味甘、微苦，性温。有大补元气，固脱，生津，安神益智的功能。

【主治用法】　用于体虚欲脱，气短喘促，自汗肢冷，精神倦怠，食少吐泻，久咳，津亏口渴，失眠多梦，惊悸健忘。用量1.5～9克。反藜芦，五灵脂。

人参

【原植物】　别名：园参，山参，棒槌。多年生草本。主根粗壮，肉质，纺锤形，黄白色。掌状复叶轮生茎端，每年递增1叶，多达6片复叶。小叶长椭圆形，边缘有细锯齿，脉上有疏刚毛。伞形花序顶生，花小，多数；淡黄绿色；核果浆果状，扁球形，鲜红色。花期6～7月。果期7～9月。

【生境分布】　生于阴湿山地针、阔叶林或杂木林下。分布于东北。多栽培。

【采收加工】　秋季采，晒干，称生晒参。蒸熟再晒干，称红参。

【炮　　制】　生晒参：润透，切薄片，干燥。生晒山参：用时粉碎或捣碎。白糖参：经水烫，浸糖后干燥。红参：蒸熟后晒干或烘干。

【应　　用】　1.糖尿病：人参6克，熟地黄18克，枸杞子、泽泻各12克，天冬、山茱萸各9克。水煎服。2.阳痿：人参6克，巴戟天、枸杞子各9克，肉苁蓉。3.心肌营养不良：人参6克。研粉，调蜜冲服。4.心肺功能不全：人参6克，熟地黄、胡桃肉各12克，附片9克，蛤蚧1对，五味子6克。水煎服。

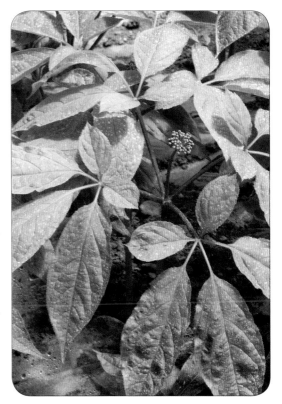

石沙参（南沙参）

【基　　源】　本品为桔梗科植物石沙参的根。

【性味功能】　味微甘，性微寒。有养阴清肺、化痰止咳的功能。

【主治用法】　用于肺热燥咳，虚劳久咳，阴伤津亏，舌干口渴。用量 10 ～ 15 克。

【原植物】　多年生草本。根纺锤形。茎直立，茎生叶无柄，互生或对生，薄革质或纸质，线形或披针形至卵形，长 1.5 ～ 7 厘米，边缘有长短不等的疏浅锯齿。花冠深蓝色，钟状。蒴果圆形。花期 7 ～ 8 月。

【生境分布】　生于山坡，沟边或路旁。分布于河北、四川、陕西、甘肃、青海、宁夏等地。

【采收加工】　秋季采挖，除去茎叶及须根，洗净泥土，刮去栓皮，晒干或烘干。

【应　　用】　1. 肺燥，久热久咳：沙参、麦冬各 9 克，玉竹 6 克，生甘草 3 克桑叶、生白扁豆、天花粉各 4.5 克，地骨皮 9 克。水煎服。2. 肺热咳嗽：沙参 25 克，水煎服。3. 失血后脉微手足厥冷之症：沙参，浓煎频饮。4. 产后无乳：沙参 12 克，煮猪蹄食。

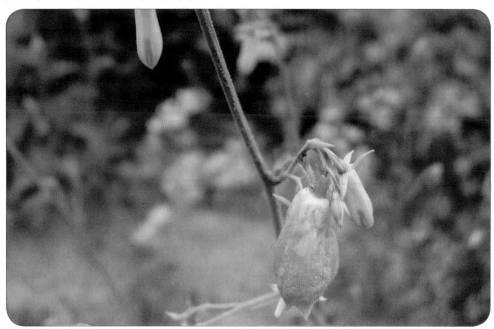

轮叶沙参（南沙参）

【基　　源】　本品为桔梗科植物轮叶沙参的干燥根。

【性味功能】　味甘，性微寒。有养阴清肺，化痰止咳，益气生津的功能。

【主治用法】　用于肺热燥咳，阴虚劳嗽，干咳痰粘，气阴不足，烦热口渴，慢性气管炎等。用量9～15克，鲜者15～30克。反藜芦。

【原植物】　别名：四叶沙参。多年生草本。3～6叶轮生，卵圆形或线状披针形。花序狭圆锥状聚伞花序，下部花枝轮生；花冠细，狭钟形，口部稍缢缩，蓝色或蓝紫色，花柱常为花冠的2倍，柱头2裂蒴果卵球形。花期7～9月，果期8～10月。

【生境分布】　生于林缘、草丛、路边。分布于全国大部分省区。

【采收加工】　秋季采挖根部，刮去粗皮，晒干或烘干。

【性状鉴别】　本品根呈圆锥形或圆柱形，略弯曲。表面黄白色或淡棕黄色，凹陷处常有残留粗皮，上部多有深陷横纹，呈断续的环状，下部有纵纹及纵沟。顶端具1或2个根茎。体轻、质脆易折断，断面不平坦，黄白色，多裂隙。无臭，味微甘。

【炮　　制】　除去茎叶及须根，洗净泥土，刮去栓皮，晒干，切片备用。

【应　　用】　1. 肺结核、老年慢性气管炎干咳：南沙参6克，研粉，温水送服。2. 热病后阴虚津少，咽干，咳嗽：南沙参12克，生地黄15克，麦冬、玉竹各9克，冰糖15克。水煎服。3. 气管炎干咳痰少：南沙参、麦冬、百合各9克。水煎服。

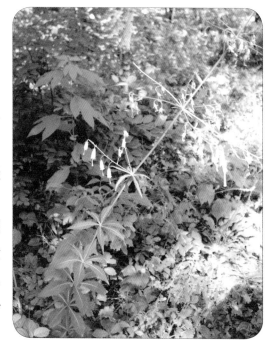

珊瑚菜（北沙参）

【基　　源】　本品为伞形科植物珊瑚菜的根。

【性味功能】　味微甘，性微寒。有养阴清肺，祛痰止咳功能。

【主治用法】　用于阳虚肺热干咳，热病伤津，咽干口渴等症。用量5～10克。不宜与藜芦同用。

【原植物】　多年生草本，被灰褐色绒毛。主根细长，圆柱形，长达30厘米，肉质，黄白色。基生叶柄长，基部宽鞘状，边缘膜质，叶卵圆形或宽三角状卵形，1～3回三出分裂至深裂，裂片羽状排列；茎上部叶不裂，卵形，有三角形圆锯齿。复伞形花序顶生，白色，有绒毛；花瓣5，先端内卷。双悬果椭圆形，有粗毛，果棱5，翅状。花期5～7月。果期6～8月。

【生境分布】　生于海边沙滩上。分布于辽宁、河北、山东、江苏、浙江、福建、台湾、广东等省区。

【采收加工】　夏、秋季采收栽培2年后的根部，开水烫后去皮，时间不可过长，晒干或烘干。

【性状鉴别】　本品呈细长圆柱形，偶有分枝。表面淡黄白色，略粗糙，偶有残存外皮，不去外皮的表面黄棕色。全体有细纵皱纹及纵沟，并有棕黄色点状细根痕。顶端常留有黄棕色根茎残基;上端稍细，中部略粗，下部渐细。质脆，易折断，断面皮部浅黄白色，木部黄色。气特异，味微甘。

【炮　　制】　除去残茎及杂质，略润，切段，晒干。

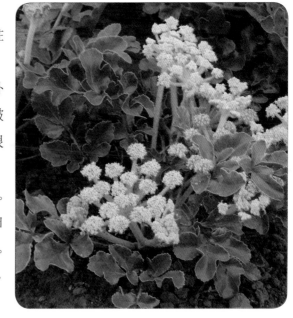

桔梗

【基　　源】 本品为桔梗科植物桔梗的根。

【性味功能】 味苦、辛，性平。有宣肺祛痰，利咽排脓的功能。

【主治用法】 用于咳嗽痰多，胸闷不畅，咽喉肿痛，肺痈吐脓，支气管炎，胸膜炎等症。用量3～9克。

【原植物】 别名：铃铛花、和尚头花、苦菜根。多年生草本，有白色乳汁。根肥大肉质，长圆锥形，顶端根茎部（芦头）有半月形茎痕。茎直立。中下部叶轮生或互生，卵形、披针形，边缘有细锯齿。花1至数朵生于茎和分枝顶端；花萼钟状，有白粉，裂片5，三角状披针形；花冠钟状，蓝色或蓝紫色，5裂；雄蕊5；子房下位。蒴果倒卵形，顶端5瓣裂。种子褐色，3棱。花期7～9月。果期8～9月。

【生境分布】 生于山地草丛、灌丛中或沟旁。全国各地有栽培。

【采收加工】 春、秋季采挖，趁鲜用竹制品刮去外皮，晒干或烘干。

【性状鉴别】 本品呈圆柱形或略呈纺锤形，下部渐细，有的有分枝，略扭曲。表面白色或淡黄白色，不去外皮者表面黄棕色至灰棕色；具纵扭皱沟，并有横长的皮孔样斑痕及支根痕。有的顶端有较短的根茎或不明显，其上有数个半月形茎痕。质脆，断面不平坦，形成层环棕色，皮部类白色，有裂隙，木部淡黄白色。无臭，味微甜后苦。

【炮　　制】 除去杂质，洗净，润透，切厚片，干燥。

【应　　用】 1.感冒咳嗽，肺炎咳嗽：桔梗、金银花、连翘、甘草、荆芥穗。水煎服。2.急性扁桃体炎、急性咽炎、喉炎，失音：桔梗、荆芥、薄荷、甘草、诃子、木蝴蝶。水煎服。3.肺脓肿：桔梗、鱼腥草各15克。水煎服。4.猩红热：桔梗。水煎服。

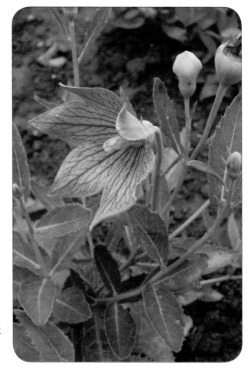

多花黄精

【基　　源】　本品为百合科植物多花黄精的根茎。

【性味功能】　味甘，性微温。有补脾润肺，养阴生津，益气的功能。

【主治用法】　用于体虚乏力，心悸气短，肺燥干咳，糖尿病，高血压，久病伤津口干。用量9～12克。

【原植物】　别名：姜形黄精、南黄精。多年生草本。根茎横生，肉质肥厚，稍结节状或连珠状，黄棕色或暗棕色，有皱纹及疣状根痕。叶互生，无柄，椭圆形或长圆状披针形，先端渐尖，基部宽楔形，全缘，两面无毛。花腋生，常2～7朵集成伞形花丛，总花梗长达6厘米；花被筒状，淡黄绿色或绿白色，裂片6；雄蕊6，着生于花被筒中部以上，花丝具乳头状突起。子房近球形。浆果球形，紫黑色。花期4～6月。果期6～10月。

【生境分布】　生于林缘、灌木丛中或沟谷两旁阴湿处。分布于陕西、河南及长江以南各地区。

【采收加工】　春、秋季采挖根茎，蒸10～20分钟后，晒干。

【炮　　制】　黄精：洗净泥土，略润，切片，晒干。酒黄精：取拣净的黄精，洗净，用酒拌匀，装入容器内，密闭，坐水锅中，隔水炖到酒吸尽，取出，切段，晾干。

【应　　用】　1. 肺结核：黄精熬膏，口服。2. 肾虚精亏，病后体虚，慢性病消耗性营养不良：黄精、党参、枸杞子、白术、黄芪各9克。水煎服。3. 足癣：黄精提取液，局部涂敷。4. 糖尿病：黄精，枸杞子，玉竹，西洋参。水煎服。

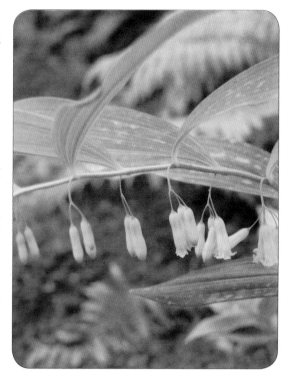

滇黄精

【基　　源】　本品为百合科植物滇黄精的根茎。

【性味功能】　味甘，性平。有补气养阴，健脾，润肺，益肾的功能。

【主治用法】　用于脾胃虚弱，体倦乏力，口干食少，肺虚燥咳，精血不足，内热消渴。用量9～15克。

【原植物】　别名：大黄精、德保黄精、节节高。多年生草本。根茎肥大，稍呈块状或结节状膨大，直径1～3厘米。茎高1～3米，顶端常作缠绕状。叶轮生，无柄，每轮通常4～8叶，叶片线形至线状披针形，先端渐尖并拳卷。花腋生，下垂，通常2～4朵成短聚伞花序，总花梗长1～2厘米，花梗长0.5～1.5厘米，花梗基部有膜质小苞片。花被筒状，通常粉红色，全长18～25毫米，裂片窄卵形，长3～5毫米；雄蕊着生在花被管1/2以上处，花丝长3～5毫米；花柱长10～14毫米，为子房长的2倍以上。浆果球形，直径1～1.5厘米，成熟时红色。花期3～5月，果期9～10月。

【生境分布】　生于林下、灌丛或阴湿草坡。分布于广西、四川、贵州、云南等省区。

【采收加工】　全年均可采挖，以秋季采挖者质量较好，挖出根茎，洗净，蒸后晒干。

【性状鉴别】　本品根茎肥厚，姜块状或连珠状，直往2～4厘米或以上，每一结节有明显茎痕，圆盘状，稍凹陷，宜往5～8毫米；须根痕多，常突出，表面黄白色至黄棕色，有明显环节及不规则纵皱。

【炮　　制】　黄精：洗净泥土，略润，切片，晒干。酒黄精：取拣净的黄精，洗净，用酒拌匀，装入容器内，密闭，坐水锅中，隔水炖到酒吸尽，取出，切段，晾干。

【应　　用】　同多花黄精。

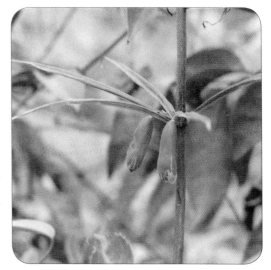

黄精

【基　　源】　本品为百合科植物黄精的根茎。

【性味功能】　味甘，性平。有补脾润肺，养阴生津，益气的功能。

【主治用法】　用于体虚乏力，心悸气短，肺燥干咳，糖尿病，高血压，久病伤津口干；外用黄精流浸膏治脚癣。用量9～12克。

【原植物】　别名：鸡头黄精。多年生草本，高达1.2米。根茎黄白色，圆锥状，先端膨大，全体形如鸡头，有细纵皱纹横生。茎上部稍攀援状。叶4～6片轮生，无柄，先端拳卷。2～4花集成伞形腋生，下垂；花被筒状，白色或淡黄色，裂片6，披针形；雄蕊6，生于花被筒中部或中部以上，花丝短。浆果球形，熟时紫黑色。花果期5～9月。

【生境分布】　生于山地林缘、灌丛中或山坡半阴地。分布于长江以北各地区。

【采收加工】　春、秋季采挖，蒸10～20分钟取出，晾晒。

【性状鉴别】　本品根茎结节状。一端粗，类圆盘状，一端渐细，圆柱状，全形略似鸡头，长2.5～11厘米，粗端直径1～2厘米，常有短分枝，上面茎痕明显，圆形，微凹，直径2～3毫米，周围隐约可见环节；细端长2.5-4厘米，直径5～10毫米，环节明显，节间距离5～15毫米，有较多须根或

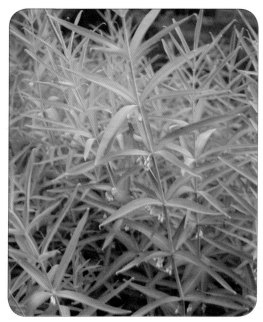

须根痕，直径约1毫米。表面黄棕色，有的半透明，具皱纹；有纵行纹理。质硬脆或稍柔韧，易折断，断面黄白色，颗粒状，有众多黄棕色给管束小点。气微，味微甜。

酒黄精：取拣净的黄精，洗净，用酒拌匀，装入容器内，密闭，坐水锅中，隔水炖到酒吸尽，取出，切段，晾干。

【炮　　制】　黄精：洗净泥土，略润，切片，晒干。

【应　　用】　同多花黄精。

玉竹

【基　　源】　本品为百合科植物玉竹的根茎。

【性味功能】　味甘，性平。有养阴润燥，生津止渴的功能。

【主治用法】　用于热病伤阴，口燥咽干，干咳少痰，心烦心悸，肺结核咳嗽，糖尿病，心脏病等症。用量9～15克。

【原植物】　多年生草本。根茎横生，长柱形，黄白色，节间长，有结节，密生多数须根。茎单一，斜向一边。叶互生，几无柄，椭圆形或卵状长圆形，先端钝尖，基部楔形，全缘，中脉隆起，平滑或有乳头突起。1～3朵花簇生腋生，下垂；花被筒状，白色，先端6裂；雄蕊6，花丝丝状，白色；子房上位。浆果球形，熟时紫黑色。花期4～6月。果期7～9月。

【生境分布】　生于林下阴湿处。分布于于全国大部分省区。

【采收加工】　春、秋季采挖，除去地上部及须根，洗净泥沙，置入锅中稍煮，即捞出，晾至半干后，反复用手搓揉2～3次，至内无硬心时，晒干。

【炮　　制】　玉竹：除去杂质，洗净泥土，焖润至内外湿度均匀，切片，晒干。蒸玉竹：取洗净的玉竹，置蒸器内加热蒸焖2～3次，至内外均呈黑色为度，取出，晒至半干，切片，再晒至足干。

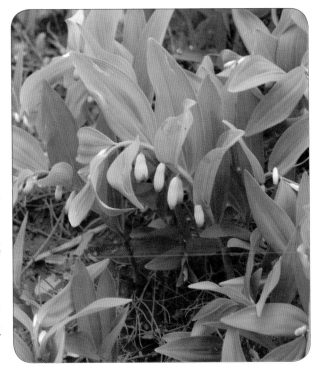

【应　　用】　1.糖尿病，高脂血症：玉竹、何首乌、山楂。水煎服。2.充血性心力衰竭：玉竹25克，水煎服。3.冠心病心绞痛：玉竹15克，党参9克，做浸膏，内服。4.风湿性心脏病：玉竹、枸杞子、龙眼肉、麦冬、生姜、大枣。水煎服。

小玉竹

【基　　源】　本品为百合科植物小玉竹的干燥根茎。

【性味功能】　味甘，性微寒。有养阴润燥，生津止渴的功能。

【主治用法】　用于热病口燥咽干，干咳少痰，心烦心悸，糖尿病，风湿性心脏病等症。用量6～15克。

【原 植 物】　多年生草本。根状茎圆柱形，结节不粗大。叶互生，椭圆形至长椭圆形，顶端尖，下面具短糙毛，无柄。花序腋生，只有1花；花被筒状，白色或顶端黄绿色，顶端6齿裂；花丝着生近花被筒中部。浆果球形，蓝黑色。花期4～6月。果期7～9月。

【生境分布】　生于林下及山坡草地。分布于东北及河北、山西、山东等地。

【采收加工】　春、秋季采挖根茎，放锅中稍煮，晾至软后，反复用手搓揉至透明并晒干。

【性状鉴别】　本品根茎圆柱形，环节明显，节间距离1～15毫米，根茎中间或终端有数个圆盘状茎痕，直径0.5～1厘米，有时可见残留鳞叶，须根痕点状。表面黄白色至土黄色，有细纵皱纹。质柔韧，有时干脆，易折断，断面黄白色，颗粒状，气微，味甜，有黏性。

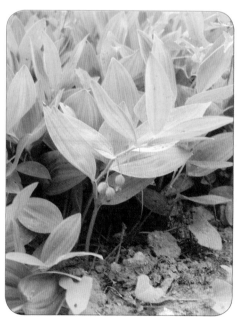

【炮　　制】　除去杂质，洗净泥土，焖润至内外湿度均匀，切片，晒干。

【应　　用】　1. 肺胃燥热、阴虚咳嗽：玉竹、沙参、麦冬。水煎服。2. 感冒，有风热咳嗽、肺燥表现的：玉竹9克，生葱白3枚，桔梗4.5克，白薇、薄荷各3克，淡豆豉12克，炙甘草1.5克，红枣2枚。水煎服。3. 风湿性心脏病：玉竹、枸杞子、龙眼肉、麦冬、生姜、大枣，水煎服。对于低血压者，需加炙甘草。4. 冠心病心绞痛：玉竹15克，党参9克，水炖服。

知母

【基　源】　本品为百合科植物知母的根茎。

【性味功能】　味苦、甘，性寒。有滋阴降火，润燥滑肠的功能。

【主治用法】　用于热病烦渴，消渴，肺热咳嗽，午后潮热，梦遗，怀胎蕴热，肠燥，便秘等。用量4.5～9克。水煎服。

【原植物】　别名：羊胡子。多年生草本。根茎肥厚，横生，有残留多数黄褐色纤维状旧叶残基，下部生多数肉质须根。叶基生，线形，质稍硬，基部扩大成鞘状。花茎直立；2～6花成一簇，排成长穗状；花黄白色或淡紫色；内轮淡黄色。蒴果长圆形，种子黑色。花期5～8月。果期8～9月。

【生境分布】　生于向阳山坡、草地或干燥丘陵地。分布于东北、华北、西北及河内、山东、安徽、江苏等省区。

【采收加工】　春、秋季采挖，晒干；去外皮晒干者为"光知母"。

【性状鉴别】　本品呈长条状，微弯曲，略扁，偶有分枝，长3～15厘米，直径0.8～1.5厘米，一端有浅黄色的茎叶残痕。表面黄棕色至棕色，上面有一凹沟，具紧密排列的环状节，节上密生黄棕色的残存叶基，由两侧向根茎上方生长；下面隆起而略皱缩，并有凹陷或突起的点状根痕。

【炮　制】　知母：除去杂质，洗净，润透，切厚片，干燥，去毛屑。盐知母：取知母片，照盐水炙法炒干（每100斤加盐2斤半用开水化开）。

【应　用】　1. 暑疟，久热不退：知母、石膏、青蒿、麦冬、鳖甲、牛膝、橘红、石斛、金银花。水煎服。2. 骨蒸，盗汗：知母、地骨皮、鳖甲。水煎服。3. 泌尿系感染 知母、茯苓、牡丹皮、泽泻各9克，黄柏6克，熟地黄24克，山茱萸、淮山药各12克。水煎服。4. 紫斑和过敏性皮疹：知母加醋磨汁，搽患处。

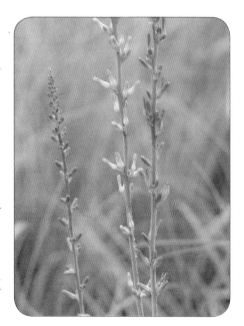

肉苁蓉

【基　　源】　本品为列当科植物肉苁蓉带鳞叶的肉质茎。

【性味功能】　味甘、咸，性温。有补肾阳，益精血，润肠通便的功能。

【主治用法】　用于腰膝酸软，阳痿，遗精，不孕，赤白带下，腰酸背痛，肠燥便秘。用量6～9克。水煎服。

【原植物】　别名：大芸、苁蓉。多年生肉质寄生草本。茎肉质肥厚，圆柱形，质坚硬，稍有韧性，不易折断，断面暗棕色或黑棕色，叶鳞片状，覆瓦状排列，卵形或卵状披针形，黄褐色，在下部排列较紧密。穗状花序，密生多花；苞片卵状披针形；花萼钟状，5浅裂，花冠顶端5裂。蒴果2裂，花柱宿存。花期5～6月，果期6～7月。

【生境分布】　生于荒漠中，分布于内蒙古、陕西、甘肃、新疆。

【采收加工】　3～5月采挖，置沙土中半埋半露，或切段晒干。

【炮　　制】　肉苁蓉：拣净杂质，清水浸泡，每天换水1～2次，润透，纵切片，晒干。酒苁蓉：取苁蓉片，用黄酒拌匀，置罐内密闭，坐水锅中，隔水加热蒸至酒尽为度，取出，晾干。黑豆制：取肉苁蓉用米泔水漂泡3天，每天换水1次，去尽咸味，刮去表面鳞叶，切1.5厘米厚的片；然后取黑豆5千克炒香，分成3份，每次取1份掺水和肉苁蓉用微火煮干，取出至半干，再蒸透后晒干，另取黑豆1份同煮，蒸晒，反复3次，晒干即可。

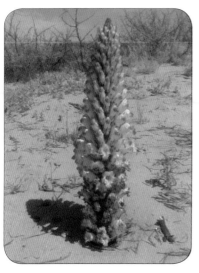

【应　　用】　1.阳痿，遗精，腰膝酸软：肉苁蓉、韭菜子各9克。水煎服。2.神经衰弱，健忘，腰酸体倦，听力减退：肉苁蓉、枸杞子、五味子、麦冬、黄精、玉竹。水煎服。3.肾虚妇女不孕，崩漏带下：肉苁蓉、补骨脂、菟丝子、沙苑子、山茱萸。水煎服。4.老人气虚、血虚所致便秘：肉苁蓉15克，火麻仁、当归、生地黄、白芍各9克。水煎服。

天麻

【基　　源】　本品为兰科植物天麻的根茎。

【性味功能】　味甘，性微温。有平肝熄风，镇痉，通络止痛的功能。

【主治用法】　用于头晕目眩，小儿惊风癫痫，肢体麻木，手足不遂，高血压，口眼歪斜等。研末吞服，每次 1.5 克。

【原植物】　别名：赤箭、明天麻多年生寄生植物，寄主为蜜环菌。地下茎横走，肥厚，肉质，椭圆形或卵圆形，有环节。茎单一，黄褐色，叶鳞片状，膜质，鞘状抱茎。总状花序顶生，苞片膜质，花淡黄绿色或黄色，萼片和花瓣合生成筒状，先端 5 裂，蒴果长圆形至长倒卵形，有短梗。种子多细小，粉尘状。花期 6～7 月，果期 7～8 月。

【生境分布】　生于林下湿润处。有栽培。分布于吉林、辽宁、河南、安徽、江西、湖南、湖北、陕西、甘肃及西南各地区。

【采收加工】　冬季苗枯后或春季出苗前挖取根茎，刮去外皮，水煮或蒸至透心，用无烟火烘干。

【炮　　制】　天麻：拣去杂质，大小分档，用水浸泡至七成透，捞出，稍晾，再润至内外湿度均匀，切片，晒干。炒天麻：先用文火将锅烧热，随即将片倒入，炒至微黄色为度。煨天麻：将天麻片平铺于喷过水的表芯纸上，置锅内，用文火烧至纸色焦黄，不断将药片翻动至两面老黄色为度。

【应　　用】　1. 眩晕头痛：天麻、黄芩、茯神、钩藤、栀子、杜仲、首乌藤、牛膝、益母草、桑寄生。水煎服。2. 偏头痛：天麻 15 克，白芷 12 克，川芎、白花蛇、地龙各 9 克，水煎服。3. 慢性风湿性关节炎：天麻、秦艽、羌活、牛膝、杜仲等，水煎服。

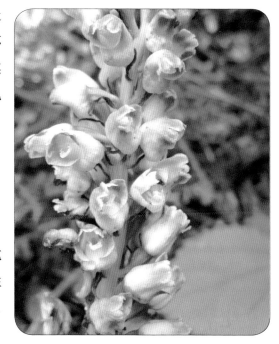

锁阳

【基　　源】　本品为锁阳科植物锁阳的肉质茎。

【性味功能】　味甘，性平。有补肾助阳，益精，润肠的功能。

【主治用法】　用于阳痿，遗精，不孕，腰膝痿弱，神经衰弱，血枯便秘等。用量9～15克。

【原植物】　别名：铁棒锤、锈铁棒、锁严多年生寄生肉质草本，暗紫红色或棕红色。地下茎粗短，吸收根瘤状。茎圆柱状，埋入沙中，顶端露出地上，基部膨大，多皱缩，有纵沟，残存三角形黑棕色鳞片。穗状花序顶生，肉质，棒状，暗紫色。坚果球形。花期5～6月，果期8～9月。

【生境分布】　生于干燥多沙地区，多寄生于白刺的根上。分布于内蒙古、宁夏、山西、甘肃、新疆、青海等省区。

【采收加工】　春季采挖，除去花序，趁鲜切片晒干。

【性状鉴别】　本品干燥全草呈扁圆柱形或一端略细，长8～21厘米，直径2～5厘米。表面红棕色至深棕色，皱缩不平，形成粗大的纵沟或不规则的凹陷，有时可见三角形的鳞片，和有部分花序存在。质坚硬，不易折断，断面略显颗粒性，棕色而柔润。气微香，味微苦而涩。

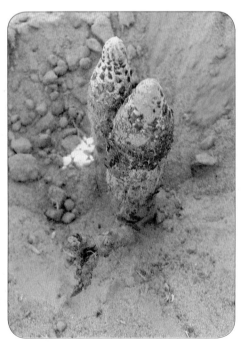

【炮　　制】　趁鲜时切片晒，除去泥土杂质，洗净润透，切片晒干。

【应　　用】　1. 周围神经炎：锁阳、枸杞子、五味子、黄柏、知母、干姜、醋龟甲。研末，酒糊为丸，盐汤送下。2. 阳痿不孕：锁阳、肉苁蓉、枸杞子各6克，菟丝子9克，淫羊藿15克。水煎服。3. 肾虚滑精，腰膝酸弱，阳痿：锁阳、肉苁蓉、桑螵蛸、茯苓各9克，龙骨3克。研末，炼蜜为丸。4. 心脏病：锁阳。油炸后，经常冲茶服。

白术

【基　源】　本品为菊科植物白术的根茎。

【性味功能】　味甘、苦，性温。有益气，健脾，燥湿利水的功能。

【主治用法】　用于脾虚食少，消化不良，慢性腹泻，倦怠无力，痰饮水肿，自汗，胎动不安。用量6～12克。

【原植物】　别名：于术、冬术、浙术。多年生草本，高30～80厘米。根状茎肥厚，拳状，分枝，灰黄色。茎直立，基部稍木质。叶互生，茎下部叶有长柄，3裂或羽状5深裂，边缘有刺状齿；茎上部叶柄短，椭圆形至卵状披针形，不分裂，先端渐尖，基部狭，下延成柄，边缘有刺。单一头状花序顶生，总苞片5～7层；花多数全为管状花，花冠紫红色，先端5裂。瘦果椭圆形，冠毛羽状。花期9～10月。果期10～11月。

【生境分布】　生于山坡林边或灌林中。分布于陕西、安徽、江苏、浙江、江西、四川等省有栽培。

【采收加工】　立冬叶枯黄时，采挖生长2～3年生植株根部，烘干。

【炮　制】　土炒白术：取白术片，用伏龙肝细粉炒至表面挂有土色，筛去多余的土。麸炒白术：将蜜炙麸皮撒入热锅内，待冒烟时加入白术片，炒至焦黄色、逸出焦香气，取出，筛去蜜炙麸皮。

【应　用】　1. 慢性消化不良、慢性非特异性结肠炎：白术、木香、砂仁、枳实。水煎服。2. 小儿流涎：益智、白术、芝麻，和面制饼，常食。3. 病后体弱：白术、山药、芡实。水煎服。4. 风湿性关节炎：白术、威灵仙、防己、桑枝。

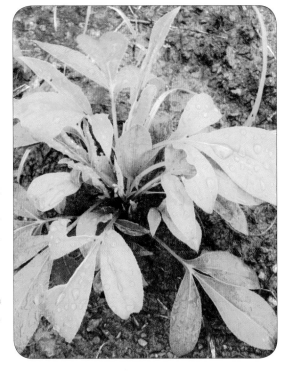

茅苍术（苍术）

【基　源】　本品为菊科植物茅苍术的根茎。

【性味功能】　味辛、苦，性温。有健脾燥湿，祛风，散寒的功能。

【主治用法】　用于湿阻脾胃，消化不良，寒湿吐泻，胃腹胀痛，水肿，风寒湿痹，湿痰留饮，夜盲症等。用量3～9克。

【原植物】　别名：南苍术多年生草本。根茎横生，结节状圆柱形。叶互生，革质，披针形，先端渐尖，基部渐狭，边缘有锯齿；下部叶不裂或3裂。头状花序顶生，下有羽裂叶状总苞一轮，总苞圆柱形，苞片6～8层，卵形至披针形；两性花有多数羽状长冠毛，花冠白色，长管状。瘦果长圆形，有白毛。花期8～10月。果期9～10月。

【生境分布】　生于山坡灌丛、草丛中。分布于河南、山东、安徽、江苏、浙江、江西、湖北、四川等省。

【采收加工】　春、秋二季采挖，晒干，撞去须根。

【性状鉴别】　不规则根茎，连珠状或结节状圆柱形，稍弯曲，偶有分歧，长3～10厘米，直径5～20毫米。表面灰棕色，有皱纹、横曲纹及须根痕。质坚硬，不易折断，断面黄白色或灰白色，有多数油室，红棕色。气香特异，味微甘、辛、苦。

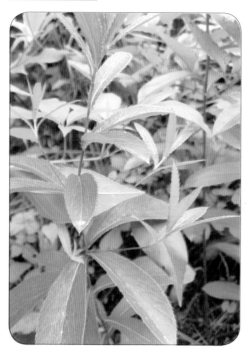

【应　用】　1. 消化不良，脘腹胀满、食欲不振、舌苔厚腻：苍术、厚朴各4.5克，陈皮、甘草各3克。水煎服。2. 夏季水泻，湿热较重：苍术、金银花、茯苓。水煎服。3. 风湿：苍术、麻黄、桂枝、薏苡仁，水煎服。4. 夜盲症：苍术120克，木贼60克，研末混和，饭时随蔬菜调6克同服。

金毛狗脊

【基　源】　本品为蚌壳蕨科植物金毛狗脊的根茎。

【性味功能】　味苦、甘，性温。有补肝肾，强腰膝，除风湿的功能。

【主治用法】　用于风寒湿痹，腰背强痛，足膝无力，小便失禁，白带过多。用量6～12克。肾虚有热，小便不利或短涩黄赤，口苦舌干者忌服。

【原植物】　别名：金毛狗、金毛狮子、猴毛头。多年生大型蕨类植物。根茎粗壮，顶端同叶柄基部密生金黄色长柔毛，有光泽。叶片大，三回羽状分裂；末回裂片线形略呈镰刀形。叶革质或厚纸质。孢子囊群生于下部小脉顶端，囊群盖坚硬，棕褐色，横长圆形，两瓣状，成熟时张开如蚌壳。

【生境分布】　生于沟边及林下阴处。分布于南方大部分省区。

【采收加工】　全年可采挖根茎，切片晒干，为生狗脊。或蒸后，晒至六七成干时，再切片晒干，为熟狗脊。

【性状鉴别】　本品根茎呈不规则的长块状。外附光亮的金黄色长柔毛，上部有几个棕红色木质的叶柄，中部及下部丛生多数棕黑色细根。质坚硬，难折断。气无，味淡，微涩。

【炮　制】　取沙子置锅内炒至轻松，加入拣净的狗脊，用武火炒至鼓起并显深黄色，取出，筛除沙子，风晾后，撞去或刮净黄绒毛。

【应　用】　1. 外伤出血，创口不愈溃疡：狗脊，研末，撒敷患处。2. 风寒骨痛，腰肌劳损，半身不遂：狗脊15克，水煎服。或浸酒服。3. 风湿性关节炎：狗脊15克，石楠藤9克，酒水各半煎服。4. 腰腿痛：狗脊、何首乌、茜草、牛膝、杜仲、五加皮各9克，水煎服。

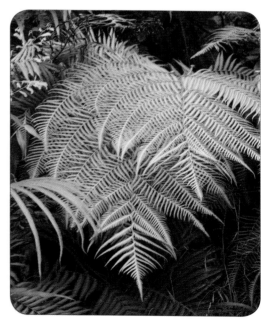

荚果蕨
（小贯众）

【基　　源】　本品为球子蕨科植物荚果蕨带叶柄基的干燥根茎。

【性味功能】　味苦，性微寒；有小毒。有清热解毒，止血，凉血，杀虫的功能。

【主治用法】　用于虫积腹痛，热毒疮疡，疳腮肿痛，蛔虫，崩漏及流感等。用量5～15克。孕妇慎服。生用清热解毒，炒炭用止血。

【原植物】　别名：小贯众。多年生草本。根状茎短而直立，鳞片棕色，膜质。叶二型，莲座状。营养叶柄密被鳞片；叶披针形，2回羽状深裂；羽片40～60对，互生，线状披针形至三角状耳形，边缘有波状圆齿或两侧基部全缘；叶脉羽状，分离。孢子叶狭倒披针形，一回羽状，羽片两侧向背面反卷成荚果状，深褐色。叶脉先端突起成囊托。孢子囊群圆形，具膜质盖。

【生境分布】　生于林下。分布于东北、华北及陕西、四川、西藏等省区。

【采收加工】　夏、秋采挖，削去叶柄，须根，除净泥土，晒干。

【性状鉴别】　本品呈圆纺锤形或歪椭圆形，密布叶柄基部，顶端可见黄棕色膜状鳞片。叶柄基部扁三棱形，上宽下细，向内弯曲；表面黑棕色，微有光泽，背面有纵棱5～6条，中间1条明显隆起，有的上端可见1～2条呈飞鸟形皱纹，腹面亦有纵棱；质硬，横切面外皮黑色，内面淡棕色，有线形维管束2，排成八字形。基部根茎外露。味微涩。

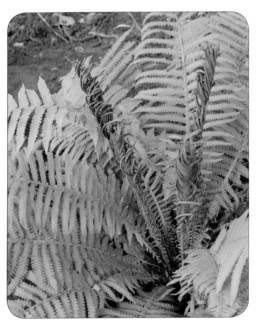

【应　　用】　1. 预防感冒：小贯众9克。水煎服。2. 预防流行性脑脊髓膜炎：小贯众2克，制成粉剂或片剂，内服。3. 胆道蛔虫病：小贯众、苦楝皮各15克。水煎服。4. 血痢不止：小贯众15克，酒煎服。

<table>
<tr><td rowspan="1">巴
戟
天</td><td>

【基　　源】 本品为茜草科植物巴戟天的根。

【性味功能】 味甘、辛，性微温。有壮阳补肾，强筋骨，祛风湿的功能。

【主治用法】 用于阳痿遗精，宫冷不孕，月经不调，少腹冷痛，风寒湿痹，腰膝酸痛，脚气等症。用量 3 ~ 10 克。

</td></tr>
</table>

【原植物】 别名：鸡肠风、猫肠筋。藤状灌木。根圆柱形肉质，膨大呈念珠状。叶对生，长圆形，先端急尖或短渐尖，基部钝圆形，全缘，有短粗毛。花 2 ~ 10 朵呈头状顶生枝端。白色，花冠肉质，漏斗状，4 深裂；雄蕊 4；子房下位，花柱 2 深裂。核果近球形，红色。种子 4。花期 4 ~ 7 月。果期 6 ~ 11 月。

【生境分布】 生于山谷、疏林下。分布于福建、广东、广西、云南等省区。有栽培。

【采收加工】 秋季采挖部，晒半干，用木棍打扁，再晒干。

【炮　　制】 巴戟天：拣去杂质，用热水泡透后，趁热抽去木心，切段，晒干。炙巴戟：取甘草，捣碎，置锅内加水煎汤，捞去甘草渣，加入拣净的巴戟天，煮至松软能抽出木心时，取出，趁热抽去木心，晒干。盐巴戟：取拣净的巴戟天，用盐水拌匀，入笼蒸透，抽去木心，晒干。

【应　　用】 1. 腰膝风湿疼痛、肌肉无力：巴戟天、牛膝、续断、山茱萸各 9 克，桑寄生 15 克，杜仲 3 克。水煎服。2. 阳痿，早泄，遗精：巴戟天、山茱萸、金樱子各 9 克，地黄 12 克。水煎服。3. 肾虚遗尿，小便频数：巴戟天、山茱萸、菟丝子、桑螵蛸各 9 克。水煎服。

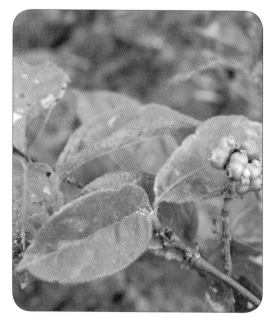

远志

【基　　源】　本品为远志科植物远志的根或根皮。

【性味功能】　味苦、辛，性温。有安神化痰，消痈肿的功能。

【主治用法】　用于神经衰弱，惊悸健忘，多梦失眠，寒痰咳嗽，支气管炎，腹泻，膀胱炎等症。用量3～9克。

【原植物】　别名：细叶远志、小草、小草根。多年生草本。根圆柱形。叶互生，线形或线状披针形，全缘，无毛。总状花序侧生小枝顶端，淡蓝色或蓝紫色。花瓣3；中央1瓣呈龙骨瓣状，下面顶部有鸡冠状附属物。蒴果近圆形，顶端凹陷。种子2粒，长圆形。花期5～7月，果期6～9月。

【生境分布】　生于向阳或砂质干山坡、路旁或河岸谷地。有栽培。分布于东北、华北、西北及河南、山东、安徽、江苏、浙江、江西等省区。

【采收加工】　春、秋季采挖根部，晒至皮部稍皱缩，用手揉搓抽去木心，晒干，为远志筒。将皮部剖开，除去木部，为远志肉；不去木部，为远志棍。

【性状鉴别】　本品呈圆柱形，略弯曲。表面灰黄色至灰棕色，有较密并深陷的横皱纹、纵皱纹及裂纹，老根的横皱纹较密更深陷，略呈结节状。质硬而脆，易折断，断面皮部棕黄色，木部黄白色，皮部易与木部剥离。气微，味苦、微辛，嚼之有刺喉感。

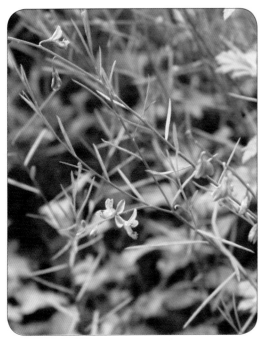

【炮　　制】　除去杂质，略洗，润透，切段，干燥。

【应　　用】　1.神经衰弱，健忘心悸，失眠：远志3克，研粉，米汤冲服。2.慢性气管炎：远志、甘草、曼陀罗浸膏，蜂蜜制丸，早晚服。3.咳嗽痰多：远志、紫菀、苦杏仁各9克，桔梗、生甘草各3克。水煎服。4.寒痰喘咳：远志、川贝母、半夏、茯苓。水煎服。

【基　　源】　本品为小檗科植物淫羊藿的干燥地上部分。

【性味功能】　味辛，性温。有补肝肾，强筋骨，助阳益精，祛风除湿的功能。

【主治用法】　用于阳痿、腰膝痿弱、风寒湿痹、神疲健忘、四肢麻木及更年期高血压症。用量 3 ~ 9 克。

淫羊藿

【原植物】　别名：三枝九叶草、仙灵脾。多年生草本。茎生叶二回三出复叶，先端宽阔锐尖，基部深心形。顶生聚伞状圆锥花序，被腺毛；花白色；花萼 8；花瓣 4，距短于内轮萼片；雄蕊 4；雌蕊 1，花柱长。果纺锤形，成熟时 2 裂；种子 1 ~ 2，褐色。花期 6 ~ 7 月，果期 8 月。

【生境分布】　生于灌丛或山沟阴湿处。分布于全国大部分地区。

【采收加工】　夏、秋季采割，除去粗梗及杂质，晒干或阴干。

【炮　　制】　淫羊藿：拣净杂质，去梗，切丝，筛去碎屑。炙淫羊藿：先取羊脂油置锅内加热熔化，去渣，再加入淫羊藿微炒，至羊脂油基本吸尽，取出放凉。

【应　　用】　1. 肾虚阳痿、妇女不孕：淫羊藿 9 克，枸杞子 12 克，沙苑子、五味子、山茱萸各 9 克。水煎服。2. 小儿麻痹症急性期和后遗症期：淫羊藿 3 克，桑寄生、钩藤各 9 克。水煎服。3. 慢性气管炎：淫羊藿 3.6 克，紫金牛 0.9 克，研粉，加蜂蜜服。4. 妇女更年期高血压：淫羊藿、仙茅各 12 克，当归、巴戟、黄柏、知母各 9 克。水煎服。

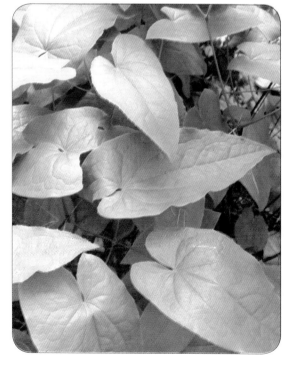

大叶仙茅

【基　　源】　本品为仙茅科植物大叶仙茅的干燥根及根状茎。

【性味功能】　味苦、涩，性平。有润肺化痰，止咳平喘，镇静，健脾，补肾固精的功能。

【主治用法】　用于肾虚喘咳，腰膝酸痛，白带，遗精，阳痿。用量15～30克。

【原植物】　别名：仙茅、大地棕、猴子背巾、竹灵芝。多年生草本。根状茎肉质块状，粗厚，须根丛生。叶基生，有槽，近对折；叶长方披针形，叶片呈折叠状，全缘。花葶从叶腋发出，高10～20厘米。花不藏于叶鞘内。总花梗被长毛，头状花序或穗状花序曲垂，卵形或球形；花被片6，雄蕊6；果棒状，内有种子多数。

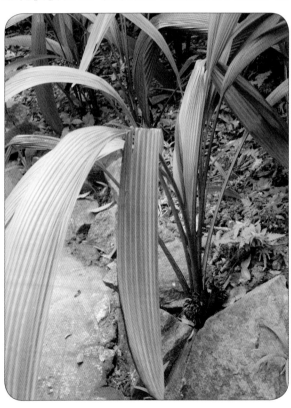

【生境分布】　生于山坡湿润处或栽培于屋旁。分布于我国西南部地区。

【采收加工】　四季可采挖，除去根头及须根，洗净，晒干或鲜用。

【炮　　制】　洗净，晒干或鲜用。

【应　　用】　1. 慢性气管炎：大叶仙茅、通光散鲜品各72克，水煎，加蜂蜜适量，每次20毫升，口服。2. 慢性气管炎：大叶仙茅制成蜜丸，口服。

仙茅

【基　　源】　本品为仙茅科植物仙茅的干燥根茎。

【性味功能】　味辛，性温；有小毒。有补肾阳，祛寒湿的功能。

【主治用法】　用于腰膝冷痛、四肢麻痹、阳痿。用量3～9克。

【原植物】　多年生草本。根茎向下直生，圆柱形，肉质，褐色；须根常丛生，两端细，中间粗，肉质，具环状横纹。3～6枚叶基生，披针形，先端渐尖，基部下延成柄，扩大成鞘状，叶脉明显，两面疏生长柔毛，后渐光滑。花葶极短，隐藏于叶鞘内；花杂性、上部为雄花，下部为两性花；苞片膜质，被长柔毛；花黄色，下部花筒线形，6裂，被长柔毛。浆果长矩圆形，稍肉质，先端宿存有细长的花被筒，呈喙状，被长柔毛。

【生境分布】　生于海拔1600米的林下草地或荒坡上。分布于浙江、福建、江西、台湾、湖南、湖北、广东、广西、四川、贵州、云南等省区。

【采收加工】　秋冬两季采挖，除去根头及须根，洗净，干燥。

【性状鉴别】　本品根茎圆柱形，略弯曲，长3～10厘米，直径4～8毫米。表面黑褐色或棕褐色，粗糙，有纵沟及横皱纹与细孔状的粗根痕。质硬脆，易折断，断面稍平坦，略呈角质状，淡褐色或棕褐色，近中心处色较深，并有一深色环。气微香，味微苦、辛。

【炮　制】　仙茅：洗净，晒干或鲜用。酒仙茅：取净仙茅用黄酒拌匀，润透后，置锅内微炒至干，取出，晾干。

【应　用】　1.淋巴结核：仙茅100克，夏枯草6克，水煎服。2.淋巴结炎、颈淋巴结核：仙茅、一枝黄花各50克，加烧酒炖服。3.膀胱炎、尿道炎：仙茅50克，加冰糖，水煎服。

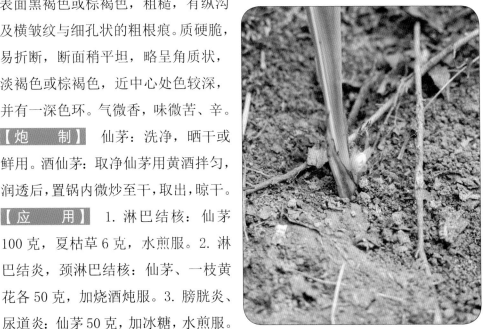

长叶地榆

【基　　源】　本品为蔷薇科植物长叶地榆的根。

【性味功能】　味苦、酸，性微寒。有凉血止血，清热解毒，生肌敛疮功能。

【主治用法】　用于便血，痔疮出血，血痢，尿血，崩漏，水火烫伤，痈肿疮毒。用量9～15克。

【原植物】　别名：绵地榆。根富纤维性，折断面呈细毛状。基生小叶线状长圆形至线状披针形，基部微心形至宽楔形，茎生叶与基生叶相似，但较细长。穗状花序圆柱形，长2～6厘米，花果期8～11月。

【生境分布】　生于山坡、草地、溪边、灌丛、湿草地。分布于东北及河北、山西、河南、山东及长江以南各地区。

【采收加工】　春季采挖，洗净，晒干或趁鲜切片，晒干。

【性状鉴别】　本品根圆柱形，常弯曲，长15～26厘米，直径0.5～2厘米。有时支根较多，表面棕褐色，质较坚韧，不易折断。折断面细毛状，可见众多纤维。横断面形成层环不明显，皮部黄色，木部淡黄色。不呈放射状排列。气弱，味微苦涩。

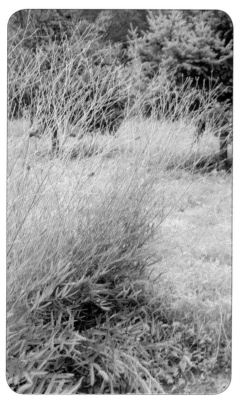

【炮　制】　长叶地榆：除去杂质；未切片者，洗净，除去残茎，润透，切厚片，干燥。长叶地榆炭：取净地榆片，照炒炭法炒至表面焦黑色、内部棕褐色。

【应　用】　1. 结肠炎，慢性菌痢，便血、血痢：地榆（炒炭）、鲜生地黄各12克，白芍、牡丹皮各6克，炒栀子9克，荆芥炭、黄连各3克，木香（后下）1.5克，水煎服。2. 痔疮出血：地榆、槐花、黄芩、火麻仁。水煎服。3. 烧伤：地榆、漆大姑、黄柏，加油调成糊剂，加热煮沸后，晾凉后敷伤处。

地榆

【基　　源】　本品为蔷薇科植物地榆的根。

【性味功能】　味苦、酸，性微寒。有凉血止血，清热解毒，生肌敛疮功能。

【主治用法】　用于便血，痔疮出血，血痢，尿血，崩漏，水火烫伤，痈肿疮毒。用量9～15克。

【原植物】　别名：黄瓜香、马猴枣。多年生草本。根茎粗壮，生多数纺锤形或长圆柱形根。单数羽状复叶，基生叶有长柄，小叶卵圆形或长圆状卵形，边缘粗锯齿，小叶柄基部有小托叶；茎生叶有短柄，小叶长圆形或长圆状披针形，有齿。穗状花序近球形或短圆柱形，花暗紫色。瘦果暗棕色，包于宿存萼内。花果期6～9月。

【生境分布】　生于山坡、林缘、草原、灌丛或田边。分布于东北、华北、陕西、甘肃、河南、山东及长江以南各地区。

【采收加工】　春季返青或秋季枯萎后采挖，除去根茎及须根，洗净，晒干或趁鲜切片，晒干。

【性状鉴别】　本品根圆柱形，略扭曲状弯曲，长18～22厘米，直径0.5～2厘米。有时可见侧生支根或支根痕。表面棕褐色，具明显纵皱。顶端有圆柱状根茎或其残基。质坚，稍脆，折断面平整，略具粉质。横断面形成层环明显，皮部淡黄色，木部棕黄色或带粉红色，呈显著放射状排列。气微，味微苦涩。

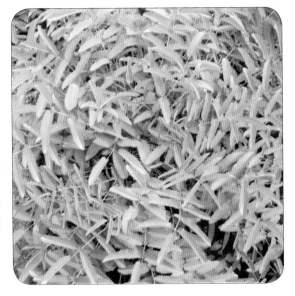

【炮　　制】　地榆：除去杂质；未切片者，洗净，除去残茎，润透，切厚片，干燥。地榆炭：取净地榆片，照炒炭法炒至表面焦黑色、内部棕褐色。

【应　　用】　同长叶长榆。

玄参

【基　　源】　本品为玄参科植物玄参的根。

【性味功能】　味苦、咸，性寒。有凉血滋阴泻火，润燥的功能。

【主治用法】　用于阴虚火旺，热病烦毒，潮热，目赤，发斑，淋巴结结核，肠燥便秘。用量 9 ～ 15 克。不宜与藜芦同用。

【原植物】　别名：元参、浙玄参。多年生草本，根肥大，圆锥形或纺锤形，下部常分叉，灰黄色干时内部变黑，茎四棱形，带暗紫色，有柔毛。叶对生，或互生，卵形或卵状披针形，边缘有细锯齿。聚伞花序圆锥状顶生，花序轴及花梗有腺毛；花冠暗紫色，管部斜壶状，先端 5 裂。蒴果卵球形，有喙。花期 7 ～ 8 月。果期 8 ～ 9 月。

【生境分布】　生于山坡林下或草丛中。分布于陕西、江苏、安徽、浙江、江西、福建、湖北、湖南、广东、四川等省区。

【采收加工】　10 ～ 11 月间采挖根部，晒至半干且内部变黑，剪去芦头及须根，堆放 3 ～ 4 天（发汗）后，再晒干或烘干。

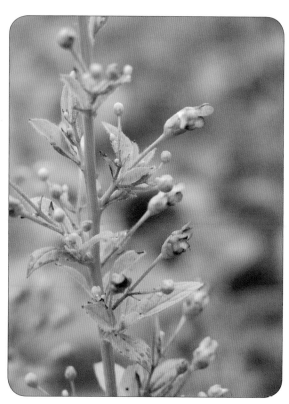

【炮　　制】　除去残留根茎及杂质，洗净，润透，切薄片，干燥；或微泡，蒸透，稍晾，切薄片，干燥。

【应　　用】　1. 慢性咽炎、扁桃体炎：玄参 12 克，生地黄 18 克，沙参、玉竹各 9 克，四叶参 30 克。水煎服。2. 颈淋巴结核、淋巴结炎：玄参、浙贝各 30 克，牡蛎 120 克（先煎），水煎服。3. 血栓闭塞性脉管炎：玄参、金银花各 9 克，当归 6 克，甘草 30 克。水煎服。

丹参

【基　　源】　本品为唇形科植物丹参的根。

【性味功能】　味苦，性寒。有活血祛瘀，消肿止痛，养血安神的功能。

【主治用法】　用于月经不调，痛经，闭经，癥瘕，产后瘀阻，瘀血疼痛，痈肿疮毒，心烦失眠。用量5～20克。反藜芦。

【原植物】　别名：血生根、血参多年生草本。根圆柱形，棕红色。茎四棱形，多分枝。单数羽状复叶对生，小叶3～7，卵形或椭圆状卵形，边缘有圆锯点，两面被柔毛。多数轮伞花序组成总状花序顶生或腋生，密生腺毛和长柔毛；花萼钟状，先端二唇形；花冠蓝紫色，二唇形，花冠筒外伸；雄蕊2；子房上位。小坚果4，椭圆形，黑色。花期5～8月。果期8～9月。

【生境分布】　生于山坡草地、林下或溪旁。分布于全国大部分地区。

【采收加工】　秋季挖取根部，除去茎叶、须根及泥土，晒干。

【性状鉴别】　本品茎粗大，顶端有时残卵红紫色或灰褐色茎基。根1至数条，砖红色或红棕色，长圆柱形，直或弯曲，有时有分枝和根须，表面具纵皱纹及须根痕；老根栓皮灰褐色或棕褐色，常呈鳞片状脱落，露出红棕构新栓皮，有时皮部裂开，显出白色的木部。质坚硬，易折断，断面不平坦，角质样或纤维性。形成层环明显，木部黄白色，导管放射状排列。气微香，味淡，微苦涩。

【炮　　制】　拣净杂质，除去根茎，洗净，捞出，润透后切片，晾干。

炒丹参：取丹参片放入锅内，以文火炒至微有焦斑为度，取出，放凉。

【应　　用】　1.心绞痛：丹参30克，檀香、砂仁各3克。水煎服。

2.高血压：丹参、鸡血藤、磁石等。水煎服。3.血栓闭塞性脉管炎：丹参、鸡血藤、玄参、甘草各30克，当归18克。水煎服。

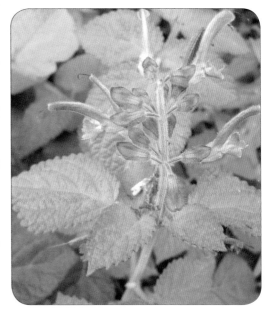

紫参

【基　　源】　本品为唇形科植物紫参的干燥全草。

【性味功能】　味苦、辛，性平。用于活血止痛，清热解毒的功能。

【主治用法】　用于急慢性肝炎、脘胁胀痛、湿热带下、乳腺炎、疔肿。用量 10 ~ 30 克，内服：煎剂，煎服或捣汁和服。

【原植物】　别名：石见穿、石打穿、石大川、月下红。叶对生；下部叶为三出复叶，顶端小叶较大，两侧小叶较小，卵形或披针形，上部叶为单叶，卵形至披针形，长 1.5 ~ 8 厘米，宽 0.8 ~ 4.5 毫米，先端钝或急尖，基部近心形或楔形，边缘具圆锯或全缘，两面均被有短柔毛。轮伞花序，每轮有花6，组成总状花序或总状圆锥花序，顶生或腋生，花序长 5 ~ 24 厘米；苞片披钊形，长于小花梗；花萼钟状，长 4.5 ~ 6 毫米。有 11 条脉纹，外面脉上和喉部均有长柔毛，花冠紫色或蓝紫色，冠筒长 10 毫米，冠檐 2 唇形，上唇倒心形，先端凹，下唇呈 3 裂，中裂片倒心形；雄蕊花丝较短，藏于花冠之内。小坚果椭圆状卵形，褐色，光滑，包被于宿萼之内。花期 8 ~ 10 月。

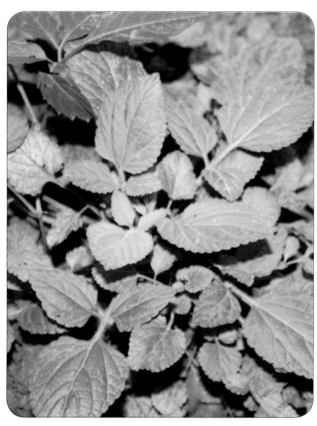

【生境分布】　生长于山坡、路旁及田野草丛中。分布于河南、湖北、四川、广西、广东、湖南等地。

【采收加工】　夏至到处暑间采收。除净泥杂，晒干。

紫草

【基　　源】　本品为紫草科植物紫草的根。

【性味功能】　味甘、咸，性寒。有凉血，活血，清热，解毒透疹的功能。

【主治用法】　用于麻疹不透，急、慢性肝炎，便秘，吐血，衄血，血小板减少性紫癜，尿血，血痢，烧烫伤，下肢溃疡，冻伤，痈肿，湿疹。用量4.5～9克。外用适量。

【原植物】　别名：硬紫草、大紫草、红紫草。多年生草本。根长条状，肥厚暗红紫色。叶互生，长圆状披针形，有糙伏毛。总状聚伞花序顶生；苞片叶状，花萼短筒状，5裂；花冠白色，筒状，5裂，喉部有5个小鳞片，基部毛状。小坚果，生于增大宿存花萼中，淡褐色，平滑有光泽。种子4枚。花期5～6月。果期7～8月。

【生境分布】　生于草丛、路边及山坡。分布于东北、华北、中南及河南、陕西、江苏、安徽、江西、贵州等省区。

【采收加工】　4～5月或9～10月挖根，晒干或烘干（忌水洗）。

【性状鉴别】　呈圆锥形，扭曲，有分枝，长7～14厘米，直径1～2厘米。表面紫红色或紫黑色，粗糙有纵纹，皮部薄，易剥落。质硬而脆，易折断，断面皮部深紫色，木部较大，灰黄色。

【炮　　制】　除去杂质，洗净，润透，切薄片，干燥。

【应　　用】　1. 热毒发疹：紫草、生地黄、牡丹皮、赤芍。水煎服。2. 烧、烫伤：紫草用麻油慢火煎30分钟，取油外擦。3. 角膜炎，中耳炎，皮肤湿疹：紫草。调油外敷。4. 过敏性紫癜：紫草9克。水煎服。

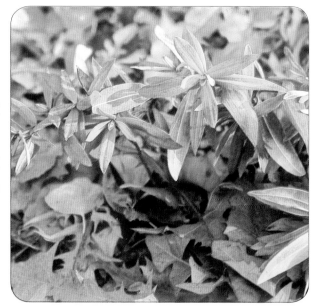

白头翁

【基　　源】　本品为毛茛科植物白头翁的根。

【性味功能】　味苦，性寒。有清热解毒，凉血止痢的功能。

【主治用法】　用于细菌性痢疾，阿米巴痢疾，鼻血，痔疮。用量9～15克。

【原植物】　别名：毛姑朵花、老公花、老冠花。多年生草本，密被白色长柔毛。基生叶4～5；叶柄基部成鞘状；叶3全裂，顶生裂片有短柄，侧生小叶无柄，两面生伏毛。花茎1～2，密生长柔毛；花单朵顶生，钟形；萼片花瓣状，蓝紫色。瘦果多数，密集成球状，有宿存羽毛状花柱。

【生境分布】　生于山坡或田野。分布于东北、华北及陕西、甘肃、青海、河南、山东、安徽、江苏、浙江、湖北等省。

【采收加工】　春季或秋季采挖，除去叶及残余花茎和须根，保留根头白绒毛，除净泥土，晒干。

【性状鉴别】　本品呈类圆柱形或圆锥形，稍扭曲。表面黄棕色或棕褐色，

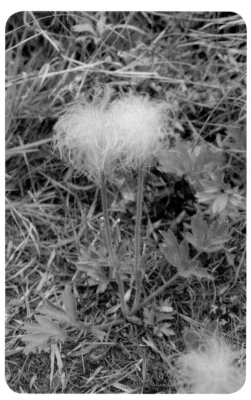

具不规则纵皱纹或纵沟，皮部易脱落，露出黄色的木部，近根头处常有朽状凹洞。根头部稍膨大，有白色绒毛，有的可见鞘状叶柄残基。质硬而脆，断面皮部黄白色或淡黄棕色，木部淡黄色。气微，味微苦涩。

【炮　　制】　除去杂质，洗净，润透，切薄片，干燥。

【应　　用】　1. 产后血虚下痢：白头翁、甘草、阿胶各9克。水煎服。

2. 原虫性痢疾：白头翁15克。水煎服。

3. 急性阿米巴痢疾：白头翁、秦皮各9克，黄柏12克。水煎服。4. 疔痈：白头翁100克，水煎服。5. 痔疮出血：白头翁，捣烂敷患处。

白及

【基　　源】　本品为兰科植物白及的干燥块茎。

【性味功能】　味苦、涩，性微寒。有收敛止血，补益肺胃，消肿生肌的功能。

【主治用法】　用于肺结核，肺虚久咳，咯血，吐血，鼻衄，便血，外伤出血，痈肿溃疡，烫伤，皮肤燥裂。用量6～15克。

【原植物】　别名：白及子、白鸡儿、连茇草。多年生草本。假鳞茎扁球形或不规则菱形，肉质黄白色，上有环纹，具多数须根。叶3～5，狭长圆形或披针形，先端渐尖，基部收狭成鞘并抱茎，全缘。总状花序顶生，具3～10朵花；花大，紫红色或粉红色；唇瓣倒卵形，白色或有紫色脉纹，先端急尖。蒴果纺锤状有6纵肋。花期4～5月。果期7～9月。

【生境分布】　生于山谷较潮湿处。分布于河北、陕西、甘肃、山西、河南、山东及长江以南各省区。

【采收加工】　秋季挖取块茎，烫3～5分钟，除去外皮，晒至全干。

【炮　　制】　白及：将原药拣净杂质，用水浸泡2～3日，捞起，晾至湿度适宜，切0.3厘米厚横片或顺片，晒干，又称"白及片"。白及粉：取净白及片，晒干，研细粉，过筛。

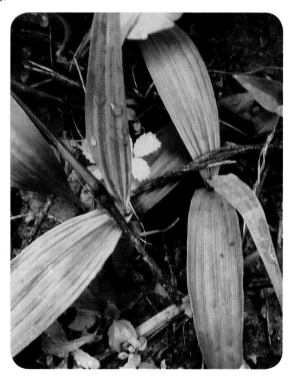

【应　　用】　1.肺结核出血：白及30克，枇杷叶、藕节、阿胶珠各15克，研末，以生地黄浓煎取汁泛丸，每次3克含化。2.胃溃疡出血：白及、黄芪各12克，白芍、棕榈炭、当归炭、党参各9克，水煎服。3.外伤出血，烧烫伤，疮疡痈肿：白及、五倍子研末撒敷患处。

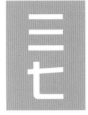

【基　源】　本品为五加科植物三七的根。

【性味功能】　味甘、微苦、性温。有止血散瘀，消肿定痛的功能。

【主治用法】　用于吐血，咯血，衄血，血痢，产后血晕，跌扑肿痛，外伤出血，痈肿。内服用量3～9克；外用粉末适量。

【原植物】　别名：参三七、田七。多年生草本。根茎短；主根粗壮肉质，倒圆锥形或圆柱形，有分枝和多数支根。茎直立，单生，掌状复叶3～4轮生茎顶；叶柄基部有多数披针形或卵圆形托叶状附属物；小叶5～7，膜质，长椭圆状倒卵形或长圆状披针形，基部1对较小，先端长渐尖，基部近圆形，叶缘有密锯齿，齿端有小刚毛，沿脉疏生刚毛。伞形花序单个顶生，浆果状核果，近肾形，红色。花期6～8月。果期8～10月。

【生境分布】　生于山坡丛林下。分布于江西、广西、四川、云南等省区。多栽培。

【采收加工】　秋季采收3年以上的植株，剪下芦头、侧根及须根，分别晒干。主根晒至半干时，边晒边用手搓，至全干。

【性状鉴别】　本品呈类圆锥形、纺锤形或不规则块状，长1～6厘米，直径1～4厘米。表面灰黄至棕黑色，具蜡样光泽，顶部有根茎痕，周围有瘤状突起，侧面有断续的纵皱及支根断痕。体重，质坚实，击碎后皮部与木部常分离；横断面灰绿、黄绿或灰白色，皮部有细小棕色脂道斑点，中心微显放射状纹理。气微，味苦，微凉而后回甜。

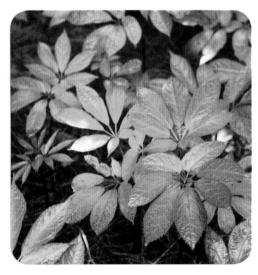

【炮　制】　拣尽杂质，捣碎，研末或润切片晒干。

【应　用】　1.吐血、衄血、咯血：三七3克。口嚼，米汤送下。2.产后出血多，崩漏：三七3克。研末，米汤冲服。3.跌扑肿痛，外伤出血，刀伤：三七、乳香、血竭、没药、降香末各等分，搽敷患处。

黄连

【基　源】　本品为毛茛科植物黄连的干燥根茎。

【性味功能】　味极苦，性寒。有清热燥湿，泻火解毒，杀虫的功能。

【主治用法】　用于湿热痞满，呕吐，泻痢，黄疸，高热神昏，心火亢盛，心烦不寐，牙痛，痈肿疔疮。用量 1.5 ～ 4.5 克。

【原植物】　多年生草本。根茎细长，黄色。叶基生，硬纸质，3 全裂；中裂片具长柄，卵状菱形，羽状深裂，边缘具尖锯齿。二歧或多歧聚伞花序，花 3 ～ 8；萼片 5，黄绿色。花瓣线形或披针形；雄蕊多数；心皮离生，具短梗。果具细长梗。花期 2 ～ 4 月，果期 5 ～ 6 月。

【生境分布】　野生与栽培，生于山地凉湿处。分布于湖北、湖南、陕西、江苏、安徽、浙江、广西、福建、广州、四川、云南、贵州等省区。

【采收加工】　秋季采挖，除去须根及泥沙，干燥，撞去残留须根。

【炮　制】　净黄连：黄连除去杂质，润透后切薄片，晾干，或用时捣碎。

酒黄连：取净黄连，照酒炙法炒干，每 100 千克黄连，用黄酒 12.5 千克。

姜黄连：取净黄连，照姜汁炙法炒干，每 100 千克黄连，用生姜 12.5 千克。

萸黄连：取吴茱萸加适量水煎煮，煎液与净黄连拌匀，待液吸尽，炒干，每 100 千克黄连，用吴茱萸 10 千克。

【应　用】　1. 细菌性痢疾：黄连、木香、葛根、黄芩各 6 克。水煎服。2. 急性胃炎：黄连、吴茱萸，研细末，制丸服。3. 口舌生疮，皮肤疮疖：黄连、金银花、蒲公英。水煎服。4. 热病吐血、衄血，发斑，疮疡疔毒：黄连 6 克，黄芩、黄柏、栀子各 9 克。水煎服。

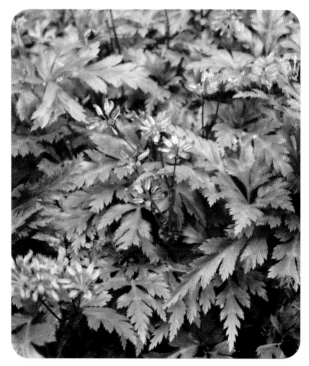

胡黄连

【基　源】　本品为玄参科植物西藏胡黄连和胡黄连的根茎。

【性味功能】　味苦，性寒。有退虚热，消疳热，清湿热的功能。

【主治用法】　用于阴虚骨蒸，潮热盗汗，湿热泻痢，黄疸，吐血，衄血，目赤肿痛等。用法用量，煎服，1.5～9克。

【原植物】　别名：割孤露泽，胡连，西藏胡黄连。胡黄连多年生草本，有毛。根茎圆柱形，稍带木质，长15～20厘米。叶近于根生，稍带革质；叶片匙形，长5～10厘米，先端尖，基部狭窄成有翅的具鞘叶柄，边缘有细锯齿。花茎长于叶；穗状花序长5～10厘米，下有少数苞片；苞片长圆形或披针形，与萼等长；萼片5，披针形，长约5毫米，有缘毛；花冠短于花萼，先端5相等的裂片，裂片卵形，具缘毛，内面具疏柔毛，外面无毛或近无毛；雄蕊4，花丝细长，伸出花冠，无毛；子房2室，花柱细长，柱头单一。蒴果长卵形，长6毫米，侧面稍有槽，主要室间开裂。种子长圆形，长1毫米。花期6月，果期7月。

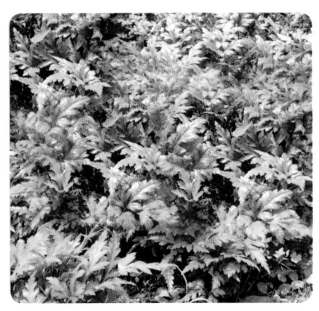

【生境分布】　生于海拔3600～4400米的高寒地区的岩石上及石堆中，或浅土层的向阳处、高山草地。分布于四川、云南、西藏。

【采收加工】　夏季采收。拣去杂质，用清水淘净，捞起润透，切片晒干。

【炮　制】　拣去杂质，用清水淘净，捞起润透，切片晒干。

黄芩

【基　　源】　本品为唇形科植物黄芩的干燥根。

【性味功能】　味苦，性寒。有清热，燥湿，解毒，止血，安胎的功能。

【主治用法】　用于发热烦渴，肺热咳嗽，泻痢热淋，湿热黄疸，肝炎，目赤肿痛，高血压病，头痛，感冒，预防猩红热，胎动不安，痈肿疔疮，烧烫伤。用量6～9克。

【原植物】　多年生草本，主根粗壮，圆锥形，外皮片状脱落，断面黄色。叶对生，披针形至线形，全缘，下面有黑色腺点。圆锥花序；花冠二唇形，蓝紫色或紫红色，小坚果4，近圆形，黑褐色。花期6～9月。果期8～10月。

【生境分布】　生于山坡、草地。分布于我国北方大部分省区。

【采收加工】　春、秋季采挖，晒至半干，撞去外皮，再晒至全干。

【炮　　制】　除去须根及泥沙，晒后撞去粗皮，晒干。酒制：酒炒取黄芩片，加酒拌匀，焖透，置锅内，用文火炒干，取出，放凉。每黄芩100千克，用黄酒10千克。蜜制：将蜜熔化过炉，再加热至起泡，加入黄芩片，炒至微黄色。或再喷水，搅至水干时，再炒至黄色，不粘手为度，取出，晾干。每黄芩100千克，用蜜25千克。姜制：取黄芩片，加姜汁与水拌匀，用微火熔干水气，取出，干燥。每黄芩100千克，用生姜20千克。制炭：取黄芩片，置锅内用武火加热，炒至黑褐色时，喷淋清水少许，灭尽火星，取出，晾透。炒制：炒黄取黄芩片，在热锅（120℃）内炒黄为度。

【应　　用】　1. 上呼吸道感染、急性支气管炎、肺炎所致咳嗽：黄芩、桑白皮、浙贝母、麦冬。水煎服。2. 菌痢，肠炎：黄芩9克，白芍、甘草各6克，大枣5枚。水煎服。3. 高血压、动脉硬化，自主神经官能症：黄芩、菊花各9克，夏枯草15克。水煎服。4. 病毒性眼病，皮肤真菌：黄芩，水煎剂洗敷处。

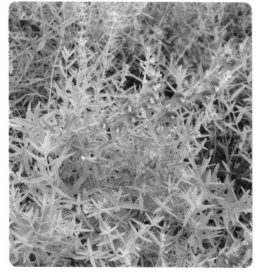

秦艽

【基　　源】　本品为龙胆科植物秦艽的根。

【性味功能】　味苦、辛，性平。有祛风湿，退虚热，舒筋止痛的功能。

【主治用法】　用于风湿性关节痛，结核病潮热，小儿疳积、黄疸，小便不利等症。用量5～10克。

【原植物】　别名：大叶龙胆。多年生草本。主根粗长，扭曲；有多数纤维状残存叶基。基生叶丛生披针形，全缘，茎生叶3～4对，对生。茎近顶部叶小，不包被头状花序。花聚生枝顶呈头状或轮伞腋生；花萼管状，一侧裂开，稍呈佛焰苞状，萼齿4～5浅裂；花冠管状，深蓝紫色，先端5裂，裂片间有5片短小褶片。花期7～9月，果期8～10月。

【生境分布】　生于溪旁、山坡草地或灌丛中。分布于东北及、河北、山东、山西、宁夏、青海等省区。

【采收加工】　春、秋二季采挖，以秋季为好。除去茎叶，晒至柔软时，堆积，至根内变肉红色时，晒干，或直接晒干。

【性状鉴别】本品略呈圆锥形，上粗下细，长7～30厘米，直径1～3厘米。表面灰黄色或棕黄色，有纵向或扭曲的纵沟。根头部常膨大，多由数个根茎合着，残存的茎基上有短纤维状叶基维管束，质坚脆，易折断，断面皮部黄色或棕黄色，木部黄色。气特殊，味苦而涩。

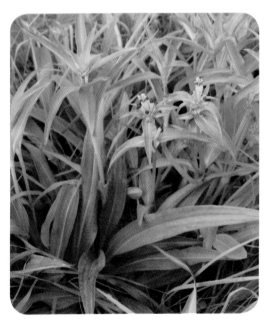

【炮　　制】　堆置发汗至表面呈红黄色或灰黄色时，摊开晒干，或不经发汗直接晒干。

【应　　用】　1.关节风湿痛：秦艽9克，水煎服。2.阴虚火旺，低热不退：秦艽、知母、地骨皮、青蒿各9克。水煎服。3.黄疸：秦艽25克。水煎服。

麻花艽

【基　　源】　本品为龙胆科植物麻花艽的根。

【性味功能】　味苦辛，性平。有祛风湿，退虚热，舒筋止痛的功能。

【主治用法】　用于风湿性关节痛，结核病潮热，小儿疳积，小便不利等症。用量5～10克。

【原 植 物】　别名：大叶秦艽、麻花秦艽。多年生草本。营养枝的莲座叶披针形或狭披针形，基部联合成鞘状，叶脉5～7，花枝对生叶线形。聚伞花序顶生或腋生，具长梗，花冠钟形，裂片淡黄色，有时白色或淡绿色，花冠基部及喉部有绿色斑点。蒴果椭圆状披针形，种子狭长圆形。花期7～9月。果期8～11月。

【生 境 分 布】　生于高山、溪旁、草地。分布于四川、青海、甘肃、宁夏、西藏等省区。

【采 收 加 工】　秋季采挖根，晒至柔软时，堆积使自然发热，至内变肉红色时，晒干，或直接晒干。

【性 状 鉴 别】　本品根略呈圆锥形，长8～18厘米，直径1～3厘米；主根下部多分枝或多数相互分离后又连合，略成网状或麻花状，质松脆，易折断，断面多呈枯朽状。

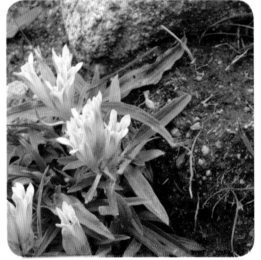

【炮　　制】　堆置发汗至表面呈红黄色或灰黄色时，摊开晒干，或不经发汗直接晒干。

【应　　用】　同秦艽。

【基　　源】　本品为伞形科植物柴胡的根。

【性味功能】　味苦，性寒。有发表退热，舒肝，升提中气的功能。

【主治用法】　用于感冒发热，寒热往来，疟疾，胸肋胀痛，月经不调，子宫脱垂，脱肛，肝炎，胆道感染。用量3～9克。

柴胡

【原植物】　别名：北柴胡。多年生草本。主根较粗，圆柱形，质坚硬，黑褐色。叶互生；基生叶针形，基部渐成长柄；茎生叶长圆状披针形或倒披针形，全缘。复伞形花序多分枝，伞梗4～10；花小，5瓣，黄色，先端向内反卷；雄蕊5；子房下位，椭圆形。双悬果长圆状椭圆形或长卵形，果枝明显，棱槽中有油管3条，合生面油管4。花期7～9月。果期9～10月。

【生境分布】　生于山坡、田野及路旁。分布全国大部分地区。

【采收加工】　春秋季挖取根部，晒干。

【性状鉴别】　呈圆柱形或长圆锥形，长6～15厘米，直径0.3～0.8厘米。根头膨大，顶端残留长短不等。3～15个茎基或短纤维状叶基，下部分枝。表面黑褐色或浅棕色，具纵皱纹、支根痕及皮孔。质硬而韧，不易折断，断面显纤维性，皮部浅棕色，木部黄白色。气微香，味淡微苦。

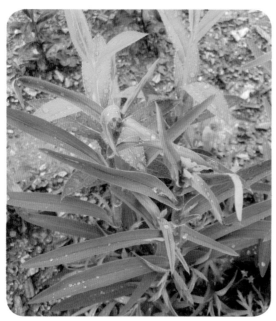

【炮　　制】　柴胡：除去杂质及残茎，洗净，润透，切厚片，干燥。醋柴胡：取柴胡片，照醋炙法炒干。

【应　　用】　1. 流感、上呼吸道炎、急性支气管炎：柴胡12克，黄芩、制半夏各9克，党参、生姜各6克，甘草3克，大枣4枚。水煎服。2. 肝气郁滞所致胁痛、胃肠功能失调：柴胡、香附、郁金、青皮各9克。水煎服。3. 疟疾：柴胡、常山。水煎服。

小柴胡

【基　　源】　本品为伞形科植物小柴胡的根。

【性味功能】　味苦、微辛，性平。有解毒，祛风，止痒的功能。

【主治用法】　用于疮毒，疖子；根为发表退热药。用量9～15克，水煎服，亦可煎水外洗患处。

【原植物】　别名：滇银柴胡、金柴胡、芫荽柴胡。两年生草本，根细，土黄色。茎下部分枝，丛生，细而硬，斜上展开。叶矩圆状披针形或条形，顶端圆钝，有小凸尖头，基部稍收缩，抱茎，沿小脉和总苞片都有油脂积聚。复伞形花序小而多；总花梗细，有棱角；伞幅2～4；小总苞片2～4，花梗3～5，黄色。双悬果宽卵形或椭圆形，棱粗而显著。

【生境分布】　生于山坡草丛或干燥沙地。分布于湖北、四川、贵州、云南等省。

【采收加工】　秋季采收全草，切段晒干。

【性状鉴别】　茎圆柱形，表面暗紫红色或灰绿色，具纵纹，光滑无毛，茎端有稀毛；质坚而脆，易折断，断面纤维性，中央有疏松的白色髓。气清香，味苦。

【炮　　制】　全草入药，除去泥沙，晒干。

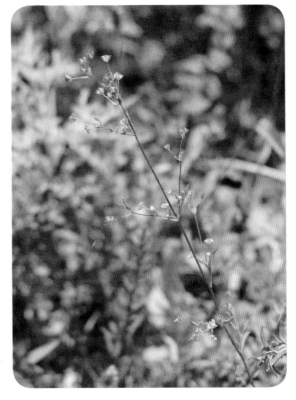

【应　　用】　1. 感冒、流感、上呼吸道炎、急性支气管炎、淋巴腺炎：小柴胡12克，黄芩、制半夏各9克，党参、生姜各6克，甘草3克，大枣4枚。水煎服。2. 高热：小柴胡15克。水煎服。3. 疟疾：小柴胡、常山各9克。水煎服。4. 疮毒，疖子：小柴胡适量，煎水外洗患处。

前胡

【基　　源】　本品为伞形科植物前胡的根。

【性味功能】　味苦、辛，性凉。有清热，散风，降气，化痰的功能。

【主治用法】　用于风热咳嗽多痰，痰热咳喘，胸膈满闷，呕逆，上呼吸道感染等症。用量3～9克。恶皂角。畏藜芦。

【原植物】　别名：白花前胡、鸡脚前胡。多年生草本。叶三角状卵形或三角形，2～3回三出羽状分裂。末回裂片菱状卵形至卵形。复伞形花序顶；花瓣5，白色；双悬果椭圆形或卵圆形，背棱和中棱线状，侧棱有窄翅。花期7～9月。果期9～10月。

【生境分布】　生于山坡向阳草丛中或山坡林边。分布于、四川、云南及华东、中南等各地区。

【采收加工】　秋末采挖根部，晒干或微火炕干。

【性状鉴别】　白花前胡：呈不规则的圆柱形、圆锥形或纺锤形，稍扭曲，下部常有分枝。表面黑褐色或灰黄色，根头部多有茎痕及纤维状叶鞘残基，上端有密集的细环纹，下部有纵沟、纵皱纹及横向皮孔。质较柔软，干者质硬，可折断，断面不整齐，淡黄白色，皮部散有多数棕黄色油点，形成层环纹棕色，射线放射状。气芳香，味微苦、辛。紫花前胡：根头顶端有的有残留茎基，茎基周围常有膜状叶鞘基部残留。断面类白色，射线不明显。

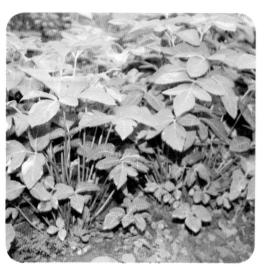

【炮　　制】　除去杂质，洗净，润透，切薄片，晒干。

【应　　用】　1. 肺热咳嗽，气喘不安：前胡、麦冬、赤芍、麻黄、贝母、白前、枳壳、大黄。水煎服。2. 咳嗽痰稠，心胸不利，时有烦热：前胡、麦冬、贝母、桑白皮、苦杏仁、甘草。研末，加生姜水煎服。3. 肺热咳嗽，胸闷痰多：前胡、紫苏子、陈皮、枳实各6克。水煎服。

防风

【基　　源】　本品为伞形科植物防风的根。

【性味功能】　味甘、辛，性温。有发表，祛风，除湿的功能。

【主治用法】　用于感冒，头痛，发热，无汗，风湿痹痛，四肢拘挛，皮肤瘙痒，破伤风等。用量 4.5～9 克。

【原植物】　别名：关防风。多年生草本。根粗壮，颈处密纤维状叶残基。茎单生，两歧分枝，有细棱。基生叶簇生，基部鞘状稍抱茎，2～3 回羽状深裂；茎生叶较小，有较宽叶鞘。复伞形花序成聚伞状圆锥花序，伞辐 5～7；花瓣 5，白色；雄蕊 5；子房下位。双悬果卵形，光滑。花期 8～9 月。果期 9～10 月。

【生境分布】　生于草原、丘陵、多石砾的山坡。分布于东北及河北、山东、山西、内蒙古、陕西、宁夏等省区。

【采收加工】　春秋季采挖未抽花茎植株的根，晒干。

【性状鉴别】　呈长圆锥形或长圆柱形，下部渐细，有的略弯曲，长 15～30 厘米，直径 0.5～2 厘米。表面灰棕色，粗糙，有纵皱纹、多数横长皮孔及点状突起的细根痕。根头部有明显密集的环纹，有的环纹上残存棕褐色毛状叶基。体轻，质松，易折断，断面不平坦，皮部浅棕色，有裂隙，木部浅黄色。气特异，味微甘。

【炮　　制】　除去杂质，洗净，润透，切厚片，干燥。

【应　　用】　1. 外感寒邪，伤湿感冒，恶寒无汗：防风、苍术各 6 克，葱白、生姜各 9 克，炙甘草 3 克。水煎服。2. 感冒头痛：防风、白芷、川芎、荆芥。水煎服。3. 风湿性关节炎：防风、茜草、苍术、老鹳草各 15 克，白酒浸服。4. 风热头痛，胸腹痞闷：防风、荆芥、连翘、熟大黄、石膏、桔梗、甘草。共研细末，温开水送服。

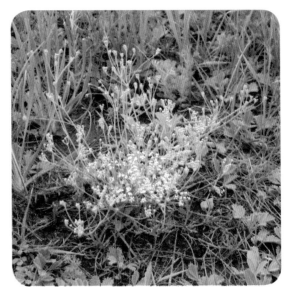

广防风

【基　　源】　本品为唇形科植物广防风的全草。

【性味功能】　味辛、苦，性温。有祛风解表，理气止痛的功能。

【主治用法】　用于感冒发热，风湿关节痛，胃痛，胃肠炎；外用于皮肤湿疹，神经性皮炎，虫蛇咬伤，痈肿疮疡。

【原植物】　别名：防风草、落马衣、秽草、土藿香。一年生高大草本。茎分枝，被白色短柔毛。叶对生，阔卵形，先端渐尖，基部宽楔形或近圆形，边缘有不规则的钝齿。轮伞花序在茎枝上部排成一顶生、稠密或间断假穗状花序，淡紫色；花萼钟状，外被长柔毛及腺点，5裂，具睫毛；花冠管长筒状，裂片较浅，略呈二唇形；雄蕊4；花柱单一。小坚果近圆形，平滑光亮。花期9～10月。

【生境分布】　生于村边，路旁，山坡湿地。分布于浙江、福建、台湾、江西、湖南、广东、广西、四川、贵州等省区。

【采收加工】　夏秋采收全草，鲜用或晒干。

【性状鉴别】　茎呈方形，四角突起明显，叶片展平后呈宽卵形，茎叶呈灰绿色，表面密被灰白色茸毛。有时可见未开放的轮伞花序。气微，味微苦。

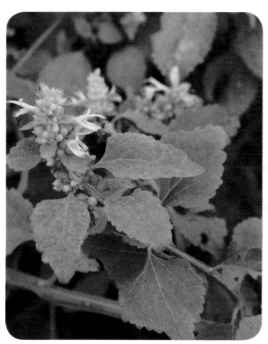

【炮　　制】　除去杂质及毛须，洗净，润透，切厚片，干燥。

【应　　用】　1.神经性皮炎：广防风、生半夏、生天南星各9克，薄荷脑1克。酒浸一周，取液搽敷患处。2.感冒发热：广防风15克。水煎服。3.胃痛，胃肠炎：广防风15克。水煎服。4.皮肤湿疹，虫蛇咬伤，痈肿疮疡：广防风适量，水煎洗患处；并研末撒敷患处。

重齿当归（独活）

【基　源】　本品为伞形科重齿当归的干燥根。

【性味功能】　味辛、苦，性微温。有祛风除湿，散寒止痛的功能。

【主治用法】　用于风寒湿痹，手足挛痛，腰膝酸痛等。用量3～9克。

【原植物】　别名：重齿毛当归、香独活、山大活。多年生草本。根茎圆柱形，棕褐色，有香气。叶二回三出羽状全裂，基部膨大成兜状半抱茎的膜质叶鞘，边缘有尖锯齿或重锯齿，顶生小裂片3深裂，基部沿叶轴下延成翅。复伞形花序顶生或侧生，密被短糙毛；花白色，无萼齿，花瓣顶端内凹。果实椭圆形，背棱线形，隆起。花期8～9月，果期9～10月。

【生境分布】　生于阴湿山坡，林下草丛中或稀疏灌丛中。分布于安徽、浙江、江西、湖北、四川等地。

【采收加工】　秋末采挖，烘至半干，堆置2～3天，再烘至全干。

【性状鉴别】　本品根头及主根粗短，略呈圆柱形，下部有数条弯曲的支根，表面粗糙，灰棕色，具不规则纵皱纹及横裂纹，并有多数横长皮孔及细根痕；质坚硬，断面灰黄白色，形成层环棕色，皮部有棕色油点（油管），木部黄棕色；根头横断面有大形髓部，亦有油点。香气特异，味苦辛，微麻舌。

【炮　制】　去除枯萎茎、叶，晾干，柴火熏，至五成干，扎成小捆，再炕至全干。

【应　用】　1. 风湿关节痛等：独活、防风、秦艽、杜仲、桑寄生。水煎服。2. 头痛、头晕：独活、羌活、藁本、蔓荆子。水煎服。3. 慢性气管炎，咳喘：独活9克，加红糖，水煎服。

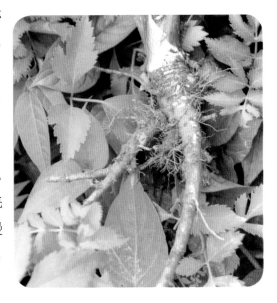

升麻

【基　源】　本品为毛茛科植物升麻的干燥根茎。

【性味功能】　味辛、微苦，性微寒。有发表，透疹，清热解毒，升提中气的功能。

【主治用法】　用于风热头痛，齿龈肿痛，咽痛口疮，麻疹不透，胃下垂，久泻，脱肛，子宫脱垂。用量1.5～4.5克。

【原植物】　别名：西升麻、川升麻、绿升麻。多年生草本。根茎黑色，有多数内陷的老茎迹。茎直立，高1～2米。下部茎生叶具长柄，二至三回三出羽状全裂；顶生小叶具长柄，各侧生小叶无柄。圆锥花序，具分枝3～20条，花序轴和花梗密被灰色或锈色的腺毛及短毛；花两性，果被贴伏白色柔毛。顶端有短喙；花期7～9月，果期8～10月。

【生境分布】　生于山地林中或草丛中。分布于山西、陕西、宁夏、甘肃、青海、云南、西藏、河南、湖北、四川等省区。

【采收加工】　秋季采挖根茎，晒至八、九成干后，燎去须根，晒干。

【性状鉴别】　根茎呈不规则长块状，分枝较多。表面暗棕色，极粗糙，上面具多个圆形空洞状的茎基，内壁粗糙，洞浅；下面有众多须根残基。体实质坚韧，不易折断，断面不平坦，木部黄绿色，成放射状，髓部稍平坦，灰绿色，稍具粉性。

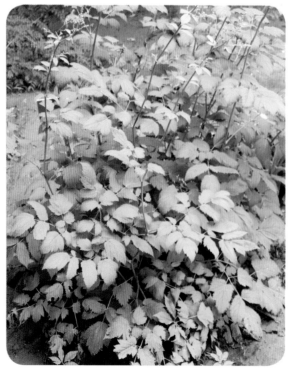

【炮　制】　除去杂质，略泡，洗净，润透，切厚片，干燥。

【应　用】　1. 风热头痛，齿龈肿痛，面部神经痛：升麻、苍术各6克，荷叶1张。水煎服。

2. 麻疹初起，斑疹不透：升麻、葛根、甘草各3克，牛蒡子9克。水煎服。

苦参

【基　　源】　本品为豆科植物苦参的干燥根。

【性味功能】　味苦，性寒。有清热利尿，燥湿，杀虫的功能。

【主治用法】　用于血痢，便血，黄疸，浮肿，小便不利，肠炎；外用于湿疹，湿疮，皮肤瘙痒；滴虫性阴道炎。用量 3～10 克，水煎服。外用适量，煎水洗患处。

【原植物】　别名：野槐、山槐、地参。草本或亚灌木。根圆柱形，黄色，味苦。茎具纵棱，幼时疏被柔毛，后无毛。奇数羽状复叶，叶轴被细毛；托叶披针状线形，小叶 6～12 对，线状披针形或窄卵形，互生或近对生，纸质，上面无毛，下面被灰白色短柔毛或近无毛。总状花序顶生，花淡黄白色。荚果圆柱形，种子间稍缢缩，呈不明显串珠状，先端有长喙。种子 1～5 粒，近球形，棕黄色。花期 6～7 月，果期 8～9 月。

【生境分布】　生于山地、平原。分布于全国大部分地区。

【采收加工】　春、秋季采挖，趁鲜切片，干燥。

【性状鉴别】　本品根长圆柱形，下部常分枝，长 10～30 厘米，直径 1～2.5 厘米。表面棕黄色至灰棕色，具纵皱纹及横生皮孔。栓皮薄，常破裂反卷，易剥落，露出黄色内皮。质硬，不易折断，折断面纤维性。切片厚 3～6 毫米，切面黄白色，具放射状纹理。气微，味苦。

【炮　　制】　除去地上部，将根挖出，除去细根，洗净晒干；或趁鲜切片晒干。

【应　　用】　1. 热毒痢疾：苦参 30 克，木香、生甘草各 3 克，水煎服。2. 黄疸，尿赤：苦参、龙胆各 3 克，生栀子 9 克，水煎服。3. 外阴瘙痒、急性湿疹：苦参 50 克，水煎熏洗。4. 急性菌痢，阿米巴痢疾：苦参 9 克，水煎服。5. 荨麻疹：苦参 10 克，水煎服。

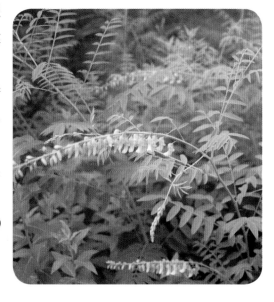

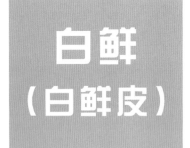

【基　　源】　本品为芸香科植物白鲜的根皮。

【性味功能】　味苦、咸，性寒。有祛风燥湿，清热，解毒的功能。

【主治用法】　用于湿热疮毒、黄水疮、湿疹、风疹、疥癣、疮癞、风湿痹、黄疸尿赤等症。用量4.5～9克。外用适量，煎汤洗或研粉敷。

【原植物】　多年生草本，全株有特异的刺激味。根木质化，数条丛生，外皮淡黄白色。单数羽状复叶互生；小叶9～11，卵形至长圆状椭圆形，边缘有细锯齿，密布腺点，叶两面沿脉有柔毛，至果期脱落，有叶柄，叶轴有铗翼。总状花序，花轴及花梗混生白色柔毛及黑色腺毛；花梗基部有线状苞片1枚；花淡红色而有紫红色线条；萼片5；花瓣，倒披针形或长圆形，基部渐细呈柄状。蒴果，密生腺毛，5裂，每瓣片先端有一针尖。花期4～5月。果期5～6月。

【生境分布】　生于山坡林中。分布于辽宁、内蒙古、陕西、甘肃、河北、山东、河南、安徽、江苏、江西、四川、贵州等省区。

【采收加工】　春、秋季采挖，纵向割开，抽去木心，晒干。

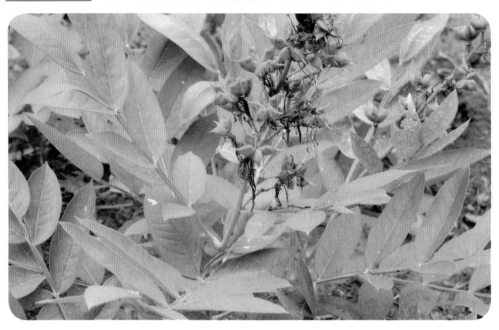

延胡索

【基　源】　本品为罂粟科植物延胡索的块茎。

【性味功能】　味苦、辛，性温。有活血散瘀，利气止痛功能。

【主治用法】　用于气滞血瘀之痛，痛经，经闭，癥瘕，产后瘀阻，跌扑损伤，疝气作痛。用量3～9克。孕妇忌服。

【原植物】　别名：元胡。多年生草本。块茎扁球状，黄色。茎纤细。基部具一鳞片，鳞片和叶腋内有小块茎。叶互生，2回三出复叶，第2回深裂，末回裂片披针形、长圆形，全缘或有缺刻。总状花序顶生或与叶对生；苞片全缘或3～5裂，花紫色，萼片；花瓣4，外轮2片稍大，上部1片边缘波状，顶端微凹，凹部中央有突尖，尾部延伸成长距。蒴果线形。花期4月，果期5～6月。

【生境分布】　均为栽培，极少有野生。主产于浙江东阳、磐安等地。

【采收加工】　5～6月间采挖，洗净泥土，开水中略煮3～6分钟至块茎内部中心有芝麻样小白点时，捞起晒干。

【炮　制】　延胡索：拣去杂质，用水浸泡，洗净，晒晾，润至内外湿度均匀，切片或打碎。醋延胡索：取净延胡索，用醋拌匀，浸润，至醋吸尽，置锅内用文火炒至微干，取出，放凉；或取净延胡索，加醋置锅内共煮，至醋吸净，烘干，取出，放凉。酒延胡索：取净延胡索片或碎块，加黄酒拌匀，焖透，置锅内用文火加热，炒干，取出放凉。

【应　用】　1.痛经：延胡索、乳香、没药各6克，当归9克，炒蒲黄、肉桂各3克，川芎4.5克。水煎服。2.肝区痛、胁痛：延胡索、川楝子。水煎服。3.胃脘痛：延胡索、高良姜、香附。水煎服。4.跌打损伤、瘀血肿痛：延胡索、当归、赤芍各9克。水煎服。

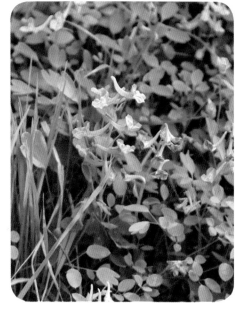

川贝母

【基　　源】　本品为百合科植物川贝母的鳞茎。

【性味功能】　味甘、苦，性微寒。有清热润肺，化痰止咳，软坚散结的功能。

【主治用法】　用于虚劳咳嗽，肺燥咳嗽，肺虚久咳，吐痰咯血，心胸郁结，肺痿，肺痈，瘿瘤，瘰疬，喉痹，乳痈，急、慢性支气管炎。用量3～9克。反乌头、草乌。

【原植物】　多年生草本。鳞茎圆形或近球形。顶端稍尖或钝圆，淡黄白色，光滑。单叶，对生，少数兼有互生，或3叶轮生，披针形或条形，先端钝尖，不卷曲或稍卷曲。花单生于茎顶，钟状，下垂，紫红色，有明显的方格状斑纹，花瓣6，二轮。蒴果长圆形，有6棱，有窄翅。种子薄扁平，半圆形，黄色。花期5～7月。果期8～10月。

【生境分布】　生于林中、灌丛下，草地、河滩及山谷湿地。分布于四川、云南、西藏等省区。

【采收加工】　苗枯萎时采挖，去净泥土，曝晒至半干，撞去外皮，再晒干，亦有用矾水或盐水淘洗，晒干或烘干。

【性状鉴别】　本品呈圆锥形，顶端尖或微尖，直径4～12毫米，颗粒最小者称珍珠贝。表面白色呈淡黄色，外围为2瓣鳞叶，1瓣大，略呈马蹄形，1瓣小，略呈披针形，相对抱合，其内包有小鳞叶数枚。质硬而脆，富粉性，断面白色，呈颗粒状。气微弱，味微苦。

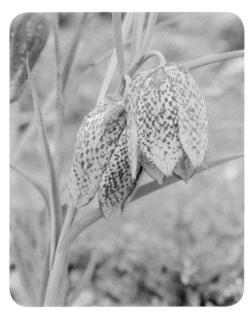

【炮　　制】　拣去杂质，用水稍泡，捞出，焖润，剥去心，晒干。

【应　　用】　1. 慢性咳嗽，干咳无痰，慢性支气管炎及肺结核：川贝母2克，研末吞服。2.肺燥咳嗽，久咳：川贝母、麦冬、苦杏仁、款冬花、紫菀等。水煎服。

平贝母

【基　　源】　本品为百合科植物平贝母的鳞茎。

【性味功能】　味微苦，性微寒。有清肺，化痰，止咳的功能。

【主治用法】　用于肺热咳嗽，痰多胸闷，咳痰带血，肺炎，急、慢性支气管炎，瘰疬，喉痹，乳痈等。用量5～10克。

【原植物】　多年生草本。鳞茎扁圆形，由2～3瓣鳞片组成，基部簇生须根。基生叶轮生或对生，上中部叶常互生，线形，先端不卷曲或稍卷曲。花1～3朵，顶花有叶状苞片4～6，先端极卷曲；花被钟状，紫色，有浅色小方格，先端钝，蜜腺窝在背面明显凸起；雄蕊6，比花被片短，微有毛，柱头3深裂。蒴果宽倒卵形，有圆棱。花期5～6月。果期6～7月。

【生境分布】　生于林缘、灌丛及草甸。有栽培。分布于东北等地。

【采收加工】　5～6月挖取鳞茎，拌上草木灰烘干，后筛去木灰。

【性状鉴别】　本品外形扁球状，形如算盘珠，高0.5～1厘米，直径0.6～2厘米。表面乳白色或淡黄白色，外层有鳞叶两瓣，肥厚饱满，大小相近或一片较大，互相抱合，顶端微平或微凹入，稍开裂。中央鳞片小，质坚实而脆，富粉性。

【炮　　制】　拣去杂质，用水稍泡，捞出，焖润，剥去心，晒干。

【应　　用】　1. 慢性支气管炎，百日咳：平贝母，研末，蜜冲服。2. 黄褐斑：平贝母、白及、白附子。水煎服。3. 乳腺炎：平贝母、金银花、菊花、蒲公英，水煎服。4. 颈淋巴结核，慢性淋巴结炎：平贝母18克，夏枯草、生地黄、玄参各15克，生牡蛎30克。水煎服。

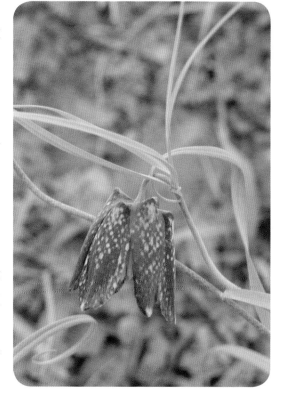

浙贝母

【基　　源】　本品为百合科植物浙贝母的鳞茎。

【性味功能】　味苦，性寒。有清热润肺，化痰止咳，散结的功能。

【主治用法】　用于上呼吸道感染，咽喉肿痛，支气管炎，肺脓疡，肺热咳嗽，胸闷痰黏，胃、十二指肠溃疡等症。用量4.5～9克。不宜与乌头类草药同用。

【原植物】　别名：大贝、象贝、珠贝，浙贝多年生草木。鳞茎扁球形，2～3片肉质鳞叶对合而成。茎单一，直立，绿色或稍带紫色。茎下部叶对生，中部叶3～5片轮生，上部叶互生，无柄，叶披针形至线状披针形，先端卷须状。花钟状，黄绿色，内有紫色斑纹，顶生4叶状苞片，其余苞片2，先端卷曲。花6数。蒴果卵圆形，有6条较宽纵翅，成熟时室背开裂。种子扁平。花期3～4月，果期4～5月。

【生境分布】　生于林下较阴处或山坡草丛中。分布于江苏、安徽、浙江、湖南等省。浙江有大量栽培。

【采收加工】　立夏前后植株枯萎时采挖，大者分成两瓣，除去心芽，称"大贝"；小者不分瓣，不去心芽，称"珠贝"。分别放入木桶内，撞擦表皮，晒干或烘干；或取鳞茎，大小不分，除去心芽，切成厚片，干燥，称"浙贝片"。

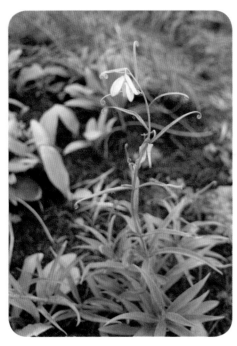

【性状鉴别】　本品为鳞茎外层的单瓣鳞片。一面凸出，一面凹入，呈元宝状，瓣长约1.7～4厘米，厚7～17毫米。表面白色，或带淡黄色，被有白色粉末，质硬而脆，易折断，断面不齐，白色或淡黄色，富粉性。气微，味苦。

【炮　　制】　拣去杂质，清水稍浸。捞出，润透后切厚片，晒干。

【应　　用】　同平贝母。

杜鹃兰（山慈菇）

【基　　源】　本品为兰科植物杜鹃兰的假鳞茎。

【性味功能】　味甘、微辛，性寒；有小毒。有消肿，散结，化痰，解毒的功能。

【主治用法】　用于痈疽疔肿，瘰疬，喉痹肿痛，蛇虫叮咬，狂犬伤。用量3～6克，水煎服。

【原植物】　多年生草本。假鳞茎卵球形，肉质。1～2片叶顶生，叶披针状长椭圆形，先端略尖，基部楔形，全缘。花茎直立，疏生3叶鞘，抱茎。总状花序疏生10～20朵花，花偏向一侧，紫红色；苞片薄膜质；花被片瓣状，顶端略开展，花下垂，绿色至红紫色；萼片及花瓣线状倒披针形，先端锐尖，唇瓣肥厚，基部稍膨大，先端3裂。蒴果长2～2.5厘米，下垂。花期6～8月。

【生境分布】　生于山沟阴湿处。分布于黄河流域至西南、华南等省区。

【采收加工】　5～6月挖取假球茎，除去茎叶、须根，洗净，晒干。

【性状鉴别】　本品呈不规则扁球形或圆锥形，顶端渐突起，基部有须根痕。长1.8～3厘米，膨大部直径1～2厘米。表面黄棕色或棕褐色，有纵皱纹或纵沟，中部有2～3条微突起的环节，节上有鳞片叶干枯腐烂后留下的丝状纤维。质坚硬，难折断，断面灰白色或黄白色，略呈角质。气微，味淡，带黏性。

【炮　　制】　除去地上部分及泥沙，分开大小置沸水锅中蒸煮至透心，干燥，用时捣碎

【应　　用】　1. 毒蛇咬伤，痈肿疔毒，疖肿：山慈菇9克。醋研捣烂敷患处。2. 食道癌：山慈菇、夏枯草、急性子、半枝莲、莪术。水煎服。

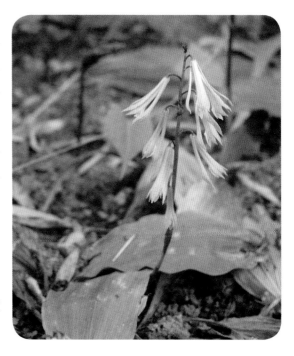

独蒜兰（山慈菇）

【基　源】　本品为兰科植物独蒜兰的干燥假鳞茎。

【性味功能】　味甘微辛，性寒；有小毒。有消肿，散结，化痰，解毒的功能。

【主治用法】　用于痈疽疔肿，瘰疬，喉痹肿痛，蛇虫叮咬，狂犬伤。用量3～6克，水煎服。

【原植物】　别名：金扣子、一粒珠、扁叶兰。草本。假鳞茎狭卵形或长颈瓶状，顶生一叶，叶落后有一杯状齿环。叶和花同时出现，叶片椭圆状披针形，顶端稍钝或渐尖，基部收缩成柄，抱花亭，花一朵，顶生，苞片矩圆形，花淡紫色或粉红色，萼片狭披针形，花瓣几为条形，急尖，唇瓣扩大，基部楔形，不明显3裂。蒴果长圆形。

【生境分布】　生于山坡林下阴湿处。分布于甘肃、陕西、山西至长江以南各省区。

【采收加工】　夏季挖取其假鳞茎，除去茎叶，抖净泥土、晒干。有的地区在秋季花谢后采挖，洗净泥沙，置沸水锅上蒸至透心，取出摊开晒干或烘干。

【性状鉴别】　本品呈圆锥形，瓶颈状或不规则团块，直径1～2厘米，高

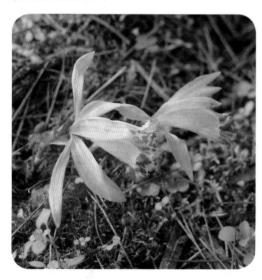

1.5～2.5厘米。顶端渐尖，尖端断头处呈盘状，基部膨大且圆平，中央凹入，有1～2条环节，多偏向一侧。撞击外皮者表面黄白色，带表皮者浅棕色，光滑，有不规则皱纹。断面浅黄色，角质半透明。

【炮　制】　除去地上部分及泥沙，分开大小置沸水锅中蒸煮至透心，干燥，用时捣碎。

【应　用】　同杜鹃兰。

【基　源】　本品为石蒜科植物石蒜的鳞茎。

【性味功能】　味辛，性平；有小毒。有消肿，解毒，催吐，杀虫，祛痰，利尿的功能。

【主治用法】　用于咽喉肿痛，痈肿疮毒，水肿，小便不利，咳嗽痰喘，食物中毒，淋巴结核，风湿关节痛等症。用量1.5～3克，外用适量，敷患处。

【原植物】　别名：红花石蒜、独蒜。多年生草本。鳞茎肥厚，椭圆形至近球形，外被紫褐色膜质鳞茎皮，内有10～20层白色肉质鳞片。基生叶花后生出，条形或带形，肉质，先端钝，全缘，上面青绿色，下面粉绿色。花茎单生，伞形花序顶生，具花4～6朵；总苞片2，干膜质；花两性，鲜红色或具白色边缘；花数6，花被筒极短，喉部有鳞片，边缘皱缩，向外反卷。蒴果背裂，种子多数。花期9～10月。果期10～11月。

【生境分布】　生于阴湿山坡、河岸草丛。分布于全国大部分省区。

【采收加工】　秋后采挖鳞茎，洗净，鲜用或晒干。

【性状鉴别】　本品鳞茎呈广椭圆形或类球形，长4～5厘米，直径2.5～4厘米，顶端残留叶基，长约3厘米，基部生多数白色须根。表面有2～3层暗棕色干枯膜质鳞片包被，内有10～20层白色富黏性的肉质鳞片，生于短缩的鳞茎盘上，中央有黄白色的芽。气特异而微带刺激性，味极苦。

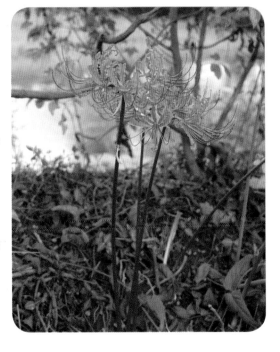

【应　用】　1. 胸膜炎：石蒜、蓖麻仁各适量，捣烂，外敷患处。2. 痈疽疮疖：石蒜50克，酒糟18克，捣烂外敷。3. 风湿性关节炎：石蒜、生姜、葱各适量，共捣烂，外敷患处。

水仙

【基　　源】　本品为石蒜科植物水仙的鳞茎。

【性味功能】　味苦、辛，性寒；有毒。有清热解毒，散结消肿的功能。

【主治用法】　用于腮腺炎，痈疖疔毒初起红肿热痛，百虫咬伤，鱼骨硬。本品对乳腺炎有较好效果。

【原植物】　多年生草本。鳞茎卵圆形，有多数白色须根。叶基生，扁平直立，质厚，带形，先端钝圆，全缘，上面粉绿色。花茎扁平，约与叶等长；佛焰苞膜质，管状；花茎由叶丛中生出，高与叶约等长，扁平，花5～8朵，排成伞形花序，芳香；花被高脚蝶状，下部管状，3棱，顶端6裂，倒卵形，扩展而向外反，白色；副花冠浅杯状，淡黄色，不皱缩。蒴果室背开裂。花期冬季。果期次年4～5月。

【生境分布】　生于潮湿地方，多栽于花圃中。分布于福建、江苏、广东、贵州、四川等省区。

【性状鉴别】　本品呈圆形，或微呈锥形，直径约4～5厘米，单一或数个伴生。表面被1～2层棕褐色膜质外皮，除去后内心为多数相互包裹的黄白色瓣片（鳞叶），层层包合，割皮后遇水，有黏液渗出。鳞片内有数个叶芽和花芽。

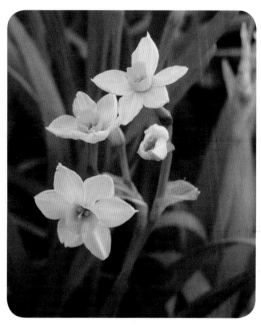

鳞茎盘下有数10条细长圆柱形根。气微，味微苦。

【采收加工】　春、秋季采挖，洗净泥沙，用开水烫后，切片晒干或鲜用。

【炮　　制】　洗去泥沙，开水烫后，切片晒干或鲜用。

【应　　用】　水仙对多种肿瘤有效，因毒性大，不宜内服，多作外用，临床可试用于体表性肿瘤，如皮肤癌、骨癌、乳腺癌等，鲜品捣敷或煎水洗局部。

白茅根

【基　　源】　本品为禾本科植物白茅的根茎。

【性味功能】　味甘，性寒。有清热利尿，凉血止血，生津止渴的功能。

【主治用法】　用于热病烦渴，肺热咳嗽，胃热哕逆，衄血，咯血，吐血，尿血，热淋，水肿，黄疸，小便不利。用量 10 ~ 20 克；鲜品 30 ~ 60 克。水煎服，或捣汁。

【原 植 物】　别名：茅根、白茅花。多年生草本。根状茎横走，白色，具节，有甜味。秆直立，节上有白色柔毛，边缘和鞘口具纤毛，叶线形或线状披针形。顶生圆锥花序紧缩呈穗状，基部有白色细柔毛；稃膜质；雄蕊 2；柱头羽毛状。颖果椭圆形，暗褐色，果序生白色长柔毛。花期 5 ~ 6 月。果期 6 ~ 7 月。

【生境分布】　生于向阳山坡、荒地或路旁。分布于全国各地。

【采收加工】　春、秋季采挖，洗净泥沙，晒干或鲜用。

【性状鉴别】　本品根茎呈长圆柱形，表面黄白色或淡黄色，微有光泽，具纵皱纹，节明显，稍突起，节间长短不等。体轻，质略脆，断面皮部白色，多有裂隙，放射状排列，中柱淡黄色，易与皮部剥离。无臭，味微甜。

【炮　　制】　干茅根：拣净杂质，洗净，微润，切段，晒干，簸净碎屑。茅根炭：取茅根段，置锅内用武火炒至黑色，喷洒清水，取出，晒干。

【应　　用】　1. 咯血、鼻衄：白茅根、生地黄、焦栀子、藕节炭。2. 急性肾炎：白茅根、玉米须、漳柳头各15 克，车前草、仙鹤草、鹰不泊各9 克。水煎服。

3. 黄疸水肿：白茅根、赤小豆，水煎服。

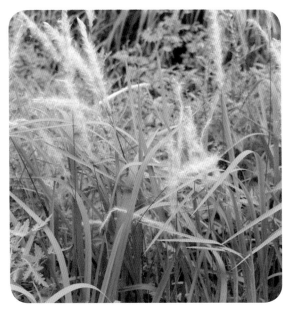

龙胆

【基　　源】　本品为龙胆科植物龙胆的根和根茎。

【性味功能】　味苦，性寒。有清肝火，除湿热，健胃的功能。

【主治用法】　用于目赤头疼，耳聋，胸胁疼痛，口苦，咽喉肿痛，惊痫抽搐，湿热疮毒，湿疹，阴肿，阴痒，小便淋痛，食欲不振，高血压，头晕耳鸣等症。用量 3 ~ 6 克。

【原植物】　别名：龙胆草、观音草。多年生草本。根茎短，簇生多数细长根，稍肉质，淡棕黄色。叶对生，稍抱茎，茎基部叶 2 ~ 3 对，甚小，鳞片状，中部叶较大，卵形或卵状披针形，叶缘及叶脉粗糙。花数朵簇生茎顶或上部叶腋；花萼钟形，先端 5 裂；花冠钟形，蓝色，5 裂，裂片卵形，先端尖，稀有 2 齿。蒴果长圆形，有短柄。花期 9 ~ 10 月。果期 10 月。

【生境分布】　生于山坡草丛或灌丛中。分布于全国大部分地区。

【采收加工】　秋季采挖，除去茎叶，晒干或切段晒干。

【性状鉴别】　本品呈不规则的块状，长 1 ~ 3 厘米，直径 0.3 ~ 1 厘米；表面暗灰棕色或深棕色，上端有茎痕或残留茎基，周围和下端着生多数细长的根。根圆柱形，略扭曲，长 10 ~ 20 厘米，直径 0.2 ~ 0.5 厘米；表面淡黄色或黄棕色，上部多有显著的横皱纹，下部较细，有纵皱纹及支根痕。质脆，易折断，断面略平坦，皮部黄白色或淡黄棕色，木部色较浅，呈点状环列；气微，味甚苦。

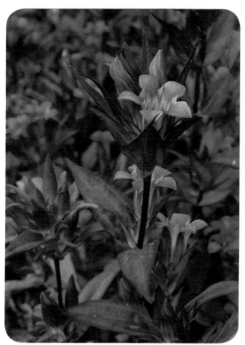

【炮　　制】　除去茎叶，洗净，干燥。

【应　　用】　1. 肝火上升眼红肿痛，阴部湿痒肿痛：龙胆 2.5 克，柴胡 4.5 克，栀子、黄芩、车前子各 9 克，水煎服。2. 黄疸尿赤：龙胆 3 克，栀子、苦参各 9 克，水煎服。3. 小儿高热惊风：龙胆 2.5 克，黄连 1.5 克，僵蚕、钩藤各 9 克，水煎服。

华南龙胆

【基　　源】　龙胆科植物华南龙胆的干燥全草作紫花地丁入药。

【性味功能】　味辛苦、性寒。有清热解毒，凉血消肿的功能。

【主治用法】　用于疗疮肿毒，痈疽发背，黄疸，丹毒，毒蛇咬伤，泌尿系感染。用量 15 ～ 30 克。外用适量。

【原植物】　别名：广地丁、地丁、龙胆地丁。多年生草本，根稍肉质，肥大，茎直立或斜升；基生叶莲座状，紫红色，茎生叶疏离，远短于节间，椭圆形或椭圆状披针形，花萼裂片直立或开展，披针形或线状披针形。花单生于茎顶，合瓣花蓝紫色。花果期 2 ～ 9 月。

【生境分布】　生于路边、林缘、草地、荒地。分布于广东、广西。

【采收加工】　春、秋二季采收，除去杂质，晒干。

【性状鉴别】　本品多皱缩成不规则团块状，根部土黄色。用热水浸软摊开观察，茎自基部丛生，紫红色，枝端有淡紫色或淡土黄绿色的钟状花。叶对生，完整者长圆形或长椭圆形，叶柄短或无；近基部的叶密集，较大，上部的叶稀疏，较小。质较脆，易碎。有青草气，味稍苦。

【炮　　制】　全草采收，洗净，晒干。

【应　　用】　1. 痈肿疗毒：华南龙胆、夏枯草各 15 克，金银花 24 克，黄芩 9 克。水煎服。2. 腮腺炎：华南龙胆（鲜）6 克，白矾 6 克，骨碎补（鲜）30 克，木香 3 克。水煎服。捣烂敷患处，每日换一次。3. 毒蛇咬伤：鲜华南龙胆，捣烂敷患处。

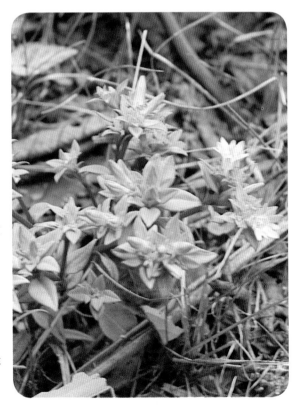

条叶龙胆

【基　　源】　本品为龙胆科植物条叶龙胆的根或全草。

【性味功能】　味苦，性寒。有清肝炎，除湿热，健胃的功能。

【主治用法】　用于目赤头晕，耳聋耳肿，胁痛口苦，咽喉肿痛，惊痫抽搐，湿热疮毒，湿疹，阴肿，小便淋痛，食欲不振。用量2.5～4.5克。

【原植物】　别名：东北龙胆、山龙胆、水龙胆。全株绿色，叶披针形或线状披针形，边缘反卷，全缘；花1～3朵顶生，或生于茎上部的叶腋，花蓝紫色，花萼裂片短于萼管，花冠裂片三角形，先端尖，裂片间褶呈短小三角形，具不规则的细齿。种子具翅。花期8～9月，果期9～10月。

【生境分布】　生于向阳山坡。分布于江苏、浙江及东北等地区。

【采收加工】　春秋采挖根及根茎，晒干。全草夏秋采收，晒干。

【性状鉴别】　本品根茎呈不规则块状，长1～3厘米，直径0.3～1厘米，表面暗灰棕色或深棕色，上端有茎痕或残留茎基，周围和下端着生多数细长的根；根圆柱形，略扭曲，长10～20厘米，直径0.2～0.5厘米；表面淡黄色或黄棕色，上部多有显著的横皱纹，下部较细，有纵皱纹及支根痕。质脆，易折断。断面略平坦，皮部黄白色或淡黄棕色，木质部色较淡，中心有数个筋脉点（维管束）。

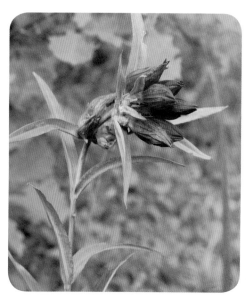

【炮　　制】　挖根，除去地上残茎，洗净泥土，晒干。

【应　　用】　1. 急性肝炎，膀胱炎，尿道炎，急性眼结膜炎：龙胆、栀子、黄芩、泽泻、木通各9克，柴胡、当归、车前子各6克，生地黄18克，甘草3克。水煎服。2. 目赤肿痛：龙胆6克，生地黄15克，黄芩、菊花、栀子各9克，水煎服。3. 高血压：龙胆6克，黄芩、钩藤各15克，夏枯草18克，菊花9克。水煎服。

鳞叶龙胆

【基　　源】　龙胆科植物鳞叶龙胆的干燥全草作紫花地丁入药。

【性味功能】　味辛、苦,性寒。有清热解毒,凉血消肿的功能。

【主治用法】　用于疔疮肿毒,痈疽发背,黄疸,丹毒,毒蛇咬伤,泌尿系感染。用量15～30克。

【原植物】　一年生草本,茎自基部多分枝,茎黄绿色或紫红色;枝铺散或斜升,基生叶花期枯萎。合瓣花蓝紫色。花萼裂片外反,叶状,整齐,卵圆形,或卵形花冠仅稍伸出花萼外。种子黑褐色。花果期4～9月。

【生境分布】　生于路边、林缘、草地、荒地。分布于四川。

【采收加工】　春、秋二季采收,除去杂质,晒干。

【性状鉴别】　本品全草卷曲。根细小,棕色。茎纤细,近四棱形,多分枝;表面灰黄色或黄绿色,密被短腺毛。质脆,易折断,断面黄色。叶对生,基部合生成筒而抱茎;脱落或破碎,完整叶片呈倒卵形或倒披针形,边缘软骨质,先端反卷,具芒刺,表面黄绿色或灰绿色。质脆,易碎。单花顶生;花萼管状钟形,5裂,裂片卵形;花冠管状钟形,裂片5,卵形,先端锐尖,褶三角形;淡蓝色。气微,味微苦。

【炮　　制】　洗净泥土,晒干。

【应　　用】　1. 丹毒、疮痒:鳞叶龙胆15克,水煎,洗敷患处。2. 化脓性感染、淋巴结核:鳞叶龙胆、蒲公英、半边莲各15克。水煎,药渣外敷。3. 跌打损伤:鳞叶龙胆、捣烂外敷。

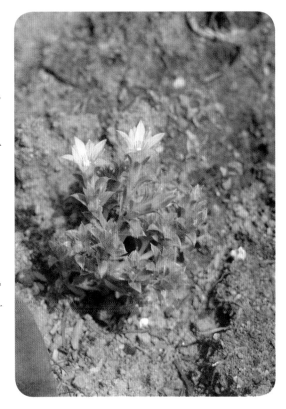

细辛

【基　　源】　本品为马兜铃科植物细辛的全草。

【性味功能】　味辛，性温。有祛风散寒，通窍止痛，温肺化痰的功能。

【主治用法】　用于风寒感冒、头痛、牙痛、鼻塞鼻渊，风湿痹痛，痰饮喘咳。用量1～3克。外用适量。反藜芦。

【原植物】　别名：华细辛、白细辛、盆草细辛、金盆草。多年生草本植物。根状茎较长，节间距离均匀。叶顶端渐尖，叶下面仅脉上有毛或被疏毛，花被片直立或平展，不反折。花期5月，果期6月。

【生境分布】　生于林下阴湿处。分布于河南、山东、安徽、浙江、江西、湖北、陕西、四川等省区。

【采收加工】　9月中旬挖出全草，去掉泥土，至于通风处阴干。不宜日晒和水洗。

【性状鉴别】　与北细辛相似，唯根茎长5～20厘米，直径0.1～0.2厘米，节间长0.2～1厘米。基生叶1～2，叶片较薄，心形，先端渐尖。花被裂片开展。果实近球形。气味较弱。

【炮　　制】　细辛：将原药拣去杂质，筛去泥土，切段，晾干。蜜炙细辛：取炼蜜用适量水稀释后，倒入细辛片，拌炒至蜜汁吸尽，取出，放凉。本品宜随炒随用。每100克细辛片，用炼蜜25克。

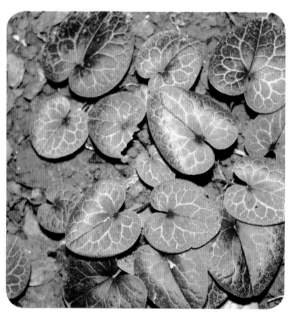

【应　　用】　1.慢性支气管炎、支气管扩张有清稀痰液的咳嗽：细辛、干姜、五味子。水煎服。2.外感风寒，鼻塞多涕，咽部有涎：细辛、防风、荆芥、桂枝、生姜。水煎服。3.胃热引起的牙痛：细辛，石膏。水煎服。

【基　　源】　本品为马兜铃科植物杜衡的全草。

【性味功能】　味辛，性温。有散风寒解表，除痹，化痰的功能。

【主治用法】　用于风寒感冒，痰饮喘咳，水肿，风湿，跌打损伤，头疼，龋齿痛，疝气腹痛。3～6克，水煎服。

【原植物】　别名：土细辛、马蹄香。多年生草本，根茎短。叶柄长3～15厘米；芽胞叶肾状心形或倒卵形，边缘有睫毛；叶片阔心形至肾状心形，长和宽各为3～8厘米，先端钝或圆，基部心形，上面深绿色，中脉两旁有白色云斑，脉上及其近缘有短毛，下面浅绿色。花暗紫色；花梗长1～2厘米；花被管钟状或圆筒状，长1～1.5厘米，直径8～10毫米，喉部不缢缩，喉孔直径4～6毫米，膜环极窄，宽不足1毫米，内壁具明显格状网眼，花被裂片直立，卵形，平滑，无乳突皱褶；药隔稍伸出；子房半下位，花柱离生，先端2浅裂。柱头卵状，侧生。花期4～5月。

【生境分布】　生长于阴湿有腐殖质的林下或草丛中。分布于江苏、浙江、安徽、江西、湖南等省。

【采收加工】　春夏季采挖收集全草，洗去泥土，晒干。

【药材性状】　根茎呈不规则圆柱形，长约2厘米，直径1.5～2厘米，表面淡棕色或淡黄棕色，有多数环形的节，顶端残留皱缩的叶柄或叶片，下部着生多数须根。气芳香，味辛辣。

【炮　　制】　原药拣去杂质，拍去泥屑，用水洗净，稍润后切断，晒干。

【应　　用】　1. 风寒头痛，伤风伤寒，头痛、发热初觉者：杜衡为末，每服一钱，热酒调下，少顷饮热茶一碗，催之出汗。2. 蛀齿疼痛：杜衡鲜叶捻烂，塞入蛀孔中。3. 哮喘：杜衡焙干研为细末，每服二、三钱。如正发时，用淡醋调下，少时吐出痰涎为效。

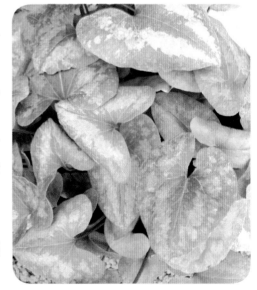

徐长卿

【基　　源】　本品为萝藦科植物徐长卿的根及根茎。

【性味功能】　味辛，性温。有祛风化湿，行气通络，解毒消肿，止痛止痒的功能。

【主治用法】　用于风湿痹痛，胃痛胀满，牙痛，经痛，腰痛，毒蛇咬伤，跌打损伤；用量3～12克，不易久煎。外用于神经性皮炎，荨麻疹，带状疱疹等症。外用适量，鲜品捣烂或干品研粉敷患处。

【原植物】　别名：老君须、寮刀竹、竹叶细辛、一枝香。多年生草本。根，生多数须状根。叶对生，线状披针形，先端渐尖，基部渐窄，叶缘外卷，有睫毛，聚伞花序圆锥形，近顶生腋生，有花10余朵；花冠深5裂，淡黄绿色；副花冠裂片5，黄色；果单生披针形，种子长圆形，顶端有白色长绒毛。花期6～7月，果期9～10月。

【生境分布】　生于山坡草丛、林缘、沟旁。分布于全国大部分省区。

【采收加工】　夏秋季采挖根茎，晒干；全草扎成小把，晒干。

【性状鉴别】　干燥的全草，茎呈细圆柱状，表面灰绿色，基部略带淡紫色，具细纵条纹。叶纸质，灰绿色，往往纵向卷折，主脉下面突出，呈淡黄色，

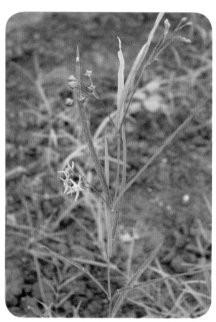

茎下部的叶多脱落。根细长，多数而丛生，直径约1毫米，表面深灰褐色。质脆易断，断面较平，粉质。气香，味微辛。

【炮　　制】　根茎及根，洗净晒干；全草晒至半干，扎把阴干。

【应　　用】　1.动脉粥样硬化，高血脂：徐长卿、何首乌。水煎服。2.再生障碍性贫血：徐长卿、茜草、阿胶。水煎服。3.单纯型慢性气管炎：徐长卿。水煎服。4.毒蛇咬伤多种皮肤病：鲜徐长卿，捣烂敷患处。

【附注】　部分地区用徐长卿的全草入药。

白薇

【基　　源】　本品为萝科植物白薇的根及根茎。

【性味功能】　味苦、咸，性寒。有清热凉血，利尿，解毒的功能。

【主治用法】　用于温邪伤营发热，阴虚发热，骨蒸劳热，产后血虚发热，热淋，血淋，痈疽肿毒。用量 4.5 ~ 9 克。

【原植物】　别名：蔓直立白薇、老鸹瓢根、白马尾。多年生草本，有香气，具白色乳汁。根茎短，下端色，不分枝，密生灰白色短毛。叶对生，卵形或卵状长圆形，全缘，被白色绒毛。花多数，在茎顶叶腋密集成伞形聚伞花序，花暗紫色。果单生，角状长椭圆形。种子多数，卵圆形，有狭翅，种毛白色。花期 5 ~ 7 月。果期 8 ~ 10 月。

【生境分布】　生于荒坡草丛或林缘。分布于吉林、辽宁、河北、山东、河南、陕西、山西及长江以南。

【采收加工】　春、秋季采挖根部，除去地上部分，洗净泥土，晒干。

【性状鉴别】　本品根茎粗短，有结节，多弯曲。上面有圆形的茎痕，下面及两侧簇生多数细长的根，根长 10 ~ 25 厘米，直径 0.1 ~ 0.2 厘米。表面棕黄色。质脆，易折断，断面皮部黄白色，木部黄色。气微，味微苦。

【炮　　制】　除去杂质，洗净，润透，切段、干燥。

【应　　用】　1. 产后体虚发热，热淋：白薇、党参各 9 克，当归 15 克，甘草 6 克。水煎服。2. 温病后期有潮热，骨蒸劳热，阴虚低热：白薇、生地黄、青蒿。水煎服。3. 体虚低烧，夜眠出汗：白薇、地骨皮各 12 克。水煎服。4. 尿道感染：白薇 15 克，车前草 50 克。水煎服。5. 火眼：白薇 50 克。水煎服。

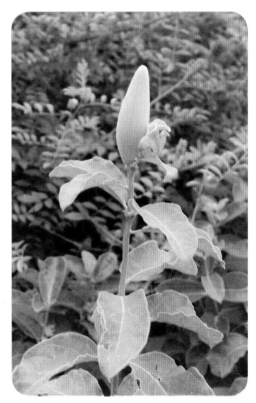

蔓生白薇

【基　　源】　本品为萝藦科植物蔓生白薇的根及根茎。

【性味功能】　味苦、咸，性寒。有清热凉血，利尿通淋，解毒疗疮的功能。

【主治用法】　用于温邪伤营发热，阴虚发热，骨蒸劳热，产后血虚发热，热淋，血淋，痈疽肿毒。用量4.5～9克。

【原植物】　别名：蔓白薇、变色白薇、白马尾。多年生草本。茎上部缠绕，下部直立。植株体不具有白色乳汁。根茎短，下端簇生多数细长条状根。叶对生，具短柄，卵圆形，先端渐尖，基部圆形，地较薄；花较小，初开时黄绿色，后渐变为黑紫色。副花冠小形，较蕊柱短。

【生境分布】　生于山地灌木丛中。分布于辽宁、河北、山西、山东、安徽、河南等省。

【采收加工】　春、秋季采挖根部，除去地上部分，洗净泥土，晒干。

【性状鉴别】　本品干燥根茎类圆柱形，略横向弯曲，呈结节状；表面灰棕色至棕色；质坚脆，易折断，断面略平坦，类白色。根呈细长圆柱状，有时弯曲或卷曲，丛生于根茎上，形如马尾，表面黄棕色，有细纵皱。质脆，易折断。断面略平坦，类白色至浅黄棕色，皮部发达，木部很小。气微弱，味苦。

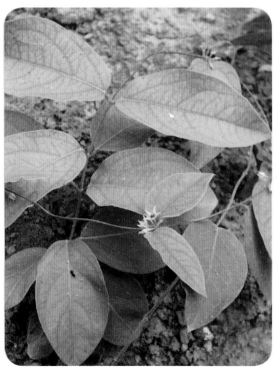

【炮　　制】　拣净杂质，除去茎苗，洗净，稍浸，润透，切段，晒干。

【应　　用】　1. 热病后期低热不退，骨蒸劳热，阴虚低热，颧红：白薇、黄花蒿、地骨皮、生地黄、枇杷叶各9克。水煎服。

2. 产后血虚发热，热淋：白薇、黄芪各15克，当归3克。水煎服。

芫花叶白前
（白前）

【基　源】　本品为萝藦科植物芫花叶白前的根状茎及根。

【性味功能】　味辛、甘，性平。有清肺化痰，止咳平喘的功能。

【主治用法】　用于感冒咳嗽，支气管炎，气喘，水肿，小便不利，喘咳痰多。用量5～10克；外用适量，鲜草捣烂敷患处。

【原植物】　直立矮灌木，高达50厘米；茎具二列柔毛。叶对生，革质，椭圆形或长圆状披针形，先端急尖或钝圆，基部楔形或圆形，全缘，伞形聚伞花序腋生，有花十余朵；花萼5深裂，内面基部有5腺体；花冠黄色或白色，幅状；副花冠浅杯，裂片5，肉质，果单生，纺锤状，先端渐尖，基部窄种子卵状披针形，种毛白色。花期5～1月，果期7～11月。

【生境分布】　生于溪滩、江边砂碛处。分布于江苏、安徽、浙江、福建、江西、湖北、湖南、广西、广东、四川、贵州、云南等省区，其中以浙江产量最大。

【采收加工】　秋季采集，切段晒干；或将带根全草洗净后直接晒干。

【性状鉴别】　本品根茎较短小或略呈块状；表面灰绿色或灰黄色，节间长1～2厘米。质较硬。根稍弯曲，直径约1毫米，分枝少。

【炮　制】　白前：除去杂质，洗净，润透，切段，干燥。蜜白前：取净白前，照蜜炙法炒至不粘手。

【应　用】　1. 咳嗽哮喘，支气管炎，喉痒：白前、紫苏、紫菀、百部各9克，甘草6克。水煎服。2. 久咳喉中作声不得眠，喘咳痰多：白前，焙捣为末，温酒服。

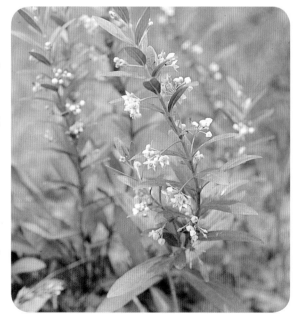

柳叶白前
（白前）

【基　源】　本品为萝藦科植物柳叶白前的根状茎及根或全草。

【性味功能】　味辛、甘，性平。有清肺化痰，止咳平喘的功能。

【主治用法】　用于感冒咳嗽，支气管炎，气喘，水肿，小便不利，喘咳痰多。用量5～10克；外用适量，鲜草捣烂敷患处。

【原植物】　别名：竹叶白前、草白前、鹅管白前。多年生草本。根茎细长，中空。叶对生，稍草质，线状披针形，先端渐尖，基部渐狭，全缘。聚伞花序腋生，有花3～8朵。花萼5深裂，具腺体；花冠辐状，5深裂，紫红色，内面有长柔毛，副花冠裂片杯状。果狭披针形，种子顶端具白色丝状绒毛。花期5～8月，果期9～10月。

【生境分布】　生于山谷湿地、溪边。分布于江苏、安徽、浙江、江西、福建、湖南、湖北、广东、广西、四川等省区。

【采收加工】　秋季采挖，切段晒干。如除去须根，留用根茎则为鹅管白前。带根全草为草白前。

【性状鉴别】　本品呈细长圆柱形，有分枝，稍弯曲，长4～15厘米，直径1.5～4厘米。表面黄白色或黄棕色，节明显，节间长1.5～4.5厘米。顶端有残茎。质脆，断面中空，习称"鹅管白前"节处簇生纤细弯曲的根，长可达10厘米，直径不及1毫米，有多次分枝呈毛须状，常盘曲成团。气微，味微甜。

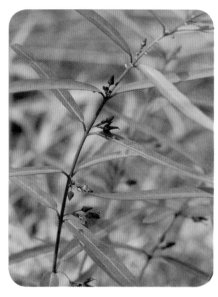

【炮　制】　同芫花叶白前。

【应　用】　1. 咳嗽哮喘，支气管炎，喉痒：白前、紫苏子、紫菀、百部各9克，甘草6克。水煎服。2. 久咳喉中作声不得眠，喘咳痰多：白前，焙捣为末，温酒服。

鬼督邮

【基　　源】　本品为金粟兰科植物银线草的全草。

【性味功能】　味辛、苦，性温；有毒。有燥湿化痰，活血化瘀，祛风止痒，消肿止痛的功能。

【主治用法】　用于风寒咳嗽，妇女经闭，风痒，跌打，痈肿疮疖。内服：煎汤，用量 15 ～ 30 克；或浸酒。外用：捣敷。

【原植物】　别名：银线草、独摇草、鬼都邮、四大天王。多年生草本。高 20 ～ 50 厘米。根茎横走，有节，生多数细长须根，具特殊毛味；茎直立，通常不分枝，下部节上对生 2 鳞状叶。叶对生，通常 4 片生于茎顶，成假轮生；叶柄长 8 ～ 18 毫米；叶片宽椭圆形或倒卵形，长 8 ～ 14 厘米，宽 5 ～ 8 厘米，先端急尖，基部宽楔形，边缘具锐锯齿，齿尖有一腺体，上面深绿色，下面色淡，网脉明显。穗状花序顶生，单一，连总花梗长 3 ～ 5 厘米；苞片三角形或近半圆形；花小，白色；雄蕊 3，药隔着生于子房上部外侧，基部连合；中央药隔无花药，两侧药隔各有 1 个 1 室的花药；药隔线形，长约 5 毫米；子房卵形，无花柱，柱头截平。核果梨形，径约 2 毫米。花期 4 ～ 5 月，果期 5 ～ 7 月。

【生境分布】　生长于山林荫湿处。分布于辽宁、河北、陕西、湖南、安徽、浙江、福建、广西等地。

【采收加工】　春、夏间采收，洗净，阴干。

【应　　用】　1. 跌打外伤：鲜银线草叶一握，洗净，加红酒捣烂，搓擦或敷伤处。2. 蛇咬伤：鲜银线草叶 3 ～ 5 片，加些雄黄捣烂，贴在伤处。3. 痈肿疮疖：银线草 10 克，水煎服。4. 乳结：四叶金、芦根各适量，加红糖捣敷患处。5. 皮肤瘙痒证：银线草适量，煎水洗。

【注　　意】　孕妇禁用。多服会引起呕吐，大量服用导致肝脏出血。

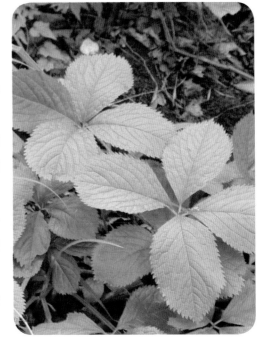

朱砂根

【基　　源】　本品为紫金牛科植物朱砂根的根。

【性味功能】　味苦、辛，性平。有清热解毒，消肿止痛，活血散瘀，祛风除湿的功能。

【主治用法】　用于咽喉肿痛，白喉，扁桃腺炎，淋巴结炎，跌打损伤，风湿痹痛等症。外用于外伤肿痛，毒蛇咬伤。

【原植物】　常绿灌木；根状茎肉质柔软，微红色，断面有小血点。单中叶互生，革质或坚纸质，狭椭圆形，先端钝尖，基部楔形，边缘有圆齿，具腺点。伞形花序顶生，花小，淡紫白色有深色腺点，花5数；子房上位。核果球形，红色，有稀疏黑腺点，有宿存花萼和细长花柱。花期5～7月，果期9～12月。

【生境分布】　生于林下或灌丛中。分布于长江以南各等省区。

【采收加工】　秋季采挖，切碎，晒干。

【性状鉴别】　干燥根，多分枝，呈细圆柱状，略弯曲，长短不一，直径4～10毫米。表面暗紫色或暗棕色，有纵向皱纹及须根痕。质坚硬，断面木部与皮部易分离，皮部发达，约占断面1/2，淡紫色，木部淡黄色。

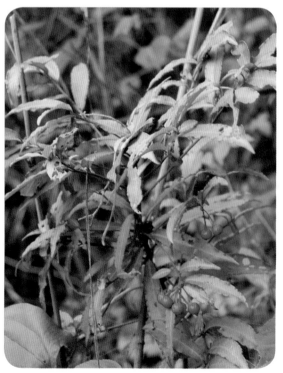

【炮　　制】　1.净制：除去杂质，洗净。2.切制：洗净，切碎，晒干。

【应　　用】　1.痢疾：朱砂根300克，凤尾草、墨旱莲、爵床各15克。2.肾炎：朱砂根、爵床各30克，大蓟根、萹蓄各15克。3.扁桃体炎，咽喉肿痛：朱砂根、爵床、卤地菊各30克，水煎服。4.跌打损伤：朱砂根30克，马鞭草15克，乌药9克，水煎服。

九管血
（朱砂根）

【基　源】　本品为紫金牛科植物九管血的干燥根。

【性味功能】　味苦、涩，性寒。有清热利咽，活血消肿的功能。

【主治用法】　用于咽喉肿痛，痈肿疮疡，毒蛇咬伤，风湿关节疼痛，跌打损伤。用量9～15克。

【原植物】　别名：矮茎朱砂根、血党、矮八爪金龙、开喉箭。常绿小灌木，根状茎葡匐，根肉质，淡紫棕色，有侧根。光滑无毛。单叶互生，梢部叶密集；叶坚纸质，长椭圆形，两端钝尖，全缘或边缘微波状，网脉顶端有小腺点。伞形或伞房花序腋生，花淡红色；花5数；萼片卵形或披针形，急尖，有黑腺点；花冠钟状，裂片卵形，有黑腺点；雄蕊披针形，稍短于花冠裂片，着生于冠喉部，药背面有黑腺点；雌蕊与花冠裂片长几相同。核果球形，紫黑色，有疏散黑腺点，萼宿存。

【生境分布】　生于山坡林下阴湿处。分布于福建、台湾、江西、湖南、湖北、广西、广东、四川、贵州、云南等地。

【采收加工】　秋、冬采挖根部，晒干。

【应　用】　同朱砂根。

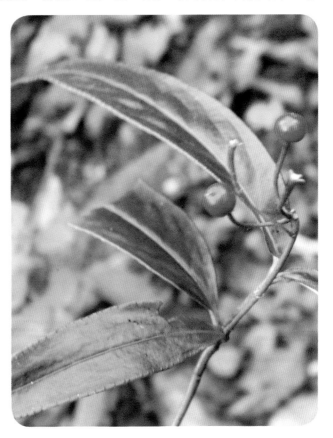

紫金牛

【基　源】本品为紫金牛科植物紫金牛的全株。

【性味功能】味苦，性平。有止咳化痰，祛风解毒、活血功能。

【主治用法】用于支气管炎，大叶性肺炎，小儿肺炎，肺结核，肝炎，痢疾，急性肾炎，尿路感染，痛经，跌打损伤，风湿筋骨酸痛。用量15～60克，外用适量。

【原 植 物】常绿小灌木。单叶互生，近革质，常成对或3～7片集生于茎端，窄椭圆形以至宽椭圆形，两端尖，边缘具尖锯齿，上面亮绿色，下面淡绿色，两面中脉有微毛，腋生短总状花序；萼片5；花冠辐状展开，先端5裂，青白色，有赤色小点。花期夏季。

【生境分布】生于林下或林缘。分布于全国大部分省区。

【采收加工】四季均可采集，晒干。

【性状鉴别】本品茎单，圆柱形，径约2毫米，表面紫褐色，有细条纹，具有短腺毛。叶互生，通常3～4叶集生于茎梢，呈轮生状；叶柄长5～10毫米，密被短腺毛；无托叶；叶片椭圆形，长3.5～7厘米，宽1.5～3厘米，

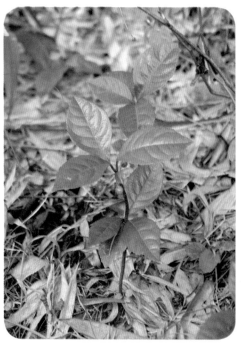

先端短尖，边缘具细锯齿，基部楔形，上面绿色，有光泽，下面淡紫色，老时带革质，除叶的中肋疏生细柔毛外，全体光滑。

【炮　制】洗净，晒干。

【应　用】1.慢性支气管炎：紫金牛12克，胡颓子叶、鱼腥草各15克，桔梗6克。水煎服。2.小儿肺炎：紫金牛30克，枇杷叶7片，陈皮15克，墨旱莲15克。水煎服。3.肺结核：紫金牛，菝葜，白马骨。水煎服。4.急性黄疸型肝炎：紫金牛30克，红糖适量，红枣10枚。水煎服。

拳参

【基　　源】　本品为蓼科植物拳参的干燥根茎。

【性味功能】　味苦、涩，性微寒。有清热解毒，消肿，止血的功能。

【主治用法】　用于肠炎，痢疾，肝炎，慢性气管炎，热泻，肺热咳嗽，痈肿，瘰疬，痔疮出血，子宫出血，口舌生疮，咽喉溃疡，吐血，衄血，毒蛇咬伤。用量4.5～9克。

【原植物】　别名：倒根草（东北、湖南、新疆）、虾参、回头参（山东）。多年生草本。根茎粗大，黑褐色，内部紫色，具残存叶柄及托叶鞘。基生叶披针形，先端锐尖，基部心形或截形，沿叶柄下延成翅；茎生叶披针形或线形。穗状花序顶生，花密集，圆柱形。花白色或粉红色。瘦果3棱形，红褐色，具光泽。花期6～7月，果期8～10月。

【生境分布】　生于山坡、草丛。分布于辽宁、河北、山西、山东、江苏、安徽、浙江、河南、湖南、甘肃、宁夏等省区。

【采收加工】　春初发芽时或秋季茎叶将枯萎时采挖，去须根，晒干。

【性状鉴别】　本品根茎扁圆柱形，弯曲成虾米状，长4～15厘米，直径1～2.5厘米。表面紫褐色或紫黑色，密具环状节痕、并有多数点状根痕。质硬脆，断面浅棕色至棕红色，有35～50个黄白色维管束细点排成断续环状。气微，味苦涩。

【炮　　制】　除去杂质，洗净，略泡，润透，切薄片，干燥。

【应　　用】　1.细菌性痢疾、肠炎：拳参30克。水煎服。2.外伤出血：拳参、明胶，制成"止血净"，敷贴患处。3.毒蛇咬伤，疮疖痈毒肿痛：拳参9克。水煎服。另取鲜品捣烂外敷或干品研末，调敷患处。4.肺结核：拳参制成0.3克片剂，成人每次4～6片，小儿酌减。

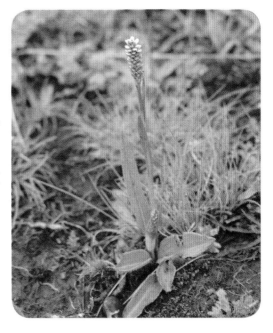

金丝草

【基　　源】　本品为禾本科植物金丝草的全草。

【性味功能】　味甘、淡，性寒。有清热解毒，解暑，利尿通淋，凉血的功能。

【主治用法】　用于感冒高热，中暑，尿路感染，肾炎水肿，黄疸型肝炎，糖尿病。用量 15 ~ 30 克，水煎服。

【原植物】　多年生小草本，秆丛生，纤细，节明显，节上生白毛，少分枝。叶互生，排成 2 列；扁平，条状披针形，长先端尖，有微毛；叶鞘秃净，鞘口有毛。穗状花序从秆顶生出，柔弱而微弯曲，小穗成对，花乳白色，第二颖约长于第一颖，而第二外稃稍短于第一颖，颖片及外稃顶端延伸成细弱

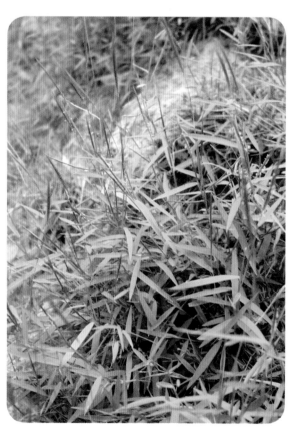

弯曲的芒，构成穗轴上密生金黄色的柔软长芒，形似猫尾。颖果长椭圆形。花期 5 ~ 9 月。

【生境分布】　生于河边、墙、山坡和旷野潮湿处。分布于浙江、江西、福建、台湾、湖南、广东，四川、云南等省。

【采收加工】　全年可采，洗净，晒干备用。

【应　　用】　1. 急性肾炎水肿：金丝草、车前草、地锦草、爵床（鲜品）各 30 克。水煎服。2. 感冒：金丝草、桑叶、积雪草各 30 克。水煎服。3. 尿路感染：金丝草、葫芦茶、白茅根、三颗针各 30 克，水煎服。

当归

【基　　源】　本品为伞形科植物当归的干燥根。

【性味功能】　味甘、辛，性温。有补血活血，调经止痛，润肠通便的功能。

【主治用法】　用于血虚萎黄，眩晕心悸，月经不调，经闭痛经，虚寒腹痛，肠燥便秘，风湿痹痛，跌扑损伤，痈疽疮疡。用量4.5～9克，水煎服。

【原植物】　多年生草本，有特异香气。主根肥大肉质。叶互生，基部膨大鞘状抱茎；2～3回奇数羽状复叶，小叶3对，1～2回分裂。复伞形花序顶生，花5数，白色。双悬果椭圆形，果棱5条，背棱线形隆起，侧棱成翅，翅边缘淡紫色，背部扁平。花期7月，果期8～9月。

【生境分布】　生于海拔1800～2500米的高寒阴湿地方。栽培于甘肃、四川、云南、湖北、陕西、贵州等省区。

【采收加工】　秋末采挖根部，待水分稍蒸发后，捆成小把，用烟火慢慢熏干。当归不宜太阳晒。

【炮　　制】　当归：除去杂质，洗净，润透，切薄片，晒干或低温干燥。酒当归：取净当归片，照酒炙法炒干。

【应　　用】　1. 心悸、健忘、失眠、心神不宁：当归6克，黄芪30克。水煎服。2. 气血虚弱所致肠燥便秘：当归12克，牛膝6克，肉苁蓉9克，泽泻4.5克，升麻2.4克，枳壳3克。水煎服。3. 产后腹痛：当归、生姜，加羊肉炖服。4. 月经不调：当归、熟地黄、川芎、白芍。水煎服。

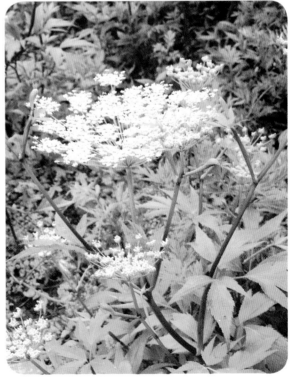

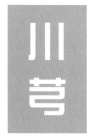

川芎

【基　源】　本品为伞形科植物川芎的根茎。

【性味功能】　味辛、微苦，性温。有活血行气，祛风止痛的功能。

【主治用法】　用于风寒感冒头痛，胸胁痛，月经不调，经闭腹痛，跌打损伤，疮疡肿毒，风湿痹痛等症。用量3～9克。

【原植物】　别名：芎穷、小叶川芎。多年生草本，有香气。茎中空，有纵沟纹，叶互生，叶裂片3～5对，未回裂片卵形。复伞形花序顶生，小伞序有花10～24，花瓣5。双悬果卵形，5棱，侧棱有窄翅，背棱棱槽中油管3，侧棱棱槽中油管2～5，合生面5。花期7～9月。果期9～10月。

【生境分布】　主要栽培于四川；现大部分地区有引种栽培。

【采收加工】　5～6月或8～9月采挖，晾干，去须根。不宜曝晒。

【性状鉴别】　本品为不规则结节状拳形团块，直径1.5～7厘米。表面黄褐色至黄棕色，粗糙皱缩，有多数平行隆起的轮节；顶端有类圆形凹窝状茎痕，

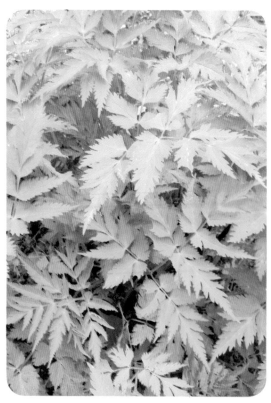

下侧及轮节上有多数细小的瘤状根痕。质坚实，不易折断，断面黄白色或灰黄，具波状环纹形成层，全体散有黄棕色油点。香气浓郁而持续，味苦，辛，微回甜，有麻舌感。

【炮　制】　除去杂质，分开大小，略泡，洗净，润透，切薄片，干燥。

【应　用】　1.感冒头痛：川芎、荆芥、甘草、白芷、防风等。水煎服。2.偏头痛：川芎、细辛、白芷、羌活、防风、僵蚕、胆南星、天麻。水煎服。3.月经不调：川芎、当归、熟地黄、白芍、红花。水煎服。

蛇床（蛇床子）

【基　源】　本品为伞形科蛇床的干燥成熟果实。

【性味功能】　味辛、苦，性温；有小毒。有散寒，祛风，燥湿，温肾壮阳，杀虫，止痒的功能。

【主治用法】　用于湿痹腰痛，寒湿带下，滴虫性阴道炎，阳痿，宫冷，外阴湿疹，皮肤瘙痒。用量3～9克。

【原植物】　别名：野胡萝卜。一年生草本，基生叶有基部有短阔叶鞘，边缘膜质；上部叶成鞘状，卵形或卵状披针形，2～3回三出羽状全裂。复伞形花序顶生或侧生，花瓣5，白色，先端有内折小舌片；雄蕊5；子房下位。双悬果长圆状，横切面近五角形，主棱5，翅状。花期4～7月。果期7～10月。

【生境分布】　生于田边、草地及河边湿地。分布于华东、中南、西南、西北、华北、东北。

【采收加工】　夏、秋季果实成熟时采收，晒干，筛去灰屑。

【性状鉴别】　本品干燥果实椭圆形，由2分果合成，长约2毫米。直径约1毫米，灰黄色，顶端有2枚向外弯曲的宿存花柱基；分果背面略隆起，有突起的脊线5条，接台面平坦，有2条棕色略突起的纵线，其中有一条浅色的线状物。果皮松脆。种子细小，灰棕色，有油性。气香，味辛凉而有麻舌感。

【炮　制】　拣去杂质，筛去泥沙，洗净，晒干。

【应　用】　1. 婴儿湿疹，慢性湿疹，外阴瘙痒，皮癣：蛇床子60克，水煎洗。或蛇床子30克，轻粉9克，研末，调油外敷。2. 阴道滴虫：蛇床子30克，白矾6克，紫苏叶30克。水煎外洗。

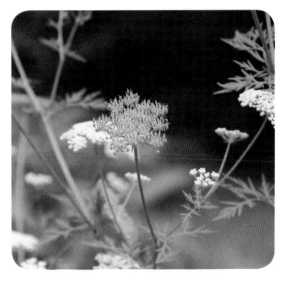

辽藁本（藁本）

【基　源】　本品为伞形科植物辽藁本的干燥根茎及根。

【性味功能】　味辛，性温。祛风，散寒，除湿，镇痛。

【主治用法】　用于风寒感冒，巅顶疼痛，风湿，肢节痹痛。用量3～9克。

【原植物】　辽藁本多年生草本，高20～80厘米。茎直立单一，中空，有纵纹，常带紫色。茎下部叶和中部叶有长柄，2～3回出羽状全裂，第一回裂片4～6对，最下部一对有长柄；第二回裂片常无柄；末回裂片卵形至菱状卵形，基部楔形，上面沿主脉有糙毛，下面光滑，边缘有缺刻状浅裂或牙齿。牙齿顶端有小尖头；茎上部叶较小，叶柄鞘状，2回三出羽状全裂。

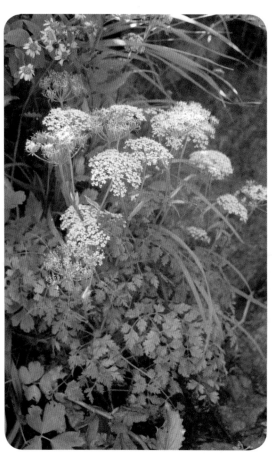

复伞形花序顶生或侧生，白色。双悬果椭圆形，分生果背棱突起，侧棱狭翅状。花期7～9月，果期9～10月。

【生境分布】　生于山地、林缘、林下。分布于辽宁、吉林、内蒙古、河北、山西、山东等省区。

【采收加工】　秋季茎叶枯萎或次春出苗时采挖，除去泥沙，晒干。

【炮　制】　除去残茎，拣净杂质，洗净，润透后切片晒干。

【应　用】　1. 神经性皮炎、疥癣：藁本，水煎服。2. 头皮屑：藁本，研末调敷患处。3. 风寒感冒头痛，胃痛：藁本复方，待查。4. 胃痉挛、腹痛：藁本15克，苍术9克。水煎服。

蜘蛛香

【基　源】　本品为败酱科植物蜘蛛香的根和根茎。

【性味功能】　味辛、微苦，性温。有消食健胃，理气止痛，消炎止泻，祛风除湿的功能。

【主治用法】　用于脘腹胀痛、消化不良、腹泻、痢疾、风湿痹痛、腰膝酸软、失眠。用量3～6克。

【原植物】　多年生草本，密被柔毛。根茎横走，肥厚，节间紧密，黄褐色，有特异气味。叶基生，卵状心形，先端短尖，基部心形或耳形，边缘锯齿或波状。茎生叶宽卵形或三出复叶状。圆锥状聚伞花序顶生，成伞房状；花小，花萼开花后展开成毛状；花冠管状，基端常有微突，先端5裂，白色或带紫色。瘦果长柱状，顶端有羽毛状宿萼。花期4～5月，果期6～7月。

【生境分布】　生于溪边、疏林或灌木林较潮湿处。分布于河南、湖北、四川、贵州、云南等省。陕西有栽培。

【采收加工】　野生品于秋冬采挖，栽培品于栽培第3～4年10～11月将全株挖起，剪去残叶，除去泥沙，晒干或晾干。

【性状鉴别】　本品根茎呈圆柱形，略扁稍弯曲，具分枝，长2～7厘米，直径0.5～2厘米；表面灰褐色或灰棕色，有紧密的环节及突起的上噘状根痕，有的顶端膨大，具茎叶残基，质坚不易折断，断面较平整，灰棕色，可见维管束断续排列成环。根多数，细稍弯曲。气特异，味微苦辛。

【炮　制】　洗净，剪去须根，切片，晒干。

【应　用】　1.毒疮：蜘蛛香磨醋，外擦患处。2.感冒：蜘蛛香15克，生姜9克。水煎服。3.风湿麻木：蜘蛛香50克。煨水服，并用药渣搽敷患处。4.跌打损伤，行血活血，筋骨痛，痨伤咳嗽：蜘蛛香9克。泡酒服。

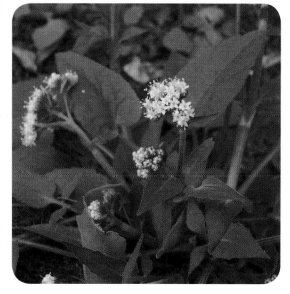

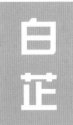

白芷

【基　　源】　本品为伞形科植物白芷的干燥根。

【性味功能】　味辛，性温。有祛风，祛寒，燥湿，通窍止痛，消肿排脓的功能。

【主治用法】　用于风寒感冒头痛，眉棱骨痛，鼻塞，牙痛，白带，疮疡肿痛。用量3～9克。水煎服。

【原植物】　别名：祁白芷、禹白芷。多年生草本，高1～2.5米。根粗大圆锥形，黄褐色，根头部钝四棱形或近圆形，具皱纹、支根痕及皮孔样的横向突起，顶端有凹陷茎痕。茎及叶鞘常带紫色。茎下部叶羽状分裂，中部2～3回羽状分裂；上部有膨大囊状鞘。复伞形花序；花瓣5，白色。双悬果长圆形至卵圆形，背棱扁、钝圆，侧棱翅状。花期7～9月。果期9～10月。

【生境分布】　生于丛林砾岩上。分布于东北、华北等省区。有栽培。

【采收加工】　夏、秋间叶黄时，采挖根部，除去地上部、须根，洗净泥沙，晒干或低温干燥。

【性状鉴别】　本品呈长圆锥形。表面灰棕色或黄棕色，根头部钝四棱形或正圆形，具纵皱纹，支根痕及皮孔样的横向突起，习称"疙瘩丁"。顶端有凹陷的茎痕。质坚实，断面白色或灰白色，粉性，形成层环棕色，近方形或近圆形，皮部散有多数棕色油室。木质部约占横切面的1/3。气芳香，味辛。

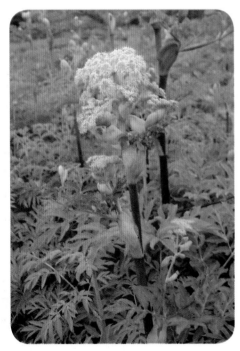

【炮　　制】　除净残茎、须根及泥土（不用水洗），晒干或微火烘干。

【应　　用】　1. 感冒头痛：白芷、羌活、防风。水煎服。2. 鼻窦炎：白芷、辛夷、苍耳子。水煎服。3. 烧伤、皮肤发痒、毒蛇咬伤，疮疖肿疼痛：白芷、紫草、忍冬藤各30克。虫白蜡21克。冰片，香油调涂，外敷。4. 感冒风热，眉棱骨痛：白芷、黄芩（酒炒）。水煎服。

芍药（赤芍，白芍）

【基　　源】　本品为毛茛科植物芍药的干燥根。

【性味功能】　味苦、酸，性微寒。有清泄肝火，养血柔肝，散瘀活血，止痛的功能。白芍有平肝止痛，养血调经的功能。

【主治用法】　赤芍用于月经不调，瘀滞腹痛，痛经，经闭，痈肿疮毒，关节肿痛，胸胁疼痛，跌扑损伤等症。白芍用于头痛眩晕，胁痛，腹痛，四肢挛痛，血虚萎黄，自汗，盗汗。

【原 植 物】　多年生草本。根圆柱形或纺锤形，黑褐色。三出复叶；全缘。花数朵，生于茎顶和叶腋，花瓣白色或粉红色；雄蕊多数，心皮4～5，无毛。果，顶端具喙。种子圆形，黑色。花期5～6月，果期9月。

【生境分布】　生于草地及林缘，或栽培。分布于我国大部分地区。

【采收加工】　春、秋季采挖，晒干。白芍：水煮后除去外皮晒干。

【炮　　制】　炒赤芍：取赤芍片置锅内炒至微有焦点为度，取出凉透。炒白芍：取净白芍片，锅内炒至微黄色。

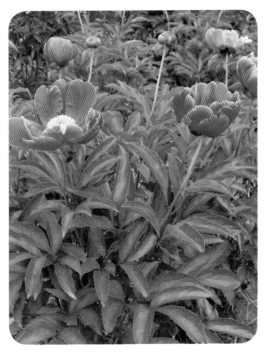

【应　　用】　1. 前列腺炎：赤芍、败酱草、蒲公英、桃仁、王不留行、丹参、泽兰、乳香、川楝子。水煎服。

2. 闭经；瘀血所致腰背疼痛、坠痛：赤芍、桃仁、红花、归尾。水煎服。

3. 冠心病心绞痛：赤芍、降香、川芎、红花各15克，丹参30克。水煎服。

4. 痛经：赤芍、乌药、香附各9克，当归12克，延胡索6克。水煎服。

川芍药

【基　　源】　本品为毛茛科植物川芍药的根。

【性味功能】　味苦，性微寒。有活血散瘀，清热凉血的功能。

【主治用法】　用于胸肋疼痛，腹痛，痛经，经闭，热入营血，吐血，衄血，目赤，痈肿，跌打损伤等症。用量4.5～9克。不宜与藜芦同用。孕妇慎用。

【原植物】　别名：川赤芍、赤芍、条赤芍。多年生草本。根圆柱形，单一或有分枝。茎直立，圆柱形，稍带紫色，有纵棱。叶互生，2回三出复叶；小叶常2回深裂，小裂片条状披针形或披针形，先端尖，沿脉疏生短毛。花2～4朵顶生或腋生，萼片5，绿色；花瓣6～9，紫红色或粉红色，宽倒卵形，先端凹陷；荚果2～5，密生黄色毛。花期6～7月。果期7～9月。

【生境分布】　生于山坡林缘或草坡中。分布于山西南部、陕西、甘肃、青海东部、四川西部等地区。

【采收加工】　春、秋季挖根，晒至半干，捆成小把，晒干。或刮去粗皮再晒干。

【性状鉴别】　本品干燥根呈圆柱形，两端粗细近于相等。表面暗褐色或暗棕色，粗糙，有横向凸起的皮孔及根痕，具粗而深的纵皱纹。气微香，味微苦涩。以根条粗长，外皮易脱落，皱纹粗而深，断面白色，粉性大者为佳。

【炮　　制】　赤芍药：拣去杂质，分开大小条，用水洗泡约七、八成透，

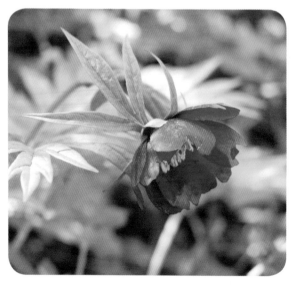

捞出，晒晾，润至内外湿度均匀，切片，晒干。炒赤芍药：取赤芍药片置锅内炒至微有焦点为度，取出凉透。

【应　　用】　1. 月经不调，痛经，经闭：赤芍、当归、熟地黄、香附各9克，川芎3克。水煎服。2. 痢疾腹痛：赤芍、黄芩各9克，甘草6克。水煎服。3. 冠心病，急性脑血栓形成：赤芍9克。水煎服。

草芍药

【基　　源】　本品为毛茛科植物草芍药的根。

【性味功能】　味苦，性微寒。有活血散瘀，清热凉血的功能。

【主治用法】　用于胸胁疼痛，腹痛，月经不调，痛经，闭经，热入营血，衄血，吐血，血痢，目赤，痈肿，跌打损伤。用量3～12克，水煎服。忌与藜芦同用。

【原植物】　多年生草本。根粗大，圆柱形或纺锤形，有分枝，红棕色。茎直立，基部有数个鞘状鳞片。叶互生；2回三出复叶，顶生小叶较大，倒卵形或椭圆形，先端短尖，基部楔形，侧生小叶片稍小，基部楔形。花单生于茎顶；萼片2～3，淡绿色或淡红色；花瓣6～8，粉红色。果长圆形，粗糙，成熟时开裂，外卷，果皮内面红紫色。花期5～6月。果期8～10月。

【生境分布】　生于阔叶林下及山沟中。分布于东北、华北、西北及安徽、湖北、湖南、云贵川等省区。

【采收加工】　秋季采挖，除去根茎、须根及支根，洗净泥土，晒至半干，大小分别捆把，再晒至全干。

【性状鉴别】　本品呈圆柱形，稍弯曲，长5～40厘米，直径0.5～3厘米。表面棕褐色，粗糙，有纵沟及皱纹，并有须根痕及横向凸起的皮孔，有的外皮易脱落。质硬而脆，易折断，断面粉白色或粉红色，皮部窄，木部放射状纹理明显，有的有裂隙。气微香，味微苦、酸涩。

【炮　　制】　除去杂质，分开大小，洗净，润透，切厚片，干燥。

【应　　用】　同川赤芍。

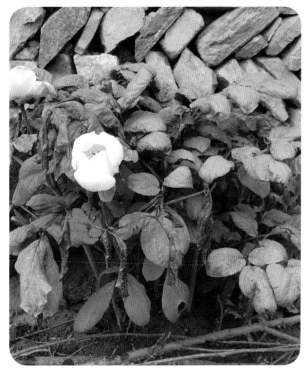

牡丹皮

【基　　源】　本品为毛茛科植物牡丹的干燥根皮。

【性味功能】　味苦、辛，性微寒。有清热凉血，活血散瘀，通经止痛的功能。

【主治用法】　用于温毒发斑，吐血衄血，夜热早凉，无汗骨蒸，经闭痛经，痈肿疮毒，跌扑伤痛。用量6～12克。

【原 植 物】　灌木。2回3出复叶；顶生小叶宽卵形，3裂至中部；花单生枝顶，花瓣5，常为重瓣，玫瑰色、红紫色、粉红色至白色，雄蕊多数。杯状，紫红色；心皮5，密生柔毛，革质花盘全包住心皮。果，长圆形，密生黄褐色硬毛。花期5～6月。

【生境分布】　生于向阳坡及土壤肥沃处。大量栽培于山东、安徽、陕西、甘肃、四川、贵州、湖北、湖南等省区。

【采收加工】　秋季采挖根部，除去细根，剥取根皮，晒干。

【性状鉴别】　本品牡丹皮呈筒状或半筒状，有纵剖开的裂缝，略向内卷曲或张开。外表面灰褐色或黄褐色，有多数横长皮孔及细根痕，栓皮脱落处粉红色。内表面淡灰黄色或浅棕色，有明显的细纵纹，常见发亮的结晶。质硬而脆，易折断，断面较平坦，淡粉红色，粉性。气芳香，味微苦而涩。

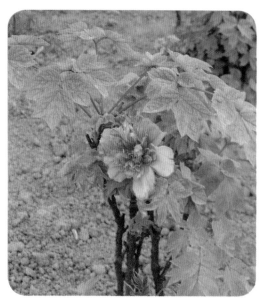

【炮　　制】　迅速洗净，润后切薄片，晒干。

【应　　用】　1.慢性肝炎：牡丹皮、栀子各6克，柴胡、白芍、白术、茯苓各9克，当归12克，生姜1片。水煎服。2.高血压：牡丹皮6克，野菊花、佩兰各6克，忍冬藤、鸡血藤各18克，石决明30克。水煎服。3.妇女虚热：牡丹皮、栀子、川芎各6克，当归、白芍各9克，熟地黄12克。水煎服。

川木香

【基　　源】　本品为菊科植物川木香的根。

【性味功能】　味辛、苦，性温。有行气止痛，温中和胃的功能。

【主治用法】　用于胸腹胀痛，呕吐，泄泻，下痢里急后重，寒疝，肝胃气痛。用量 3～9 克。

【原植物】　多年生草本，根粗壮而直。叶成莲座状平铺地面；叶柄被白色茸毛；叶片卵状披针形或长圆状披针形，羽状中裂，具 5～7 对裂片，稀不分裂，裂片边缘具不规则齿裂，上面被稀疏的腺毛，下面被稀疏的伏毛和蛛丝状毛。头状花序数个集生于枝顶，总苞钟状，苞片 4 层，披针形，绿色带紫；花全为管状花。紫色。花期夏、秋季。

【生境分布】　生于山坡草地。分布于四川西部及西藏等地。

【采收加工】　10 月至次年 1 月间采挖，洗净，晒干，切段，或剖开，干燥后撞去粗皮。

【性状鉴别】　本品呈圆柱形，习称铁杆木香，或成纵槽状半圆柱形，习称槽子木香，稍弯曲，长 10～30 厘米，直径 1～3 厘米。体较轻，质脆易折断。断面黄白色或黄色，散有黄色稀疏油点及裂隙，木榈较宽广，有放射状纹理；有的中心呈腐朽状。气微香，味苦，嚼之粘牙。

【炮　　制】　除去杂质及油头，洗净，润透，切厚片，干燥。煨川木香：取净川木香片，在铁丝匾中，用一层草纸，一层川木香片，置炉火旁或烘干室内，烘煨，取出，放凉。

【应　　用】　1. 消化不良、食积、脘腹胀痛：川木香、党参、炒白术各 9 克，陈皮 3 克。水煎服。2. 食积泻痢、气滞腹胀：川木香、炒白术各 9 克，炒枳壳、槟榔各 6 克。水煎服。

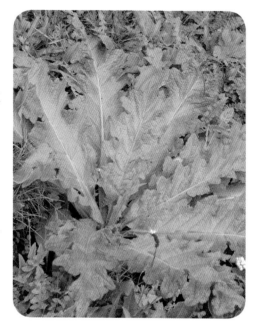

【基　　源】　本品为菊科植物藏木香的根。

【性味功能】　味辛、苦，性温。有健脾和胃，调气解郁，止痛安胎，驱虫的功能。

【主治用法】　用于胸腹胀满疼痛，慢性胃炎，胃肠功能紊乱，呕吐泄泻，慢性肝炎，痢疾里急后重，蛔虫病等症。用量 3～10 克。

藏木香（土木香）

【原植物】　别名：祁木香。多年生高大草木，高 1～2 米，密生短柔毛。主根肥大，侧根多，圆柱形至长圆锥形，有香气，深棕色。基生，广椭圆形或圆状披针形，边缘有不整齐锯齿，有绒毛；茎生叶较小，无柄，长椭圆形，半抱茎。腋生头状花序排列成伞房状，总苞半球形，总苞片 5～10 层，外层苞片叶质，有茸毛，内层干膜质。花黄色，外层舌状花雌性，线形，先端 3 齿裂；中央管状花两性。瘦果圆柱状有 4～5 棱。花期 5－7 月。果期 7～9 月。

【生境分布】　生于河边、田边及河谷等潮湿处。分布于我国大部分地区。

【采收加工】　秋末挖根，除去残茎，泥沙，截断，较粗的纵切成瓣，晒干。

【性状鉴别】　本品呈圆柱形或长圆锥形，稍弯曲或扭曲，表面深棕色，具纵皱纹及不明显的横向皮孔，头部稍膨大，先端具稍凹陷的茎痕及棕以叶柄残基。质坚硬，不易折断，折断面不平坦，稍呈角质样，乳白以至浅黄棕色，形成层环明显，木质部略显放射状纹理。气微，味微苦而灼辣。

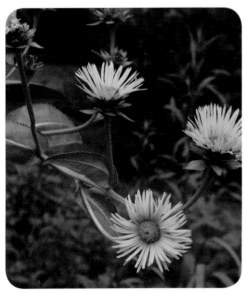

【炮　　制】　拣尽杂质，水润切片，晒干。或麸拌煨黄后使用。

【应　　用】　1. 胃痛：土木香 6 克，川楝子、白芍各 9 克，神曲、谷芽．麦芽、蒲公英各 15 克。水煎服。2. 慢性肠炎：土木香 6 克，神曲、凤尾草、马齿苋各 15 克。水煎服。3. 痢疾：土木香 6 克，地榆、隔山消各 9 克，水煎服。

云木香

【基　　源】　本品为菊科植物云木香的根。

【性味功能】　味辛、苦，性温。有行气止痛，温中和胃的功能。

【主治用法】　用于胸腹胀痛，呕吐，腹泻，痢疾等。用量1.5～6克。

【原植物】　别名：木香、广木香。多年生高大草本。主根圆柱形，稍木质。茎上被短柔毛。基生叶大，有长柄，三角状卵形，先端急尖，基部心或宽楔形，叶缘浅裂或微波状，有短毛；茎生叶较小，叶基翼状，下延抱茎。头状花序，2～3个丛生于顶端，几无总花梗，腋生者单一，总花梗长；花全为管状花，暗紫色。花期5～8月，果期9～10月。

【生境分布】　栽培于高山地区。陕西、甘肃、湖北、湖南、广东、广西、四川、云南、西藏等省区有引种。

【采收加工】　霜降前采挖生长2～3年的根，除去残基及须根，切成短条或剖成2～4块，风干或低温烘干，而后去粗皮。

【性状鉴别】　本品呈圆柱形枯骨形或板状，长5～15厘米，直径0.5～6厘米。表面黄棕色至灰棕色，有明显的皱纹、纵沟及侧根痕。质坚，不易折断，断面略平坦，灰棕色至暗棕色，形成层环棕色，有放射状纹理及散在的棕色点状油室，老根中央多枯朽。气香浓烈而特异，味微苦。

【炮　　制】　除去茎叶泥土，切成短段，粗大者纵剖2～4块，晒干。

【应　　用】　1. 食积、呕吐、下泻：云木香、山楂、麦芽、陈皮、香附、神曲、莱菔子、茯苓、甘草等。水煎服。

2. 虫积腹痛：云木香、槟榔。水煎服。

3. 细菌性痢疾：云木香、黄连。水煎服。4. 急性肠炎：云木香、防风、厚朴、茯苓、木瓜、黄芩等。水煎服。

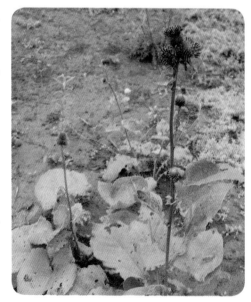

甘松

【基　　源】　本品为败酱科植物甘松的根及根茎。

【性味功能】　味甘，性温。有理气止痛，开郁醒脾的功能。

【主治用法】　用于脘腹胀痛、呕吐、食欲不振；外治牙痛、脚肿。用量2.5～4.5克；外用适量，泡汤漱口或研末敷患处或煎汤洗脚。

【原植物】　别名：宽叶甘松香。多年生草本。根茎短，顶端常分枝，下面有主根，顶端密被叶鞘纤维，有强烈松脂臭。叶丛生，长匙形或倒披针形，长5～15厘米，宽1～2厘米，顶端钝渐尖，中部以下渐窄成叶柄状，基部稍扩展成鞘。花茎高达40厘米，聚伞花序近圆头状，花序基部有4～6片披针形总苞，花淡粉色，小苞片2，较小；花萼5齿裂；花冠漏斗状，长7～8毫米，里面有白毛，上部5裂；雄蕊4；子房下位，瘦果长倒卵形，被毛，顶端圆，宿萼不等大，3裂片较大。

【生境分布】　生于高山草原地带或疏林中。分布于甘肃、青海、四川、云南、西藏等省区。

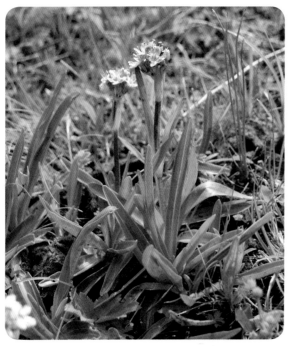

【采收加工】　春秋二季采挖，除净泥沙，晒干或阴干。

【炮　　制】　除净杂质，洗净，捞出，切段，晾干。

【应　　用】　1.胃腹胀痛，食欲不振：甘松、香附、乌药、陈皮各9克，肉桂3克，麦芽15克。水煎服。2.肠胃疼痛：甘松、木香、厚朴。水煎服。

3.湿脚气，收湿拔毒：甘松、荷叶心、藁本。水煎，洗患处。

4.神经性胃痛：甘松、香附、沉香。水煎服。

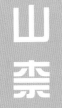

山奈

【基　　源】　本品为姜科植物山奈的根茎。

【性味功能】　味辛，性温。有温中化湿，行气止痛的功能。

【主治用法】　有温中散寒，除湿辟秽的功用。用于心腹冷痛、寒湿吐泻、牙痛。用量6～9克；外用粉末适量塞龋孔中或擦牙。此外，本品亦常用为调味料。

【原植物】　别名：沙姜、三奈。多年生草本。根茎块状，单个或数个相连，绿白色，芳香。叶2～4，贴地生长，近无柄；宽卵形，叶基具苞状退化叶，膜质，长圆形。穗状花序小苞片，绿色；花冠管细长，白色；侧生的退化雄蕊花瓣状，白色，唇瓣2裂至中部以下，微凹，白色，喉部紫红色。蒴果。花期8～9月。

【生境分布】　生于山坡、林下、草丛中，多为栽培。分布于广东、广西、云南、福建、台湾等省区。

【采收加工】　冬季地上茎叶枯萎时，挖取根茎，切片，晒干。

【性状鉴别】　本品多为圆形或近圆形的横切片，直径1～2厘米，厚0.3～0.5厘米。外皮浅褐色或黄褐色，皱缩，有的有根痕或残存须根；切面类白色，粉性，常鼓凸。质脆，易折断。气香特异，味辛辣。

【炮　　制】　洗净，除去须根，切片，晒干。

【应　　用】　1. 心腹冷痛：山奈、丁香、当归、甘草等分。研末，醋糊丸，酒下。2. 牙痛：山奈6克，研末，塞龋孔中或擦牙。3. 挫伤，痛经，癌痛：山奈、麝香。研末，敷痛处。4. 乳痈：山奈、乳香、没药、樟脑。水煎服。

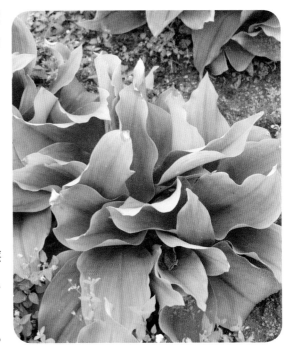

高良姜

【基　　源】　本品为姜科植物高良姜的根茎。

【性味功能】　味辛，性热。有温胃，散寒，行气止痛的功能。

【主治用法】　用于脘腹冷痛，胃寒呕吐，消积食滞，消化不良，噎膈反胃，急性肠胃炎。用量3～6克。外用适量。

【原植物】　别名：良姜、小良姜。多年生草本。根茎圆柱形，有分枝块状节，节上有膜质鳞片，节上生根。叶2列，无柄，叶鞘抱茎，边缘及叶舌膜质，渐尖。叶线状披针形，先端尖，基部渐狭，全缘或有疏锯齿。圆锥总状花序顶生，花稠密，有柔毛，花序轴红棕色；花萼筒状，3浅裂；花冠白色或淡红色；花冠管漏斗状，3裂，长圆形；唇瓣淡红色，有紫红色条纹；侧生退化雄蕊1，生在花冠管喉部上方，花丝线形；子房下位，柱头2唇状，有缘毛。蒴果不开裂，球形，被绒毛，橘红色，种子有假种皮，具钝棱角，棕色。花期4～10月。果期9～11月。

【生境分布】　生于山坡草地或灌丛。分布于广西、广东、云南等地。

【采收加工】　夏末、秋初挖取生长4～6年的根茎，切成小段，晒干。

【性状鉴别】　本品呈圆柱形，多弯曲，有分枝，长4～9厘米，直径1～1.5厘米。表面棕红色或暗褐色，有细密纵皱纹及灰棕色波状环节，节间长0.5～1厘米，下面有圆形根痕。质坚韧，不易折断，断面灰棕色或红棕色，纤维，内皮层环较明显，散有维管束点痕。气香，味辛辣。

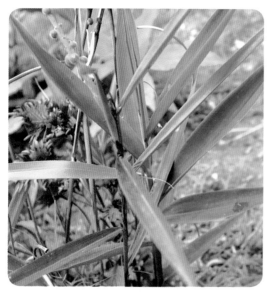

【炮　　制】　拣净杂质，水洗，稍浸，捞出，润透，切片，晾干

【应　　用】　1.胃、十二指肠溃疡，慢性胃等胃部疼痛：高良姜、香附。水煎服。2.胃寒呃逆：高良姜、荜澄茄、党参、茯苓等。水煎服。

红豆蔻

【基　　源】　本品为姜科植物红豆蔻的干燥成熟果实。

【性味功能】　味辛，性温。有温中散寒，健脾消食行气止痛功能。

【主治用法】　用于胃寒疼痛，呕吐，泄泻，消化不良，腹部胀满等。用量3～6克。

【原植物】　多年生草本。根状茎粗壮而横走，块状，淡棕红色，有多数环节，稍有香气。茎直立，叶排为2列，具细短柄；叶鞘长而抱茎；叶片长圆形至长披针形，无毛，有光泽；叶舌短而圆，圆锥花序顶生，直立，花序轴密生短柔毛，有多数双叉分枝，每分枝基部有长圆状披针形的苞片1枚，花绿白色稍带淡红色条纹，子房外露。果短圆形，橙红色，花萼宿存。种子多数，黑色，有香辣味。花期6～7月，果期7～10月。

【生境分布】　生于山野湿林下或草丛中。分布于广西、广东、云南等省区。

【采收加工】　9～10月间，果实近成熟时采收，晒干。

【性状鉴别】　本品呈长圆形，中部稍收缩，长0.7～1.5厘米，直径0.4～1厘米，表面红棕色或淡红棕色，光滑或皱缩，先端有突出的花被残基，基部有果柄痕；果皮薄；易碎。种子团长圆形或哑铃形，每室有种子2粒；种子呈不规则状四面体，长4～6毫米，直径3～6毫米，表面暗棕色或褐棕色，微有光泽，具不规则皱纹，外被淡黄色或灰黄色假种皮，背面有凹陷种脐，合点位于腹面，种脊成一浅纵沟。气芳香而浓，味辛、辣。

【炮　　制】　拣去杂质，筛去灰屑，用时捣碎。

【应　　用】　1.消化不良，胃肠胀痛，呕吐，泄泻：红豆蔻3克。水煎服。2.风寒牙痛：红豆蔻6克。研细末，冲服。

【附　　注】　其根茎做高良姜药用，功用同高良姜。

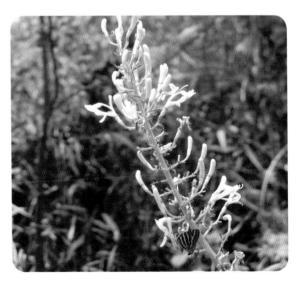

草豆蔻

【基　　源】　本品为姜科植物草豆蔻的种子。

【性味功能】　味辛，性温。有燥湿健脾，温胃止呕的功能。

【主治用法】　用于胃寒腹痛，脘腹胀满，冷痛，嗳气，呕吐，呃逆，食欲不振等症。用量 3 ~ 6 克。

【原植物】　多年生草本。叶条状披针形，顶端渐尖并有一短尖头，全缘，有缘毛。总状花序顶生，花冠白色，裂片 3，唇瓣三角状卵形，先端 2 浅裂，边缘有缺刻，前部有红色或红黑色条纹，后部有淡紫色斑点；花萼钟状。蒴果圆球形，不裂，有粗毛，金黄色。

【生境分布】　生于林荫或草丛中。分布于广东、海南、广西等省区。

【采收加工】　夏、秋季采收果实，晒至 7 ~ 8 成干，剥去果皮，晒干。

【性状鉴别】　本品为类球形的种子团。表面灰褐色，中间有黄白色的隔膜，将种子团分成 3 瓣，每瓣有种子多数，粘连紧密。种子为卵圆状多面体，外被淡棕色膜质假种皮，种脊为一条纵沟，一端有种脐；质硬，将种子沿种脊纵剖两瓣，纵断面观呈斜心形；胚乳灰白色。气香，味辛，微苦。

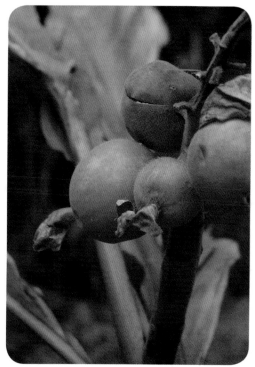

【炮　　制】　去除杂质，去壳取仁，用时捣碎。

【应　　用】　1. 急性胃炎，胃溃疡：草豆蔻、吴茱萸、延胡索、高良姜、香附各 6 克，水煎服。2. 慢性菌痢，慢性结肠炎：煨草豆蔻、煨木香各 3 克，煨诃子 4 克，条芩、火炭母各 9 克，水煎服。3. 不思饮食，呕吐胸闷：草豆蔻 400 克，甘草 200 克，生姜一片，水煎服。4. 不思饮食，呕吐胸闷：草豆蔻 400 克，甘草 200 克，生姜一片，水煎服。

白豆蔻

【基　　源】　本品为姜科植物白豆蔻的干燥成熟果实。

【性味功能】　味辛，性温。有化湿消痞，行气宽中，开胃消食，止呕的功能。

【主治用法】　用于胃痛，腹胀，脘闷噫气，吐逆反胃，消化不良，湿温初起，胸闷不饥，寒湿呕逆，食积不消等症。用量2～5克。

【原植物】　多年生草本。根茎粗壮，棕红色。叶二列；叶鞘边缘薄纸质，具棕黄色长柔毛；叶舌圆形，被粗长柔毛；叶片狭椭圆形或披针形，先端尾尖，基部楔形，两面无毛。花序2至多个从茎基处抽出，椭圆形或卵形；总苞片宽椭圆形至披针形，膜质或薄纸质，麦秆黄色，被柔毛；花萼管状，先端常膨大，3齿裂，被细柔毛；花冠管裂片3，白色，椭圆形；唇瓣椭圆形，勺状，白色，中肋处稍加厚，黄色，先端钝圆，2浅裂。蒴果黄白色或略带污红色，球形，略呈三棱形，易开裂。花期4～5月，果期7～8月。

【生境分布】　生于山沟阴湿处。原产于柬埔寨和泰国。我国的海南岛、云南和广西有栽培。

【采收加工】　7～8月间果实即将黄熟但未开裂时采集果穗，去净残留的花被和果柄后晒干。

【性状鉴别】　本品干燥果实略呈圆球形，具不显著的钝三棱。果皮轻脆，易纵向裂开，内含种子20～30粒，集结成团，习称"蔻球"。质坚硬，断面白色，有油性。气芳香，味辛凉。

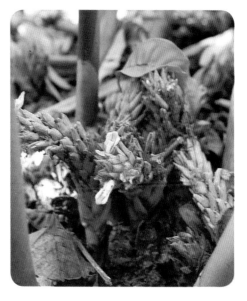

【炮　　制】　拣净杂质，筛去皮屑，打碎，或剥去果壳，取仁打碎用。

【应　　用】　1.胃口寒作吐及作痛者：白豆蔻9克。研末，酒送下。2.脾胃气不和，止脾泄泻痢：白豆蔻、枳壳、肉桂、橘皮、诃子、当归、姜、枣，水煎服。3.呕吐哕浊：白豆蔻、藿香、半夏、陈皮、生姜。水煎服。

砂仁

【基　源】　本品为姜科多年生草本植物阳春砂或海南砂或缩砂的干燥成熟果实。

【性味功能】　味辛，性温。有化湿行气，温中止泻，止呕安胎的功能。

【主治用法】　用于胸腹胀痛、消化不良、胎动不安等。5～10克，煎服，宜后下。

【原植物】　别名：砂仁、春砂仁、阳春砂。多年生草本，高达1.5米或更高，茎直立。叶2列，叶片披针形，长20～35厘米，宽2～5厘米，上面无毛，下面被微毛；叶鞘开放，抱茎，叶舌短小。花茎由根茎上抽出；穗状花序成球形，有1枚长椭圆形苞片，小苞片成管状，萼管状，花冠管细长，白色，裂片长圆形，先端兜状，唇状倒卵状，中部有淡黄色及红色斑点，外卷；雌蕊花柱细长，先端嵌生药室之中，柱头漏斗状，高于花药。蒴果近球形，不开裂，直径约1.5厘米，具软刺，熟时棕红色。

【生境分布】　生长于气候温暖、潮湿、富含腐殖质的山沟林下阴湿处。阳春砂分布于我国广东、广西等地。海南砂分布于海南、广东及湛江地区。缩砂分布于越南、泰国、印度尼西亚等地。以阳春砂质量为优。

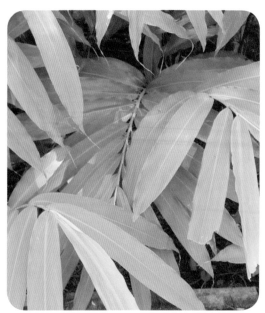

【采收加工】　夏、秋季果实成熟时采收，晒干或低温干燥。用时打碎生用。

【应　用】　1.慢性肠炎、肠结核、胃肠神经功能紊乱等引起的慢性腹泻，证属脾胃虚寒者：多与干姜、附子、陈皮等药同用。2.妊娠呕吐、先兆流产：与白术、紫苏梗等药同用，服药时可加入生姜汁数滴和药，或以生姜汁涂舌面，然后服药，以防药入即吐。对于腹痛、阴道出血，偏于热者，可佐以黄芩。

益智

【基 源】 本品为姜科植物益智的干燥成熟果实。

【性味功能】 味辛，性温。有暖胃，温脾，摄唾涎，缩小便的功能。

【主治用法】 用于脘腹冷痛、食少吐泻、唾液过多、遗尿、夜尿过多、尿有遗沥、遗精等症。用量3～9克。

【原植物】 多年生丛生草本，有辛辣味。根茎横走，发达。茎直立。叶2列；叶舌膜质，棕色，2裂，被淡棕色柔毛；叶片宽披针形，先端渐尖，基部宽楔形。总状花序顶生，花序柄稍弯曲，棕色，被极短的柔毛；苞片膜质，花萼管状，3浅齿裂，花冠裂片3，上方1片稍宽，先端略呈兜状，外被短柔毛；唇瓣倒卵形，粉红色，并有红色条纹，3浅裂，中间裂片突出，边缘波状；蒴果椭圆形，不开裂，果皮上有明显的纵向维管束条纹，果熟时黄绿色。花期1～3月，果期3～6月。

【生境分布】 生于林下阴处。广东、海南、广西、云南有栽培。

【采收加工】 5～6月间当果实呈黄绿色时采摘于帘上晒干。

【性状鉴别】 本品干燥果实呈纺锤形或椭圆形，外皮红棕色至灰褐色，有纵向断续状的隆起线13～18条。皮薄而稍韧，与种子紧贴。种子集结成团，分3瓣，中有薄膜相隔，每瓣有种子6～11粒。种子呈不规则扁圆形，破开后里面为白色，粉性，臭特殊，味辛微苦。

【炮 制】 益智：取益智置锅内，炒至外壳焦黑，取出冷透，除去果壳，取仁捣碎用。盐益智：取益智用盐水拌匀，微炒，取出放凉。

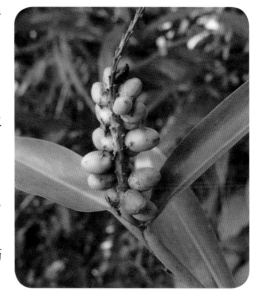

【应 用】 1. 脾胃受寒，食少，腹痛吐泻：益智、党参、白术、干姜、炙甘草。水煎服。2. 膀胱虚寒，遗尿，尿频有遗沥，夜尿增多：益智、乌药各等分。水煎服。

荜茇

【基　　源】　本品为胡椒科植物荜茇的干燥成熟果穗。

【性味功能】　味辛，性热。有温中散寒，行气止痛的功能。

【主治用法】　用于脘腹冷痛，呕吐，泄泻，偏头痛，牙痛。用量 1.5 ~ 3 克。

【原植物】　多年生攀援藤本，枝有粗纵棱和沟槽。叶互生，纸质；叶片卵圆形、卵形或卵状长圆形，先端渐尖，基部心形或耳状，基出脉 5 ~ 7 条。花单性，雌雄异株，排成与叶对生的穗状花序，无花被；雄蕊 2，花丝粗短；雌花序果期延长，子房上位，无花柱，柱头 3。浆果卵形。花期 7 ~ 9 月，果期 10 月至翌年春季。

【生境分布】　分布于印尼、菲律宾、越南、印度、尼泊尔，斯里兰卡。我国云南省德宏州盈江、瑞丽、潞西等县亦有野生，广西、广东、福建有栽培。

【采收加工】　当果实近成熟，由黄变红褐色时采下果穗，晒干。

【性状鉴别】　本品呈圆柱形，稍弯曲，由多数小浆果集合而成，长 1.5 ~ 3.5 厘米，直径 0.3 ~ 0.5 厘米。表面黑褐色或棕色，有斜向排列整齐的小突起，基部有果穗梗残余或脱落痕；质硬而脆，易折断，断面不整齐，颗粒状。小浆果球形，直径约 1 毫米。有特异香气，味辛辣。

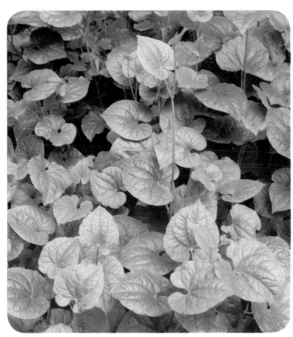

【炮　　制】　拣除杂质，去柄，筛净灰屑，用时捣碎。

【应　　用】　1. 冠心病心绞痛：荜茇、冰片、檀香、延胡索。水煎服。2. 牙疼：荜茇、高良姜、细辛，研粉涂患处。3. 胃寒吐涎，吐酸水及心腹冷痛：荜茇、姜厚朴。水煎服。

肉豆蔻

【基　　源】　本品为肉豆蔻科植物肉豆蔻的种仁。

【性味功能】　味辛，性温。有温中，止泻，行气，消食的功能。

【主治用法】　用于虚寒久泻，食欲不振，脘腹冷痛，呕吐、宿食不消等。用量 2.5 ～ 5 克。

【原植物】　常绿大乔木，高达 15 米。叶互生革质，椭圆状披针形，先端尾状，基部急尖，全缘。总状花序腋生，雌雄异株。果实梨形或近于圆球形，成熟后纵裂成 2 瓣，显出绯红色不规则分裂的假种皮。花期 4 ～ 5 月，果期 6 ～ 8 月。

【生境分布】　主产于马来西亚、印度、印度尼西亚、巴西等国。我国海南、广西、云南等省区有引种栽培。

【采收加工】　每年春秋采收两次成熟果实。剖开果皮，剥去假种皮，再敲脱壳状的种皮，取出种仁用石灰乳浸一天后，文火烘干或晒干。

【性状鉴别】　本品呈卵圆形或椭圆形。表面灰棕色或灰黄色，有时外被白粉（石灰粉末）。全体有浅色纵行沟纹及不规则网状沟纹。种脐位于宽端，呈浅色圆形突起，合点呈暗凹陷。种脊呈纵沟状，连接两端。质坚，断面显棕黄色相杂的大理石花纹，宽端可见干燥皱缩的胚，富油性。气香浓烈，味辛。

【炮　　制】　肉豆蔻：除去杂质，洗净，干燥。煨肉豆蔻：取净肉豆蔻用面粉加适量水拌匀，逐个包裹或用清水将肉豆蔻表面湿润后，如水泛丸法裹面粉 3 ～ 4 层，倒入已炒热的滑石粉或沙中，拌炒至面皮呈焦黄色时，取出，过筛，剥去面皮，放凉。

【应　　用】　1. 慢性腹泻：肉豆蔻（煨）、五味子（炒）各 3 克，木香（煨）、诃子肉、炒吴茱萸各 1 克，共研末。开水调服。2. 痢疾后综合征：肉豆蔻 9 克，米壳 4.5 克，木香 4 克，肉桂 12 克。水煎服。

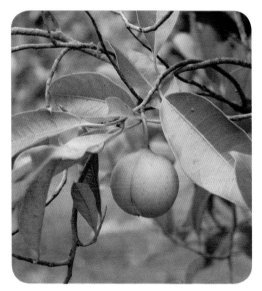

补骨脂

【基　源】　本品为豆科植物补骨脂的果实。

【性味功能】　味苦、辛，性温。有补阳，固精，缩尿，止泻的功能功能。

【主治用法】　用于腰膝冷痛，阳痿滑精，遗尿，尿频，黎明泄泻，虚寒喘咳；外治白癜风。用量3～10克。

【原植物】　别名：破故纸、怀故子、川故子。一年生草本。被柔毛及腺点。单叶互生，阔卵形或三角状卵形，基部斜心形或截形，边缘具稀疏粗齿，均具黑色腺点，叶脉及边缘处有毛。花多数，密集成穗状总状花序腋生，花萼淡黄褐色，基部连合成钟状；蝶形花冠淡紫色或黄色，雄蕊10，连成一体。荚果椭圆状肾形，有宿存花萼。花期7～8月，果期9～10月。

【生境分布】　生长于山坡、溪边或田边，有栽培。分布于河南、山西、安徽、江西、陕西、四川、贵州、云南等省。

【采收加工】　秋季果实成熟时采收果序，晒干，搓出果实，除去杂质。

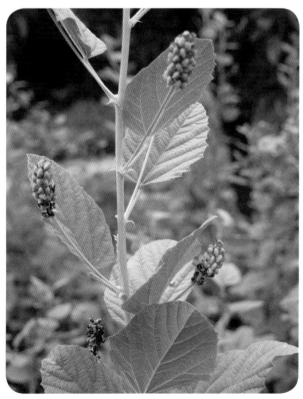

【炮　制】　补骨脂：簸净杂质，洗净，晒干。盐补骨脂：取净补骨脂用盐水拌匀，微润，置锅内用文火炒至微鼓起，取出，晾干。

【应　用】　1. 白癜风，牛皮癣，秃发：补骨脂50克，加乙醇75%，浸泡一周，取滤液煮沸浓缩，涂搽患处。2. 肾虚腰痛：补骨脂、核桃仁各150克，金毛狗脊100克。共研细粉，每服9克，温开水送服。3. 脾肾虚寒泄泻：补骨脂、肉豆蔻各9克，水煎服。

温郁金（郁金）

【基　源】　本品为姜科植物温郁金的块根。

【性味功能】　味辛、苦，性寒。有解郁，行气化瘀，止痛，化痰，凉血清血，利胆退黄的功能。

【主治用法】　用于胸胁胀痛，胸脘痞闷，痛经，月经不调，产后瘀阻腹痛，吐血，衄血，尿血，黄疸，热病神昏，癫痫。用量3～9克。

【原植物】　别名：黑郁金、姜黄子。多年生草本。块根肉质纺锤状，白色。根茎长圆锥形，侧根茎指状，断面黄色。叶二列，叶柄长约为叶片之半或更短；叶宽椭圆形，无毛。圆锥花序于根茎处先叶抽出，花萼筒状，3齿；花冠白色，3裂片，长椭圆形，上方1裂片较大，先端微兜状，近顶端处有粗毛；侧生退化雄蕊花瓣状，黄色，唇瓣倒卵形，黄色。花期4～6月。

【生境分布】　生于湿润田园或水沟边。分布于浙江南部。

【采收加工】　冬末春初叶枯萎后采挖块根，蒸或煮至透心，干燥。

【炮　制】　取原药材，除去杂质，大小个分开，洗净，润透或置笼屉内蒸软后切薄片，干燥。醋制：取净莪术置锅中，加米醋与适量水浸没，煮至醋液被吸尽，切开无白心时，取出稍晾，切厚片，干燥。酒制：取净莪术片，置锅内，用微火加热，炒热后，均匀喷入酒，继续炒干，取出晾凉。

【应　用】　1.胸胁胀痛：郁金、香附、柴胡、白芍、甘草6克。2.吐血、衄血：郁金、生地黄、牡丹皮、栀子各9克。3.胆石症：郁金、茵陈各15克，金钱草30克，枳壳、木香各9克，生大黄6克。水煎服。

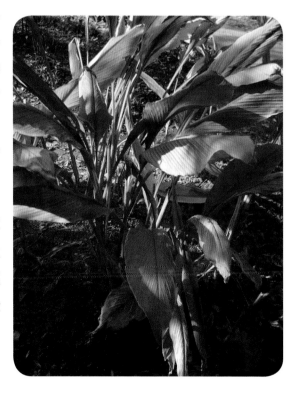

姜黄
（郁金，姜黄）

【基　源】　本品为姜科植物姜黄的干燥根茎。

【性味功能】　味辛、苦，性寒。有解郁，行气化瘀，止痛，化痰，凉血清血，利胆退黄的功能。

【主治用法】　郁金用于胸胁胀痛，胸脘痞闷，痛经，月经不调，产后淤阻腹痛，吐血，衄血，尿血，黄疸，热病神昏，癫痫。用量3～9克。

【原植物】　别名：黄丝郁金、郁金、黄姜。多年生草本。块根纺锤形。根茎肥厚，卵形或圆锥形，侧根茎指状，断面橙黄色。叶二列，叶狭椭圆形，先端渐尖，基部狭，下延至叶柄。叶面无毛，穗状花序于叶鞘中央抽出，冠部苞片粉红色或淡红紫色；花萼绿白色，有3齿；花冠管漏斗形，喉部密生柔毛，淡黄色，先端兜状；侧生退化雄蕊花瓣状，黄色。花期7～8月。

【生境分布】　栽培于肥沃田园。分布于陕西、江西、福建、台湾、湖北、广东、海南、广西、四川、云南等省区。

【采收加工】　冬末春初采挖，块根蒸至透心，干燥为郁金；根茎蒸至透心，干燥为姜黄。

【性状鉴别】　本品呈不规则卵圆形、圆柱形或纺锤形，常弯曲，表面深黄色，粗糙，有皱缩纹理和明显环节，并有圆形分枝痕及须根痕。质坚实，不易折断，断面棕黄色至金黄色，角质样，有蜡样光泽。内皮层环纹明显，维管束呈点状散在。气香特异味苦、辛。

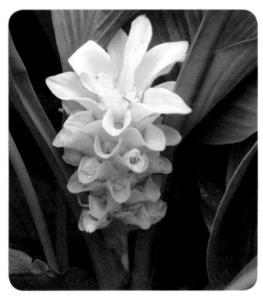

【炮　制】　姜黄：拣去杂质，用水浸泡，捞起，润透后切片，晾干。
片姜黄：拣去杂质及残留须根，刷洗泥屑，晾干。

【应　用】　同温郁金。

三棱

【基　　源】　本品为黑三棱科植物黑三棱的干燥块茎。

【性味功能】　味苦，性平。有破血行气，消积止痛的功能。

【主治用法】　用于血瘀气滞，腹部结块，肝脾肿大，经闭腹痛，食积胀痛。用量4.5～9克。月经过多，孕妇忌用。

【原植物】　多年生草本，根茎横走，块茎圆锥形。茎单一，直立。叶丛生，2列，质地松软稍呈海绵质，长条形，先端渐尖，背面具纵棱，基部抱茎。花茎单一，上端分枝；花单性，雌雄同株，花序头状，总苞片叶状。雄花序生于上部；雌花序位于下部。聚花果直径2厘米，核果倒卵状圆锥形，先端呈半球形突起，有棱角。花期6～7月，果期7～8月。

【生境分布】　生于水湿低洼处及沼泽等地。分布于全国大部分省区。

【采收加工】　春秋两季采挖，削去外皮，晒干。为三棱片，加醋拌匀，稍焖，置锅内炒至黄色，晒干。

【性状鉴别】　本品呈近球形，长2～3.5厘米，直径2～3厘米，表面棕黑色，凹凸不平，有少数点状须根痕；去外皮者下端略呈锥形，黄白色或灰白色，有残存的根茎疤痕及未去净的外皮黑斑，并有刀削痕。质轻而坚硬，难折断，入水中漂浮于水面，稀下沉。碎断面平坦，黄白色或棕黄色。气微，味淡，嚼之微辛、涩。

【炮　　制】　除去根茎及须根，洗净，或削去外皮晒干；醋三棱：取净三棱片，照醋炙法炒至色变深。

【应　　用】　1. 血瘀经闭，小腹痛不可按：三棱、当归各9克，红花6克，地黄12克，水煎服。2. 食积痰滞，胸腹胀痛：三棱、牡丹皮、川牛膝各9克，延胡索6克，川芎4.5克。水煎服。

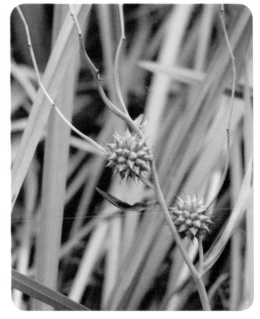

莎草（香附）

【基　　源】　本品为莎草科植物莎草的块茎。

【性味功能】　味辛微苦甘，性平。有理气解郁，调经止痛的功能。

【主治用法】　用于胸脘胀满，两肋疼痛，月经不调等。用量6～12克。

【原植物】　多年生宿根草本。匍匐根茎细长，顶端或中部膨大成纺锤形块茎，块茎紫黑色，有棕毛或黑褐色毛状物。茎直立，三棱形。叶基生，叶鞘棕色，裂成纤维状；叶片窄线形，先端尖，全缘。苞片叶状，长于花序；长侧枝聚伞花序单出或复出；小穗线形，3～10个排成伞形。小坚果椭圆形，具3棱。花期6～8月，果期7～11月。

【生境分布】　生于草地，路边向阳处。分布全国大部分地区。

【采收加工】　春、秋采收块茎，晒干后撞去毛须。

【性状鉴别】　本品呈纺锤形，或稍弯曲，长2～3.5厘米，直径0.5～1厘米。表面棕褐色或黑褐色，有不规则纵皱纹，并有明显而略隆起的环节6～10个，节上有众多未除尽的暗棕色毛须及须根痕；去净毛须的较光滑，有细密纵脊纹。质坚硬，气香，味微苦。

【炮　　制】　洗净，鲜用或晒干。

【应　　用】　1. 月经不调，腹痛有瘀块：香附、当归、炒白芍、艾叶、麦冬、杜仲、乌药、川芎、甘草。水煎服。2. 气滞胁痛：香附、炒白芍各9克，枳壳4.5克，甘草3克。水煎服。3. 慢性肝炎：香附9克，栀子、陈皮、法半夏各6克，黄连3克。水煎服。4. 伏暑湿温所致胁痛，无寒但潮热：香附3克，旋覆花、茯苓、紫苏子、陈皮、制半夏各9克，薏苡仁15克。水煎服。

【基　　源】 本品为瑞香科植物瑞香的根、树皮、叶及花。

【性味功能】 味辛、甘，性温。有祛风除湿，活血止痛的功能。

【主治用法】 用于风湿性关节炎，坐骨神经痛，咽炎，牙痛，乳腺癌初起，跌打损伤，毒蛇咬伤。用量6～12克。

【原植物】 别名：雪冻花、雪花皮、对雪开、雪地开花。常绿灌木，高2米左右。树皮纤维强韧，小枝略带褐紫色。叶互生，质厚，长椭圆形或倒披针形，先端钝，基部楔形，全缘，上面深绿色，有光泽，下面淡绿色，光滑无毛。多花密集枝顶成圆头状，白色或淡红色，芳香，无总梗，基部有数枚小苞片；花被细长管状，先端4裂，外面带红紫色，内面白色；雄蕊8；子房上位。浆果状核果红色，有宿存小苞片。花期冬末春初。

【生境分布】 生于山野、溪旁的阴湿处；多栽培。分布于浙江、江西、湖南、四川、贵州等省。

【采收加工】 全年可采，晒干或鲜用。

【性状鉴别】 本品枝圆柱形，表面黄灰色，幼枝无毛或几无毛，外皮纤维长而韧。叶互生，长椭圆形至倒披针形，长6～12厘米，宽1～3厘米，先端渐尖，基部狭楔形，全缘，两面无毛，气特异。

【炮　　制】 去杂质，晒干或鲜用。

【应　　用】 1. 毒蛇咬伤：瑞香根，用烧酒磨成浓汁，涂伤口周围及肿胀部分，干后再涂。2. 风湿病：瑞香茎叶，煎水洗。3. 坐骨神经痛：瑞香花0.4克，研粉装入胶囊，每次2粒。

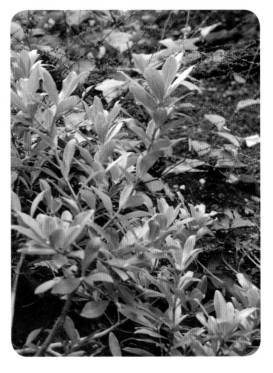

茉莉

【基　　源】　本品为樨科植物茉莉的根及花入药。

【性味功能】　味辛，性凉。花：有清热解表，利湿功能。根：有毒。有镇痛功能。

【主治用法】　花：用于外感发热，腹泻；外用于目赤肿痛。根：用于失眠，跌打损伤。用量花3～6克，花外用适量，煎水洗眼。根3～6克，外用适量，捣烂敷患处。

【原植物】　常绿或落叶灌木。茎及枝有棱，多分枝，或扩展近藤状，被短柔毛。单叶对生；黄色细毛；椭圆形或阔卵形，先端钝尖，基部近圆形，全缘，下面叶脉突出，脉上疏生柔毛，花白色，单生或数朵成聚伞花序顶生或侧生；花直径约2厘米；萼齿8～10，条形；花冠高脚碟状，顶端裂片椭圆形，4～9片或重瓣，浆果黑色，重瓣者常不结实。花期夏季。

【生境分布】　我国南部各省区较多栽培。

【采收加工】　秋后挖根，切片晒干；夏秋采花，晒干用。

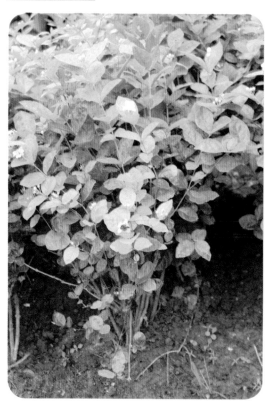

【性状鉴别】　本品花多呈扁缩团状，长1.5～2厘米，直径约1厘米。花萼管状，有细长的裂齿8～10个。花瓣展平后呈椭圆形，长约1厘米，宽约5毫米，黄棕色至棕褐色，表面光滑无毛，基部连合成管状；质脆。气芳香，味涩。

【炮　　制】　采集后，立即晒干或烘干。

【应　　用】　1. 外感发热，腹胀腹泻：茉莉花或干叶3～6克，与其他药配合，水煎服。2. 目赤肿痛，茉莉花适量煎水洗眼。3. 跌打骨折：茉莉根少许配合其他药做散外敷。

藿香

【基　　源】　本品为唇形科植物藿香的干燥全草。

【性味功能】　味辛，性微温。有祛暑解表，理气开胃的功能。

【主治用法】　用于暑湿感冒，胸闷，腹痛吐泻，食欲不佳。用量6～12克。

【原植物】　别名：土藿香、川藿香、鲜藿香。多年生草本。茎直立，四棱形，上部分枝。叶卵形至披针状卵形，缘具粗齿，被微毛。轮伞花序组成顶生穗状花序；花萼管状钟形。花冠淡紫蓝色，二唇形。雄蕊4，伸出花冠；花柱先端具相等的2裂。小坚果，卵状长圆形，褐色。花期6～9月，果期9～11月。

【生境分布】　生于草坡或路旁林中，分布于全国各地，广泛栽培。

【采收加工】　5～8月枝叶茂盛时或花初开时割取地上部分，阴干。

【性状鉴别】　本品茎呈四方柱形，四角有棱脊，表面黄绿色或灰黄色，毛茸稀少，或近于无毛；质轻脆，断面中央有髓，白色。老茎坚硬，木质化，断面中空。叶多已脱落，剩余的叶灰绿色，皱缩或破碎，两面微具毛；薄而脆。有时枝端有圆柱形的花序，土棕色，具短柄，花冠多脱落，小坚果藏于萼内。气清香，味淡。

【炮　　制】　藿香：拣去杂质，除去残根及老茎，先摘下叶，茎用水润透，切段，晒干，然后与叶和匀。藿梗：取老茎，水润透，切片晒干。

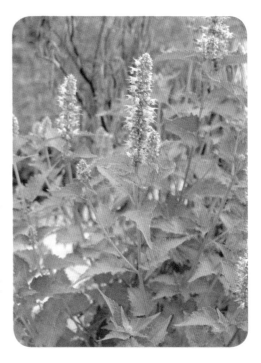

【应　　用】　1. 夏季感冒有头痛、腹痛、呕吐、腹泻：藿香、半夏、厚朴、白芷。水煎服。2. 急性胃炎：藿香、厚朴、陈皮各6克，清半夏、苍术各9克，甘草3克。水煎服。3. 中暑发热，呕恶：藿香、连翘、制半夏各6克，陈皮3克。水煎服。4. 脾虚，呕吐腹泻：藿香、葛根、党参、白术各9克，木香3克。水煎服。

广藿香

【基　源】　本品为唇形科植物广藿香的全草。

【性味功能】　味辛，性微温。有散邪化湿，和中止呕，理气开胃的功能。

【主治用法】　用于夏伤暑湿，寒热头痛，胸脘满闷，呕吐泄泻，腹痛纳杂，感冒夹湿。用量 3 ～ 9 克；水煎服。

【原 植 物】　别名：枝香。一年生草本，全株有柔毛。茎直立，老茎木栓化。叶对生，揉之有特异香气；叶卵圆形或长椭圆形，边缘有不整齐粗锯齿，轮伞花序密呈穗状花序式，基部有时间断，花萼筒状，萼齿 5，急尖；花冠淡红紫色，冠檐近二唇形，上唇 3 裂，下唇全缘。小坚果近球形，稍扁。花期 4 月。

【生境分布】　广东、海南、广西有栽培。

【采收加工】　生长旺盛时采收，日晒夜堆 2 ～ 3 天，再晒干。

【性状鉴别】　干燥全草长 30 ～ 60 厘米，分枝对生。老茎略呈四方柱形，四角钝圆，表面灰棕色或灰绿色，毛茸较少，质坚不易折断，断面粗糙，黄绿色，中央有髓，白色。嫩茎略呈方形，密被柔毛，质脆易断，断面灰绿色。叶片呈灰绿色或黄绿色，多皱缩，破碎，两面被密柔毛，质柔而厚。气香，浓郁，味微苦而辛。

【炮　　制】　除去残根及杂质，叶另放；茎洗净，润透，切段，晒干，再与叶混匀。

【应　　用】　1. 夏季感冒而兼有头痛、腹痛、呕吐、腹泻：广藿香、法半夏、苏叶、白芷、大腹皮、茯苓、白术、陈皮、厚朴、桔梗、甘草。水煎服。2. 急性胃炎：广藿香、厚朴、陈皮各 6 克，苍术、清半夏各 6 克，甘草 3 克。水煎服。3. 中暑而有发热、烦渴、恶心呕吐：广藿香、连翘、制半夏各 6 克，陈皮 3 克。水煎服。

地笋（泽兰）

【基　源】　本品为唇形科植物地笋的地上部分。

【性味功能】　味苦、辛，性微温。有行血，利尿，通经，散郁舒肝的功能。

【主治用法】　用于月经不调，经闭，痛经，瘀血腹痛，身面浮肿，跌打损伤，痈肿疮毒等。用量4.5～9克。水煎服。

【原植物】　别名：地瓜儿苗、提娄、地参。多年生草本。根茎横走，圆柱形，浅黄白色，节上有鳞叶及须根。叶对生，长圆状披针形，先端长锐尖，基部楔形，边缘有粗锯齿，脉有疏毛。轮伞花序腋生，花多密集；有毛，苞片刺尖，花萼钟状，5齿裂，有刺尖头，花冠白色，有腺点。小坚果扁平，暗褐色。花期6～9月。果期8～10月。

【生境分布】　生于沼泽地、沟边潮湿处或河边灌木丛中。分布于东北、华北及陕西、甘肃、贵州、四川、云南等省区。

【采收加工】　夏、秋间生长茂盛时采割，地上部分，晒干或阴干。

【性状鉴别】　本品呈方形，四面均有浅纵沟，长50～100厘米，直径2～5毫米，表面黄绿色或稍带紫色，节明显，节间长2～11厘米；质脆，易折断，髓部中空。花簇生于叶腋成轮状，花冠多脱落，苞片及花萼宿存。气微，味淡。

【炮　制】　洗净，晒干。

【应　用】　1. 血瘀经闭、经痛：泽兰6克，当归12克，白芍9克，甘草4.5克。水煎服。2. 产后浮肿：泽兰、防己。研末，温酒或醋汤调服。3. 跌打瘀肿：泽兰、红花6克，姜皮12克，宽筋藤、忍冬藤各15克。水煎洗，并敷患处。4. 关节挫伤肿痛：鲜泽兰适量捣烂外敷。

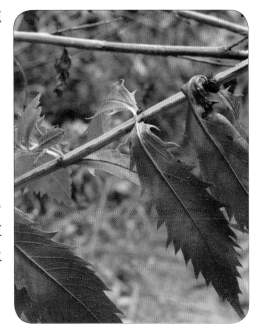

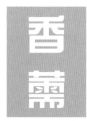

【基　源】　本品为唇形科植物香薷的全草。

【性味功能】　味辛，性微温。有发汗解暑，和中利湿的功能。

【主治用法】　用于夏季感冒，发热无汗，恶寒腹痛，中暑，急性肠胃炎，胸闷，口臭，水肿，脚气等病。用量2.4～6克。

【原植物】　别名：海州香薷。一年生草本，全株被柔毛。茎直立多分枝，四棱，紫褐色。叶对生，卵形或椭圆状披针形，疏被小硬毛，略带紫色，密生橙色腺点，边缘有钝齿。假穗状花序项生，偏向一侧；苞片宽卵圆形，具针状芒，有睫毛，被橙色腺点；花萼钟状，5齿裂，顶端具针状芒；花冠淡紫色，二唇形，上唇直立，下唇3裂；强雄蕊。小坚果矩圆形，棕褐色。花期7～9月。

【生境分布】　生于山坡、田野、路旁、河岸及灌丛中。分布于除新疆和青海外的全国各地。

【采收加工】　夏、秋季抽穗开花时采收，晒干或鲜用。

【性状鉴别】　全体长14～30厘米，被白以短茸毛。茎多分枝，四方柱形，近基部圆形，直径0.5～5毫米；表面黄棕以，近基部常呈棕红色，节明显，节间长2～5厘米；质脆，易折断，断面淡黄色，叶对生，多脱落，皱缩或破碎，完整者展平后呈狭长披针形，长0.7～2.5厘米，宽约4毫米，边缘有疏锯齿，黄绿色或暗绿以；质脆，易碎。以枝嫩、穗多、香气浓者为佳。

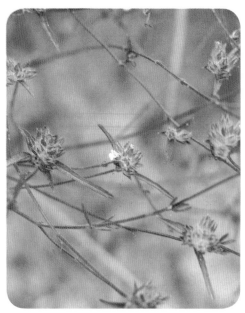

【炮　制】　拣去杂质，用水喷润后，除去残根，切段，晒干即得。

【应　用】　1. 胃肠型感冒，急性胃肠炎：香薷4.5克，厚朴6克，炒扁豆18克。水煎服。2. 脚气水肿、肾炎水肿：香薷、茯苓、白术。水久煎服。3. 口臭：香薷，水煎含漱。4. 中暑：香薷9克，苦杏仁、黄芩、黄连。水煎服。5. 预防感冒：香薷加工成香薷油喉片，口服。

石香薷（香薷）

【基　源】　本品为唇形科植物石香薷全草。

【性味功能】　味辛,性微温。有发汗解表,祛暑化湿,利尿消肿的功能。

【主治用法】　用于暑湿感冒,发热无汗,头痛,腹痛吐泻,水肿。用量3～9克。

【原植物】　别名:江香薷、青香薷、细叶香薷。直立草本。茎四棱形,中上部茎具细浅纵槽,棱上有长柔毛,槽内为卷曲柔毛。叶对生,披针形,边缘具锐浅锯齿。总状花序密集成穗状,苞片覆瓦状排列;花萼钟形,上被白色毛,萼齿5,果时基部膨大;花冠淡紫色,稀为白色,外被微柔毛。小坚果扁圆球形,具疏网纹。花期6月。

【生境分布】　生长于生荒地、田边、山边草丛等地;有栽培。分布于长江流域至南部各省区。

【采收加工】　6月花盛期采收,阴干。

【性状鉴别】　干燥全草,全体被毛,长约20～30厘米。茎细,上部方柱形,稍呈波状弯曲,有分枝;基部紫红色,上部灰绿色,节明显,节间长约3厘米;质脆,易折断,断面纤维性。叶对生,披针形,灰绿色至绿色,皱缩,易破碎,多无花序。气香,味辛凉而微有灼感。以苗矮,色青绿、叶多,枝嫩者为佳。

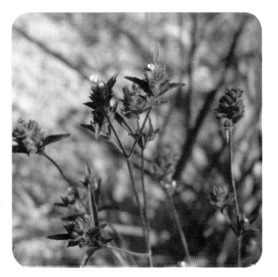

【炮　制】　拣去杂质,用水喷润后,除去残根、切段、晒干即得。

【应　用】　同香薷。

<table>
<tr><td rowspan="7" style="text-align:center">爵床</td><td>

【基　源】　本品为爵床科植物爵床的干燥全草。

【性味功能】　味淡微苦，性凉。有清热解毒，利湿消滞，活血止血，利尿，抗疟的功能。

【主治用法】　用于感冒发热，疟疾，咽喉肿痛，小儿疳积，痢疾，肠炎，肝炎，肾炎水肿，筋骨疼痛，痈肿疮疖等症。用量10～15克；外用适量。

</td></tr>
</table>

【原植物】　一年生细弱匍伏草本，被疏毛。茎簇生，节上生根，节稍膨大。叶对生，卵形或长圆形，全缘，先端尖或钝，基部楔形。穗状花序顶生或腋生，花小而稠密；苞片有睫毛；花萼裂片4，有膜质边缘和睫毛；花冠淡红色，二唇形；雄蕊2；子房卵形，有毛。蒴果棒状，被白色短柔毛。种子4，黑褐色，卵圆形稍扁，有瘤状皱纹。花期6～9月，果期9～11月。

【生境分布】　生于山林草地、旷野路旁和沟谷等阴湿处。分布于山东、浙江、江苏、江西、福建、安徽等省区。

【采收加工】　6～9月采收全草，晒干。

【性状鉴别】　本品全草长10～60厘米，根细而弯曲。茎具纵棱，直径2～4毫米，基部节上常有不定根；表面黄绿色；被毛，节膨大成膝状；质脆，易折断，断面可见白色的髓。叶对生，具柄；叶片多皱缩，展平后呈卵形或狼状披针形，两面及叶缘有毛。穗状花序顶生或腋生、苞片及宿存花萼均被粗毛；偶见花冠，淡红色。蒴果棒状，长约6毫米。种子4颗，黑褐色，扁三角形。气微，味淡。

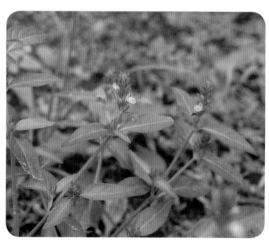

【炮　制】　采得后，除去泥土、杂质等，鲜用；或晒干用。

【应　用】　1. 小儿肾炎：爵床45克，水煎服。2. 结核性肛瘘：爵床、三叶五加各50克，水煎服。3. 急性病毒性肝炎：爵床、积雪草、车前草各30克，水煎服。4. 疟疾：爵床50克，水煎，于发作前三小时服下。

荆芥

【基　源】　本品为唇形科植物荆芥的干燥全草或花穗。

【性味功能】　味辛，性微温。生用有解表散风，透疹的功能。炒炭有止血的功能。

【主治用法】　用于感冒，发热，头痛，咽喉肿痛，麻疹不透，荨麻疹初期，疮疡初起，瘰疬等。炒炭用于吐血，衄血，便血，崩漏，产后血晕等。用量4.5～9克。

【原植物】　别名：香荆芥、四棱杆蒿。一年生草本，有强烈香气，被灰白色短柔毛。茎直立，四棱形，上部多分枝。叶对生，羽状深裂，线形，全缘，背面具凹陷腺点。轮伞花序；花小，浅红紫色，花萼漏斗状，倒圆锥形，有白色柔毛及黄绿色腺点；花冠二唇形，3裂。小坚果，卵形或椭圆形，光滑，棕色。花期6～7月。果期8～9月。

【生境分布】　生于田边、路旁，我国大部分地区多有栽培。

【采收加工】　秋季分别采收全草和花穗，晒干。

【性状鉴别】　茎方形，四面有纵沟，上部多分枝，淡紫色或淡绿色，被短柔毛，体轻质硬而脆，断面纤维状类白色，中心有白色髓，叶对生，叶片分裂，裂片细长，呈黄色、皱缩卷曲，破碎不全，顶端5齿裂，淡棕色或黄绿色，被短柔毛，内藏棕黑色小坚果，气芳香，味微涩而辛凉。

【炮　制】　去泥屑杂草，切除残根，清水洗净，取出将穗头朝上竖放，待水沥干，切0.3～0.5厘米段片，晒干。

【应　用】　1. 风热感冒，流感早期：荆芥、防风、羌活、独活、柴胡、前胡、枳壳、茯苓、桔梗各6克，川芎、甘草各3克。水煎服。2. 咽炎、扁桃体炎：荆芥、枯梗、生甘草。水煎服。3. 大便下血：荆芥炭、槐花炭。水煎服。4. 荨麻疹、风疹：荆芥、薄荷、防风。水煎洗患处。

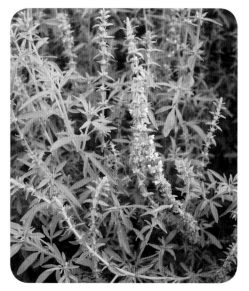

薄荷

【基　　源】　本品为唇形科植物薄荷的地上部分。

【性味功能】　味辛，性凉。有疏散风热，清利咽喉，透疹的功能。

【主治用法】　用于风热感冒，咽喉肿痛，头痛，目赤，口疮，皮肤瘙痒，风疹，麻疹，透发不畅等。用量 3 ~ 6 克。后下，不宜久煎。

【原植物】　多年生草本，揉搓后有特殊清凉香气。叶对生，长圆状披针形、椭圆形，基部楔形，具细锯齿，柔毛和腺点。轮伞花序腋生，花萼钟状，5 齿裂；花冠淡紫色或白色；雄蕊 4；子房 4 裂。小坚果长卵圆形，褐色。花期 7 ~ 10 月。果期 10 ~ 11 月。

【生境分布】　生于溪边草丛中、山谷、坡地、路旁阴湿处，有栽培。分布于河南、安徽、江苏、江西等省区。

【采收加工】　夏、秋二季茎叶茂盛时，分次采割，晒干或阴干。

【炮　　制】　净制：除去老梗及杂质。薄荷梗：将揉去叶子的净薄荷梗，洗净，润透，切节，晾干。薄荷粉：取原药材晒脆，去土及梗，磨成细粉，成品称薄荷粉。切制：喷淋清水，稍润，切段，晾干。蜜制：先将蜜熔化，

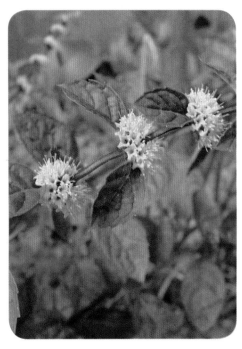

至沸腾时加太薄荷拌匀，用微火炒至微黄即可。每薄荷 500 千克，用蜂蜜 180 千克。盐制：先将薄荷叶蒸至软润倾出，放通风处稍凉；再用甘草、桔梗、浙贝三味煎汤去渣，浸泡薄荷至透，另将盐炒热研细，投入薄荷内，待吸收均匀，即成。

【应　　用】　1. 感冒，上呼吸道炎：薄荷、荆芥、防风、桔梗、甘草。水煎服。2. 麻疹初期，疹透不快：薄荷、升麻、葛根、蝉蜕。水煎服。3. 夏季感冒、头昏、发热、口渴、小便短赤：薄荷、生甘草各 3 克，石膏 18 克。水煎服。

积雪草

【基　　源】　本品为伞形科植物积雪草的干燥全草。

【性味功能】　味甘、微苦、辛，性凉。有清湿解毒，利尿，消肿，凉血的功能。

【主治用法】　用于湿热黄疸，肝炎，胸膜炎，咽喉肿痛，痈疮肿毒，跌打损伤，毒蛇咬伤，疔疮溃疡。用量 15 ~ 30 克。

【原植物】　别名：铜钱草、半边碗、半边钱。多年生匍匐草本。单叶互生，圆形或肾形，边缘有粗锯齿。伞形花序单生或 2 ~ 5 个簇生叶腋；总苞片 2，卵形，每个伞形花序有花 3 朵，花白色，萼齿不显；花瓣 5，顶端微向内弯曲；雄蕊 5；子房下位。双悬果扁圆形，侧面扁压，幼时有柔毛，成熟时光滑，主棱线形，有网状纹相连。花期 5 ~ 6 月，果期 7 ~ 8 月。

【生境分布】　生于路旁、田边、山坡等阴湿处。分布于江苏、安徽、浙江、江西、湖南、湖北、福建、台湾、广东、广西、陕西、四川、云南等省区。

【采收加工】　夏秋二季采收全株，晒干。

【性状鉴别】　本品常蜷缩成团状。根圆柱形，长 2 ~ 4 厘米，直径 1 ~ 1.5 毫米，表面浅黄色或灰黄色。茎细长弯曲，黄棕色，有细纵皱纹，节上常着生须状根。叶片多皱缩、破碎，完整者展平后呈近圆形或肾形，直径 1 ~ 4 厘米，灰绿色，边缘有粗钝齿；叶柄长 3 ~ 6 厘米，扭曲。伞形花序腋生，短小。双悬果扁圆形，有明显隆起的纵棱及细网纹，果梗甚短，气微，味淡。

【炮　　制】　除去泥沙杂质，洗净，切段，晒干。

【应　　用】　1. 黄疸：鲜积雪草 100 克，天胡荽 50 克。水煎服。2. 哮喘：积雪草 50 克，黄疸草、薜荔藤各 15 克。水煎服。3. 痢疾：鲜积雪草、凤尾草、紫花地丁各 100 克，水煎服。4. 跌伤肿痛、疔疮肿毒：积雪草 30 克。水煎服。或鲜积雪草 100 克，捣烂敷患处。

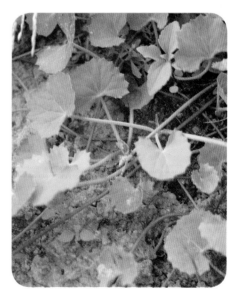

紫苏
（紫苏叶）

【基　　源】　本品为唇形科植物紫苏的干燥叶。

【性味功能】　味辛，性温。有发散风寒，理气宽胸，解郁安胎，解鱼蟹毒的功能。

【主治用法】　用于外感风寒，头痛鼻塞，咳嗽，呕吐，鱼蟹中毒等。用量5～9克。气虚表虚者慎用。

【原植物】　一年生草本，有特异香气。茎钝四棱形，绿色或绿紫色，密生长柔毛。叶对生，卵形或宽卵形，皱缩，先端尖，基部近圆形或阔楔形，边缘有粗锯，紫色，有柔毛。轮伞花序组成偏于一侧顶生或腋生总状花序；花冠白色或紫红色，二唇形；雄蕊4，2强；子房4裂，柱头2浅裂。小坚果近球形，灰褐色，花期6～8月。果期8～10月。

【生境分布】　生于村边、路旁或沟边。全国各地广泛栽培。

【采收加工】　6～8月采摘叶，晒干。

【性状鉴别】　本品具有特异芳香，茎直立断面四棱，多分枝，密生细柔毛，绿色或紫色。雄蕊4枚，子房4裂，花柱着生于子房基部，小坚果卵球形或球形，灰白色、灰褐色至深褐色，千粒重0.8～1.8克。

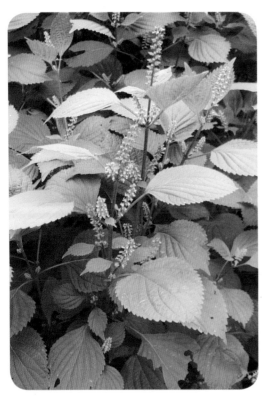

【炮　　制】　除去杂质，晒干。

【应　　用】　1. 胃肠型感冒：紫苏叶、荆芥、防风、生姜各6克。水煎服。2. 胃肠感冒恶心呕吐、腹泻：紫苏叶4.5克，黄连3克。水煎服。3. 鱼蟹中毒：紫苏叶30克。水煎服。

【附　　注】　其果实为紫苏子，嫩枝为紫苏梗药用。味辛，性温有发散风寒，理气宽胸，解郁安胎，解鱼蟹毒的功能。用量5～9克。

紫苏子

【基　　源】　本品为唇形科草本植物紫苏的干燥成熟果实。

【性味功能】　味辛，性温。有降气化痰，止咳平喘，润肠通便的功能。

【主治用法】　5～10克，煎服。炒紫苏子药性较和缓，炙紫苏子润肺止咳之功效优。

【原植物】　同紫苏。别名：苏子、黑苏子、铁苏子、杜苏子、炒苏子、炙苏子、苏子霜。

【生境分布】　生长于山坡、溪边、灌丛中。分布于江苏、浙江、湖北、河北、河南、四川等地，多系栽培。

【采收加工】　秋季果实成熟时采收，除去杂质，晒干。

【性状鉴别】　干燥的果实呈卵圆形或圆球形，长径0.6～3毫米，短径0.5～2.5毫米。野生者粒小，栽培者粒大。表面灰褐色至暗棕色或黄棕色，有隆起的网状花纹，较尖的一端有果柄痕迹。果皮薄，硬而脆，易压碎。种仁黄白色，富油质。气清香，味微辛。以颗粒饱满、均匀、灰棕色、无杂质者为佳。

【应　　用】　1. 痰壅气逆，咳嗽气喘，痰多胸痞，甚则不能平卧之证：常配莱菔子、白芥子，如三子养亲汤。2. 上盛下虚之久咳痰喘：配当归、肉桂、厚朴等温肾化痰下气之品，如紫苏子降气汤。3. 肠燥便秘：常配苦杏仁、瓜蒌仁、火麻仁等，如紫苏麻仁粥。

【注　　意】　阴虚喘咳及脾虚便溏者慎用。

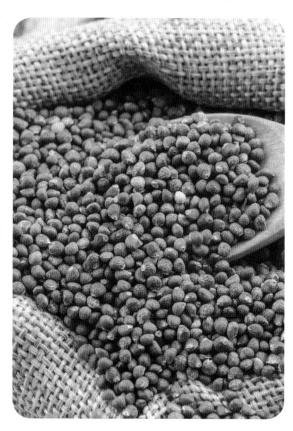

【基　源】　本品为唇形科植物水苏的全草。

【性味功能】　味辛，性微温。有疏风解表，止血，消肿，解毒的功能。

【主治用法】　用于感冒，瘰症，肺痿，肺痈，头风目眩，口臭，咽痛，痢疾，产后中风，吐血，衄血，血崩，血淋，跌打损伤。10～15克，水煎服。外用：可适量研末撒布或捣敷。

水苏

【原植物】　别名：野紫苏。多年生草本，高达30厘米。茎直立呈方状，一般不分枝，四棱粗糙。叶对生有短柄；叶片呈长椭圆状披针形，先端钝尖，基部呈心脏形，或近圆形，边缘有锯齿，上面皱缩，脉有刺毛。花数层轮生，集成轮伞花序，顶端密集成头状；萼如钟形，5齿裂，裂片先端锐尖刺，花冠淡紫红色，成筒状唇形，上唇圆形，全缘，下唇向下平展，3裂，有红点，雄蕊4枚；花柱着生子房底，顶端2裂。小坚果呈倒卵圆形，黑色光滑。花期为夏季。

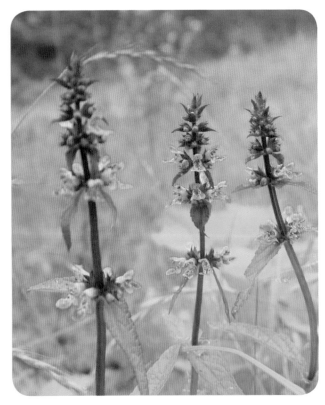

【生境分布】　生长于田边、水边潮湿地。分布于南方各省（区）。

【采收加工】　夏季采收，晒干。

【应　用】　1. 吐血、下血：用水苏茎叶适量，煎汁服。2. 吐血咳嗽：用水苏焙干研细，每服3克，米汤送下。3. 头生白屑：用水苏煮汁或烧灰淋汁洗头。

【注　意】　本品易走散真气，虚者宜慎。

菊（菊花）

【基　　源】 本品为菊科植物菊的花序。

【性味功能】 味甘、苦，性微寒。有散风清热，平肝明目，降压功能。

【主治用法】 用于风热感冒，头痛眩晕，耳鸣，目赤肿痛，眼花目昏，疔疮，肿毒，结膜炎，高血压等。用量6～18克。

【原植物】 别名：白菊花、杭菊、滁菊、怀菊、药菊、川菊。多年生草本，全株有白色绒毛。叶互生，卵圆形或卵状披针形，羽状浅裂，边缘有粗大锯齿或深裂。头状花序单生或数个顶生或腋生；总苞片3～4层半球形，外层苞片绿色，线形，中层苞片阔卵形，内层苞片干膜质长椭圆形；花托半球形；边缘舌状花雌性，花冠白色、黄色、淡红色或淡紫色；管状花黄色。花果期9～10月。

【生境分布】 主产于河北、河南、安徽、江苏、浙江等省区。

【采收加工】 霜降前花盛开时，晴天采收，晒干。

【性状鉴别】 呈倒圆珠笔锥形，有时稍压扁呈扇状，直1.5～3厘米。离散，总苞蝶状，总苞片3～4层，卵形或椭圆形，草质，黄绿色或褐绿色，外面被柔毛，边缘膜质。花托半球形，外围舌状花数层，雌性，常类白色，劲直，上举，纵向皱缩，散生金黄色腺点。管状花多数，两性，位于中央，为状花所隐藏，黄色，顶端5齿裂；有的全为管状花或全为舌状花，瘦果不发育，无冠毛。体轻，质柔润，干时松脆。气清香，味甘、微苦。

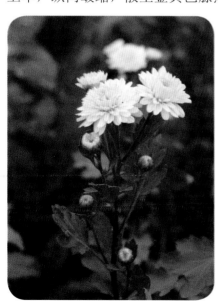

【炮　　制】 晒干用；亦可用鲜品。

【应　　用】 1. 外感风热：菊花、桑叶、薄荷。水煎服。2. 结膜炎：菊花、白蒺藜、木贼，水煎热气熏眼。3. 高血压头痛：菊花、夏枯草、钩藤。水煎服。4. 头晕眼花：菊花、茯苓、泽泻、山茱萸、枸杞子、山药、熟地黄、牡丹皮各6克。水煎服。

野菊
(野菊花)

【基　　源】　本品为菊科植物野菊的头状花序。

【性味功能】　味苦、微辛，性微寒。有清热解毒，泻火，消肿，降血压，清肝明目的功能。

【主治用法】　用于头痛眩晕，目赤肿痛，疔疮肿毒，高血压病，肝炎，肠炎，蛇虫咬伤等。用量9～15克。外用适量，煎汤外洗或制膏外涂。

【原 植 物】　别名：野菊花、山菊花。多年生草本。有横走的匍匐枝。茎簇生，直立，上部多分枝，被白色疏柔毛。叶互生，卵形，羽状半裂，浅裂或分裂不明显而边缘有浅锯齿，头状花序，排成伞房状圆锥花序或少数排成伞房花序。花黄色，瘦果。

【生境分布】　生于路边、荒地及林缘。除新疆外，全国各地有分布。

【采收加工】　秋季花初开时采摘，拣去残叶，晒干或蒸后晒干。

【性状鉴别】　本品高25～100厘米，根茎粗厚，分枝，有长或短的地下匍匐枝。茎直立或基部铺展。基生叶脱落；茎生叶卵形或长圆状卵形，长6～7厘米，宽1～2.5厘米，羽状分裂或分裂不明显；顶裂片大；侧裂片常2对，卵形或长圆形，全部裂片边缘浅裂或有锯齿；上部叶渐小；全部叶上面有腺体及疏柔毛，下面灰绿色，毛较多，托叶具锯齿。头状花序，在茎枝顶端排

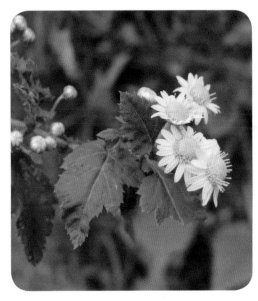

成伞房状圆锥花骗子或不规则的伞房花序；总苞片边缘宽膜质；舌状花黄色，气微香，味苦。

【炮　　制】　采收，去杂质，晒干。

【应　　用】　1. 疮疖肿毒，毒蛇咬伤：野菊花30克，水煎服。并洗敷患处。2. 高血压，高脂血症：野菊花，开水泡，代茶饮。3. 病毒性肝炎：野菊花、金银花、紫花地丁、大青叶各30克，紫背天葵10克。水煎服。

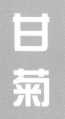

甘菊

【基　源】　本品为菊科植物甘菊的头状花序。

【性味功能】　味苦、辛，微寒。有清热解毒，消肿，凉肝明目，降血压的功能。

【主治用法】　用于头痛眩晕，目赤肿痛，疔疮肿毒，高血压病，肝炎，肠炎，蛇虫咬伤等。用量9～15克。外用适量，煎汤外洗或制膏外涂。

【原植物】　别名：北野菊、甘野菊、岩香菊。叶二回羽状分裂，一回全裂或几全裂。二回为半裂或浅裂。头状花序在茎枝顶端排成疏松或稍紧密的复伞房花序。总苞蝶形，苞片5层，全部苞片边缘白色或浅褐色膜质。花期5～11月。

【生境分布】　生于山野路边、丘陵荒地及林地边缘。分布于东北、华北及华东，以及四川、湖北、云南、陕西、甘肃、青海及新疆东部。

【采收加工】　秋季花初开时采摘，拣去残叶，晒干或蒸后晒干。

【性状鉴别】　本品主根细。茎自基部分枝，被白色绵毛。叶灰绿色，叶片长圆形或卵形，二回羽状深裂，先端裂片卵形至宽线形，先端钝或短渐尖；叶柄长，基部扩大。总苞直径7～12毫米，被疏绵毛至几无毛；总苞片草质；花托凸起，锥状球形；花黄棕色，气香，味微苦、涩。

【应　用】　同野菊。

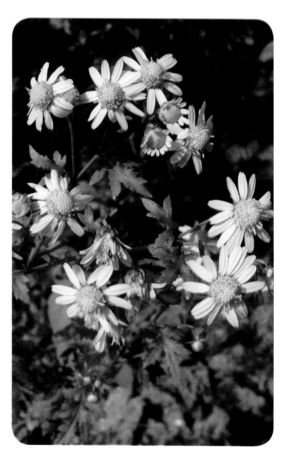

蓍
（蓍草）

【基　　源】　本品为菊科植物蓍的全草。

【性味功能】　味辛、苦平；有小毒。有清热解毒，活血通经，消肿止痛的功能。

【主治用法】　用于闭经腹痛，急性肠炎，阑尾炎，扁桃体炎，风湿疼痛，毒蛇咬伤，肿毒等症。用量3～9克外用适量。

【原植物】　别名：千叶蓍、洋蓍草。多年生草本，株高30～100厘米。根状茎匍伏。茎直立，密生白色长柔毛。叶披针形、矩圆状披针形或近条形，二至三回羽状全裂，叶轴上部有1～2个齿，裂片及齿披针形或条形，顶端有软骨质小尖，被疏长柔毛或无毛。头状花序多数，密集成复伞房状；总苞片3层，覆瓦状排列，绿色，龙骨瓣状，边缘膜质；舌状花白色、淡粉红色或紫红色；筒状花黄色。瘦果矩圆形，无冠毛。

【生境分布】　生于山坡湿草地。分布于东北、华北等省区。

【采收加工】　夏、秋季开花时采收地上部，晒干或鲜用。

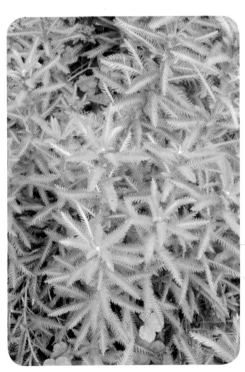

【性状鉴别】　根状茎短；茎直立，具纵沟棱，疏被贴生长柔毛。叶条状披针形，长3～9厘米，宽5～10毫米，无柄，羽状浅裂或深裂，裂片条形或条状披针形，先端锐尖，具不等长的缺刻状锯齿，裂片和齿端有软骨质小尖头，两面疏生长柔毛。

【炮　　制】　除去杂质，清水洗净，稍润，切段，干燥，筛去灰屑。

【应　　用】　1. 胃痛：蓍草0.9克，嚼服。2. 跌打肿痛：鲜蓍草、生姜加酒炖热搽患处。3. 急性乳腺炎、急性扁桃体炎：蓍草1克，研粉，温开水冲服。

艾叶

【基　　源】　本品为菊科植物艾蒿的干燥叶。

【性味功能】　味苦、辛，性温。有温经止血，散寒止痛，安胎的功能。

【主治用法】　用于功能性子宫出血，先兆流产，痛经，月经不调，吐血，鼻血，慢性气管炎，支气管哮喘，急性痢疾和湿疹等症。用量 3 ～ 6 克；水煎服；外用适量。

【原植物】　多年生草本，密被灰白色绒毛。茎直立，基部木质化。叶互生，茎下部叶花时枯萎；茎中部叶具短柄，卵状椭圆形，羽状深裂，边缘具粗锯齿；上部叶无柄，全缘，披针形。头状花序顶生，多数排列成复总状；总苞片 4 层，密被绵毛；花托扁平；花冠筒状，红色，5 裂。瘦果长圆形。花期 7 ～ 10 月，果期 9 ～ 11 月。

【生境分布】　生于荒地林缘、路旁沟边。分布于我国东北、华北、华东、西南及陕西、甘肃等省区。

【采收加工】　5 ～ 7 月茎叶茂盛而未开花时采收叶片，晒干或阴干。

【炮　　制】　艾叶：拣去杂质，去梗，筛去灰屑。艾绒：取晒干净艾叶碾碎成绒，拣去硬茎及叶柄，筛去灰屑。艾炭：取净艾叶置锅内用武火炒至七成变黑色，用醋喷洒，拌匀后过铁丝筛，未透者重炒，取出，晾凉，防止复燃，三日后贮存。

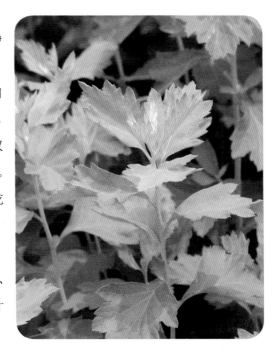

【应　　用】　1. 感冒：艾叶、龙芽草各 15 克，薄荷 9 克。水煎服。2. 久痢不止：艾叶、陈皮各 15 克，水煎饭前服。3. 吐血、鼻血、便血、痔疮出血：艾叶、生地黄、侧柏叶各 9 克，荷叶 6 克，水煎服。

芙蓉菊

【基　　源】　本品为菊科植物芙蓉菊的根、叶。

【性味功能】　味辛、苦，性微温。有祛风除湿，解毒消肿，止咳化痰的功能。

【主治用法】　用于风寒感冒，麻疹，风湿关节疼痛，胃痛，支气管炎，百日咳，疔疮，乳腺炎。用量15～30克。

【原植物】　别名：千年艾、蜂菊、白芙蓉。半灌木，高达60厘米。茎多分枝，枝叶密生白色髯绒毛呈灰绿色。叶互生，形状多变，倒披针形、卵形或宽卵形，2～5深裂，部分裂片又再分裂，裂片长椭圆形，先端钝，基部偏斜；茎上部叶不裂，叶柄短。头状花序顶生，花小，异性，盘状；花黄绿色，全为管状花，边花雌性，中央花两性。瘦果5棱，顶端有撕裂状鳞片。

【生境分布】　生于山坡，海滩。分布于福建、广东、广东等省区。

【采收加工】　全年可采根及叶，鲜用或晒干。

【性状鉴别】　本品多分枝；嫩茎略呈方柱形或圆柱形，表面被柔毛，质脆；老茎类圆柱形，直径0.4～0.7厘米，被黄褐色栓皮，有的可见稍膨大的节及稍凹陷的叶痕。叶互生，紧聚枝顶，呈矩匙形或矩倒卵形，叶脉向下表皮突出；两面密被灰白色短柔毛，顶端3～5齿裂，或分裂无锯齿，基部渐狭，质地厚。具短叶柄，长0.2～0.4厘米。气清香，味辛、苦。

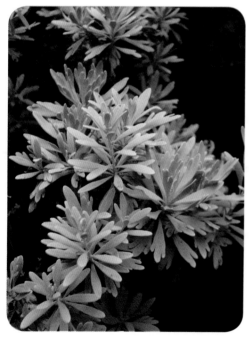

【炮　　制】　洗净，切片，鲜用或晒干。

【应　●　用】　1. 乳腺炎：鲜千年艾叶适量，捣烂外敷患处。2. 风寒感冒：千年艾15克。水煎，调冰糖服。3. 痈疽初起，无名肿毒：鲜千年艾叶适量，红糖少许，捣烂外敷患处。4. 疔疮：鲜千年艾叶、鲜野菊花叶各适量，捣烂，调蜜外敷患处。

茵陈

【基　　源】　本品为菊科植物茵陈蒿的干燥地上部分。

【性味功能】　味苦、辛，性微寒。有清热利湿，利胆，退黄疸的功能。

【主治用法】　用于黄疸尿少，湿疮瘙痒，传染性黄疸型肝炎，胆囊炎。用量6～15克，水煎服。

【原植物】　别名：茵陈、白蒿、绒蒿。半灌木状多年生草本，根斜生，树根状或直生呈圆锥形。茎斜生，数个丛生，具纵沟棱。基生叶2回羽状分裂，下部叶裂片较宽短，常被短绢毛；中部以上的叶裂片细，毛发状，先端微尖；上部叶羽状分裂，3裂或不裂。不育枝叶向上部渐长大，1～2回羽状全裂，裂片丝状线形。头状花序下垂，茎顶排列成扩展的圆锥状。瘦果。花期8～9月，果期9～10月。

【生境分布】　生于山坡、荒地、草地。分布于全国各地。

【采收加工】　春、秋季采收，晒干，称"绵茵陈"及"茵陈蒿"。

【性状鉴别】　本品干燥的幼苗多揉成团状，灰绿色，全体密被白毛，绵软如绒。茎细小，长6～10厘米，多弯曲或已折断；分枝细，基部较粗，直径1.5毫米，去掉表面的白毛后，可见明显的纵纹。完整的叶多有柄，与细茎相连，叶片分裂成线状。有特异的香气，味微苦。

【炮　　制】　过筛，拣去杂质，除去残根，碾碎，再过罗去净泥屑。

【应　　用】　1. 急性黄疸型传染性肝炎、胆囊炎：茵陈50克，栀子12克，大黄9克。水煎服。2. 湿热黄疸，小便不利：茵陈30克，茯苓15克，猪苓、白术各12克，泽泻9克，桂枝6克。水煎服。3. 慢性黄疸型传染性肝炎、肝硬化：茵陈18克，附子、干姜各9克，炙甘草3克。水煎服。4. 感冒：茵陈15克，水煎服。

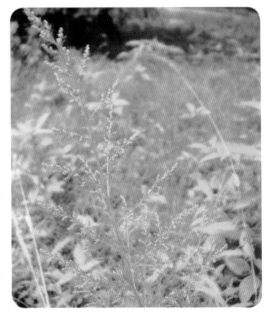

猪毛蒿（茵陈）

【基　　源】　本品为菊科植物猪毛蒿的去根幼苗。

【性味功能】　味苦，性平微寒。有清湿热，退黄疸的功能。

【主治用法】　用于黄疸尿少，湿疮瘙痒，传染性黄疸型肝炎，胆囊炎。用量6～15克。

【原植物】　别名：滨蒿、臭蒿、绵茵陈。多年生草本，根单一，直生，纺锤形，茎单一，基部半木质化。全株幼时被灰白色娟毛，成长后高40～100厘米，基生叶有长柄，较窄，叶片宽卵形，裂片稍卵状，疏高；茎生叶，1～3回羽状全裂。最线裂片线形，老时无毛，叶脉丝状。头状花序无梗或有短梗，偏侧着生成短穗，总苞片有宽膜质边缘。外层雌花5～15朵，以10～12个为常见，中部两性花3～9朵。花期8～9月，果期9～10月。

【生境分布】　喜生于砂地、河岸及盐碱地。分布于东北、华北、西北及台湾、湖北、广西、云南等地。

【采收加工】　春季幼苗高6～10厘米时采收或秋季花蕾长成时采割，除去杂质及老茎，晒干。春季采收的习称"绵茵陈"，秋季采割的称"茵陈蒿"。

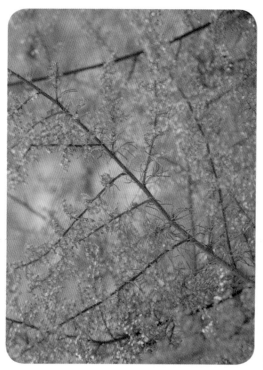

【性状鉴别】　猪毛蒿幼苗蜷缩成团状，灰白色或灰绿色，全体略被白色茸毛，绵软如绒。茎细小，长1.5～2.5厘米，直径0.1～0.2厘米，除去表面白色茸毛后可见明显纵纹。质脆，易折断。叶具柄，展平后叶片长1～3厘米；小裂片卵形或稍呈倒披针形，条形，先端锐尖。气清香，味微苦。

【炮　　制】　同茵陈。

【应　　用】　同茵陈。

黄花蒿（青蒿）

【基　源】　本品为菊科植物黄花蒿的干燥地上部分。

【性味功能】　味苦，性寒。有清热凉血，解暑，除蒸，截疟的功能。

【主治用法】　用于暑邪发热，痢疾，骨蒸劳热，疟疾寒热，湿热黄疸。用量4.5～9克。

【原植物】　别名：臭蒿、臭青蒿、草蒿。一年生草本。具浓烈挥发性香气。茎直立，具纵沟棱，无毛，多分枝。下部叶花时常枯萎；中部叶卵形，2～3回羽状全裂，呈栉齿状，小裂片线形，先端锐尖，全缘或具1～2锯齿，密布腺点；上部叶小，常1～2回羽状全裂。头状花序，球形，极多数密集成扩展而呈金字塔形的圆锥状。花管状，黄色。花、果期8～10月。

【生境分布】　生于旷野、山坡、路边、河岸。分布于全国各地。

【采收加工】　秋季花盛开时采割，除去老茎，阴干。

【性状鉴别】　本品干燥全草。茎圆柱形，表面浅棕色或灰棕色，有纵向棱线，质硬，折断面粗糙，中央有白色的髓，嫩枝具多数叶片，质脆，易碎裂。带果穗或花序的枝，叶片多已脱落，花序仅残存小球状棕黄色的苞片，如鱼子，质脆易碎。有特异香气，味苦，有清凉感。

【炮　制】　除去杂质，喷淋清水，稍润，切段，晒干。

【应　用】　1. 血虚发热、潮热盗汗，骨蒸劳热：青蒿、地骨皮各9克，白薇3克，秦艽6克。水煎服。2. 紫斑：青蒿、升麻、鳖甲、当归、生地黄。水煎服。3. 鼻出血：鲜青蒿，捣烂取汁加冷开水冲服。4. 疟疾，寒热往来：黄花蒿、知母、生地黄各9克，牡丹皮6克。水煎服。

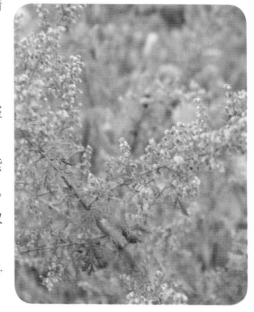

蒌蒿（红陈艾）

【基　源】　本品为菊科植物蒌蒿的干燥全草。

【性味功能】　味苦、辛，性温。有破血行瘀，下气通络的功能。

【主治用法】　用于产后瘀血停积小腹胀痛，跌打损伤，瘀血肿痛，因伤而大小便不利。用量9～15克，作散剂、酒剂、煎剂。生用或酒炒用。

【原植物】　别名：狭叶艾、水蒿、刘寄奴。多年生草本，高达1米多。具匍匐茎。茎下部带紫色，无毛，顶端略被白色细柔。上部有直立花序枝。下部叶花期枯萎；叶互生，茎中部叶密集，羽状深裂，侧裂片1～2对，条披针形，先端渐尖，有浅锯齿，基部渐窄成楔形短柄；上部叶3裂或不裂，条形，全缘。头状花序有短柄，多数密集成窄长的复总状花序，苞叶条形；总苞近钟形，干膜质；花全为管状，缘花雌性，中央两性；雄蕊5。瘦果微小，无冠毛。

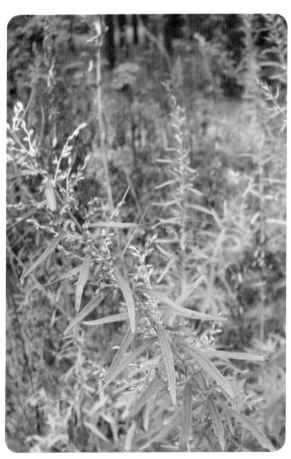

【生境分布】　生于低山区向阳处。分布于东北及河北、山西、四川等省。

【采收加工】　秋季采收，多为鲜用。

【应　用】　1. 产后瘀血停积小腹胀痛：鲜红陈艾15克。水煎服。2. 跌打损伤，瘀血肿痛：红陈艾15克。酒浸七日，外敷肿痛伤处，鲜红陈艾捣烂取汁洗敷患处。

白苞蒿
（鸭脚艾）

【基　　源】　本品为菊科植物白苞蒿的干燥全草。

【性味功能】　味甘、微苦，性平。有理气，活血调经，利湿，解毒，消肿的功能。

【主治用法】　用于月经不调，闭经，慢性肝炎，肾炎水种，荨麻疹，腹胀；外用于跌打损伤，外伤出血，烧、烫伤，疮疡，湿疹。用量9～18克，水煎服。

【原植物】　别名：四季菜、真珠菜、珍珠菊、鸭脚菜。多年生草本。茎生叶有柄和假托叶；叶片广卵形，羽状分裂，裂片2～5，卵状椭圆形或椭圆状披针形像鸭脚，先端圆钝或短尖，基部楔形，边缘具锐锯齿，顶端裂片3浅，茎上部叶无柄，3裂。头状花序小而极多，形成顶生穗状花序；总苞片白色，膜质；花黄色，缘为雌花，盘花为两性花，均为管状。瘦果椭圆，无毛。花期8～9月，果期9～10月。

【生境分布】　生于山坡、草地上。分布于华东及中南地区；有栽培。

【采收加工】　春、秋季采收全草，晒干或鲜用。

【性状鉴别】　本品茎有棱，灰棕色，直径5～10毫米。叶羽状深裂，裂片3～5，上面无毛，下面沿脉有微毛。茎梢头状花序集成圆锥状花序，花细小，白色或浅黄色，气微弱，味淡。

【炮　　制】　去杂质，晒干。

【应　　用】　1.慢性肝炎，肝硬化：鸭脚艾18克。水煎服。2.跌打损伤：鲜鸭脚艾，捣烂外贴敷患处。3.外伤出血，烧、烫伤：鸭脚艾适量，研粉，撒敷伤处。4.疮疡，湿疹：鸭脚艾适量，水煎汤，洗患处，并研末撒敷患处。

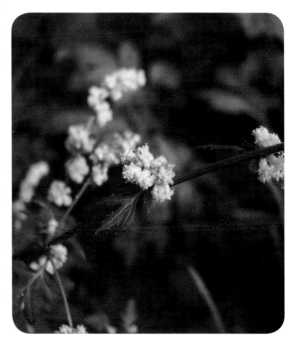

【基　　源】　本品为紫葳科植物角蒿的全草。

【性味功能】　味辛、苦，性平。有祛风燥湿，杀虫止痒的功能。

【主治用法】　用于风湿痹痛，跌打损伤，口疮，齿龈溃烂，耳疮，湿疹。一般外用：适量，烧存性研末掺，或煎汤熏洗。

角蒿

【原植物】　别名：羊角草、羊角蒿、羊羝角棵。一年生至多年生草本，具分枝的茎，高达80厘米。根近木质而分枝。叶互生；叶柄长1～3厘米；叶片2至3回羽状细裂，形态多异，小叶不规则细裂，末回裂片线状披针形，具细齿或全缘。顶生总状花序，疏散，长达20厘米；花梗长1～5毫米；小苞片绿色，线形，长3～5毫米；花萼钟状，绿色带紫红色，长、宽均约5毫米，萼齿间皱褶2浅裂；花冠淡玫瑰色或粉红色，有时带紫色，钟状漏斗形，先端5裂，裂片圆形；雄蕊4，2强，花药成对靠合；子房上位，2室，柱头2裂。蒴果淡绿色，细圆柱形，先端尾状渐尖，长3.5～5.5（～10）厘，粗约5毫米。种子扁圆形，细小，直径约2毫米，四周具透明的膜质翅，先端具缺刻。花期5～9月，果期10～11月。

【生境分布】　生长于山坡、田野。分布东北、华北、西南等地。

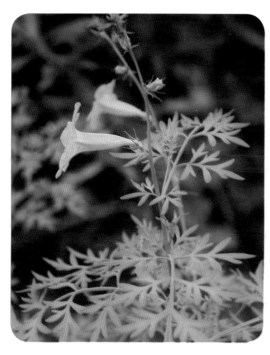

【采收加工】　7～8月，割取全草，晒干。

【性状鉴别】　全草长30～100厘米。叶多破碎或脱落，茎上部具总状排列的蒴果，呈羊角状，长4～9.8厘米，直径0.4～0.6厘米，多开裂，内具中隔。种子扁平，具膜质的翅，气微，味淡。

【应　　用】　1.齿龈宣露：角蒿灰夜敷龈龈间使满,勿食油。2.口中疮久不瘥,入胸中并生疮：角蒿灰敷之,有汁吐之,不得咽也。3.小儿口疮：角蒿灰贴疮。

茺蔚（益母草）

【基　源】　本品为唇形科植物益母草的地上部分。

【性味功能】　味苦、辛，性微寒。有活血调经，祛瘀生新，利尿消肿的功能。

【主治用法】　用于月经不调，痛经，产后瘀血腹痛，肾炎浮肿，小便不利，跌打损伤，疮疡肿毒。用量10～30克。

【原植物】　别名：茺蔚、益母蒿。一或二年生草本。叶对生，掌状3裂，密生细毛。轮伞花序腋生，粉红色或淡紫红色；苞片刺状，花萼钟形，有毛，二唇形。小坚果长圆状三棱形，淡褐色，光滑。花期6～9个月。果期9～10个月。

【生境分布】　生于阳山坡草地、田埂、路旁等处。分布于全国各地。

【采收加工】　夏季植株生长茂盛时，花未全开时割取地上部分晒干。

【性状鉴别】　本品呈方柱形，四面凹下成纵沟，表面灰绿色或黄绿色，密被糙伏毛。质脆，断面中部有髓。叶交互对生，多部落或列存，皱缩破碎，完整者下部叶掌状3裂，中部叶分裂成多个长圆形线状裂片，上部叶羽状深裂或浅裂成3片。轮伞花序腋生，花紫色，多脱落。花序上的苞叶全缘或具稀齿，花萼突存，筒状，黄绿色。气微，味淡。

【炮　制】　拣去杂质，洗净，润透，切段，晒干。

【应　用】　1. 产后恶露不绝：益母草9克，红枣20克，加红糖水煎服。2. 月经不调：益母草、当归、赤芍、木香。研末吞服。3. 痛经：益母草、香附、当归、白芍、炙甘草。水煎服。4. 急性肾炎：益母草，水煎服。

【附　注】　益母草果实作茺蔚子入药。味辛、苦，性微寒。有活血调经，清肝明目的功能。用于月经不调，经闭，头晕胀痛。

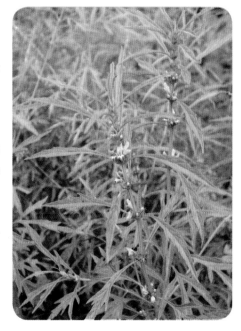

錾菜（益母草）

【基　源】　本品为唇形科植物錾菜的干燥地上部分。

【性味功能】　味苦、辛，性微寒。有活血调经，祛瘀生新，利尿消肿的功能。

【主治用法】　用于产后瘀血腹痛。用量10～30克。外用鲜品适量捣敷患处。

【原 植 物】　多年生直立草本。茎密被贴生倒向微柔毛。茎下部叶卵圆形，三裂达中部，近革质，上面密被糙状小硬毛，茎中部以上叶不裂，具齿或全缘。轮伞花序多花，远离，小苞片刺状；花萼筒状，前2齿靠合；花冠白色，略具紫色脉纹，筒内有毛环，下唇3裂，中裂片倒心形。小坚果矩圆状三棱形。

【生境分布】　生于山坡草地、田埂、路旁、溪边向阳处。分布于辽宁、山东、河北、河南、山西、陕西南部、甘肃南部、安徽及江苏。

【采收加工】　夏季植株生长茂盛，花未全开时割取地上部分晒干。

【性状鉴别】　本品呈方柱形，表面有纵槽，密被贴生的微柔毛，节间处尤密。叶对生，近革质，暗绿色，多已脱落或破碎，完整者展平后呈卵圆形，边缘有疏粗锯齿，两面有小硬毛，下面散有黄色腺点，叶脉在上面下陷，在下面隆起，使之叶面具有皱纹，叶柄长1～2厘米；中部以上的叶长圆形，边缘疏锯齿，叶柄长不及1厘米。轮伞花序腋生，花萼筒状，长7～8毫米，萼齿长3～5毫米，花冠唇形，灰白色，小坚果长圆状三棱形，黑色，表面光滑。气微，味淡。

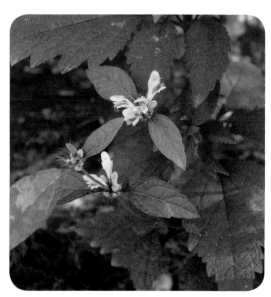

【炮　制】　拣去杂质，洗净，润透，切段，晒干。

【应　用】　同益母草。

【附　注】　其果实为中药茺蔚子。秋季果实成熟时，割下全草，晒干，打下果实。

夏枯草

【基 源】 本品为唇形科植物夏枯草的果穗。

【性味功能】 味苦、辛，性寒。有清火，明目，散结，消肿的功能。

【主治用法】 用于目赤肿痛，畏光流泪，头痛眩晕，口眼歪斜，筋骨疼痛，肺结核，急性黄疸型传染性肝炎，血崩，带下，瘰疬，瘿瘤，甲状腺肿大，淋巴结结核，高血压症，乳腺增生等症。用量 9～15 克。水煎服。

【原植物】 别名：铁色草、大头花、夏枯头。多年生草本，被白色毛。茎四棱，淡紫红色，基部斜升。叶对生，卵状长圆形或卵圆形，全缘或有微波状齿。轮伞花序顶生聚成穗状；苞片宽心形，有硬毛，脉纹放射状，边缘有睫毛，浅紫色，每苞片内有花 3 朵。花萼唇形；花冠二唇形，上唇光端 3 短齿，紫色、蓝紫色或红紫色。小坚果 4，黄褐色，三棱，椭圆形。花期 4～6 月。果期 7～10 月。

【生境分布】 生于荒坡、草地、溪边、林边及路旁。分布于全国各省。

【采收加工】 夏季果穗呈红色时采收，除去杂质，晒干。

【性状鉴别】 本品呈棒状，略扁，长 1.5～8 厘米，直径 0.8～1.5 厘米，淡棕色至棕红色。每一苞片内有花 3 朵，花冠多已脱落，宿萼二唇形，内有小坚果 4 枚，卵圆形，棕色，尖端有白色突起。体轻。气微，味淡。

【炮 制】 净制：拣去杂质，去柄，筛去泥土即得。

【应 用】 1. 颈部慢性淋巴结炎、淋巴结核，甲状腺肿：夏枯草 30 克，水煎服。2. 淋巴结核：夏枯草，何首乌，熬膏，早晚各服一匙。3. 急性结膜炎，流行性角结膜炎：夏枯草、菊花各 15 克，蒲公英 30 克。水煎服。4. 高血压：夏枯草、决明子各 30 克，水煎服。

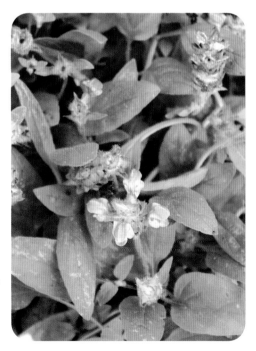

奇蒿
（南刘寄奴）

【基　　源】　本品为菊科植物奇蒿的干燥全草。

【性味功能】　味辛、苦，性平。有清暑利湿，活血行瘀，通经止痛，敛疮消肿的功能。

【主治用法】　用于中暑，头痛，肠炎，痢疾，经闭腹痛，产后血瘀，风湿疼痛，跌打损伤，痈肿；外用于创伤出血，乳腺炎。用量3～9克；外用适量捣敷或研末撒。

【原植物】　多年生草本，被白色细绒毛。叶卵状椭圆形，先端渐尖或尾状渐尖，基部下延稍包茎，边缘具锯齿。头状花序钟状，密集成圆锥花序；总苞棕黄色，膜质；花全部为管状。瘦果长圆形或椭圆形。花期7～9月。果期8～10月。

【生境分布】　生于旷野、杂草丛中。分布于江苏、安徽、浙江、江西、福建、湖北、湖南、广东、广西、四川等省区。

【采收加工】　于7～8月采收全草，晒干，防止变黑。

【应　　用】　1. 创伤出血：鲜奇蒿适量，捣烂外敷或研末撒敷患处。2. 血气胀痛：南刘寄奴，研末，煎酒服。3. 霍乱成痢：南刘寄奴，煎汁饮。4. 赤白下痢：南刘寄奴、乌梅、白姜等分，水煎服。

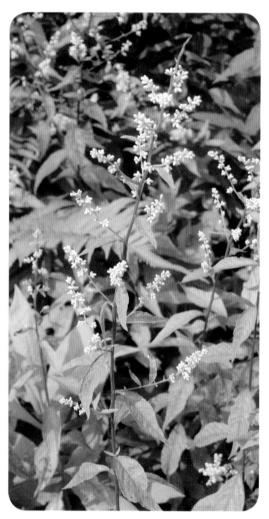

旋覆花

【基　　源】　本品为菊科植物旋覆花的头状花序。

【性味功能】　味苦、辛、咸，性微温。有降气消痰，行水止呕的功能。

【主治用法】　用于风寒咳嗽，痰饮蓄结，胸膈痞满，咳喘痰多，呕吐噫气，心下痞硬。用量3～9克。包煎。

【原植物】　别名：金佛草、金佛花、黄熟花。叶互生，长圆形，先端尖，基部渐狭或急狭或有半抱茎小耳。头状花序较小，直径2.5～4厘米，单生或数个排成疏散伞房状；外层披针形，基部草质，内层苞片干膜质；舌状花黄色；管状花两性。瘦果圆柱形。花期7～10月。果期9～10。

【生境分布】　生于河滩、路边阴湿地。分布于全国大部分地区。

【采收加工】　夏秋季花开放时采摘头状花，晒干。

【性状鉴别】　本品呈扁球形或类球形。总苞由多数苞片组成，呈覆瓦状排列，苞片披针形或条形，灰黄色；有的可见椭圆形小瘦果。体轻，易散碎。气微，味微苦。

【炮　　制】　旋覆花：除去梗、叶及杂质。蜜旋覆花：取净旋覆花，照蜜炙法炒至不粘手。

【应　　用】　1.脾胃虚寒所致呕吐、呃逆：旋覆花、党参、生姜各9克，代赭石9克，半夏、炙甘草各6克，水煎服。2.急慢性气管炎：旋覆花、桔梗、桑白皮、半夏、瓜蒌仁。水煎服。3.咳嗽痰多，胸闷气急：旋覆花、桑白皮、紫苏子各9克，苦杏仁、生甘草各6克。水煎服。

【附　　注】　其干燥地上部分亦供药用，称"金沸草"。

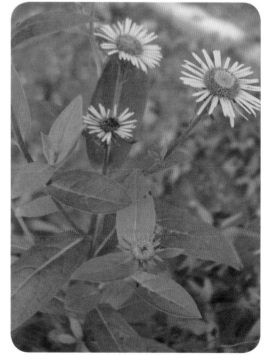

青葙
（青葙子）

【基　源】　本品为苋科植物青葙的干燥成熟种子。

【性味功能】　味苦，性微寒。有清肝，明目，退翳，降血压的功能。

【主治用法】　用于目赤肿痛，角膜炎，虹膜睫状体炎，视物昏花，肝火眩晕。用量9～15克。

【原植物】　别名：野鸡冠花、狼尾巴。一年生草本。叶互生，纸质，披针形或长圆状披针形，先端渐尖，基部狭，下延成叶柄。花多数，密生茎端或枝端成塔状或圆柱状穗状花序。花被片5，初为淡白色，顶端淡红色，后变为银白色；胞果卵状椭圆形。种子多数，黑色。花期5～8月，果期6～10月。

【生境分布】　生于路旁干燥向阳处。分布于全国各地，有栽培。

【采收加工】　秋季果实成熟时收集种子，晒干。

【性状鉴别】　本品的种子呈扁圆形，少数呈圆肾形，直径1～1.5毫米。表面黑色或红黑色，光亮，中间微隆起，侧边微凹处有种脐。种皮薄而脆。气微，味淡。

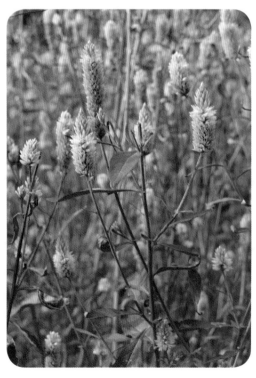

【炮　制】　青葙子：取原药材，除去杂质，筛去灰屑。炒青葙子：取净青葙子，置预热炒制容器内，用文火加热，炒至有爆鸣声，内部浅黄色，并逸出香气时，取出晾凉。

【应　用】　1. 急性结膜炎：青葙子、菊花各9克，龙胆3克。水煎服。2. 慢性葡萄膜炎：青葙子、白扁豆各15克，玄明粉4.5克（冲），酸枣仁、茯苓各12克，密蒙花、决明子各9克。水煎服。3. 夜盲，目翳，视物不清：青葙子15克，乌枣50克。水煎服。4. 高血压：青葙子50克。水煎服。

鸡冠花

【基　　源】　本品为苋科植物鸡冠花的干燥花序。

【性味功能】　味甘，性凉。有清热利湿，凉血，收涩止血，止带，止痢的功能。

【主治用法】　用于吐血，崩漏，便血，痔漏下血，赤白带下，久痢不止。用量 6 ～ 12 克。

【原植物】　一年生草本。植株无毛。茎直立，粗壮。叶卵形或卵状披针形，顶端渐尖，基部渐狭，全缘。花多数，密生成扁平肉质鸡冠状、卷冠状或羽毛状的穗状花序，中部以下多花。苞片、小苞片和花被片红色、紫色、黄色、淡红色，干膜质，宿存。胞果卵形，包于宿存的花被内。花果期 7 ～ 10 月。

【生境分布】　栽培于全国各地。

【采收加工】　秋季花盛开时采收，晒干。

【性状鉴别】　本品为穗状花序，多扁平而肥厚，呈鸡冠状，上缘宽，具皱褶，密生线状鳞片，下端渐窄，常残留扁平的茎。表面红色、紫红色或黄白色。中部以下密生多数小花，每花宿存的苞片及花被片均呈膜质。果实盖裂，种子扁圆肾形，黑色，有光泽。体轻，质柔韧。无臭，味淡。

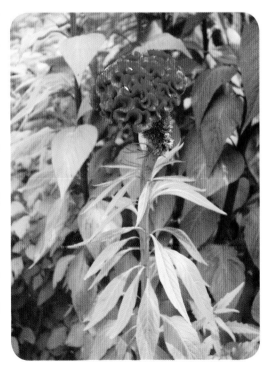

【炮　　制】　鸡冠花：除去杂质及残茎，切段。鸡冠花炭：取净鸡冠花，照炒炭法炒至焦黑色。

【应　　用】　1. 痔漏下血：鸡冠花、凤眼草各 50 克。研末，水煎，热洗患处。2. 赤白卜痢：鸡冠花，煎酒服。3. 下血脱肛：鸡冠花、防风。研末，糊丸，米汤服。4. 青光眼：鸡冠花、艾根、牡荆根各 15 克。水煎服。

红花

【基　源】　本品为菊科植物红花的干燥花。

【性味功能】　味辛，性温。有活血通经，散瘀止痛，抗癌的功能。

【主治用法】　用于经闭，痛经，难产，死胎，产后恶露不行，癥瘕痞块，跌扑损伤，疮疡肿痛。用量 3～6 克。孕妇慎服。

【原植物】　别名：草红花、刺红花。一年生草本。叶互生，稍抱茎，卵状披针形，先端尖，基部渐狭，齿端有尖刺。上部叶边缘不分裂，成苞片状包围头状花序，边缘有针刺；总苞近球形，外 2～3 轮，边缘有针刺；内层数轮，透明膜质。花多数，全为管状花，线形，初开时黄色，渐变橘红色，成熟时变为深红色。瘦果椭圆形，4 棱，白色。花期 5～8 月。果期 7～9 月。

【生境分布】　生于排水良好砂质壤土。我国大部分地区有栽培。

【采收加工】　夏季当花冠由黄变红时采摘管状花，阴干、烘干。

【性状鉴别】　本品为不带子房的筒状花，长 1～2 厘米。表面红黄色或红色。花冠筒细长，先端 5 裂，裂片呈狭条形，长 5～8 毫米。雄蕊 5，花药聚合成筒状，黄白色。柱头长圆柱形，顶端微分叉。质柔软。气微香，味微苦。

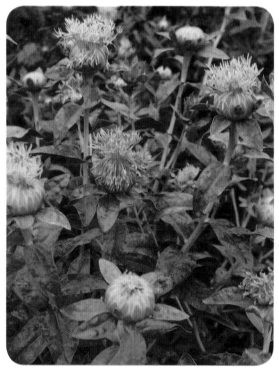

【炮　制】　拣净杂质，除去茎叶、蒂头，晒干。

【应　用】　1. 产后恶露未尽：红花、桃仁、赤芍、当归各 9 克，肉桂、川芎各 4.5 克，延胡、牡丹皮各 6 克。水煎服。2. 冠心病心绞痛：红花、川芎各 15 克，银杏叶，水煎服。3. 跌打扭折，瘀血：红花、桃仁、赤芍、苏木、枳壳、当归、赤芍、乳香、木香、没药。水煎服。4. 急性结膜炎、脸腺炎：红花、大黄、连翘、紫草、当归、生地黄、赤芍、甘草。水煎洗。

番红花

【基　源】　本品为鸢尾科植物番红花的干燥柱头。

【性味功能】　味甘，性平。有活血化瘀，凉血解毒，解郁安神的功能。

【主治用法】　用于痛经，经闭，产后淤阻，温毒发斑，忧郁痞闷，惊悸发狂，跌打肿痛等。用量 1.5～3 克。月经过多及孕妇忌用。

【原植物】　别名：藏红花、西红花。多年生宿根草本。地下茎球形，有褐色膜质鳞叶。叶基生，7～15 片，线形，先端尖，叶缘反卷，基部由 4～5 片膜质鳞片包围。1～2 朵花生于鳞茎顶端，花被 6 片，淡紫色，喉部有毛；雄蕊 3，花药黄色；雌蕊 3，子房下位。蒴果长圆形，有 3 钝棱。种子多数，圆球形。花期 10～11 月。果期 11～12 月。

【生境分布】　山东、江苏、浙江、江西、北京有引种栽培。

【采收加工】　10～11 月开花时，日出时采集花柱头，晒干或烘干。

【性状鉴别】　本品完整的柱头呈线形，先端较宽大，向下渐细呈尾状，先端边缘具不整齐的齿状，下端为残留的黄色花枝。长约 2.5 厘米，直径约 1.5 毫米。紫红色或暗红棕色，微有光泽。体轻，质松软，干燥后质脆易断。将柱头投入水中则膨胀，可见橙黄色成直线下降，并逐渐扩散，水被染成黄色. 无沉淀柱头呈喇叭状，有短缝。在短时间内用针拨之不破碎。气特异，微有刺激性，味微苦。

【应　用】　1. 砸伤、扭伤，跌打肿痛：西红花，酒精浸，敷患处。2. 冠心病：红花 15 克，郁金 18 克，丹参 18 克，瓜蒌 50 克，煎熬成流浸膏，压成片剂，内服。3. 女子痛经、闭经：西红花、苏木、当归，水煎服。

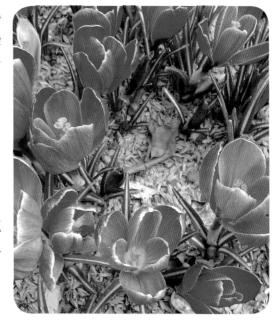

蓟（大蓟）

【基　源】　本品为菊科植物蓟的地上部分或根。

【性味功能】　味甘、苦，性凉。有凉血止血，散瘀消肿的功能。

【主治用法】　用于衄血，吐血，便血，尿血，崩漏，痈肿疮疖，肝癌，膀胱癌。用量9～15克。

【原植物】　别名：将军草、山萝卜、牛口刺。多年生草本。根长纺锤形或长圆锥形，簇生。茎直立，有细纵纹，被白色或黄褐色丝状毛。基生叶有柄，开花时不凋落，叶片倒披针形或倒卵状椭圆形，羽状深裂，裂片5～6对，边缘齿状，齿端具刺，上面疏生丝状毛，下面沿脉有丝状毛；中部叶无柄，基部抱茎，羽状深裂，边缘有刺；上部叶渐小。头状花序单一或数个生于枝端集成圆锥状；总苞钟状，被丝状毛；花两性，全部为管状花，花冠紫红色，瘦果长椭圆形。花期5～8月。果期6～8月。

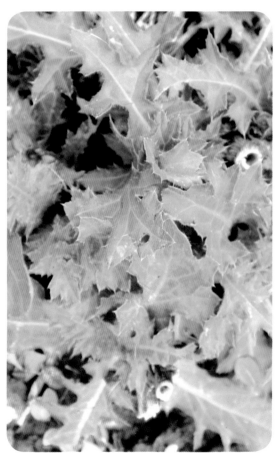

【生境分布】　生于山坡、路边。分布南方大部分地区。

【采收加工】　夏、秋季割取地上部分；或秋季挖根，晒干。

【炮　制】　大蓟：拣去杂质，清水洗净，润透，切段，晒干。大蓟炭：取净大蓟置锅内用武火炒至七成变黑色，存性，过铁丝筛，喷洒清水，取出晒干。

【应　用】　1. 功能性子宫出血，月经过多：大蓟、小蓟、茜草、炒蒲黄各9克，女贞子、墨旱莲各12克。水煎服。2. 吐血、咯血：大蓟、侧柏叶、白茅根、仙鹤草各9～15克。水煎服。

刺儿菜
（小蓟）

【基　　源】　本品为菊科植物刺儿菜的地上部分。

【性味功能】　味甘，性凉。有凉血，止血，祛瘀消肿的功能。

【主治用法】　用于吐血，衄血，尿血，崩漏，急性传染性肝炎，痈肿疮毒。用量4.5～9克，水煎服。外用捣烂敷患处。

【原植物】　多年生草本。茎被蛛丝状绵毛。基生叶花时凋落，长椭圆形或长圆状披针形；茎生叶椭圆形或椭圆状披针形，先端短尖或钝，基部窄或钝圆，近全缘或有疏锯齿，边缘有小刺，两面有白色蛛丝状毛。头状花序顶生，雌雄异株；总苞钟状，苞片5裂，总苞片6层，顶端长尖，具刺；花冠紫红色，细管状。瘦果长椭圆形或卵形，冠毛羽状。花期5～6月，果期5～7月。

【生境分布】　生于荒地，田间和路旁。分布于全国各地。

【采收加工】　夏秋割取地上部分，晒干。

【炮　制】　小蓟：拣净杂质，去根，水洗润透，切段，晒干。小蓟炭：取净小蓟，置锅内用武火炒至七成变黑色，但须存性，过铁丝筛，喷洒清水，取出，晒干。

【应　用】　1. 传染性肝炎：鲜小蓟根状茎60克，水煎服。2. 吐血，衄血，尿血：鲜小蓟60克，捣烂绞汁，冲蜜或冰糖炖服。3. 高血压：鲜小蓟60克，榨汁，冰糖，炖服。4. 肠炎、腹泻：小蓟、番石榴叶，水煎服。

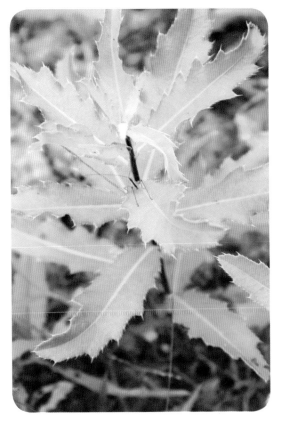

川续断（续断）

【基　　源】　本品为川续断科植物川续断的根。

【性味功能】　味苦、辛，性微温。有补肝肾，强筋骨，利关节，行血、止血，安胎的功能。

【主治用法】　用于腰背酸痛，足膝无力，关节不利，遗精，崩漏，白带，胎动不安，尿频，痈疽溃疡等。用量9～15克。水煎服。

【原植物】　多年生草本。主根圆柱形。茎具纵棱，棱上生刺毛。基生叶丛生，羽状深裂，有长柄；茎生叶对生，生短毛或刺毛。圆球形头状花序顶生，花萼浅盘状，4齿；花冠白色或淡黄色，4裂，外生刺毛。瘦果长倒卵形柱状，有4棱，淡褐色。花期8～9月。果期9～10月。

【生境分布】　生于山坡、草地、林缘或栽培。分布于浙江、江西、湖北、湖南及西南各省区。

【采收加工】　秋季采挖根部，微火烘至半干，堆置"发汗"至内心变绿色，再烘干或阴干。不宜日晒，否则变硬，色白。

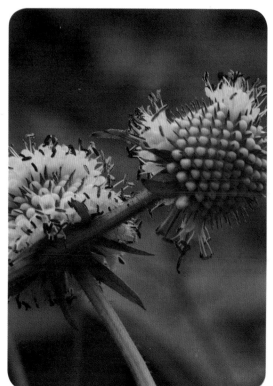

【炮　　制】　净制：洗净泥沙，除去残留根头，润透后切片晒干，筛去屑。炒制：取续断片入锅内以文火炒至微焦为度。盐制：取续断片入锅内，加入盐水拌炒至干透为度。酒制：取续断片用酒拌匀吸干，入锅内以文火炒干为度。

【应　　用】　1. 先兆性流产，习惯性流产：续断15克。水煎服。
2. 腰背酸软无力：续断、牛膝、当归、桑寄生、菟丝子各9克。水煎服。

漏芦

【基　　源】　本品为菊科植物漏芦的干燥根。

【性味功能】　味咸、苦，性寒。有清热解毒，排脓通乳的功能。

【主治用法】　用于乳痈肿痛，痈疽发背，瘰疬疮毒，乳汁不通，湿痹拘挛。用量4.5～9克。

【原植物】　别名：祁州漏芦。多年生草本。根肥厚。叶羽状裂，裂片长圆形、卵状披针形或线状披针形，先端尖或钝，边缘具牙齿，两面被软毛；叶柄被厚绵毛。顶生头状花序，总苞片多层，干膜质；外层苞片卵形；中层苞片宽，成掌状分裂尖锐。管状花花冠淡紫色。瘦果倒圆锥形，棕褐色，具4棱。花期5～6月，果期6～7月。

【生境分布】　生于阳坡、草地。分布于华北及陕西、甘肃等省区。

【采收加工】　春、秋二季采挖，除去须根及泥沙，晒干。

【性状鉴别】　本品呈圆锥形或扁片块状，多扭曲，长短不一，直径1～2.5厘米。表面暗棕色、灰褐色或黑褐色，粗糙，具纵沟及菱形的网状裂隙。外层易剥落，根头部膨大，有残茎及鳞片状叶基，顶端有灰白色绒毛。体轻，质脆，易折断，断面不整齐，灰黄色，有裂隙，中心呈星状裂隙，灰黑色或棕黑色。气特异，味微苦。

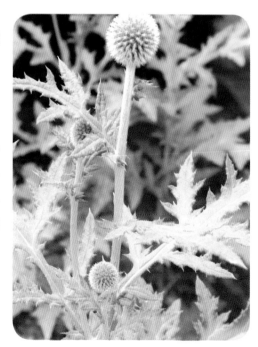

【炮　　制】　拣净杂质，去毛，洗净，润透，切片晒干。

【应　　用】　1. 急性乳腺炎：漏芦、山慈菇、木瓜、生姜各9克，忍冬花、黄芪各12克，川芎4.5克，大枣15克。水煎服。2. 淋巴结炎：漏芦，研末川蜂蜜调敷患处。3. 湿疹疮疡经久不愈：漏芦、防风、黄柏各9克，黄芪24克，党参18克，川芎、金银花各4.5克，北紫草6克。水煎服。

苎麻
（苎麻根）

【基　　源】　本品为荨麻科植物苎麻的根。

【性味功能】　味甘，性寒。有清热，止血，安胎，解毒的功能。

【主治用法】　用于痢疾，吐血，下血，胎动不安、先兆流产、尿血；外治痈肿初起，跌打损伤，外伤出血，骨鲠。用量9～30克；外用适量，捣烂敷患处。

【原植物】　别名：野麻、家麻、白麻。多年生草本，全体密被长柔毛。叶互生，阔卵形或近圆形，先端渐尖短尾状，基部圆形或阔楔形，边缘有粗锯齿。花单性，雌雄同株，圆锥花序腋生，雌花序在雄花序之上；雄花黄白色；雌花淡绿色，簇生成球形。瘦果集成小球状，细小，椭圆形，压扁状，密生短毛，花被宿存。花期5～8月，果期8～10月。

【生境分布】　生于荒地或山坡上。分布于山东、江苏、安徽、浙江、江西、福建、台湾、湖北、湖南、广东、广西、陕西、四川、贵州、云南等省区。

【采收加工】　冬、春季挖取根茎及根，晒干。

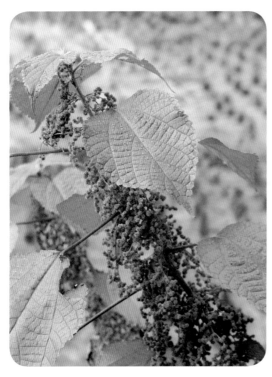

【炮　　制】　苎麻根：取原药材，除去杂质，洗净，润透，切厚片，干燥。苎麻根炭：取净苎麻根片，置锅内，用武火加热，炒至表面呈焦黑色，内部焦黄色时，喷淋清水少许，熄灭火星，取出，凉透。

【应　　用】　1. 胎动不安：苎麻根、白葡萄干各15克，莲子30克。水煎服。2. 痢疾：苎麻根、野麻草各30克。水煎服。3. 跌打损伤：苎麻根30克，捣碎，酒煎服。4. 淋症：苎麻根15克，捣烂，水煎服。

【附　　注】　其叶也作药用。

苘麻（苘麻子）

【基　　源】　本品为锦葵科植物苘麻的种子。

【性味功能】　味苦，性平。有清湿热，解毒，退翳的功能。

【主治用法】　用于赤白痢疾，淋病涩痛，痈肿，目翳，小便涩痛等症。用量3～9克。

【原植物】　别名：青麻、白麻、磨盘草。一年生草本，全株密生柔毛和星状毛。单叶互生，圆心形，先端渐尖，基部心形，边缘有粗锯齿，两面密生星状柔毛，掌状叶脉3～7条。花单生于叶腋，花瓣5，黄色，有浅棕色脉纹，宽倒卵形，先端平凹。蒴果半球形，磨盘状，密生星状毛，成熟后开裂成分果，每分果顶端有2长芒，种子3，黑色，三角状扁肾形。花期6～9月。果期8～10月。

【生境分布】　生于山坡、路旁、堤边等处。分布于全国各地区。

【采收加工】　9～10月果实成熟后采收果实。晒干打下种子，筛除杂质及果皮。

【应　　用】　1. 赤白痢：苘麻子50克。炒香熟，研末，蜜水调服。2. 瘰疬：苘麻子6克，研末，夹豆腐干内，水煎服。3. 麻疹：苘麻子9克。水煎服。

【附　　注】　其根作苘麻根入药。味甘、淡，性凉。有清热解毒，祛风除湿。用于中耳炎、耳鸣、耳聋、痢疾、睾丸炎、关节酸痛、化脓性扁桃体炎。用量15～30克，水煎服。

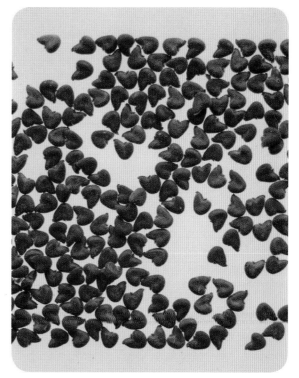

路边青（大青）

【基　　源】　本品为马鞭草科植物路边青的根和叶。

【性味功能】　味苦，性寒。有清热利湿，消炎，镇痛，凉血的功能。

【主治用法】　用于感冒高烧，流脑，乙脑，偏头痛，高血压，肠炎痢疾，风湿性关节炎，外用于痈疖丹毒，毒虫咬伤，肿痛等。用量15～30克。

【原植物】　别名：大青、山靛、野靛青。灌木或小乔木。叶对生，纸质，椭圆形或长圆形，先端渐尖或急尖，基部圆形或宽楔形，全缘，下面常有腺点。伞房状聚伞花序，花小，有桔香味；萼杯状，外被黄褐色短绒毛，顶端5裂；花冠白色，外面疏生细毛和腺点，花冠管细长，5裂。果实球形或倒卵形，蓝紫色，为红色的宿萼所托。花果期6月至次年2月。

【生境分布】　生于平原、丘陵、山地林下或溪谷旁。分布于华东、中南及贵州、云南等省区。

【采收加工】　全年可采，根切片晒干；叶洗净阴干或鲜用。

【性状鉴别】　本品碎段长短不一。主根短，有多数条状细根，褐棕色。茎圆柱形具棱，密被短硬毛。花顶生，黄色，常脱落。聚合瘦果近球形，瘦果顶端宿存扭曲的花柱和长硬毛。气微，味辛，微苦。

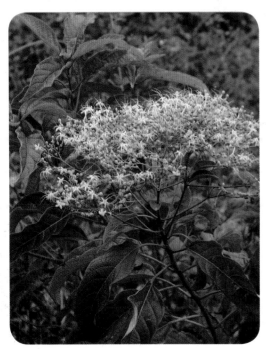

【炮　　制】　切段，晒干备用。

【应　　用】　1.风湿性关节炎：大青根50克，酒水各半炖服。2.蛇、虫咬伤，蜂螫伤：鲜大青叶，捣烂绞汁外敷患处。3.阴囊痛、睾丸脓肿：鲜大青根50克，马鞭草、土牛膝、大蓟根各15克，酒水各半炖服。4.腮腺炎，疮疡：鲜大青叶，捣烂敷患处。

胡芦巴

【基　　源】　本品为豆科植物胡芦巴的种子。

【性味功能】　味苦，性温。有温肾阳，逐寒湿，止痛的功能。

【主治用法】　用于肾脏虚冷，小腹冷痛，小肠疝气，寒湿脚气，阳痿等症。用量3～10克。孕妇慎用。

【原植物】　别名：苦豆、芦巴子、香豆子。一年生草本，全株有香气。叶互生，三出羽状复叶，小叶片长卵形，先端钝圆，基部楔形，上部边缘有锯齿，下部全缘，疏柔毛生。花1～2朵生于叶腋，花萼筒状，有白色柔毛；花冠蝶形，淡黄白色或白色；基部稍带紫色；雄蕊10，9枚合生成束，1枚分离。荚果条状圆筒形，先端成尾状，被疏柔毛，具纵网脉。种子长圆形，黄棕色。花期4～7月，果期7～9月。

【生境分布】　全国大部分地区有栽培。

【采收加工】　8～9月种子成熟时，割取全株，晒干、搓下种子。

【性状鉴别】　本品略呈斜方形或矩形，长3～4毫米，宽2～3毫米，厚约2毫米。表面黄绿色或黄棕色，平滑，两侧各具一深斜沟，相交处有点状种脐。质坚硬，不易破碎。种皮薄，胚乳呈半透明状，具黏性；子叶2，淡黄色，胚根弯曲，肥大而长。气香，味微苦。

【炮　　制】　胡芦巴：除去杂质，洗净，干燥。盐胡芦巴：取净胡芦巴，照盐水炙法炒至鼓起，有香气。用时捣碎。

【应　　用】　1. 膀胱炎：胡芦巴、小茴香、桃仁（麸炒）各等分，以酒糊丸，空心食前服。2. 肾脏虚冷，腹胁胀满：胡芦巴100克，附子、硫黄各0.9克，酒煮面糊丸，盐汤下。3. 高山反应：胡芦巴叶晒干研细粉，炼蜜为丸。

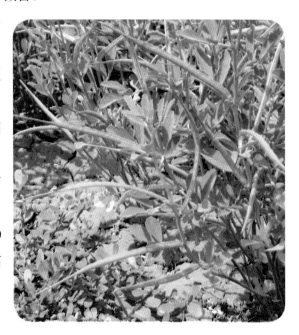

马蔺
（马蔺子）

【基　　源】　本品为鸢尾科植物马蔺的干燥成熟种子。

【性味功能】　有清热利湿，消肿解毒，止血功能。

【主治用法】　用于黄疸型肝炎、痢疾、吐血、衄血、血崩、白带、咽炎、痈肿、疝痛。用量5～10克。外用适量捣敷。

【原植物】　多年生草本。叶基生，成丛，叶条形坚韧，灰绿色，基部带紫色，全缘，花茎从叶丛中抽出，顶端有花1～3，苞片3，叶状，窄矩圆状披针形；花蓝紫色，花被6，匙形，向外弯曲下垂，有黄色条纹，内轮3花被片倒披针形，直立，花被下部联合成筒状；花柱3深裂，花瓣状，顶端2裂。蒴果长椭圆形。

【生境分布】　生于全国大部分省区。

【采收加工】　秋天采收果实，晒干，搓出种子，炒熟或以醋拌炒熟。

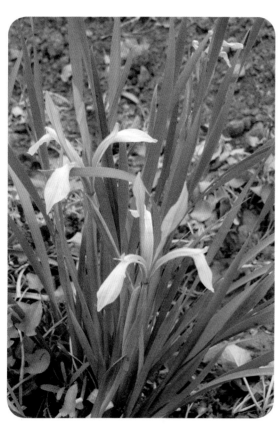

【炮　　制】　拣去杂质，筛去灰屑，捣碎或武火炒至鼓起为度。

【应　　用】　1. 急性黄疸型传染性肝炎：马蔺子9克。水煎服。2. 痢疾：马蔺子、干姜、黄连。水煎服。3. 骨结核：马蔺子，炒干研粉，每服6克。4. 淋巴结结核：马蔺子粉2份，凡士林5份，黄搅拌匀成膏，涂患处。

【附　　注】　其花、根亦入药。花味咸、酸、苦，性微凉。有清热凉血，利尿消肿的功能。用于吐血，咯血，衄血，咽喉肿痛，小便不利，泌尿系感染；外用于痈疖疮疡，外伤出血。根味甘，性平。有清热解毒的功能。

牛蒡
(牛蒡子)

【基　源】　本品为菊科植物牛蒡的干燥成熟果实。

【性味功能】　味辛、苦，性寒。有疏散风热，宣肺透疹，消肿，解毒，利咽的功能。

【主治用法】　用于风热感冒，咳嗽痰多，麻疹，风疹，荨麻疹，咽喉肿痛，腮腺炎，痈肿疮毒。用量4.5～9克。水煎服。

【原植物】　别名：大力子。二年生草本。基生叶丛生，被疏毛；茎生叶互生，卵形，下面密生灰白色短柔毛。头状花序簇生枝顶或排成伞房状；苞片覆瓦状排列，先端有软骨质倒钩刺，花紫红色，全为管状花，花冠先端5浅裂。瘦果长圆形或倒卵形，稍扁，微弯，灰褐色，有多数细小黑斑及纵棱，果皮硬。花期6～8月。果期8～10月。

【生境分布】　生于山坡、林缘、荒地等。分布于全国大部地区。

【采收加工】　秋季果实成熟时采收果实，晒干。

【性状鉴别】　瘦果呈长倒卵形，两端平截，稍弯曲。长5～7毫米，宽2～3毫米。表面灰褐色，有数条微凸起的纵脉，并散有稀疏黑色斑点。果皮坚脆，破开后内有子叶子2片，淡黄白色，捻之有油渗出。无臭，味苦微辛，久嚼之稍麻舌。

【炮　制】　采收果序，晒干，打下果实，除去杂质，再晒干。生用或炒用，用时捣碎。

【应　用】　1. 感冒，咽炎，咽喉肿痛：牛蒡子、荆芥、防风各6克，薄荷（后下）、大黄、生甘草各3克。水煎服。2. 疮疹：牛蒡子15克，研末调敷患处。3. 猩红热：牛蒡子，炒研成粉，温开水送服。

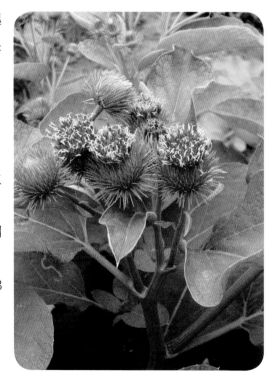

苍耳
(苍耳子)

【基　　源】　本品为菊科植物苍耳带总苞的果实。

【性味功能】　味辛、苦，性温；有小毒。有散风湿，通鼻窍的功能。

【主治用法】　用于风寒头痛，鼻炎，鼻窦炎，过敏性鼻炎，鼻渊流涕，风疹瘙痒，湿痹拘挛，麻风等。用量3～9克。

【原 植 物】　别名：老苍子、刺儿棵、苍耳蒺藜。一年生草本。全体密生白色短毛。叶互生，卵状三角形或心形，先端尖，基部浅心形，边缘有不规则锯齿或3浅裂，贴伏短粗毛。花单性，雌雄同株；头状花序顶生或腋生；雄花序球状，生于上部叶腋，小花管状，5齿裂。雌花序卵形，总苞片2～3列，密生钩刺。瘦果2，纺锤形，包在有刺的总苞内。花期7～10月。果期8～11月。

【生境分布】　生于荒坡、草地、路旁或村落旷地。分布于全国各地区。

【采收加工】　秋季果实成熟时采收，干燥，除去梗、叶等杂质。

【性状鉴别】　呈纺锤形或卵圆形，长1～1.5厘米，直径0.4～0.7厘米。

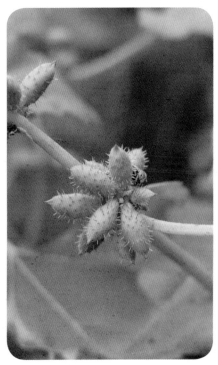

表面黄棕色或黄绿色，全体有钩刺，先端有较粗的刺2枚，分离或连生，基产有梗痕。质硬而韧，横切面中间有一隔膜，2室，各有1枚瘦果。气微，味微苦。以粒大、饱满、色黄棕者为佳。

【炮　　制】　除去杂质。用时捣碎。

【应　　用】　1.急性鼻窦炎、鼻炎、过敏性鼻炎：苍耳、辛夷、白芷、黄芩各6克，薄荷4.5克（后下），生石膏30克，水煎服。2.慢性鼻窦炎、鼻炎：苍耳子15克，辛夷、金银花、菊花各9克，茜草6克，水煎，砂糖送服。3.外感风邪所致头痛：苍耳子、防风、藁本，水煎服。4.荨麻疹：苍耳子，水煎外洗，并敷患处。

小窃衣
（华南鹤虱）

【基　　源】　本品为伞形科植物小窃衣的果实。

【性味功能】　味苦、辛，性微温。有活血消肿，杀虫消积的功能。

【主治用法】　用于慢性腹泻，蛔虫，蛲虫，绦虫病，虫积腹痛，小儿疳积，阴道滴虫等。用量3～9克。

【原植物】　别名：窃衣。一年生或多年生草本，全体有贴生短硬毛。茎单生。叶卵形，1～3回羽状分裂，小叶片披针状卵形，边缘具条裂状的粗齿至缺刻或分裂。花小，白色；复伞形花序顶生或腋生；总苞小型，不分裂。花5数，萼齿三角状披针形，花瓣倒心形。双悬果圆卵形，有3～6个具钩较长而张开的皮刺。

【生境分布】　分布于甘肃、福建、广东、云南、四川等省。

【采收加工】　秋季果实成熟果割取果枝，晒干，收集果实。

【应　　用】　1.蛔虫、蛲虫：华南鹤虱、槟榔、使君子各9克。水煎服。2.慢性腹泻：华南鹤虱9克，水煎服。

【附　　注】　小窃衣全草亦入药，外敷治斑秃：小窃衣全草45克，生姜150克，牛半夏90克，蜘蛛香15克，捣烂如泥，面粉调匀，外敷患处。

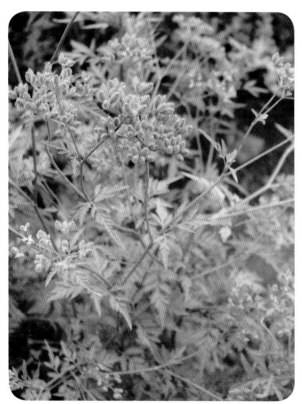

天名精（鹤虱）

【基　　源】　本品为菊科植物天名精的全草；鹤虱为其成熟果实。

【性味功能】　天明精味辛，性寒。有清热解毒，祛痰，止血的功能。鹤虱有杀虫的功能。

【主治用法】　天明精用于咽喉肿痛，扁桃体炎，支气管肺炎胃炎，外用治创伤出血，无名肿毒。用量 9～15 克。鹤虱用于绦虫病，蛔虫病，蛲虫病等。用量 3～9 克。

【原植物】　多年生草木，有臭气，密生短柔毛。下部叶宽椭圆形或矩圆形，顶端尖或钝，基部狭成具翅的叶柄，边缘锯齿或全缘；茎上部叶互生，向上渐小，矩圆形。腋生头状花序多数，近无梗；总苞钟形；苞片 3 层；全为管状花，黄色，外面为雌花，花冠管细长，先端 3～5 裂，中央为两性花，花冠管筒状，顶端 5 齿裂。瘦果条形，具细纵条，顶端有短喙，无冠毛，具腺点，黄褐色。花期 6～8 月，果期 8～11 月。

【生境分布】　生于山坡草丛，田野路旁。分布于全国各省区。

【采收加工】　夏季采收全草，晒干或鲜用。秋季采收果实，晒干。

【性状鉴别】　本品根茎不明显，有多数细长的棕色须根。茎表面黄绿色或黄棕色，有纵条纹，上部多分枝；质较硬，易折断，断面类白色，髓白色、疏松。叶多皱缩或脱落，完整叶片卵状椭圆形或长椭圆形，长 10～15 厘米，宽 5～8 厘米，先端尖或钝，基部狭成具翅的短柄，边缘有不规则锯齿或全缘，上面有贴生短毛，下面有短柔毛或腺点；质脆易碎。头状花序多数，腋生，花序梗极短；花黄色。气特异，味淡微辛。

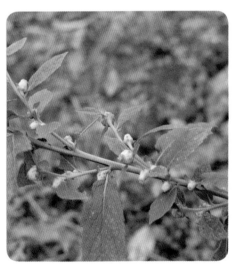

【炮　　制】　采收，洗净，鲜用或晒干。

【应　　用】　1. 急性黄疸型传染性肝炎：鲜天名精 200 克，生姜 3 克，水煎空腹服。2. 急性肾炎：鲜天名精 50 克，捣烂，加红糖或食盐拌匀，外敷脐部。

芦苇（芦根）

【基　　源】　本品为禾本科植物芦苇的新鲜或干燥根茎。

【性味功能】　味甘，性寒。有清热生津，止呕，利小便的功能。

【主治用法】　用于热病烦渴，胃热呕哕，肺热咳嗽，肺痈吐脓，热淋涩痛，吐血，衄血等。用量15～30克；鲜用量30～60克，或捣汁用。

【原植物】　多年生水生或湿生高大禾草。具粗壮的匍匐根状茎；节下通常具白粉。叶二列，互生；叶鞘圆筒形；叶舌有毛；叶片窄长形，长15～45厘米；宽1～3.5厘米。圆锥花序，顶生，疏散，稍下垂，下部枝腋具白柔毛。颖果，长圆形。花、果期7～11月。

【生境分布】　生于池沼地、河边、湖边、湿地等。分布于全国各地。

【采收加工】　6～10月采挖根茎，除去芽、须根，鲜用或晒干。

【应　　用】　1. 肺脓疡：芦根45克，生薏苡仁30克，冬瓜仁24克，桃仁6克，鱼腥草、桔梗、川贝母，水煎服。2. 急性胃炎，胃热：芦根30克，竹茹、半夏、生姜各6克，枇杷叶9克，水煎服。3. 解河豚毒：鲜芦根500克，捣汁服，或水煎频服。4. 热病咳嗽，痰黄稠黏：芦根、苦杏仁、枇杷叶各9克。水煎服。

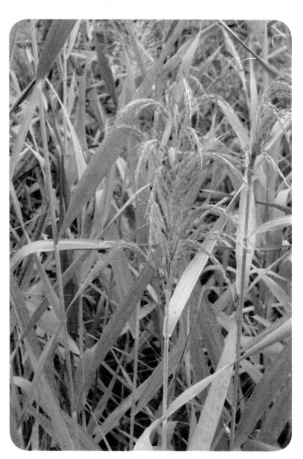

豨莶草

【基　　源】　本品为菊科植物豨莶的干燥全草。

【性味功能】　味苦，性寒。有祛风除湿，清热解毒，降压的功能。

【主治用法】　用于急性黄疸型肝炎、疟疾，高血压，中暑，急性胃肠炎，风湿性关节痛，腰膝无力，四肢麻木，神经衰弱，疮疖肿毒等证。用量9～12克。外用适量。

【原植物】　别名：东方豨莶草、肥猪菜。一年生草本。茎上部复二歧状分枝。密生短柔毛。叶对生，三角状卵形或卵状披针形，两面被毛，下面有腺点，边缘有不规则的锯齿，顶端渐尖，基部浅裂，并下延成翅柄。头状花序，被紫褐色头状有柄腺毛；舌状花黄色；管状花两性。瘦果稍膨胀而常弯曲，无冠毛。花期5～7月，果期7～9月。

【生境分布】　生于山坡，路边，林缘。分布于秦岭和长江流域以南。

【采收加工】　开花前割取地上部分，晒干。

【性状鉴别】　本品茎圆柱形，表面灰绿色、黄棕色或紫棕色，有纵沟及细纵纹，枝对生，节略膨大，密被白色短柔毛；质轻而脆，易折断，断面有明显的白色髓部。叶对生，多脱落或破碎；完整的叶片三角状卵形或卵状披针形，先端钝尖，基部宽楔形下延成翅柄，边缘有不规则浅裂或粗齿；两面被毛，下表面有腺点。有时在茎顶或叶腋可见黄色头状花序。气微，味微苦。

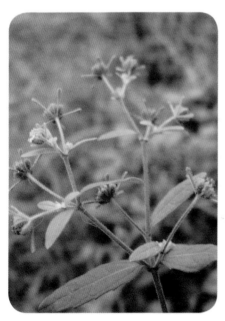

【炮　　制】　豨莶：除去杂质，洗净，稍润，切段，干燥。酒豨莶：取净豨莶段，照酒蒸法蒸透。

【应　　用】　1. 高血压：豨莶草、臭牡丹各30克。水煎服。或豨莶草、龙葵、玉米须，水煎服。2. 急性胃肠炎：豨莶草30克，龙芽草、凤尾草各15克。水煎服。3. 风湿性关节痛：豨莶草、忍冬藤各30克，络石藤、鸡血藤、土牛膝各15克。水煎服。4. 疟疾：豨莶草30克。水煎服。

芭蕉

【基　　源】　本品为芭蕉科多年生草本植物芭蕉的根茎。

【性味功能】　味甘，性大寒。有清热，利尿，止渴，解毒的功能。

【主治用法】　天行热病，烦闷，消渴，黄疸，水肿，脚气，血淋，血崩，痈肿，疔疮，丹毒。煎服，15～30克，鲜品加倍。外用：适量，捣汁敷、涂。

【原植物】多年生草本。茎短，通常为叶鞘包围而形成高大的假茎，高约4米。叶长2～3米，宽25～30厘米，基部圆形或不对称，先端钝，表面鲜绿色，有光泽，中脉明显粗大，侧脉平行；叶柄粗壮，长达30厘米。穗状花序顶生，下垂；苞片佛焰苞状，红褐色或紫色，每苞片有多数小花，除苞片最下面具3～4不孕花外，其余皆发育。花单性，通常雄花生于花束上部，雌花在下部；花冠近唇形，上唇较长，先端5齿裂，下唇较短，基部为上唇所包；雄花具雄蕊5，离生，伸出花冠；花药线形，2室；雌花子房下位，3室，花柱1，柱头近头状，光滑。浆果三棱状长圆形，肉质。种子多数。

【生境分布】　多栽培于庭园及农舍附近。分布于长江流域以南的广大地区。

【采收加工】　全年可采。采集后洗净晒干生用，或鲜用。

【应　　用】　1. 血崩、白带：芭蕉根250克，瘦猪肉200克，水炖服。2. 黄疸病：芭蕉根、龙胆各9克，山慈姑6克，捣烂，冲水服。3. 胎动不安：芭蕉根10～15克，煮猪肉食。4. 高血压：芭蕉根茎煎汁，或同猪肉煮食。5. 疮口不合：芭蕉根取汁抹之。

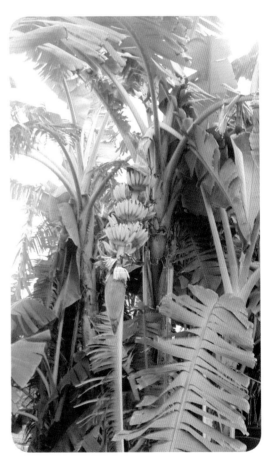

木贼麻黄（麻黄）

【基　源】　本品为麻黄科植物木贼麻黄的干燥草质茎。

【性味功能】　味辛、苦，性温。有发汗散寒，宣肺平喘，利水消肿的功能。

【主治用法】　用于风寒感冒，胸闷喘咳，浮肿，支气管炎等。用量1.5～9克。

【原植物】　别名：木麻黄、山麻黄、小灌木。木质茎粗壮。叶二裂。雄球花单生或3～4个集生于节上，雄蕊6～8；花丝结合，稍外露。雌球花2个对生于节上，雌花1～2朵。果熟时红色，肉质，卵球形，种子1。花期6～7月，果期8～9月。

【生境分布】　生于干旱砾质山地。分布于西北及华北等地区。

【采收加工】　秋季采割草质茎，扎成小把，阴干或晒干。

【性状鉴别】　较多分枝，直径1～1.5厘米，无粗糙感。节间长1.5～3厘米。膜质鳞叶长1～2毫米；裂片2（稀3），上部为短三角形，灰白色，先端多不反曲，基部棕红色至棕黑色。

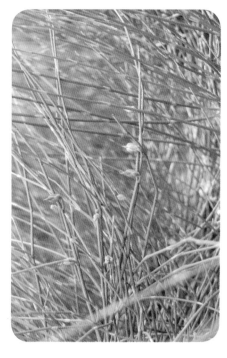

【炮　制】　蜜麻黄：取麻黄段，照蜜炙法炒至不粘手。每100千克麻黄，用炼蜜20千克。

【应　用】　1.肺炎、急性支气管炎：麻黄4.5克，苦杏仁9克，生石膏18克，甘草3克。水煎服。2.支气管哮喘、慢性支气管炎：麻黄、桂枝、白芍、干姜、制半夏各6克，细辛、五味子、甘草各3克。水煎服。3.风寒感冒，咳喘无汗：麻黄、桂枝、苦杏仁6克，炙甘草各3克。水煎服。

【附　注】　麻黄根也作药用。味甘，性平。有止汗的功能。用于自汗、盗汗。用量3～9克。

中麻黄
（麻黄）

【基　　源】　本品为麻黄科植物中麻黄的干燥草质茎。

【性味功能】　味辛、苦，性温。有发汗散寒，宣肺平喘，利水消肿的功能。

【主治用法】　用于风寒感冒，胸闷喘咳，支气管炎，水肿等。用量 1.5 ～ 9 克。高血压病及心功能不全的患者慎用。多汗及虚喘患者忌用。

【原 植 物】　小灌木，草质茎较粗壮，圆柱形，常被白粉，灰绿色，有对生或轮生的分枝。鳞叶膜质鞘状，下部约 1/3 合生，裂片 3。雄球花数个簇生于节上，卵形，苞片边缘膜质部分较明显，雄花的假花被倒卵形或圆形；雌球花 3 个轮生或 2 个对生于节上，长椭圆形。雌球花成熟时苞片红色，肉质，被白粉。种子 3。花期 5 ～ 6 月。果期 7 ～ 8 月。

【生境分布】　生于干旱荒漠，多砂石的山地或草地。分布于吉林、辽宁、河北、山东、山西、内蒙古、陕西、宁夏、甘肃、青海、新疆等省自治区。

【采收加工】　9 ～ 10 月割取绿色草质茎，扎成小把，在通风处阴干或晾至 7 ～ 8 成干时再晒干。应防暴晒及霜冻。

【性状鉴别】　多分枝，直径 1.5 ～ 3 厘米，有粗糙感。节间长 2 ～ 6 厘米，膜质鳞叶长 2 ～ 3 毫米，裂片 3（稀 2），先端锐尖。断面髓部呈三角状圆形。

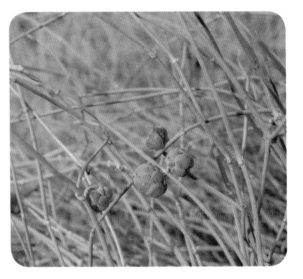

【炮　　制】　同木贼麻黄。

【附　　注】　中麻黄的根及根茎作为麻黄根使用。

【应　　用】　同木贼麻黄。

草麻黄
（麻黄，麻黄根）

【基　源】　麻黄为麻黄科植物草麻黄的干燥草质茎；麻黄根为草麻黄的干燥根及根茎。

【性味功能】　麻黄味辛、苦、性温。有发汗散寒，宣肺平喘，利水消肿的功能。麻黄根：味甘，性平。有止汗的功能。

【主治用法】　麻黄用于风寒感冒，胸闷喘咳，支气管哮喘，支气管炎，水肿。用量1.5～9克。　高血压病及心功能不全患者慎用。多汗及虚喘患者忌用。麻黄根用于自汗、盗汗。用量3～9克。

【原植物】　草本状灌木。株高20～40厘米。木质茎短或呈匍匐状。小枝直伸或微曲，对生或轮生，叶2裂，裂片锐三角形，占叶鞘的1/3～2/3。雄球花常成复穗状花序，苞片4对；雌球花熟时肉质红色，长圆状卵球形或球形；种子2粒，三角状卵球形。花期5～6月，果期8～9月。

【生境分布】　生于砂质干燥地。分布于吉林、辽宁、河北、河南、山西、陕西、宁夏、甘肃、新疆等省区。

【采收加工】　麻黄：秋季采割绿色的草质茎，扎成小把，至通风处阴干到7～8成干时再晒干。麻黄根：秋末采挖，除去残茎，须根及泥沙，晒干。

【性状鉴别】　呈细长圆柱形，少分枝，直径1～2毫米，有的带少量质茎。

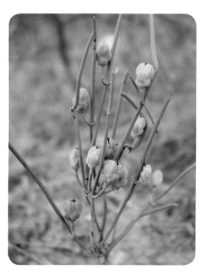

表面淡绿至黄绿色，有细的纵棱线，触之微有粗糙感。节明显，节间长2～6厘米，节上有膜质鳞叶，鳞叶2，稀3，锐三角形，长3～4毫米，先端反曲，基部常连合成筒状。质较脆，易折断，折断时有粉尘飞出，断面略呈纤维性，周边绿黄色，髓部红棕色，近圆形。气微香，味微苦涩。

【炮　制】　蜜麻黄取麻黄段，照蜜炙法炒至不粘手。每100千克麻黄，用炼蜜20千克。

【应　用】　同木贼麻黄。

木贼

【基　　源】　本品为木贼科植物木贼的地上部分。

【性味功能】　味甘、苦，性平。有疏风散热，退翳，止血的功能。

【主治用法】　用于目赤肿痛，目生云翳，迎风流泪，喉痛，痈肿，便血，血痢，脱肛，崩漏，外伤出血。用量3～9克。水煎服。

【原植物】　别名：锉草、笔头草、擦草。多年生常绿草本。根茎黑色，地上茎直立，单一不分枝或于基部簇生，节间中空，茎表面有纵沟棱，手摸粗糙。叶鞘筒贴于茎上，顶部与基部有2黑色圈。鞘齿顶部尾尖早落，成钝头，鞘片背面有棱脊2条，形成浅沟。孢子囊穗生于茎顶，长圆形，无柄，具小尖头，由多数轮状排列的六角形盾状孢子叶组成，沿孢子叶边缘生数个孢子囊；孢子圆球形，有2条弹丝，十字形着生，卷绕在孢子上。

【生境分布】　生于的林下湿地，山谷溪边。分布于东北及河北、山西、内蒙古、陕西、甘肃、湖北、新疆和四川等地。

【采收加工】　夏、秋季割取地上部分，除去杂质，晒干或阴干。

【性状鉴别】　茎呈长管状，不分枝。表面灰绿色或黄绿色，有18～30条细纵纵棱，平直排列，棱脊上有2行细小的疣状突起，触之稍挂手。节上着生鳞处状合生的筒状叶鞘，叶鞘基部和先端具2圈棕黑色较宽的环。鞘片背面有2条棱脊及1条浅沟。质脆，易折断，断面中空。边缘有20～30个小空腔，排列成环状，内有白色或浅绿色的薄瓤。气微，味微涩，嚼之有沙粒感。

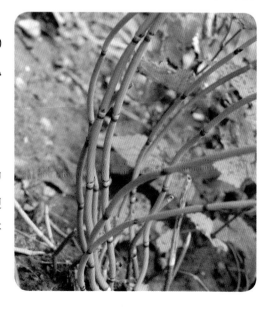

【应　　用】　1.目生云翳，多泪：木贼、谷精草、决明子各9克，蝉蜕3克。水煎服。2.目昏多泪，迎风流泪：木贼9克，苍术12克。研细末，开水调服。3.扁平疣及疣瘊：木贼适量，研细末外敷患处。

灯心草

【基　　源】　本品为灯心草科植物灯心草的茎髓。

【性味功能】　味淡，性平。有清心热，利尿，除烦安神的功能。

【主治用法】　用于小便灼热，刺痛，失眠，心烦口渴，口舌生疮，疟疾等症。用量0.9～3克，外用适量。

【原植物】　多年生草本。茎丛生，直立，圆柱状，具纵条纹；髓部白色，下部鞘状叶数枚，红褐色或淡黄色，上部的绿色，有光泽；叶退化呈刺芒状。花序聚伞状，假侧生，多花，密集或疏散；花小，淡绿色，具短柄；花被片6，2轮，边缘膜质；雄蕊3；子房上位。蒴果卵状三棱形或椭圆形，3室，顶端钝或微凹。种子多数，卵状长圆形，褐色。花期5～6月，果期6～7月。

【生境分布】　生于湿地，沼泽边，溪边，田边等潮湿地带。分布于全国各地。

【采收加工】　夏、秋季采收地上部，晒干，剥出髓心，捆把。

【性状鉴别】　本品呈细圆柱形，长达90厘米，直径1～3毫米，表面白色或淡黄白色。置放大镜下观察，有隆起的细纵纹及海绵样的细小孔隙；微有光泽。质轻柔软，有弹性，易拉断，断面不平坦，白色。气味不显著。

【炮　　制】　茎秆，顺茎划开皮部，剥出髓心，捆把晒干。灯心炭：取灯心草置锅内，上覆一口径略小的锅，贴以白纸，两锅交接处，用盐泥封固，不使泄气，煅至白纸呈焦黄色停火，凉透取出。朱灯心：取剪好的灯心段，用水喷洒，使微湿润，放瓷罐内，加入朱砂细末，反复摇动至朱砂匀布。

【应　　用】　1. 小儿因心热而烦躁、夜啼：灯心草，水煎服。2. 成人因心肾不交而致夜睡不宁或失眠：灯心草，淡竹叶。水煎服。3. 肾炎水肿：鲜灯心草100克，车前草、地胆草50克，水煎服。4. 小儿热惊：灯心草6克，车前草9克，水煎服。

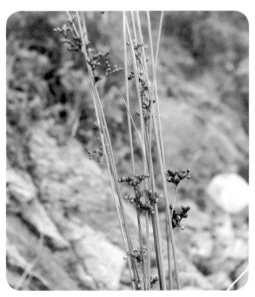

【基　　　源】　本品为玄参科植物地黄的块根。

【性味功能】　味甘、苦，性寒。有清热，滋阴，凉血，生津的功能。

【主治用法】　用于热病热盛，烦躁口渴，发斑发疹，吐血，衄血，尿血，咽喉肿痛。用量12～30克。生地黄：用于热病烦躁，发斑发疹，阴虚低热，消渴，吐血，衄血，尿血，崩漏。用量9～15克。熟地黄：用于阴虚血少，头昏耳鸣，腰膝酸软，消渴，遗精，经闭，崩漏。用量9～15克。水煎服或入丸服。

地黄

【原植物】　别名：蜜蜜罐、野生地黄。多年生草本，密生灰白色长柔毛及腺毛。根肥厚肉质，圆柱形或纺锤形；叶倒卵状披针形，边缘有钝齿。1～3丛生总状花序；花冠宽筒状，外暗紫色，内带黄色，有紫纹，先端5浅裂，稍二唇状。蒴果球形或卵圆形，宿存花萼。花期4～5月。果期5～6月。

【生境分布】　生于荒坡、田埂等处。河南、山东、陕西、河北等省有栽培。

【采收加工】　9～11月采挖根部，鲜用或加工成生地黄、熟地黄。

【炮　　制】　干地黄：用水稍泡，洗净泥沙杂质，捞出焖润，切片晒干或烘干。生地黄炭：取洗净的干地黄，置煅锅内装八成满，上面覆盖一锅，两锅接缝处用黄泥封固，上压重物，用文武火煅至贴在盖锅底上的白纸显焦黄色为度，挡住火门，待凉后，取出；或将干地黄置锅内直接炒炭亦可。鲜地黄：用水洗净泥土，除去杂质，切段。熟地黄：取净生地黄，照酒炖法炖至酒吸尽，取出，晾晒至外皮黏液稍干时，切厚片或块，干燥，即得。每100千克生地黄，用黄酒30～50千克；取净生地黄，照蒸法蒸至黑润，取出，晒至约八成干时，切厚片或块，干燥，即得。

【应　　用】　1.古绛、口渴、便秘、失眠：生地黄、麦冬各24克，玄参30克。水煎服。2.吐血、衄血：生地黄、茅根、芦根。水煎服。3.糖尿病：生地黄、天冬、枸杞子。水煎服。

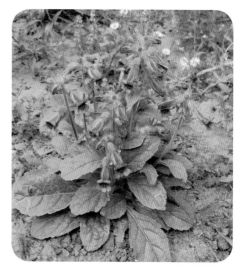

柳叶牛膝

【基　　源】　本品为苋科植物柳叶牛膝的根。

【性味功能】　味苦、酸，性平。生用有散瘀血，消痈肿的功能；熟用有补肝肾，强筋骨的功能。

【主治用法】　生用于淋病、尿血，经闭，难产，产后瘀血腹痛，喉痹，跌打损伤；熟用于腰膝酸痛，四肢拘挛。用量4.5～9克。孕妇慎服。

【原 植 物】　多年生草本，高1～2米。根粗短，鲜时断面带紫红色。叶披针形或狭披针形，先端渐尖，上面暗绿色，下面呈紫红色。花被具3脉。胞果。花期8～9月。

【生境分布】　多生于山野路旁。分布于江苏、浙江、安徽、江西、福建、湖北、湖南、四川、贵州、云南等省。

【采收加工】　冬季茎叶枯萎时挖取根部，捆成小把晒至干皱后，将顶端切齐，晒干。

【性状鉴别】　本品根茎短粗。根4～9条，扭曲，向下渐细。表面灰黄褐色，具细密的纵皱纹及须根除去后的痕迹。质硬而稍有弹性，易折断，断面皮部淡灰褐色，略光亮，可见多数点状散布的维管束。气微，味初微甜后涩。

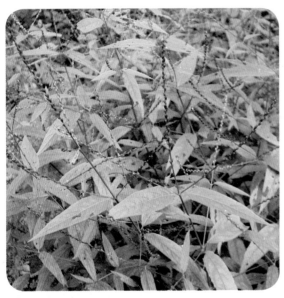

【炮　　制】　拣去杂质，洗净，润透切段，晒干。

【应　　用】　1. 跌打损伤：牛膝9克，水煎服。2. 牙周病：牛膝、牡丹皮、当归各6克，生地黄、当归各15克，黄连、生甘草各3克。水煎服。3. 尿道炎：牛膝、当归、黄芩各2克，研末，水煎服。4. 风湿腰腿痛：牛膝、络石藤、海桐皮、草薢、苍术。水煎服。

牛膝

【基　　源】　本品为苋科植物牛膝的干燥根。

【性味功能】　味苦、酸，性平。有散瘀血，消痈肿，引血下行；补肝肾，强筋骨的功能。

【主治用法】　用于腰膝酸痛，筋骨无力，经闭，尿血等。并可用于宫颈癌，及骨肉瘤或骨肿瘤转移等。用量 4.5～9 克。孕妇慎服。

【原植物】　多年生草本。根圆柱形，土黄色。茎四棱，近无毛，具对生的分枝。叶椭圆形或椭圆披针形，先端尾尖，基部楔形，有毛。穗状花序腋生或顶生，花在后期反折。苞片宽卵形，小苞片刺状，顶端弯曲。花被片5，披针形。胞果椭圆形，长约2毫米。种子长圆形，黄褐色。花期7～9月，果期9～10月。

【生境分布】　生于山野路旁，主要栽培于河南，野生分布于山西、陕西、山东、江苏、浙江、江西、湖南、湖北、四川、贵州等省区。

【采收加工】　冬季茎叶枯萎时采挖，捆成小把，晒至干皱后，将顶端切齐，晒干。

【性状鉴别】　本品根呈细长圆柱形，上端稍粗，下端较细。表面及黄色或淡棕色，具细微纵皱纹，有细小横长皮孔及稀疏的细根痕。质硬而脆，易折断，断面平坦，黄棕色，微呈角质样，中心维管束木部较大，黄白色，其外围散有多数点状维管束，排列成2～4轮。气微，味微甜、涩。

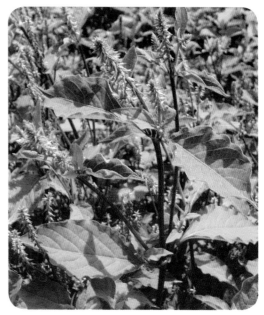

【炮　　制】　牛膝：拣去杂质，洗净，润软，去芦，切段，晒干。

酒牛膝：取牛膝段，用黄酒喷淋拌匀，焖润后，置锅内炒至微干，取出放凉即得。

【应　　用】　同柳叶牛膝。

川牛膝

【基　　源】　本品为苋科植物川牛膝的根。

【性味功能】　味甘，微苦，性平。有祛风湿，活血通经的功能。

【主治用法】　用于风湿腰膝疼痛，血淋，尿血，瘀血经闭，癥瘕难产，胎衣不下，产后瘀血腹痛。用量4.5～9克。

【原植物】　别名：甜牛膝、大牛膝、肉牛膝。多年生草本。根头部膨大成疙瘩头状。茎节处稍膨大，疏生糙毛。叶对生，窄椭圆形，先端尖，基部楔形，全缘，密生倒伏糙毛。花绿白色，多个花簇集合成头状花序，数个于枝端排成穗状。能育花居中，花被片5；不育花居两侧，花被片变成钩状芒刺。胞果长倒卵形，种子卵形，赤褐色。花期6～7月。果期8～9月。

【生境分布】　多为栽培。分布于四川、贵州、云南等省区。

【采收加工】　9～10月采挖根部，晒至半干时，经发汗后再晒干。

【性状鉴别】　本品呈近圆柱形，微扭曲，向下略细或有少数分枝，长30～60厘米，直径0.5～3厘米。表面黄棕色或灰褐色，具纵皱纹、支根痕和多数横向突起的皮孔。气微，味甜。

【炮　制】　川牛膝：除去杂质及芦头，洗净，润透，切薄片，干燥。本品

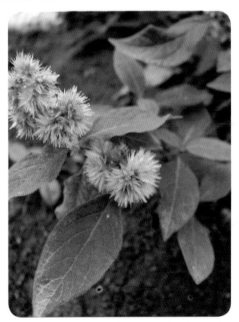

为圆形薄片，厚0.1～0.2厘米，直径0.5～3厘米。表面灰棕色，切面淡黄色或棕黄色。可见多数黄色点状维管束。酒川牛膝：取川牛膝片，照酒炙法炒干。

【应　用】　1. 跌打损伤、腰膝疼痛：川牛膝、杜仲、续断、乳香、没药、木瓜、麻黄、马钱子各18克，共研细末，每次3克，温开水送服。2. 尿道炎、尿血：川牛膝、当归、黄芩等分，水煎服。3. 齿龈肿痛：川牛膝、牡丹皮、当归各6克，生地黄15克，黄连、生甘草各3克。水煎服。

紫菀

【基　源】　本品为菊科植物紫菀的根及根茎。

【性味功能】　味辛、苦，性温。有润肺，祛痰，止咳的功能。

【主治用法】　用于气逆咳嗽，痰吐不利，肺虚久咳，痰中带血，支气管炎等。用量6～9克。

【原植物】　多年生草本。根茎粗短，簇生多数细长根。基生叶丛生，有长柄，匙状长椭圆形，先端钝尖，基部下延长，两面有短硬毛；茎生叶互生，长椭圆形或披针形，先端短尖，基部下延，边缘有不整齐粗锯齿。头状花序多数，伞房状排列；总苞半球形，绿色带紫色，先端及边缘膜质；花序周围为舌状花，雌性，蓝紫色；管状花两性，黄色。瘦果倒卵状长圆形，扁平，宿存白色冠毛。花期8～9月。果期9～10月。

【生境分布】　生于山地、河边草地潮湿处。分布于东北、华北及陕西、甘肃、青海、安徽、浙江等省区。

【采收加工】　秋季叶枯萎后采挖，细根编小辫状，晒干。

【性状鉴别】　本品根茎呈不规则块状，大小不一，顶端有茎、叶的残基，质稍硬。根茎簇生多数细根，长3～15厘米，直径0.1～0.3厘米，多编成辫状；表面紫红色或灰红色，有纵皱纹；质较柔韧。气微香，味甜、微苦。

【炮　制】　紫菀：拣去杂质，除去残茎，洗净，稍焖润，切成小段晒干。

蜜紫菀：取紫菀段加炼蜜（和以适量开水）拌匀，稍焖润，用文火炒至不粘手为度，取出放凉。

【应　用】　1. 慢性气管炎、肺结核病之咳嗽：紫菀9克，前胡、荆芥、百部、白前各6克，桔梗、甘草各3克。水煎服。2. 百日咳：紫菀9克。水煎服。

3. 肺炎、气管炎：紫菀9克。水煎服。

4. 咳嗽劳热：蜜紫菀、天冬、桑白皮各9克，黄芩4.5克，桔梗、知母、党参各6克，甘草1.5克。水煎服。

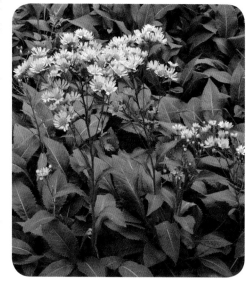

麦冬

【基　　源】　本品为百合科植物麦冬的块根。

【性味功能】　味甘、微苦，性寒。有养阴润肺，养胃生津，清心除烦的功能。

【主治用法】　用于肺燥干咳，肺痨咳嗽，津伤口渴，心烦失眠，内热消渴，肠燥便秘，咽白喉，肺结核咯血。用量6～12克。

【原 植 物】　别名：麦门冬、寸麦冬、地麦冬。多年生草本，茎短，具膨大纺锤形肉质块根。叶丛生，狭长线形，基部有多数纤维状老叶残基，先端尖，基部稍扩大，边缘有膜质透明叶鞘。花茎比叶短，总状花序顶生，穗状，膜质小苞片腋生1～3朵；花微下垂，不展开，淡紫色或白色。果实浆果状球形，黑蓝色。花期5～8月。果期7～9月。

【生境分布】　生于山坡阴湿处、林下或溪沟岸边。分布于河北、陕西及华东、中南、西南等地区。

【采收加工】　夏季采挖块根，反复暴晒、堆积，晒干。

【性状鉴别】　本品呈纺锤形，两端略尖，长1.5～3厘米，直径0.3～0.6厘米。表面黄白色或淡黄色，有细纵纹。质柔韧，断面黄白色，半透明，中柱细小。气微香，味甘、微苦。

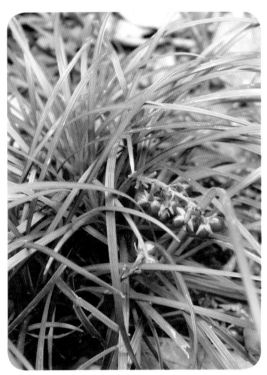

【炮　　制】　除去杂质，洗净，润透，轧扁，干燥。

【应　　用】　1. 慢性支气管炎、慢性咽炎：麦冬15克，法半夏45克，党参9克，甘草3克，粳米15克，大枣4枚。水煎服。2. 热病后期之津亏便秘、虚热烦渴：麦冬、生地黄各24克，玄参30克。水煎服。3. 虚脱患者出汗过多，心跳过速，血压低：麦冬2克，人参6克，五味子4.5克。水煎服。

【基　　源】　本品为百合科植物阔叶麦冬的干燥块根。

【性味功能】　味甘、微苦，性微寒。有补肺养胃，滋阴生津止咳润喉功能。

【主治用法】　用于肺燥干咳、津少口渴、心烦、便秘等症。用量6～12克。

阔叶麦冬

【原植物】　别名：大麦冬。多年生草本。不具地下横走茎。根多分支，常局部膨大成纺锤或矩圆形块根，叶丛生，革质，宽0.8～2.2厘米，具脉9～12条。花茎长于叶片。总状花序，直立，长25～40厘米，具多数花，3～8朵簇生；花被片矩圆形，紫色；花丝与花药近等长。花柱长约2毫米，柱头3裂。

【生境分布】　生于海拔100～1400米山地林下。分布于华东、华中、华南、华西地区。

【采收加工】　清明后采收，挖出块根后，洗净，晒干。

【性状鉴别】　本品块根呈矩圆形，两端钝圆，长1～3厘米，直径6～12毫米。表面棕褐色，有宽皱折，凹凸不平。质硬，断面土黄色，角质样，中柱明显，不易折断。气微，味微甜。

【炮　　制】　除去杂质，洗净，润透，轧扁，干燥。

【应　　用】　同麦冬。

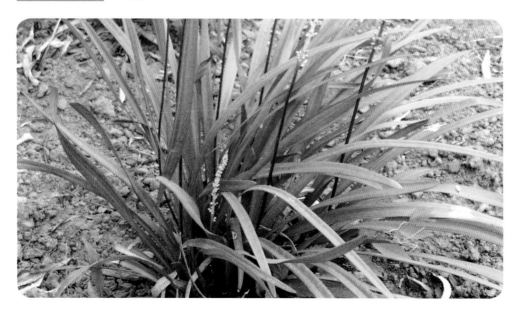

山麦冬

【基　　源】　本品为百合科植物山麦冬的干燥块根。

【性味功能】　味淡，微苦，性微寒。有滋阴生津，润肺止咳，清心除烦的功能。

【主治用法】　用于热病伤津，肺燥干咳，津少口渴，心烦，咽干，肺结核咯血，便秘等。用量6～12克。

【原植物】　多年生草本。根稍粗，近末端常膨大成矩圆形、椭圆形或纺锤形的肉质块根。根状茎短，木质，具地下走茎。叶长20～65厘米，宽3～6毫米。花茎通常长于或等长于叶，长18～70厘米；总状花序长6～15厘米，具多数花，常2～4朵簇生于苞片腋内；苞片小，干膜质；花梗长4毫米，关节位于中部以上或近顶端；花被片矩圆形、矩圆状披针形，长3.5～5毫米，淡紫色；花丝长约2毫米，花药狭矩圆形，花药与花丝等长；子房上位，近球形，花柱长约2毫米，柱头不明显。

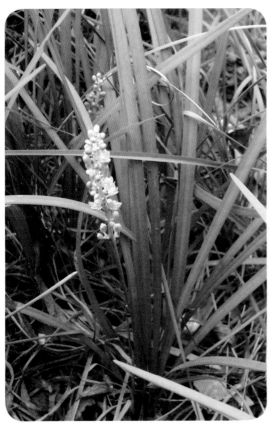

【生境分布】　生于海拔50～1400米的山坡、山谷林下。分布于华北及秦岭以南地区，部分省区栽培作麦冬药用。

【采收加工】　清明后采收，挖出块根后，洗净，晒干。

【性状鉴别】　本品呈纺锤形，两端略尖，长1.2～3厘米，直径0.4～0.7厘米。表面淡黄色至棕黄色，具不规则纵皱纹。质柔韧，干后质硬脆，易折断，断面淡黄色至棕黄色，角质样，中柱细小。气微，味甜，嚼之发黏。

【炮　　制】　除去杂质，洗净，干燥。

【应　　用】　同麦冬。

黄花菜

【基　　源】　本品为百合科植物黄花菜的干燥根及根茎。

【性味功能】　味甘，性凉。有利尿消肿的功能。

【主治用法】　用于小便不利，浮肿，淋病，乳痈肿痛等症。用量4.5克。

【原植物】　多年生草本。植株较高，具短根状茎和稍肉质肥大纺锤状根。叶基生，排成二列，线形。花葶长短不一，基部三棱形，上部多少圆柱形，具分枝；苞片披针形或狭三角形；花多朵，花被淡黄色，有时在花蕾时顶端常带紫黑色；花被管长3～5厘米，花被裂片6。蒴果，钝三棱状椭圆形，长3～5厘米；种子多数，黑色，具棱。花、果期5～9月。

【生境分布】　生于山坡、草地或林缘。分布于全国各地。

【采收加工】　7～9月花后挖取根部，除去地上部分，洗净，晒干。

【炮　　制】　除去残茎，洗净切片晒干。

【应　　用】　1.乳痈肿痛：黄花菜根捣烂，敷患处。2.大肠下血：黄花菜、茶花、赤地榆，研末，水煎服。3.黄疸：黄花菜100克，母鸡，水炖服。4.男子腰痛，肾虚：黄花菜根、猪腰一个，水煎服。

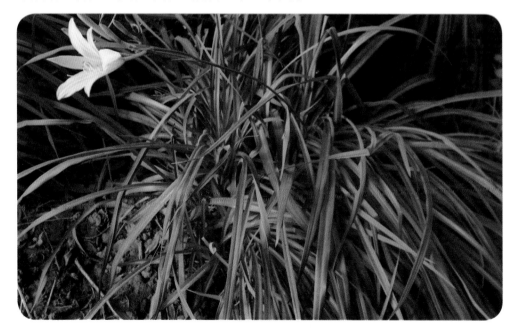

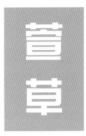
萱草

【基　　源】　本品为百合科植物萱草的干燥根及根茎。

【性味功能】　味甘，性凉。有清热利尿，凉血止血的功能。

【主治用法】　用于小便不利，水肿，腮腺炎，黄疸，膀胱炎，尿血，月经不调，衄血，便血、淋病、乳痈肿痛等病。用量6～12克；外用适量。

【原植物】　多年生草本。具短的根状茎、肉质纤维根和块根。叶基生，排成2列，条形，先端渐尖，基部抱茎，全缘，主脉明显，背面呈龙骨状突起。花茎粗壮，从叶丛中抽出，聚伞花序成圆锥状，有花6～12朵；花被6片，橙色或橙红色，2轮，内轮较宽，中部具褐红色色带，边缘稍波状，基部合生成短粗漏斗状，盛开时，花被向外反卷。蒴果长圆形，具钝棱。种子有棱角，黑色，光亮。花期6～7月，果期8～9月。

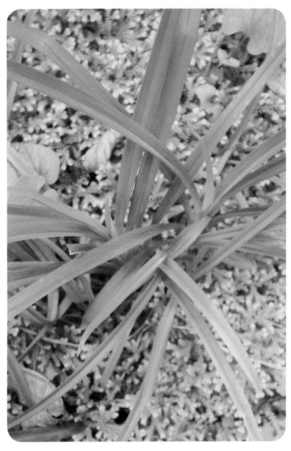

【生境分布】　野生于湿润的山坡，沟边，林下。分布于河北、山西、陕西、山东、湖北、四川、云南、贵州、广东、广西、湖南等地。全国各地有栽培。

【采收加工】　秋季采挖根部，洗净晒干。

【性状鉴别】　本品具短缩的根茎和肉质肥厚的纺锤状块根，中下部膨大成纺锤形块根，多干瘪扭皱，有多数纵皱及少数横纹。表面灰黄色或淡灰棕色。体轻，质松软，稍有韧性，不易折断。断面灰棕色或暗棕色，有放射状裂隙。气微香，味稍甜。

【应　　用】　同黄花菜。

小黄花菜

【基　　源】　本品为百合科植物小黄花菜的干燥根及根茎。

【性味功能】　味甘，性凉。有清热利尿，凉血止血的功能。

【主治用法】　用于小便不利，水肿，腮腺炎，黄疸，膀胱炎，尿血，月经不调，衄血，便血、淋病、乳痈肿痛等病。用量6～12克；外用适量。

【原植物】　多年生草本。绳索状根密生于短缩的根茎上，细长圆柱形。叶基生，条形。花茎纤细，不分枝，顶生1～3花；花淡黄色、芳香，具短梗或近无梗，下部筒状，上部漏斗状，花被裂片6，裂片向外反卷。蒴果长圆形。花期6～8月，果期7～9月。

【生境分布】　生于山坡草地，林缘，湿地。分布于黑龙江，吉林、辽宁、河北、河南、山东、山西、内蒙古、江苏、江西、陕西、甘肃等省区。

【采收加工】　秋季采挖根部，洗净晒干。

【炮　　制】　除去残茎、须根，洗净，晒干。

【应　　用】　同黄花菜。

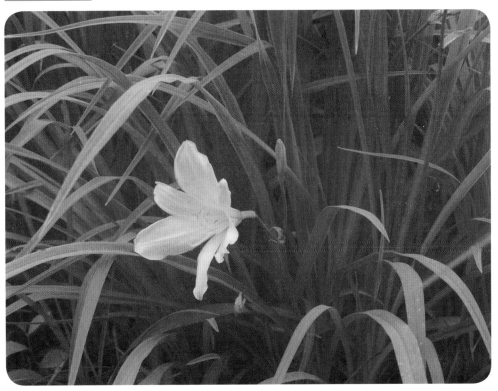

鸭跖草

【基　源】　本品为鸭跖草科植物鸭跖草的干燥地上部分。

【性味功能】　味甘、淡，性微寒。有清热解毒，利水消肿的功能。

【主治用法】　用于风热感冒，高热不退，咽喉肿痛，肾炎水肿，痈肿疔毒及毒蛇咬伤。用量 15 ～ 30 克，鲜品 60 ～ 90 克；外用适量。

【原植物】　葡匐一年生草本。节上生根，单叶互生，卵状披针形，叶鞘膜质，白色。佛焰苞有柄，心状卵形，边缘对合折叠，基部不相连，被毛；花蓝色，具长爪，萼片，薄膜质；花瓣 3，分离。蒴果 2 室；花、果期 6 ～ 10 月。

【生境分布】　生于路旁，田埂，山坡阴湿处。分布于大部分地区。

【采收加工】　夏、秋二季采收，晒干。

【性状鉴别】　本品长可达 60 厘米，黄绿色或黄白色，较光滑。茎有纵棱，直径约 0.2 厘米，多有分枝或须根，节稍膨大，质柔软，断面中心有髓。叶互生，多皱缩、破碎，完整叶片展平后呈卵状披针形或披针形，先端尖，全缘，基部下延成膜质叶鞘，抱茎，叶脉平行。花多脱落，总苞佛焰苞状，心形，两边不相连；花瓣皱缩，蓝色。气微，味淡。

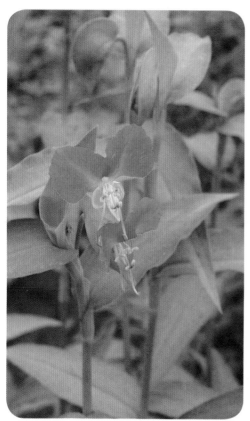

【炮　制】　除去杂质，洗净，切段，晒干。

【应　用】　1. 流感：鸭跖草 30 克，紫苏叶、马兰根、竹叶、麦冬各 9 克，豆豉 15 克，水煎服。2. 上呼吸道感染，支气管炎：鸭跖草、蒲公英、桑叶各 30 克，水煎服。3. 急性咽炎，扁桃体炎：鲜鸭跖草 30 克，水煎服；或捣烂，取汁，含咽。4. 四肢水肿：鸭跖草 15 克，赤小豆 60 克，水煎服。

淡竹叶

【基　　源】　本品为禾本科植物淡竹叶的干燥茎叶。

【性味功能】　味甘，性寒。有清热除烦，利尿的功能。

【主治用法】　用于热病心烦，咽喉炎，口腔炎，牙龈肿痛，尿少色黄，尿道炎等症。用量3～15克，水煎服。

【原植物】　多年生草本。根状茎粗短，中部可膨大成纺锤形块根。茎丛生，中空，节明显。叶互生，广披针形，先端渐尖，基部窄缩成柄状，全缘。圆锥花序顶生，分枝较少；小穗条状披针形，排列稍偏于穗的一侧，脱节于颖下；不育外稃互相紧包并渐狭小，顶端具短芒成束而似羽冠。颖果深褐色。花期7～9月，果期10月。

【生境分布】　生于荒地、田间和路旁。分布于长江以南各省区。

【采收加工】　5～7月拔取全草，切去须根及根茎，晒干或阴干。

【性状鉴别】　本品长25～75厘米。茎呈圆柱形，有节，表面淡黄绿色，断面中空。叶鞘开裂。叶片披针形，有的皱缩卷曲，长5～20厘米，宽1～3.5厘米；表面浅绿色或黄绿色。叶脉平行，具横行小脉，形成长方形的网格状，下表面尤为明显。体轻，质柔韧。气微，味淡。

【炮　　制】　除去杂质，切段。

【应　　用】　1. 发热、心烦、口渴：淡竹叶9～15克，水煎服。2. 暑热而出现心火症状：淡竹叶、木通各12克，生地黄18克，甘草6克，水煎服。3. 血尿：淡竹叶50克，生地黄15克，生藕节50克。水煎服。4. 衄血：淡竹叶、生栀子、一枝黄花各9克，水煎服。

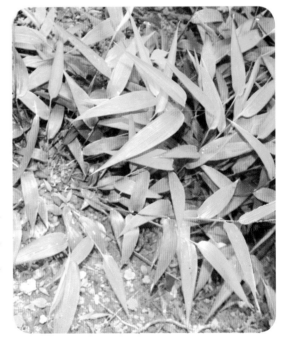

蜀葵

【基　　源】　本品以锦葵科植物蜀葵的根、叶、花、种子入药。

【性味功能】　味甘，性凉。根有清热解毒，排脓，利尿的功能。种子有利尿通淋的功能。花有通大小便，解毒散结的功能。

【主治用法】　根用于肠炎，痢疾，尿路感染，小便赤痛，子宫颈炎，白带。种子用于尿路结石，小便不利。花用于大小便不利，梅核气。外用于痈肿疮疡，烧烫伤。

【原植物】　二年生草本，有星状毛。茎基部木质化。叶互生，近圆心形，掌状5～7浅裂，基部心形，边缘锯齿，上面粗糙。花单生叶腋，花大，红、紫、白、黄及黑紫色；小苞片基部合生；萼钟形，5齿裂；花单瓣或重瓣，爪有长髯毛；雄蕊多数，花丝成筒状；子房多室。果盘状，熟时自中轴分离。花期7～9月。

【生境分布】　全国各地广为栽培。

【采收加工】　春、秋采根，切片晒干；夏季采花，阴干；秋季采种子，晒干。

【性状鉴别】　本品根圆锥形，略弯曲；表面土黄色，栓皮易脱落。质硬，不易折断，断面不整齐，纤维状。气淡，味微甘。花卷曲，呈不规则的圆柱状，有的带花萼和副萼，花萼杯状，5裂，裂片三角形，副萼6～7裂，两者均黄褐色，并长有较密的星状毛。花瓣皱缩卷折，平展后呈倒卵状三角形。雄蕊多数，花丝联合成筒状。花柱上部分裂呈丝状。质柔韧稍脆。气微香，味淡。

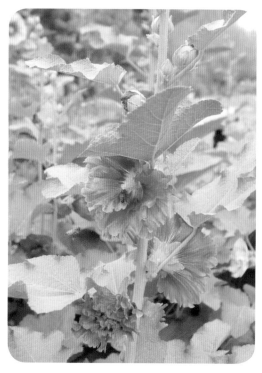

【应　　用】　1. 烫伤，烧伤：鲜蜀葵叶，捣烂外敷患处。2. 肠炎，痢疾：蜀葵根15克。水煎服。3. 尿路结石，小便不利，水肿：蜀葵及根子6克。研末，蜂蜜调服。4. 子宫颈炎：蜀葵根适量，煎水熏洗阴道，并鲜蜀葵叶捣汁涂敷患处。

野葵（冬葵子）

【基　源】　本品为锦葵科植物野葵的干燥成熟种子。

【性味功能】　味甘、苦，性微寒。有清热，利尿，消肿，滑肠通便，下乳的功能。

【主治用法】　用于尿路感染，尿闭，水肿，大便不通，乳汁不通。用量3～9克。

【原植物】　别名：冬葵。一年或多年生草本，被星状柔毛。叶互生，掌状5～7裂，近圆形，基部心形，裂片卵状三角形，边缘有锯齿。花数朵簇生叶腋，淡粉色；萼5齿裂；花瓣5，三角状卵形；雌蕊联合成短柱状。蒴果扁球形，生于宿萼内，由10～11心皮组成，熟后心皮彼此分离并与中轴脱离，形成分果。花期4～5月。果期7月。

【生境分布】　生于村边、路旁草丛。分布于吉林、辽宁、河北、陕西、甘肃、青海、江西、湖南、四川、贵州、云南等省。

【采收加工】　夏、秋果实成熟时采收，筛出种子，除去杂质，阴干。

【应　用】　1. 血淋，虚劳尿血：冬葵子，水煎服。2. 盗汗：冬葵子9克，水煎兑白糖服。3. 大便不通：冬葵子，研末，乳汁冲服。4. 乳汁不通：冬葵子（炒香）、砂仁等分，研末，洒温服。

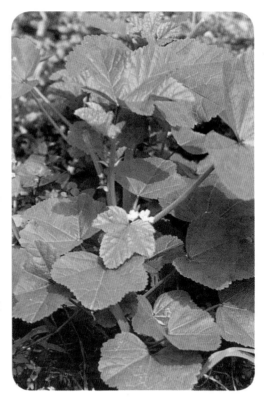

天葵
（天葵子）

【基　　源】 本品为天葵子为毛茛科天葵的块根。

【性味功能】 味甘、苦，性寒；有小毒。有清热解毒，消肿散结的功能。

【主治用法】 用于瘰疬、痈肿疔疮、跌打损伤、毒蛇咬伤。用量9～18克。外用适量，捣烂敷患处。

【原植物】 别名：紫背天葵、千年老鼠屎。多年生草本。块根肉质，纺锤形，棕黑色，有须状支根。基生叶为三出复叶，扇状菱形或倒卵状菱形，3深裂；茎生叶较小，互生。1～2歧聚伞花序，具白色细柔毛；苞片叶状，花小，白色，常带淡紫色；萼片5，花瓣状；花瓣5，匙形。果2～4，种子多数，黑色，皱缩。花期3～4月，果期4～5月。

【生境分布】 生于丘陵或低山林下、草丛、沟边等阴湿处。分布于南方大部分省区。

【采收加工】 夏初采挖块根，干燥，除去须状根。

【性状鉴别】 本品块根肉质，外皮棕黑色，有须状支根。茎纤细，被白色细柔毛。基生叶为三出复叶，具长柄，基部扩大成鞘状；小叶扇状菱形或倒卵状菱形，3深裂，黄绿色，下面常带紫色。单歧或二歧聚伞花序，花小；苞片小；花梗纤细，被短柔毛；萼片常带淡紫色；花瓣匙形。蓇葖果久状长椭圆形，表面具凸起横向脉纹。种子椭圆形，褐色。气微，味微甘、苦。

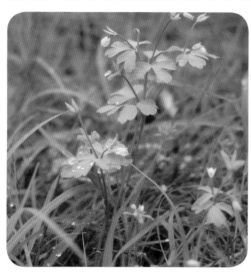

【炮　　制】 将原药除去泥屑、残根等杂质。切中段。筛去灰屑。

【应　　用】 1. 毒蛇咬伤：天葵子适量，捣烂敷患处。2. 诸疝初起，发寒热，疼痛，欲成囊痈者：天葵子400克，荔枝核十四枚，小茴香3克，蒸白酒，频服。3. 瘰疬：天葵子4.5克，海藻、海带、昆布、贝母、桔梗、海螵蛸。研末，酒糊为丸，饮后温酒服下。

【基　　源】　本品为茄科植物龙葵的干燥全草。

【性味功能】　味苦，性寒。有清热解毒，利水消肿，活血的功能。

【主治用法】　用于疮痈肿毒，皮肤湿疹，小便不利，慢性气管炎，白带过多 15 ～ 50 克；外用适量。

龙葵

【原植物】　一年生草本。根圆锥形，木质化。叶互生，卵形或近菱形，先端短尖，基部楔形下延至叶柄，全缘或波状齿，疏生短毛。花序腋生，短蝎尾状，有花 4 ～ 10 朵，下垂；花萼杯状，5 浅裂；花冠白色，辐状，5 深裂。浆果球形，黑色，宿存宿萼。种子多数，扁圆形。花期 6 ～ 10 月，果期 7 ～ 11 月。

【生境分布】　生于田边、荒地、村旁、溪边、林缘等地。全国各地有分布。

【采收加工】　夏、秋季采收全草，洗去泥土，鲜用或晒干。

【性状鉴别】　圆柱形，多分枝，长 30 ～ 70 厘米，直径 2 ～ 10 毫米，表面黄绿色，具纵皱纹。质硬而脆，断面黄白色，中空。地皱缩或破碎，完整者呈卵形或椭圆形，长 2 ～ 12 厘米，宽 2 ～ 6 厘米，先端锐尖或钝，全缘或有不规则波状锯齿，暗绿色，两面光滑或疏被短柔毛；叶柄长 0.3 ～ 2.2 厘米。花、果少见，聚伞花序蝎尾状，腋外生，花 4 ～ 6 朵，花萼棕褐色，花冠棕黄色。浆果球形，黑色或绿色，皱缩。种子多数，棕色。气微味淡。

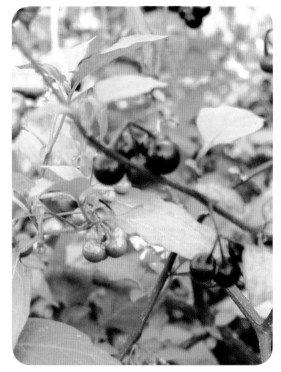

【炮　　制】　去杂质，晾干。

【应　　用】　1. 痢疾：鲜龙葵 100 克，水煎调蜜服。2. 疔疮肿毒：龙葵水煎服，并鲜龙葵捣烂敷患处。3. 白带：龙葵 50 克，水煎服。4. 咽喉肿痛：龙葵 50 克，甘草 3 克，水煎服。

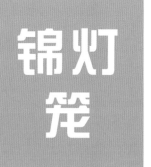

锦灯笼

【基　　源】　本品为茄科植物挂金灯的宿萼。

【性味功能】　味苦、酸，性寒。有清热解毒，利咽化痰的功能。

【主治用法】　用于咽喉肿痛，肺热咳嗽，感冒发热，湿热黄疸，风湿关节炎，天疱疮，湿疹等。孕妇忌服。浆果可作水果。用量4.5～9克。水煎服或蒸蛋。外用水煎洗，研末调敷或捣烂外敷。

【原植物】　别名：酸浆、红姑娘、挂金灯。多年生草本，有节稍膨大，下部带紫色。茎下部叶互生或对生，广卵形或卵形，先端尖，基部圆或广楔形下延至叶柄上部，边缘波状或缺刻。单花腋生，花萼钟状；花冠白色，5裂。浆果包于宿萼囊中，球形，橙红色或朱红色；宿萼阔卵形囊状。种子多数，黄色。花期6～10月。果期7～11月。

【生境分布】　生于旷野，山坡，林缘等地。分布于全国大部分地区。

【采收加工】　秋季，宿萼由绿变红时，采摘带宿萼浆果晒干。

【性状鉴别】　本品宿萼膨大而薄，略呈灯笼状，多皱缩或压扁，长2.5～4.5厘米，直径2～4厘米；表面橘红色或淡绿色，有5条明显的纵棱，棱间具网状细脉纹，先端渐尖，微5裂，基部内凹，有细果柄。体轻，质韧，中空，或内有类球形浆果，直径约1.2厘米，橘黄色或橘红色，表面皱缩，内含多数种子。种子细小，扁圆形，黄棕色。气微，宿萼味苦，果实微甜、微酸。

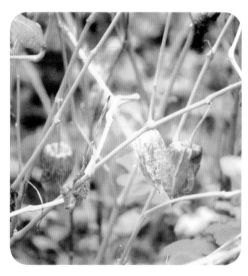

【炮　　制】　去掉果实或连同果实一起晒干。

【应　　用】　1.急性咽喉炎：锦灯笼50克，铺地锦15克，共捣烂冲蜜服。2.尿血：鲜锦灯笼、大蓟各50克，水煎服。3.咽喉肿痛：锦灯笼15克，甘草6克。水煎服。4.天疱疮、湿疹：酸浆适量，捣烂外敷。

草　部

鹿衔草

【基　　源】　本品为鹿蹄草科植物鹿蹄草的干燥全草。

【性味功能】　味甘、苦，性温。有补虚，益肾，祛风除湿，止血的功能。

【主治用法】　用于肺虚咳嗽，劳伤吐血，风湿关节痛，崩漏，白带，外伤出血，痈肿疮毒，蛇咬伤。用量9～15克。外用适量，煎水洗、捣烂或研末敷患处。

【原植物】　别名：鹿含草、鹿蹄草、破血丹。多年生草本。4～7叶基部丛生，薄革质，卵状圆形至圆形，先端圆，基部圆形至宽楔形。花茎由叶丛中抽出，总状花序有花9～13朵；花萼5深裂，先端尖；花冠广钟状，花瓣5。蒴果扁球形，具5棱，胞背开裂，种子多数。花期4～6月，果期6～9月。

【生境分布】　生于山谷林下或阴湿处。分布于全国大部分省区。

【采收加工】　4～6月挖取全株，晒至半干时堆积，使叶片变成紫红色，再晒干。

【应　　用】　1. 毒蛇咬伤，痈肿疮毒：鲜鹿衔草30克，水煎洗患处，并捣烂敷患处。2. 外伤出血：鲜鹿衔草。捣烂敷患处。3. 慢性风湿关节炎，类风湿性关节炎：鹿衔草、白术各12克，泽泻9克。水煎服。4. 肺结核咯血：鹿衔草、白及各200克。水煎服。

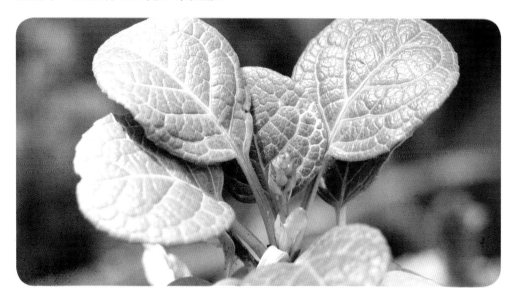

179

普通鹿蹄草
（鹿衔草）

【基　源】　本品为鹿蹄草科植物普通鹿蹄草的全草。

【性味功能】　味甘、苦，性温。有强筋骨，祛风湿的功效。

【主治用法】　用于风湿性及类风湿性关节炎、过敏性皮炎。捣烂外敷可止外伤出血。

【原植物】　别名：鹿蹄草。多年生绿草本。叶薄革质，椭圆形或卵形，基部楔形，边缘有疏齿，叶面深绿色通常沿叶脉为白色或淡绿色，背面色浅，有时带紫红色。花葶有鳞片1～2；总状花序有花5～8朵；苞片狭条形；

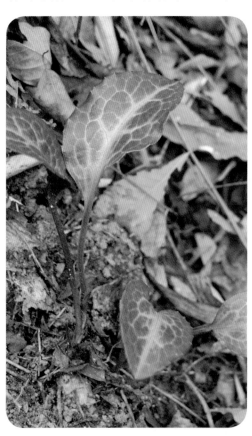

花乳白色，俯垂，宽钟状；萼片先端尖；花瓣倒卵状长圆形。蒴果扁球形。花期6～8月，果期9～10月。

【生境分布】　生于山地林下或草坡中。分布于陕西、甘肃、西藏、四川、贵州、湖南、湖北、江西、安徽、浙江、云南、台湾等省区。

【采收加工】　在4～6月。挖取全株，晒至半干时堆积，使叶片变成紫红色或紫褐色，再晒干。

【应　用】　1. 风湿关节痛：鹿衔草30克，萱草根24克，桑枝10克，当归6克，水煎服。2. 慢性痢疾：鹿衔草45克，金锦香30克，水煎服。3. 神经衰弱：鹿衔草30克，夜香牛15克，水煎服。

黄花败酱（败酱草）

【基　源】　本品为败酱科植物黄花败酱的根茎及根，地上部分亦供入药。

【性味功能】　味辛、苦，性微寒。有解毒，消肿，活血，安神的功能。

【主治用法】　用于阑尾炎、痢疾、肠炎、肝炎、眼结膜炎、产后瘀血腹痛、痈肿疔疮、神经衰弱失眠。用量9～15克。

【原植物】　别名：黄花龙芽、野黄花、土龙草。多年生草本，有特殊臭气。基生叶丛生，有长柄，叶片卵形或长卵形，边缘有粗锯齿；茎生叶对生，有短柄或近无柄，叶片羽状深裂或全裂，裂片5～11枚，上部叶较狭小，常仅3裂，顶裂片较大。聚伞圆锥花序；花冠黄色。瘦果长方椭圆形。花期7～9月，果期9～10月。

【生境分布】　生于山坡、沟谷灌丛边、半湿草地。分布于全国各地。

【采收加工】　春、秋两季采挖其根茎及根，洗净，晒干。

【性状鉴别】　本品折叠成束，根茎圆柱形，弯曲，长5～15厘米，直径2～5毫米，顶端粗达9毫米，表面有栓皮，易脱胎落，紫棕色或暗棕色。茎生叶多卷缩或破碎，两面疏被白毛，完整叶多羽状深裂或全裂，裂片5～11，边缘有锯齿，茎上部叶较小，常3裂，有的枝端花序或果序，小花黄色，瘦果长椭圆形，无膜质翅状苞片。

【炮　制】　除去杂质，洗净，焖润，切段，干燥。

【应　用】　1. 阑尾脓肿：败酱草、金银花、紫花地丁、马齿苋、蒲公英、制大黄各15克，水煎服。2. 急性化脓性扁桃体炎，急性阑尾炎，胆道感染：黄花败酱草注射液，肌肉注射。3. 流行性腮腺炎：鲜败酱，加生石膏捣烂，再加鸡蛋清调。

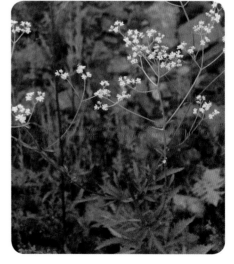

迎春花

【基　　源】　本品为木犀科植物迎春花的花。

【性味功能】　味苦、微辛，性平。有清热解毒，活血消肿的功能。

【主治用法】　用于发热头痛，咽喉肿痛，小便热痛，恶疮肿毒，跌打损伤。内服：煎汤，10～15克；或研末。外用：适量，捣敷或调麻油搽。

【原植物】　别名：金腰带、清明花、金梅花。叶灌木，直立或匍匐，高0.3～5米。小枝四棱形，棱上多少具狭翼。叶对生，三出复叶，小枝基部常具单叶；叶轴具狭翼；叶柄长3～10毫米；小叶片卵形、长卵形或椭圆形、狭椭圆形，稀倒卵形，先个端锐尖或钝，具短尖头，基部楔形，叶缘反卷；顶生小叶片较大，长1～3厘米，宽0.3～1.1厘米，无柄或基部延伸成短柄，侧生小叶片长0.6～2.3厘米，宽0.2～1厘米，无柄或基部延伸成短柄；单叶为卵形或椭圆形，有时近圆形。花单生于去年生小枝的叶腋，稀生于小枝顶端；苞片小叶状，披针形、卵形或椭圆形；花便长2～3毫米；花萼绿色，裂片5～6枚，窄披针形，先端锐尖；花冠黄色，直径2～2.5厘米，花冠管长0.8～2厘米，宽3～6毫米，向上渐扩大，裂片5～6枚，长圆形或椭圆形，长0.8～1.3厘米，宽3～6毫米，先端锐尖或圆钝；雄蕊2，着生于花冠筒内；子房2室。花期4～5月。

【生境分布】　生于山坡灌丛。分布于陕西、甘肃、四川、云南、西藏。各地有栽培。

【采收加工】　4～5月开花时采收，鲜用或晾干。

【性状鉴别】　花皱缩成团，展开后，可见狭窄的黄绿色叶状苞片；萼片5～6枚，条形或长圆状披针形，与萼筒等长或较长；花冠棕黄色，直径约2厘米。花冠筒长1～1.5厘米，裂片通常6枚，倒卵形或椭圆形，约为冠筒长的1/2。气清香，味微涩。

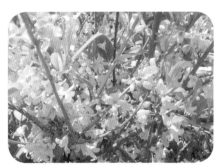

【应　　用】　1. 发热头痛：迎春花15克，煎水服。2. 小便热痛：迎春花15克，车前草15克，煎水服。

款冬
（款冬花）

【基　　源】　本品为菊科植物款冬的花蕾。

【性味功能】　味辛、甘，性温。有润肺止咳，化痰平咳的功能。

【主治用法】　用于急、慢性支气管炎，肺结核，咳嗽，喘咳痰多，劳嗽咯血等症。用量 10 ～ 15 克。

【原植物】　别名：冬花。多年生草本。叶由根茎部生出。叶柄有白色茸毛。叶阔心形或肾形，先端近圆形或钝尖，基部心形，边缘有波状疏锯齿。花先叶开放，黄色；花茎数个，白色茸毛；有鳞片状苞叶 10 多片，椭圆形，有茸毛；雌性花舌状；中央管状花两性，先端 5 裂。瘦果长椭圆形，冠毛淡黄色。花期 2 ～ 3 月。果期 4 月。

【生境分布】　生于河边，沙地。栽培或野生。分布于华北、西北及河南、湖北、湖南、四川、西藏等省、自治区。

【采收加工】　花未出土时采挖花蕾，阴干。

【炮　　制】　款冬花：拣去残梗、沙石、土块。蜜冬花：取拣净的款冬花，同炼蜜加适量开水，拌匀，稍焖，放锅内用文火炒至微黄色、不粘手为度，取出放凉。

【应　　用】　1. 伤风感冒、上呼吸道炎而有喘咳：款冬花、五味子各 9 克，苦杏仁、浙贝母、知母、桑白皮各 6 克，甘草 3 克。水煎服。

2. 哮喘：款冬花制成醇浸膏，内服。

3. 支气管炎，咳嗽气喘：款冬花，水煎服。4. 肺痈咳嗽而胸满胀寒：款冬花 7.5 克，炙甘草、薏苡仁各 5 克，桔梗 10 克。水煎服。

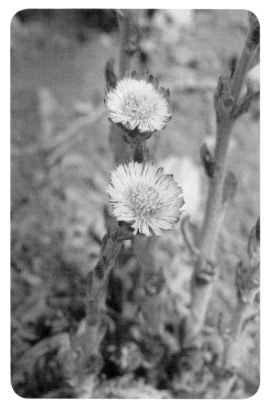

鼠曲草

【基　　源】　本品为菊科植物鼠曲草的干燥全草。

【性味功能】　味甘，性平。有祛痰，止咳，平喘，祛风寒的功能。

【主治用法】　用于咳嗽、痰喘，风寒感冒，筋骨疼痛。用量9～30克。

【原植物】　二年生草本。茎直立，通常基部分枝、丛生状，全体密被白色绵毛。基部叶花后凋落，下部叶和中部叶互生，倒披针形或匙形，顶端有小尖，基部渐狭，下延，两面都有灰白色绵毛。头状花序多数，在顶端密集成伞房状，总苞球状钟形，金黄色，总苞片3层，干膜质，花黄色，外层总苞片较短，宽卵形，内层长圆形，外围的雌花花冠丝状，中央的两性花花冠筒状，顶端5裂。瘦果椭圆形，有乳头状突起、冠毛黄白色。花期4～7月，果期8～9月。

【生境分布】　生于田埂、荒地、路旁。分布于华东、华中、华南、西南各省区和陕西、河北、河南、台湾诸省。

【采收加工】　5～6月开花时采收全株，除去杂质，晒干。或将全草洗净，晾干切成小段晒干。

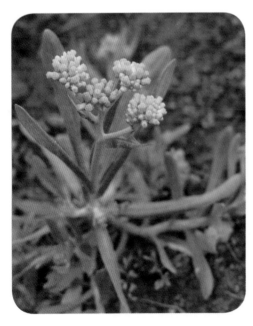

【性状鉴别】　本品全草密被灰白色绵毛。根纹细，灰桂冠。茎常自基部分枝成丛。叶皱缩卷曲，展平后叶片呈条状匙形或倒披针形，全缘，两面均密被灰白色绵毛。气微，味微甘。

【炮　　制】　除去杂质，晒干。

【应　　用】　1.咳嗽痰多：鼠曲草15～18克，加冰糖，水煎服。2.支气管炎，寒喘：鼠曲草、黄荆子各15克，前胡、云雾草各9克，天竺子12克，荠苨根3克，水煎服。3.无名肿痛，对口疮：鼠曲草6克，水煎服。

槐叶决明

【基　　源】　本品为豆科植物槐叶决明的种子。

【性味功能】　味苦，性寒。有消炎，止痛，健胃的功能。

【主治用法】　用于痢疾，胃痛，肺脓疡，喉炎，淋巴腺炎；用量 10 ～ 15 克。外用于阴道滴虫，烧烫伤，外用适量，煎水熏洗。

【原植物】　别名：茳茫决明、豆瓣叶、望江南、野苦参。与望江南很接近，但本种的叶较小，有 5 ～ 10 对，椭圆状披针形，顶端急尖或短渐尖。荚果较短，长 5 ～ 10 厘米，初时扁而稍厚，成熟时近圆筒形而多少膨胀。花期 7 ～ 9 月，果期 10 ～ 12 月。

【生境分布】　生于村边、路旁。分布于我国中部、东南部、南部及西南各省区。

【采收加工】　秋季采收成熟果实，晒干，打下种。

【应　　用】　1. 喉炎，淋巴腺炎：决明子 15 克。水煎服。2. 滴虫、阴道炎：决明子适量，煎水熏洗。3. 烧烫伤：决明子适量，煎水熏洗，并压汁，调红花油，敷患处。4. 肝火上升头痛、头昏：决明子、钩藤、夏枯草各 9 克，龙胆 3 克，珍珠母 6 克。水煎服。5. 火眼红痛，怕光流泪：决明子、木贼、刺蒺藜、菊花各 9 克。水煎服。

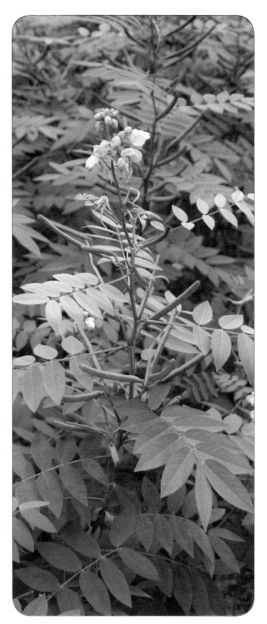

小决明

【基　　源】　本品为豆科植物小决明的种子。

【性味功能】　味苦、甘、咸，微寒。有清肝明目，润肠通便的功能。

【主治用法】　用于高血压，头痛，眩晕，目赤涩痛，目暗不明，急性眼结膜炎，角膜溃疡，视物不清，青光眼，大便秘结，痈疖疮疡。用量10～15克。

【原植物】　一年生草本，全体被短柔毛。叶互生，双数羽状复叶；叶柄上面有沟，下面两对小叶间各有1腺体；小叶3对，倒卵形或倒卵状长圆形，先端圆形，有微突尖，基部广楔形或近圆形，偏斜，全缘。花成对腋生；总花梗被柔毛；萼片5，卵圆形，外面被柔毛；花瓣5，黄色，倒卵形，有短爪，最下面的2瓣稍长；荚果线形、四棱柱形，稍扁，被疏柔毛。种子多粒，菱形，灰绿色，有光泽。花期6～8月，果期9～10月。

【生境分布】　生于村边、路旁、山坡等地。分布于台湾、广西、云南等省区。

【采收加工】　秋季采收成熟果实，晒干，收集种子。

【性状鉴别】　决明子：两端平行倾斜，形似马蹄。表面绿棕色或暗棕色，

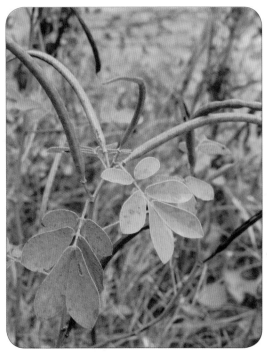

平滑有光泽，背腹两侧各有一条突起的线性凹纹。质坚硬。味微苦。小决明子为短圆柱形，两端平行倾斜。

炒决明子：种皮破裂，颜色加深，偶有焦斑，质稍脆，微有香气。

【炮　　制】　决明子：取原药材，除去杂质，洗净，干燥。用时捣碎。

炒决明子：取净决明子，置预热炒制容器内，用文火加热，炒至微有爆裂声，微鼓起，内部黄色，并逸出香气时，取出晾凉。用时捣碎。

【应　　用】　同槐叶决明。

含羞草决明

【基　源】　本品为豆科植物含羞草决明的干燥全草。

【性味功能】　味甘，性平。有清肝利湿，散瘀化积的功能。

【主治用法】　用于湿热黄疸，暑热吐泻，水肿，劳伤积瘀，小儿疳积，疔疮痈肿。用量6～25克。

【原植物】　别名：软肝草、黄瓜香、水皂角、山扁豆。亚灌木状草本。茎多分枝，分枝瘦长，斜升或四散，多少被短毛。双数羽状复叶互生，托叶线形，长尖；小叶25～60对，镰刀状线形，先端短尖。单一或数朵排成短总状花序，花萼5，花瓣5，黄色；雄蕊10；子房线形而扁，花柱内弯。荚果扁平条形，有毛。种子16～25，深褐色，平滑有光泽。花期8～9月，果期9～10月。

【生境分布】　生于山坡，路旁、草丛中。分布于华北、南延至广东、广西、贵州、云南、台湾等省区。

【采收加工】　夏、秋季采集全草，晒干或焙干。

【应　用】　1. 黄疸型肝炎：含羞草决明100克，地星宿25克，煨水服。2. 暑热吐泻：含羞草决明50克，水煎服。3. 水肿、热淋：含羞草决明、萹蓄各50克，煨水服。4. 疔疮：鲜含羞草决明叶适量，捣烂，加盐少许，外敷患处。

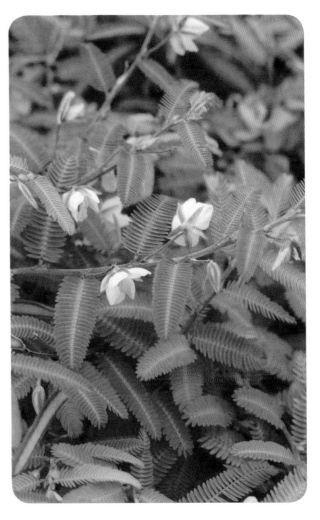

地肤
（地肤子）

【基　　源】　本品为藜科植物地肤的干燥成熟果实。

【性味功能】　味辛、苦，性寒。有清热利湿，祛风止痒的功能。

【主治用法】　用于小便不利，风疹，湿疹，皮肤瘙痒。用量9～15克。

【原植物】　别名：扫帚子、扫帚草、扫帚苗。一年生草本。茎直立，多分枝，幼时具白色柔毛，后变光滑，秋天常变为红紫色。叶互生，稠密，无柄，叶狭圆形或长圆状披针形，长2～5厘米，宽3～7毫米，全缘，无毛或有白色短柔毛；茎上部叶较小，无柄。穗状圆锥花序，花小，黄绿色，无梗，1朵或数朵生于叶腋。胞果扁球形，包于宿存花被内。种子卵形，黑褐色，有光泽。花期6～9月，果期7～10月。

【生境分布】　生于山野荒地、田野、路旁或庭院栽培，分布几遍全国。

【采收加工】　秋季果实成熟时采收果实，晒干，除去杂质。

【性状鉴别】　本品干燥果实呈扁圆形五角星状。外面为宿存花被，膜质，先端5裂，裂片三角形，土灰绿色或浅棕色。顶面中央有柱头残痕，基部有

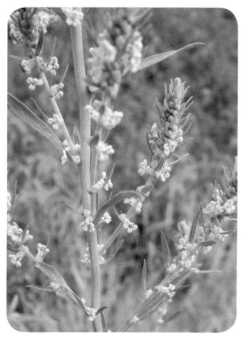

圆点状果柄痕，及10条左右放射状的棱线。花被易剥离，内有1粒小坚果，横生，果皮半透明膜质，有点状花纹，种子褐棕色，扁平，形似芝麻，中部稍凹，边缘稍隆起，内有马蹄状的胚，淡黄色，油质，胚乳白色。气微，味微苦。

【应　　用】　1. 皮肤瘙痒，湿疹，风疹：地肤子15克，白藓皮、苦参、野菊花、赤芍、当归各9克，川草薢、生地黄各12克。水煎服。并水煎洗患处。2. 小便不利，湿热淋症：地肤子、猪苓、萹蓄各9克，木通6克。水煎服。3. 热淋，水肿：地肤子、猪苓、通草。水煎服。

瞿麦

【基　源】　本品为石竹科植物瞿麦的地上部分。

【性味功能】　味苦，性寒。有利尿通淋，破血通经的功能。

【主治用法】　用于尿路感染，小便不通，淋沥涩痛，月经闭止，痛肿疮毒。用量9～15克。

【原植物】　多年生草本。叶线状披针形，先端长渐尖，基部抱茎。花单生或数朵成疏聚伞状。苞片2～3对，边缘宽膜质；花瓣5，淡红色，边缘细裂成流苏状，喉部有须毛，基部具长爪。蒴果狭圆筒形。种子倒卵形。花期7～8月。

【生境分布】　生于山坡、林下。分布于全国大部分地区。

【采收加工】　夏、秋二季花果期采割，除去杂质，干燥。

【性状鉴别】　本品干燥全草，茎直立，圆柱，光滑无毛，节明显，稍膨大。叶对生，多皱缩，展平后呈线性或披针形。枝端具花及果实，有淡黄色膜质的宿萼，花萼筒状；苞片4～6，宽卵形，长约为萼筒的1/4；花冠淡红或淡紫色，先端深裂成细线条。蒴果，长圆形，外表皱缩，顶端开裂。种子多数，褐色、扁平。气微，味微甜。

【炮制】　拣净杂质，除去残根，洗净，稍润，切段，干燥。

【应用】　1. 急性尿道炎、膀胱炎：瞿麦、赤芍各9克，茅根30克，生地黄18克，阿胶4.5克（溶化），地骨皮6克。水煎服。2. 产后泌尿感染而致的血淋：瞿麦、蒲黄。水煎服。3. 便秘：瞿麦、瓜蒌仁。水煎服。4. 小便淋沥涩痛，短赤，血淋、砂淋：瞿麦、萹蓄、栀子、滑石、木通、车前子、炙甘草、大黄等。水煎服。

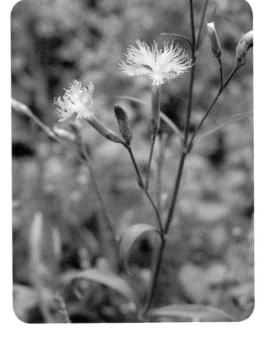

王不留行

【基　源】　本品为石竹科植物麦蓝菜的干燥成熟种子。

【性味功能】　味苦，性平。有活血通经，催生下乳，消肿敛疮的功能。

【主治用法】　用于乳汁不下，经闭，痛经，乳痈肿痛。用量4.5～9克。

【原植物】　别名：王不留行、不留子。二年生草本，茎直立，圆筒状，中空，节膨大，上部二叉状分枝。叶无柄，卵状披针形或披针形，基部圆形或近心形，微抱茎，顶端急尖，二歧聚伞花序成伞房状，稀疏。苞片着生花梗中上部；

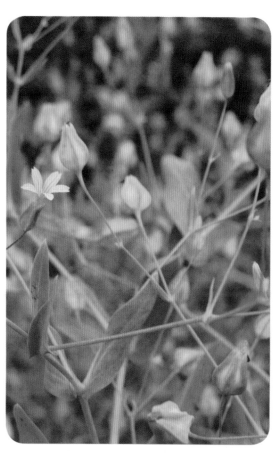

花萼卵状圆锥形，后期微膨大呈球形，棱绿色，棱间绿白色，近膜质，萼齿小，三角形，顶端急尖，边缘膜质；花瓣淡红色。蒴果卵形。

【生境分布】　生于路旁、荒地，尤以麦田中最多。分布于全国大部分地区。

【采收加工】　夏季果实成熟、果皮尚未开裂时采收种子，晒干。

【应　用】　1. 乳汁不通：王不留行、当归各12克，猪蹄炖服。2. 乳腺炎，乳房结块：王不留行、蒲公英各15克，瓜蒌仁12克，夏枯草9克。水煎服。3. 带状疱疹：王不留行，文火炒黄，研末，麻油调涂，敷患处。

长春花

【基　　源】　本品为夹竹桃科植物长春花的全草。

【性味功能】　味微苦，性凉；有毒。有平肝潜阳，降压安神，清热消炎，抗癌的功能。

【主治用法】　用于急性淋巴细胞性白血病，淋巴肉瘤，巨滤泡性淋巴瘤，高血压等。用量6～15克，水煎服。或提取物制成注射剂。

【原 植 物】　常绿亚灌木，高达80厘米。茎直立，上部多分枝，节稍膨大。叶交互对生，长椭圆形或倒卵形，先端钝圆而具短尖，基部渐窄而成一短柄，全缘或微波状，主脉基部淡红紫色、紫红色或粉红色花，单生或成对生；夏秋间于叶腋开花花萼小，5深裂；花冠高脚碟状，裂片5，旋卷。果成对生，圆柱形，被毛。花期7～9月。

【生境分布】　生于林边，路边，海滩及园地草丛中。多系栽培。分布于长江以南各省区。

【采收加工】　全年可采全草，切段，晒干或鲜用。

【性状鉴别】　本品全草长30～50厘米。主根圆锥形，略弯曲。茎枝绿色或红褐色，类圆柱形，有棱，折断面纤维性，髓部中空。叶对生，皱缩，展平后呈倒卵形或长圆形，先端钝圆，具短尖，基部楔形，深绿色或绿褐色，羽状脉明显；叶柄甚短。枝端或叶腋有花，花冠高脚碟形，淡红色或紫红色。气微，味微甘、苦。

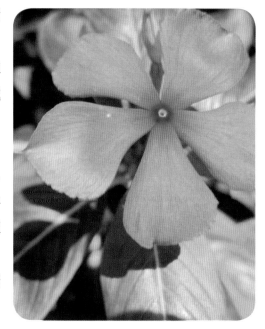

【应　　用】　1. 霍奇金氏病，淋巴肉瘤，急性淋巴细胞白血病：硫酸长春新碱，静脉注射或静脉滴注。

2. 高血压：长春总碱，静脉注射。3. 糖尿病：长春花叶及全株提取物。

播娘蒿（葶苈子）

【基　源】　本品为十字花科植物播娘蒿种子，习称南葶苈子。

【性味功能】　味辛、苦，性寒。有泻肺除痰，止咳，平喘，行水消肿的功能。

【主治用法】　用于痰饮喘咳，面目浮肿，肺痈，胸腹积水。用量3～9克。

【原植物】　别名：眉毛蒿、婆婆蒿、麦蒿。一年生草本。叶三回羽状深裂，末端裂片条形或长圆形，下部叶具柄，上部叶无柄。花序伞房状，果期伸长；花瓣黄色；长角果细圆柱形，成熟时果实稍呈念珠状。花期4～6月，果期5～8月。

【生境分布】　生于山坡、田野及农田。全国大部分地区有分布。

【采收加工】　夏季果实成熟转黄时，打下种子，簸去杂质、即可。

【性状鉴别】　本品呈长圆形而扁，黄棕色，微有光泽，长约1毫米，径约0.5毫米，一端钝圆，另一端近截形，二边往往不等长，中央凹入，种脐位于凹入处，但不甚明显，种子表面具有细密的网纹及2条纵列的浅槽。气微，味淡，有黏性。

【炮　制】　净制：拣净杂质，筛去灰屑。炒制：取净药材置锅内，用文火炒至微鼓起，并有香气为度。取出，放凉。

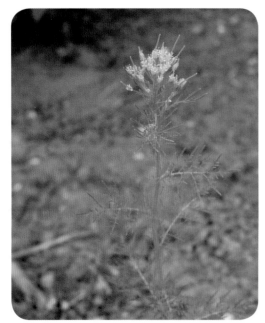

【应　用】　1. 结核性渗出性胸膜炎：葶苈子15克，大枣15枚，茯苓、白术各12克，桂枝、瓜蒌皮、薤白、姜半夏各9克，甘草、陈皮各4.5克，水煎服。2. 热结胸痛：葶苈子、柴胡、黄芩、赤白芍、半夏、枳实、郁金各9克，生姜3片，大枣4枚。水煎服。3. 咳嗽实喘，气急，痰多：葶苈子、苦杏仁、大枣各9克，炙麻黄3克。水煎服。

独行菜
（葶苈子）

【基　　源】　本品为十字花科植物独行菜干燥成熟种子，习称北葶苈子。

【性味功能】　味辛、苦，性大寒。有泻肺除痰，平喘止咳，行水消肿的功能。

【主治用法】　于痰饮喘咳，面目浮肿，胸胁胀满，小便不利。用量 5 ~ 10 克。

【原植物】　二年生草本。基生叶倒披针形，羽状裂。茎生叶披针形，基部宽，耳状抱茎，边缘有疏齿或全缘；上部叶线形，全缘或微有疏齿。顶生总状花序，果期伸长。萼片 4；无花瓣或退化成丝状。短角果，宽椭圆形。种子卵形，棕红色，近平滑。花、果期 4 ~ 6 月。

【生境分布】　生于田野、山坡杂草中。分布于北方大部分省区。

【采收加工】　夏季果实成熟时采割植株，晒干，搓出种子。

【性状鉴别】　本品形如瓜子而扁，黄棕色，长约 1.5 毫米，宽约 0.75 毫米。一端钝圆，一端渐尖而微凹，种脐位于凹入处，但不明显；扩大镜观察，表面多颗粒状细小突起，并有 2 条纵列的浅槽。气微，味苦辛，有黏性。

【炮　　制】　净制：拣净杂质，筛去灰屑。炒制：取净药材置锅内，用文火炒至微鼓起，并有香气为度。取出，放凉。

【应　　用】　1. 肺源性心脏病：葶苈子、党参各 10 克，大枣 5 枚，桑白皮 12 克。水煎服。2. 肺壅咯血，喘嗽：葶苈子 75 克。水煎服。3. 寒湿胸痛：葶苈了 15 克，大枣 15 枚，茯苓、白术各 12 克，桂枝、瓜蒌皮、薤白头、姜半夏各 9 克，甘草、陈皮各 4.5 克。水煎服。4. 胸腹水肿，小便不利：葶苈子、防己、大黄各 9 克。水煎服。

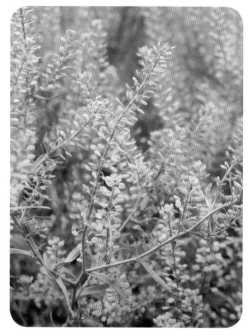

车前

【基　源】　本品为车前草科植物车前的种子。

【性味功能】　味甘，性寒。有清热利尿，渗湿通淋，清肝明目，止咳化痰的功能。

【主治用法】　用于淋病尿闭，暑湿泄泻，目赤肿痛，痰多咳嗽，视物昏花。用量9～15克。水煎服。孕妇忌服。

【原植物】　多年生草本。须根多数。叶基出，直立或外展；椭圆形或卵圆形，有5或7条弧形脉。穗状花序顶生，花疏生，绿白色；花冠管4裂，淡绿色。蒴果卵状椭圆形或卵形，周裂。种子椭圆形，腹面明显平截，黑褐色。花期6～9月。果期7～10月。

【生境分布】　生于沟旁、路边或田野。分布于全国各地。

【采收加工】　8～9月果穗成熟时摘下，搓出种子晒干。

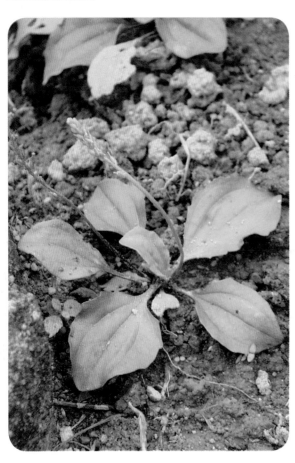

【性状鉴别】　本品呈椭圆形、不规则长圆形或三角状长圆形，略扁，长约2毫米，宽约1毫米。表面黄棕色至黑褐色，有细皱纹，一面有灰白色凹点状种脐。质硬。气微，味淡。

【炮　制】　除去杂质，洗净，切段，晒干。

【应　用】　同平车前。

【附　注】　其全草亦供药用，称"车前草"。1. 泌尿系感染：车前草、虎杖、马鞭草各30克，茅根、蒲公英、海金沙各15克，忍冬藤、紫花地丁、十大功劳各9克。水煎服。2. 肠炎：鲜车前草15克。水煎服。

BENCAOGANGMU YUANSETUPU 800LI

本草纲目原色图谱

800例

2卷

林余霖 编著

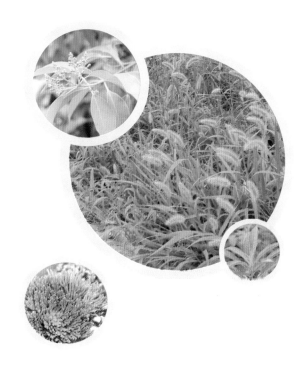

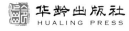
华龄出版社
HUALING PRESS

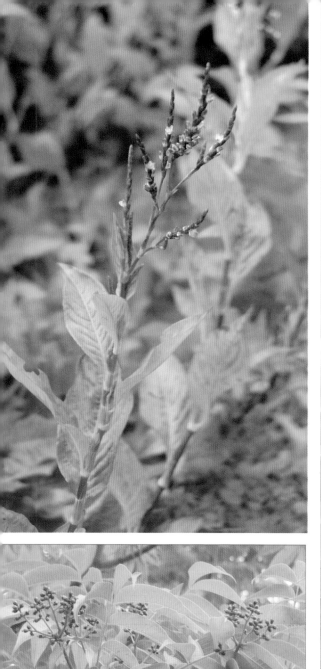
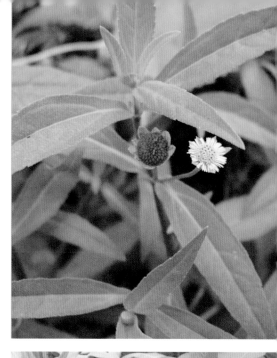
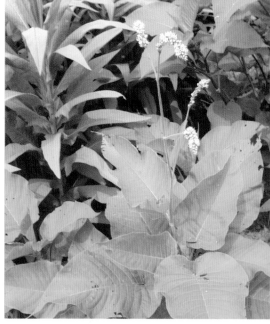
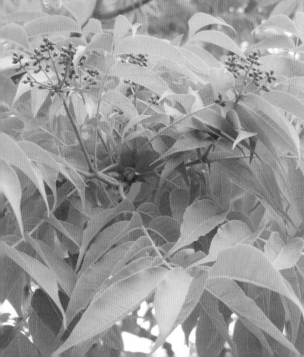
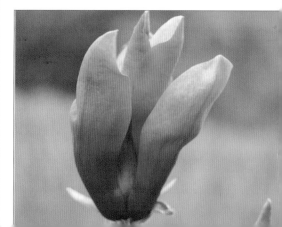

大车前

【基　　源】　本品为车前科植物大车前的种子。

【性味功能】　味甘，性寒。有清热利尿，清肝明目，止咳化痰的功能。

【主治用法】　用于淋病尿闭，暑湿泄泻，目赤肿痛，痰多咳嗽，急性扁桃体炎，皮肤肿毒等。车前子：用量 5～15 克。

【原植物】　多年生草本。根状茎粗短，具须根。基生叶直立，宽卵形，顶端圆钝。花茎数条；穗状花序，花密生，苞片有绿色龙骨状突起；花冠裂片卵圆形或卵形。蒴果圆锥形。种子矩圆形，棕色或棕褐色。花期 6～9 月，果期 7～10 月。

【生境分布】　生于沟边、路旁潮湿处。分布于全国大部分省区。

【采收加工】　4～10 月采收全草，晒干或鲜用；车前子于 8～9 月采收果穗，晒干后搓出种子。

【性状鉴别】　本品呈椭圆形或不规则长圆形，稍扁，长 2 毫米，宽 1 毫米。表面棕褐色或黑棕色。放大镜下观察，可见细密网纹，种脐淡黄色，椭圆凹窝状。气味无，嚼之带黏液性。以粒大、色黑、饱满者为佳。

【炮　　制】　除去杂质，洗净，切段，晒干。

【应　　用】　1. 急慢性肾炎：车前子、山药、茯苓各 12 克，怀牛膝、山茱萸、泽泻、附子各 9 克，熟地黄 24 克，肉桂 3 克，牡丹皮 6 克。水煎服。2. 老年性白内障：车前子、当归、熟地黄、枸杞子、菟丝子。水煎服。3. 疱性角膜炎：车前子、黄芩、龙胆、羌活、菊花。水煎服。

【附　　注】　其全草亦供药用，称"车前草"。

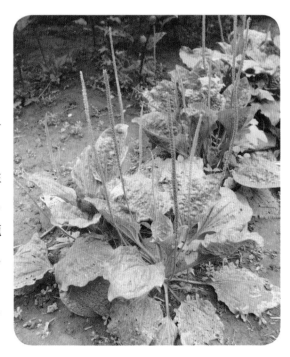

平车前

【基　　源】　本品为车前草科植物平车前的种子。

【性味功能】　味甘，性寒。有清热利尿，渗湿通淋，清肝明目，止咳化痰的功能。

【主治用法】　用于淋病尿闭，暑湿泄泻，目赤肿痛，痰多咳嗽，视物昏花。用量9～15克。布包入煎剂。孕妇忌服。

【原植物】　别名：主根车前。有圆柱状直根。叶柄长1.5～3厘米；叶基生，平铺地面，椭圆形或椭圆状披针形，纵脉3～7条；叶柄基部具较宽叶鞘，边缘有小齿。穗状花序直立，长4～10厘米，上部花较密，下部花较疏；花冠裂片4。蒴果圆锥状，褐黄色。种子4～5，长圆形，细小，黑棕色，光滑。花期5～9月。果期6～10月。

【生境分布】　生于山坡、路旁、田埂、河边及荒地。分布于东北、华北、西北及河南、山东等地区。

【采收加工】　8～9月果穗成熟时搓出种子，晒干。

【性状鉴别】　本品呈椭圆形或不规则长圆形，稍扁，长1～1.5毫米，宽不足1毫米，余与大车前种相似。

【炮　　制】　除去杂质，洗净，切段，晒干。

【应　　用】　同大车前。

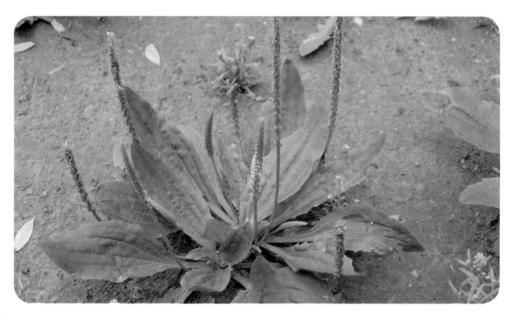

马鞭草

【基　源】　本品为马鞭草科植物马鞭草的地上部分。

【性味功能】　味苦，性微寒。有凉血，破血，通经，利水消肿，清热解毒的功能。

【主治用法】　用于经闭，腹部肿块，水肿腹胀，湿热黄疸，痢疾，疟疾，白喉，咽喉肿痛，痈肿，疮毒。用量4～9克。孕妇忌服。

【原植物】　别名：铁马鞭、马板草。多年生草本。棱及节有硬毛。茎四棱形，叶对生，卵圆形、倒卵形或长圆状披针形，基生叶边缘有粗齿，茎生叶3深裂，穗状花序细长，顶生和腋生，每花下有卵状钻形苞片1枚；花萼管状，膜质，有硬毛，裂齿5；花冠淡紫色或蓝色，5裂，裂片近二唇形。蒴果长圆形，包于萼内，成熟时裂成四个小坚果。花期6～8月。果期7～11月。

【生境分布】　生于林边路旁、山坡、田野、溪旁等处。分布于山西、陕西、甘肃、新疆及华东、中南、华南、西南等地区。

【采收加工】　7～10月间开花后采收，地上部分，晒干或鲜用。

【性状鉴别】　本品茎呈方柱形，多分枝，四面有纵沟，长0.5～1米；表面绿褐色，粗糙；质硬而脆，断面有髓或中空。叶对生，皱缩，多破碎，绿褐色，完整者展平后叶片3深裂，边缘有锯齿。穗状花序细长，有小花多数。无臭，味苦。

【炮　制】　除去残根及杂质，洗净，稍润，切段，晒干。

【应　用】　1.跌打扭伤：鲜马鞭草，捣烂敷患处。或黄酒调匀敷患处。2.湿疹、皮炎：马鞭草，煎水外洗，并涂敷患处。3.闭经：马鞭草150克，红糖15克，黄酒120克，炖服。4.哮喘：马鞭草50克，豆腐100克。开水炖服。

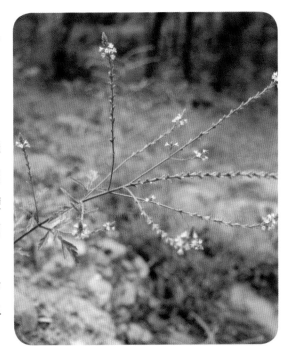

狼把草

【基　　源】　本品为菊科植物狼把草的全草。

【性味功能】　味苦、甘，性平。有养阴润肺，厚肠止痢，解毒疗疮，清热利湿的功能。

【主治用法】　用于感冒，扁桃体炎，咽喉炎，肠炎，痢疾，肝炎，泌尿系感染，肺结核盗汗，闭经；外用治疖肿，湿疹，皮癣。内服：煎汤 10 ～ 15 克。外用：适量捣汁外涂或研末外撒、调涂。

【原植物】　别名：小鬼叉、大狼把草。一年生草本。茎直立，高 30 ～ 80 厘米，有时可达 90 厘米；由基部分枝，无毛。叶对生，茎顶部的叶小，有时不分裂，茎中、下部的叶片羽状分裂或深裂；裂片 3 ～ 5，卵状披针形至狭披针形；稀近卵形，基部楔形，稀近圆形，先端尖或渐尖，边缘疏生不整齐大锯齿，顶端裂片通常比下方者大；叶柄有翼。头状花序顶生，球形或扁球形；总苞片 2 列，内列披针形，干膜质，与头状花序等长或稍短，外列披针形或倒披针形，比头状花序长，叶状；花皆为管状，黄色；柱头 2 裂。瘦果扁平，长圆状倒卵形或倒卵状楔形，长 4.5 ～ 9 毫米，直径 1.5 ～ 2.2 毫米，边缘有倒生小刺，两面中央各只一条纵肋，两侧上端各有一向上的刺，刺上有细小的逆刺。花期 8 ～ 9 月，果期 10 月。

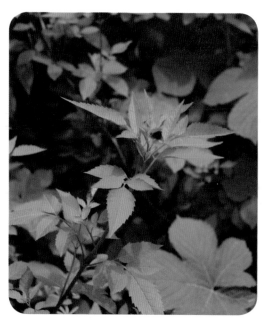

【生境分布】　生长于水边湿地、沟渠及浅水滩，也生长于路边荒野。全国大部分地区有分布。

【采收加工】　夏、秋间割取地上部分，晒干。

【应　　用】　1. 气管炎，肺结核：鲜狼把草 50 克，水煎服。2. 白喉，咽喉炎，扁桃体炎：鲜狼把草 150 ～ 200 克，加鲜橄榄 6 个，或马兰鲜根 25 克，水煎服。3. 咽喉肿痛：鲜狼把草 25 ～ 50 克，加冰糖炖服。

狗尾草

【基　源】　本品为禾本科植物狗尾草的全草。

【性味功能】　味甘、淡，性平。有祛风明目，清热利尿的功能。

【主治用法】　用于风热感冒，砂眼，目赤疼痛，黄疸肝炎，小便不利；外用治颈淋巴结结核。内服：煎汤，6～12克（鲜者30～60克）。外用：煎水洗或捣敷。

【原植物】　一年生草本。秆直立或基部膝曲，高10～100厘米，基部径达3～7毫米。叶鞘松弛，边缘具较径的密绵毛状纤毛；叶舌极短，边缘有纤毛；叶片扁平，长三角状狭披针形或线状披针形，先端长渐尖，基部钝圆形，几成栽状或渐窄，长4～30厘米，宽2～18毫米，通常无毛或疏具疣毛，边缘粗糙。圆锥花序紧密呈圆柱状或基部稍疏离，直方或稍弯垂，主轴被较长柔毛，长2～15厘米，宽4～13毫米（除刚毛外），刚毛长4～12毫米，粗糙，直或稍扭曲，通常绿色或褐黄到紫红或紫色；小穗2～5个簇生于主轴上或更多的小穗着生在短小枝上，椭圆形，先端钝，长2～2.5毫米，铅绿色；第1颖卵形，长约为小穗的1/3，具3脉，第2颖几与小穗等长，椭圆形，具5～7脉；第1外稃与小穗等长，具5～7脉，先端钝，其内稃短小狭窄，第2外稃椭圆形，具细点状皱纹，边缘内卷，狭窄；鳞被楔形，先端微凹；花柱基分离。颖果灰白色。花、果期5～10月。

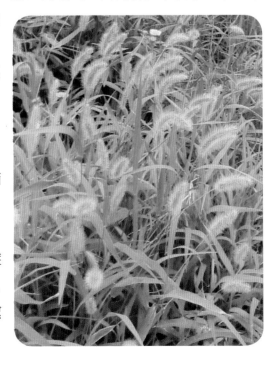

【生境分布】　生于荒野、道旁。分布于全国各地。

【采收加工】　夏、秋季采收，晒干或鲜用。

【应　用】　1. 远年眼目不明：狗尾草研末，蒸羊肝服。2. 羊毛癍（一名羊毛痧）：以狗尾草煎汤内服，外用银针挑破红瘰，用麻线挤出瘰中白丝如羊毛状者，否则胀死。

鳢肠
（墨旱莲）

【基　　源】　本品为菊科植物鳢肠的地上部分。

【性味功能】　味甘、酸，性微寒。有补益肝肾，凉血止血的功能。

【主治用法】　用于肝肾阴亏，头晕目眩，鼻衄，吐血，咯血，牙龈出血，尿血，便血，崩漏，腰膝酸软，外伤出血。用量6～12克。外用适量，煎水洗或鲜品捣烂敷患处。

【原植物】　别名：旱莲草。一年生草本，全株被白色茸毛。茎圆柱形，有纵棱及分枝。茎叶折断后，即变蓝黑色。叶对生，几无柄，披针形或条状披针形，全缘或有细锯齿。头状花序腋生或顶生，花梗细长；总苞2层，绿色；花杂性，外围为舌状花2层，白色，雌性，发育；中央为管状花，黄绿色，两性，全育。管状花的瘦果较短粗，三棱形，舌状花的瘦果扁四棱形，黄黑色。花期7～9月。果期9～10月。

【生境分布】　生于路旁、田间等较阴湿处。分布于全国大部分地区。

【采收加工】　夏、秋季枝叶生长茂盛时割取全草，洗净晒干或鲜用。

【性状鉴别】　本品干燥全草全体被白色茸毛。茎圆柱形；绿褐色或带紫红色，有纵棱。叶片卷曲，皱缩或破碎，绿褐色。茎顶带有头状花序，多已结实，果实很多，呈黑色颗粒状。浸水后搓其茎叶，则呈黑色。气微香，味淡微咸。以色绿、无杂质者为佳。

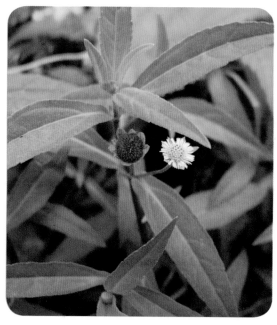

【炮　　制】　拣净杂质，除去残根，洗净焖透，切段晒干。

【应　　用】　1. 肺结核咯血：墨旱莲、白茅根，制成注射液，肌肉注射。2. 痢疾：墨旱莲200克，糖50克，水煎服。3. 水田皮炎：墨旱莲搓烂涂擦患处。4. 刀伤出血：鲜墨旱莲，捣烂外敷。

连翘

【基　　源】　本品为木犀科植物连翘的果实。

【性味功能】　味苦，性微寒。有清热解毒，散结消肿的功能。

【主治用法】　用于风热感冒，温病初起，咽喉肿痛，斑疹，丹毒，痈结肿毒，淋巴结结核，高烧烦渴，神昏发斑，瘰疬，尿路感染等症。用量6～15克。

【原植物】　别名：空壳，黄花条，青翘，老翘。落叶灌木。小枝节间中空，有髓。1～3三出复叶，卵形，有锐锯齿。花先叶开放，1～6花簇生叶腋。花萼基部合生成管状，4深裂；花冠金黄色，4裂。蒴果狭卵形，木质，生瘤点，顶端2裂。花期3～5月。果期7～8月。

【生境分布】　生于山坡灌丛、山谷疏林或草丛。多栽培。分布于全国大部分省区。

【采收加工】　不同成熟期采收果实，晒干。

【性状鉴别】　本品果实长卵形至卵形，稍扁，长1～2.5厘米，直径0.5～1.3厘米。"老翘"多自先端开裂，略向外反曲或裂成两瓣，基部有果柄或其断痕，果瓣外表面黄棕色，有不规则的纵皱纹及多数凸起的淡黄色瘤点，基部瘤点较少，中央有1条纵凹沟；内表面淡黄棕色，平滑，略带光泽，中央有一条纵隔，种子多已脱落，果皮硬脆，断面平坦。"青翘"多不开裂，表面绿褐色，瘤点较少，基部多具果柄，内有种子多数，披针形，微弯曲，长约0.7厘米，宽约0.2厘米，表面棕色，一侧有窄翘。气微香，味苦。

【炮　　制】　拣净杂质，搓开，除去枝梗。

【应　　用】　1. 急性肾炎：连翘18克。水煎服。2. 血小板减少性出血性紫癜，过敏性紫癜：连翘18克。水煎服。3. 视网膜出血：连翘18克，水煎服。4. 咽喉肿痛：连翘、玄参、板蓝根、生地黄各9克。水煎服。

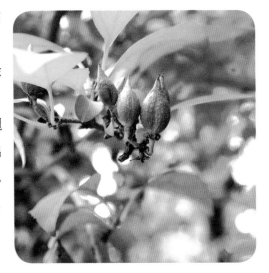

陆英

【基　　源】　本品为忍冬科植物陆英的全草及根。

【性味功能】　味甘、淡、微苦，性平。根有散瘀消肿，祛风活络的功能。

【主治用法】　根用于跌打损伤，扭伤肿痛，骨折疼痛，风湿关节痛。茎、叶：有利尿消肿，活血止痛的功能。用于肾炎水肿，腰膝酸痛；外用跌打肿痛。

【原植物】　别名：走马箭、走马风、八棱麻。灌木状草本。根状茎横走。圆柱形，多弯曲，黄白色，节膨大，上生须根。茎直立，多分枝，节部淡红色。叶大，对生，单数羽状复叶，小叶5～9片，有短的小叶柄，小叶片长椭圆状披针形，先端渐尖，基部偏斜阔楔形，边缘有细锯齿。聚伞圆锥花序顶生；花冠5裂，白色。浆果卵形，熟时红色或橙黄色。花期6～7月。

【生境分布】　生于阴湿肥沃地或灌木杂草丛中。分布于除东北、西北外的各省区。

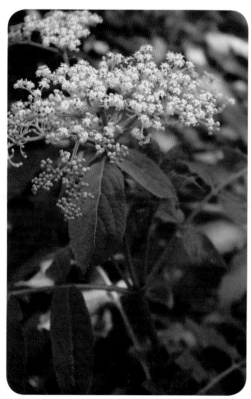

【采收加工】　全年可采，洗净切碎，晒干用或鲜用。

【性状鉴别】　本品具细纵棱，呈类圆柱形而粗壮，多分枝，直径约1厘米。表面灰色至灰黑色。幼枝复叶，小叶2-3对，互生或对生；小叶往纸质，易破碎，多皱缩，展平后呈狭卵形至卵状披针形，先端长渐尖，基部钝圆，两侧不等，边缘有细锯齿。鲜叶片揉之有臭气。气微，味微苦。

【炮　　制】　切段，鲜用或晒干。

【应　　用】　1. 跌打损伤：陆英根60克（鲜品加倍），水煎服。另取鲜叶适量捣烂敷伤处。2. 肾炎水肿：陆英全草30～60克。水煎服。

白接骨

【基　源】　本品为爵床科植物白接骨的全草或根状茎。

【性味功能】　味淡,性凉。有清热解毒,散瘀止血,利尿的功能。

【主治用法】　用于肺结核,咽喉肿痛,糖尿病,腹水;外用于外伤出血,扭伤,疖肿。用量30～60克。

【原植物】　别名:接骨草、玉接骨、金不换、白龙骨。多年生直立草本,根状茎肉质,白色。茎四棱形,节部膨大。叶对生,长卵形或长椭圆形,基部渐窄呈楔形下延至叶柄或近圆形,先端尖,光滑。穗状花序或基部有分枝,顶生;常偏于一侧;花萼5裂达基部,有腺毛;花冠淡紫红色,端部漏斗状,5裂;蒴果长椭圆形,熟时2瓣裂,种子4粒,花期7～8月。

【生境分布】　生于山谷阴湿处。分布于江苏、浙江、江西、河南、湖北、湖南、广西等省区。

【采收加工】　夏秋采收,鲜用或晒干。

【性状鉴别】　本品茎略呈四方形,有分枝,全体光滑无毛。叶对生,皱缩,完整叶片卵形至椭圆状短圆形或披针形,长5-15厘米,宽2.5-4厘米,先端渐尖至尾状渐尖,基部楔形或近圆形,常下延至叶柄;叶缘微波状至具微齿。

【炮　制】　晒干或鲜用。

【应　用】　1.咽喉肿痛:白接骨、玄参各30克,用木器捣烂绞汁漱口咽服。2.外伤出血:白接骨适量,研粉末,撒敷伤口。3.扭伤,疖肿:鲜白接骨全草,捣烂搽敷患处。

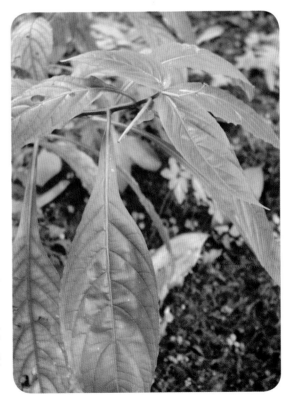

蓼蓝
（蓼大青叶）

【基　　源】　本品为蓼科植物蓼蓝的叶。

【性味功能】　味苦，性寒。有清热解毒，凉血清斑的功能。

【主治用法】　用于温邪入营，高热神昏，发斑发疹，黄疸，热痢，痄腮，喉痹，丹毒，痈肿。用量9～15克。外用鲜品适量，捣烂敷患处。

【原 植 物】　别名：大青子、靛蓝叶。一年生草本，高40～90厘米。茎圆形，直立，有分枝；节明显。叶互生，柄长0.5～1.5厘米，托叶鞘膜质，圆筒状，有睫毛。叶椭圆形或卵形，先端钝，基部楔形或圆形，全缘。花序穗状，顶生或腋生，花密集，淡红色；苞片膜质有纤毛；花被片5，卵圆形；雄蕊6～8；柱头3裂。瘦果三棱形，褐色。花期7～10月。果期8～11月。

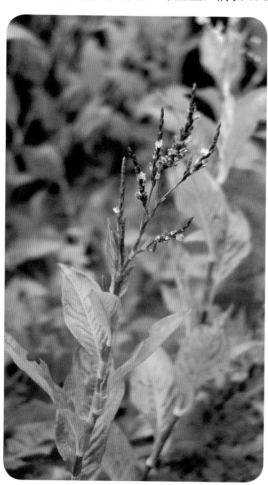

【生境分布】　生于田野水边。全国大部分地区有栽培。

【采收加工】　6～7月或9～10月分两次采收叶，晒干，或割取茎上部，切段，晒干。

【应　　用】　1. 乙脑，流脑：蓼大青叶15克，黄豆50克，水煎服。2. 腮腺炎、感冒发热：蓼大青叶15克，海金砂根15克，水煎服。3. 流行感冒：蓼大青叶50克，水煎服。

菘蓝

【基　源】　板蓝根为十字花科植物菘蓝的干燥根；其干燥叶为大青叶。

【性味功能】　味苦，性寒。有清热解毒，凉血利咽的功能。

【主治用法】　用于温病热盛烦渴，急性肝炎，菌痢，急性胃肠炎，肺炎，痈疽肿毒，发斑发疹，痄腮，喉痹等。用量9～15克。

【原植物】　二年生草本。主根圆柱形。基生叶莲座丛状，全缘，蓝绿色；茎生叶长圆状披针形，叶耳锐形，抱茎。总状花序圆锥状，黄色。花瓣具细长爪。短角果，不开裂，长圆形。花、果期4～6月。

【生境分布】　多为栽培，分布于全国各地。

【采收加工】　板蓝根：秋季采挖，晒干。大青叶：夏、秋二季分2～3次采收，晒干。

【性状鉴别】　本品呈圆柱形，稍扭曲，长10～20厘米，直径0.5～1厘米。表面淡灰黄色或淡棕黄色，有纵皱纹、横长皮孔样突起及支根痕。根头略膨大，可见暗绿色或暗棕色轮状排列的叶柄残基和密集的疣状突起。体实，质略软，断面皮部黄白色，木部黄色。气微，味微甜后苦涩。

【炮　制】　除去杂质，洗净，润透，切厚片，干燥。

【应　用】　1. 乙型脑炎：板蓝根、生地黄、生石膏、大青叶、金银花、连翘、玄参、黄芩、地龙。水煎服。2. 流行性腮腺炎：板蓝根12克，黄芩、连翘、柴胡、牛蒡子、玄参各9克，黄连、桔梗、陈皮、僵蚕各6克，升麻、甘草各3克，马勃、薄荷各4.5克。水煎服。3. 急性传染性肝炎：板蓝根、茵陈各50克，栀子9克。水煎服。4. 病毒性脊髓炎：板蓝根60克。水煎服。

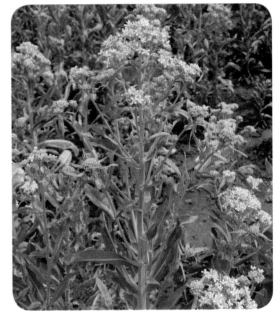

板蓝

【基　　源】　板蓝根为爵床科植物板蓝的根茎及根；大青叶为其干燥叶。

【性味功能】　味苦，性寒。有清热凉血，解热毒的功能。

【主治用法】　用于流行性乙型脑炎，流行性感冒，流行性腮腺炎，咽喉肿痛，肺炎，急性传染性肝炎，温病发热，发斑，丹毒，蛇咬伤等症。用量 9～30 克，煎服。

【原植物】　别名：马蓝。多年生草本。叶对生，卵状长圆形，先端渐尖，基部稍狭，边缘有粗齿，幼叶脉上有柔毛。穗状花序；花萼 5 裂；花冠筒状漏斗形，淡紫色，近中部弯曲，先端 5 裂，蒴果棒状，稍有 4 棱。种子 4 扁平，卵形，褐色。花期 9～11 月。果期 11～12 月。

【生境分布】　生于林下阴湿地。分布于浙江、江苏、福建、广东、广西、湖南、湖北、云南、四川等省区。

【采收加工】　初冬挖根茎和根，晒干。秋节采叶，晒干。

【性状鉴别】　本品呈圆柱形，稍扭曲，长 10～20 厘米，直径 0.5～1 厘

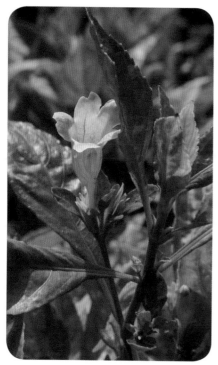

米。表面淡灰黄色或淡棕黄色，有纵皱及横生皮孔，并有支根或支根痕；根头略膨大，可见轮状排列的暗绿色或暗棕色叶柄残基、叶柄痕及密集的疣状突起。体实，质略软，折断面略平坦，皮部黄白色，约占半径的 1/2～3/4，木部黄色。气微，味微甜后苦涩。

【炮　　制】　除去杂质、芦头，清水洗净，润软，切成厚 2～3 毫米顶头片，干燥。

【应　　用】　1. 乙型脑炎：板蓝根、生地黄、生石膏各 30 克，大青叶、金银花、连翘、玄参各 15 克，黄芩 12 克。水煎服。

2. 急性传染性肝炎：板蓝根、茵陈各 50 克，栀子 9 克，水煎服。

木蓝
（青黛）

【基　　源】　本品为豆科植物木蓝的叶或茎叶的加工品。

【性味功能】　味咸，性寒。有清热解毒，凉血消斑的功能。

【主治用法】　用于肺热咳嗽，咽疮喉肿，流行性腮腺炎，病毒性肝炎，高热惊痫，热毒发斑，衄血，吐血，咯血，疮肿，丹毒等。用量1.5～3克。外用适量，干撒或调敷。

【原植物】　灌木。茎直立，幼枝有棱，有白色短毛。单数羽状复叶，互生；小叶7～15，对生；小叶倒卵状椭圆形，先端钝圆，有小尖头，基部楔形，全缘，两面有丁字毛；叶干时带蓝黑色。总状花序，腋生；花萼较小，斜形，有毛，上部5齿裂；花冠蝶形，红黄色，旗瓣宽倒卵形，背面有毛，翼瓣卵圆形，龙骨瓣匙形，爪上有距。荚果条状圆柱形，稍弯曲，棕黑色，无毛。花期5～6月，果期7～8月。

【生境分布】　生于山坡草丛或灌丛中。分布于福建、台湾、广东、海南、广西、湖北、四川、云南等省区。

【采收加工】　夏、秋茎叶，入缸内，用清水浸2～3昼夜，至叶烂脱枝时，捞去枝条，每5公斤叶加入石灰0.5公斤，充分搅拌，至浸液成紫红色时，捞出液面泡沫，晒干。

【性状鉴别】　本品为深蓝色的粉末，体轻，易飞扬；或呈不规则多孔性的团块，用手搓捻即成细末。微有草腥气，味淡。

【应　　用】　1. 乙型脑炎：青黛50克，水煎服。2. 腮腺炎：青黛50克，水煎服。并加醋捣烂绞汁，涂敷患处。

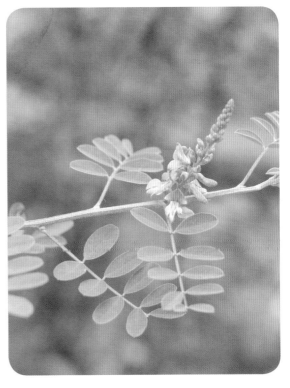

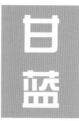

【基　　源】　本品为十字花科植物甘蓝的叶。

【性味功能】　味甘，性平。有清热，止痛的功能。

【主治用法】　用于胃及十二指肠溃疡，疼痛。

【原植物】　别名：圆白菜、莲花白、包菜。二年生直立草本，矮而粗壮。茎无分枝。叶多数，纸质，带粉霜，层层包裹达球状体，矩圆倒卵形至圆形，基部骤窄成极短有宽翅的叶柄，边缘略呈皱波状；上部叶有明显锯齿，基部近抱茎；最上部叶线形。花淡黄色。长角果圆柱形，先端有短喙；果梗直立开展；种子球形，褐色。花期5～6月。

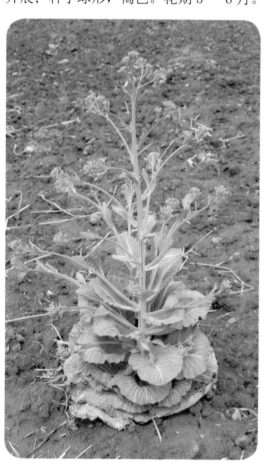

【生境分布】　全国各地广泛栽培。

【采收加工】　鲜用随用随采。

【性状鉴别】　本品茎肉质且短，扁平圆形或圆锥形，直径10～40厘米，被层层叶片包被。叶片自外层向内渐小，鲜时圆形、倒卵形或阔肾形，主脉较宽；外层叶片绿色或蓝绿色，内层叶片乳白色，全绿或边缘具浅钝齿，质厚；干燥叶片淡黄棕色，质薄。气徽，味淡。

【炮　　制】　净制：取去根甘蓝，除掉不洁的外叶，洗净用。

【应　　用】　1. 胃及十二指肠溃疡：鲜圆白菜叶捣烂取汁，略加温，饭前饮服。2. 上腹胀气疼痛：甘蓝250克，加盐煮。3. 酒精中毒：甘蓝榨汁，饮服。

水红花子

【基　源】　本品为蓼科植物红蓼的干燥成熟果实。

【性味功能】　味咸，性微寒。有散血消肿，化痞散结，清热止痛，健脾利湿的功能。

【主治用法】　用于痞痞痞块，肝脾肿大，食积不消，胃脘胀痛，颈淋巴结核。用量15～30克。

【原植物】　别名：蓼子实。一年生草本。单叶互生，宽椭圆形或卵形，先端长尖，基部近圆形或心形，全缘或浅波状。总状花序顶生或腋生，单一或数个花序集成圆锥状，花淡红色或白色。瘦果近圆形，扁平，黑棕色，有光泽。花期7～8月。果期8～10月。

【生境分布】　生于田间、村边或水边。多栽培。分布于全国各地。

【采收加工】　10～11月间果实，揉搓宿存的苞片，晒干。

【性状鉴别】　本品种子呈扁圆形，直径2～3.5毫米，厚1～1.5毫米。表面棕黑色，有的红棕色，有光泽，两面微凹，中部略有纵向隆起。顶端有突起的柱基，基部有浅棕色略突起的果梗痕，有的有膜质花被残留。质硬。气微，味淡。

【炮　制】　取原药材，去除杂质及灰屑。炒制：取净水红花子置锅内，用文火加热，炒至爆裂，有香气逸出为度，取出，放凉。

【应　用】　1. 痞块腹胀：水红花子30克。水煎服。2. 慢性肝炎，肝硬化腹水：水红花子15克，大腹皮12克，黑丑9克。水煎服。3. 风湿疼痛：水红花子30克。水煎服。

4. 瘰疬：水红花子6克，一半微炒，一半生用，同研末，酒调服。

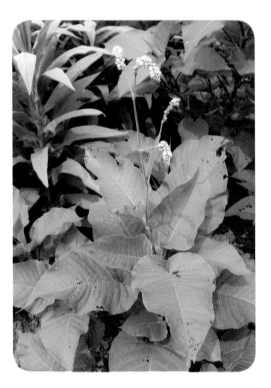

圆穗蓼

【基　　源】　本品为蓼科植物圆穗蓼的根茎。

【性味功能】　味苦、涩，性微寒。有清热、解毒、消肿、止血的功能。

【主治用法】　用于肠炎，痢疾，肝炎，外用于口腔糜烂，咽喉溃疡，痔疮出血，毒蛇咬伤。用量 4.5～9 克。外用适量，煎汤敷患处。

【原植物】　别名：大叶蓼。茎直立，不分枝，茎 2～3 自根状茎发出。根状茎肥厚，扁圆形或呈蝉状，有时尾部呈蝎子尾状，黑褐色。基生叶有长柄；叶矩圆形或披针形，边缘微向下反卷；茎生叶基部近圆形，不沿叶柄下延成翅状。花序穗状，顶生，花序花排列紧密，白色或淡红色，中下部无珠芽。

【生境分布】　生于山坡、草丛或林间阴湿处。分布于云南、贵州、四川、青海、甘肃、陕西、西藏等省自治区。

【采收加工】　春、秋季采挖，晒干，除去须根。

【应　　用】　1. 细痢，肠炎：圆穗蓼制成片剂，口服。2. 口腔糜烂，咽喉溃痛：圆穗蓼，煎汤含漱。3. 毒蛇咬伤，疮疖肿痛，外伤出血：鲜圆穗蓼，捣烂外敷或干品研末，调敷患处。

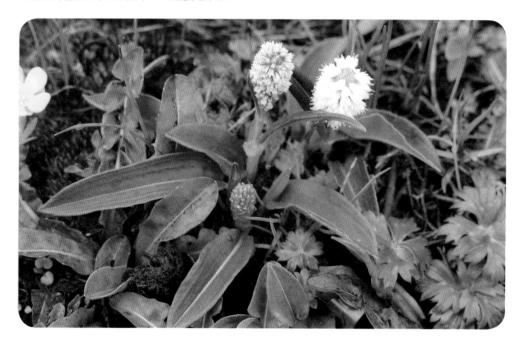

珠芽蓼

【基　　源】　本品为蓼科植物珠芽蓼的根茎。

【性味功能】　味苦、涩，性微寒。有清热，解毒，消肿，止血的功能。

【主治用法】　用于肠炎，痢疾，肝炎，外用于口腔糜烂，咽喉溃疡，痔疮出血，毒蛇咬伤。用量4.5～9克。外用适量，煎汤敷患处。

【原 植 物】　多年生草本，茎单一，直立。根茎团块状或扁圆形，有时尾部细尖弯曲呈蝎尾状，棕黑色。基生叶有长柄；叶狭长或披针形，革质，边缘微向下反卷。花序穗状，较细，中下部苞片苞腋有珠芽。

【生境分布】　生于山坡、草丛或林间阴湿处。分布于吉林、内蒙古、新疆、陕西、甘肃、青海、四川、西藏等省自治区。

【采收加工】　春、秋季采挖，晒干，除去须根。

【性状鉴别】　本品根茎呈扁圆柱形而弯曲，常对折卷起呈弯虾形，表面棕褐色，粗糙，一面较隆起，一面具凹槽或稍平，有层状的粗环纹及未除净的须根，或残留的白色根痕，有的先端具棕褐色纤维状的叶鞘残基。质坚硬，折断面平坦，粉紫红色，可见白色小点（维管束）断续排列成环。气微弱，味苦涩。

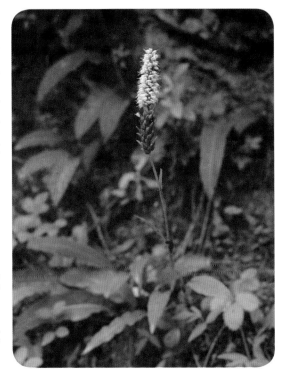

【应　　用】　1. 细痢，肠炎：珠芽蓼9克，压片，口服。2. 口腔糜烂，咽喉溃痛：珠芽蓼，煎汤含漱。3. 毒蛇咬伤，疮疖肿痛，外伤出血：鲜珠芽蓼，捣烂外敷或干品研末，调敷患处。

【基　　源】 本品为蓼科植物水蓼的全草。

【性味功能】 味辛，性平。有化湿行滞，祛风消肿的功能。

【主治用法】 用于痧秽腹痛，吐泻转筋，泄泻，痢疾，风湿，脚气，痈肿，疥癣，跌打损伤。15～30克，鲜品30～60克，煎服或捣汁。外用：煎水浸洗或捣敷。

【原植物】 1年生草本，高20～60厘米。茎直立或斜升，不分枝或基部分枝，无毛，基部节上有不定根。单叶互生；有短叶柄；托叶鞘筒形，长约1厘米，褐色，膜质，疏生短伏毛，先端截形，有短睫毛；叶片披针形，长4～8厘米，宽0.8～2厘米，先端渐尖，基部楔形，两面有黑色腺点，叶缘具缘毛。总状花序穗状，顶生或腋生，细长，上部弯曲，下垂，长4～10厘米，苞片漏斗状，有褐色腺点，先端具短睫毛或近无毛；花被4～5深裂，裂片淡绿色或淡红色，密被褐色腺点；雄蕊6，稀8，比花被短；花柱2～3，基部合生，柱头头状。瘦果卵形，侧扁，暗褐色，具粗点。花、果期6～10月。

【生境分布】 生长于水边、路旁湿地。我国大部分地区均有分布。分布于广东、广西、四川等地。

【采收加工】 秋季开花时采收，晒干。

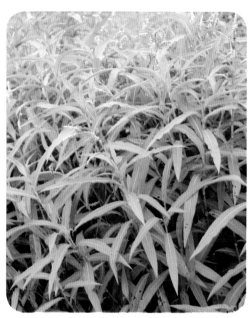

【性状鉴别】 干燥全草，茎红褐色至红紫色，有浅纵皱，节部膨大；质坚而脆，断面稍呈纤维性，皮部菲薄，浅砖红色，本部白色，中空。叶片干枯，灰绿或黄棕色，多皱缩破碎；托叶鞘状，棕黄色，常破裂。有时带花序，花多数脱落，花蕾米粒状。味辛辣。

【应　　用】 1.脚气肿痛成疮：水蓼汁搽洗。2.小儿疳积：水蓼全草25～30克，麦芽20克，水煎，早晚饭前2次分服，连服数日。3.水泻：水蓼50克，水煎，每日3次。

火炭母

【基　　源】　本品为蓼科植物火炭母的干燥全草。

【性味功能】　味酸甘，性凉。有清热解毒，利湿消滞，凉血止痒，明目退翳的功能。

【主治用法】　用于痢疾，肠炎，消化不良，肝炎，感冒，扁桃体炎，咽喉炎，白喉，角膜薄翳，阴道炎，乳腺炎，疖肿，小儿脓疱疮，湿疹，毒蛇咬伤。用量 15 ～ 30 克；水煎服。

【原 植 物】　多年生蔓性草本。茎伏地节处生根，嫩枝紫红色。单叶互生，矩圆状卵形或卵状三角形，先端尖，基部截形、浑圆或近心形，枝上部叶心形，常有紫黑色"V"形斑块，托叶鞘膜质，小花白色或淡红色生于枝顶，头状花序再组成圆锥状或伞房状，花被5深裂，裂片在果时稍增大。瘦果卵形，具三棱，黑色，光亮。花期 8 ～ 10 月。

【生境分布】　生于向阳草坡、林边、路旁。分布于江西、福建、湖北、湖南、广西、广东、四川及贵州等省区。

【采收加工】　四季可采，洗净，晒干或鲜用。

【性状鉴别】　本品呈藤茎状伸延。茎呈扁圆柱形，棕色至紫棕色，略具纵沟，嫩枝紫红色，节处有不定根，节间较长，节部膨大，紫色；质脆。叶互生，多皱缩或破碎，完整叶展平后呈卵状长椭圆形或卵形；顶端渐尖，基部截形、矩圆形或近心形，全缘或具细圆齿。气微，味酸、微涩。

【炮　　制】　除去杂质，整理洁净，切成长段，干燥。

【应　　用】　1. 赤白痢：火炭母、海金沙各 15 克，水煎服。2. 肠炎，消化不良：火炭母、小凤尾、布渣叶各 18 克，水煎服。3. 痈肿、湿疹：火炭母鲜叶 150 克，水煎服；另取鲜全草捣烂，敷患处。

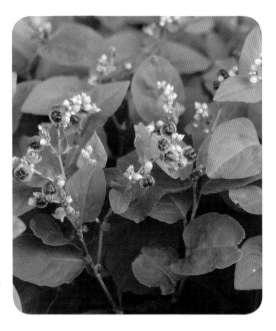

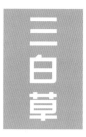

三白草

【基　　源】　本品为三白草科植物三白草的全草或根茎。

【性味功能】　味甘、辛，性寒。有清热解毒，利尿消肿的功能。

【主治用法】　用于尿道感染，尿路结石，肾炎水肿，黄疸，脚气，支气管炎。外用于疔疮痈肿，皮肤湿疹。用量15～30克。

【原植物】　别名：过塘藕、白水鸡、三点白。多年生草本。茎直立，有棱脊，或下部伏地，节上常生不定根。叶互生，纸质，卵形或卵状披针形，先端渐尖，基部心形，与托叶合生鞘状抱茎，全缘。总状花序1～2枝顶生，与叶对生；花序下2～3片叶乳白色，花序轴和花梗有短柔毛；花小，两性，无花被。蒴果，果实分裂为4分果，分果片近球形，有多疣状突起。花期4～8月。果期8～9月。

【生境分布】　生于沟旁及沼泽等湿处。分布于河北、山西、陕西及长江流域以南各地区。

【采收加工】　四季均可采收全草；根茎秋季采挖，洗净，晒干或鲜用。

【性状鉴别】　本品茎圆柱形；断面黄色，纤维性，中空。叶多皱缩互生，

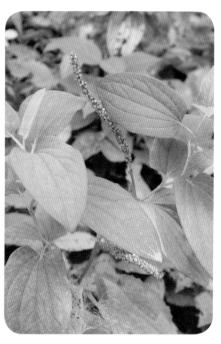

展平后叶片卵形或卵形披针状；先端尖，基部心形，全缘，基出脉5条；叶柄较长，有纵皱纹。有时可见总状花序或果序，棕褐色。蒴果近球形。气微，味淡。以叶多、灰绿色或棕绿色者为佳。

【应　　用】　1. 腹肌脓肿：鲜三白草根90克。水煎服，药渣捣烂外敷。2. 尿道感染，尿路结石，肾炎水肿，黄疸，脚气水肿：三白草30克。水煎服。3. 疔疮痈肿，皮肤湿疹：鲜三白草。捣烂敷患处。4. 肝癌：三白草根、大蓟根各90克，分别煎，去渣后加白糖适量，上午服三白草根，下午服大蓟根。

虎杖

【基　　源】　本品为蓼科植物虎杖的干燥根茎和根。

【性味功能】　味微苦，性微凉。有活血止痛，清利湿热，止咳化痰的功能。

【主治用法】　用于关节疼痛，经闭，湿热黄疸，慢性气管炎，高脂血症。外用于烫火伤，跌扑损伤，痈肿疮毒。用量9～15克。孕妇慎服。

【原植物】　多年生草本或亚灌木。根粗壮，常横生，黄色。茎有紫红色斑点。叶卵形、卵状椭圆形或近圆形，全缘。叶柄紫红色。花单性，雌雄异株，圆锥花序腋生或顶生。花梗细长，近下部具关节，上部具翅。瘦果倒卵形，3棱，红棕色，具光泽，包于翅状宿存花被内。花期7～9月。果期8～10月。

【生境分布】　生于湿润山坡、溪谷、路旁、灌丛。分布于河北、河南及长江以南各省区。

【采收加工】　秋季地上部枯萎时采挖，除去须根、洗净、趁鲜切段晒干。

【性状鉴别】　本品多为圆柱形短段或不规则厚片，长1～7厘米，直径0.5～2.5厘米。外皮棕褐色，有纵皱纹及须根痕，切面皮部较薄，木部宽广，棕黄色，射线放射状，皮部与木部较易分离。根茎髓中有隔或呈空洞状。质坚硬。气微，味微苦、涩。

【炮　　制】　除去杂质，洗净，润透，切厚片，干燥。

【应　　用】　1. 风湿腰腿痛，四肢麻木：虎杖、川牛膝、五加皮。水煎服。2. 黄疸肝炎：鲜虎杖、水杨梅、薏苡仁各30克。水煎服。3. 胆囊结石：虎杖30克。水煎服。4. 阑尾炎：鲜虎杖100克。水煎服。

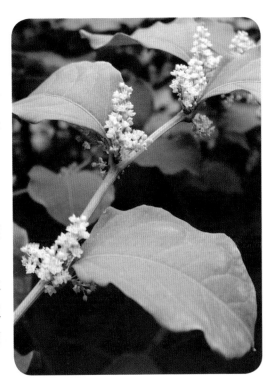

萹蓄

【基　　源】　本品为蓼科植物萹蓄的干燥地上的部分。

【性味功能】　味苦，性平。有清热利尿，解毒杀虫，止痒的功能。

【主治用法】　用于膀胱热淋，小便短赤，淋沥涩痛，皮肤湿疹，阴痒带下，肾炎，黄疸。用量9～15克。孕妇禁服。

【原植物】　一年生草本。茎本卧或直立。叶窄椭圆形、长圆状倒卵形，先端钝尖，基部楔形，全缘，两面白色透明，具脉纹，无毛。花生于叶腋，1～5朵簇生。花被5裂，裂片具窄的白色或粉红色边缘。瘦果三棱状卵形，具明显浅纹，果稍伸出宿存花被。花期5～7期，果期8～10月。

【生境分布】　生于田野，路旁，湿地。分布于全国大部分地区。

【采收加工】　夏季叶茂盛时采收，除去根及杂质，晒干。

【性状鉴别】　本品茎圆柱形而略扁，有分枝，长10～40厘米，直径1～3毫米。表面灰绿色或棕红色，有细密微突起的纵纹；节部稍膨大，有浅棕色膜质的托叶鞘，节间长短不一；质硬，易折断，断面髓部白色。叶互生，叶片多脱落或皱缩破碎，完整者展平后呈长椭圆形或披针形，灰绿色或棕绿色。有时可见具宿存花被的小瘦果，黑褐色，卵状三棱形。气微，味微苦。

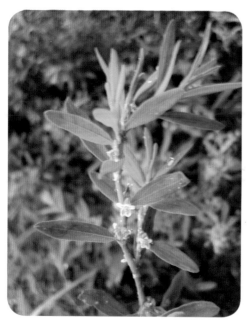

【炮　　制】　拣净杂质及根，洗净，润软，切段晒干。

【应　　用】　1. 尿道炎，尿道结石，输尿管结石：萹蓄、瞿麦、车前子、栀子各90克，木通、甘草各6克，滑石12克，灯芯草、大黄各3克。水煎服。2. 乳糜尿：萹蓄18克，木通9克，石苇、海金沙、小蓟各15克，川萆薢、白茅根各30克，六一散24克。水煎服。3. 蛲虫病：萹蓄30克。水煎服。4. 妇女外阴部瘙痒：萹蓄适量，煎水外洗患处。

蒺藜

【基　　源】　本品为蒺藜科植物蒺藜的干燥成熟果实。

【性味功能】　味苦、辛，性温。有平肝解郁，活血祛风，明目，止痒的功能。

【主治用法】　用于头痛眩晕，胸胁胀痛，乳汁不下，目赤翳障，皮肤瘙痒，经闭。用量 6 ～ 9 克。孕妇慎用。

【原植物】　别名：刺蒺藜、硬蒺藜。一年生草本。茎平卧，被长柔毛或长硬毛，枝长 20 ～ 60 厘米，偶数羽状复叶，小叶对生，矩圆形或斜短圆形，先端锐尖或钝，基部稍偏斜，被柔毛，花腋生花黄色；萼片 5，宿存；花瓣 5；基部有鳞片状腺体，子房 5 棱，柱头 5 裂，每室 3 ～ 4 胚珠。果有分果瓣 5，无毛或被毛，中部边缘及下部各有锐刺 2 枚。

【生境分布】　生于沙地、荒地、山坡等。全国各地均有分布。

【采收加工】　秋季果实成熟时采割植株，晒干，打下果实。

【性状鉴别】　本品多由 5 分果瓣组成，放射状排列呈五棱状球形，直径 7 ～ 12 毫米。商品常裂为单一的分果瓣，斧状三角形，长 3 ～ 6 毫米，淡黄绿色，背面隆起，有纵棱及多数小刺，并有对称的长刺和短刺各 1 对，成八字形分开，两侧面粗糙，有网纹，灰白色；果皮坚硬，木质，内含种子 3 ～ 4 粒。种子卵圆形，稍扁，有油性。气微，味苦。

【炮　　制】　蒺藜：漂去泥沙，除净残留的硬刺。盐蒺藜：取去刺的蒺藜，用盐水拌匀，焖透，置锅内用文火炒至微黄色，取出，晒干。

【应　　用】　1. 老年慢性气管炎：蒺藜，制糖浆服。2. 风疹瘙痒：蒺藜、防风、蝉蜕各 9 克，白鲜皮、地肤子各 12 克。水煎服。3. 急性结膜炎：蒺藜 12 克，菊花 6 克，青葙子、木贼、决明子各 9 克。水煎服。4. 高血压，目赤多泪：蒺藜 15 克，菊花 12 克，决明子 30 克，甘草 6 克。水煎服。

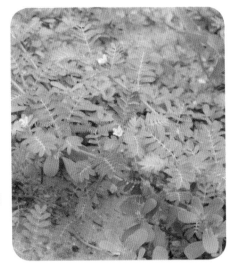

谷精草

【基　源】　本品为谷精草科植物谷精草带花茎的头状花序。

【性味功能】　味辛、甘，性凉。有散风，明目，退翳功用。

【主治用法】　用于风热目赤，急性结膜炎，角膜云翳，眼干燥症、夜盲症等。用量 4.5 ～ 9 克。

【原植物】　别名：文星草、移星草、谷精珠。一年生小草本。叶基部簇生，长披针状线形，无毛。花茎多数，鞘筒状。头状花序近半球形，草黄色；苞片膜质，背面的上部及边缘密生白色短毛。雄花生于花托中央，外轮花被片合生成佛焰苞状，3 浅裂；内轮花被片合生成筒状；雌花生于花序周围，几无花梗，外轮花被片合生成椭圆形佛焰苞状，先端 3 小裂，蒴果 3 裂。花期 6 ～ 8 月，果期 8 ～ 11 月。

【生境分布】　生于湖沼地、溪沟、田边潮湿处。分布于我国南方大部分省区。

【采收加工】　秋季开花时采收，将花序连同花茎拔出，洗净晒干，扎成小把。

【性状鉴别】　本品为带有花茎的头状花序，多扎成小把。全体呈淡棕色。花茎纤细，长 14 ～ 24 厘米，直径不及 1 毫米，表面淡黄绿色，有 4 ～ 5 条扭曲棱线，质柔软，不易折断。小花数十朵，灰白色，排列甚密，表面附有白粉。用手搓碎花序，可见多数黑色花药及细小灰绿色未成熟的果实。气微，味淡。以珠（花序）大而紧、色灰白、花茎短、色黄绿者为佳。

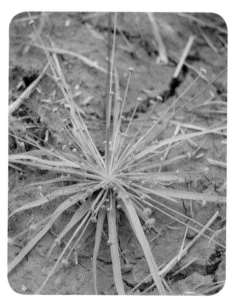

【炮　制】　原药拣去杂草及叶鞘，干切成 1 厘米的段片晒干，筛去灰屑。除去杂质，切段。

【应　用】　1. 风热头痛，目肿刺痛：谷精草、生地黄、赤芍各 9 克，红花 4.5 克，龙胆 3 克。水煎服。2. 夜盲症，角膜云翳：谷精草 30 克，羊肝 1 个。同煮，食肝喝汤。

海金沙

【基　　源】　本品为海金沙科植物海金沙的干燥成熟孢子。

【性味功能】　味甘、淡，性寒。有清利湿热，通淋止痛的功能。

【主治用法】　用于热淋，砂淋，石淋，血淋，尿道涩痛。用量6～15克。

【原植物】　多年生草本。茎细弱。1～2回羽状复叶，纸质，被柔毛；能育羽片卵状三角形，小叶卵状披针形，边缘有锯齿。不育羽片尖三角形，小叶阔线形或基部分裂成不规则的小片。孢子囊生于能育羽片背面，在二回小叶的齿及裂片顶端成穗状排列，孢子囊盖鳞片状，卵形，孢子囊卵形。孢子成熟期8～9月。

【生境分布】　生于山坡草丛中，攀援他物生长。分布于长江以南各地及陕西、甘肃南部。

【采收加工】　8～9月孢子成熟时，割取植株，置筐内，于避风处暴晒，干时叶背之孢子脱落，再用细筛筛去残叶，晒干。

【性状鉴别】　本品干燥成熟的孢子，呈粉末状，棕黄色或淡棕色，质极轻，手捻之有光滑感。置手掌中即由指缝滑落；撒在水中则浮于水面，加热后逐渐下沉；易着火燃烧而发爆鸣及闪光，不留灰渣，以干燥、黄棕色、质轻光滑、能浮于水、无泥沙杂质、引燃时爆响者为佳。

【炮　　制】　净制：簸净杂质。

【应　　用】　1. 膀胱湿热，小便短赤：海金沙15克。水煎服。2. 砂淋、血淋，尿道涩痛：海金沙、滑石、甘草、麦冬各9克。水煎服。3. 泌尿系结石：海金沙15克，冬葵子、王不留行、牛膝、泽泻、陈皮、石韦各9克，枳壳6克，车前子12克。水煎服。

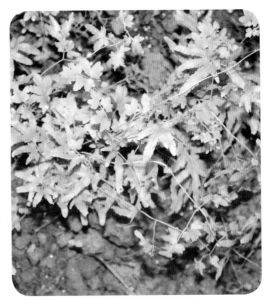

百里香（地椒）

【基　　源】　本品为唇形科植物百里香的干燥地上部分。

【性味功能】　味辛，性微温。有祛风解表，行气止痛，止咳，降压的功能。

【主治用法】　用于感冒，咳嗽，头痛，牙痛，消化不良，急性胃肠炎，高血压病。用量6～15克。

【原植物】　别名：地椒、麝香草、千里香。矮小半灌木状草本，有强烈芳香气味。匍匐茎平卧，上面密生多数平行直立茎；茎四棱形，当年枝紫色，密被绒毛。叶小，对生，有短柄；叶片近革质，椭圆披针形或卵状披针形，两面有透明油点。花密集枝端成圆头状花序，序下苞叶较宽短，多呈宽椭圆形或近菱形；花萼略唇形，倒卵状，其上下唇近等长；花冠紫红色。花期春季。

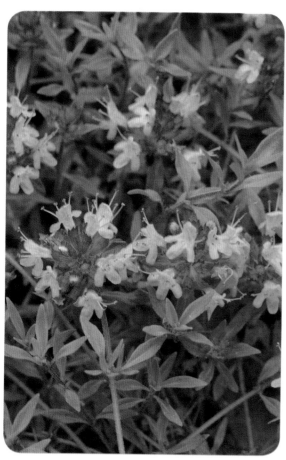

【生境分布】　生于向阳山坡或林区阳坡灌木丛中。分布于东北、华北和西北各省区。

【采收加工】　夏季枝叶茂盛时采收，剪去根部后切段，鲜用或晒干。

【炮　　制】　洗净，鲜用或晒干。

【应　　用】　1. 牙痛：地椒、川芎各等量，研末，抹于痛外。

2. 急性胃肠炎，消化不良：地椒30克，甘草6克。水煎服。

3. 高血压：鲜地椒60克，红糖30克。水煎服。4. 感冒，咳嗽：地椒3克。水煎服。5. 百日咳，喉头肿痛：地椒、三颗针、车前草9克。水煎服。

半边莲

【基　　源】　本品为桔梗科植物半边莲的全草。

【性味功能】　味辛、甘，性微寒。有清热解毒，利尿消肿的功能。

【主治用法】　用于晚期血吸虫病腹水，肝硬化水肿，毒蛇咬伤，肾炎水肿等。用量9～15克，水煎服。外用适量，研末调敷或鲜品捣敷。孕妇或患严重胃肠病者慎用。

【原植物】　别名：长虫草、细米草、小急解锁。多年生矮小匍匐草本，有乳汁。叶互生，狭小，披针形或线状披针形。小花腋生，花萼5裂，花冠筒状，淡红色或淡红紫色，5裂片向一边开裂，中央3裂片较浅，两侧裂片深裂达基部。蒴果熟时三瓣开裂，有宿萼。花期5～8月。果期8～10月。

【生境分布】　生于水田边、沟边、湿草地。分布于中南及安徽、江苏、浙江、江西、福建、台湾、贵州、四川等地区。

【采收加工】　夏季采收，带根拔起，洗净，晒干或鲜用。

【性状鉴别】　本品常缠结成团。根茎直径1～2毫米，表面淡棕黄色，平滑或有细纵纹。茎细长，有分枝，灰绿色，节明显，有的可见附生的细根。气微特异，味微甘而辛。

【炮　　制】　除去杂质，洗净，切段，晒干。

【应　　用】　1. 肝硬化腹水：半边莲30克，车前草、白马骨、大蓟根各15克。水煎服。2. 水肿：半边莲30克。水煎服。3. 眼镜蛇、青竹蛇、蝰蛇咬伤：半边莲120克，捣烂绞汁，热酒送服。或干品30克，水煎服。外用则以半边莲加盐捣烂成泥状，围敷伤口部。

4. 晚期血吸虫病腹水：半边莲30克～60克。水煎服。

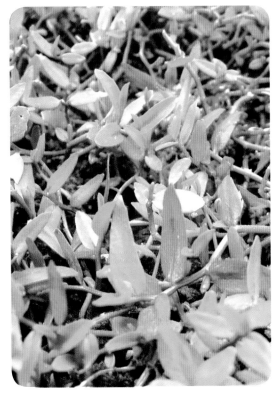

紫花地丁

【基　源】　本品为堇菜科植物紫花地丁的干燥全草。

【性味功能】　味苦，性寒。有清热解毒，凉血消肿的功能。

【主治用法】　用于疔疮肿毒，痈疽发背，黄疸，丹毒，瘰疬，痢疾，腹泻，喉痹，毒蛇咬伤。用量15～30克。

【原植物】　别名：辽堇菜、犁铧草。多年生草本。无地上茎，根茎粗短。叶舌形、长圆形或长圆状披针形，先端钝，基部截形或楔形，叶缘具圆齿；果期叶大，基部微心形。花瓣5，紫堇色或紫色；花距细管状。蒴果，长圆形，无毛。花4～5月，果期5～8月。

【生境分布】　生于路边、林缘、草地、荒地。分布于除西北外的各地。

【采收加工】　春、秋二季采挖全株，晒干。

【性状鉴别】　本品多皱缩成团。主根长圆锥形，淡黄棕色，有细纵皱纹。叶基生，灰绿色，展平后叶片呈披针形或卵状披针形；叶柄细，上部具明显狭翅。花茎纤细；花瓣5，紫堇色或淡棕色。蒴果椭圆形或3裂，种子多数，淡棕色。气微，味微苦而稍黏。

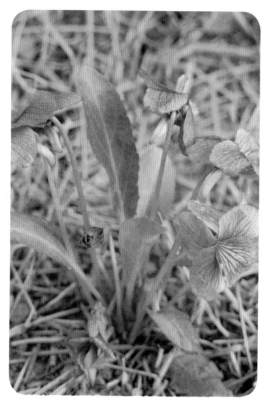

【炮　制】　除去杂质，洗净，切碎，干燥。

【应　用】　1. 疔疮肿毒：鲜紫花地丁。捣汁服。2. 腮腺炎：鲜紫花地丁6克，鲜骨碎补30克，木香3克，白矾6克。捣烂敷患处。3. 化脓性感染，淋巴结核：紫花地丁、蒲公英、半边莲各15克。水煎服，药渣敷患处。4. 前列腺炎：紫花地丁、紫参、车前草各15克，海金砂50克。水煎服。5. 黄疸内热：紫花地丁9克，研细末，调酒服。

早开堇菜

【基　　源】　本品为堇菜科植物早开堇菜的干燥全草。

【性味功能】　味辛、苦，性寒。有清热解毒，凉血消肿，除脓消炎的功能。

【主治用法】　用于疔疮肿毒，痈疽发背，黄疸，丹毒，毒蛇咬伤，尿路感染。用量 15～30 克。

【原植物】　别名：早开地丁。多年生草本，无地上茎。根状茎垂直，短而粗壮。基生叶多数，花期呈长圆状卵形、卵状披针形或狭卵形，先端稍尖或钝，基部微心形、截形或宽楔形，稍下延，边缘密生细圆齿，果期显著增大，三角状卵形，最宽处靠近中部，基部常心形，托叶苍白色或淡绿色，干后呈膜质，2/3 与叶柄合生。花大，紫堇色或淡紫色，喉部色淡并有紫色条纹；上方花瓣，向上方反曲，下方花瓣末端钝圆且微向上弯。蒴果长椭圆形，顶端钝，有宿存花柱。花果期 4 月上旬至 9 月。

【生境分布】　生于路边、林缘、草地、荒地。分布于东北、华北及陕西、宁夏、甘肃、河南、山东、江苏、湖北等地区。

【采收加工】　春、秋二季采收，除去杂质，晒干。

【应　　用】　同紫花地丁。

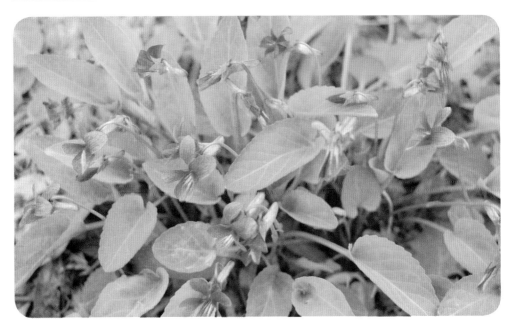

鬼针草

【基　　源】　本品为菊科植物鬼针草的全草。

【性味功能】　味苦,性平。有清热解毒、散瘀消肿,活血的功能。

【主治用法】　用于疟疾、腹泻,痢疾、急性黄疸型传染性肝炎、上呼吸道感染,急性肾炎、胃痛、肠痛、咽喉肿痛、跌打损伤、蛇虫咬伤等。用量15～30克。外用适量。

【原植物】　别名:鬼针草、鬼叉草一年生草本。茎直立,四棱形,上部多分枝,稍带淡紫色。中、下部叶对生,2回羽状深裂,裂片披针形或卵状披针形,先端尖或渐尖,边缘有不规则的细尖齿或钝齿,两面稍有短毛,有长柄;上部叶互生,较小,羽状分裂。头状花序,有梗;总苞杯状,苞片线状椭圆形,先端尖或钝,有细短毛;花托托片椭圆形,花杂性,边缘舌状花黄色,中央管状花黄色,两性,全育,裂片5。瘦果长线形;顶端冠毛芒状,3～4枚。花期8～9月。果期9～11月。

【生境分布】　生于山坡、草地或路旁。分布于全国各地。

【采收加工】　夏、秋间采收地上部分,切段,晒干。

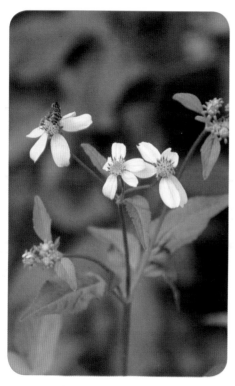

【性状鉴别】　本品茎略呈方形或圆柱形,幼茎有稀疏短柔毛,尤以节处为多。叶纸质,黄绿色,易碎,多皱缩或破碎,常脱落,展平后,完整叶2回羽状深裂,裂片披针形,上面无毛,下面主脉有稀疏毛。茎顶常有扁平盘状花托,着生10余枚针束状、有四棱的果实,偶见黄色的头状花序。气微,味淡。

【炮　　制】　去杂质,洗净,晒干。

【应　　用】　1.疟疾:鲜鬼针草250克,加鸡蛋煮汤服。2.痢疾:鬼针草柔芽一把,水煎汤服。3.跌打损伤:鲜鬼针草全草60克,水煎,另加黄酒50克,温服,每日一次。

金刚散

【基　源】　本品为葡萄科植物三裂叶蛇葡萄的根或根皮。

【性味功能】　味辛、苦、涩，性温。有祛风除湿，消肿敛疮，化瘀疗伤的功能。

【主治用法】　用量用法9～15克，煎服，或作酒剂。外用：鲜品捣敷或干粉调敷。

【原植物】　别名：见肿消、红赤葛、大接骨丹。藤本。茎粗0.7～1厘米，光滑，具细条纹与圆形皮孔，嫩枝被柔毛。卷须与叶对生。叶互生，多数3全裂。中间小叶长椭圆形至宽卵形，先端渐尖，基部楔形或圆形，有短柄或无柄，侧生小叶极偏斜，斜卵形；少数成单叶3裂，宽卵形，长宽5～12厘米，先端渐尖，基部心形，上面深绿色，光滑，下面灰绿色，脉上被锈毛。聚伞花序与叶对生；花小，绿色；花瓣5；雄蕊5，花丝很短；花盘杯状，与子房离生，花柱细长。浆果暗蓝色，圆形至扁圆形；种子2枚。花期5月，果期8～9月。

【生境分布】　生长于低山、丘陵地区的路旁、林边、河边，或为栽培。分布于云南、贵州、四川、陕西等地。

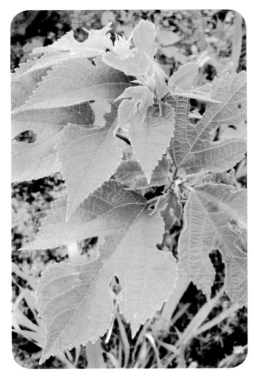

【采收加工】　秋、冬采，晒干。鲜用全年可采。

【炮　制】　采后洗净晒干，切片。或采后洗净抽去木心（木质部），晒干，磨为细末。

【应　用】　1. 水火烫伤：金刚散研细，加入鸡蛋清调匀外敷。2. 外伤肿痛、风湿性腰腿痛、胃痛、痢疾、肠炎：金刚散15～25克，煎服。或用100克加酒500毫升，浸泡5～7日后备用，每服10毫升，每日3次。

3. 外伤出血：金刚散干粉撒敷伤口。

4. 痈肿：金刚散干粉调敷患部，或用鲜品捣烂外敷。

攀倒甑（败酱草）

【基　源】　本品为败酱科植物攀倒甑的根状茎和根或全草。

【性味功能】　味辛、苦，性微寒。有清热解毒、消肿排脓、活血祛瘀、宁心安神的功能。

【主治用法】　用于阑尾炎，痢疾，眼结膜炎，产后瘀血腹痛，痈肿疔疮，用量 9～15 克（鲜者 60～120 克）。水煎服。外用适量，捣烂敷。

【原植物】　别名：白花败酱。多年生草本。根茎细长，有特殊臭气。茎密生白色倒粗毛。基生叶丛生。呈聚伞花序成伞房状圆锥花丛顶生，花冠 5 裂；瘦果膜质，有翅状苞片。花期 7～8 月。果期 8～9 月。

【生境分布】　生于灌丛、山坡及路旁。分布于全国大部分省区。

【采收加工】　春、秋季采挖根茎及根，洗净，晒干。夏季将全株拔起，晒干。

【性状鉴别】　本品全株，长短不等；根茎有节，上生须状细根。茎圆柱形，外表黄棕色或黄绿色，有纵向纹理，被有粗毛。质脆，易折断，断面中空，白色。叶多皱缩、破碎，或已脱落。全株有陈腐的豆酱气，味苦。

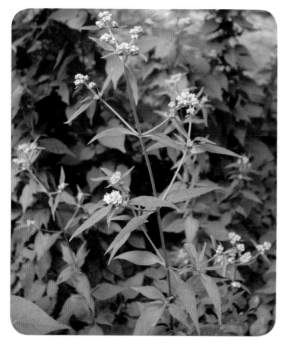

【炮　制】　晒至半干，扎成束，再阴干。

【应　用】　1. 痢疾：败酱草、龙芽草各 15 克，广木香 3 克。水煎服。2. 腮腺炎：败酱草、爵床各 15 克。水煎服。另用鲜败酱适量，捣烂，绞汁涂敷患处。3. 阑尾炎：败酱草 50 克，蒲公英 15 克，鬼针草 30 克，川楝子 10 克，紫花地丁 24 克，水煎服。4. 胆囊炎：败酱草 30 克，海金沙、金钱草各 15 克，枳壳 9 克，水煎服。

【基　源】　本品为蓼科植物药用大黄的根及根茎。

【性味功能】　味苦，性寒。有泻火通便，破积滞，行瘀血的功能；外用有清火解毒，消肿的功能。

【主治用法】　用于实热便秘，谵语发狂，瘀血闭经，产后瘀阻，黄疸，水肿，热淋，食积痞满腹痛，泻痢里急后重，目赤牙龈肿痛，口舌生疮，用量 3 ~ 12 克。外用于跌打损伤，痈肿疮毒，烫伤。

【原植物】　别名：南大黄。多年生草本，根状茎粗壮。基生叶近圆形，掌状 5 浅裂，裂片呈大齿形或宽三角形，基部心形；托叶鞘筒状，膜质。花序大，圆锥状；花较大，黄白色；花蕾椭圆形。果枝开展，果翅边缘不透明，瘦果有 3 棱。沿棱生翅，红色。

【生境分布】　生于山地林缘或草坡上，有栽培。分布于陕西南部、河南西部、湖北西部，贵州、四川、云南西北部等省区。

【采收加工】　秋末茎叶枯萎时或春季芽未萌发时采挖，刮外皮，切片或块，绳穿成串，晾干或晒干。

【性状鉴别】　本品干燥根茎多横切成段，一端稍大，形如马蹄，少数亦呈圆锥形或腰鼓形，长约 6 ~ 12 厘米，直径约 5 ~ 8 厘米，栓皮已除去，表面黄棕色或黄色，有微弯曲的棕色线纹（锦纹）。横断面黄褐色，多空隙，星点较大，排列不规则，质较疏松，富纤维性。气味较弱。

【炮　制】　除去杂质，洗净，润透，切厚片或块，晾干。

【应　用】　1. 热积便秘：大黄 12 克（后下），厚朴 6 克，枳实 9 克。水煎服。2. 湿热黄疸，急性黄疸传染性肝炎：大黄、栀子、茵陈、厚朴、枳实等。水煎服。

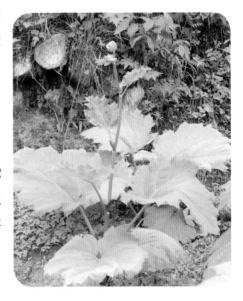

掌叶大黄

【基　　源】　本品为蓼科植物掌叶大黄的根及根茎。

【性味功能】　味苦，性寒。有泻火通便，破积滞，行瘀血的功能。

【主治用法】　用于实热便秘，谵语发狂，食积痞满腹痛，泻痢里急后重，头痛，目赤，牙龈肿痛，口舌生疮，吐血，衄血，瘀血经闭，产后瘀阻，黄疸，水肿，热淋，跌打损伤，痈肿疮毒，水火烫伤。用量 3～12 克。

【原 植 物】　多年生高大草本。根状茎及根肥大，黄褐色。基生叶宽卵形或圆形，掌状半裂，每 1 裂片有时再羽状裂或有粗齿，基部稍心形；茎生叶较小，互生；托叶鞘状，膜质，密生短柔毛。圆锥花序大型，顶生，花小，数朵成簇，紫红色或带红紫色。瘦果有 3 棱，棱上生翅。花期 6～7 月。果期 7～8 月。

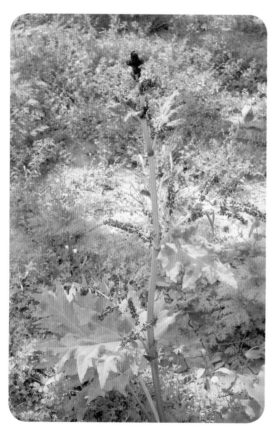

【生境分布】　生于山地林缘或草地，有栽培。分布于陕西、甘肃、青海、四川、云南西北部，西藏东部。

【采收加工】　秋末冬初挖取地下部分，切片晒干或烘干。

【炮　　制】　除去杂质，洗净，润透，切厚片或块，晾干。

【应　　用】　1. 大便秘结：大黄 6 克，牵牛子 1.5 克，研细末，水煎服。2. 打扑伤痕，淤血：大黄末，姜汁调涂。3. 晚期血吸虫病出血患者：大黄炭、白芍炭各 1.5 克，加葡萄糖粉，研细末，冲水服。4. 烫火灼伤：大黄研末，蜜调涂敷患处。

商陆

【基　　源】　本品为商陆科植物商陆的干燥根。

【性味功能】　味苦，性寒；有毒。有逐水，解毒，利尿，消肿消炎的功能。

【主治用法】　用于水肿胀满，尿少，便秘；外用于痈肿疮毒。用量3～9克。孕妇忌服。

【原植物】　多年生草本，肉质，根粗壮。圆锥形。单叶互生，椭圆形或长卵状椭圆形，先端急尖，基部狭楔形，全缘，总状花序顶生或与叶对生，直立；苞片线形，膜质；花白色、淡黄绿色或带粉红色；花药淡红色。肉质浆果扁球形，紫黑色。种子肾形，黑褐色。花期4～7月。果期7～10月。

【生境分布】　生于山沟边、林下、林缘、路边。分布于全国大部分地区。

【采收加工】　秋季至次春采挖，切成片，晒干或阴干。

【性状鉴别】　本品干燥根横切或纵切成不规则的块片，大小不等。横切片弯曲不平，边缘皱缩，外皮灰黄色或灰棕色；切面类白色或黄白色，粗糙，具多数同心环状突起。纵切片卷曲，表面凸凹不平，木质部成多数突起的纵条纹，质坚，不易折断。气微；味稍甜，后微苦，久嚼之麻舌。

【炮　　制】　商陆：洗净，稍浸泡，润透，切片。晒干；醋商陆：取净商陆片，置锅内加米醋煮之，至醋吸尽，再炒至微干。

【应　　用】　1. 慢性肾炎水种：商陆、泽泻、杜仲各3克。水煎服。
2. 腹水：商陆6克，冬瓜皮、赤小豆各30克，泽泻12克，茯苓24克。水煎服。3. 水肿腹胀实证，大小便不利：商陆、红大戟各3克，槟榔4.5克，茯苓12克，泽泻9克，水煎服。
4. 痈肿疮毒：鲜商陆加食盐，同捣敷患处。

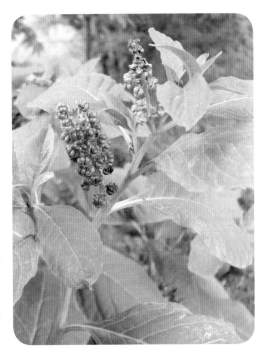

瑞香狼毒

【基　　源】　本品为瑞香科植物瑞香狼毒的根。

【性味功能】　味苦、辛，性平；有大毒。有散结，逐水，止痛，杀虫的功能。

【主治用法】　用于水气肿胀，淋巴结结核；外用于疥癣，杀蝇、蛆。用量0.9～2.4克；外用适量，煎水洗或研粉敷患处。

【原植物】　多年生草本。根粗大，圆柱形，木质，外皮棕色，断面淡黄色，有绵性纤维。茎直立，数茎丛生。叶互生，无柄，披针形至椭圆状披针形，全缘，无毛。圆头状花序顶生，未开时像一束火柴头；总苞绿色；花黄色或白色、淡红色；花被管状细瘦，基部稍膨大，先端5裂，裂片有紫红色网纹；雄蕊10，几无花丝，成2轮着生于花被管中；子房上位。果实圆锥形，为花被管基部所包。花期夏季。

【生境分布】　生于高山及草原上。分布于东北及河北、内蒙古、甘肃、青海、宁夏、西藏等省区。

【采收加工】　秋季采挖，洗净，切片，晒干。

【性状鉴别】　本品呈纺锤形、圆锥形或长圆柱形，稍弯曲，单一或有分枝，长短不等，根头部有地上茎残迹，表面棕色至棕褐色，有扭曲的纵沟及横生隆起的皮孔和侧根痕，栓皮剥落处露出白色柔软纤维。体轻，质韧，不易折断，断面呈纤维状。皮部类白色，木部淡黄色。气微，味微辛。

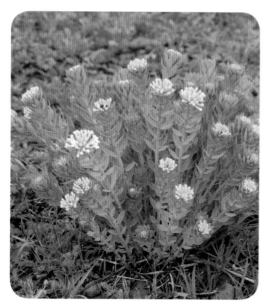

【炮　　制】　去茎叶、泥沙，洗净，晒干。

【应　　用】　1. 疥癣：狼毒适量，煎水洗患处；或研粉敷撒患处。2. 外伤出血：狼毒，捣烂研粉外敷或干者研末敷患处。3. 牛皮癣：狼毒，水煎煮浓缩至一定黏度，冷后涂布患处。4. 蝇、蛆：狼毒、白狼毒、藜芦各适量，加水浸七日，喷洒。

狼毒

【基　　源】　本品为大戟科植物月腺大戟的根。

【性味功能】　味苦、辛，性平；有毒。有散结，杀虫的功能。

【主治用法】　用于水肿腹胀，食积、虫积，心腹疼痛，慢性气管炎，咳嗽，气喘，淋巴结、结核，疥癣，痔瘘。用量1.5～2.4克。

【原植物】　多年生草本。根肥厚肉质，有黄色乳汁。叶生，无柄，茎下部叶小，长圆状披针形，先端钝，基楔形，全缘。总花序腋生或顶生，基部具卵状披针形的叶状苞片5，每伞梗再二叉状分枝，分枝处有三角卵形苞片2，分枝先端具2片较小苞片及1杯状聚伞花序；杯状总苞具5裂片，先端浅裂，腺体4，半月形，小花梗与花丝有节。雌花1，雌蕊1，伸出总苞下垂；花柱3，2裂。蒴果无毛。花期4～6月，果期5～7月。

【生境分布】　生于山坡、草地或林下。分布于河南、山东、陕西、江苏、安徽、浙江、湖北、湖南、四川、福建等省区。

【采收加工】　春、秋季采挖，洗净，切片，晒干。

【性状鉴别】　本品多为横切片，圆形或略呈椭圆形，大小悬殊，直径1.5～8厘米，厚约1厘米。栓皮灰褐色，易剥落而显淡灰黄色，切面类白色，有异型维管束而形成黄色环纹或不规则大理石样纹理，黄色部分常为凝着的分泌物。质较轻脆，粉性。味微辛。

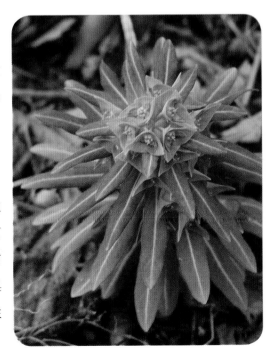

【炮　　制】　洗净，切片晒干。

【应　　用】　1. 牛皮癣、神经性皮炎、慢性湿疹：狼毒切碎，水煎煮，至浓缩至一定浓度，冷后涂布敷患处。2. 结核病：狼毒、大枣3：4制成狼毒枣，服枣10粒。3. 慢性气管炎：狼毒0.5克。水煎服。

【基　　源】　本品为大戟科植物大戟的根。

【性味功能】　味苦，性寒；有毒。有泻水逐饮，消肿散结的功能。

【主治用法】　用于水肿胀满，痰饮积聚，胸膜炎积水，气逆喘咳，二便不利，晚期血吸虫病腹水，肝硬化腹水及精神分裂症；外治疔疮疖肿。用量：醋制品 1.5～3 克；研粉吞服 0.3～1 克，外用适量，研末调敷。孕妇忌服，体弱者慎用。不宜与甘草同用。

大戟

【原植物】　别名：京大戟，红芽大戟，紫大戟，将军草。多年生草本，高 30～80 厘米，全株含乳汁。根细长，圆锥状。茎直立，上部分枝，被白色短柔毛，基部稍紫色。叶互生，近无柄，长圆状披针形或披针形，长 3～8 厘米，宽 0.5～1.4 厘米，先端尖，基部稍狭，全缘，边缘反卷。伞形聚伞花序顶生，常有 5 伞梗，伞梗顶端着生 1 杯状聚伞花序，基部有卵形或卵状披针形苞片，5 片轮生，较宽大，杯状花序总苞坛形，先端 4 裂，腺体 4，椭圆形；无花瓣状附属物；花小，黄绿色，单性同株，生于杯状总苞中。雄花多数，雄蕊 1；花丝细柱形；雌蕊 1，子房球形，3 室，花柱 3，顶端 2 浅裂，伸出总苞外而下垂。蒴果三棱状球形，有疣状突起。种子卵形，光滑，灰褐色。花期 4～5 月。果期 6～7 月。

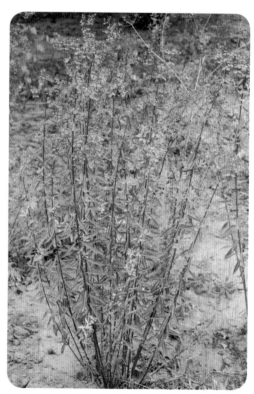

【生境分布】　生于山坡、路旁、荒地、草丛、林缘及疏林下。除新疆及西藏外，分布几遍全国。

【采收加工】　春、秋季挖取根部，洗净，晒干。

【炮　　制】　京大戟：除去杂质，洗净，润透，切厚片，干燥。醋京大戟：取京大戟加醋浸拌，放锅内与醋同煮，至将醋吸尽，切段，晒干。每京大戟 100 公斤，用醋 30～50 公斤。

泽漆

【基　　源】　本品为大戟科植物泽漆的全草。

【性味功能】　味辛、苦，性凉；有毒。有逐水消肿，散结，杀虫的功能。

【主治用法】　用于水肿，肝硬化腹水，细菌性痢疾等；外用于淋巴结结核，结核性瘘管，神经性皮炎。用量3～9克；外用适量。

【原植物】　别名：猫眼草、五凤草、五朵云。一年或二年生草本，肉质，富含乳汁，光滑无毛。茎分枝多而倾斜，下部淡紫红色，上部淡绿色。叶互生，无柄，倒卵形或匙形，先端钝圆或微凹，基部广楔形或突然狭窄而成短柄状，边缘在中部以上有细锯齿。多歧聚伞花序顶生，有5伞梗，每伞梗再生3小伞梗，每小伞梗又分为2叉；杯状花序钟形，黄绿色，总苞顶端4浅裂，裂间有4腺体；子房3室，花柱3。蒴果无毛。种子卵形，表面有凸起的网纹。

【生境分布】　生于路旁、田野，沟边等处。分布于宁夏、山东、江苏、江西、福建、河南、湖南、四川、贵州等省区。

【采收加工】　春、夏采集全草，晒干，切成段状。

【性状鉴别】　本品长约30厘米，茎光滑无毛，多分枝，表面黄绿色，基部呈紫红色，具纵纹，质脆。叶互生，无柄，倒卵形或匙形，先端钝圆或微凹，基部广楔形或突然狭窄，边缘在中部以上具锯齿；茎顶部具5片轮生叶状苞，与下部叶相似。多歧聚伞花序顶生，有伞梗；杯状花序钟形，黄绿色。蒴果无毛。种子卵形，表面有凸起网纹。气酸而特异，味淡。

【炮　　制】　除去杂质和残根，抢水洗净，稍润，切段，干燥。

【应　　用】　1.流行性腮腺炎：泽漆15克，水煎服。2.细菌性痢疾：泽漆9克，水煎服。3.无黄疸型传染性肝炎：泽漆，水煮成膏，饭后服。4.淋巴结结核、无名肿毒：泽漆全草，熬膏，涂敷患处。

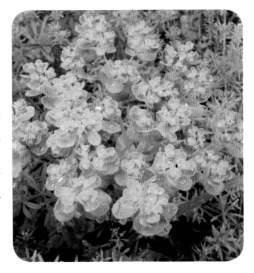

甘遂

【基　　源】　本品为大戟科植物甘遂的根。

【性味功能】　味苦、甘，性寒；有毒。有泻水饮，破积聚，通二便的功能。

【主治用法】　用于水肿满，留饮，结胸，癫痫，噎膈，癥瘕，积聚，二便不通等症。甘遂有大毒，加工及使用应慎重。

【原植物】　别名：猫儿眼、胜于花。多年生草本，全体含乳汁。根部分呈连珠状或棒状，棕褐色。叶互生，狭披针形，先端钝，基部阔楔形，全缘。杯状聚伞花序成聚伞状排列，5～9枚簇生于茎端，基部苞片轮生叶状，从茎上部叶腋抽出1花枝，先端再生出1～2回聚伞式3分枝，萼状总苞先端4裂，腺体4枚，新月形；花单性，雄花仅有雄蕊1，雌花位于花序中央，雌蕊1。蒴果圆形。花期6～9月。

【生境分布】　生于荒山。分布于河北、陕西、山西、甘肃等省区。

【采收加工】　春季或秋末，采挖根部，除去外皮，晒干。

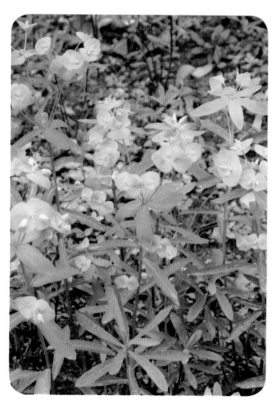

【性状鉴别】　本品呈椭圆形、长圆柱形或连珠形，长1～5厘米，直径0.5～2.5厘米。表面类白色或黄白色，凹陷处有棕色外皮残留。质脆，易折断，断面粉性，白色，木部微显放射状纹理；长圆柱状者纤维性较强。气微，味微甘而辣。

【炮　　制】　醋甘遂：取净甘遂，用醋拌匀，炒至微干，晾凉。

【应　　用】　1.腹水胀满，二便不通：甘遂1克，牵牛子4.5克，红枣5个。水煎服。2.胸腔积水：甘遂、红大戟各1克。研细粉，大枣10枚煎汤送服。

千金子

【基　　源】　本品为大戟科植物续随子的种子。

【性味功能】　味辛，性温；有毒。有行水消肿，破血消瘀的功能。

【主治用法】　用于水肿，痰饮，积滞胀满，二便不通，血瘀经闭；外治顽癣，疣赘。用量 1～2 克。去壳，去油用，多入丸散服。外用适量，捣烂敷患处。

【原植物】　别名：续随子、千两金、菩萨豆。二年生草本，高达 1 米，全株含白色乳汁，幼时有白粉。根短，圆锥状稍弯曲。茎直立粗壮，圆柱形，基部稍木化，稍带红色。单叶对生，茎下部叶无柄，线状披针形；茎上部叶有短柄；广披针形，长 5～15 厘米，宽 0.6～1.5 厘米，先端锐尖，基部近心形，全缘。总花序顶生，聚伞状；总花序基部有 2～4 伞梗，每梗再分枝，两侧分枝有长梗；基部有卵状披针形苞片 2；总苞杯状，先端 4～5 裂，内弯，腺体 4，新月形，两端伸长成角状；花单性，无花被；雄花每花有雄蕊 1，花粉囊稍叉开；雌花位于花序中央，子房 3 室，每室胚珠 1，花柱 3 裂；雌花梗受粉后总苞下垂；蒴果近球形，无毛。种子长圆形。花期 4～7 月。果期 7～8 月。

【生境分布】　生于向阳山坡，多栽培。分布于东北及河北、山西、河南、山东、山西、江苏、浙江、福建、台湾、湖南、广西、云南、贵州、四川等省区。

【采收加工】　秋季种子成熟后，割取全株，打下种子，除去杂质晒干。

【药材性状】　种子椭圆形或倒卵形，长约 5 毫米，直径约 4 毫米。表面灰褐色或灰棕色，有不规则网状皱纹，网纹凹下部分有灰黑色细斑点。一侧有纵沟状种脊，上端有突起合点，下端有灰白色线形种脐，基部有近白色突起种阜，脱落后留下圆形疤痕。质坚脆，种仁黄白色，胚乳丰富，油质。胚直，细小。气无，味辛。

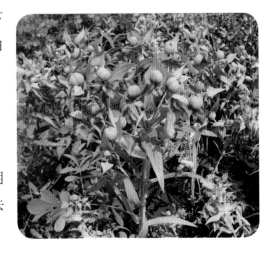

【炮　　制】　千金子：除去杂质，筛去泥沙，洗净，捞出，晒干，用时打碎。千金子霜：取千金子，去皮取净仁，制霜，即得。

天仙子

【基　　源】　本品为茄科植物莨菪的种子。

【性味功能】　味苦，辛，性温；有大毒。有解痉止痛，安神止痛的功能。

【主治用法】　用于胃痉挛疼痛，咳喘，癫狂等。用量0.06～0.6克。　心脏病，心动过速，青光眼患者及孕妇忌服。

【原植物】　别名：天仙子、铃铛草、牙痛子。二年生草本，基部木质化，有莲座状叶丛。叶互生，上部叶无柄，基部下延抱茎，叶卵形或长圆形，先端钝或渐尖，边缘有波状齿或羽状浅裂。花单生叶腋，偏向一侧；花萼钟形，5浅裂，果期增大成壶状；花萼钟状，黄色，有紫色网纹，5浅裂。蒴果藏于宿萼内，长卵圆形，盖裂。种子小，多数扁肾形，有网纹。花期5月。果期6月。

【生境分布】　生于村边、田野、路旁等处。有栽培。分布于东北、华北、西北及河南、山东、安徽、浙江、四川、西藏等省区。

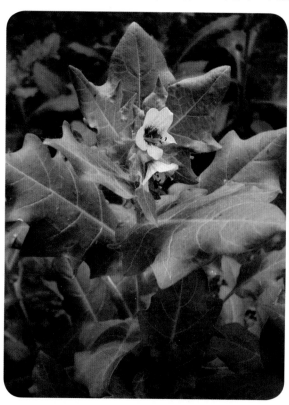

【采收加工】　夏末秋初果实成熟时，采收晒干。

【性状鉴别】　本品细小，肾形或卵圆形，稍扁，直径1毫米。表面棕黄色或灰黄色，具细密隆起的网纹，种脐处突起。气微，味微辛。

【炮　　制】　去杂质，晒干。

【应　　用】　1. 骨痛：天仙子0.6克，研末，温开水送服。2. 慢性气管炎：天仙子。制成注射液，肌肉注射。3. 赤白痢，脐腹疼痛，肠滑后重：天仙子50克，大黄25克，研末，饭前米汤送服。

云实
（云实皮）

【基　　源】　本品为豆科植物云实的根皮。种子也可供药用。

【性味功能】　味苦、辛，性微温。有解表散寒，祛风除湿，止咳化痰的功能。种子有止痢，驱虫的功能。

【主治用法】　根皮用于风寒感冒，淋病，肝炎，肝硬化腹水，胃痛，支气管炎，风湿疼痛，跌打损伤，毒蛇咬伤。

【原植物】　藤本。枝、叶轴及花序均被柔毛和钩刺。2 回羽状复叶，互生，羽片 3 ～ 10 对，对生，托叶小，斜卵形，基部有刺 1 对；小叶 6 ～ 12 对，长圆形，两端近圆钝，全缘，两面均被短柔毛。总状花序顶生，直立，花多数；总花梗具多刺，花萼下有关节，萼片 5，长圆形，被短柔毛；花瓣 5，黄色，盛开时反卷，基部有短柄；雄蕊 10，离生，2 轮排列。荚果长圆状舌形，沿腹缝线有狭翅，先端有尖喙，成熟时沿腹缝线开裂。花期 4 ～ 6 月，果期 6 ～ 10 月。

【生境分布】　生于山坡灌丛中，丘陵，平原或河岸。分布于河北、陕西、甘肃、河南及长江以南各省区。

【采收加工】　根全年均可采挖，挖出后洗净，剥取根皮，晒干。

【性状鉴别】　云实子呈不规则圆形，稍扁，有的一侧平截或有浅凹陷，表面灰绿色，光滑，微具光泽，有同心性环纹延及顶端。质坚硬，破开后，种皮厚约 1 毫米，内面淡黄白色，有稍凸起的线纹。气微腥，味苦。

【炮　　制】　取原药，除去杂质，洗净，干燥。用时捣碎。

【应　　用】　1. 淋病：云实皮 30 克，三白草、积雪草各 15 克，水煎服。2. 肝炎：云实 60 克，白芍、白英各 9 克，木香 5 克，红枣 10 枚，水煎，调白糖服。

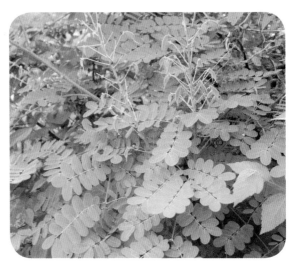

蓖麻
（蓖麻子）

【基　源】 本品为大戟科植物蓖麻的干燥成熟种子。

【性味功能】 味甘、辛，性平；有毒。有消肿，排脓，拔毒，润肠通便的功能。

【主治用法】 外用于疮疖，肿毒。种仁油内服用于大便秘结。外用适量。

【原植物】 一年生草本。茎直立，中空。叶盾形；掌状 5～11 裂，裂片缘具齿。花单性，雌雄同株，无花瓣；聚伞圆锥花序，顶生或与叶对生。雄花的萼 3～5 裂；雌花萼 5 裂。蒴果长圆形或近球形，稍扁，有灰白色、黑棕色或黄棕色交错的大理石样纹理，平滑，有光泽。种皮硬脆，较薄。种仁白色。花期 7～8 月，果期 9～10 月。

【生境分布】 全国各地均有栽培。

【采收加工】 秋季采摘成熟果实，晒干，除去果壳，收集种子。

【性状鉴别】 本品种子呈椭圆形或卵形，稍扁表面光滑，有灰白色与黑褐色或黄棕色与红棕色相间的花斑纹。一面较平，一面较隆起，较平的一面有 1 条隆起的种脊；一端有灰白色或浅棕色突起的种阜。种皮薄而脆。无臭，味微苦辛。

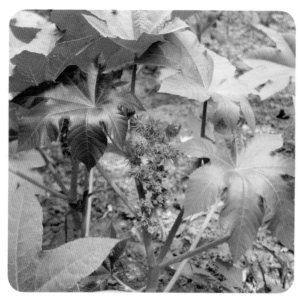

【炮　制】 种子：除去杂质。用时去壳，捣碎。

【应　用】 1. 面神经麻痹：蓖麻子，捣烂外敷。2. 疮疡化脓未溃、淋巴结核：蓖麻子，捣烂成膏状，外敷。3. 烫伤，烧伤：蓖麻子、蛤粉等分，研膏，油调涂敷患处。4. 胃下垂，子宫脱垂：蓖麻子适量，捣烂，做成饼状，贴敷头顶百会穴。

常山

【基　源】　本品为绣球花科植物常山的根。

【性味功能】　味苦，性微寒；有小毒。有截疟，解热，祛痰的功能。

【主治用法】　用于疟疾，痰饮，呼吸困难。用量4.5～9克。孕妇忌服，老年体弱慎用。

【原植物】　别名：黄常山、鸡骨常山。灌木。主根圆柱形，木质，常弯曲，黄棕色或灰棕色。茎枝有节，幼时有棕黄色短毛。叶对生，椭圆形、宽披针形，先端渐尖，基部楔形，边缘有锯齿，幼时两面疏生棕黄色短毛。伞房状圆锥花序着生于枝顶或上部叶腋，花瓣5～6，蓝色，展开后向下反折；浆果球形，蓝色，有宿存萼和花柱。花期6～7月。果期8～9月。

【生境分布】　生于山谷、溪边或林下阴湿处。分布于陕西、甘肃南部、河南及长江以南各省。

【采收加工】　秋季挖取根部，除去茎苗及须根，洗净，晒干。

【炮　制】　常山：除去杂质，分开大小，浸泡，润透，切薄片，晒干。炒常山：取常山片，照清炒法炒至色变深。酒常山：取常山片用黄酒拌匀，稍焖润，置锅内用文火炒至略呈黄色，取出放凉。醋常山：取常山片用米醋拌炒如上法

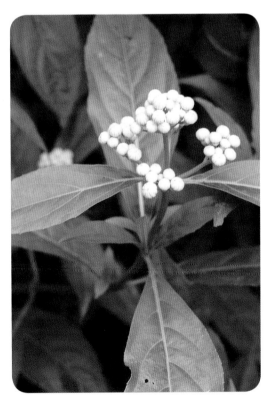

【应　用】　1. 间日疟、三日疟：常山、贝母、生姜各9克，乌梅6克，槟榔、大枣12克，草果4.5克。水煎服。2. 胸中痰饮，胀闷不舒，食物中毒，宿食停滞：常山9克，生甘草3克。水煎服。3. 肝癌：常山、龙葵各10克，茵陈15克，与鳖甲共煮。水煎服。

藜芦

【基　　源】　本品为百合科植物藜芦的干燥根及根茎。

【性味功能】　味苦、辛，性寒；有毒。有吐风痰，杀虫疗疮的功能。

【主治用法】　用于卒中痰壅，喉痹不通，癫痫等症；外治疥癣灭，蝇蛆。用量0.3～0.9克。

【原植物】　多年生草本，高1米，粗壮，基部的鞘枯死后残留为具网眼的黑色纤维网。基生叶椭圆形、宽卵状椭圆形、卵状披针形，无柄；茎上叶具柄。圆锥花序，密生黑紫色花；侧生总状花序近直立伸展，通常具雄花；顶生总状花序上，全部着生两性花。蒴果，卵状三角形，成熟时3裂，具多数种子。花期7～8月，果期8～10月。

【生境分布】　生于山谷、山地阴坡或灌木林下。分布于东北及河北、山西、内蒙古、河南、山东、江西、陕西、甘肃、新疆、四川等地。

【采收加工】　5～6月未抽花茎前采挖根部或连同少部分根茎，除去地上部分的茎叶，洗净，晒干。

【性状鉴别】　本品根茎圆柱形或圆锥形，长2～4厘米，直径0.5～1.5厘米；表面棕黄色或土黄色，顶端残留叶基及黑色纤维，形如蓑衣，有的可见斜方形的网眼，下部着生10～30条细根。根细长略弯曲，长10～20厘米，直

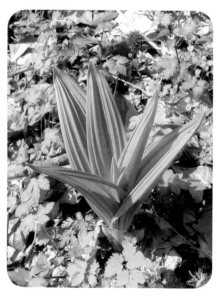

径0.1～0.4厘米；黄白色或黄褐色，具细密的横皱纹；体轻，质坚脆，断面类白色，中心有淡黄色细木心，与皮部分离。气微，味苦、辛，有刺喉感。

【炮　　制】　除去苗叶，晒干或用开水浸烫后晒干。

【应　　用】　1. 疟疾：藜芦、皂荚、巴豆，捣碎，制丸服。2. 黄疸：藜芦，捣为末，水冲服。3. 骨折：藜芦、黄连，研粉，制成片剂，凉开水送下。4. 疥癣：藜芦，研末敷患处。

乌头
（附子,草乌）

【基　源】　附子为毛茛科植物乌头子根；草乌为其干燥母根。

【性味功能】　附子：味辛，性大热。有回阳救逆，补火助阳，温中止痛，逐风寒湿邪的功能。草乌：味辛，性温；有大毒。有祛风除湿，温经止痛，麻醉的功能。

【主治用法】　附子用于亡阳虚脱，肢冷脉微，阳痿，宫冷，阴寒水肿，寒湿痹痛。草乌用于风寒痹痛，关节疼痛，心腹冷痛，麻醉止痛。本品有毒，需炮制后用，用量 1.5 ～ 4.5 克。

【原植物】　块根 2 个连生。叶互生，革质，卵圆形，掌状三裂几达基部，两侧裂片再 2 裂，中央裂片菱状楔形，上部再 3 浅裂，边缘有粗齿或缺刻。总状花序窄长；花青紫色，上萼片盔形，侧瓣近圆形；雄蕊多数；心皮 3 ～ 5，离生。果长圆形。花期 6 ～ 7 月，果期 7 ～ 8 月。

【生境分布】　生于山地、丘陵地、林缘。分布于辽宁、河南、山东、江苏、安徽、浙江、江西、广西、四川等地区。

【采收加工】　附子：采挖后，除去母根。草乌：除去子根，晒干。

【炮　制】　取净乌头，大小分开，用水浸泡至内无干心，取出，加水煮沸 4 ～ 6 小时（或蒸 6 ～ 8 小时），至取大个及实心者切开内无白心、口尝微有麻舌感时，取出，晾至六成干或焖润后切厚片，干燥。

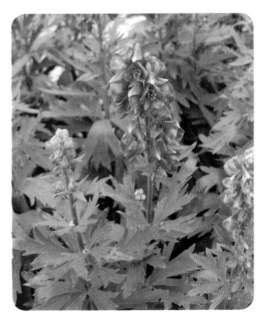

【应　用】　1. 风湿性关节炎、类风湿关节炎，腰腿痛：制草乌 6 克，制川乌、制何首乌各 15 克，追地风、千年健各 9 克，白酒浸 2 日，内服。

2. 大骨节病：生草乌，水煮 3 小时，取出晒干，研粉，制成 10% 酒剂。

关附子

【基　　源】　本品为毛茛科黄花乌头的干燥块茎。

【性味功能】　味辛，大温；有小毒。有祛风痰，逐寒湿，镇痉的功能。

【主治用法】　用于中风痰壅，口眼歪斜，偏头痛，破伤风，淋巴结结核，痈肿。毒性大，一般炮制后使用，3～6克；外用生品适量捣烂，熬膏或研末以酒调敷患处。

【原植物】　别名：山喇叭花、乌拉花。多年生草本。块根倒卵形或纺锤形，二个连生在一起。叶互生，3～5掌状全裂，裂片再二回羽状分裂，最终裂片线形，先端锐尖。总状花序顶生，花萼淡黄色，内带紫色网纹；灰瓣帽状，侧瓣扁圆形；花瓣退化为蜜腺。果3～5，被白毛。种子在棱处具翅。花期8～9月，果期10月。

【生境分布】　生于荒山坡的灌木丛或高草丛边。分布于东北及河北、河南、山东等省。

【采收加工】　9～10月挖取块茎，洗净，晒干。

【性状鉴别】　母根长圆推形，表面灰棕色，有纵皱纹、沟纹及横长突起的根痕，顶端有茎基。子根呈卵形或椭圆形，长1.5～3.5厘米，直径0.6～2厘米，表面棕黄色，有细纵纹，顶端有芽痕。质坚硬，断面类白色，粉性，中柱部分导管呈星点状。气微，味辛辣麻舌。

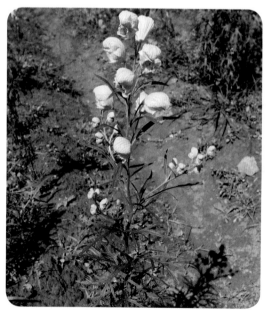

【炮　　制】　拣净杂质，洗净、晒干。

【应　　用】　1. 中风口眼喎斜：关附子、石膏、全蝎（去毒）各1克。研粉，热酒调服。2. 破伤风：关附子、天麻、羌活、白芷、防风。研粉，热酒调服。3. 疯犬咬伤：关附子研粉，搽伤处。

露蕊乌头

【基　　源】　本品为毛茛科植物露蕊乌头的干燥根。

【性味功能】　味辛，性温；有大毒。有祛风镇痛的功能。

【主治用法】　用于风湿麻木，关节疼痛。用量 1.5 ～ 4.5 克。

【原 植 物】　别名：罗砧巴。一年生草本，具直根。茎常分枝，有短柔毛。基生叶 1 ～ 6，具长柄；叶宽卵形，三全裂，裂片细裂，小裂片狭卵形，全缘或生 1 ～ 3 牙齿。总状花序具花 6 ～ 16，疏生柔毛；小苞片生花梗上部或与花邻接，条形，有时下部的叶状；萼片 5，蓝紫色，具长爪，上萼片船形；花瓣 2，爪粗，瓣片扇形，具纤毛，距极短；雄蕊多数；心皮 6 ～ 13。果长 0.8 ～ 1.2 厘米。

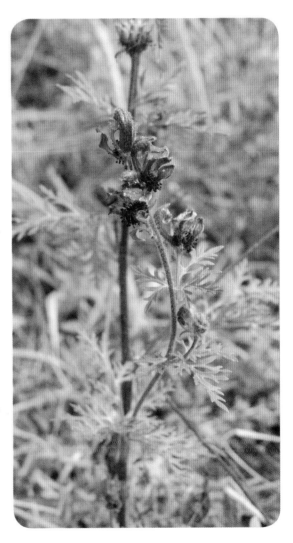

【生境分布】　生于草坡或村边草地。分布于青海、甘肃、四川、西藏等省区。

【采收加工】　夏秋季采挖根，晒干。

【炮　　制】　去净泥土、枯叶，切段，晒干。

【应　　用】　1. 风湿性关节炎、类风湿关节炎：露蕊乌头，酒浸一周，调敷患处。2. 麻风：露蕊乌头花，水煎服。3. 疥癣：露蕊乌头叶，研末，撒敷患处。

瓜叶乌头

【基　　源】　毛茛科植物瓜叶乌头的干燥块根作草乌入药。

【性味功能】　味辛，性温；有大毒。有祛风除湿，温经止痛，麻醉的功能。

【主治用法】　用于风寒痹痛，关节疼痛，心腹冷痛，麻醉止痛。炮制后用，用量1.5～4.5克。

【原植物】　别名：藤乌头、羊角七。多年生草本，茎缠绕，无毛，多分枝；根圆锥形，深棕色，有纵皱纹及须根痕。茎中部的叶片五角形，3深裂至距基部8毫米以上处，叶中央裂片梯状菱形，先端尖，3浅裂，上部边缘具粗牙齿。花序有2～12花，萼片5，蓝紫色，上萼片高盔形，具短喙；花瓣2，无毛；雄蕊多数；心皮5。果花期8～9月，果期9～10月。

【生境分布】　生于山地灌丛或林中。分布于四川、湖北、江西北部、浙江、安徽、河南、陕西等地区。

【采收加工】　6月至8月上旬采挖根，晒干。

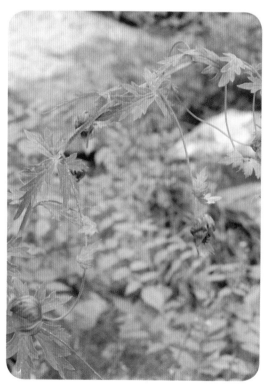

【性状鉴别】　干燥的块根，一般呈圆锥形而稍弯曲，形如乌鸦头。顶端平圆，中央常残留茎基或茎基的残痕，表面暗棕色或灰褐色，外皮皱缩不平，有时具短而尖的支根，习称"钉角"。质坚，难折断，断面灰白色，粉性，有曲折的环纹及筋脉小点。无臭，味辛辣而麻舌。

【炮　　制】　制草乌：取净草乌，用凉水浸漂，每日换水2～3次，至口尝仅稍留麻辣感时取出，同甘草、黑豆加水共煮，以草乌熟透；内无白心为度，然后除去甘草及黑豆，晒至六成干，焖润后切片，晒干。

【应　　用】　同乌头。

北乌头
（草乌，草乌叶）

【基　　源】　草乌为毛茛科植物北乌头的干燥块根；其叶为草乌叶。

【性味功能】　味辛，性热；有大毒。有祛风除湿，散寒，温经止痛，去痰，消肿，麻醉的功能。草乌叶：有清热，解毒，止痛的功能。

【主治用法】　用于风寒湿痹，关节疼痛，心腹冷痛，寒疝作痛，麻醉止痛。用量 1～1.2 克。炮制后用。草乌叶用于热病发热，泄泻腹痛，头痛，牙痛。用量 1～1.2 克。

【原 植 物】　别名：草乌、五毒根。多年生草本。块根倒圆锥形，暗黑褐色。茎下部叶具长柄，花时常枯萎。茎中部叶五角形，基部心形，3 裂。花序分枝，小苞片线形。萼片 5，紫蓝色，外面几无毛；上萼片盔形。花瓣 2。雄蕊多数；心皮 4～5。果。种子有膜质翅。花果期 7～9 月。

【生境分布】　生于山地、丘陵、林下。分布于河北、山东、山西、安徽、湖北、湖南、陕西、四川、贵州、云南等省区。

【采收加工】　草乌：秋季茎采挖，除去须根，干燥。

草乌叶：夏季叶茂，花未盛开时采收，除去杂质，干燥。

【性状鉴别】　部分地区作草乌用，同"瓜叶乌头"。

【炮　　制】　同"瓜叶乌头"。

【应　　用】　1. 受寒吐泻，突然大汗、肢冷，虚脱：制草乌、干姜各 6 克，炙甘草 4 克。水煎服。2. 心腹冷痛，食少便溏，畏寒肢冷，浮肿：制草乌、肉桂、干姜各 3 克，炒白术 9 克。水煎服。

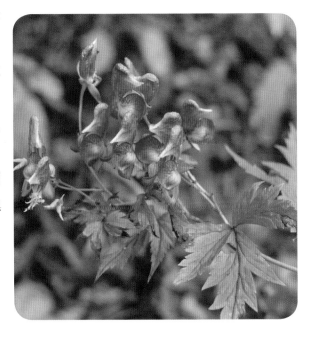

虎掌

【基　　源】　本品为天南星科植物虎掌的干燥块茎。

【性味功能】　味苦、辛，性温；有毒。有燥湿化痰，祛风镇静，消肿的功能。

【主治用法】　用于咳嗽，口眼歪斜，半身不遂，癫痫惊风，破伤风。生用外治痈肿疮毒，蛇虫咬伤。用量一般炮制后用，3～9克；外用生品适量，研末以醋或酒调敷患处。

【原植物】　别名：掌叶梗、狗爪梗。多年生草本。块茎扁圆球形，周围常生小球状块茎。叶常1～3片或更多，成丛生状；叶柄下部鞘状；叶片趾状分裂，裂片5～11，披针形或窄长椭圆形。佛焰苞绿色，管部长圆形，檐部稍内曲，长披针形，先端急尖，花序轴顶部附属器线形；雄花部分在上；雌花部分在下，与佛焰苞贴生，单侧着花．浆果卵圆形，黄白色，藏于佛焰苞内。花期6～7月。果期9～11月。

【生境分布】　生于林下、山谷、河岸或荒地草丛中。分布于河北、河南、山西、山东及长江以南等省区。

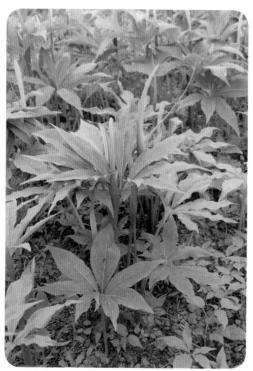

【采收加工】　秋、冬两季茎叶枯萎时采挖，除去须根及外皮，干燥。

【性状鉴别】　本品块茎呈扁平而不规则的类圆形，由主块茎及多数。附着的小块茎组成，形如虎的脚掌，直径1.5～5厘米。表面淡黄色或淡棕色，每一块茎中心都有一茎痕，周围有点状须根痕。质坚实而重，断面不平坦，色白，粉性。气微，味辣，有麻舌感。

【炮　　制】　同东北南星。

【应　　用】　1.毒蛇咬伤：鲜虎掌，捣烂外敷患处。2.痈肿疮毒：虎掌适量，研末以醋或酒调敷患处。

一把伞南星
（天南星）

【基　源】　本品为天南星科植物一把伞南星的干燥块茎。

【性味功能】　味苦、辛，性温；有毒。有祛风定惊，化痰，散结，消肿的功能。

【主治用法】　用于痰多咳嗽，卒中，面神经麻痹，半身不遂，口眼歪斜，破伤风，癫痫。炮制后用。用量3～9克。生用外治痈肿，疔疮肿毒，毒蛇咬伤。适量捣烂外敷。孕妇忌服。

【原植物】　别名：山苞米、一把伞。多年生草本，块茎扁球形。放射状分裂，裂片7～20，轮生于叶柄顶端，披针形，末端长尾状，雌雄异株，肉穗花序生于叶柄鞘部；佛焰苞紫色或绿紫色，先端线形尾尖；肉穗花序轴先端附属器棍棒状；浆果红色；种子球形。花期5～8月，果期8～9月

【生境分布】　生于林下灌丛中或林下。除东北、内蒙古、新疆、山东、江苏、海南外。分布全国各省区。

【采收加工】　秋季采挖切片，晒干。有毒，加工时应带橡胶手套、口罩。

【性状鉴别】　本品块茎呈扁圆球形，直径2～5.5厘米，表面淡黄色至淡棕色，顶端较平，中心茎痕浅凹，四周有叶痕形成的环纹，周围有大的麻点状根痕，但不明显，周边无小侧芽。质坚硬，断面白色粉性。气微，味辣，有麻舌感。

【炮　制】　除去杂质，洗净，干燥。

【应　用】　1. 类风湿性关节炎肿痛：生南星、老姜、石菖蒲各适量，捣烂敷患处。2. 毒蛇咬伤，肿毒疮疖：鲜天南星，捣烂外敷。

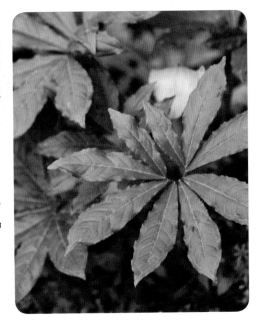

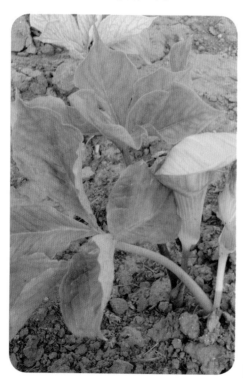

【基　　源】　本品为天南星科植物东北南星的干燥块茎。

【性味功能】　味苦、辛，性温；有毒。有祛风定惊，化痰，散结，消肿的功能。

【主治用法】　用于痰多咳嗽，卒中，面神经麻痹，半身不遂，口眼歪斜，破伤风，癫痫。炮制后用。用量3～9克。生用外治痈肿，疗疮肿毒，毒蛇咬伤。适量捣烂外敷。孕妇忌服。

【原植物】　别名：山苞米、天老星、南星。多年生草本，块茎扁圆近球形，周围有小侧芽。叶1片，趾状3或5分裂，全缘。肉穗花序从叶鞘中伸出，先端附属器棍棒状；佛焰苞圆筒状，绿色或带紫色而且具白色条纹，管部漏斗状；雌雄异株；雄花具柄；雌花的子房成倒卵形。浆果红色，种子卵形。花期4～6月。果期9月。

【生境分布】　生于林下、灌丛中阴湿处或山谷、沟边等。分布于东北、华北各地。

【采收加工】　河北农历8月中旬收获，过晚采收去皮困难。去净外皮，个大切片，晒干。天南星有毒，应带橡胶手套、口罩。

【性状鉴别】　本品块茎呈扁圆形，直径1.5～4厘米，中心茎痕大而稍平坦，呈浅皿状，环纹少，麻点状根痕细，排列不整齐，周围有微突出的小侧芽。气微，味辣，有麻舌感。

【炮　　制】　除去杂质，洗净，干燥。

【应　　用】　同一把伞南星。

异叶天南星
（天南星）

【基　　源】　本品为天南星科植物异叶天南星的干燥块茎。

【性味功能】　味苦、辛，性温；有毒。有祛风定惊，化痰，散结的功能。

【主治用法】　用于痰多咳嗽，卒中，面神经麻痹，半身不遂，口眼歪斜，破伤风，癫痫。炮制后用。用量 3～9克。孕妇忌服。

【原植物】　别名：独脚莲、狗爪半夏、南星。多年生草本。块茎近球形，上部扁平，常有侧生小球状块茎。叶常只 1 片；叶片鸟足状分裂，裂片11～19，倒披针形或长圆形，先端渐尖，基部楔形，全缘。佛焰苞喉部斜形，边缘稍外卷，檐部卵形或卵状披针形，有时下弯呈盔状；花序轴与佛焰苞分离；附属器细长，鼠尾状，绿白色，伸出佛焰苞外呈"之"字上升；浆果红色。花期 4～5月，果期 6～7月。

【生境分布】　生于林下、灌丛阴湿处。分布于全国大部分省区。

【采收加工】　秋季采挖。去茎叶、须根及外皮，个大者切片，晒干或用硫黄熏透后晒干。加工时应带橡胶手套、口罩。如发现皮肤红肿可用甘草水擦洗解毒。

【炮　　制】　同东北南星。

【应　　用】　同一把伞南星。

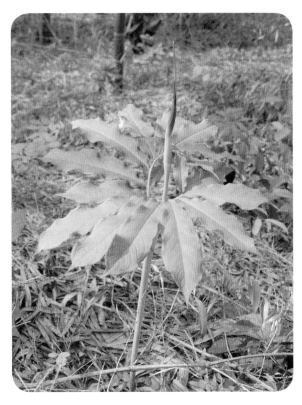

白附子

【基　　源】　本品为天南星科植物独角莲的块茎。

【性味功能】　味辛、甘，性大温；有大毒。有祛风痰，逐寒湿，镇痉，止痛的功能。

【主治用法】　用于卒中，口眼歪斜，半身不遂，面神经麻痹，偏头痛，破伤风。用量3～4.5克，一般炮制后用，水煎服。外用于淋巴结结核，痈肿，适量捣烂。

【原植物】　别名：禹白附、牛奶白附、红南星。多年生草本。块茎卵形、卵状椭圆形，叶基生，叶柄肉质肥大；叶戟状箭形或箭状戟形，长而大，全缘或波状。花序从块茎处生出，有紫色纵条斑纹；肉穗花序顶生，雌雄同株，中间为中性花，浆果卵圆形，红色。花期6～7月。果期8～9月。

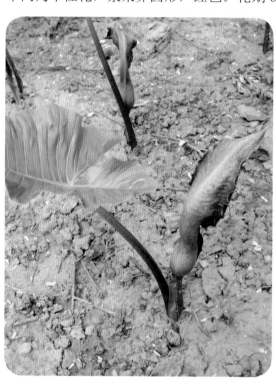

【生境分布】　生于林下或山涧湿处。分布于河南、河北、山西、宁夏、陕西、甘肃、山东、湖南、等省。有栽培。

【采收加工】　秋季挖取块茎，撞去或用竹刀削去外皮，晒干。

【应　　用】　1. 脑血管意外后口眼歪斜，半身不遂：制白附子6克，僵蚕4.5克，全蝎3克。水煎服。2. 偏头痛和感冒所致头痛：白附子、天麻、胆南星、何首乌、当归、生姜。水煎服。3. 三叉神经痛：白附子、僵蚕、全蝎、蒺藜、白芍。水煎服。

半夏

【基　源】 本品为天南星科植物半夏的块茎。

【性味功能】 味辛、性温；有毒。有燥湿化痰，降逆止呕、消痞散结的功能。

【主治用法】 用于痰多咳喘，眩晕，恶心呕吐，胸脘痞闷，痛阻。用量3～9克。生用于治痈肿痰咳，须炮制；反乌头。

【原植物】 别名：三叶半夏、三步跳、地雷公。多年生草本。块茎圆球形，叶柄下部及叶片基部生一白色或紫色珠芽。幼苗为单叶，卵状心形；2～3年生叶为3全裂，长椭圆形，先端锐尖，基部楔形，全缘。花单性同株；肉穗花序，先端附属器淡紫色，稍呈"之"字型弯曲，伸出佛焰苞外。浆果绿色。花期5～7月。果期8～9月。

【生境分布】 生于草地，田边、荒地。分布于全国大部分省区。

【采收加工】 夏、秋季均可采挖，撞掉外皮，水洗后，直接晒干。

【性状鉴别】 本品呈类球形，有的稍偏斜，直径1～1.5厘米。表面白色或浅黄色，顶端有凹陷的茎痕，周围密布麻点状根痕；下面钝圆，较光滑。质坚实，断面洁白，富粉性。无臭，味辛辣、麻舌而刺喉。

【炮　制】 清半夏：取净半夏，大小分开，用8%白矾溶液浸泡至内无干心，口尝微有麻舌感，取出，洗净，切厚片，干燥。姜半夏：取净半夏，大小分开，用水浸泡至内无干心时；另取生姜切片煎汤，加白矾与半夏共煮透，取出，晾至半干，切薄片，干燥。

【应　用】 1.急性消化不良呕吐，胃部胀闷：制半夏、茯苓各9克，生姜15克，水煎服。2.慢性气管炎、支气管炎：半夏、陈皮、茯苓、款冬花、前胡、川贝。水煎服。3.皮癣，痈肿疮毒：生半夏，醋磨汁，外涂患处。4.毒蛇咬伤：鲜半夏。捣烂外敷患处。

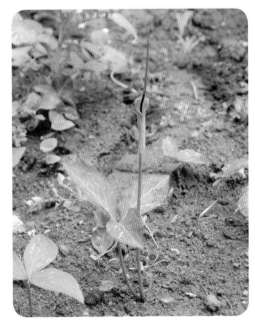

七叶一枝花（重楼）

【基　　源】　本品为百合科植物七叶一枝花的根茎。

【性味功能】　味苦，性微寒。有小毒。有清热解毒，消肿止痛，解痉定惊的功能。

【主治用法】　用于咽喉肿痛，小儿惊风，白喉，痈疮，瘰疬，无名肿毒，毒蛇咬伤，腮腺炎。用量6～9克。

【原植物】　多年生草本。根肥厚圆柱形，黄褐色，粗糙，结节明显，生多数须根。茎直立，青紫色或紫红色，基部有1～3片膜质叶鞘包茎。叶5～8轮生茎顶，通常7片，叶倒卵状披针形或长圆状披针形，先端急尖或渐尖，基部楔形，全缘。单花从茎顶抽出；外轮花被片绿色，叶状；内轮花被片黄绿色，线形；花瓣丝状，常等长或长于萼片，上部非窄匙形。蒴果球形，黄褐色，瓣裂。种子多数，鲜红色，卵形。花期4～7月。果期8～11月。

【生境分布】　生于山坡林下或溪边阴湿处。分布于四川、贵州、云南、西藏等省区。

【采收加工】　夏、秋季采挖根茎，晒干或切片晒干。

【性状鉴别】　本品干燥根茎呈灰黄至灰褐色，圆柱形，略扁压，长4.5～8.5厘米，径2.5～3.5厘米，节结密生，呈盘状隆起，棕色鳞叶多已脱落，残留须根及其痕迹。质坚实，不易折断。气微，略有辣味。

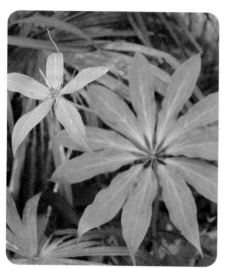

【炮　　制】　除去杂质，洗净，润透，切薄片，晒干。

【应　　用】　1.毒蛇咬伤，外伤出血：鲜重楼3克。研粉或酒醋磨汁敷处。2.流行性腮腺炎、疮毒：重楼适量，用醋磨汁，涂患处；另用6～9克，水煎服。

滇重楼（重楼）

【基　源】　本品为百合科植物滇重楼的根茎。

【性味功能】　味苦，性微寒；有小毒。有清热解毒，消肿止痛，息风定惊的功能。

【主治用法】　用于疗肿痛肿，咽喉肿痛，毒蛇咬伤，跌打伤痛，惊风抽搐，流行性乙型脑炎，胃痛，阑尾炎，淋巴结结核，扁桃体炎，腮腺炎，乳腺炎等症。用量3～9克。外用适量，研末调敷。

【原植物】　根茎较粗壮，节结明显。叶6～10片轮生，叶片厚纸质，披针形、卵状长圆形至倒卵形，外轮花被片披针形或长卵形，绿色，长3.5～6厘米；内轮花被片线形而略带披针形，黄色，长为外轮的1/2左右至近等长，中部以上宽2～6毫米；雄蕊8～10，花药长1～1.5厘米，花丝比花药短，药隔突出部分1～2毫米。花期6～7月，果期9～10月。

【生境分布】　生于山地林下或路旁草丛的阴湿处。分布于福建、湖北、湖南、广西、四川、贵州及云南等省区。

【采收加工】　秋季采挖，除去须根，洗净，晒干。

【性状鉴别】　本品根茎类圆形，多平直，直径1.2～6厘米，长4.5～12厘米。表面黄棕色，少数灰褐色，环节较稀疏；茎痕半圆形或扁圆形，不规则排列。质坚硬，不易折断，断面粉性。

【炮　制】　除去杂质，洗净，润透，切薄片，晒干。

【应　用】　同七叶一枝花。

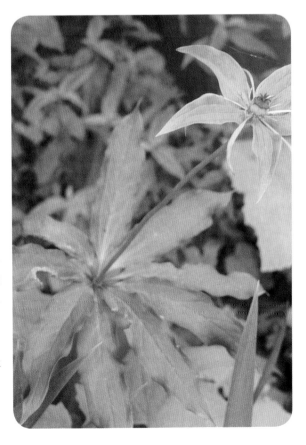

中华重楼（重楼）

【基　源】　本品为百合科植物华重楼的根茎。

【性味功能】　味苦，性微寒；有小毒。有清热解毒，消肿止痛，熄风定惊的功能。

【主治用法】　用于疔疮痈肿，咽喉肿痛，毒蛇咬伤，跌打伤痛，惊风抽搐，流行性乙型脑炎，胃痛，阑尾炎，淋巴结结核，扁桃体炎，腮腺炎，乳腺炎等症。用量3～9克。外用适量，研末调敷。

【原植物】　别名：草河车、七叶莲。多年生草本。根茎肥厚，黄褐色，结节明显，生须根。茎直立，基部带紫红色，有1～3片膜质叶鞘包茎。叶5～8，7枚轮生茎顶，纸质或膜质，长圆状披针形或倒披针形，先端渐尖，基部楔形。花黄绿色，花茎由茎顶抽出。花两性，被片叶状4～6；内轮花被片4～6，细线形，短于外轮花被片。蒴果球形，成熟时瓣裂；种子多数，有鲜红色多汁外种皮。花期5～7月。果期8～9月。

【生境分布】　生于林下或沟边的草丛阴湿处。分布于长江以南各地区。

【采收加工】　秋季采挖根茎，洗净泥沙，晒干或切片晒干。

【性状鉴别】　本品根茎类圆锥形，常弯曲，直径1.3～3厘米，长3.7～10厘米，顶端及中部较膨大，末端渐细。表面淡黄棕色或黄棕色，具斜向环节，节间长1.5～5毫米；上侧有半圆形或椭圆形凹陷的茎痕，直径0.5～1.1厘米，略交错排列；下侧有稀疏的须根及少数残留的须根；膨大顶端具凹陷的茎残基，有的环节可见鳞叶。质坚实，易折断，断面平坦，粉质，少数部分角质，粉质者粉白色，角质者淡黄棕色，可见草酸钙针晶束亮点。气微，味苦。

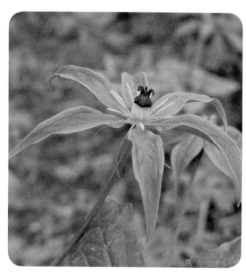

【炮　制】　除去杂质，洗净，润透，切薄片，晒干。

【应　用】　同七叶一枝花。

八角莲

【基　　源】　本品为小檗科植物八角莲的根状茎。

【性味功能】　味苦、辛，性温；有毒。有清热解毒，散结祛瘀，化痰和消肿的功能。

【主治用法】　用于毒蛇咬伤，跌打损伤，痈疮肿毒，淋巴结核，腮腺炎。用量3～10克。外用适量，研末调敷患处。

【原植物】　多年生草本植物。根状茎横走，粗壮，结节状，少分枝，须根粗壮。茎直立。茎生叶2片，在近茎顶处相接而生，叶柄盾状着生；叶片长圆形或近圆形，5～9浅裂，裂片宽三角状卵形，边缘有针状细齿。花5～8朵，簇生于2茎生叶柄交叉处，下垂；萼片6，卵状或椭圆状长圆形；花瓣6，紫红色，2轮排列，外轮3枚椭圆形，内轮3枚倒卵形，先端有皱波状纹。浆果近球形，黑色。花期5～6月。果期9～10月。

【生境分布】　生于山谷或山坡杂木林下阴湿处。分布于陕西、安徽、浙江、江西、福建、台湾、湖北、湖南、广西、广东、四川、云南、贵州、西藏等省区。

【采收加工】　夏、秋、冬均可采挖，洗净晒干或鲜用。

【性状鉴别】　根茎呈结节状，鲜时浅黄色，干后呈棕黑色；表面平坦或微凹，上有几个小的凹点，下面具环纹。须根多数，长达20厘米，径约1毫米，有毛，鲜时浅黄色，干后棕黄色。质硬而脆，易折断。根茎断面黄绿色，角质；根的断面黄色，中央有圆点伏中柱。气微，味苦。

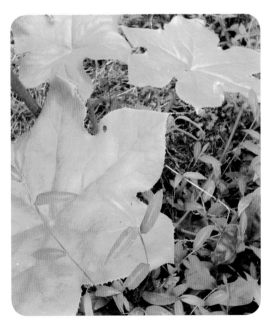

【炮　　制】　取根茎洗净泥沙，晒干，切断备用。亦可鲜用。

【应　　用】　1. 肿毒初起：八角莲，加红糖或酒糟适量，共捣烂敷贴。日换2次。2. 疔疮：八角莲6克，蒸酒服；并用须根捣烂敷患处。3. 跌打损伤：八角莲9克，研细末，酒送服。每日2次。

【基　源】　本品为鸢尾科植物射干的根茎。

【性味功能】　味苦，性寒。有清热解毒，消炎，利咽，散血消肿的功能。

【主治用法】　用于咽喉肿痛，闭经，乳腺炎，恶性肿瘤等。外用于水田皮炎，跌打损伤等。用量3～9克。外用煎水洗或捣敷患处。

【原植物】　别名：乌扇、蝴蝶花、老鸦扇。多年生草本。根茎横生，结节状，鲜黄色，生多数须根。茎直立，基部生叶，2列，嵌迭状排列，宽剑形，基部抱茎，全缘。伞房状聚伞花序顶生，叉状分枝；花橘黄色，散生暗红色斑点，花被6，2轮。蒴果倒卵形至长椭圆形，3瓣裂。种子黑色，有光泽。花期7～9月。果期8～10月。

【生境分布】　生于山坡、草原及林缘处。分布于全国各地区。

【采收加工】　5～9月采挖根茎，除去茎叶及细根，晒干或烘干。

【性状鉴别】　本品干燥根茎呈不规则的结节状，长约3～10厘米，直径1～1.5厘米。表面灰褐色或有黑褐色斑，有斜向或扭曲的环状皱纹，排列甚密，

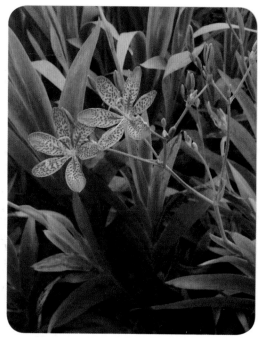

上面有圆盘状茎痕，下面有残留的细根及根痕。质坚硬，断面黄色，颗粒状。气微，味苦。

【炮　制】　除去杂质，洗净，润透，切薄片，干燥。

【应　用】　1.风热咳嗽，痰涎壅塞：射干、前胡、苦杏仁、贝母，水煎服。2.咽喉肿痛：射干9克，水煎服。或射干、山豆根各6克，桔梗、金银花、玄参各9克。水煎服。

3.病毒性咽喉炎：射干6克。水煎服。4.水田皮炎：射干，食盐适量，热温擦患部。

鸢尾
(川射干)

【基　源】　本品为鸢尾科植物鸢尾的根茎。

【性味功能】　味辛苦，性寒；有毒。有消积，破瘀，行水，解毒功能。

【主治用法】　用于食滞胀满，臌胀，肿毒，痔瘘，跌打损伤。用量0.9～3克，体虚者慎服。

【原植物】　别名：紫蝴蝶、扁竹花、哈蛙七。多年生草本，基部围有残留的膜质叶鞘及纤维；根状茎粗壮，二歧分枝，斜伸，须根较细而短。叶基生，黄绿色，宽剑形，顶端渐尖或短渐尖，基部鞘状。花蓝紫色；外花被裂片圆形或宽卵形，外折，具深色网纹。中脉上有鸡冠状附属物及白色髯毛，附属物边缘裂；内花被裂片椭圆形，花盛开时向外平展，爪部突然变细；蒴果长椭圆形或倒卵形，成熟时沿室背自上而下3瓣裂；种子黑褐色，梨形，无附属物。花期4～5月，果期6～8月。

【生境分布】　生于向阳坡地、林缘及水边湿地。分布于山西、安徽、江苏、浙江福建、湖北、湖南、江西、广西、陕西、甘肃、云南、四川、贵州，西藏也有。

【采收加工】　夏秋采收。洗净泥茎叶须根土，晒干。

【性状鉴别】　本品呈扁圆柱形，表面灰棕色，有节，节上常有分歧，节间部分一端膨大，另一端缩小，膨大部分密生同心环纹，愈近顶端愈密。

【炮　制】　除去须根，晒干。切段备用。

【应　用】　1. 食积饱胀：川射干3克。研细，用白开水吞服。2. 喉症，食积、血积：川射干3克。煎服。3. 跌打损伤：川射干3～9克。研末或磨汁，冷水送服。

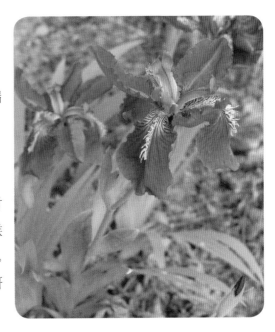

【基　　源】　本品为百合科植物玉簪的全草。

【性味功能】　味甘，性凉；有毒。有热解毒，清咽喉热，凉血止血，止咳，利尿，通经的功能。

【主治用法】　根：外用治乳腺炎，中耳炎，颈淋巴结结核，疮痈肿毒，烧烫伤。叶：外用治下肢溃疡。花：用于治咽喉肿痛，小便不利，痛经；外用治烧伤。用量 3～6 克。鲜品适量捣烂敷患处，或捣烂取汁滴耳中。

玉簪

【原植物】　多年生草本。根状茎粗壮，下生多数须根。叶基生成丛，通常无翅；叶片卵形至心状卵形，先端急尖，基部心形，脉多条平行纵列，明显。花大，白色芳香，花葶超叶，下部具叶状苞片 1 片；总状花序顶生；花梗基部常有膜质大小苞片各 1 片，花被管状漏斗形，裂片短于管部，近直立或稍外展。蒴果细长。花期夏秋季。

【生境分布】　生于阴湿地，多见于人工栽培。南方各省区有少数野生，其他地区均为栽培。

【采收加工】　全草四季可采，多为鲜用。花多在夏季含苞待放时采取，阴干备用；根秋后采挖为宜，鲜用或晒干备用。

【性状鉴别】　叶根生；叶柄长 20～40 厘米；叶片卵形至心状卵形，长 15～25 厘米，宽 9～15.5 厘米。花白色，芳香，花被筒下部细小，长 5～6 厘米，直径 2.5～3.5 厘米，花被裂片 6，长椭圆形，长 3.5～4 厘米，宽约 1.2 厘米；花柱常伸出花被外。蒴果圆柱形，长 6 厘米，直径 1 厘米。

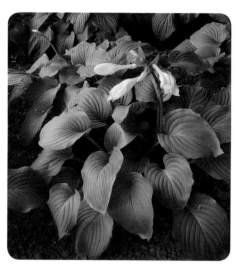

【炮　　制】　采收，洗净，鲜用或晾干。

【应　　用】　1. 烧伤：玉簪花 500 克，香油 2000 克，浸泡两个月，取油备用。清洁疮面后，用消毒棉球蘸油涂患处。

2. 颈淋巴结结核：玉簪花根捣烂成泥，贴敷患处。

凤仙花
（急性子）

【基　　源】　本品为凤仙花科植物凤仙花的干燥成熟种子。

【性味功能】　味微苦，性温；有小毒。有软坚消积，活血通经的功能。

【主治用法】　用于经闭，难产，腹部肿块，骨硬咽喉，噎膈。用量6～9克。孕妇忌服。

【原 植 物】　别名：指甲花。一年生草本。茎肉质，节部带紫红色。叶互生，披针形，先端渐尖，基部楔形，边缘有尖锐锯齿。花腋生，基部有长距，花瓣5，红色、粉红色、白色或紫红色。蒴果椭圆形，有白色短绒毛，果皮有弹力，果熟时开裂，弹出种子。种子多数，稍扁球形，赤褐色或棕色，粗糙而有短条纹。花期7～9月。果期9～10月。

【生境分布】　多栽培观赏。全国各地均有栽培。

【采收加工】　9～10月果实成熟前采收未开裂的果实，晒干，打出种子。

【性状鉴别】　本品呈不规则形，多皱缩，长约1厘米，淡棕黄色，有纤细的花柄。花萼2片，长三角形，长约2毫米。花瓣多破碎，其中1瓣基部延长成弯曲的细管。质软。气微，味微酸。

【炮　　制】　将原药除去杂质，筛去灰屑。

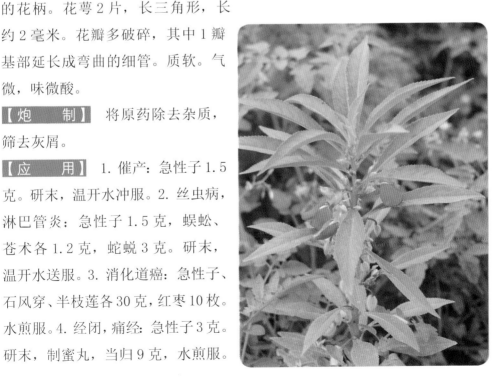

【应　　用】　1. 催产：急性子1.5克。研末，温开水冲服。2. 丝虫病，淋巴管炎：急性子1.5克，蜈蚣、苍术各1.2克，蛇蜕3克。研末，温开水送服。3. 消化道癌：急性子、石风穿、半枝莲各30克，红枣10枚。水煎服。4. 经闭，痛经：急性子3克。研末，制蜜丸，当归9克，水煎服。

闹羊花
（羊踯躅，八厘麻）

【基　　源】　闹羊花为杜鹃花科植物羊踯躅的花；八厘麻为其果实。

【性味功能】　花味辛，性温；有大毒；有祛风除湿，散瘀定痛，杀虫的功能。果味苦，性温。有大毒；有搜风止痛，止咳平喘的功能。

【主治用法】　花用于风湿痹痛，皮肤顽癣，龋齿痛。果用于跌打损伤，风湿关节痛。用量0.6～1.2克。

【原植物】　落叶灌木。叶互生，长椭圆形至披针形，全缘，边缘具缘毛。伞形总状花序，花冠，金黄色，先端5裂，上面1片大，有淡绿色斑点；雄蕊5，花药孔裂，花丝稍伸出花冠之外。蒴果长椭圆形，深褐色。花期4～5月，果期6～7月。

【生境分布】　生于丘陵灌木丛中。全国大部分地区有栽培。

【采收加工】　4～5月花盛开时采收，鲜用或晒干。秋季摘果，晒干。

【性状鉴别】　本品花多皱缩。花梗灰白色，长短不等。花萼5裂，边缘有较长的细毛。花冠钟状，5裂，顶端卷折，表面疏生短柔毛，灰黄色至黄褐色。雄蕊较花冠为长，弯曲，露出花冠外，花药棕黄色，2室，孔裂，花萼及花梗也常除去。气微．味微苦。

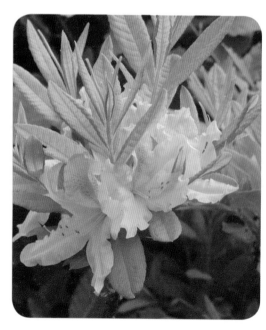

【炮　　制】　净制，晒干，除去杂质及花梗。

【应　　用】　1. 皮肤顽癣、疥癣：闹羊花，捣烂搽敷患处。2.龋齿痛：闹羊花，煎水含漱。3. 跌打损伤：八厘麻、地鳖虫、制元胡各30克，红花6克，姜半夏18克，制成片剂，温开水送服。

【附　　注】　闹羊花的根、茎叶亦供药用。风湿关节痛：鲜闹羊花根适量，捣烂，炖熟加红酒敷患处。

芫花

【基　　源】　本品为瑞香科植物芫花的花蕾。

【性味功能】　味辛、苦，性温；有毒。有泻下逐水，祛痰解毒的功能。

【主治用法】　用于痰饮癖积，喘咳，水肿，胁痛，心腹症结胀痛，痈肿、肺癌结块。用量1.5～3克，水煎或入丸、散。

【原植物】　别名：南芫花、闷头花。落叶灌木。枝条稍带紫褐色，幼时有绢状柔毛。叶对生，偶为互生，椭圆形至长椭圆形，稍革质，全缘，先端尖，叶柄短，密布短柔毛。花先叶开放，淡紫色，3～7簇生于顶端叶腋。核果革质，白色。花期3～4月。

【生境分布】　生于路旁，山坡，或栽培于庭园。分布于河北、陕西、河南、山东、安徽、福建、浙江、江苏、湖北、湖南、四川等省区。

【采收加工】　春季4月当花未开放前采摘花蕾，拣去杂质，晒干或烘干，炮制后用。

【性状鉴别】　本品花蕾呈棒槌状，稍压扁，多数弯曲，常3～7朵簇生于一短柄上，基部有1～2片密被黄色绒毛的苞片。花被筒表面淡紫色或灰绿色，密被白色短柔毛，先端4裂，裂片卵形。质软。气微，味微辛。

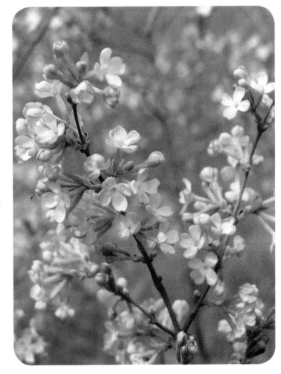

【炮　　制】　芫花：拣净杂质，筛去泥土；醋芫花：取净芫花，加醋拌匀，润透，置锅内用文火炒至醋吸尽，呈微黄色，取出，晾干。

【应　　用】　1. 肝硬化腹水，肾炎水肿：醋炒芫花。水煎服。或配白蜜煎服。2. 冻疮：芫花、甘草。水煎，外洗。

莞花

【基　　源】　本品为瑞香科落叶灌木莞花的干燥花朵。

【性味功能】　味辛、苦，性寒；有毒。有通经活络，祛风除湿，收敛的功能。

【主治用法】　用于跌打损伤，筋骨疼痛，腮腺炎，乳腺炎，淋巴腺炎。2.4～4.5克，煎汤；或入丸、散服。

【原植物】　落叶灌木，高30～90厘米。枝细长，小枝有灰色或淡黄色柔毛，叶互生或对生；叶柄长约3毫米，被柔毛；叶片长圆状披针形，长2.5～7.5厘米，宽1.5～2.5厘米，先端急尖，基部阔楔形，全缘，上面绿色，近无毛或疏生短柔毛，下面灰绿色，密生柔毛，叶脉隆起。花黄色，成顶生或腋生穗状花序，或再合成圆锥花序，被柔毛；花被管长6～8毫米，先端4裂，裂片钝尖；花盘鳞片状线形；雄蕊8，二轮，花丝短，子房上位，花柱短，柱头球形。核果窄卵圆形，黑色，有丝状毛。花期5～6月，果期6～7月。

【生境分布】　生长于山地石壁隙缝或山坡沟边较潮湿地区外，也有栽培者。

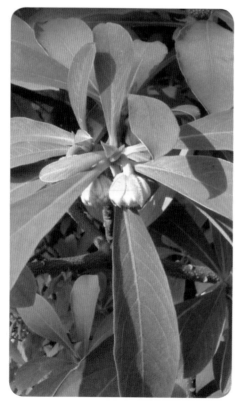

分布于湖南、湖北、江西等地。

【采收加工】　4～5月花未开放前采摘。阴干或烘干。

【应　　用】　1. 肿及支满澼饮：莞花、芫花各25克，甘草、大戟、甘遂、大黄、黄芩各50克，大枣10枚，上八味，细切，以水5升，煮成1升6合，分四服，空腹服，以快下为度。2. 腹中积聚邪气、寒气，消谷：莞花、甘遂、芫花、桂心、巴豆、苦杏仁、桔梗各一份，上七味，莞花、芫花熬令香，巴豆、苦杏仁去皮熬令变色，分捣，下细筛，捣合丸，以白蜜捣万杵，服如小豆一丸，日三行，服之。

【注　　意】　体虚无积及孕妇忌服。

毛茛

【基　　源】　本品为毛茛科植物毛茛的全草或根。

【性味功能】　味辛，性温；有毒。有利湿，退黄，消肿，止痛，截疟，杀虫的功能。

【主治用法】　用于黄疸，肝炎，哮喘，风湿关节痛，恶疮，牙痛。一般仅作外用，适量，外敷穴位。

【原植物】　多年生草本，全株有白色长毛。根须状，多数。基生叶有长柄，近五角形，基部心形，3深裂，中央裂片宽菱形或倒卵形，3浅裂，边缘疏生锯齿，侧生裂片不等2裂；茎中部叶有短柄；上部叶无柄，3深裂，裂片线状披针形，上端浅裂成数齿。花序有数花或单生；萼片5，淡绿色，船状椭圆形，外生柔毛；花瓣5，黄色，基部有蜜槽。聚合果近球形。花期4～5月。果期7～8月。

【生境分布】　生于山野、田间、路旁、溪涧、水沟或山坡草地。分布于全国大部分地区。

【采收加工】　夏、秋采集，洗净，切段，晒干或鲜用。

【性状鉴别】　本品茎与叶柄均有伸展的柔毛。叶片五角形，长达6厘米，宽达7厘米，基部心形。萼片5，船状椭圆形，长4～6毫米，有白柔毛；花瓣5，倒卵形，长6～11毫米。聚合果近球形，直径4～5毫米。

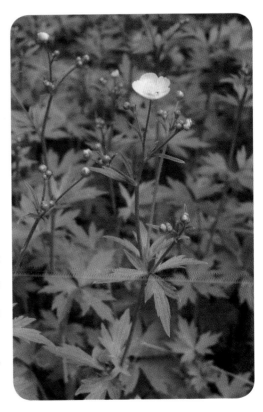

【应　　用】　1.慢性血吸虫病：毛茛研粉压片，口服。2.风湿性关节痛、关节扭伤：毛茛，研碎，捣烂外敷。3.淋巴结结核：鲜毛茛捣烂，敷患处。4.风火牙痛：鲜毛茛，捣烂放于患牙对侧的耳尖部，10分钟左右取下。

牛扁

【基　　源】 本品为毛茛科植物牛扁的干燥根。

【性味功能】 味苦，性温；有毒。有祛风止痛，止咳，平喘，化痰的功能。

【主治用法】 用于慢性支气管炎，腰脚痛，关节肿痛；外用于疥癣，淋巴结结核。用量3～6克。外用适量。

【原植物】 别名：曲芍、扁桃叶根、翻叶莲。多年生草本，有直根。茎有反曲的短柔毛。基生叶1～5片，和下部茎生叶有长柄；叶圆肾形，两面有短伏毛，三全裂，中央裂片菱形，在中部3裂，二回裂片有窄卵形小裂片。总状花序，密生反曲的短柔毛；萼片5，花瓣状，黄色，花瓣2，有长爪；雄蕊多数；心皮3，离生。果长约8毫米。花期8～9月，果期9～10月。

【生境分布】 生于山地林中或林边草地。分布于河北、山西、陕西、山西、甘肃等省。

【采收加工】 春、秋采挖根，洗净晒干。

【性状鉴别】 本品根圆锥形，大10～15厘米，中部直径2～4厘米。表面暗棕色，外皮脱落处深棕色，粗糙，略显网纹；根头部常有多数根茎聚生，其下根分数股，每股有几个裂生根，互相扭结成辫子状。质轻而松脆，易折断，断面不平坦，木心淡黄褐色。气微，味苦、微辛。

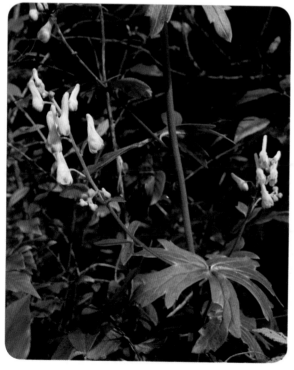

【应　　用】 1. 风湿性关节炎、类风湿关节炎，腰腿痛：牛扁，研末，白酒浸2日，擦涂患处。2. 疥癣：牛扁适量，水煎，洗敷患处。3. 慢性支气管炎：牛扁6克，炙甘草4克。水煎服。

海芋

【基　　源】　本品为天南星科植物海芋的茎及根茎。

【性味功能】　味辛，性寒；有大毒。有杀虫，清热解毒，消肿散结，祛风，理气的功能。

【主治用法】　用于淋巴结核，流行性感冒，肺结核。用量9～30克；外用虫蛇咬伤，疥癣。

【原植物】　多年生草本。根茎肉质，圆柱状，黑褐色。具残留叶痕成环状节纹，基部生不定芽。叶极大，叶柄下部粗大抱茎；叶片箭状卵形，先端短尖，基部心状箭形，边缘浅波状，花序柄2～3，丛生，圆柱形；佛焰苞管部长圆卵形或卵形，黄绿色，肉穗花序短于佛焰苞；顶端附属器圆锥状，先端钝。浆果红色，卵圆形。花期4～5月。果期6～7月。

【生境分布】　生于村边、沟边或林下阴湿地。分布于江西、福建、台湾、湖南、广东、广西、四川、贵州、云南等省区。

【采收加工】　全年可采，去掉外层粗皮，切片，晒干或鲜用。

【性状鉴别】　干燥的根茎，呈椭圆形、长椭圆形或圆柱形，大小不一，长者可达90厘米，直径3～6厘米或更粗。有时可见未除尽的栓皮及环状的节和圆形的根痕。质坚实，横断面白色粉质，维管束呈淡黄色点状散在，内皮层环清晰。气微，味淡，嚼之发麻刺喉。

【炮　　制】　采集，去外层粗皮，切片，以清水浸漂6～7天，多次换水，取出晒干或鲜用。

【应　　用】　1. 肺结核：鲜海芋500克，加水5千克，久煎浓缩至0.5千克，加糖。每次服10～15毫升，每日3次。

2. 鼻咽癌咽喉部放射性黏膜炎：鲜海芋120克去皮，以布袋包裹，吊离锅底，文火蒸2小时以上。

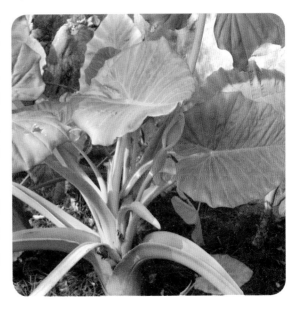

菟丝子

【基　　源】　本品为旋花科植物菟丝子的干燥成熟种子。

【性味功能】　味辛、甘，性平。有滋补肝肾，固精缩尿，安胎，明目的功能。

【主治用法】　用丁阳痿遗精，尿频，腰膝酸软，目昏耳鸣，肾虚胎漏，胎动不安，止泻。外治白癜风。用量6～12克。

【原植物】　别名：豆寄生、无根草。缠绕一年生寄生植物。纤细，黄色，无叶。花簇生，苞片鳞片状；花萼杯状，5裂，花冠白色，长于蒴果，壶状或钟状，顶端5裂，裂片向外反曲；花柱2。蒴果，近球形，全为宿存花冠包围，成熟时整齐周裂。种子淡褐色，粗糙。花期7～8月，果期8～9月。

【生境分布】　寄生于豆科、菊科、藜科等植物上。各地均有分布。

【采收加工】　秋季果实成熟时，采收种子，晒干。

【性状鉴别】　本品种子类圆形或卵圆形，腹枝线明显，两侧常凹陷，长径1.4～1.6毫米，短径0.9～1.1毫米。表面灰棕色或黄棕色，微粗糙，种喙不明显；有分布不均匀的白色丝状条纹。种皮坚硬，不易破碎，用沸水浸泡，表面有黏性，煮沸至种皮破裂，露出黄白色细长卷旋状的胚，称吐丝。气微，味微苦、涩。

【炮　　制】　菟丝子：过箩去净杂质，洗净，晒干。盐菟丝子：取净菟丝子，照盐水炙法炒至微鼓起。

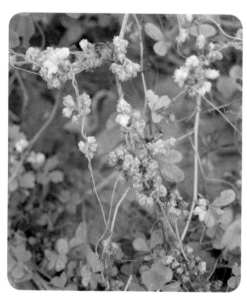

【应　　用】　1. 肾虚腰背酸痛，阳痿，遗精，遗尿，小便频数：菟丝子、桑螵蛸、金樱子各9克，五味子3克。水煎服。2. 肝肾虚，眼常昏暗，迎风流泪：菟丝子、熟地黄、车前子等量，研细末，吞服。白内障：菟丝子、车前子、女贞子、桑葚各15克。水煎服。3. 慢性肾炎：菟丝子、覆盆子、狗脊、党参、黄芪、首乌、黄精、车前草、墨旱莲、炙甘草。水煎服。

五味子

【基　　源】　本品为兰科植物五味子的干燥成熟果实。

【性味功能】　味酸，性温。有收敛固涩，益气生津，补肾宁心的功能。

【主治用法】　用于肺虚咳喘，久泻不止，自汗，盗汗，津伤口渴，短气脉虚，心悸失眠及无黄疸型肝炎等症。用量1.5～6克。

【原植物】　别名：辽五味、北五味子、山花椒。多年生落叶木质藤木。单叶互生，叶片薄，稍膜质，边缘有腺状细齿。花单性，雌雄异株，生于叶腋，花梗细长而柔弱；花被6～9片，乳白色或黄色，芳香。穗状聚合果，肉质浆果球形，紫红色。种子肾形，淡橙色，有光泽。花期5～6月，果期8～9月。

【生境分布】　生于山坡杂木林下，常缠绕在其他植物上。分布于东北及河北、山西、内蒙古、陕西等省区。

【采收加工】　秋季果实成熟时采摘，晒干或蒸后晒干。

【性状鉴别】　北五味子：呈不规则的球形或扁球形，直径5～8毫米。表面红色、紫红色或暗红色，皱缩，显油润，有的表面呈黑红色或出现"白霜"。果肉柔软，种子1～2，肾形，表面棕黄色，有光泽，种皮薄而脆。果肉气微，味酸；种子破碎后，有香气，味辛、微苦。南五味子：粒较小，表面棕红色至暗棕色，干瘪、皱缩、果肉常紧贴种子上。

【炮　　制】　五味子：除去杂质。用时捣碎。醋五味子：取净五味子，照醋蒸法蒸至黑色。用时捣碎。表面乌黑色，油润，稍有光泽。果肉柔软，有黏性。种子表面棕红色，有光泽。

【应　　用】　1. 老年慢性气管炎，肺气肿，支气管扩张：五味子、干姜。水煎服。2. 慢性肝炎：五味子、茵陈、大枣，制蜜丸。或五味子制蜜丸。3. 自汗盗汗，遗滑精，肝炎：五味子、牡蛎各12克，金樱子、桑螵蛸各9克。水煎服。

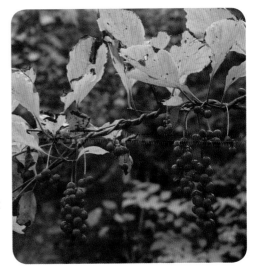

掌叶覆盆子（覆盆子）

【基　源】　本品为蔷薇科植物掌叶覆盆子的干燥聚合果。

【性味功能】　味甘、酸，性温。有补肾固精、助阳缩尿的功能。

【主治用法】　用于肾虚遗精、阳痿、遗尿、尿频。用量6～12克。

【原植物】　别名：华东覆盆子、种田泡。落叶灌木。茎直立，枝条细长，红棕色；幼枝绿色，具白粉，有倒生弯曲皮刺。单叶互生，近圆形，掌状5深裂，中裂片菱状卵形，基部近心形，边缘有重锯齿，两面脉上有白色短柔毛；花单生于短枝顶端；萼片5，卵形；花瓣5，白色。聚合果卵球形，红色，下垂；小核果密生灰白色柔毛，果肉柔嫩多汁，可食。花期4～5月，果期6～7月。

【生境分布】　生于溪边或山坡灌丛、林缘及乱石堆中。分布于安徽、江苏、浙江、江西、福建、湖南、湖北等省。

【采收加工】　6～8月间采收未成熟的青色聚合果，沸水中稍浸后，置烈日下晒干。

【性状鉴别】　本品为聚核果由众多核果聚合而成，略呈圆锥形或类球形，上端钝圆，底部较平坦，高0.6～1.3厘米，直径0.5～1.2厘米。质硬，内含棕色种子1粒。气清香，味微酸涩。

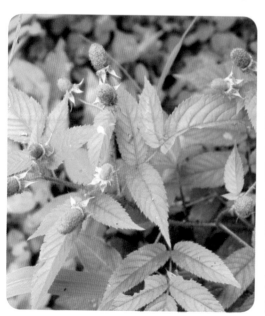

【炮　制】　筛去灰屑，拣净杂质，去柄。

【应　用】　1. 尿频、夜尿、男性不育症：覆盆子、桑螵蛸、益智仁、芡实。水煎服。2. 阳痿、遗精：覆盆子、枸杞子、菟丝子、五味子、莲子各4.5克。水煎服。3. 肺虚寒：覆盆子发，取汁作煎为果，加蜜服。

悬钩子

【基　　源】　本品为蔷薇科植物悬钩子的未成熟果实。

【性味功能】　味酸、甘，性平。有生津止渴，解毒消肿，祛痰，解酒的功能。

【主治用法】　用于痛风，丹毒，遗精。内服：煎汤，3～5钱；或生食。外用：捣汁涂。

【原植物】　别名：蘸蔗子、山莓、木莓、悬钩子、沿钩子。落叶灌木。高1～2米，小枝红褐色，有皮刺，幼枝带绿色，有柔毛及皮刺。叶卵形或卵状披针形，长3.5～9厘米，宽2～4.5厘米，顶端渐尖，基部圆形或略带心形，不分裂或有时作3浅裂，边缘有不整齐的重锯齿，两面脉上有柔毛，背面脉上有细钩刺；叶柄长约1.5厘米，有柔毛及细刺；托叶线形，基部贴生在叶柄上。花白色，直径约2厘米，通常单生在短枝上；萼片卵状披针形，有柔毛，宿存。聚合果球形，直径1～1.2厘米，成熟时红色。花期4～5月，果期5～6月。

【生境分布】　生长在溪边、路旁或山坡草丛中；分布于河北、陕西，及长江流域以南各省。本品的茎、根也入药。

【采收加工】　果实已饱满而尚呈绿色时采摘，除净梗、叶，用沸水浸1～2分钟后，置烈日下晒干。

【性状鉴别】　干燥的果实，全体呈圆锥形或球形，为多数肉质的小核果集合于一圆锥状的花托上而成的聚合果，表面灰绿色。小核果表面微有茸毛。上部钝圆，底部扁平，有棕色的总苞，5裂，总苞下面常有细长的果柄，脆而易脱落。小核果易剥落，内含种子1枚，种子表面有网状纹。味甘微酸。以个大、饱满、粒整、色灰绿、无叶梗者为佳。

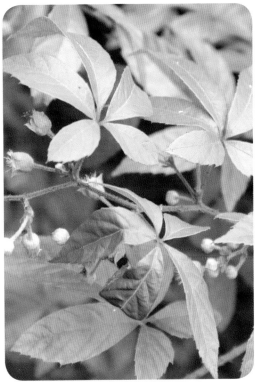

蛇莓

【基　　源】　本品为蔷薇科植物蛇莓的全草。

【性味功能】　味甘、酸，性寒；有小毒。有清热解毒，散瘀消肿的功能。

【主治用法】　用于痢疾肠炎，感冒发热，咽喉肿痛，白喉，颈淋巴结核，黄疸型肝炎，水火烫伤，疔疮肿毒，毒蛇咬伤等症。用量9～30克。

【原植物】　别名：鸡冠果、野杨梅、蛇蘑、地莓、蚕莓、三点血、龙壮珠、狮子尾、疔疮药、蛇蛋果、地锦、三匹风、三皮风、蛇泡草、三爪龙、一点红、老蛇泡、蛇蓉草、三脚虎、蛇皮藤、蛇八瓣、龙衔珠、八草莓、地杨梅、蛇不见、金蝉草、三叶蘑、三匹草、龙球草、落地杨梅、红顶果、蛇葡萄、蛇果藤、蛇枕头、蛇含草、蛇盘草、蛇婆、蛇龟革。多年生草本。根茎粗壮，匍匐茎多数，有柔毛。三出复叶基生或互生，小叶菱状卵形，先端钝，基部宽楔形，边缘具钝齿，散生柔毛或上面近无毛。花单生于叶腋；花萼2轮，内轮萼片5，较小，外轮萼片较宽，先端3浅裂；花冠黄色，花瓣5。瘦果多数，生在膨大球形花托上，聚合成卵状球形的聚合果。花期春末。

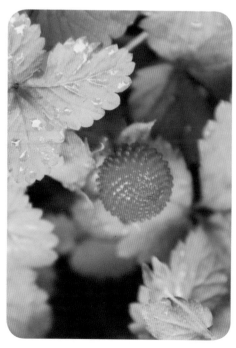

【生境分布】　生于草丛、路旁。分布于除东北和西北外的各省区。

【采收加工】　夏秋采收，鲜用或洗净晒干。

【炮　　制】　将原药除去泥屑等杂质。喷潮，略润。切中段。干燥，筛去灰屑。

【应　　用】　1. 急性细菌性痢疾：鲜蛇莓全草60～120克，水煎服。2. 白喉：鲜蛇莓，捣烂成泥状，加两倍冷开水浸泡4～6小时，过滤，即成50％浸剂，可加入蔗糖调味，每日服4次。

3. 膀胱癌：蛇莓、白英、萹蓄、米仁根、连钱草各30克。水煎服。

使君子

【基　　源】　本品为使君子科植物使君子的果实。

【性味功能】　味甘，性温；有毒。有杀虫，消积，健脾的功能。

【主治用法】　用于虫积腹痛，小儿疳积，乳食停滞，腹胀，泻痢等症。用量9～12克。捣碎入煎剂。小儿减半。

【原植物】　别名：留球子、索子果。落叶藤状灌木，高2～8米。叶对生，薄纸质；叶柄下部有关节，有毛，基部棘状；叶长椭圆状披针形，先端渐尖，基部圆形或微心形，全缘，两面有黄褐色短柔毛。10余朵花成穗状花序顶生，下垂；花瓣5，初放时白色，后渐转紫红色。果实橄榄状，稍木化，黑褐色或深棕色，有5棱，横断面五角星状。花期5～9月。果期6～10月。

【生境分布】　生于山坡、林缘或灌木丛中，亦有栽培。分布于江西、福建、台湾、湖南、广东、广西、贵州、四川、云南等省区。

【采收加工】　秋季果实成熟未开裂时采收，晒干或微火烘干。

【性状鉴别】　本品为椭圆形或卵圆形，具5条纵棱，偶有4～9棱，表面黑褐色至紫褐色，平滑，微具光泽，先端狭尖，基部钝圆，有明显圆形的果梗痕；质坚硬，横切面多呈五角星形，棱角外壳较厚，中间呈类圆形空腔。气微香，味微甜。

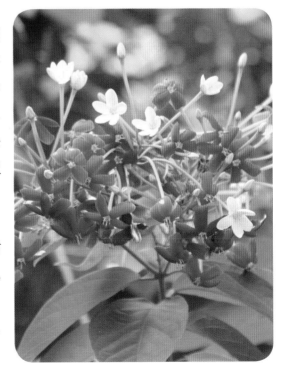

【炮　　制】　使君子仁：除去外壳，取净仁；炒使君子仁：置锅内用文火炒至微有香气，取出，放凉。

【应　　用】　1. 蛔虫病：使君子9克，槟榔4.5克，水煎，空腹服。2. 疳积：使君子、胡黄连、芜荑。水煎服。3. 蛲虫病：使君子。炒熟，于饭前半小时嚼食。

木鳖
（木鳖子）

【基　源】　本品为葫芦科植物木鳖的种子。

【性味功能】　味苦、微甘，性温；有毒。有散结消肿，攻毒疗疮的功能。

【土治用法】　用于疮痨肿毒，乳痈，瘰疬，痔漏，干癣，秃疮，颈淋巴结结核，乳腺炎，关节疼痛，拘挛。用量0.6～1.2克。外用适量，研末醋调，敷患处。孕妇及体虚者忌服。

【原植物】　别名：木别子、木鳖瓜、藤桐子多年生草质藤本。茎有棱线；卷须单一。叶互生，圆形至阔卵形，3～5掌状浅裂至深裂，近叶柄两侧处各有1～2个较大的腺体。花雌雄异株或单性同株，单生，花冠钟状，浅黄色，5裂，果实宽椭圆形至卵状球形，先端有1短喙，基部近圆形，成熟时橙黄色或红色，有肉质刺状突起。种子多数，稍似鳖甲状。花期6～8月。果期9～11月。

【生境分布】　生于山坡灌丛、林缘、河岸。分布于四川、江西、湖南、广东、广西、海南等省。

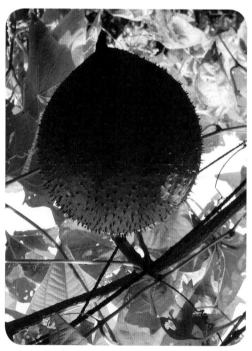

【采收加工】　冬季采收成熟果实，取出种子，干燥。

【炮　制】　木鳖子：去壳取仁，捣碎。木鳖子霜：取净木鳖子仁，炒热，研末，用纸包裹，加压去油。本品为白色或灰白色的松散粉末。

【应　用】　1.痈疮肿痛，炎症不消：木鳖子适量。醋磨调敷。2.牙痛：木鳖子，醋磨，以棉花湿敷。3.外痔：木鳖子1克。焙干研粉水煎洗。4.牛皮癣、顽癣、湿疹：木鳖子、大风子、胡桃仁、蛇床子、樟脑各10克。捣烂与食醋调成糊状敷患处。

马钱
（马钱子）

【基　　源】　本品为马钱科植物马钱的成熟种子。

【性味功能】　味苦，性寒；有大毒。有通络散结，祛风止痛，消肿化瘀的功能。

【主治用法】　用于肢体软瘫，类风湿性关节痛，跌打损伤，痈疽。孕妇、婴幼儿及肾功能不全者禁服。用量0.3～0.6克。

【原植物】　高大乔木。叶对生，宽椭圆形，先端尖，基部圆形或浅心形，全缘。圆锥聚伞花序腋生，花较小，被银灰色绒毛。花期5～8月，果期8月至翌年1月。

【生境分布】　生于山地林中。福建、广东、广西及云南等地栽培。

【采收加工】　果实呈橙黄色时采收。将果压裂取出种子，洗去果肉，晒干。但需炮制后方可药用。

【炮　　制】　马钱子粉：取沙子，置锅内炒热，加入拣净的马钱子，炒至呈深黄色并鼓起，取出，筛去沙子，刮去毛，研粉。油马钱子：取拣净的马钱子，加水煮沸，取出，再用水浸泡，捞出，刮去皮毛，微晾，切成薄片。另取麻油少许，置锅内烧热，加入马钱子片，炒至微黄色，取出，放凉。

【应　　用】　1. 跌打骨折、损伤、扭挫伤：马钱子480克，枳壳240克，羌活、独活、北细辛、红花、乌药、朱砂各60克，血竭、乳香、没药、三七、潼蒺藜各120克，黄芪、骨碎补各240克，各研细末，每次1.2克。水冲服。2. 跌打腰痛：马钱子、牛膝、杜仲、断续、乳香、没药、木瓜、麻黄各18克，共研为细末，每次3克。温开水送服。

3. 风湿顽痹，麻木拘挛：马钱子、羌活、川芎、乳香、没药等。

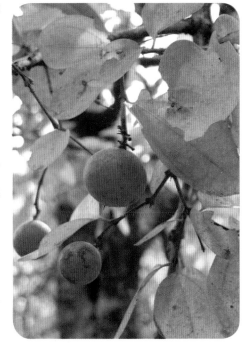

马兜铃

【基　　源】　青木香为马兜铃科植物马兜铃的根；果实为马兜铃；干燥地上部分为天仙藤。

【性味功能】　味辛、苦，性寒。青木香有行气止痛、消肿祛湿的功能马兜铃有清肺祛痰，止咳平喘，消痔的功能。

【主治用法】　青木香用于中暑发痧腹痛、胃痛、疝痛、高血压症、疮肿疮毒、湿疹、蛇虫咬伤。马兜铃用于肺热喘咳，痰中带血，痔疮肿痛。用量3～9克。　天仙藤用于脘腹刺痛，关节痹痛，用量4.5～9克。

【原 植 物】　别名：南马兜铃多年生草本。叶互生，三角状长圆形或卵状披针形，全缘。花单生于叶腋；花被绿暗紫色，基部膨大作球形，中部收缩呈管状，略弯曲，上部花被片展开呈斜喇叭状，先端渐尖，通常有纵脉五条直达尖端。蒴果球形或长圆形，淡灰褐色，基部室间开裂，果柄6裂；花期7～8月，果期9～10月。

【生境分布】　生于林下及路旁。分布于河南、山东、江苏、安徽、浙江、江西、湖北、湖南、四川等省区。

【采收加工】　青木香：春秋二季采挖根部，晒干。马兜铃：秋季果实变黄时采收，干燥。天仙藤：秋季采割，晒干。

【性状鉴别】　本品呈卵圆形或长圆形，长3～5厘米，直径2～3厘米。

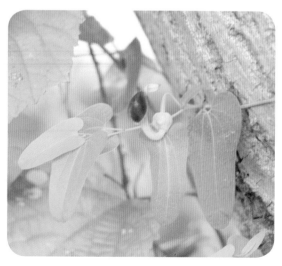

外皮灰绿色或灰黄色。种子扁平三角形或扇形片状，边缘淡棕色，中心棕色，一面附有薄膜。种仁乳白色，有油性。气特异，味苦。

【炮　　制】　净制：搓碎去筋，筛净泥土。蜜兜铃：取净马兜铃，加炼熟的蜂蜜与开水少许拌匀，稍焖，置锅内用文火炒至不粘手为度，取出，放凉。

【应　　用】　同北马兜铃。

榼藤子

【基　　源】　本品为豆科植物榼藤子的干燥成熟种子。

【性味功能】　微苦，性凉；有小毒。有补气补血，健胃消食，除风止痛，强筋硬骨的功能。

【主治用法】　用于水血不足，面色苍白，四肢无力，脘腹疼痛，纳呆食少；风湿肢体关节疼痛，性冷淡。用量 10～15 克，水煎服。

【原植物】　别名：合子、榼子、眼镜豆、木腰子。常绿木质藤本。二回羽状复叶，叶轴顶端有卷须，羽片 4～6 个，各有小叶 6～8 枚；小叶椭圆矩形，先端圆，基部楔形，革质。花黄色，芳香，穗状花序单生或排列为圆锥状，花序轴密生黄色绒毛，苞片线形，外有短柔毛；萼阔钟状，萼齿 5；花瓣 5，矩形；雄蕊 10，花丝丝状；子房有短柄，花柱丝状，柱头凹下。荚果扁，木质，无毛，10～13 节，每节有种子 1 粒。种子扁，近圆形，木质。花期 3～4 月。果熟期 8 月。

【生境分布】　生于灌木丛、山坡。分布于广东、广西、台湾、云南。

【采收加工】　秋、冬二季采收成熟果实，取出种子，干燥。

【性状鉴别】　本品为扁圆形或扁椭圆形，直径 4～6 厘米，厚 1 厘米。表面棕红色至紫褐色，具光泽，有细密的网纹，有的被棕黄色细粉。一端有略凸出的种脐。质坚硬。种皮厚约 1.5 毫米，种仁乳白色，子叶两片。气微，味淡，嚼之有豆腥味。

【炮　　制】　炒熟后去壳，研粉。

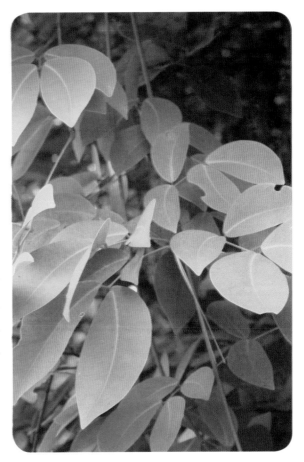

预知子

【基　　源】　本品为植物五叶木通的成熟果实。

【性味功能】　味苦，性平。有疏肝理气，活血止痛，除烦利尿的功能。

【土治用法】　用于胸胁疼痛，肝胃气痛，痛经，疝气，小便不利，赤白痢疾，腰痛，胃热食呆，烦渴，子宫下坠等症。用量3～9克。

【原植物】　别名：木通。落叶或半常绿缠绕藤本，高达3米以上。枝灰色，有条纹，茎具圆形突起皮孔。掌状复叶，常5叶簇生于短枝顶端；小叶5枚，革质，倒卵形至椭圆形，先端短尖或微凹，基部宽楔形或圆形，全缘，下面稍呈粉白色。总状花序腋生，花紫色，单性，雄花密生于花序上部；雌花1～2朵生于花序下部。浆果状果，长椭圆形或略呈肾形，成熟时紫色，沿腹缝线裂开。花期4～5月，果期5～8月。

【生境分布】　生于山坡、山沟、溪旁等处。分布于山东、陕西、河南、安徽、江苏、江西、湖北、湖南、四川、广东、广西等省区。

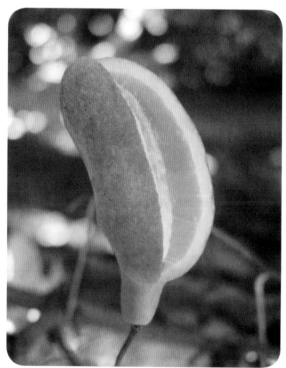

【采收加工】　8～9月摘取将成熟变黄的果实，晒干或焙干；或沸水中稍烫后再晒干或焙干。

【应　　用】　1. 淋巴结核：预知子、金樱子，海金沙根各40克，天葵子80克。煎服。2. 睾丸肿痛：预知子1个，金樱子30克，猪小肠120克。炖服。3. 输尿管结石：预知子、薏苡仁各60克。水煎服。4. 子宫脱垂：鲜预知子30克，升麻9克，益母草、棕树根各30克。水煎服。

白木通

【基　源】　预知子为木通科植物白木通的干燥成熟果实，木通为其干燥藤茎。

【性味功能】　味甘，性温。有疏肝理气，补肾，活血止痛的功能。

【主治用法】　用于胸胁疼痛，肝胃气痛，痛经，疝气，小便不利，赤白痢疾，腰痛，烦渴，子宫下坠等症。用量3～9克，水煎服。孕妇慎服。

【原植物】　别名：八月瓜藤、八月炸、腊瓜。落叶或半常绿藤本。三出复叶，小叶革质，卵状矩圆形，先端钝圆，凹入，基部圆形或稍呈心脏形至宽楔形，全缘或微波状。花单性，雌雄同株，紫色微红或淡紫色，总状花序腋生，长约15厘米；雄花着生于花序上部，具细小苞片，花被3，雄蕊6；雌花1～3朵生于花序下部，雌蕊3～6。浆果状果，成熟时紫色。花期3～4月，果期10～11月。

【生境分布】　生于山坡灌丛中或沟边半阴湿处。分布于河北、山西、甘肃、陕西、河南、山东及长江以南大部地区。

【采收加工】　8～9月果实将成熟变黄时摘取，晒干或焙干。

【应　用】　1. 淋巴结核：预知子、金樱子，海金沙根各40克，天葵子80克。煎服。2. 睾丸肿痛：预知子1个，金樱子30克，猪小肠120克。炖服。3. 输尿管结石：预知子、薏仁各60克。水煎服。4. 子宫脱垂：鲜预知子30克，升麻9克，益母草、棕树根各30克。水煎服。

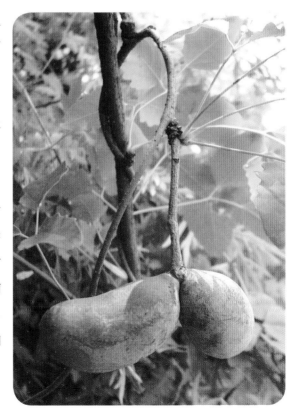

牵牛子

【基　　源】　本品为旋花科植物裂叶牵牛的种子。黑色的称"黑丑"，淡黄白色者称"白丑"，两种混合者称"二丑"。

【性味功能】　味苦，性寒；有小毒。有泻水，下气，驱虫的功能。

【主治用法】　用于水肿，喘满，痰饮，脚气，虫积，大便秘结。用量3～6克。水煎服。胃弱气虚及孕妇忌用。不宜与巴豆同用。

【原植物】　一年生缠绕草本。茎左旋，被倒生短毛。叶互生，阔卵形，3裂，基部心形，中裂片较长，长卵形，侧裂片底部阔圆，先端长尖，基部心形不收缩。花1～3朵腋生，花萼5深裂，先端尾状长尖，基部有长毛；花冠漏斗状，紫色、淡红色、淡蓝色或蓝紫色，上部色深，下部色浅或为白色，早晨开放，中午花冠收拢。蒴果球形，为宿存花萼所包被。种子卵状三棱形，黑色或淡黄白色，平滑。花期6～9月。果期7～10月。

【生境分布】　生于灌丛、墙边或栽培。分布于东北、华北及河南、山东、江苏、浙江、台湾、广东、广西、贵州、四川等省、自治区。

【采收加工】　秋季果实成熟、未开裂时采收，割下地上部分，晒干后打下种子，除去杂质，将黑、白二色丑分开后晒干。

【性状鉴别】　本品似桔瓣状，略具3棱，表面灰黑色（黑丑），或淡黄白色（白丑），背面弓状隆起，两侧面稍平坦，略具皱纹，背面正中有一条浅纵沟，腹面棱线下端为类圆形浅色种脐。质坚硬，横切面可见淡黄色或黄绿色皱缩折叠的子叶2片。水浸后种皮呈龟裂状，有明显黏液，气微味辛、苦、有麻舌感。

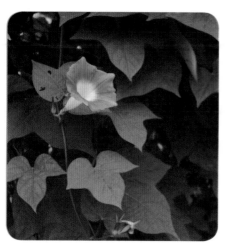

【炮　　制】　炒牵牛子：将净牵牛子置锅内加热，炒至微鼓起，取出放凉。

【应　　用】　1.肝硬化腹水：牵牛子（研末）24克，大黄15克，玄明粉12克，枳实9克，水煎服。2.肾性水肿：牵牛子、甘遂、芫花、大戟、大黄、青皮、陈皮、木香、槟榔。水煎服。

凌霄花

【基　　源】　本品为紫葳科植物凌霄的花。

【性味功能】　味甘、酸，性寒。有行血祛瘀，凉血祛风的功能。

【主治用法】　用于月经不调，小腹胀痛，风疹发红，皮肤瘙痒等症。用量 5 ~ 10 克。

【原植物】　攀援藤本。单数羽状复叶对生，小叶 7 ~ 9，卵状披针形，先端渐尖，基部不对称，边缘有粗锯齿。圆锥花序顶生，花萼筒钟形，绿色，有 5 条凸起纵脉，5 裂至中部，花大，漏斗状，花冠橙红色或深红色，质厚。雄蕊 4，二强；子房上位。蒴果细长，种子多数。花期 6 ~ 8 月，果期 7 ~ 11 月。

【生境分布】　攀援于树上或石壁上。河北、陕西、河南、山东及长江以南各省区多有栽培。

【采收加工】　6 ~ 8 月晴天采收未完全开放的花，晒干或烘干。

【性状鉴别】　本品花多皱缩卷曲，完整者长 3 ~ 5.5 厘米；花萼钟状，长约 2 厘米，棕褐色或棕色，质薄，先端不等 5 深裂，裂片三角状披针形，萼筒表面有 10 条纵脉；花冠黄棕色或棕色，完整无缺者展平后可见先端 5 裂，裂片半圆形，下部联合成漏斗状，表面可见细脉纹，内表面较明显；冠生雄蕊 4，二强，花药呈个字形，黑棕色；花柱 1 枚，柱头圆三角形。气微香，味微苦、酸。

【炮　　制】　晒干或低温干燥。

【应　　用】　1. 月经不调，瘀血闭经：凌霄花、月季花各 9 克，益母草、丹参各 15 克，红花 6 克。水煎服。2. 大便下血：凌霄花，浸酒饮服。3. 荨麻疹：凌霄花 30 克，土茯苓 20 克，生地黄、白鲜皮、蒲公英各 15 克，地肤子、防风、连翘、栀子、金银花各 12 克，蝉蜕 9 克、甘草 6 克。水煎服。

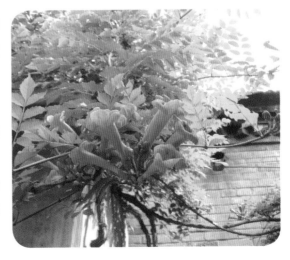

营实

【基　　源】　本品为蔷薇科多年生落叶小灌木植物多花蔷薇的果实。

【性味功能】　味酸，性凉。有利水除热，活血解毒的功能。

【主治用法】　用于水肿，脚气，疮毒痈肿，小便不利，经期腹痛。内服：煎汤，3～9克；浸酒或入丸、散。外用：捣敷或煎水洗。

【原植物】　别名：蔷薇子、野蔷薇子。攀援灌木，小枝有短、粗稍弯曲皮刺。小叶5～9，近花序的小叶有时3，连叶柄长5～10厘米；托叶篦齿状，大部贴生于叶柄；小叶片倒卵形，长圆形或卵形，长1.5～5厘米，宽0.8～2.8厘米，先端急尖或圆钝，基部近圆形或楔形，边缘有锯齿，上面无毛，下面有柔毛，小叶柄和轴有散生腺毛。花两性；多朵簇排成圆锥状花序，花直径1.5～2厘米；萼片5，披针形，有时中部具2个线形裂片；花瓣5，白色，宽倒卵形，先端微凹，基部楔形；雄蕊多数；花柱结合成束。果实近球形，直径6～8毫米，红褐色或紫褐色，有光泽。花期5～6月，果期9～10月。

【生境分布】　生长于路旁、田边或丘陵地的灌木丛中。分布于浙江、江苏等地。

【采收加工】　8～9月采收，以半青半红未成熟之果实为佳，采得后阴干。

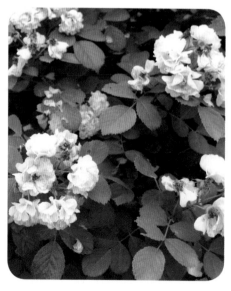

【性状鉴别】　干燥果实呈卵圆形，长约6～8毫米，具果柄，顶端有宿存花托之裂片。果实外皮红褐色，内为肥厚肉质果皮。种子黄褐色，果肉与种子间有白毛，果肉味甜酸。以个大、均匀、肉厚、无杂质者为佳。

【应　　用】　1.月经不调，经期腹痛：鲜蔷薇成熟果实15～20克，煎汁，冲红糖、黄酒服。2.眼热目暗：营实、地肤子、枇杷子各50克，捣细罗为散。每服不计时候，以温酒调下6克。

月季花

【基　　源】　本品为蔷薇科植物月季的干燥花。

【性味功能】　味甘，性温。有活血调经，散毒消肿的功能。

【主治用法】　用于肝郁不舒、经脉阻滞，月经不调，痛经，胸腹胀痛。用量3～6克。

【原植物】　灌木。茎、枝具钩状皮刺。单数羽状复叶互生；叶柄和叶轴有腺毛及皮刺，基部有明显披针形托叶，小叶宽卵形至卵状长圆形，先端渐尖，基部宽楔形或圆形，边缘有尖锯齿。花数朵簇生，花苞2，披针形，先端长尾状，被毛；萼片5，边缘有腺毛。花冠红色或玫瑰红色，多数为重瓣；雄蕊多数；子房上位，有毛，花柱外伸。聚合果卵圆形或梨形，熟时红色。花期5～9月。果期8～11月。

【生境分布】　生于山坡或路旁。全国各省区普遍栽培。
采集加工夏、秋季采收将开放的花蕾，摊开晒干或用微火烘干。

【性状鉴别】　本品呈类球形，直径1.5～2.5厘米。花托长圆形，萼片5，暗绿色，先端尾尖；花瓣呈覆瓦状排列，有的散落，长圆形，紫红色或淡紫红色；雄蕊多数，黄色。体轻，质脆。气清香，味淡、微苦。

【炮　　制】　净制：取原材料，除去杂质。
炮制：取净制材料晾干，或微火烘干即可。

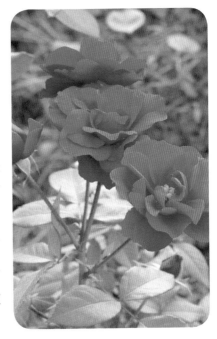

【应　　用】　1. 月经不调，痛经：月季花、益母草各9克。水煎服。2. 肺虚咳嗽咯血：月季花合冰糖炖服。3. 气滞血瘀型大便燥结：月季花3克，当归、丹参各9克。水煎服。4. 跌打瘀肿：月季花，捣烂，外敷。

【附　　注】　月季根及叶亦供药用。根用于跌打损伤，白带，用量9～15克。叶用于淋巴结结核，跌打损伤；外用适量，捣烂敷患处。

天花粉

【基　　源】　本品为葫芦科植物瓜蒌的根。

【性味功能】　味甘、苦，性寒。有宽胸散结，清热化痰，润肺滑肠，消肿通乳的功能。

【主治用法】　用于热病口渴，消渴，肺热燥咳，黄疸，乳痈，痔瘘等。用量9～30克。孕妇忌服。

【原植物】　多年生草质藤本。块根肥厚，圆柱形，淡棕黄色。卷须2～3歧。叶互生，宽卵状心形，3～5裂，常再裂。花单性，雌雄异株；雄花3～8朵成总状花序；花冠白色，先端流苏。瓠果椭圆形，橙黄色。种子椭圆形，扁平，有棱线。花期6～8月。果期9～10月。

【生境分布】　生于山坡、草丛。分布于华北及陕西、甘肃、河南、山东、江苏、安徽、浙江、江西、湖南、湖北等省。

【采收加工】　秋末挖取根部，除去须根、外皮，纵剖2～4瓣，晒干。

【炮　　制】　瓜蒌子：拣去杂质，簸除干瘪种子，捣扁。炒瓜蒌子：取净瓜蒌子置锅内，用文火炒至微鼓起，取出放凉。蒌仁霜：取去壳瓜蒌仁，碾细，用吸油纸包裹，加热微炕，压榨去油后，再碾细，过筛。

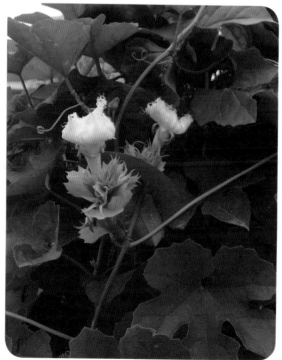

【应　　用】　1. 糖尿病：天花粉、天冬、麦冬各9克，生地黄、熟地黄各12克，西洋参、北五味子、淡竹叶、甘草各3克，葛根6克。水煎服。2. 天疱疮：天花粉、滑石等分，研末，水调搽敷患处。3. 虚热咳嗽：天花粉50克，人参9克，研末，每服3克，米汤送服。

【附　　注】　其果实、果皮及种子作瓜蒌、瓜蒌皮、瓜蒌子使用。

中华瓜蒌

【基　　源】　本品为葫芦科植物的果实，其根为天花粉。

【性味功能】　瓜蒌：有清热涤痰，宽胸散结，润燥滑肠的功能。天花粉：有清热生津，消肿排脓的功能。

【主治用法】　瓜蒌用于肺热咳嗽，痰浊黄稠，胸痹心痛，天花粉用于热病烦渴，肺热燥咳，内热消渴，疮疡肿毒。

【原植物】　别名：双边瓜蒌、川贵瓜蒌草质攀援藤本。块根条状，肥厚，具横的瘤状突起。叶纸质，廓阔卵形至近圆形，5深裂基部，基部心形，边缘具短尖状细齿，雌雄异株；雄花单生，或为总状花序；花冠白色，顶端具丝状流苏；雌花单生，花萼圆筒形，裂片与花冠同雄花。果实球形或椭圆形，光滑无毛。种子卵状椭圆形，扁平，具明显的棱线。花期6～8月，果期8～10月。

【生境分布】　于山坡疏林或路边灌丛中；分布于甘肃东南部、陕西南部、湖北西南部、四川、贵州、云南、江西等地。

【采收加工】　瓜蒌：秋季果实成熟时，采摘阴干。天花粉：秋、冬二季采挖，除去外皮，纵剖成瓣，干燥。

【性状鉴别】　1. 瓜蒌果皮果瓣呈舟状，边缘内郑曲，长7～10厘米。外表面橙红色或橙黄色，皱缩，有的有残存柱基或果梗残迹，内表面黄白色。质较脆，易折断。具香甜气，味甘，微酸。2. 中华瓜蒌果皮果瓣长9～12厘米，外表面浅橙黄色，平滑不皱，以外表面色橙红、内表面色黄白、皮厚者为佳。

【炮　　制】　同瓜蒌。

【应　　用】　1. 肺热咳嗽，痰黄稠：瓜蒌皮、桔梗各6克，苦杏仁12克，水煎服。2. 乳腺炎：瓜蒌、金银花各12克，蒲公英15克。水煎服。3. 胸肋胀痛不舒：瓜蒌、黄连、姜半夏。水煎服。

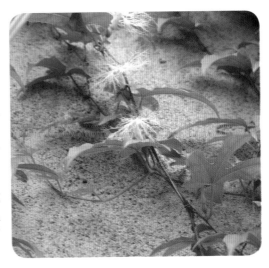

野葛（葛根）

【基　　源】　本品为豆科植物野葛的干燥根。

【性味功能】　味甘，性平。有解表退热，生津止渴，止泻的功能。

【主治用法】　用于表证发热，无汗，口渴，头痛项强，麻疹不透，泄泻，痢疾。用量5～10克。

【原植物】　多年生藤本，生黄褐色长硬毛。块根肥厚圆柱形。三出复叶互生，叶柄长托叶盾状着生；顶生小叶菱状卵形，三浅裂或不裂，侧生小叶斜卵形。总状花序腋生或顶生，每节1～3朵花簇生在具节瘤状突起的花序轴上。花萼钟状，有黄色柔毛；花冠蝶形，蓝紫色或紫红色；雄蕊10；子房线形。荚果线形扁平，有黄褐色硬毛。种子卵圆形，褐色。花期5～9月，果期8～9月。

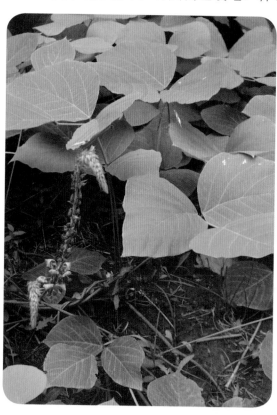

【生境分布】　生于山坡草丛、路旁及疏林荫湿地方。分布于全国大部分地区。

【采收加工】　秋、冬二季采挖，趁鲜切成厚片或小块，干燥。

【炮　　制】　除去杂质，洗净，润透，切厚片，晒干。

【应　　用】　1. 高血压，心绞痛，心肌梗死，心律失常：葛根9克，水煎服。2. 饮酒过度，头痛，烦渴，胃胀，呕吐：葛根、葛花，水煎服。3. 荨麻疹：葛根，水煎服。4. 糖尿病：葛根、山药、党参、黄芪、黄精，水煎服。

甘葛藤（葛根）

【基　　源】　本品为豆科植物甘葛藤的根。

【性味功能】　味甘、辛，性平。有解表退热，生津止渴，止泻的功能。

【主治用法】　用于表症发热，无汗，口渴，头痛项强，麻疹不透，泄泻，痢疾。用量5～10克。退热生用，止泻煨用。

【原植物】　别名：粉葛。藤本，被黄褐色短毛或杂有长硬毛。根肥大，粉性大。三出复叶，具长柄；托叶盾状；小叶片常3裂，总状花序腋生；花萼钟状，萼齿5，披针形，较萼筒长，被黄色长硬毛；花冠紫色，长2厘米。荚果长扁平，密被黄褐色长硬毛。种子肾形或圆形。花期6～9月，果期8～10月。

【生境分布】　生于山野灌木丛中或疏林中。有栽培。分布于广东、广西、四川、云南等省区。

【采收加工】　秋后至第二年春末挖根，刮去外皮，纵切厚，晒干或微火烘干。

【性状鉴别】　本品呈纵切的长方形厚片或小方块，长5～35厘米，厚0.5～1厘米。外皮淡棕色，有纵皱纹，粗糙。切面黄白色，纹理不明显。质韧，纤维性强。气微，味微甜。

【炮　　制】　除去杂质，洗净，润透，切厚片，晒干。

【应　　用】　同野葛。

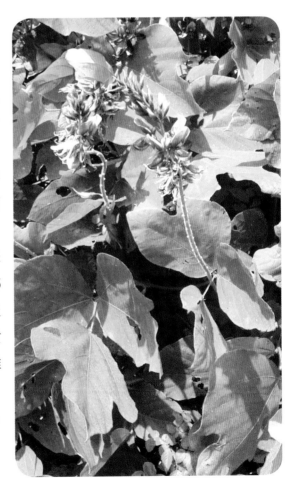

天门冬（天冬）

【基　　源】　本品为百合科植物天门冬的块根。

【性味功能】　味甘、苦，性大寒。有养阴润燥，清肺生津的功能。

【主治用法】　用于热病口渴，肺阴受伤，燥咳，咯血，肠燥便秘，糖尿病，肺结核，百日咳，支气管炎；用量9～15克。外用适量，用于疮疡肿毒，蛇咬伤。鲜用捣烂敷患处。

【原植物】　多年生草本。块根肉质纺锤形，丛生，灰黄色。茎细长，攀援扭曲，有棱或狭翅，叶状枝丛生，扁平或镰刀状，叶鳞片状，先端长尖，基部有木质倒生刺。花腋生，淡绿色；花数6。浆果球形，红色；种子黑色。花期5～7月。果期8～9月。

【生境分布】　生于林缘，草丛或灌丛中。有栽培。分布于贵州、四川、云南、广西、湖北、湖南、浙江等地区。

【采收加工】　秋、冬采挖块根，蒸至透心，剥去外皮，晒干。

【性状鉴别】　本品干燥的块根呈长圆纺锤形，中部肥满，两端渐细而钝。表面黄白色或浅黄棕色，呈油润半透明状，有时有细纵纹或纵沟，偶有未除净的黄棕色外皮。臭微，味甘微苦。

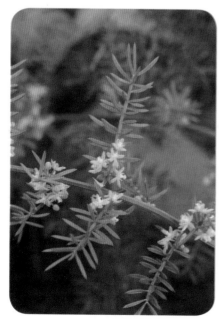

【炮　　制】　拣去杂质，水洗净焖润至内外湿度均匀，切段，干燥。

【应　　用】　1.老年慢性气管炎，肺结核，黏痰难咳：天冬45克，百合、前胡、川贝、半夏、桔梗、桑白皮、防己、紫菀、赤苓、生地黄、苦杏仁各22.5克，研末，炼蜜为丸，生姜汤送下。2.肺痈：天冬、麦冬各9克，穿破石、铁包金各24克，山慈菇12克，白蒺藜18克，黄芪15克，炙甘草45克。水煎服。3.阴虚发热：天冬6克，人参9克，生地黄15克。水煎服。

短梗天门冬

【基　　源】　本品为百合科植物短梗天门冬的块根

【性味功能】　味甘、淡，性平。有止咳化痰，平喘的功能。

【主治用法】　用于咳嗽痰多气逆。用量3～9克。

【原 植 物】　别名：小百部、小天冬、山百部、滇百部。直立草本。根膨大，肉质纺锤形，茎分枝上有翅。叶状枝扁平，3枚或簇，镰刀状，较宽。1～4朵花腋生，白色，花梗很短，仅1～1.5厘米；花丝下部贴生于花被上。浆果有2颗种子。花期5～6月。果期8～9月。

【生境分布】　生于阴湿林缘，山坡草丛或灌丛中。有栽培。分布于广西、云南、贵州、四川、湖南、湖北、陕西和甘肃等地。

【采收加工】　秋、冬采挖块根，蒸至透心，剥去外皮，洗净晒干。

【应　　用】　同天门冬。

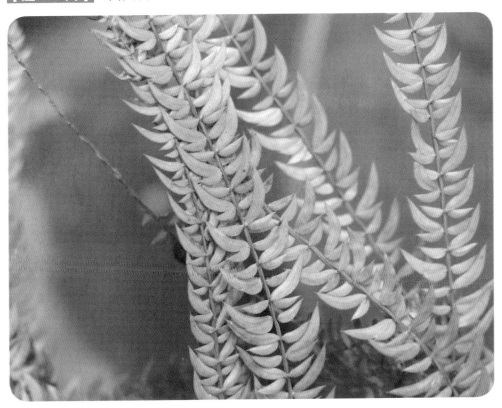

【基　　源】　本品为百部科植物百部的块根。

【性味功能】　味甘、苦，性微温；有毒。有润肺止咳，杀虫的功能。

【主治用法】　用于寒热咳嗽，肺结核咳嗽，百日咳；外用于头虱，蛲虫病，阴痒等症。用量3～9克。

【原植物】　别名：蔓生百部。多年生缠绕草本。块根成束，肉质，长纺锤形，淡灰白色。叶3～5片轮生，有长柄。卵状披针形，先端渐尖，基部圆形或宽楔形，边缘微波状。花单生或数朵排成聚伞花序，总花梗完全贴生于叶片中脉上；花被开放后外卷。蒴果卵状，稍扁。种子深紫褐色。花期5月。果期7月。

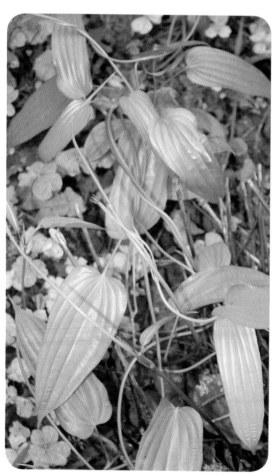

【生境分布】　生于阴坡林下、竹林下或路旁等地。分布于华东地区及陕西、河南、湖北等省区。

【采收加工】　秋季植株枯萎后，采挖块根，沸水浸透至无白心，晒干。

【应　　用】　1.肺结核：百部、白及、沙参、党参、川贝、瓜蒌、麦冬、苦杏仁，制丸服。2.百日咳：百部、紫菀、沙参各9克，白前、川贝各6克，甘草、陈皮各4.5克。水煎服。3.小儿急性气管炎：百部、沙参、川贝、白前。4.皮肤瘙痒，头虱：百部酒炒，研粉敷患处；或水煎，洗敷。

何首乌（首乌藤）

【基　　源】　本品为蓼科植物何首乌的干燥块根；首乌藤为其干燥藤茎。

【性味功能】　生首乌：味微苦，性平。有润肠通便，解疮毒的功能。制首乌：味甘、涩，性微温。有补肝肾，养血安神，益精血的功能。

【主治用法】　生首乌：用于瘰疬疮痈，阴血不足引起的大便秘结，高脂血症。

制首乌：用于阴虚血少，眩晕，失眠多梦，头发早白，腰膝酸软，风湿痹痛等。用量：6～15克。

【原植物】　多年生藤本。块根肥大。茎缠绕，中空。叶卵状心形，全缘。圆锥花序顶生或腋生，白色，小花2～4朵；花被5深裂。瘦果3有棱，黑色。花期6～9月，果期8～10月。

【生境分布】　生于山坡、石缝、林下。分布于河北、河南、山东以及长江以南各省。

【采收加工】　秋、冬季采挖，切块，干燥。

【性状鉴别】　本品呈团块状或不规则纺锤形表面红棕色或红褐色，皱缩不平，有浅沟，并有横长皮孔及细根痕。体重，质坚实，不易折断，断面浅黄棕色或浅红棕色，显粉性，皮部有4～11个类圆形异型维管束环列，形成云锦状花纹，中央木部较大，有的呈木心。气微，味微苦而甘涩。

【炮　　制】　生首乌：除去杂质，洗净，稍浸，润透，切厚片或块，干燥。制首乌：取何首乌块与黑豆汁及黄酒拌匀，置容器内密闭，隔水炖至汁液吸尽，取出，晒干。

【应　　用】　1. 高血压、动脉硬化、冠心病：何首乌、银杏叶、钩藤。水煎服。2. 降低血胆固醇：何首乌。水煎服。3. 血虚发白：何首乌、熟地黄各15克。水煎服。

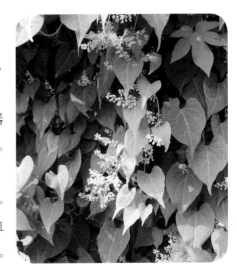

粉背薯蓣（粉萆薢）

【基　　源】　本品为薯蓣科植物粉背薯蓣的干燥根茎。

【性味功能】　味苦、甘，性平。有祛风利湿的功能。

【主治用法】　用于风寒湿痹，腰膝疼痛，淋浊，阴茎作痛，小便不利，湿热疮毒。用量9～15克。

【原植物】　别名：黄萆、土黄连、黄姜。多年生缠绕藤本。根状茎横走，竹节状，断面黄色。茎左旋，单叶互生，三角状心形，全缘，有黄白色硬毛。雌雄异株；雄花序穗状，花轴延长呈圆锥状穗状花序；雌花序为下垂的穗状花序，花全部单生。蒴果有三翅，膜质，叠于果实中轴中部。花期5～7月，果期6～9月。

【生境分布】　生于山谷及阴坡林下。分布于我国南方大部分省区。

【采收加工】　秋冬采收根茎，切片，晒干。

【性状鉴别】　本品为干燥根茎。切片厚约1～3毫米，边缘不整齐或有棕黑色的外皮；切片表面黄白色，平坦细腻，有粉性及不规则的黄色筋脉花纹，对光照视，极为显著。质坚实有弹性，易折断。无臭，味甘淡。

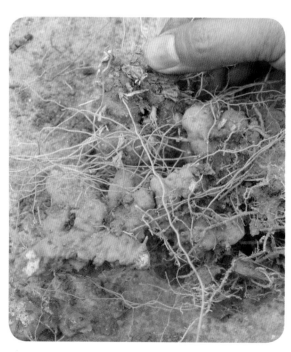

【炮　　制】　除去须根，洗净，切片，晒干。

【应　　用】　1. 乳糜尿：粉萆薢，复方，口服。2. 慢性前列腺炎，前列腺增长，不育症：粉萆薢，直肠滴入。3. 银屑病：粉萆薢，配硼酸软膏，外用敷患处。

菝葜

【基　源】　本品为百合科植物菝葜的根茎。

【性味功能】　味甘、酸，性平。有发汗祛风，除湿利尿，益肝肾，强筋骨，解毒消肿的功能。

【主治用法】　用于胃肠炎，风湿性关节痛，跌打损伤，痢疾，糖尿病，癌症，蜂窝组织炎，急性淋巴结炎等症。用量 15～30 克。

【原 植 物】　落叶攀援状灌木。根茎横走，粗大，坚硬，木质，膨大部分呈不规则的菱角状，疏生须根，棕色。茎有疏刺。叶互生，片革质，有光泽，干后红褐色或古铜色，宽卵形或椭圆形，先端短尖或圆形，基部近圆形或心形，全缘，光滑，下面微白。伞形花序腋生于小枝上；花单性，雌雄异株，绿黄色，花被裂片 6。浆果球形，红色，种子 1～3 粒。花期 4～5 月。果期 6～8 月。

【生境分布】　生于山坡林下、灌丛中。分布于我国南方大部分省区。

【采收加工】　全年可采挖根茎，晒干；或用盐水浸泡后蒸熟，晒干。

【性状鉴别】　本品根茎不规则块状或略呈扁柱状，有隆起的结节，长 10～20 厘米，直径 1～2.4 厘米。表面黄棕色或紫棕色，稍凹凸不平，有圆锥状突起，其先端留有坚硬细根断痕。质极坚实，折断面红棕色，粗纤维性。味微苦。

【炮　制】　将原药用清水浸洗，润透，切成薄片，晒干。

【应　用】　1. 糖尿病：菝葜 120 克，猪胰脏，水煎服。或菝葜叶，水煎代茶饮。2. 关节痛：菝葜 120 克，加猪蹄 100 克，共煎服。3. 高血压：菝葜、龙葵各 15 克，玉米须 15 克。水煎服。4. 乳糜尿：菝葜、荠菜各 30 克，水煎服。

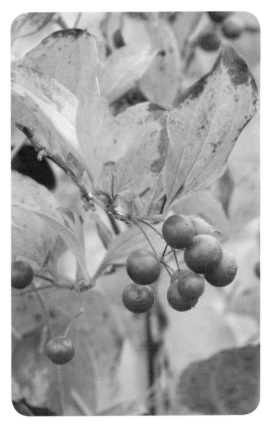

土茯苓

【基　　源】　本品为百合科植物光叶菝葜的干燥根茎。

【性味功能】　有清热解毒，除湿，利关节的功能。

【主治用法】　用于风湿性关节炎，消化不良，腹泻，肾炎，膀胱炎，钩端螺旋体病，梅毒，热淋，湿热疮毒。用量10～60克。

【原植物】　别名：羊舌藤、千尾根、山遗粮。常绿攀援状灌木。根状茎短粗，不规则块状，具明显节结，暗褐色，坚硬。茎与枝光滑无刺。叶互生，具鞘和卷须，叶片薄革质，狭椭圆状披针形至狭卵状披针形，先端渐尖，基部圆形或楔形，全缘，下面常绿色，有时带苍白色。花单性，雌雄异株，绿白色，六棱状球形，10余朵组成伞形花序腋生；花序托膨大，具多枚宿存小苞片；花被裂片6。浆果球形，紫黑色，具粉霜。花期7～8月，果期9～10月。

【生境分布】　生于林中、灌丛中。分布于长江流域及以南各省区。

【采收加工】　秋、冬采挖根茎，晒干，或趁鲜切片晒干。

【性状鉴别】　本品干燥根茎为不规则块状，略呈扁圆柱形而弯曲不直，多分歧，有结节状隆起，长约5～15厘米，直径约2～5厘米；表面土棕色

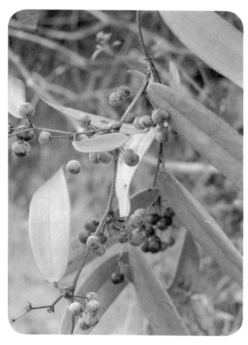

或棕色，粗糙，常有刀伤切口及侧根残余部分，上端具茎痕；质坚硬，不易折断，断面粗糙，有粉性，淡棕色；气微，味甘淡。

【炮　　制】　用水浸漂，泡透，捞出切片，干燥。

【应　　用】　1. 小儿疳积：土茯苓、野棉花根等量，研末，冲服。2. 梅毒：土茯苓、苍耳子、甘草、金银花、白鲜皮各15克，水煎服。3. 牛皮癣：鲜土茯苓60克。水煎服。4. 黄疸型肝炎：土茯苓、金樱子根各60克，半边莲15克。水煎服。

白蔹

【基　源】　本品为葡萄科植物白蔹的干燥块根。

【性味功能】　味苦、甘、辛，性凉。有清热解毒，消痈散结，生肌，止痛的功能。

【主治用法】　用于痈肿疮毒，发背，疔疮，瘰疬，烫伤，扭伤，血痢，肠风。用量4.5～9克。

【原植物】　别名：猫儿卵、山地瓜。木质藤本。块根纺锤形。卷须与叶对生，枝端卷须常渐变成花序。叶为掌状复叶，小叶3～5，羽状分裂或缺刻；叶轴和小叶柄有狭翅，裂片基部有关节，无毛。聚伞花序，花序梗细长；花小，黄绿色；花萼5浅裂，花瓣5。浆果球形，蓝色或白色，有凹点。花期6～7月。

【生境分布】　生于荒山灌木丛中。分布于全国大部分省区。

【采收加工】　春、秋二季采挖，切成纵瓣或斜片，晒干。

【性状鉴别】　本品块根长圆形或纺锤形，多纵切成瓣或斜片。完整者长5～12厘米，直径1.5～3.5厘米。表面红棕色或红褐色，有纵皱纹、细横纹及横长皮孔，栓皮易层层脱落，脱落处显淡红棕色，剖面类白色或淡红棕色，皱缩不平。斜片呈卵圆形，长2.5～5厘米，宽2～3厘米，切面类白色或浅红棕色，可见放射状纹理，周边较厚，微翘起或略弯曲。体轻，质硬脆，粉性。气微，味微甜。

【炮　制】　除去茎及细须根，洗净，多纵切成两瓣、四瓣或斜片，晒干。

【应　用】　1. 急性炎症，瘰疬，热痱，烫伤，烧伤：白蔹，研粉，酒精调糊涂敷患处。2. 肿疖，痈肿疮毒：白蔹、白及、络石藤各15克。研末，干撒疮上。3. 扭挫伤，肿痛：白蔹加食盐。捣烂外敷。4. 冻疮溃烂：白蔹、黄柏各15克。研末，先以汤洗疮，后用香油调涂。

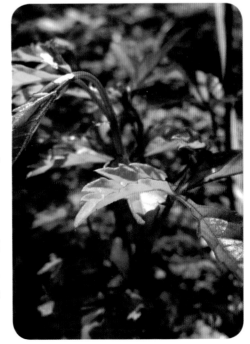

女萎

【基　源】　本品为毛茛科植物女萎的干燥茎藤或全株。

【性味功能】　味辛，性温；有小毒。有消炎消肿，利尿通乳的功能。

【主治用法】　用于肠炎，痢疾，甲状腺肿大，风湿关节痛，尿路感染，乳汁不下，筋骨疼痛，泻痢脱肛。用量 9～15 克。

【原植物】　别名：小木通、白木通、粗糠藤多年生攀援藤本，茎长达 10 米，有纵棱近方形，紫色，密被白色细毛。叶对生，为三出复叶，小叶卵形，不明显 3 浅裂或不分裂，边缘有粗锯齿；上面近无毛，下面疏生短柔毛；叶柄长 1.5～6 厘米。聚伞花序排成圆锥状，腋生；花白色，萼片 4，外面密生短柔毛；无花瓣；雄蕊多数，无毛。瘦果窄卵形，长约 2 毫米，有短柄，羽状花柱长约 1.2 厘米。花期 8 月。

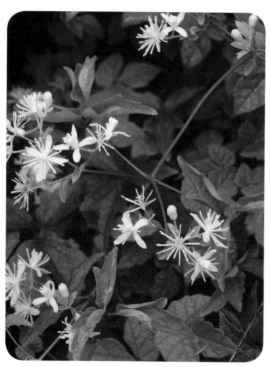

【生境分布】　生于村头，地旁，丘陵，山坡，林边、灌丛中。分布于江苏、安徽、浙江、福建、台湾、湖南、江西、云南等省（自治区）。

【采收加工】　秋季采收茎藤，扎成小把，晒干。

【应　用】　1. 乳汁不下：女萎 15 克，通草 6 克，沙参 9 克。炖猪脚服。2. 久痢脱肛：女萎，烧烟熏患处。3. 筋骨疼痛：女萎、蔓性千斤拔各 15 克，路边荆 9 克，老钩藤 6 克。水煎服。

千金藤

【基　源】　本品为防己科植物千金藤的根及藤茎。

【性味功能】　味苦、辛，性寒。有祛风活络，清热解毒，利湿的功能。

【主治用法】　用于风湿性关节炎，偏瘫，痢疾，湿热淋浊，咽痛喉痹，疮疖，毒蛇咬伤等。用量9～15克。水煎服。外用适量，捣烂外敷。研末涂患处。

【原植物】　别名：金线钓乌龟、野桃草。多年生缠绕藤本。茎下部木质化，小枝圆柱形，有细纵条纹。叶互生，叶柄盾状着生，有细条纹；叶宽卵形或卵形，先端钝，基部近截形或圆形，上面深绿色，有光泽，下面粉白色。雌雄异株，花多数，排成复伞花序，腋生；花小，淡绿色；雄花萼片6～8，卵形或倒卵形；花瓣3～5，卵形；雌花萼片与花瓣同数，均为3～5，无退化雄蕊。核果球形，成熟时红色。花期5～6月。果期8～9月。

【生境分布】　生于山坡，溪旁，路旁，林缘或草丛中。分布于长江以南各省区。

【采收加工】　春、秋季采收，洗净切片，晒干。

【应　用】　1. 痢疾：千金藤根15克，水煎服。2. 脚气肿胀：千金藤根、三白草根、五加皮各15克，水煎服。3. 湿热淋浊：千金藤鲜根30克。水煎服。

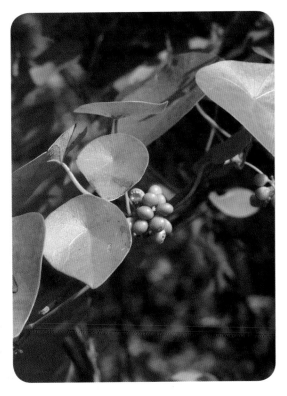

山豆根

【基　　源】　本品为豆科植物越南槐的根及根茎。

【性味功能】　味苦，性寒；有毒。有清火解毒、消肿止痛的功能。

【主治用法】　用于咽喉牙龈肿痛、肺热咳嗽，烦渴及黄疸、热结便秘等症。外治诸热肿，毒蛇咬伤。用量3～6克。外用适量，含漱或捣敷。

【原植物】　别名：豆根、广豆根、北豆根、苦豆根。小灌木，直立或平卧，高1～2米。根圆柱状，少分枝，根皮黄褐色。茎分枝少，密被短柔毛。奇数羽状复叶，小叶片11～19，椭圆形或长圆状卵形，长1～2.5厘米，宽0.5～1.5厘米，顶端小叶较大，先端急尖或短尖，基部圆形，上面疏被短柔毛，下面密被灰棕色短柔毛。总状花序顶生，长12～15厘米，密被短毛；小花梗长约1厘米，被细毛；花萼阔钟状，外被疏毛，先端5齿；花冠黄白色，旗瓣卵圆形，先端凹缺，基部具短爪，翼瓣较旗瓣长，基部耳三角状；雄蕊10，离生，基部稍宽扁；子房具柄，圆柱形，密被长柔毛，花柱弯曲，柱头圆形，其上簇生长柔毛。荚果长2～5厘米，密被长柔毛，于种子间缢缩成念珠状。种子3～5粒。花期5～6月，果期7～8月。

【生境分布】　生于石灰岩山地或岩石缝中。分布于江西、广东、广西、贵州、云南等省区。

【采收加工】　秋季挖根，除去地上茎叶，洗净泥土，晒干。

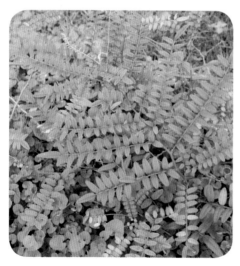

【药材性状】　根茎呈不规则块状，横向延长，具结节，顶端常残留茎基或茎痕，其下着生根数条。根呈长圆柱形，有时分枝，略弯曲，长短不等，直径0.3～1.5厘米。表面棕色至黑棕色，有纵皱纹及横长皮孔。质坚硬，难折断，断面略平坦，浅棕色。微有豆腥气，味极苦。以条粗、质坚、味苦者为佳。

【炮　　制】　除去残茎及杂质，浸泡，洗净，润透，切厚片，晒干。

黄药子
（黄独）

【基　源】　本品为薯蓣科植物黄独的块茎。

【性味功能】　味苦、辛，性凉；有小毒。有解毒消肿，清热凉血，化痰散结，消瘿的功能。

【主治用法】　用于甲状腺肿大，淋巴结结核，咽喉肿痛，吐血，咯血，百日咳；痈肿疮毒，疮疖，蛇虫咬伤。用量 3～6 克；外用适量，捣烂或磨汁涂敷患处。

【原植物】　缠绕草质藤本。块茎卵圆形至长圆形。单叶互生；宽卵状心形或卵状心形，边缘全缘或微波状，叶腋内生胚芽；雄花序穗状下垂，生于叶腋，有时基部花序延长成圆锥状；花被片紫色；雌花序与雄花序相似，常 2 至数个丛生叶腋。蒴果反折下垂，三棱状长圆形。花期 7～10 月，果期 8～11 月。

【生境分布】　多生于河谷边、山谷阴沟或杂木林边缘。分布于全国大部分省区。

【采收加工】　夏末至冬初均可采挖，以 9～11 月采块茎，晒干。

【性状鉴别】　本品多为横切厚片，圆形或近圆形，直径 2.5～7 厘米，厚 0.5～1.5 厘米。表面棕黑色，皱缩，有众多白色、点状突起的须根痕，或有弯曲残留的细根，栓皮易剥落；切面黄白色至黄棕色，平坦或凹凸不平。质坚脆，易折断，断面颗粒状，并散有橙黄色麻点。气微，味苦。

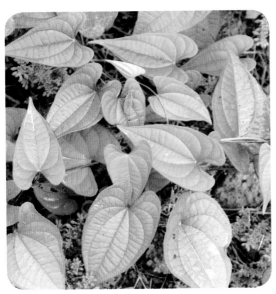

【炮　制】　鲜用或切片晒干。

【应　用】　1. 甲状腺肿大：黄药子 200 克，白酒 1000 毫升浸泡七日。每日 100 毫升，分 3～4 次服。2. 慢性气管炎：黄药子注射液，肌肉注射。3. 食管癌：黄药子 10 克，白鲜皮、败酱草各 15 克，草河车、夏枯草、山豆根各 30 克。上药共研细面，炼蜜为丸，每丸重 9 克。每日 3 次，每次 1～2 丸。

地不容

【基　　源】　本品为防己科植物地不容的块根。

【性味功能】　味苦，性寒；有毒。有清热解毒，利湿，截疟，止痛的功能。

【主治用法】　用于胃痛，腹痛，急性胃肠炎，风湿性关节炎，疟疾；外用治痈疖肿毒，湿疹。用量 3 ～ 6 克，水煎服或研粉服每次 0.6 ～ 1.5 克。孕妇及体弱者忌服。

【原 植 物】　别名：山乌龟、金不换、地胆。多年生草质藤本，长达数米。块根肥大，扁圆形，外皮厚而粗糙，暗灰褐色，断面黄白色，粉质。茎有时部分为红色，密布淡绿色细点。叶互生，具长柄，盾状着生；叶片近圆形、扁圆形或三角形，通常宽大于长，先端多钝圆，基部圆或近平截，近缘常带红色，全缘或微波状，掌状叶脉 7 ～ 9 条，下面粉白色。单伞形聚伞花序腋生，雌雄异株；小花暗红色。核果圆形，熟时红色。花期夏季。

【生境分布】　生于山坡草丛、沟边、岩边等阴湿地方及灌木丛中。分布于四川，云南等省。

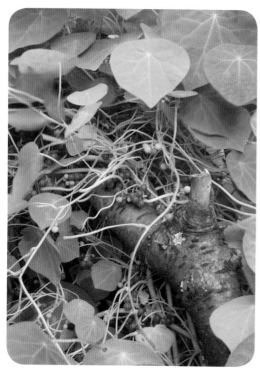

【采收加工】　四季可采，秋季为佳，洗净切片，晒干，或煮 2 小时，去皮晒干。

【性状鉴别】　商品多为横切或纵切片，一般直径 2 ～ 7 厘米，厚 0.3 ～ 1 厘米。质坚脆，易折断，断面灰黄色，隐约可见筋脉纹（三生维管束）环状排列，呈同心圆状。气微，味苦。

【应　　用】　1. 胃痛，腹胀：地不容 1.5 克，水煎服。2. 痈肿初起：地不容研末，与蜂蜜或醋调敷患处。3. 跌打扭伤：地不容 100 克，泡 250 毫升酒，三天后外搽。

威灵仙

【基　　源】　本品为毛茛科植物威灵仙的根及根茎。

【性味功能】　味辛、咸，性温；有小毒。有祛风湿，通经络，止痛的功能。

【主治用法】　用于风湿痹痛，关节不利，四肢麻木，跌打损伤，骨鲠咽喉，扁桃体炎，黄疸型性肝炎，丝虫病；外用于牙痛，角膜溃烂。用量6～10克；外用适量。

【原植物】　别名：老虎须攀援藤本。根丛生，细长圆柱形。根茎圆柱形，淡黄色，皮部脱落呈纤维状。叶对生，1回羽状复叶；小叶5，狭卵形或三角状卵形，先端尖，基部宽楔形，全缘，主脉3条。圆锥花序顶生或腋生，总苞片线形，密生细毛，萼片4或5，花瓣状，白色或绿白色，外生白色毛；雄蕊多数；子房及花柱上密生白毛。瘦果扁狭卵形，有短毛，花柱宿存，延长成白色羽毛状。花期5～6月。果期6～7月。

【生境分布】　生于山坡林边或灌丛中。分布于全国大部分省区。

【采收加工】　秋季采挖根及根茎，晒干或切段晒干。

【性状鉴别】　根茎呈柱状；表面淡棕黄色；顶端残留茎基；质较坚韧，断面纤维性；下侧着生多数细根。根呈细长圆柱形，稍弯曲；表面黑褐色，有细纵纹，有的皮部脱落，露出黄白色木部；质硬脆，易折断，断面皮部较广，木部淡黄色，略呈方形，皮部与木部间常有裂隙。气微，味淡。

【炮　　制】　威灵仙：拣净杂质，除去残茎，用水浸泡，捞出润透，切段，晒干。酒灵仙：取威灵仙段，用黄酒拌匀焖透，置锅内用文火微炒干，取出放凉。

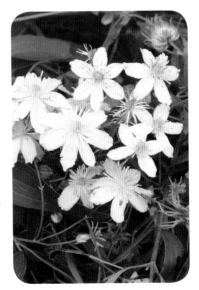

【应　　用】　1. 腮腺炎：鲜威灵仙，捣烂，米醋浸3日，涂敷患处。2. 急性黄疸型传染性肝炎：威灵仙9克研粉，鸡蛋1个，麻油煎后服。3. 关节炎：威灵仙，切碎，入白酒炖服。4. 扁桃体炎：鲜威灵仙，水煎当茶饮。

茜草

【基　　源】　本品为茜草科植物茜草的根及根茎。

【性味功能】　味苦，性寒。有凉血，止血，活血祛瘀，通经活络，止咳化痰功能。

【主治用法】　用于吐血，衄血，尿血，便血，崩漏，经闭腹痛，风湿关节痛，跌打损伤，慢性气管炎，神经性皮炎。用量6～9克。水煎服。外用适量，研粉调敷或煎水洗患处。

【原植物】　别名：小活血、拉拉秧。多年生草本。根丛生，紫红色。茎四棱形，具多数倒生小刺。4叶轮生，三角状卵形，先端急尖，基部心形，中脉及叶柄生倒钩刺。聚伞花序圆锥状腋生或顶生，花小，淡黄白色；花冠辐状。浆果球形，肉质，红色。花期6～9月。果期8～10月。

【生境分布】　生于路旁、田边。分布于全国大部分地区。

【采收加工】　春、秋季采挖根，晒干或烘干。

【性状鉴别】　本品根茎呈结节状，丛生粗细不等的根。根呈圆柱形，略弯曲；表面红棕色或暗棕色，具细纵皱纹及少数细根痕；皮部脱落处呈黄红色。

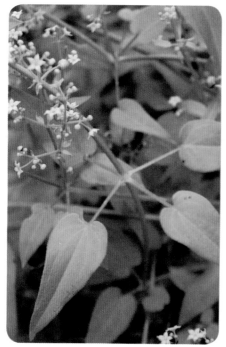

质脆，易折断，断面平坦皮部狭，紫红色，木部宽广，浅黄红色，导管孔多数。无臭，味微苦，久嚼刺舌。

【炮　　制】　茜草：除去杂质，洗净，润透，切厚片或段，干燥。茜草炭：取茜草片或段，照炒炭法炒至表面焦黑色。

【应　　用】　1.血痢：茜草、当归、黄芩各9克，地榆、生地黄各12克，栀子6克，黄连4.5克。水煎服。2.血热经闭：茜草30克，酒水各半煎服。3.老年慢性气管炎：鲜茜草30克，鲜含羞草根90克，鲜红背叶60克。水煎服。4.跌打损伤、风湿关节痛：茜草15克，红花9克，赤芍12克。水煎服。或浸酒服。

粉防己

【基　　源】　本品为防己科植物粉防己的根。

【性味功能】　味苦，性寒。有利水消肿、祛风止痛的功能。

【主治用法】　用于水肿、小便不利、风湿痹痛、下肢湿热。用量 4.5～9 克。

【原植物】　别名：石蟾蜍、汉防己、金丝吊鳖多年生缠绕藤本。根圆柱形，外皮具横行纹理。茎柔弱，有扭曲的细长纵条纹。叶互生，叶柄盾状着生，叶片薄纸质，三角宽卵形，先端钝，具细小突尖，基部截形，上面绿色，下面灰绿色至粉白色，两面均被短柔毛，面较密，全缘，掌状脉 5 条。雌雄异株，雄花聚集成头状聚伞花序，呈总状排列；雌花成缩短的聚伞花序，核果球形，熟时红色。花期 5～6 月，果期 7～9 月。

【生境分布】　生于山坡、草丛及灌木林。分布于南方大部分省区。

【采收加工】　秋季采挖，洗净，除去粗皮，晒至半干，切段，个大者再纵切，干燥。

【性状鉴别】　本品根不规则圆柱形，或剖切成半圆柱形或块状，常弯曲，弯曲处有深陷横沟而呈结节状，长 5～15 厘米，直径 1～5 厘米。表面灰黄色，有细皱纹及横向突起的皮孔。质坚重，断面平坦，灰白色，粉性。气微，味苦。

【炮　　制】　除去粗皮，晒至半干，切段或纵剖，干燥；炒防己：取防己片，置锅内用文火加热，炒至微焦表面微黄色，取出放凉。

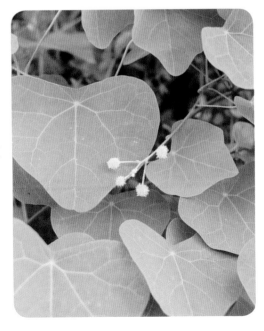

【应　　用】　1. 四肢浮肿，脚气：粉防己、黄芪各 12 克，白术 9 克，甘草梢 4.5 等。水煎服。2. 关节痛，麻木：防己、威灵仙 12 克，蚕沙 9 克，鸡血藤 15 克。水煎服。

广防己

【基　　源】　本品为马兜铃科植物广防己的根。

【性味功能】　味苦，性寒。有祛风止痛，清热利水的功能。

【主治用法】　用于湿热身痛，风湿痹痛，下肢水肿，小便不利。用量4.5～9克。

【原植物】　别名：防己，马兜铃。木质藤本；块根条状，具木栓层，断面粉白色；枝密被褐色长柔毛。叶薄革质或纸质，长圆形或卵状长圆形，全缘。花单生或3～4朵排成总状花序，生于老茎近基部；密被棕色长柔毛。花被管中部弯曲，弯曲处至檐部较下部短而狭，紫红色，外面密被褐色茸毛。蒴果圆柱形6棱。花期3～5月，果期7～9月。

【生境分布】　生于山坡灌丛或疏林中。分布于广东、广西等省区。

【采收加工】　秋季采挖，刮去栓皮，切段，粗根纵剖2～4瓣，晒干。

【性状鉴别】　本品干燥根呈圆柱形，屈曲不直。表面黑褐色，有深陷而扭曲的沟纹，可见横长的皮孔状物及除去枝根的痕迹。质较坚硬，呈木质性，不易折断。断面黄白色，无粉质，皮部极薄，木部可见放射状狭窄的导管群穿过。气无，味微苦。

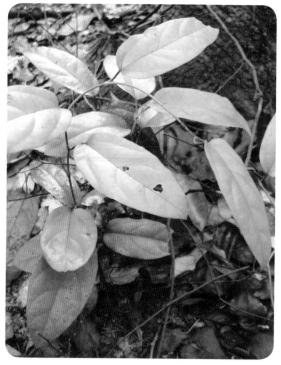

【炮　　制】　原药材用水洗净，捞出润透，切片，晒干。

【应　　用】　1.高血压：防己，制成片剂，口服。2.遗尿，小便涩：防己、冬葵子、防风。水煎服。3.风湿性关节炎急性发作：防己、黄芪各12克，白术6克，生姜3片，大枣4枚。水煎服。

4.心力衰竭所致水肿和喘息：防己、党参各12克，桂枝6克，生石膏18克，水煎服。

木防己

【基　　源】　本品为防己科植物木防己的根。

【性味功能】　味苦，性寒。有祛风止痛，利尿消肿，解毒，降血压的功能。

【主治用法】　用于风湿关节痛，肋间神经痛，急性肾炎，尿路感染，高血压病，风湿性心脏病、水肿；外用治毒蛇咬伤。用量 6 ～ 15 克。

【原植物】　缠绕藤本。根圆柱形，黄褐色，断面黄白色，有放射状纹理。小枝纤细而韧，有纵线纹和柔毛。叶互生，宽卵形或卵状长圆形，基部楔形或略呈心形，全缘或 3 浅裂，中央裂片较长，两面被短柔毛。圆锥聚伞花序腋生，小花淡黄色，雌雄异株；花萼 6 片，二轮；花瓣 6 片，二轮，较花萼小，先端 2 裂。核果近球形，蓝黑色，有白粉。花期 7 ～ 8 月。果期 9 ～ 10 月。

【生境分布】　生于山坡草地及灌木丛中。我国大部分省区有分布。

【采收加工】　春、秋采挖，洗净，切片，晒干。

【性状鉴别】　本品根呈不规则的圆柱形，直径约 1.5 厘米。表面黄褐色或灰棕色，略凹凸不平，有明显的纵沟及少数横皱纹。质坚硬，断面黄白色，有放射状纹理。味苦。

【炮　　制】　除去杂质，水浸半日，洗净，取出分档，润透，切厚片，晒干。

【应　　用】　1. 尿路感染：木防己、黄芪、茯苓各 9 克，桂枝 6 克，甘草 3 克。水煎服。2. 毒蛇咬伤：木防己适量，捣烂外敷患处。3. 咽喉肿痛：木防己根 15 ～ 30 克，水煎，咽服。

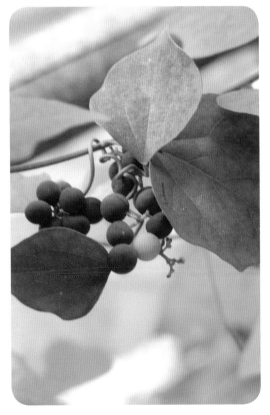

通脱木（通草）

【基　　源】　本品为五加科植物通脱木的干燥茎髓。

【性味功能】　味甘、淡，性寒。有清热利水，通气下乳的功能。

【主治用法】　用于小便不利，尿路感染，乳汁不下，水肿等。用量3～6克。水煎服。

【原植物】　别名：大通草、通花五加。灌木或小乔木。茎髓大，纸质。叶大，集生于茎顶，近圆形，掌状5～11裂，再分裂为2～3小裂片，先端渐尖，基部心形，边缘具疏锯齿，有星状毛。圆锥花序大型，由多数球状聚伞花序集成，密生白色星状绒毛，花黄白色。核果状浆果，球形，紫黑色。花期10～12月，果期次年1～2月。

【生境分布】　生于山坡向阳处。分布于我国黄河以南各省区。

【采收加工】　秋季采收树干，趁鲜用取出茎髓，晒干。

【性状鉴别】　本品呈圆柱形，表面白色或淡黄色，有浅纵沟纹。体轻，质松软，稍有弹性，易折断，断面平坦，显银白色光泽，中部有直径0.3～1.5厘米的空心或半透明的薄膜，纵剖面呈梯状排列，实心者少见。无臭，无味。

【炮　　制】　通脱木：拣去杂质，切片；朱通脱木：取通草片，置盆内喷水少许，微润，加朱砂细粉，撒布均匀，并随时翻动，至外面挂匀朱砂为度，取出，晾干。

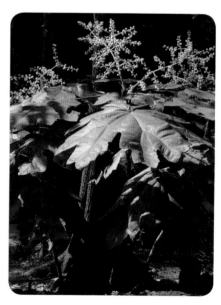

【应　　用】　1. 尿赤，小便不利：通草、滑石、生地黄、淡竹叶。2. 乳汁不通：通草6克，炮山甲、王不留行各9克。3. 水肿，淋浊：通草、茯苓皮、滑石、泽泻、白术。4. 肾炎水肿：通草、木猪苓各等分。研末，米汤调服。

【附　　注】　通脱木根也作药用。味淡，性寒。有行气，利水，消食，下乳的功能。用于水肿，淋病，食积饱胀，乳汁不通。用量6～9克。

钩藤

【基　　源】　本品为茜草科植物钩藤的带钩茎枝。

【性味功能】　味甘，性凉。有清热平肝，息风止惊的功能。

【主治用法】　用于小儿高热，惊厥抽搐，小儿夜啼，高血压病，头晕目眩，神经性头痛等。入煎剂宜后下。用量 6～15 克。

【原植物】　别名：双钩藤、钓藤、圆钩藤。木质藤本。钩与枝光滑无毛。钩状变态枝生于叶腋，钩尖向下弯曲，似鹰爪。叶对生，纸质，椭圆形；托叶 2 深裂，裂片线状锥形，多脱落。头状花序腋生或顶生的总状花序，花黄色；花冠合生，管状，先端 5 裂，外被粉状柔毛，喉部内具短柔毛。蒴果倒卵状椭圆形，疏被柔毛，花萼宿存。花期 6～7 月，果期 10～11 月。

【生境分布】　生于山谷、灌丛中。分布于我国南方大部分省区。

【采收加工】　春、秋季，割下带钩的藤，晒干，或置锅内蒸后再晒干。

【性状鉴别】　本品茎枝圆柱形或类方柱形，直径 2～6 毫米。表面红棕色至紫棕色或棕褐色，上有细纵纹，无毛。茎上具略突起的环节，对生两个向下弯曲的钩或仅一侧有钩，钩长 1～2 厘米，形如船铺，先端渐尖，基部稍圆。钩基部的枝上可见叶柄脱落后凹点及环状的托叶痕。体轻，质硬。横截面外层棕红色，髓部淡棕色或淡黄色。气微，味淡。

【炮　　制】　拣去老梗、杂质，洗净，晒干。

【应　　用】　1. 高血压：钩藤 100～125 克，水煎 10～20 分钟，饮服。2. 全身麻木：钩藤、黑芝麻、紫苏叶各 21 克。水煎服。3. 高血压病，肝阳上升，风热头痛眩晕，面红目赤：钩藤、桑叶、菊花、夏枯草各 9 克。水煎服。4. 急惊风发热，痉挛抽搐：钩藤 15 克，犀角 4.5 克，天麻 10 克，金蝎 3 克，木香 5 克，甘草 3 克。水煎服。

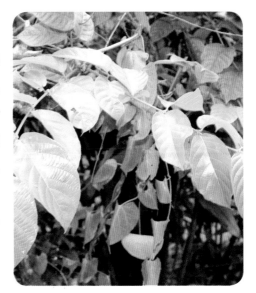

白英

【基　　源】　本品为茄科植物白英的干燥全草。

【性味功能】　味苦、甘，性平。有清热解毒，祛风利湿，化瘀，抗癌的功能。

【主治用法】　用于湿热黄疸，感冒发热，慢性肾炎，白带过多，风湿性关节炎，丹毒，疔疮等症。用量9～30克。

【原植物】　别名：白毛藤、白草、葫芦草。多年生草质藤本，基部木质化，密生具节长柔毛。叶互生，琴形，顶端渐尖，基部3～5深裂。聚伞花序顶生或与叶对生，花萼杯状，5浅裂，宿存；花冠蓝紫色或白色，5深裂，反折。浆果球形，黑红色。种子白色，扁平。花期7～9月，果期10～11月。

【生境分布】　生于路边，山坡，灌木丛中。分布于甘肃、陕西、山西、河南、山东、江苏、浙江、安徽、江西、福建、台湾、广东、广西、湖南、湖北、四川、云南等省区。

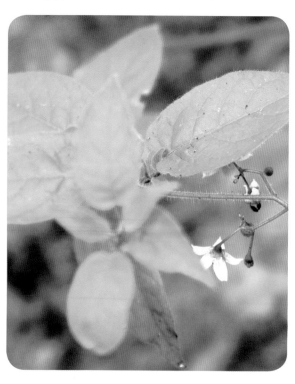

【采收加工】　夏、秋季采收全草，鲜用或晒干。

【炮　　制】　洗净，晒干或鲜用。

【应　　用】　1. 胆囊炎、胆石症，肝脾肿大、肾性水肿：白英全草150克，茵陈15克。水煎服。2. 淋巴结核：白英50克，夏枯草15克，水煎当茶饮。3. 湿热黄疸：白英、天胡荽各30克，虎刺根15克。水煎服。4. 肺癌：鲜白英125克，寄生50克，红糖15克。水煎服。

乌蔹莓

【基　　源】　本品为葡萄科多年生蔓生草本植物乌蔹莓的全草或单用根及叶。

【性味功能】　味酸、苦，性寒。有清热解毒，凉血消肿，利尿的功能。

【主治用法】　用于咽喉肿痛、疖肿、痈疽、疔疮、痢疾、尿血、白浊、跌打损伤、毒蛇咬伤。用量：15～30克，鲜者加倍，煎服。外用：适量。

【原植物】　别名：乌蔹草、五叶藤、五爪龙、母猪藤。多年生草质藤本。茎带紫红色，有纵棱；卷须二歧分叉，与叶对生。鸟趾状复叶互生；小叶5，膜质，椭圆形、椭圆状卵形至狭卵形，长2.5～8厘米，宽2～3.5厘米，先端急尖至短渐尖，有小尖头，基部楔形至宽楔形，边缘具疏锯齿，两面脉上有短柔毛或近无毛，中间小叶较大而具较长的小叶柄，侧生小叶较小；叶柄长可达4厘米以上；托叶三角状，早落。聚伞花序呈伞房状，通常腋生或假腋生，具长梗，有或无毛；花小，黄绿色；花萼不明显；花瓣4，先端无小角或有极轻微小角；雄蕊4，与花瓣对生；花盘肉质，浅杯状；子房陷于4裂的花盘内。浆果卵圆形，径6～8毫米，成熟时黑色。花期5～6月，果期8～10月。

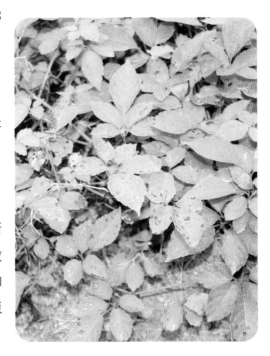

【生境分布】　生长于旷野、山谷、林下、路旁。分布于我国山东、长江流域至广东、福建等省。

【采收加工】　夏、秋两季采收，晒干用或鲜用。

【应　　用】　化脓性感染：取新鲜全草或茎叶洗净，捣烂如泥，敷于患处；或取叶、根研成细末，和凡士林调成20%的软膏；或取其原汁烘干碾粉外用，每日换药1次。

葎草

【基　　源】　本品为桑科植物草的全草。

【性味功能】　味甘、苦，性寒。有清热解毒，利尿消肿的功能。

【主治用法】　用于肺结核潮热，胃肠炎，痢疾，感冒发热，小便不利，肾盂肾炎，急性肾炎，膀胱炎，泌尿系结石，淋病，疟疾，肺脓疡；用量9～18（鲜品60～120克），水煎服；或捣汁。外用适量，捣敷或煎水熏洗，用于痈疖肿毒，湿疹，毒蛇咬伤，癞疮，痔疮，瘰疬等。

【原植物】　缠绕草本，有倒钩刺，茎有纵棱。叶对生，上部互生，肾状五角形，掌状5深裂，先端尖，基部心形，边缘有粗齿。花单性，雌雄异株，花序腋生；雄花成圆锥花序，淡黄绿色；雌花10余朵集成短穗状花序，每2朵雌花有1白毛刺苞片。果穗绿色，先端长尾尖。瘦果扁圆形，淡黄色。花期7～8月。果期8～9月。

【生境分布】　生于旷野、路边。分布于全国大部分地区。

【采收加工】　夏、秋采集，切段晒干备用。

【性状鉴别】　本品叶皱缩成团。完整叶片展平后为近肾形五角状，掌状深裂，裂片5～7，边缘有粗锯齿，两面均有毛茸，下面有黄色小腺点；叶柄长5～20厘米，有纵沟和倒刺。茎圆形，有倒刺和毛茸。质脆易碎，茎断面中空，不平坦，皮、木部易分离。有的可见花序或果穗。气微，味淡。

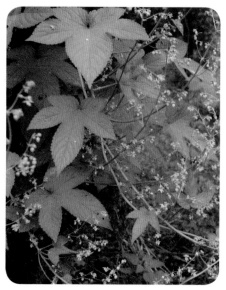

【炮　　制】　净制：除去木质茎、残根及杂质；切制：除去杂质、木质茎、残根、淋水稍润，切段、晒干，筛去灰屑。

【应　　用】　1.皮肤湿疹，脚癣，痔疮：鲜葎草，煎水洗或外敷患处。2.痢疾，小便淋沥：葎草100克，水煎，饭前服。3.蛇、蝎螫伤：鲜葎草，雄黄3克。捣烂敷贴。4.呼吸道炎，扁桃体炎，上感：鲜葎草，水煎服。

络石藤

【基　　源】　本品为夹竹桃科植物络石的带叶藤茎。

【性味功能】　味苦，性平。有祛风通络，凉血消肿的功能。

【主治用法】　用于风湿性关节痛，腰膝酸疼，扁桃体肿大，痈肿。用量5～10克。

【原 植 物】　别名：爬墙虎、石龙藤、感冒藤常绿木质藤本，具乳汁。茎褐色，多分枝，嫩枝被柔毛。叶对生，卵状披针形或椭圆形，先端短尖或钝圆，基部宽楔形或圆形，全缘，被细柔毛。聚伞花序腋生或顶生；花白色，高脚碟状；花冠反卷，5裂，右向旋转排列，有柔毛。果长圆形，近于水平展开。种子线形而扁，褐色，顶端具种毛。花期4～5月，果熟期10月。

【生境分布】　生于山野、荒地，攀缓附生于其他植物上。分布于全国大部分省区。

【采收加工】　秋季落叶前，采收茎叶，晒干。

【应　　用】　1. 风湿关节痛、肌肉痛，四肢拘挛：络石藤、千年健、桑寄生、独活，酒浸或水煎服。2. 扁桃体炎、咽喉炎：络石藤15克，射干、紫菀各9克，木通6克，赤茯苓12克，桔梗4克。水煎服。3. 关节炎：络石藤、五加皮、牛膝各9克。水煎服，白酒引。

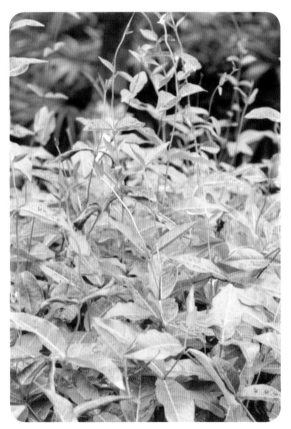

薛荔果

【基　　源】　本品为桑科植物薜荔的聚花果；薜荔藤叶也供药用。

【性味功能】　味甘，性凉。有壮阳固精，利湿通乳，活血，消肿的功能。

【主治用法】　用于乳汁不足，乳糜尿，淋浊，遗精，阳痿，月经不调，便血。用量6～15克，水煎服。

【原植物】　别名：凉粉藤、糖馒头、冰粉子。常绿攀援灌木，有乳汁。茎灰褐色，多分枝；幼枝有细柔毛，幼时作匍匐状，节上生气生根。不育幼枝的叶小，互生，近于无柄；能育枝的叶革质椭圆形，先端钝，基部圆形或稍心脏形，全缘。隐头花序；花单性，小花多数，着生在肉质花托的内壁上，花托单生于叶腋。花期5～6月。果期10月。

【生境分布】　生于低海拔丘陵地区，山坡树木间或断墙破壁上。分布于长江以南各省区。

【采收加工】　花序托成熟后采摘，纵剖成2～4片，除去花序托内细小的瘦果，剪去柄，晒干。

【性状鉴别】　本品种子圆球形或近球形。表面黑色，少数红棕色，略有光泽，密布细小颗粒状突起。种脐圆点状，下陷，色较浅，种脐的一侧有1带形凹沟，沟内颗粒状突起呈纵行排列。质硬，难破碎。除去种皮后可见白色的胚乳，胚弯曲成环状。子叶2枚。气无，味淡。

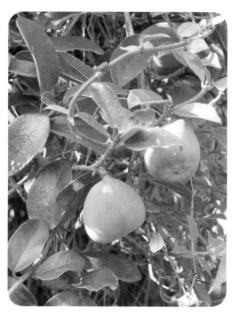

【应　　用】　1.产后乳汁不足、乳少：鲜薜荔果60克，猪蹄1只，酒、水各半同煎，服汤食肉，每日1剂。2.慢性肾炎水肿：薜荔果120克，水煎1小时去渣，加红米90克，煮饭食，连食7日。3.大便秘结：薜荔果9克，虎杖6克，水煎代茶饮。

扶芳藤

【基　　源】　本品为卫矛科植物扶芳藤的茎叶。

【性味功能】　味辛，性平。有舒筋活络，止血消瘀的功能。

【主治用法】　用于咯血，月经不调，功能性子宫出血，风湿性关节痛；外用治跌打损伤，骨折，创伤出血。用量：30～60克，煎汤或浸酒，内服。外用：捣敷或干粉外撒。

【原植物】　别名：岩青藤、千斤藤、拾络藤、换骨筋、爬墙虎、爬行卫矛。常绿或半常绿灌木，匍匐或攀援，高约1.5米。枝上通常生长细根并具小瘤状突起。叶对生，广椭圆形或椭圆状卵形以至长椭圆状倒卵形，长2.5～8厘米，宽1.5～4厘米，先端尖或短锐尖，基部阔楔形，边缘具细锯齿，质厚或稍带革质，上面叶脉稍突起，下面叶脉甚明显；叶柄短。聚伞花序腋生；萼片4；花瓣4，绿白色，近圆形，径约2毫米；雄蕊4，着生于花盘边缘；子房上位，与花盘连生。蒴果球形。种子外被橘红色假种皮。花期6～7月，果期9～10月。

【生境分布】　分布于我国华北、华东、华中、西南各地。庭院中也有栽培。

【采收加工】　全年可采，晒干。

【性状鉴别】　茎枝呈圆柱形。表面灰绿色，多生细根，并具小瘤状突起。质脆易折，断面黄白色，中空。叶对生，椭圆形，长2～8厘米，宽1～4厘米，先端尖或短锐尖，基部宽楔形，边缘有细锯齿，质较厚或稍带革质，上面叶脉稍突起。气微弱，味辛。

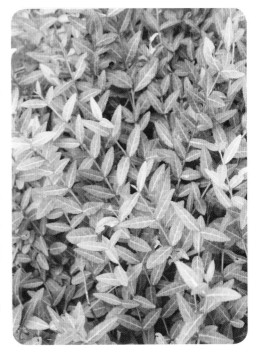

【应　　用】　1. 跌打损伤：扶芳藤茎100克，泡酒服。2. 癞头：扶芳藤嫩叶尖50克，捣烂，调煎鸡蛋1～2个，摊纸上做成帽样，戴头上；3日后，又将扶芳藤嫩叶尖混合核桃肉捣烂包于头上，每日换1次。

常春藤

【基　　源】　本品为五加科植物常春藤的茎、叶。

【性味功能】　味苦、辛，性凉。有祛风利湿，活血消肿，平肝，解毒的功能。

【主治用法】　用于风湿性关节炎，肝炎，头晕，腰痛，跌打损伤，急性结膜炎，肾炎水肿，闭经。外用于痈肿疮毒，荨麻疹，湿疹，外伤出血，骨折。用量9～15克。

【原植物】　常绿攀援灌木，有气生根；嫩枝有锈色鳞片。单叶互生，革质，二型，营养枝上叶为三角状卵形或三角状长圆形，花枝上叶椭圆状卵形至椭圆状披针形，先端渐尖，基部楔形。伞形花序1～7个顶生，总状排列或伞房状排列成圆锥花序，有花5～40朵，淡黄白色或淡绿白色，芳香；萼密生棕色鳞片；花瓣5。果实球形，红色或黄色。花期9～11月，果期次年3～5月。

【生境分布】　攀援于林缘、林下、岩石和房屋壁上，有栽培。分布华中、华南、西南及甘肃和陕西等省区。

【采收加工】　全年可采，切段晒干或鲜用。

【性状鉴别】　本品茎呈圆柱形，表面灰绿色或灰棕色，有横长皮孔，嫩枝有鳞片状柔毛；质坚硬，不易折断，断面裂片状，黄白色。叶互生，革质，

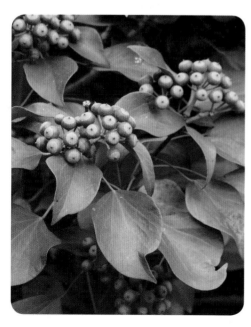

灰绿以，营养枝的叶三角状卵形，花枝和果枝的叶椭圆状卵形、椭圆状披地形。花黄绿。果实圆球形，黄色或红色。气微，味涩。

【炮　　制】　茎叶干用，切段晒干；鲜用时可随采随用。

【应　　用】　1.肝炎：常春藤、败酱草，煎水服。2.皮肤瘙痒：常春藤500克。水煎洗。3.急性结膜炎：常春藤15～30克，水煎服。

【附　　注】　果实（常春藤子）亦供药用。味甘，性温。用于腰腿痿软。

忍冬
（金银花）

【基　　源】　本品为忍冬科植物忍冬的花蕾及初开的花。

【性味功能】　味甘，性寒。有清热解毒，凉散风热的功能。

【主治用法】　用于温病发热，风热感冒，热毒血痢，痈肿疔疮，喉痹，丹毒，扁桃体炎，急性结膜炎等。

【原植物】　别名：二花。缠绕藤本。叶对生，卵形，全缘。花成对腋生，初开白色，后渐变黄色；花梗密生短柔毛；苞片叶状；花萼5裂，先端尖，有长毛；花冠筒状，唇形，上唇4裂，下唇反转。被糙毛和长腺毛。浆果球形，黑色，有光泽。花期4～6月。果期7～10月。

【生境分布】　生于山坡灌丛、田埂、路边。分布于全国大部分省区。

【采收加工】　夏初采摘未开放花蕾，晒干。

【性状鉴别】　本品呈长圆柱形，多分枝，常缠绕成束，直径1.5～6毫米。表面棕红色至暗棕色，有的灰绿色，光滑或被茸毛；外皮易剥落。枝上多节，节间长6～9厘米，有残叶及叶痕。质脆，易折断，断面黄白色，中空。无臭，老枝味微苦，嫩枝味淡。

【炮　　制】　除去杂质，洗净，焖润，切段，干燥。

【应　　用】　1. 菌痢、急性肠炎：金银花。浓煎服。2. 疔毒疮疡、痈疖：金银花30克，紫花地丁20克，赤苓、连翘、夏枯草各9克，牡丹皮6克，黄连4.5克。水煎服。3. 血痢：金银花，炒炭，研末，冲服。4. 咽喉肿痛：金银花15克，甘草各3克。水煎服。

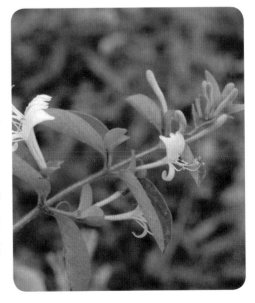

【附　　注】　其茎枝为忍冬藤：味甘，性寒。有清热解毒，疏风通络的功能。用于温病发热，热毒血痢，痈肿疮疡，风湿热痹。

华南忍冬
（金银花）

【基　　源】　本品为忍冬科植物华南忍冬的干燥花蕾或带初开的花。

【性味功能】　味甘，性寒。有清热解毒，疏风通络的功能。

【主治用法】　用于痈肿疔疮，喉痹，血痢，腮腺炎，上呼吸道感染，肺炎，流行性感冒。用量 9～15 克。

【原植物】　别名：山银花、土银花、土忍冬。藤本，被柔毛。叶卵形或卵状长圆形，先端钝，3～4 对成对合成头状花序或短聚伞花序，腋生或顶生；苞片极小，披针形，非叶状；萼齿三角状披针形，连同萼筒外面密被短糙毛；花冠长 3.2～5 厘米，先白色后转黄色，外被短糙毛腺毛。花期 4～5 月，果熟期 10 月。

【生境分布】　生于山坡杂木林或灌丛中，平原旷野，路旁或河边。野生或栽培。分布于广东、广西等地。

【采收加工】　夏初花开前采收、晒干。

【应　　用】　同忍冬。

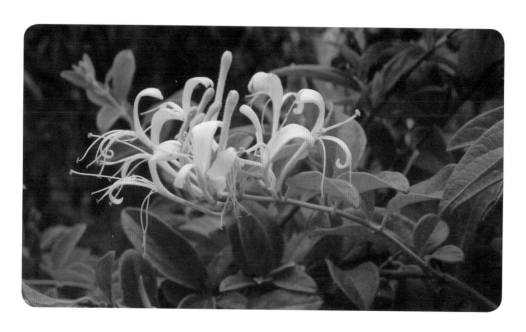

菰腺忍冬
（金银花）

【基　源】　本品为忍冬科植物菰腺忍冬的干燥花蕾或带初开的花。

【性味功能】　味甘，性寒。有清热解毒，疏风通络的功能。

【主治用法】　用于痈肿疔疮、喉痹、血痢。用量6～15克。腮腺炎，上呼吸道感染，肺炎，流行性感冒。用量9～60克。

【原植物】　别名：红腺忍冬、腺叶忍冬、盾腺忍冬藤本，被淡黄褐色短柔毛。叶对生，坚纸质至薄革质，卵形至卵状长圆形，先端短渐尖，基部钝或圆形至近心形，全缘而反卷，叶面绿色，背面粉绿色，具橘黄色或橘红色蘑菰状腺体，侧脉与中脉在叶面凹陷，在背面突起。苞片钻状披针形，小苞片圆状卵形；相邻2萼筒分离；花冠先白色，后转黄色，略有香气，细管状，二唇形。有稀舒短柄腺毛。果近球形，熟时黑色。花期4～5月，果期9～10月。

【生境分布】　生于灌丛或疏林中，分布于浙江、安徽、江西、福建、台湾、湖南、湖北、广东、广西、贵州、四川。

【采收加工】　夏初花开前采收，晒干。

【应　用】　同忍冬。

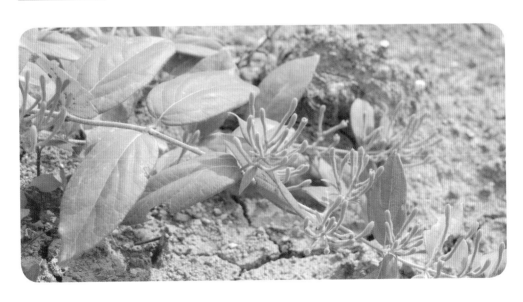

灰毡毛忍冬（金银花）

【基　　源】　本品为忍冬科植物灰毡毛忍冬的干燥花蕾或带初开的花。

【性味功能】　味甘，性寒。有清热解毒，疏风通络的功能。

【主治用法】　用于感冒发烧，咽喉肿痛，荨麻疹，腮腺炎，上呼吸道感染，肺炎，流行性感冒。用量9～60克。

【原植物】　别名：拟大花忍冬发、大山花、大金银花。藤本，幼枝或其顶梢及总花梗均被薄绒状短糙伏毛，有时兼有微腺毛。叶革质，卵状披针形，下面被极短糙毛，并散生暗橘黄色微腺行，网脉明显隆起。苞叶非线状。萼筒常有蓝白色粉，无毛，有时上半部或全部有毛；花冠长3.5～6厘米，连同萼齿背面均密被倒生短糙伏毛和少数橘黄色腺毛，下唇长约与花冠筒近相等。

【生境分布】　生于山谷溪旁，山坡或山顶混交林、灌丛中。分布于安徽、浙江、福建、江西、湖南、广东、广西、云南、贵州等地。

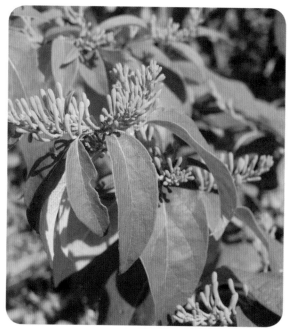

【采收加工】　夏初花开前采收，晒干。

【性状鉴别】　本品花蕾长棒状，略弯曲，长1～5厘米，上部稍膨大。表面棕绿色或棕黄色，密被倒生的短糙毛或微被腺毛，萼筒上半部有毛；萼齿五裂，被毛。开放者花冠二唇形，雄蕊5，黄色，雌蕊1，花柱无毛。气清香，味淡，微苦。

【炮　　制】　除去杂质，洗净，干燥。

【应　　用】　同忍冬。

风龙
（青风藤）

【基　　源】　本品为防己科植物青风藤的干燥茎。

【性味功能】　味苦、辛，性平。有祛风湿，通经络的功能。

【主治用法】　用于风湿关节痛，关节肿痛，肌肤麻木，瘙痒用量6-12克。

【原 植 物】　别名：青藤、大风藤、青防己、黑防己多年生缠绕藤本。根块状。茎圆柱状，灰褐色，内面黄褐色，有放射状髓部，有纵纹。叶互生，厚纸质或革质，心状圆形至阔卵形，先端尖，基部稍心形，有时近截平或微圆，全缘或至3～7角状浅裂，裂片尖或钝圆，嫩叶被绒毛。花序圆锥状，单性，雌雄异株，花瓣6，淡绿色。核果扁球形，熟时蓝黑色，种子半月形。花期6～8月。果期9～11月。

【生境分布】　生于山地灌木丛中。分布于河南、陕西、江西、湖北、湖南和四川等省。

【采收加工】　春夏季收取藤茎，切段，晒干。

【应　　用】　1. 急性风湿性关节炎，关节红肿：青风藤15克，汉防己9克。水煎服。2. 跌打瘀肿：青风藤9克，水煎服；或水煎，外敷。3. 骨节风气痛：青风藤适量，水煎，常洗痛处。4. 皮肤瘙痒：青风藤适量，水煎，外敷患处。

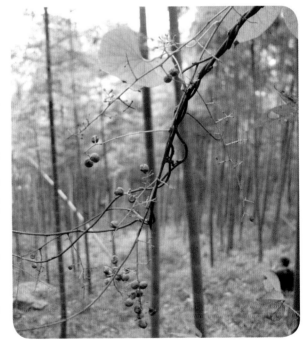

紫藤

【基　　源】　本品为豆科植物紫藤的茎或茎皮。

【性味功能】　甘、苦，性温；有小毒。根有祛风通络的功能。茎皮有和胃、驱虫、止吐泻的功能。花及种子有止痛、杀虫的功能。

【主治用法】　根用于内湿痹痛，水肿，利小便。茎皮用于腹痛，腹泻，呕吐，蛲虫病；花及种子外用于防腐，恶疮，外用捣烂外敷或煎水洗。种子用于蛲虫病。用量根 15 克，茎皮 3 克。外用适量。

【原植物】　缠绕落叶藤木。单数羽状复叶互生，有长柄，托叶线状披针形，早落。叶轴被疏柔毛；小叶 3～6 对，小叶柄极短，被密柔毛，小叶卵形或卵状披针形，先端渐尖，基部圆形或宽楔形，全缘被柔毛，总状花序生于枝顶，下垂，花密集；花萼钟形，密被毛，5 裂齿；花冠大，蝶形，蓝色或深紫色，旗瓣大，外反，内面近基部有 2 个胼胝体状附属物，翼瓣基部有耳，龙骨瓣镰状；荚果扁，宽线形，密生黄色绒毛。花期 3～4 月。果期 5～6 月。

【生境分布】　生于向阳山坡疏林边，溪谷旁或栽培于庭园中。分布于辽宁、陕西、甘肃及华北和长江以南各省区。

【采收加工】　夏、秋季采，分别晒干。

【性状鉴别】　本品的茎粗壮，分枝多，茎皮灰黄褐色，复叶羽状，互生，有长柄，叶轴被疏毛；小叶 7-13，叶片卵形或卵状披针形，先端渐尖，基部圆形或宽楔形，全缘，幼时两面有白色疏柔毛；小叶柄被短柔毛。

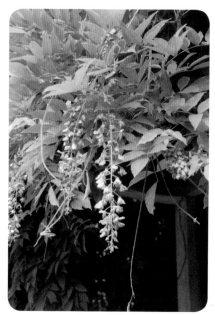

【炮　　制】　采收茎或茎皮，晒干。

【应　　用】　1. 风湿痹痛：紫藤根 15 克，锦鸡儿根 15 克，水煎服。2. 痛风：紫藤根 15 克，与其他痛风药同煎服。3. 关节炎：紫藤根、枸骨根、菝葜根各 50 克（均鲜品），水煎米酒兑服。4. 食物中毒，腹痛，吐泻，蛲虫病：紫藤种子 3 克（炒熟），鱼腥草 12 克，醉鱼草 21 克。水煎服。

大血藤

【基　　源】　本品为木通科植物大血藤的干燥藤茎。

【性味功能】　味苦涩，性平。有清热解毒、活血、祛风的功能。

【主治用法】　用于经闭腹痛，风湿痹痛，跌扑肿痛。用量9～15克。

【原植物】　别名：血藤、血通、红藤。木质藤本，老茎具厚木栓层。叶互生，三出复叶，中央小叶片菱状倒卵形至椭圆形，先端钝尖，基部楔形，全缘；两侧小叶斜卵形，基部甚偏斜。总状花序腋生，下垂；雌雄异株；雄花基部有1苞片，梗上有2小苞片；花萼6，花瓣状，黄绿色；花瓣6，退化呈腺体；雄蕊6，与花瓣对生；雌花与雄花同，浆果卵圆形，蓝黑色。花期3～5月，果期7～9月。

【生境分布】　生于山野灌木丛及疏林中，或溪边林中。分布于河南、湖北、湖南、四川、贵州、云南、江苏、安徽、浙江、江西、广东、广西、福建等省区。

【采收加工】　秋、冬季节砍下茎藤，切段或切片，晒干。

【性状鉴别】　本品呈圆柱形，略弯曲。表面灰棕色，粗糙，外皮常呈鳞片状剥落，剥落处显暗红棕色，有的可见膨大的节及略凹陷的枝痕或叶痕。质硬，断面皮部红棕色，有数处向内嵌入木部，木部黄白色，有多数细孔状导管，射线呈放射状排列。气微，味微涩。

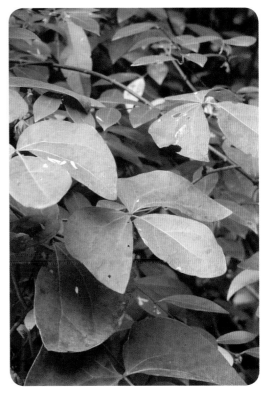

【炮　　制】　除去杂质，洗净，润透，切厚片，干燥。

【应　　用】　1. 跌打损伤，瘀血肿痛：大血藤、骨碎补各适量。捣烂外敷。2. 风湿性关节炎：大血藤30克，五加皮、威灵仙藤各15克。水煎服。

藤黄

【基　　源】　本品为藤黄科植物藤黄的胶质树脂。

【性味功能】　味酸、涩；有毒。有消肿，化毒，止血，杀虫的功能。

【主治用法】　用于痈疽疔毒，跌打损伤，金疮肿痛，瘀血凝结。并可治绦虫及水肿。外用：研末调敷、磨汁涂或熬膏涂。内服：入丸剂（1次量0.03～0.06克）。

【原植物】　别名：玉黄、月黄。为管状或不规则的块状物，直径3～5厘米，显红黄色或橙黄色，外被黄绿色粉霜，有纵条纹。质脆易碎，断面平滑，呈贝壳状或有空腔，具黄褐色而带蜡样光泽，用水研和则呈黄色乳剂，投入火中则燃烧。气微，味辛辣。

【采收加工】　在开花之前，于离地约3米处将茎干的皮部作螺旋状的割伤，伤口内插一竹筒，盛受流出的树脂，加热蒸干，用刀刮下，即为藤黄。

【性状鉴别】　树脂为不规则的圆柱形或块状，棕红色或橙色，外被黄绿色

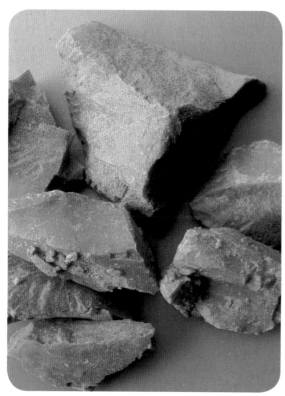

粉霜，可见纵条纹。质硬脆，较易击碎，破面有空隙，具蓝褐色略带蜡样光泽。味辛，有毒。以半透明、色红黄者为佳。

【应　　用】　宫颈糜烂：藤黄糊剂（藤黄细粉加硼砂，冰片制成）。先拭净宫颈分泌物，用棉蘸糊剂涂布糜烂面，再用蘸有糊剂的棉球或小纱布贴敷患处，然后用棉球填塞。每1～3日换1次药，连用3～10次。

【注　　意】　体质虚弱者忌服，多量易引起头昏、呕吐、腹痛、泄泻，甚或致死。

千里光

【基　源】　本品为菊科植物千里光的全草。

【性味功能】　味苦，性寒。有清热解毒，凉血消肿，清肝明目，杀虫止痒的功能。

【主治用法】　用于上呼吸道感染，咽喉炎，肺炎，结膜炎，痢疾，肠炎，阑尾炎，丹毒，疖肿，湿疹等病。用量 15 ～ 30 克，外用适量。

【原植物】　多年生草本。茎圆柱形，攀援状曲折，上部多分枝，下部木质化。叶互生，具短柄，椭圆状三角形或卵状披针形，顶端渐尖，茎部截形或戟形，有时基部有 2 ～ 4 对深裂片。头状花序顶生，排成复总状伞房花序；花梗密被白毛；总苞筒状，基部有数个条形小苞片；舌状花黄色，雌性，先端 3 裂；管状花黄色，两性，先端 5 齿裂；雄蕊 5；子房下位。瘦果圆柱形，具 5 棱，棕褐色；冠毛白色。花期 9 ～ 10 月。果期 10 ～ 11 月。

【生境分布】　生于山坡，林缘，灌丛，沟边，路旁。分布于我国西北部至西南部，中部，东南部地区。

【采收加工】　9 ～ 10 月割取地上部，扎成小把或切段，晒干。

【性状鉴别】　本品干燥全草长 60 ～ 100 厘米，或切成 2 ～ 3 厘米长的小段。茎圆柱状，表面棕黄色；质坚硬，断面髓部发达，白色。有时枝梢带有枯黄色头状花序。

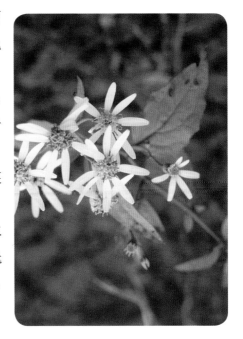

【炮　制】　采收，洗净，鲜用或晒干。

【应　用】　1. 上呼吸道感染：鲜千里光、鲜爵床各 30 克，野菊花 15 克。水煎服。2. 流行性感冒、各种炎症性疾病：千里光 60 克，水煎服。3. 痈疽疮毒：鲜千里光 30 克，水煎服。并用鲜品，水煎洗及捣烂敷处。4. 毒蛇咬伤：千里光根 60 克，水煎代茶饮；并用鲜全草适量，水煎洗伤口，及捣烂敷患处。

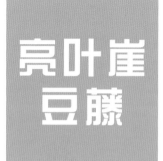

【基　　源】　本品为豆科植物亮叶崖豆藤的藤茎。

【性味功能】　味苦，性温。有活血补血，通经活络的功能。

【主治用法】　用于贫血，产后虚弱，头晕目眩，月经不调，风湿痹痛，腰膝酸痛，麻木瘫痪，血虚经闭，痛经。水煎服或浸酒服。外用于乳痈，煎水洗，每日数次。用量9～15克。鲜品30～50克。外用适量。

【原 植 物】　攀援藤本。幼枝被锈色短柔毛。单数羽状复叶，互生，小叶5，革质，宽卵状长椭圆形，宽披针形或长卵形，先端钝或短渐尖，基部圆楔形，全缘，上面无毛，光亮，下面被灰白色柔毛，叶脉明显。圆锥花序顶生，花多而密集，花萼钟状，密被绢毛，萼片5；花冠蝶形，紫色，旗瓣，被绢毛，

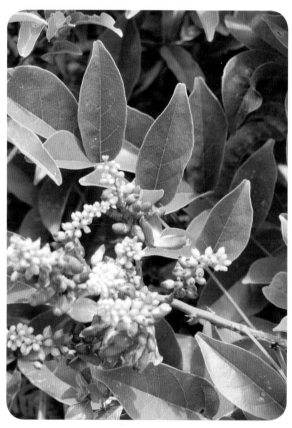

基部有2个胼胝体腺状附属物。荚果扁平，条状长圆形，种子间不缢缩，被锈色绒毛，果瓣木质，开裂。花期6～7月。果期10～11月。

【生境分布】　生于林缘或沟边。分布于台湾、广东、广西等省区。

【采收加工】　全年均可采，去枝叶，晒干或切片晒干。

【应　　用】　1. 风湿痹痛，腰膝酸痛，麻木瘫痪：亮叶崖豆藤50克。水煎服或浸酒服。

2. 月经不调，贫血，痛经，经闭：亮叶崖豆藤制成浸膏片，每片含生药1克。口服。

三叶崖爬藤（三叶青）

【基　　源】　本品为葡萄科植物三叶崖爬藤的块根或全草。

【性味功能】　味微苦，性平。有清热解毒，祛风化痰，活血止痛的功能。

【主治用法】　用于白喉，小儿高热惊厥，肝炎，痢疾；外用于毒蛇咬伤，跌打损伤等。用量9～15克；外用适量。

【原植物】　别名：金线吊葫芦、丝线吊金钟。多年生草质攀援藤本。着地部分节上生根，块根卵形或椭圆形。茎细弱，卷须不分枝与叶对生。叶互生；小叶3，草质，卵状披针形，顶端渐尖，边缘疏生小锯齿；两侧小叶基部偏斜。聚伞花序腋生；花瓣4，黄绿色。浆果。花期初夏。

【生境分布】　生于山谷疏林中或阴处石壁上。分布于长江流域至南部各省区。

【采收加工】　根或全草全年可采，晒干或鲜用。

【性状鉴别】　本品木质藤本。小枝无毛；卷须单一，与叶对生。三出复叶互生；总叶柄较长，小叶柄短小；小叶片狭披针形或狭卵形，长5～6.5厘米，宽1.5～2厘米，先端渐尖，基部钝，侧生小叶基部稍不对称，两面无毛，边缘具疏浅锯齿。

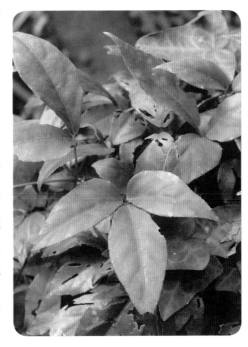

【炮　　制】　鲜用或切片，晒干。

【应　　用】　1. 小儿高烧：三叶青块根、射干、仙鹤草各15克，白头翁6克，钩藤3克。水煎服。2. 病毒性脑膜炎：三叶青块根15克（儿童9克）。水煎服。3. 慢性迁延型肝炎：三叶青注射剂，每次肌注2～4米1，每日2次。20～40天为1个疗程。

泽泻

【基　　源】　本品为泽泻科植物泽泻的块茎。

【性味功能】　味甘，性寒。有利尿，渗湿，清热的功能。

【主治用法】　用于小便不利，水肿胀满，泄泻尿少，痰饮眩晕，热淋涩痛，呕吐，尿血，脚气，高脂血症等。用量6～9克。

【原植物】　别名：水泽、如意菜、水白菜。多年生草本。块茎球形，褐色，密生多数须根。叶基生；叶柄长，基部膨大呈鞘状，叶卵状椭圆形，先端短尖，基部心形或圆形，全缘。花5～7集成大型轮生状圆锥花序；外轮花被片萼片状，内轮花被片花瓣状，白色。瘦果扁平，花柱宿存。花期6～8月。果期7～9月。

【生境分布】　生于沼泽地、潮湿地。多栽培。分布于全国各地区。

【采收加工】　冬季茎叶枯萎时采挖，用火烘，干后撞去粗皮。浸泡、润软后切片，晒干。

【炮　　制】　净制：除去茎叶及须根，洗净，用微火烘干，再撞去须根及粗皮。麸制：取麸皮，撒入锅内，待起烟时，加入泽泻片，拌炒至黄色，取出，筛去麸皮，放凉。盐麸制：取泽泻片，用盐匀润湿，晒干，再加入蜜制麸皮，按麸炒制法炮制，水适量。酒制：在100℃热锅中加泽泻片，翻炒数次，用酒喷匀，炒干，取出放冷即可。盐泽泻：取泽泻片，用盐水喷洒拌匀，稍焖润，置锅内用文火微炒至表面略现黄色取出，晾干。

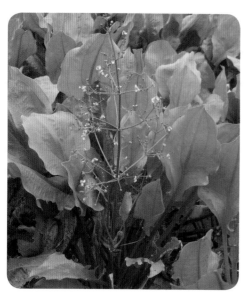

【应　　用】　1.肾炎水肿，脚气水肿：泽泻6克，茯苓12克，猪苓、白术各9克。水煎服。2.水肿，小便不利：泽泻、白术各12克，车前子9克，茯苓皮15克，西瓜皮24克。水煎服。3.湿热黄疸，面目身黄：泽泻、茵陈各50克，滑石9克，水煎服。

羊蹄

【基　　源】　本品为蓼科植物羊蹄的根。

【性味功能】　味苦、涩，性寒。有凉血止血，解毒杀虫，泻下的功能。

【主治用法】　用于皮肤病、疥癣、各种出血、肝炎及各种炎症。用量 10 ～ 15 克，煎服，鲜品 30 ～ 45 克。外用：适量。

【原植物】　别名：羊蹄根、土大黄。多年生草本，根粗大黄色。茎直立，高 1 米许。根生叶丛生，有长柄，叶片长椭圆形，长 10 ～ 25 厘米，宽 4 ～ 10 厘米，先端钝，基部圆或带楔形，边缘呈波状；茎生叶较小，有短柄。总状花序顶生，每节花簇略下垂；花被 6，淡绿色，外轮 3 片展开，内轮 3 片成果被；果被广卵形，有明显的网纹，背面各具一卵形疣状突起，其表有细网纹，边缘具不整齐的微齿；雄蕊 6，成 3 对；子房具棱，1 室，1 胚珠，花柱 3，柱头细裂。瘦果三角形，先端尖，角棱锐利，长约 2 毫米，褐色，光亮。有 3 片增大的果被包覆。花期 4 月，果熟期 5 月。

【生境分布】　羊蹄生长于山野、路旁或湿地。尼泊尔羊蹄喜生于低山温暖地区的路旁及沟边。全国大部分地区均有。

【采收加工】　秋季（或春季）采挖，洗净，切片，晒干。

【应　　用】　1. 功能性子宫出血：羊蹄干品 30 克，煎煮，分 3 次服；或用羊蹄粉 3 克，开水冲服，每日 3 ～ 4 次。2. 子宫颈炎、Ⅲ度宫颈糜烂：羊蹄煎膏，涂于带线棉块上，贴于子宫颈上，12 小时后取出，每日上药 1 次，连用 4 ～ 6 次。3. 痔疮便血：羊蹄 24 ～ 30 克，肥肉 120 克，入瓦罐水煮肉极烂时，饮汤。

【注　　意】　脾胃虚寒，大便溏薄者慎服。含草酸，大剂量可致中毒。

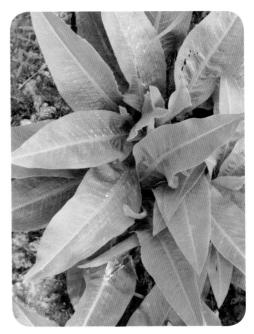

巴天酸模

【基　　源】　本品为蓼科植物巴天酸模的根。

【性味功能】　味苦酸，性寒。有杀虫，止血，清热解毒，活血散瘀的功能。

【主治用法】　用于皮肤病、疥癣、各种出血、肝炎及各种炎症。用量 9～15 克。鲜品 30～60 克。

【原植物】　多年生草本。根粗壮。茎直立，具棱槽。基生叶长圆状披针形，先端圆钝或急尖，基部圆形或近心形，全缘，具波状缘，叶脉突出。叶柄粗，长 10 厘米。茎上部的叶窄而小，近无柄。托叶鞘筒状，膜质，老时破裂。圆锥花序顶生或腋生，花两性。花被片 6，2 轮，内轮 3 片，果时增大，宽心形，全缘，具网纹，具有瘤状突起。瘦果三棱形，褐色，具光泽，包于宿存的内轮花被内。花期 5～8 月，果期 6～9 月。

【生境分布】　生于水沟、路旁、田边、荒地。分布于东北及河北、山东、内蒙古、山西、陕西、甘肃、青海等省区。

【采收加工】　秋季采挖根部，晒干。

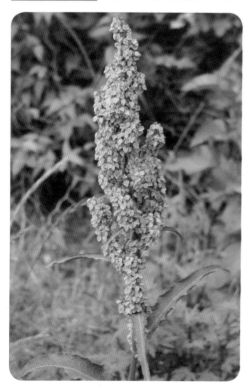

【性状鉴别】　本品类圆锥形，长 20～30 厘米，直径 3～5 厘米，表皮棕黄色或灰黄色。根头部有茎基残余及棕黑色鳞片状物和须根。根部有分枝，表皮淡黄色，有纵棱皱纹和横向皮孔样疤痕。质坚韧，折断面淡黄色或灰黄色，纤维性甚强。气微，味苦、涩。

【炮　　制】　除去茎叶，洗净，晒干。

【应　　用】　1. 疥癣：巴天酸模根，捣烂涂擦患处。2. 吐血、便血：巴天酸模 4.5 克、小蓟、地榆炭 12 克、炒黄芩 9 克。水煎服。3. 小便不通：巴天酸模 9 克。水煎服。

水菖蒲（藏菖蒲）

【基　　源】　本品为天南星科植物菖蒲的干燥根茎。

【性味功能】　味辛、苦，性温。有开窍化痰，健脾，利湿，辟秽杀虫的功能。

【主治用法】　用于癫痫、惊悸健忘、神志不清、湿滞痞胀、泄泻痢疾、风湿疼痛、痈肿疥疮。用量3～6克。阴虚阳亢者慎服。

【原植物】　别名：大菖蒲、白菖蒲多年生草本，根茎横生，肉质多数，具毛发状须根。分枝，外皮棕褐色或黄白色，有较浓烈香气。叶剑形，中脉明显。叶状佛焰苞剑状线形；肉穗花序狭锥状圆柱形，花黄绿色。浆果长椭圆形。花期4～9月，果期9月。

【生境分布】　生于沼泽、溪旁及水稻田边。全国各地均有分布。

【采收加工】　秋季采挖根茎，除去茎叶及细根，洗净，晒干。

【性状鉴别】　本品扁圆柱形，少有分枝；长10～24厘米，直径1～1.5厘米。表面类白色至棕红色，有细纵纹；节间长0.2～1.5厘米，上侧有较大的类三角形叶痕，下侧有凹陷的圆点状根痕，节上残留棕色毛须。质硬，折断面海绵样，类白色或淡棕色；横切面内皮层环明显，有多数小空洞及维管束小点；气较浓烈而特异，味苦辛。

【炮　　制】　取原药材，除去杂质，洗净，用清水浸泡2～4小时捞出焖润至透，切片，晒干或烘干，筛去灰屑。

【应　　用】　1. 惊悸健忘、神志不清：藏菖蒲30克，茯苓60克，人参、远志各2克。水煎服。2. 中暑恶心腹痛：藏菖蒲15克。水煎服。3. 疥疮：藏菖蒲适量，研粉油调敷患处。4. 痢疾：藏菖蒲切片晒干，研粉装胶囊，温开水送服。

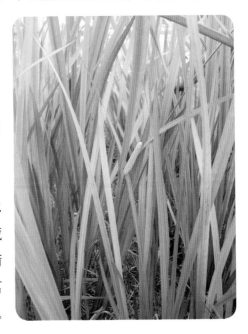

金钱蒲
（石菖蒲）

【基　　源】　本品为天南星科植物金钱蒲的干燥根茎。

【性味功能】　味辛、苦，性温。有开窍，豁痰，理气，活血，散风，去湿等功能。

【主治用法】　用于癫痫、痰厥、热病神昏、健忘、气闭耳聋、心胸烦闷、胃痛、腹痛、风寒湿痹、痈疽肿毒、跌打损伤。用量3～6克。阴虚阳亢者慎服。

【原 植 物】　别名：昌本、九节菖蒲。多年生草本。高不及15厘米。根茎横生，多分枝，黄褐色或带绿色，有香气。叶丛生，线形，长4～30厘米，宽2～3厘米。脉平行，无明显的中肋。花茎扁三棱形；佛焰苞叶状；肉穗花序从佛焰苞中部旁侧生出，无梗，斜上或稍直立，呈窄圆柱形，花密生，淡黄绿色，两性；花被片6；雄蕊6。浆果倒卵形，长、宽均约2毫米。花期4～7月，果期8月。

【生境分布】　生于山谷、山涧及泉流的水石间。分布于全国大部分省区。

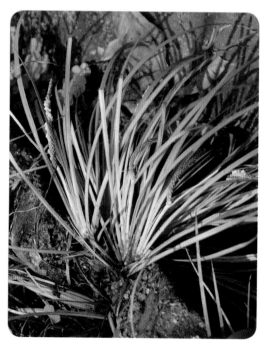

【采收加工】　秋季采挖根茎，除去茎叶及细根，洗净，晒干。

【性状鉴别】　本品圆柱形，弯曲，长10～16厘米或更长，直径3～7毫米，表皮棕褐色。顶端具叶残基或痕，全体具环状节，节上残存枯叶基纤维，有时可见圆形芽痕及须根或须根痕。质坚实，不易折断。断面不整齐，淡褐色或近类白色。气芳香，味辛。

【炮　　制】　拣去杂质，洗净，稍浸泡，润透，切片，晒干。

【应　　用】　同石菖蒲。

石菖蒲

【基　　源】　本品为天南星科植物石菖蒲的根茎。

【性味功能】　味辛,性微温。有豁痰开窍,宁心安神,化湿和中,健胃杀虫,理气活血的功能。

【主治用法】　用于癫痫,痰厥,热病神昏,健忘,气闭耳聋,胃痛,风寒湿痹,痈疽肿毒,跌打损伤。用量3～6克。

【原植物】　别名:水剑草、石蜈蚣、九节菖蒲多年生草本,有香气。根茎横生,扁圆柱形,弯曲多分枝,密生环节,生多数须根,黄褐色。叶丛生,剑状线形,无明显中脉。花茎扁三棱形;佛焰苞叶状,肉穗花序从佛焰苞中部旁侧生,无柄,狭圆柱形;淡黄绿色;花被片6,花药淡黄色;浆果倒卵形,红色。花期4～7月。果期8月。

【生境分布】　生于山谷、山涧。分布于陕西、河南及长江以南各地。

【采收加工】　秋季采挖根茎,鲜用或晒干。

【性状鉴别】　本品呈扁圆柱形,稍弯曲,常有分枝,长3～20厘米,直径0.3～1厘米。表面棕褐色、棕红色或灰黄色,粗糙,多环节,节间长2～8毫米;上侧有略呈扁三角形的叶痕,左右交互排列,下侧有圆点状根痕,节部有时残留有毛鳞状叶基。质硬脆,折断面纤维性,类白色或微红色;横切面内皮层环明显,可见多数维管束小点及棕色油点。气芳香,味苦、微辛。

【炮　　制】　拣去杂质,洗净,稍浸泡,润透,切片,晒干。

【应　　用】　1. 卒中不语,口眼歪斜,小儿惊风:鲜石菖蒲15克,冰糖15克。水煎服。
2. 久痢不止:石菖蒲,党参,石莲子,茯苓各9克,水煎服。
3. 水肿:鲜石菖蒲150克,黄豆适量。水煎服。4. 胸腹胀闷疼痛,胃口不开:石菖蒲,吴茱萸,制香附。水煎服。

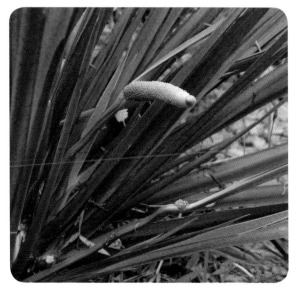

水烛（蒲黄）

【基　　源】　本品为香蒲科植物水烛香蒲的干燥花粉。

【性味功能】　味甘、性平。有止血，化瘀，通淋的功能。

【主治用法】　用于吐血，衄血，崩漏，外伤出血，经闭痛经，脘腹刺痛，跌扑肿痛，4.5～9克；外用适量，敷患处。

【原植物】　别名：水烛香蒲、蒲草、窄叶香蒲。多年生沼生草本。叶丛生，叶狭线形，叶鞘筒状，半抱茎。穗状花序，长圆柱形，雌雄花序同株，不连接，雄花序生于上部，花序轴密生褐色扁柔毛，单雌花序生于下部，有叶状苞片，早落。果穗圆柱形。花期6～7月，果期7～8月。

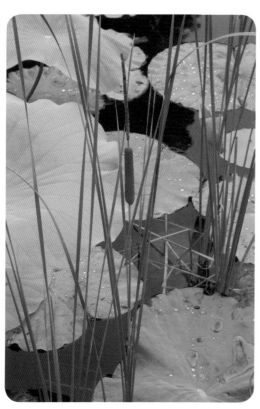

【生境分布】　生于池沼、沟边、湿地或浅水中。分布于东北、华北、华东及陕西、宁夏、甘肃、河南、湖北、四川、云南等省自治区。

【采收加工】　夏季采收蒲棒上部的黄色雄花序，晒干，筛取花粉。

【应　　用】　1. 产后血瘀，恶露不下，少腹作痛：炒蒲黄、生蒲黄各3克，五灵脂6克，研细末，水酒各半煎服。2. 血便：蒲黄、冬葵子、生地黄、栀子各15克，小蓟6克水煎服。3. 疮疡肿痛，活生疮：生蒲黄末，用蜂蜜调敷患处。4. 慢性结肠炎：炒蒲黄、五灵脂、葛根、煨肉豆蔻，水煎服。

紫萍（浮萍）

【基　　源】　本品为浮萍科植物紫萍的干燥全草。

【性味功能】　味辛，性寒。有宣散风热，透疹，利尿消肿的功能。

【主治用法】　用于麻疹不透，风疹瘙痒，水肿尿少。用量 3～9 克；外用适量，煎汤浸洗。

【原植物】　水生漂浮植物。叶状体扁平，阔倒卵形，上面绿色，下面紫色，紫红色，棕紫色。具掌状脉 5～11 条，下面中央生 5～11 条根；根长 3～5 厘米，白绿色，根基附近的一侧囊内形成圆形新芽，萌发后，幼小叶状体渐从囊内浮出，由 1 细的柄与母体相连。花期 6～7 月。

【生境分布】　生于池沼、湖泊或静水中。分布于全国各地。

【采收加工】　6～9 月采收，洗净，除去杂质，晒干。

【性状鉴别】　叶片呈圆形或卵圆形。直径 2～6 毫米。多单一或 2～3 片集生在一起。上表面淡绿色或灰绿色，下表面紫色或紫棕色，边缘整齐或微卷曲。上表面一侧有小凹陷，下表该处有数条细根，长 2～3 毫米。体轻，质松软，易碎。微臭，味淡。

【炮　　制】　拣去杂质，筛去灰屑，洗净，晒干即得。

【应　　用】　1. 吐血不止：浮萍 15 克，生姜少许，共捣烂绞汁调蜜服。2. 麻疹透发不畅：浮萍 6 克。水煎当茶饮。3. 鼻衄：浮萍焙干研末，塞鼻孔。4. 水肿尿少：浮萍 9 克。水煎服。

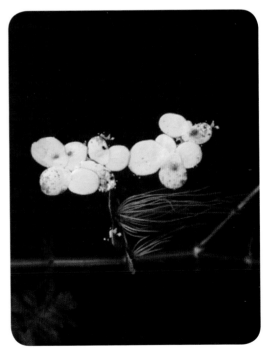

青萍（浮萍）

【基　　源】　本品为浮萍科植物青萍的干燥全草。

【性味功能】　味辛，性寒。有宣散风热，透疹，利尿的功能。

【主治用法】　用于麻疹不透，风疹瘙痒，水肿尿少。用量3～9克；外用适量，煎汤浸洗。

【原植物】　水生草本，根单一，细长。叶状体卵形或卵状椭圆形，具3条不明显的脉纹，表面颜色相似，均为灰绿、黄绿、浅黄棕色。花单性，雌雄同株，生于叶状体边缘的缺刻内；佛焰苞二唇形，无花被。果实圆形，对称，无翅，近陀螺状。种子1，花期4～6月，果期5～6月。

【生境分布】　生于池沼、湖泊或静水中。分布于全国各地。

【采收加工】　6～9月自水中捞出，洗净，晒干。

【性状鉴别】　与紫萍相似，但上下表面均为绿色灰绿色。下面只有一条细根。

【炮　　制】　拣去杂质，筛去灰屑，洗净，晒干即得。

【应　　用】　同紫萍。

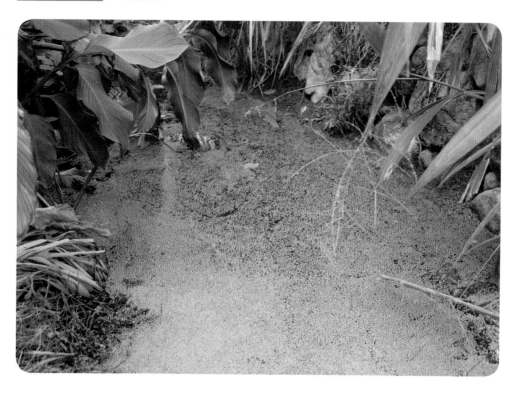

羊栖菜（海藻）

【基　　源】　本品为马尾藻科羊栖菜的藻体。

【性味功能】　味苦、咸，性寒。有软坚散结，消痰利水的功能。

【主治用法】　用于瘿瘤瘰疬，睾丸肿痛，痰饮水肿。用量6～12克。水煎服，浸酒或入丸散用。

【原植物】　多年生褐藻，多分枝，黄棕色，肥厚多汁。可明显区分固着器、主干、叶三部分。固着器由若干圆柱形假根组成。主干圆柱形，互生侧枝和叶，叶形多变，扁平，具不明显的中肋，渐长则脱落后生者多为狭倒披针形，边缘稍呈波状，先端膨大中空。气囊腋生，纺锤形。同一藻体，枝叶、气囊不为同时存在。生殖托腋生，雌雄异株，雌托椭圆形；雄托圆柱形。成熟期6～7月。

【生境分布】　生于低潮带、大干潮线下海水微荡处的岩石上。分布于自辽宁至海南的沿海近处。

【采收加工】　立秋前后割取，晒干。

【应　　用】　1.瘿瘤：海藻、海带、贝母、陈皮、青皮、川芎、当归、半夏、连翘、甘草、独活、昆布各3克，水煎服。2.慢性颈淋巴结炎：海藻、海带、栗子壳、屈头鸡各9克。水煎服。3.高血压、动脉硬化症：海藻煎汤，常服。

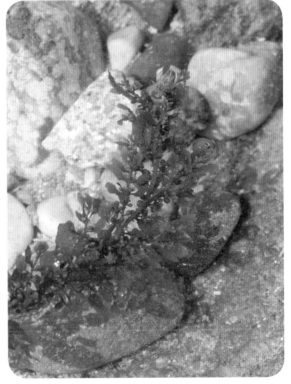

海蒿子（海藻）

【基　　源】　本品为马尾藻科海蒿子的藻体。

【性味功能】　味苦、咸，性寒。有软坚散结，消痰利水的功能。

【主治用法】　用于瘿瘤瘰疬，睾丸肿痛，痰饮水肿。用量6～12克。脾胃虚寒者忌服。

【原植物】　多年生褐藻，藻体直立，褐色。固着器盘状或钝圆锥状，主干圆柱形，多为单一，小枝互生，冬春脱落后于主干上残留圆锥状残迹。单叶互生，叶形变异甚大，初生叶倒卵形、披针形，全缘，有中肋；次生叶较狭小，线形或披针形，有时浅羽裂或有疏锯齿，较薄，中肋不明显。腋外侧枝上生狭线形叶，基叶腋间又生出有丝状叶的小枝，小枝末端常生气囊，圆球形。生殖托单生或成总状排列于生殖枝上，卵形或棍棒状。雌雄异株。成熟期9～12月。

【生境分布】　生于低潮线浅海水激荡处的岩石上。我国黄海、渤海沿岸极为常见。

【采收加工】　立秋前后采收，割取藻体后晒干。

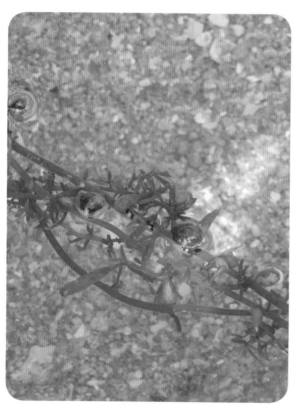

【应　　用】　1.瘿瘤瘰疬：海藻、茯苓、白术各15克，半夏、甘草、桔梗各3克，陈皮1.5克，白芥子6克。水煎服。

2.睾丸肿痛、小便不利：海藻、通草、昆布各6克，水煎服。

3.甲状腺肿：海藻，水煎服。

4.外伤出血：海藻，熬膏，外敷。

海带（昆布）

【基　　源】　本品为昆布科植物海带的干燥叶状体。

【性味功能】　味咸，性寒。有软坚散结，消肿利水的功能。

【主治用法】　用于瘿瘤瘰疬，睾丸肿痛，痰饮水肿，噎膈等。用量9～15克。水煎服。反甘草。

【原植物】　多年生大型褐藻。扁平带状，长达6米，橄榄褐色，黏滑柔韧，干后黑褐色，厚革质。分为根状固着器、柄和叶片三部分。基生固着器粗纤维状，由多数假根所组成，假根末端有吸盘。柄椭圆柱状。叶片扁长，中部较厚，向两边缘渐薄，先端钝尖，基部楔形，全缘，边缘有波状褶皱。秋季成熟。

【生境分布】　生于海边低潮下1～3米深处的岩石上，或人工养殖于绳索和竹材上。分布于辽宁、山东一带海域，现沿海大部有养殖。

【采收加工】　夏、秋季，低潮时采捞，摊于海滩上晒干。

【性状鉴别】　干燥全草，呈细长带状，全缘，常皱缩或卷曲，多碎断，直径约2～8毫米，薄如纸，表面棕绿色至棕色，上有类白色盐霜。质脆如纸，折断面有细毛样纤维。臭微弱；味咸。

【炮　　制】　拣去杂质，清水漂净，切成宽丝，晾干。

【应　　用】　1.单纯性甲状腺肿大：昆布、海藻、浙贝母、海带、浮海石各9克，连翘、法半夏、当归各6克，青皮3克。水煎服。2.慢性颈淋巴腺炎：昆布、海藻、白芍各30克，夏枯草15克，牡蛎30克，柴胡、陈皮各6克。水煎服。

3.防治高血压：昆布15克。水煎服。

4.血吸虫：昆布15克。流浸膏，内服。

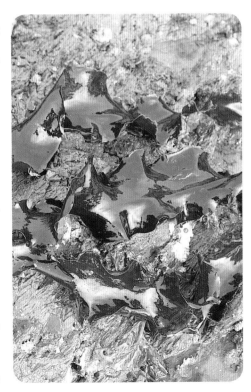

石斛

【基　源】　本品为兰科植物石斛的干燥茎。

【性味功能】　味甘、淡，性微寒。有养阴益胃，生津止渴的功能。

【主治用法】　用于热病伤津，口干烦渴，病后虚热。用量6～12克。

【原植物】　别名：金钗石斛、大黄草。多年生附生草本。茎丛生，黄绿色，多节，上部稍扁，微弯曲，下部圆柱形，基部膨大。叶3～5片生于上端，长圆状披针形；叶鞘紧抱于节间。总状花序有花2～3朵，下垂，花萼及花白色带淡紫色，先端紫红色；花瓣椭圆形，唇瓣倒卵状长圆形，有短爪，有深紫色斑块。蒴果。花期4～6月。

【生境分布】　附生于高山岩石上或树干上。分布于台湾、湖北、广东、广西及西南各省、自治区。

【采收加工】　全年可采，稍烫或烘软，边搓边烘，至叶鞘搓净，晒干。

【炮　制】　干石斛：取干燥的石斛，用水泡约至八成透，焖润，除去残根及黑枝，切段，撞去薄膜，晒干。

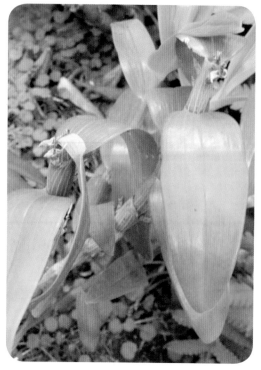

鲜石斛：临用时剪下，搓去膜质叶鞘，洗净，剪段。

【应　用】　1.热病伤阴口渴：石斛、麦冬、生地黄、远志、茯苓、玄参、炙甘草。共研末，每次12克，水冲服。2.慢性胃炎：石斛、麦冬、花粉、白扁豆、鲜竹茹各9克，北沙参、生豆芽各12克，水煎服。3.糖尿病：石斛9克，花粉、知母各24克，麦冬9克，北沙参、生地黄各15克，黄连3克，水煎服。4.白内障：石斛、淫羊藿各12克，苍术6克，研末，空心米饮调服。

美花石斛
（石斛）

【基　　源】　本品为兰科植物美花石斛的新鲜或干燥茎。

【性味功能】　味甘淡微咸，性微寒。有养胃生津，滋阴清热的功能。

【主治用法】　用于阴伤津亏，口干烦渴，食少干呕，病后虚热，目暗不明。用量：干品6～12克；鲜品15～30克。

【原植物】　多年生附生草本。植物体无匍匐根茎。茎直立，细圆柱形，基部稍细，柔软下垂，节明显。叶互生，无柄，叶长圆状披针形或长条形，先端渐尖，稍钩转，基部叶鞘松抱于茎，鞘口松开，花期有叶。花单生于茎上，稀有2朵，淡粉红色，有香气；苞片小，中央萼片长圆状披针形，先端钝，两侧萼片中萼片长而较窄，先端锐尖，萼囊短而钝；花瓣椭圆形，较宽，唇瓣3浅裂，先端微凹或近圆形，黄色，边缘流苏状，中央有毛。

【生境分布】　附生于高山的树干上或岩石上。分布于广东、广西、云南等省区。

【采收加工】　全年均可采收，鲜用者除去根及泥沙，干用者采收后，除去杂质，用开水稍烫或烘软，再边搓边烘晒，至叶鞘搓净干燥。

【性状鉴别】　本品茎细长圆柱形，常弯曲，盘绕成团或捆成把，长11～40厘米，直径1～3毫米，节间长0.4～2.3厘米。表面金黄色，有光泽，具细纵纹。质柔韧而实，断面较平坦。气无，味较苦，有黏性。

【炮　　制】　干石斛：取干燥的石斛，用水泡约至八成透，焖润，除去残根及黑枝，切段，撞去薄膜，晒干。鲜石斛：临用时剪下，搓去膜质叶鞘，洗净，剪段。

【应　　用】　同石斛。

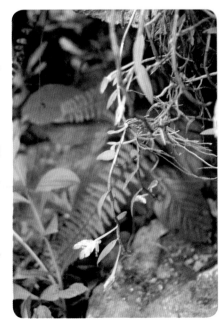

铁皮石斛（石斛）

【基　　源】　本品为兰科植物铁皮石斛的茎。

【性味功能】　味甘、淡，性微寒。有养阴益胃，生津止渴的功能。

【主治用法】　用于热病伤津，口干烦渴，病后虚热。用量6～12克。鲜品15～30克。

【原植物】　别名：耳环石斛、铁皮兰、黑节草。多年生附生草本。茎丛生，圆柱形，长达35厘米，基部稍细，绿色并带紫色，多节，上部茎节有时生根。叶少数，生于上部，无柄；叶片长圆状披针形；叶鞘灰色有紫斑，鞘口张开。总状花序有花2～5朵，生于茎上部；花被片淡黄绿色或白色；唇瓣卵状披针形，近上部中央有圆形紫色斑块，近下部中间有黄色胼胝体；蒴果长圆形，具3棱。

【生境分布】　附生于树上或岩石上。分布于浙江、江西、广西、贵州、云南各省区。

【采收加工】　全年均可采。采收后，剪去部分须根，边炒边搓去叶鞘，边炒边扭成螺旋形或弹簧状，烘干，称耳环石斛或枫斗。

【性状鉴别】　本品茎呈圆柱形，长15～50厘米，直径1.5～3毫米，节间长1～4厘米。表面黄色，基部稍有光泽，具纵纹，节上有花序柄痕及残存叶鞘；叶鞘短于节间，常与节间上部留下环状间隙，褐色，鞘口张开。质硬而脆，易折断，断面纤维状。鲜品茎直径3～6毫米，表面黄绿色或黑绿色，叶鞘灰白色。气微，嚼之有黏性。

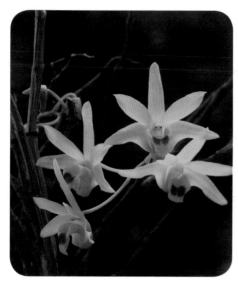

【炮　　制】　鲜石斛：临用时剪下，搓去膜质叶鞘，洗净，剪段。炒石斛：放入锅内，用文火炒干，边炒边扭成螺旋形。

【应　　用】　同石斛。

中华槲蕨 （骨碎补）

【基　　源】　本品为槲蕨科植物中华槲蕨的根茎。

【性味功能】　味苦，性温。有补肾，壮骨，祛风湿，活血止痛的功能。

【主治用法】　用于肾虚腰痛，风湿性关节炎，跌打损伤，阑尾炎；外用于斑秃，鸡眼。用量3～10克。

【原 植 物】　多年生附生草本。根状茎粗壮，肉质，被棕黄色鳞片。叶二型，营养叶稀少，矩圆状披针形，羽状深裂，急尖，无毛，上面被毛；孢子叶有长柄，有窄翅，羽状深裂几达中轴，边缘锯齿状，两面多被疏短毛，叶脉联结成网状。孢子囊群在中脉两侧各排列1行，非两行。

【生境分布】　附生于岩壁或树上。分布于陕西、山西、宁夏、甘肃、青海及西南地区等省、自治区。

【采收加工】　全年可采根茎，除去叶片及泥沙，晒干或蒸熟后晒干，或再用火燎毛茸。

【应　　用】　1. 跌打损伤：骨碎补15克，红花、赤芍、土鳖虫各9克。水煎服。2. 关节脱位，骨折：骨碎补、榔榆根皮，捣烂，加面粉调成糊状，复位后，敷患处。3. 鸡眼：骨碎补，研末，浸酒精3日，温水泡软患处，去厚皮，再涂药酒。4. 腰肌劳损，肾虚腰痛：骨碎补15克，盐炒。水煎服。

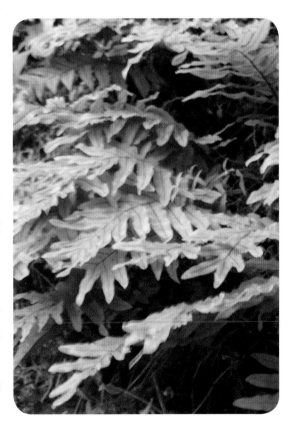

槲蕨
(骨碎补)

【基　　源】　本品为槲蕨科植物槲蕨的根茎

【性味功能】　味苦，性温。有补肾，壮骨，祛风湿，活血止痛的功能。

【主治用法】　用于肾虚腰痛，久泻，风湿性关节炎，跌打损伤，瘀血作痛，牙痛，耳鸣，阑尾炎；外用于斑秃，鸡眼。用量3～10克。鲜品6～15克。外用适量研末敷或酒浸涂患处。

【原植物】　多年生附生草本。根茎粗壮，肉质，横走，密生棕黄色钻状披针形鳞片，有睫毛。叶二型，厚革质，红棕色或灰褐色，无柄，宽卵形，边缘羽状浅裂，叶脉明显。孢子叶绿色，厚纸质，有短柄，柄有翅，叶长圆形或长椭圆形，羽状深裂，裂片互生，先端尖，边缘有不规则浅波状齿；叶脉网状。孢子囊群圆形，黄褐色，沿中脉两侧各排成2～3行，无囊群盖。

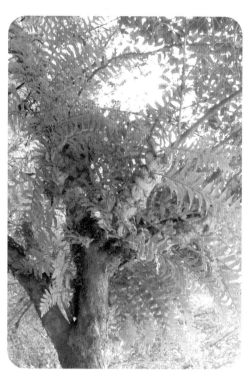

【生境分布】　附生于树干、山林石壁或墙上。分布于浙江、江西、福建、台湾、湖北、湖南、广东、广西、贵州、四川、云南等省、自治区。

【采收加工】　全年可采根茎，晒干或蒸熟后晒干，或再用火燎毛茸。

【应　　用】　1.退化性骨关节病：骨碎补9克，水煎服。2.链霉素中毒性耳鸣、耳聋等急性症状：骨碎补15克，水煎服。或注射液肌注。

石韦

【基　　源】　本品为水龙骨科植物石韦的干燥地上部分。

【主治用法】　用于小便不利，血淋，尿血，尿路结石，肾炎浮肿，肺热咳嗽，崩漏等。用量6～12克。

【性味功能】　味苦、甘，性微寒。有利尿通淋，清肺止咳，止血的功能。

【原植物】　别名：石兰、石剑、小石韦。多年生草本，高10～30厘米。根状茎细长，密生棕色鳞片。叶远生，二型，革质；能育叶与不育叶同型，披针形或长圆状披针形，有渐尖头，上面有凹点，少有星状毛，下面密生褐色星状毛，侧脉明显。孢子囊群在侧脉间整齐而紧密排列，无囊群盖。

【生境分布】　生于岩石或树干上。分布于华东、中南、西南各地区。

【采收加工】　全年均可采收，除去根茎及须根，洗净，晒干或阴干。

【性状鉴别】　本品叶柄近圆柱形，棕色或棕黑色，有纵沟，无毛或疏被星状毛；叶片扭曲皱卷，平展后呈披针形，先端渐尖，叶基楔形至圆形，全缘，叶面棕色或灰棕色，无毛或疏具星状毛，布有黑色圆形小凹点，背面密被中心具红色圆点的粉棕色星状毛，毛的分枝较粗短，有的叶表面几乎全部布有孢子囊群。叶片革质，稍脆易折。气无，味淡。

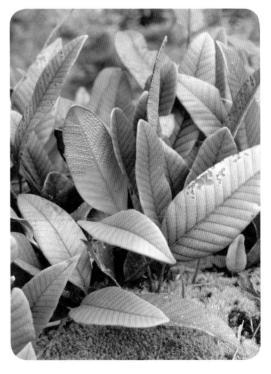

【炮　　制】　除去杂质，洗净，切段，晒干，筛去细屑。

【应　　用】　1. 热淋：石韦、车前子、滑石各12克。水煎服。2. 肾结石血尿：石韦、冬葵子各30克，墨旱莲、滑石各18克，当归、白芍、紫珠草、白术、瞿麦各12克，炙甘草4.5克，水煎服。3. 白细胞减少：石韦30克，红枣15克，水煎服。4. 热证吐血：石韦50克，水煎服。

景天

【基　　源】　本品为景天科植物景天的全草。

【性味功能】　味苦、酸，性寒。有清热解毒，止血的功能。

【主治用法】　用于喉炎，荨麻疹，吐血，小儿丹毒，乳腺炎；外用治疗疮痈肿，跌打损伤，鸡眼，烧烫伤，毒蛇咬伤，带状疱疹，脚癣。15～30克，煎服或捣汁或入散剂。外用：捣汁涂或煎水洗。

【原植物】　别名：护火、戒火、火焰草、佛指甲。多产生肉质草本。叶互生；叶柄长4～8毫米；叶片正三角形或三角状卵形，长10～20毫米，宽5～10毫米，先端钝或急尖，基部宽楔形至截形，全缘。总状聚伞花序，顶生，疏分枝，花多数；花梗长5～10毫米；萼片5，披针形至长圆形，长1～2毫米；花瓣5，黄色，披针状长圆形，长3～5毫米；雄蕊10，2轮，较花瓣短，花药肾形，黑紫色；鳞片5，宽匙形至宽楔形，先端有微凹；心皮5，近直立，长圆形，先端突狭成短花柱。蓇葖果，上部略叉开，基部合生。种子长圆状卵形，长0.3～0.5毫米，有纵纹，淡褐色。花期6～8月，果期8～9月。

【生境分布】　生长于山坡或山谷石缝中。分布于云南、贵州、四川、湖北、陕西、山西等地。

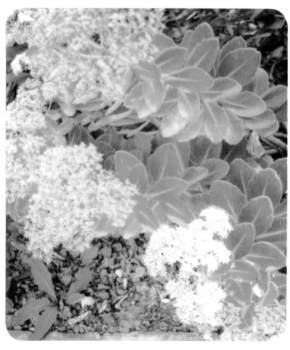

【采收加工】　7～8月间采收，晒干，切段。

【性状鉴别】　根呈圆锥形，表面较粗糙，密生多数细根。茎呈圆柱形，长30～60克，直径2～10毫米，表面淡黄绿色、淡紫色或黑棕色，有细纵纹及叶痕。叶多对生，叶片多已碎落，叶展平后呈长卵形，无柄。有的可见顶生伞房花序或黄白色果实。气微，味甘淡。

【注　　意】　脾胃虚寒者忌服。

佛甲草

【基　　源】　本品为景天科植物佛甲草的全草。

【性味功能】　性寒，味甘。有清热解毒，消肿止血功能。

【主治用法】　用于咽喉炎，肝炎，胰腺癌；外用于烧烫伤，外伤出血，带状疱疹，疮疡肿毒，毒蛇咬伤。用量 30～60 克；外用适量，鲜草捣烂敷患处。

【原植物】　多年生肉质草本，高可达 30 厘米。茎多数丛生，柔软，斜卧地面，着地部分节上生不定根。通常 3 叶轮生，少有对生的，无柄；叶片肉质多汁，条形或条状披针形，上方渐次呈细圆柱形，先端短尖，基部扁平，全缘。聚伞花序顶生；黄色小花，萼无距或有时具假距，条状披针形；花瓣 5，矩圆形；雄蕊 10 个；雌蕊 5 个，成熟时分离。果。花期 6～8 月。

【生境分布】　生于山坡岩石上、路旁、山沟边等处。分布于山东、江西、福建、河南、湖南、广西、广东、四川、云南等省区。

【采收加工】　全年可采，洗净，鲜用或晒干。

【性状鉴别】　本品茎圆柱形，有分枝，表面淡棕绿色或浅棕红色，叶腋处常有白色长柔毛。叶多皱缩，线状。枝端常有花着生，萼片 2，宽卵形，卷成帽状，花瓣多干瘪皱缩成帽尖状，深紫红色。蒴果帽状圆锥形，浅棕黄色，外被白色长柔毛，盖裂，内含多数深灰黑色细小种子。种子扁圆形或类三角形，具金属样光泽。气微香，味酸。

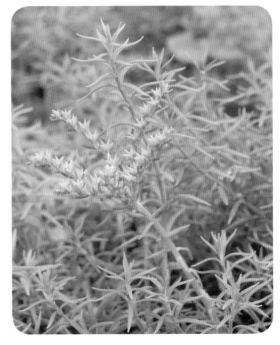

【应　　用】　1. 迁延性肝炎：佛甲草 30 克，当归 9 克，红枣 10 个。水煎服。2. 外伤出血：鲜佛甲草捣烂外敷；或干品研末敷患处。3. 毒蛇咬伤：鲜佛甲草，捣烂敷伤口周围。4. 外伤出血：鲜佛甲草捣烂外敷。

虎耳草

【基　　源】　本品为虎耳草科植物虎耳草的全草。

【性味功能】　味辛、微苦；有小毒。有清热解毒，凉血消肿的功能。

【主治用法】　用于小儿发热，风疹湿疹，咳嗽气喘; 外用于丹毒，中耳炎，耳廓溃烂，疖肿，湿疹。用量 9 ～ 15 克。

【原植物】　多年生常绿草本。全体被毛。匍匐枝丝状，赤紫色，蔓延地面，枝端可长出幼苗。单叶，基部丛生; 具长柄，柄上密生长柔毛; 叶片圆形至肾形，肉质，边缘多作浅裂状，具疏生尖锐牙齿，下面紫赤色，无毛，密生小球形的细点。花白色，花葶赤红; 花瓣 5，3 瓣小，卵形，下面 2 瓣较大，形似虎耳。蒴果卵圆形。花期 6 ～ 7 月。

【生境分布】　生于阴湿处的石缝间或岩石上。分布于东北、华东及河北、陕西、河南、湖南、台湾、广西、广东以及西南地区。

【采收加工】　夏季采收，鲜用或晒干。

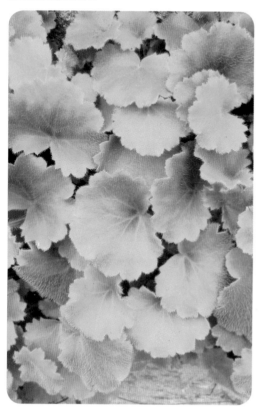

【性状鉴别】　本品全体被毛。单叶，基部丛生; 叶片圆形至云肾形，肉质，宽 4 ～ 9 厘米，边缘浅裂，疏生尖锐齿牙; 下面紫赤色，无毛，密生小球形的细点。花白色，上面 3 瓣较小，卵形，有黄色斑点，下面 2 瓣较大，披针形，倒垂，形似虎耳。蒴果卵圆形。气微，味微苦。

【炮　　制】　去杂质，切段备用。

【应　　用】　1. 中耳炎：鲜虎耳草，洗净捣烂取汁（或加冰片粉少许）滴耳，每日 1 ～ 2 次。2. 耳廓溃烂：鲜虎耳草适量，捣烂调茶油涂患处; 或加冰片 0.3 克，枯矾 1.5 克，共捣烂敷患处。

鹅不食草

【基　源】　本品为菊科植物石胡荽的全草。

【性味功能】　味辛，性温。有清热止咳，祛风通窍，散瘀消肿，退翳明目的功能。

【主治用法】　用于鼻塞不通，急慢性鼻炎，过敏性鼻炎，头痛，百日咳，慢性气管炎，结膜炎，风湿关节痛，湿疮肿毒，跌打肿痛，毒蛇咬伤等症。用量3～9克，外用适量。

【原植物】　一年生匍匐草本，微臭，揉碎有辛辣味。茎纤细，基部多分枝。叶互生，倒卵状披针形，顶端钝，基部楔形，边缘有不规则疏齿。头状花序单生叶腋，扁球形，无总花梗；总苞片2层，椭圆状披针形；花杂性；黄色或黄绿色，全部筒状；雌花位于外围，中央为两性花，花冠管钟状，4裂；雄蕊4；子房下位，柱头2裂。瘦果椭圆形具4棱，边缘有长毛，无冠毛。花期4～8月，果期6～10月。

【生境分布】　生于路旁荒野，稻田沟边及其它阴湿处。全国大部分省区。

【采收加工】　夏季开花后采收，洗净，晒干。

【性状鉴别】　全草长5～20厘米，甚纤细，通常为互相缠绕成团，灰绿色或绿褐色，被柔毛。茎多分支，粗不到0.1厘米，质脆，易碎断，叶细小，干缩成细线状，常破碎不全。气微辛香，有呛鼻感，味苦微辛。

【炮　制】　洗净鲜用或阴干备用。

【应　用】　1. 骨折：鲜鹅不食草适量，加酒，炖后捣烂敷伤部。2. 疟疾：鹅不食草6克，酒煎，饭后服。3. 急慢性鼻炎，过敏性鼻炎：鲜鹅不食草少许，揉成黄豆大，塞鼻。4. 百日咳：鹅不食草水煎服。或冰糖适量水煎服。

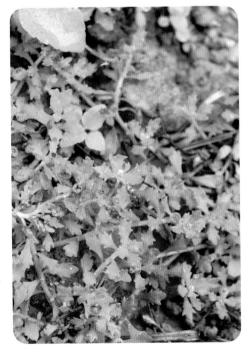

酢浆草

【基　源】　本品为酢浆草科多年生草本植物酢浆草的全草。

【性味功能】　味酸，性寒。有清热利湿，凉血散瘀，消肿解毒的功能。

【主治用法】　用于感冒发热，肠炎，尿路感染，尿路结石，神经衰弱；外用治跌打损伤，毒蛇咬伤，痈肿疮疖，脚癣，湿疹，烧烫伤。煎服6～12克，鲜品30～60克；外用适量，鲜品捣烂敷患处，或煎水洗。

【原植物】　多年生草本。茎匍匐或斜升，多分枝，长达50厘米，上被疏长毛，节节生根。叶互生，掌状复叶，叶柄长2.5～5厘米；托叶与叶柄连生，形小；小叶3枚，倒心脏形，长达5～10毫米，无柄。花1至数朵成腋生的伞形花序，花序柄与叶柄等长；苞片线形；萼片5，花瓣5，黄色，倒卵形；雄蕊10，花丝下部联合成筒；子房心皮5，5室，花柱5，离生，柱头头状。蒴果近圆柱形，长1～1.5厘米，有5棱，被柔毛，熟时裂开将种子弹出。种子小，扁卵形，褐色。花期5～7月。

【生境分布】　生长于耕地、荒地或路旁。全国各地均有分布。

【采收加工】　全年均可采收，尤以夏、秋季为宜，洗净，鲜用或鲜用。

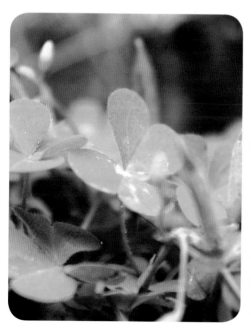

【性状鉴别】　为段片状。茎、枝被疏长毛。叶纸质，皱缩或破碎，棕绿色。花黄色，萼片、花瓣均5枚。蒴果近圆柱形，有5条棱，被柔毛，种子小，扁卵形，褐色。具酸气。味咸而酸涩。

【应　用】　1. 水泻：酢浆草9克，加红糖蒸服。2. 痢疾：酢浆草研末，每服15克，开水送服。3. 湿热黄疸：酢浆草50～75克，水煎2次，分服。

4. 血淋热淋：酢浆草取汁，入蜜同服。

5. 尿结尿淋：酢浆草100克，甜酒100毫升，共同煎水服，每日3次。

地锦

【基　　源】　本品为大戟科植物地锦的干燥全草。

【性味功能】　味甘，性平。有清热解毒，凉血止痛止血的功能。

【主治用法】　用于痢疾，肠炎，咯血，尿血，便血，崩漏，疮疖痈肿，湿热黄疸，乳汁不下。用量9～20克。

【原植物】　年生草本。茎纤细带红色，多分枝，平卧。叶对生，长圆形，先端钝圆，基部偏斜，叶缘具细齿。杯状聚伞花序，单生叶腋。总苞倒圆锥形，顶端4裂；裂片膜质，裂片间有腺体，腺体扁椭圆形，具花瓣状附属物。蒴果，近球形。种子卵形。花期6～9月，果期7～10月。

【生境分布】　生于荒地、路旁、田间。分布于全国大部分地区。

【采收加工】　夏、秋二季采收，除去杂质，晒干。

【性状鉴别】　本品藤茎呈圆柱形。灰绿色，光滑。外表有细纵条纹，并有细圆点状突起的皮孔，呈棕褐色。节略膨大，节上常有叉状分枝的卷须，叶互生，常脱落。断面中央有类白色的髓，木部黄白色，皮部呈纤维片状剥离。气微，味淡。

【炮　　制】　去掉叶片，切段；根部于冬季挖取，洗净，切片，晒干，或鲜用。

【应　　用】　1. 痢疾、肠炎及肠道传染病：鲜地锦草100克，水煎服。2. 慢性支气管炎：地棉草9克，水煎服。3. 咯血、咯血、吐血、崩漏：地棉草9克，水煎服。4. 湿热黄疸：地棉草15克，水煎服。

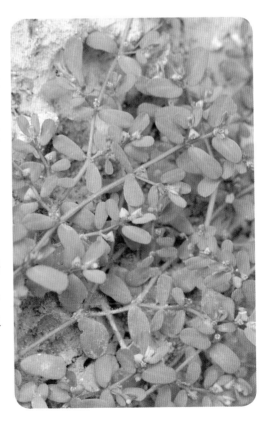

金疮小草（筋骨草）

【基　　源】　本品为唇形科植物金疮小草的全草。

【性味功能】　味苦，性寒。有清热解毒，消肿止痛，凉血平肝的功能。

【主治用法】　用于上呼吸道感染，扁桃体炎，咽炎，支气管炎，肺炎，肺脓疡，胃肠炎，肝炎，阑尾炎，乳腺炎，急性结膜炎，高血压；外用治跌打损伤，外伤出血，痈疖疮疡，烧烫伤，毒蛇咬伤。用量15～60克；外用适量，捣烂敷患处。

【原 植 物】　别名：青鱼胆、苦草、白毛夏枯草一年生草本。茎基部倾斜或匍匐，上部直立，多分枝，四棱形，略带紫色，全株密被白色柔毛。单叶对生，卵形或长椭圆形，先端圆钝或短尖，基部渐窄下延，边缘有波状粗齿，下面及叶缘常带有紫色，两面有短柔毛。腋生或在枝顶集成顶生；萼钟形5裂；花冠唇形，淡紫色或白色，花冠下唇长约为上唇的2倍。坚果灰黄色，具网状皱纹。花期春末夏初。

【生境分布】　生于路旁、林边、草地、村庄附近及沟边阴湿处。分布于华东、中南、华南及西南地区。

【采收加工】　野生品春、夏、秋三季可采集，晒干或鲜用。

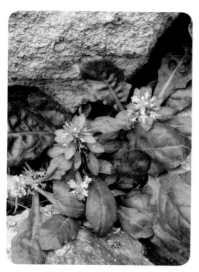

【性状鉴别】　本品全体长10～25厘米，呈灰黄色或暗绿色，密被白色柔毛。根细小，暗黄色，多分枝。茎方形，细瘦，质脆，易折断，髓部中空。叶多皱缩，破碎，完整者展开后呈匙形、长椭圆形或倒卵状披针形，长3厘米～6厘米，宽1.5厘米～2.5厘米或更长大，绿褐色，边缘有波状锯齿；叶柄具狭翅。轮伞花序腋生，小花2唇形，黄棕色。气微，味苦。

【炮　　制】　全草，拣净杂质，鲜用或晒干。

乌蕨
（乌韭叶）

【基　　源】　本品为鳞始蕨科植物乌蕨的干燥叶。

【性味功能】　味苦，性寒。有清热解毒、利湿的功能。

【主治用法】　用于风热感冒，肝炎，肠炎，痢疾，沙门氏菌所致食物中毒，砷、毒蕈、木薯中毒，外用治烧、烫伤，疮疡痈肿。用量30～60克；外用适量。

【原植物】　别名：金花草、雉尾多年生草本。叶草质，不育叶与能育叶同形，长圆状披针形，绿棕色或棕褐色，3～4回羽状分裂，羽片12～20对，互生，卵状披针形，先端尾状渐尖；末回裂片楔形，先端平截，有小牙齿或浅裂成2～3个小圆裂片。孢子囊群近圆形，着生于裂片背面顶部，每裂片1～2枚，囊群盖杯形或浅杯形，向叶缘开口，口部全缘或多少啮蚀状。孢子囊圆球形，有长柄，环带宽，由13～16个加厚细胞组成；孢子长圆形，黄色，透明。

【生境分布】　生于山坡路旁、草丛中，山脚阴湿地或田边、溪边。分布于长江流域及其以南各省区，北至陕西南部。

【采收加工】　夏、秋二季采收叶，鲜用或干燥。

【应　　用】　1.肠炎：乌蕨30克，水煎剂。2.肝炎：乌蕨、虎刺、扇叶铁线蕨各30克。水煎服。3.烫伤：乌蕨炒焦，研细末，食油调搽。

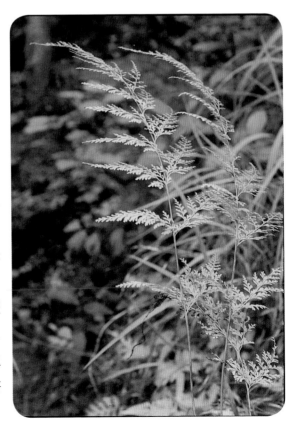

瓦松

【基　　源】 本品为景天科植物瓦松的全草。

【性味功能】 味酸苦，性凉；有毒。有清热解毒，止血，敛疮，消肿的功能。

【主治用法】 用于急性黄疸型肝炎，吐血，鼻衄，血痢，疟疾等。用量5～15克，水煎服。外用适量。

【原 植 物】 别名：瓦塔、石塔花、厝莲。

二年生肉质草本，密生紫红色斑点。基生叶莲座状，匙状线形，先端增大，为白色软骨质，边缘有流苏状软骨片和1钊状尖头；茎生叶线形至倒卵形，先端长尖。开花时基生叶枯萎，由茎顶抽出花序，多分枝；花小，两性；花瓣5，淡粉红色，有红色斑点。蓇葖果。花期7～9月。果期8～10月。

【生境分布】 生于屋顶、墙头及山坡石缝中。分布于全国各省区。

【采收加工】 夏、秋季采收，鲜用或晒干。

【性状鉴别】 干燥的全草，茎呈黄褐色或暗棕褐色，长12～20厘米，上有多数叶脱落后的疤痕，交互连接成棱形花纹。叶灰绿色或黄褐色，皱缩卷曲，

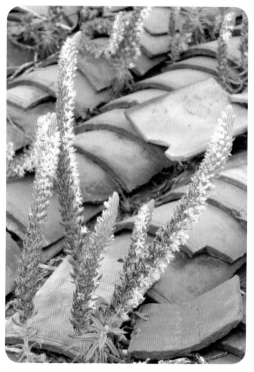

多已脱落，长12～15毫米，宽约3毫米，茎上部叶间带有小花，呈红褐色，小花柄长短不一。质轻脆，易碎。气微，味酸。

【炮　　制】 除去残根及杂质，切段。

【应　　用】 1. 急性黄疸型传染性肝炎：瓦松鲜品60克，麦芽30克，垂柳嫩枝90克，水煎服。2. 鼻衄：鲜瓦松1000克，洗净，捣烂取汁，加砂糖拌匀，置瓷盘内，晒干切成块，每次服1.5～3克，每日2次，温开水送服。3. 咯血：鲜瓦松60克，水煎服。

卷柏

【基　　源】　本品为卷柏科植物卷柏的干燥全草。

【性味功能】　味辛，性平。有活血通经，止血的功能。生用活血，炒用止血。

【主治用法】　生用于经闭，痛经，癥块，跌扑损伤；炒炭用于吐血，咯血，便血，尿血，脱肛，月经过多，创伤出血。用量4.5～9克。外用适量，捣烂或研粉敷撒患处。孕妇忌服。

【原植物】　别名：九死还魂草、见水还阳草。多年生草本。枝丛生成莲座状，干后内卷如拳。2～3次羽状分枝，背腹扁平，叶二形，侧叶斜卵状钻形，先端具长芒，外缘向下面反卷，具微细锯齿，内缘薄，宽膜质；中叶两排，斜向排列，内缘不形成二平行线，斜卵状披针形，先端具长芒。孢子囊穗生枝顶，四棱形；孢子叶卵状三角形，先端具长芒。

【生境分布】　生于山坡岩石缝中或石壁上。分布于河北、河南、湖北、广西及西南各省（自治区）。

【采收加工】　秋季采收，剪去须根，去净泥土，晒干。

【性状鉴别】　本品卷缩似拳状。枝丛生，扁而有分枝，向内卷曲，枝上密生鳞片状小叶，叶先端具长芒，中叶（腹叶）两行，卵状矩圆形，斜向上排列，叶缘膜质，有不整齐的细锯齿。背叶（侧叶）背面的膜质边缘常呈棕黑色。基部残留棕色至棕褐色须根，散生或聚生成短干状。质脆，易折断。无臭，味淡。

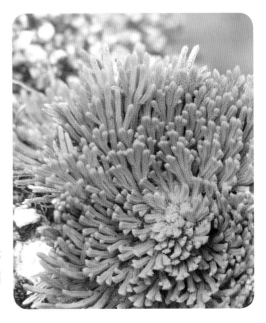

【炮　　制】　除去残留须根及杂质，洗净，切段，晒干。

【应　　用】　1. 经闭血瘀：卷柏30克，当归、白术、牡丹皮各15克，白芍9克，川芎2克。水煎服。2. 跌扑损伤：鲜卷柏50克。水煎服。3. 创伤出血：炒卷柏，研粉敷撒患处。

石松
（伸筋草）

【基　源】　本品为石松科植物石松的全草。

【性味功能】　味微苦、辛，性温。有祛风寒，除显消肿，舒筋活络的功能。

【主治用法】　用于风寒湿痹，关节酸痛，肢体麻木，四肢软弱，水肿，跌打损伤。用量3～12克。外用适量，捣敷患处。

【原植物】　别名：狮子草、狮子尾。

多年生草本。主茎下部状卧。随处生根，营养枝为多回分叉。叶小，多列密生。叶线状钻形，顶端芒状，螺旋状排列，全缘或微锯齿。孢子枝从第二或第三年营养枝上生出，高出营养枝。孢子囊穗棒状，有柄，单生或2～6个着生于孢子枝上部；孢子叶卵状三角形，边缘有不规则锯齿，孢子囊肾形，淡黄褐色，有密网纹及不突起。孢子期6～8月。

【生境分布】　生于疏林及溪边酸性土壤中。分布于吉林、内蒙古、陕西、新疆、河南、山东及长江以南各省、自治区。

【采收加工】　夏、秋季茎叶繁茂时连根拔起，除去泥土、杂质，舒筋活络的功能。

【性状鉴别】　本品匍匐茎呈细圆柱形，略弯曲，其下有黄白色细根。直立茎作二叉分枝。叶密生茎上，螺旋状排列，皱缩弯曲，鼠形或针形，黄绿色至淡黄棕色，无毛，称端芒状，全缘，易碎断。质柔软，断面皮部浅黄色，木部类白色。无臭，味淡。

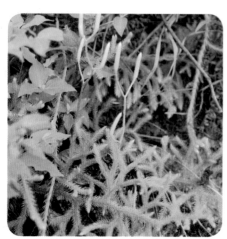

【炮　制】　除去杂质，洗净，切短段，干燥，筛去灰屑。

【应　用】　1. 风痹筋骨不舒：伸筋草9～50克，水煎服。2. 关节酸痛：伸筋草9克，虎杖根15克，大血藤9克，水煎服。

马勃

【基　　源】　本品为担子菌亚门腹菌纲马勃目马勃科真菌脱皮马勃、大马勃或紫色马勃的干燥子实体。

【性味功能】　味辛，性平，无毒。有清热解毒，利咽，止血的功能。

【主治用法】　用于咽喉肿痛，咳嗽失音；吐血，外伤出血等。用法用量，1.5～6克。外用适量，敷患处。

【原植物】　别名：牛屎菇，马蹄包，马屁勃。扁球形或类球形，无不孕基部，直径15～20厘米；包被，灰棕色至黄褐色，纸质，常破碎呈块片状，或已全部脱落；孢体：灰褐色或浅褐色，紧密，有弹性，用手撕之，内有灰褐色棉絮状的丝状物。触之则孢子呈尘土样飞扬，手捻有细腻感；气味：气似尘土，无味。

【生境分布】　生于草地上。分布于内蒙古、河北、陕西、甘肃、新疆、湖北、贵州等地。

【采收加工】　7～9月，当子实体刚成熟时采收，拔起后，去净泥沙，晒干。本品在梅雨季节生长很快，4～5日即成熟，应注意适时收采，过早过迟均影响质量。

【药材性状】　1. 脱皮马勃　呈扁球形或类球形，无不孕基部，直径15～20厘米。其包被灰棕色至黄褐色，纸质，常破碎呈块片状。孢体灰褐色或浅褐色，紧密，有弹性，用手撕之，内有灰褐色棉絮状的丝状物。触之则孢子呈尘土样飞扬，手捻有细腻感。2. 大马勃　不孕基部小或无，残留的包被由黄棕色的膜状外包被和较厚的灰黄色的内包被所组成，光滑，制裁硬而脆，成块脱落；孢体浅青褐色，手捻有润滑感。3. 紫色马勃　呈陀螺形，或已压扁呈扁圆形，直径5～12厘米，不孕基部发达；包被薄，2层，紫褐色，粗皱，有圆形凹陷，外翻，上部常裂成小块或已部分脱落；孢体紫色。

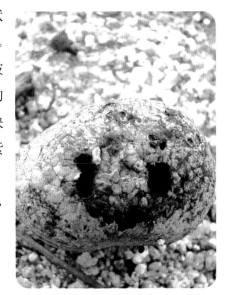

【炮　　制】　除去杂质，剪成小块。

井口边草
（凤尾草）

【基　源】　本品为凤尾蕨科植物井口边草的全草。

【性味功能】　味甘淡、微苦，性凉。有清热利湿，凉血止血，消肿解毒，生肌的功能。

【主治用法】　用于菌痢，肠炎，黄疸型肝炎，吐血，衄血，便血，白带，淋浊，崩漏，扁桃腺炎，腮腺炎，湿疹，痈疮肿毒。外用于外伤出血，烧烫伤。

【原植物】　别名：鸡脚草、五指草、百脚草。多年生草本。根状茎密被钻形黑褐色鳞片。叶二型，丛生；生孢子囊的叶片卵形，一回羽状，下部羽片常2～3叉，沿羽片下面边缘着生孢子囊群。孢子囊群线形，囊群盖稍超出叶缘，膜质；不生孢子囊群的羽片或小羽片均较宽。

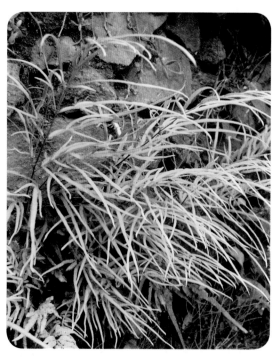

【生境分布】　生于半阴湿的石隙、井边和墙根等处。分布于河北、山东、安徽及长江以南各省区。

【采收加工】　夏、秋两季采全草，洗净晒干。

【应　用】　1. 痢疾：凤尾草5份，钱线蕨、海金沙各1份，炒黑，水煎服。2. 白带：凤尾草、车前草、白鸡冠花各9克，萹蓄、薏米根、贯众各15克，水煎服。3. 急性黄疸型传染肝炎：凤尾草、酢浆草、金钱草各30克。水煎服。

荔枝草

【基　　源】　本品为唇形科植物荔枝草的干燥地上部分。

【性味功能】　味苦、辛，性凉。有清热解毒，凉血止血，利尿消肿的功能。

【主治用法】　用于咽喉肿痛，扁桃腺炎，肺结核咯血，支气管炎，血小板减少性紫癜等。外用于乳腺炎，痔疮肿痛，跌打损伤，毒蛇咬伤。用量9～30克，鲜品15～60克。

【原植物】　二年生草本，被短柔毛。茎方形。叶对生，长椭圆形或披针形，边缘有圆锯齿，皱折，下面有金黄色腺点。2～6花轮伞花序，聚成顶生及腋生假总状或圆锥状花序；花萼钟状；花冠唇形，淡紫色或蓝紫色。小坚果倒卵圆形，有腺点。花期5～6月。果期6～7月。

【生境分布】　生于山坡荒地或湿地。分布于全国大部分省区。

【采收加工】　6～7月，割取地上部分，扎成小把，晒干。

【性状鉴别】　全草长15～80厘米，多分枝。茎方柱形，直径2～8毫米，表面灰绿色至棕褐色，被短柔毛，断面类白色，中空。叶对生，常脱落或破碎，完整叶多皱缩或卷曲，展开后呈长椭圆形或披针形，长1.5～6厘米，边缘有圆锯齿或钝齿，背面有金黄色腺点，两面均被短毛。

【炮　　制】　除去泥土，扎成小把，晒干或鲜用。

【应　　用】　1.阴道炎、宫颈炎：荔枝草50克，洗净切碎，煮沸过滤，冲洗阴道。2.慢性气管炎：鲜荔枝草。水煎服。3.咯血，吐血，尿血：荔枝草30克，瘦猪肉，炖汤服。4.跌打损伤：鲜荔枝草50克，捣烂取汁，以甜酒冲服，其渣杵烂，敷伤处。

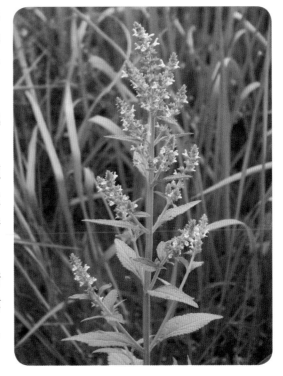

透骨草

【基　　源】　本品为大戟科多年生草本植物地构叶的全草。

【性味功能】　味辛，性温。有祛风胜湿，活血止痛的功能。

【主治用法】　用于风湿关节痛，外用治疮疡肿毒。用量 6～9 克，煎服。外用适量，煎汤熏洗患处。

【原植物】　多年生草本，高 15～50 厘米。根茎横走，淡黄褐色；茎直立，丛生，被灰白色卷曲柔毛。叶互生或于基部对生；无柄或具短柄；叶片厚纸质，披针形至椭圆状披针形，长 1.5～7 厘米，宽 0.5～2 厘米，先端钝尖或渐尖，基部宽楔形或近圆形，上部全缘，下部具齿牙，两面被白色柔毛，以沿脉处为密。总状花序顶生；花单性同序；雄花位于花序上部，具长卵状椭圆形或披针形的叶状苞片 2 枚，苞片内有花 1～3 朵；萼片 5，稀 4，花瓣 5，稀 4，呈鳞片状，黄色腺体盆状，与花瓣互生，雄蕊 10～15，花盘锦体 5，黄色；花序下部的花略大，中间 1 朵为雌花，两侧为雄花；苞片 2；雌花具较长的花梗，萼片 5～6，花瓣 6，子房上位，花柱 3 枚，均 2 裂。蒴果三角状扁圆球形，被柔毛和疣状突起，先端开裂；每室有种子 1 颗，三角状倒卵形，绿色。花期 4～5 月，果期 5～6 月。

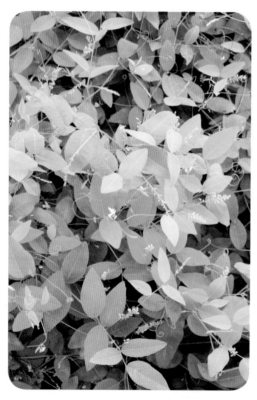

【生境分布】　生长于山坡及草地。分布于山东、河南、江苏等地。

【采收加工】　夏季采收，除去杂质，切段晒干用。

【应　　用】　1. 无名肿毒：透骨草适量，研细末，用蜡调敷。2. 风湿痛：透骨草、菖蒲适量，煎水熏洗。3. 阴囊湿疹：透骨草、花椒、艾叶各 15 克，煎水熏洗，每日 1 次。

【注　　意】　孕妇忌服。

千里香（九里香）

【基　源】　本品为芸香料植物九里香或千里香的叶或带叶嫩枝。

【性味功能】　味辛、微苦，性温；有小毒。有行气止痛，活血散瘀，祛风活络，除湿，麻醉，镇惊，解毒消肿的功能。

【主治用法】　用于胃痛，风湿痛，跌打肿痛，风湿骨痛，牙痛，破伤风，流行性乙型脑炎，蛇虫咬伤，局部麻醉。用量6～12克（鲜品15～30克）。外用鲜品适量。

【原植物】　别名：七里香、七路香。灌木。单数羽状复叶互生；小叶3～9，革质，卵形或倒卵形，全缘，有透明腺点。聚伞花序顶生或腋生；花小，白色，芳香，花梗细；萼片5，宿存；花瓣5，有细柔毛；雄蕊10；子房2室。浆果卵形或球形，鲜红色，先端尖。花期4～6月。果期9～11月。

【生境分布】　生于山坡疏林中。有栽培。分布于福建、台湾、广东、海南、广西、贵州、云南等省区。

【采收加工】　全年可采。叶阴干；枝和根切段，晒干或阴干。

【性状鉴别】　本品呈圆柱形，直径1～4毫米，表面深绿色。质韧，不易折断，断面不平坦。有的带有顶生或腋生的聚伞花序，花冠直径约4厘米。气香，味苦、辛，有麻舌感。

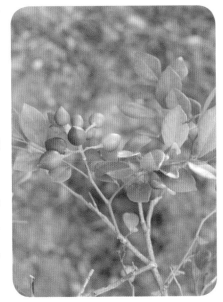

【炮　制】　洗净、阴干、切段备用，也可捣碎浸酒服。

【应　用】　1. 慢性腰腿痛：九里香15克，续断9克，水煎服。2. 胃痛：九里香3克，香附9克。水煎服。3. 跌打瘀积肿痛，风湿骨痛，毒蛇咬伤：鲜九里香，捣烂敷患处。4. 皮肤湿疹：鲜九里香，水煎，擦洗患处。

【附　注】　根、花也供药用。

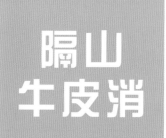

【基　　源】　本品为萝藦科植物隔山牛皮消的干燥块根。

【性味功能】　味微苦、甘，性平。有解毒，消痈，润肠通便的功能。

【主治用法】　用于久病虚弱，贫血，须发早白，痔疮，肠出血，瘰疬疮痈，风疹瘙痒，肠燥便秘。用量6～12克。

【原植物】　茎被单列毛。根肉质，纺锤形，土黄色。叶对生，薄纸质，广卵形，顶端短渐尖，基部耳垂状心形，两面被微柔毛。近伞房状聚伞花序半球形，花序梗被单列毛；花萼被短柔毛；花冠淡黄色，辐状，裂片不反折；副花冠裂片近四方形，内无附属物，明显短于合蕊柱。果单生，刺刀状，种子卵形，顶端具白绢质的种毛。

【生境分布】　生于山坡、石缝、林下。分布于吉林、辽宁、河北、江苏、湖北、湖南、甘肃、四川等省。

【采收加工】　立秋后采挖，切去两端，剖开或切片，晒干。

【性状鉴别】　本品根圆柱形或纺锤形，长10～20厘米，直径1～4厘米，微弯曲，表面白色或黄白色，具纵皱纹及横长皮孔，栓皮破裂处显黄白色木部。质坚硬，折断面不平坦，灰白色，微带粉状。气微，味苦甜。

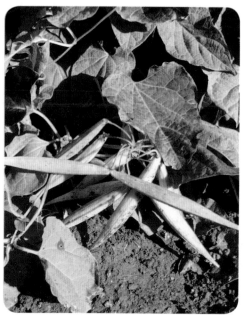

【炮　　制】　采收，洗净，切片，晒干。

【应　　用】　1. 毒蛇咬伤，疔疮：隔山牛皮消。捣烂敷患处。2. 肝肾阴虚的头昏眼花，失眠健忘，血虚发白：隔山牛皮消、熟地黄各15克。水煎服。

3. 瘰疬：隔山牛皮消。捣烂敷患处。

4. 老人便秘：隔山牛皮消。水煎服。

墓头回

【基　　源】　本品为败酱科植物异叶败酱的根或全草。

【性味功能】　味苦、微酸、涩，性微寒。有祛风止疟，祛瘀止血，敛肝燥湿的功能。

【主治用法】　用于伤寒，温疟，崩漏，子宫颈糜烂，赤白带下，跌打损伤。用量9～15克。

【原植物】　别名：箭头风、墓头灰。多年生草本。根状茎横走，黄白色，具粗须根，有特异臭气。茎直立，有节，幼枝生柔毛。基部叶丛生，有长柄，叶卵形或3裂；茎生叶多变，对生，由3全裂至羽状全裂，顶端裂片较大，卵形或窄卵形，上面叶脉有细毛；茎上部叶不裂。聚伞圆锥花序伞房状，花多，黄色；苞片叶状，条形，与花序近等长；萼齿细小；花冠漏斗管状，管基有偏突。果实卵圆形，上面有一片倒卵圆形的膜质翅状苞片。

【生境分布】　生于较干燥的山坡。分布于大部分省区。

【采收加工】　秋季采挖根茎及根，除去茎留及泥沙，晒干。

【性状鉴别】　本品干燥根呈圆柱形，有分枝，表面黄褐色，有细纵皱纹及圆点状的支根痕，有时有瘤状突起。质硬，折断面黄白色，呈破裂状，横切面射线细。

【炮　　制】　去净茎苗及泥土，晒干。

【应　　用】　1. 跌打损伤：墓头回适量煎水熏洗之。2. 崩中，赤白带下：墓头回适量，酒水各半盏，新红花一捻，煎七分，卧时温服。3. 胃癌：墓头回30克，生姜3片，红糖30克。水煎代茶饮。

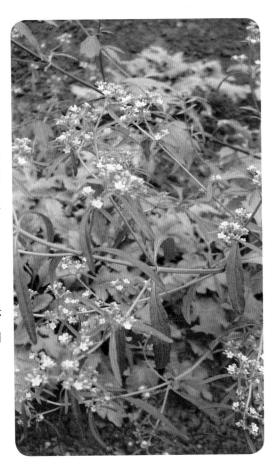

木　部

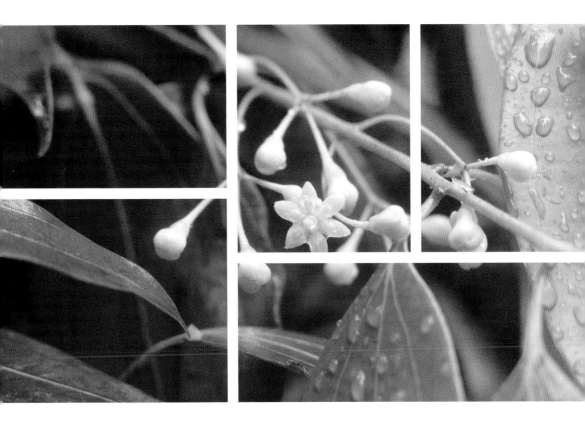

侧柏
（柏子仁，侧柏叶）

【基　　源】　柏子仁为柏科植物侧柏的种仁；侧柏叶为其干燥叶。

【性味功能】　柏子仁：味甘，性平。有养心安神，润肠通便，止汗，止血的功能。

侧柏叶：味苦、涩，性微寒。有凉血，止血，祛痰止咳的功能。

【主治用法】　柏子仁：用于失眠健忘，阴虚盗汗，肠燥便秘等症。用量3～9克。侧柏叶：用于吐血、衄血，咯血，便血，血痢，崩漏下血，风湿痹痛，血热脱发，须发早白，咳嗽等症。用量6～12克。

【原植物】　别名：扁柏、柏树、香柏。常绿乔木，高20米。分枝密，小枝扁平，叶鳞片状，斜方形，交互对生，雌雄同株，球花单生于短枝顶端。球果卵状椭圆形，红褐色，木质，开裂，种子长卵形，长约4毫米。花期4～5月，果期9～10月。

【生境分布】　生于平原、山坡或山崖。分布于全国大部分地区。

【采收加工】　柏子仁：秋季采收，晒干。侧柏叶：夏、秋季采收，阴干。

【性状鉴别】　本品干燥枝叶，长短不一，分枝稠密，叶为细小鳞片状，贴伏于扁平的枝上，交互对生，青绿色，小枝扁平，线形，外表棕褐色。质脆，易折断，微有清香气，味微苦，微辛，以叶嫩、青绿色，无碎末者为佳。

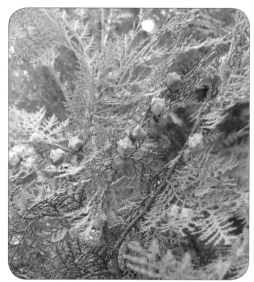

【炮　　制】　侧柏叶：除去硬梗及杂质。侧柏炭：取净侧柏叶，照炒炭法炒至表面焦褐色，内部焦黄色。

【应　　用】　1.肠燥便秘：柏子仁、火麻仁、甜杏仁各9克。水煎服。2.烧烫伤：侧柏叶，研细末，香油调膏，敷伤处。

华山松（油松节）

【基　源】　本品为松科植物华山松的枝干结节。

【性味功能】　味苦，性温；有祛风湿，止痛的功能。

【主治用法】　用于关节疼痛，屈伸不利。用量 9 ～ 15 克。

【原植物】　高大乔木。枝条平展，树冠柱状塔形；针叶 5 针一束。雄球花黄色，卵状圆柱形，基部鳞片集成穗状，排列较疏松。球果圆锥状长卵圆形，黄色或褐黄色；中部种鳞近斜方状倒卵形，鳞盾近斜方形或宽三角状斜方形，先端钝圆或微尖；种子黄褐色、暗褐色或黑色，倒卵圆形。花期 4 ～ 5 月，球果第二年 9 ～ 10 月成熟。

【生境分布】　生于气候温凉而湿润的山地。分布于陕西、甘肃、山西、河南、贵州、四川、云南及西藏。

【采收加工】　冬季采收，锯取后，晒干。

【应　用】　1. 脚转筋疼痛挛急者：油松节 50 克，乳香 3.3 克，慢火炒焦，研细，每服 3.3 ～ 6.6 克，热木瓜酒调下。2. 大骨节病：油松节 7.5 克，蘑菇 0.75 克，红花 0.5 克，加水 500 毫升，煎至 250 毫升，过滤，加白酒 5 毫升。3. 水田皮炎：油松节、艾叶适量，制成松艾酒精，涂抹患处。4. 风湿性关节炎、腰腿痛：油松节，制成注射液，肌肉注射。

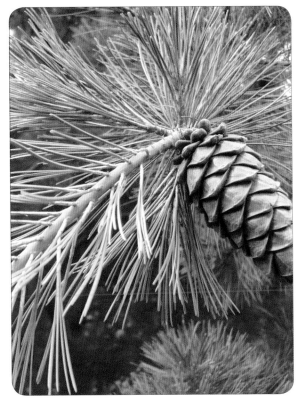

马尾松
（松花粉，油松节）

【基　　源】　松花粉为松科植物马尾松的干燥花粉；油松节为其瘤状节或分枝节。

【性味功能】　松花粉味甘，性温。松花粉有燥湿，收敛止血的功能。油松节有祛风湿，止痛的功能。

【主治用法】　松花粉用于湿疹，黄水疮，皮肤糜烂，脓水淋漓，外伤出血；尿布性皮炎。外用适量。油松节用于关节疼痛，屈伸不利。用量9～15克。

【原植物】　高大常绿乔木。树冠宽塔形或伞形。针叶两针一束，稀三针一束，细柔；横切面树脂道4～8个；叶鞘初呈棕色，后渐变成灰黑色，宿存。

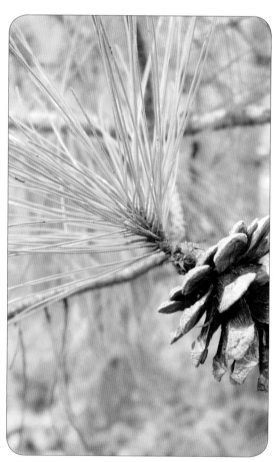

雄球花淡红棕色，圆柱形，弯垂，聚生于新枝下部苞腋，穗状；雌球花单生或2～4个聚生于新枝近顶端。球果卵圆形或圆锥状卵圆形，绿色，成熟时棕色；种子长卵圆形。花期4～5月。

【生境分布】　生于山地。分布于淮河流域及长江流域各地以及福建、广东、云南等省。

【采收加工】　松花粉：春季花刚开时，采摘花穗，晒干，收集花粉。油松节：全年均可采收，以冬季为多，锯取后晒干。

【应　　用】　同油松。

【附　　注】　松香，松针也药用。松香：味苦，性温。有生肌止痛，燥湿杀虫的功能。

油松
（松花粉，油松节）

【基　源】　松花粉为松科植物油松的干燥花粉；油松节为油松的瘤状节或分枝节。

【性味功能】　松花粉味甘，性温。松花粉有燥湿，收敛止血的功能。松节有祛风湿，止痛的功能。

【主治用法】　松花粉用于湿疹，黄水疮，皮肤糜烂，脓水淋漓，外伤出血；尿布性皮炎。3～6克，外用适量。油松节用于关节疼痛，屈伸不利。用量9～15克。

【原植物】　常绿乔木。叶二针一束，粗硬。叶鞘褐色，宿存。球果卵球形，开裂，在树上宿存数年不落。种鳞的鳞盾肥厚，扁菱形或菱状多角形，横脊明显，鳞脐凸起。种子卵形或长卵形。花期4～5月，球果次年9～10月成熟。

【生境分布】　生于山地。分布于全国大部分省区。

【采收加工】　松花粉：春季花开时，采摘花穗，晒干，收集花粉。油松节：全年均可采收，以冬季为多，锯取后晒干。

【性状鉴别】　本品呈扁圆节段状或呈不规则的片状或状，短粗细不一。表面黄棕色、灰棕色或红棕色，稍粗糙，有时带有棕色至黑棕色油脂斑，或有残存的栓皮。质坚硬而重。横断面木部淡棕色，心材色稍深，可见有同心环纹，有时可见散在棕色小孔状树脂道，显油性；髓部小，淡黄棕色，纵断面纹理直或斜，不均匀。有松节油香气，味微苦辛。

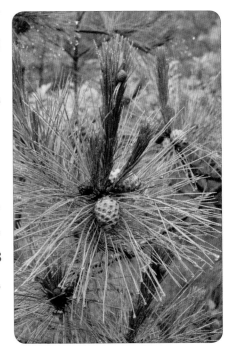

【应用】　1. 风湿骨痛：松节、当归、鸡骨草各12克，半枫荷30克，熟地黄15克。水煎服。2. 胃及十二指肠溃疡：松花粉3.3克，冲服。3. 外伤出血：松花粉，外敷伤口。4. 婴儿湿疹：松花粉、炉甘石粉各3克，熟鸡蛋黄三个，油调成膏，涂敷患处。

云南松
（松香，松节）

【基　　源】　松香为松科植物云南松的树干中松油脂，蒸馏后所得树脂；其瘤状节或分枝，为松节。

【性味功能】　味苦，性温。松香有生肌止痛，燥湿杀虫的功能。松节：具祛风湿，止痛的功能。

【主治用法】　松香用于痈肿恶疮，疥癣，湿疹等。油松节：用于关节疼痛，屈伸不利。用量9～15克。

【原植物】　乔木。针叶3针一束，稀2针一束，先端尖，边缘具细锯齿。雄球花圆柱状腋生，聚成穗状。球果栗褐色，圆锥状长卵圆形，有短梗；中部种鳞有短刺；种子褐色，卵圆形或倒卵形，微扁。花期4～5月，球果第二年9～10月成熟。

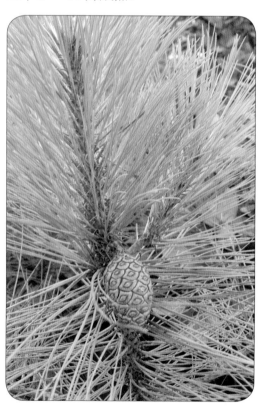

【生境分布】　生于山地。分布于广西、贵州、四川、云南、西藏东部等省区。

【采收加工】　松香：松油脂，经蒸馏后所得固体树脂。松节：全年均可采收，锯取后晒干。

【应　　用】　1.慢性骨髓炎，骨结核：松香、樟脑、血竭、银朱、铅粉、石膏、冰片、蓖麻子。捣成膏状，外敷患处。2.小儿湿疹：松香、煅石膏、枯矾、雄黄、冰片，加凡士林。调成软膏，涂于患处，用纱布包扎，隔日擦1次。

【附　　注】　其花粉、松针也可药用。

金钱松（土荆皮）

【基　　源】　本品为松科植物金钱松的根皮或近根树皮。

【性味功能】　味辛，性温；有毒。有祛湿止痒的功能。

【主治用法】　外用于手脚癣，神经性皮炎，湿疹，癞痢头。外用适量。浸醋或酒涂擦或研末调敷。

【原植物】　高大落叶乔木。茎干直立，枝轮生，平展；叶在长枝上螺旋状散生，在短枝上15～30片簇生，呈辐射状。叶线形，先端尖，基部渐狭。花单性，雌雄同株；雄花柔荑状，下垂，黄色；雌球花单生短枝顶端，苞鳞大于珠鳞。球果卵圆形，种翅稍厚。花期4～5月。果期10～11月。

【生境分布】　喜生于向阳处。分布于江苏、浙江、福建、安徽、江西、湖南及湖北、广东等省区。

【采收加工】　多于5月剥取根皮或近根树皮，晒干。

【应　　用】　1. 头癣：土荆皮30克，地榆末12克，烧酒浸7天，蘸酒搽患处。2. 阴囊湿疹：土荆皮6克，浸白酒1～2天，外搽患处。3. 神经性皮炎，湿疹：土荆皮研粉，以醋调敷患处。4. 癣疥、皮肤真菌：土荆皮酒浸或水煎，洗敷患处。

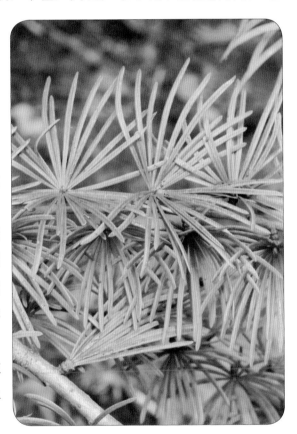

罗汉松

【基　　源】　本品为罗汉松科植物罗汉松的枝叶。

【性味功能】　味淡，性平。有收敛，止血的功能。

【主治用法】　用于咯血、吐血等症。用量15～30克。

【原植物】　高大常绿乔木。叶螺旋状排列，具短柄；叶片较大，线状披针形，先端短尖或钝，基部楔形，全缘，上面深绿色，有光泽，下面带白色、灰绿色或淡绿色，有条状白粉孔线，中脉在两面显著隆起。雌雄异株，雄球花3～5个簇生于总梗上成穗状，苞片多数；雌球花单生叶腋，有梗，基部有少数苞片。种子卵圆形，绿色，先端圆，肉质假种皮紫黑色，有白粉，种托肉质圆柱形，红色或紫红色。花期4～5月，果期8～9月。

【生境分布】　多栽培于庭园。分布于安徽、江苏、浙江、江西、福建、湖南、广东、广西、贵州、四川、云南等省区，

【采收加工】　枝叶全年可采，晒干。

【性状鉴别】　本品干燥果实圆形至长圆形，外表黄褐色至深棕色，较光泽，

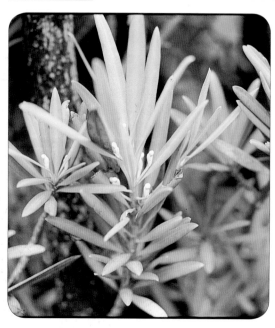

少数有较深色的纵条纹。顶端膨大，中央有一圆形的花柱基痕，基部略狭，有果柄痕。质脆易碎，内表面黄白色，疏松似海绵状。除去中果皮，可见明显的纵脊纹10条。种子扁平，矩圆形或类圆形，棕色，边缘较厚，中央微凹，味甜。

【应用】　1.顽癣：罗汉松叶，捣烂敷患处。2.背痈：罗汉松叶、甘子叶、老虎耳、捣烂，煨热敷背。

东北红豆杉（紫杉）

【基　源】　本品为红豆杉科植物东北红豆杉的枝和叶。

【性味功能】　味淡，性平。有利尿消肿，温肾通经的功能。

【主治用法】　用于水肿，小便不利，淋症，月经不调，产后瘀血，痛经，肾脏病，糖尿病。用量9～15克。

【原植物】　常绿乔木。树皮红褐色或灰红褐色，成片状剥裂，内皮薄，外面紫色，内面黄白色，老时外皮深纵裂。枝密生，小枝互生，幼时深绿色，老时红褐色。叶螺旋状着生，呈不规则两排列，与小枝约成45°斜展，条形，有短柄，先端尖，基部窄，中脉隆起，背面有2条较宽的灰绿色气孔带。雌雄异株，球花单生于前年枝的叶腋。种子卵圆形，稍扁，生于深红色肉质多汁的杯状或坛状假种皮内，基部有多对黄色鳞片，熟时紫褐色，具光泽。花期5～6月。果期7～8月。

【生境分布】　生于河岸、谷地，常针叶混交林中。分布于东北。

【采收加工】　全年可采，鲜用或作原料药材使用。

【性状鉴别】　本品枝条平展，小枝基部有宿存芽鳞，冬芽淡黄褐色，芽鳞先端渐尖，背面有纵脊。叶排成不规则的二列，斜上伸展，约成45°角，条形，通常直，稀微弯，基部窄，有短柄，先端通常凸尖，上面深绿色，有光泽，下面有两条灰绿色气孔带，气孔带较绿色边带宽二倍，干后呈淡黄褐色，中脉带上无角质乳头状突起点。

【应　用】　1. 糖尿病：紫杉叶6克，水煎服，日服2次。2. 肾炎浮肿，小便不利：紫杉叶6克，木通9克，玉米须9克。水煎服，日服2次。3. 恶性肿瘤：紫杉叶3～6克，或紫杉小枝（去皮）9～15克，水煎服。

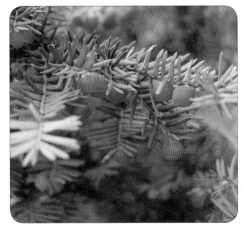

红豆杉

【基　　源】　本品为红豆杉科植物红豆杉的全株，种子亦作药用。

【性味功能】　味苦、辛，性微寒。有抗菌，抗癌，利尿消肿，驱虫的功能。

【主治用法】　种子用于食积，蛔虫病；枝叶所含的紫杉醇对黑色素瘤和卵巢癌有较好的疗效。对胃癌、白血病、肺癌也有一定作用。用量种子9～18克。炒热，水煎服。紫杉醇静脉滴注。

【原植物】　常绿乔木。树皮红褐色，条裂，小枝互生。叶螺旋状着生，基部排成二列，无柄，线形，常微弯，先端渐尖或稍急尖，基部微圆形，边缘向下微弯，下面沿中脉两侧有2条宽灰绿色或黄绿色气孔带，绿色边窄，

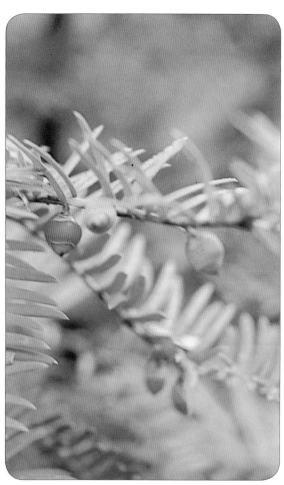

中脉带上有密生均匀微小乳头点。雌雄异株，雄球花单生于叶腋；雌球花的胚株单生于花轴上部侧生短轴顶端，基部有圆盘状假种皮。种子扁卵圆形，生于红色肉质、杯状假种皮中，先端稍有2脊，种脐卵圆形。

【生境分布】　生于山地、沟谷疏林中。分布于全国大部分地区。

【采收加工】　春、夏、秋季采集，晒干。

【应　　用】　恶性黑色素瘤：紫杉醇275毫克，加1%葡萄糖150毫升，静脉滴注，2周1次，共2次；或加卡铂100毫克，再加10%葡萄糖150毫升，静滴，每日1次，连用5日。

三尖杉

【基　　源】　本品为三尖杉科植物三尖杉的种子及枝、叶提取物。

【性味功能】　种子：味甘、涩，性平。有驱虫、消积功能。枝、叶：味苦、涩，性寒。有抗癌的功能。

【主治用法】　种子用于蛔虫病、钩虫病，食积等症。用量4.5～15克。水煎，早、晚饭前各服1次，或炒熟食。

【原植物】　高大乔木。叶两列，披针状条形，微弯，上部渐窄，先端有长尖头，基部楔形，中脉隆起。雌雄异株，雄球花8～10聚生成头状；雌球花胚珠3～8枚发育成种子。种子核果状，椭圆状卵形或近圆球形，假种皮成熟时紫色或红紫色，顶端有小尖头。花期4月，果期8～10月。

【生境分布】　生于阔叶树、针叶树混交林中。分布于南方大部分地区。

【性状鉴别】　本品小枝对生，基部有宿存芽鳞，叶螺旋状排成2列，常水平展开，披针状条形，长4～13厘米，宽3～4毫米，先端尖，基部楔形成短柄，上面深绿色，中脉隆起，下面中脉两侧有白色气孔带。气微、味微涩。

【炮　　制】　拣去杂质，切片晒干。

【应　　用】　1. 蛔虫病、钩虫病，食积：三尖杉种子，炒熟食。2. 淋巴肉瘤，肺癌：枝、叶提取三尖杉总生物碱，肌肉注射。3. 粒细胞性白血病：枝、叶提取三尖杉碱和高三尖杉酯碱，肌肉注射。4. 恶性肿瘤：枝、叶提取物。肌肉注射。

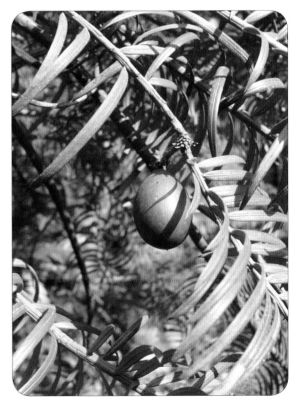

肉桂（桂皮）

【基　源】　桂皮为樟科植物肉桂的干燥树皮；桂枝为干燥嫩枝。

【性味功能】　味辛、甘，性热。桂皮有温补脾肾，散寒止痛，通利血脉的功能。

【主治用法】　桂皮用于风寒感冒，脘腹冷痛，血寒经闭，关节痹痛，痰饮，水肿，心悸。用量1～4.5克。桂枝用于阳痿，宫冷，腰膝冷痛，肾虚作喘，阳虚眩晕，目赤咽痛，心腹冷痛，经闭，痛经。用量3～9克。

【原植物】　叶革质，矩圆形至近披针形。圆锥花序腋生或近顶生；花小，白色；花被片6；能育雄蕊9，3轮。花丝有柔毛；外面2轮花丝上无腺体，第三轮雄蕊外向，花丝基部有2腺体，最内1轮雄蕊退化。果实椭圆形，黑紫色。花期5～7月。果期6月至次年2～3月。

【生境分布】　栽培于沙土或山地。分布于云南、广西、广东、福建。

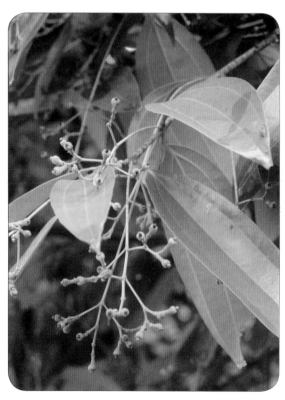

【采收加工】　桂皮秋季剥皮，阴干。桂枝春、夏二季采收，晒干。

【炮　制】　拣净杂质，刮去粗皮，用时打碎；或刮去粗皮，用温开水浸润片刻，切片，晾干。

【应　用】　1. 胃腹冷痛，阳虚内寒：桂皮、附子、干姜、吴茱萸各3克。水煎服。2. 畏寒肢冷，腰膝酸弱，阳痿，尿频：桂皮、附子、泽泻、牡丹皮各3克，熟地黄12克，山茱萸、山药、茯苓各6克。水煎服。3. 打扑伤破，腹中有瘀血：桂枝、当归各100克，蒲黄50克。酒服。

钝叶桂

【基　　源】　樟科植物钝叶桂的树皮作桂皮入药。

【性味功能】　味辛、甘，性热。有暖脾胃，散风寒，通血脉的功能。

【主治用法】　用于脘腹冷痛，虚寒泄泻，呕吐，风湿痹痛，跌打瘀血，阳痿，月经不调。外用于外伤出血，骨折，毒蛇咬伤。鲜皮捣烂调水敷或研粉敷患处。用量3～6克。

【原植物】　常绿乔木，高6～25米。树皮绿色，有香气，小枝圆柱形或钝四棱形。叶近对生，硬革质，椭圆状长圆形，长12～30厘米，宽4～9厘米，先端钝形，基部近圆形，全缘。离基三出脉。圆锥花序生于枝端叶腋，花多密集，花被筒短，花被片6，卵状长圆形，两面被灰色短柔毛，先端近无毛；能育雄蕊9，第1、2轮雄蕊花药卵圆状长圆形，药室4，内向，第3轮雄蕊药室外向，花丝近基部有1对具柄的肾形腺体；浆果状核果椭圆形，果托黄带紫红色，稍增大，裂齿先端平截，果柄紫色。花期3～4月。果期5～7月。

【生境分布】　生于山坡、沟谷林中。分布于广东、海南、广西、云南南部等省区。

【采收加工】　春季或冬季剥取树皮，阴干。

【炮　　制】　洗净切片，阴干或晒干研粉，亦可鲜用。

【应　　用】　同肉桂。

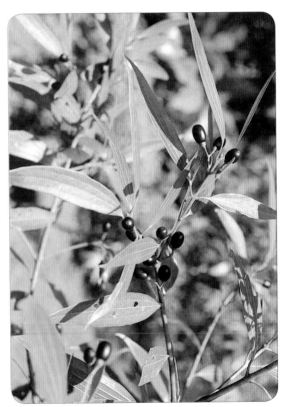

细叶香桂

【基　　源】　本品为樟科植物细叶香桂的干燥树皮、果实及叶。

【性味功能】　味辛，性温。有温胃散寒，宽中下气的功能。

【主治用法】　用于胃寒气痛，胸腹胀痛，寒结肿毒。用量9～15克，水煎服。树皮、果实3～9克，研末吞服；外用鲜叶捣烂外敷。

【原植物】　别名：细叶月桂、香树皮、月桂。常绿高大乔木；树皮灰色；小枝密生绢毛。叶在新枝上对生，老枝上互生，革质，卵状椭圆形至近披针

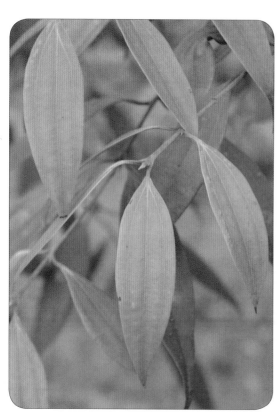

形，先端长渐尖，基部楔形，全缘，上面绿色，有光泽，下面密生绢状短柔毛，具离基三出脉，在背面显著隆起。圆锥花序腋生；总花梗和花梗密生白色短柔毛；花淡黄色；花被片6，基部筒状。浆果椭圆形，基部具宿存萼筒。花期5～6月。果期6～12月。

【生境分布】　生于山林。分布于安徽、浙江、福建、江西等省区。

【采收加工】　桂皮秋季剥皮，阴干。桂枝春、夏二季采收，晒干。

【炮　　制】　将层叠为圆筒状，再晒干。

【应　　用】　同肉桂。

【基　　源】　樟科植物天竺桂的树皮作桂皮入药。

【性味功能】　味辛、甘，性温。有温中散寒，理气止痛的功能。

【主治用法】　用于胃痛，腹痛，风湿关节痛；外用治跌打损伤。用量 15 ～ 20 克。

天竺桂

【原植物】　常绿乔木，高 10 ～ 15 米。枝条红色或红褐色，具香气。叶近对生，在枝条上部者互生，卵圆形至长圆状披针形，先端锐尖至渐尖，基部宽楔形或钝形，革质，离基三出脉。圆锥花序腋生，无毛；花被裂片 6，卵圆形，外面无毛，内面被柔毛；能育雄蕊 9，内藏，花药 4 室，第一、二轮内向，第三轮外向并在花丝中部有一对圆状肾形腺体。果长圆形，无毛；果托浅杯状，顶部极开张，全缘或具浅圆齿。花期 4 ～ 5 月。果期 7 ～ 9 月。

【生境分布】　生于低山或近海的常绿阔叶林中。分布于江苏、安徽、浙江、江西、福建及台湾等省区。

【采收加工】　春、冬季剥取树皮，阴干。

【性状鉴别】　本品呈筒状或不整齐的块片，大小不等，一般长 30 ～ 60 厘米，厚 2 ～ 4 毫米。外皮灰褐色，密生不明显的小皮孔或有灰白色花斑；内表面红棕色或灰红色，光滑，有不明显的细纵纹，指甲刻画显油痕。质硬而脆，易折断，断面不整齐。气清香而凉，味微甜辛。

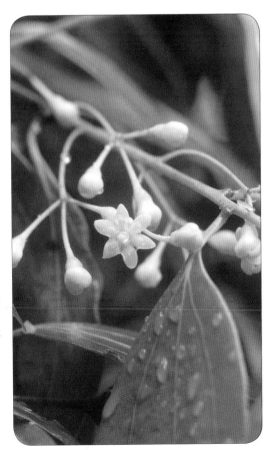

【炮　　制】　将层叠为圆筒状，再晒干。

【应　　用】　同肉桂。

桂花

【基　源】　本品为木樨科植物木犀的花，果实及根。

【性味功能】　花：味辛、性温。有散寒破结，化痰止咳。果：味辛、甘，性温。有暖胃，平肝，散寒的功能。根：味微涩，性平。有祛风湿、散寒的功能。

【主治用法】　花用于牙疼，主治痰多咳喘，闭经腹痛。果用于虚寒胃痛。根用于风湿筋骨疼痛，腰痛，肾虚牙疼。用量：花3～12克。果6～12克。根60～90克。

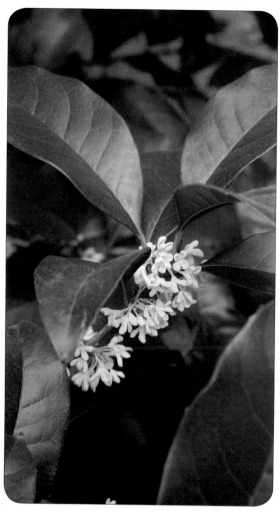

【原植物】　常绿灌木或小乔木。单叶对生，叶柄短，革质，椭圆形或长椭圆状披针形，先端尖或渐尖，基部楔形，全缘或上半部边缘疏生细锯齿；花序簇生于叶腋；花萼4裂，分裂达于基部，裂片长椭圆形，白色或黄色，芳香；雄花具雄蕊2；雌花有雌蕊1，子房卵圆形。核果长椭圆形，熟时蓝黑色。种子1枚。花期9～10月。

【生境分布】　我国大部地区有栽培。分布于河北、陕西、甘肃、山东及长江以南各省区。

【采收加工】　秋季采花，冬季采果，四季采根，采后晒干备用。

【应　用】　桂花、百药煎、孩儿茶做成膏饼嚼。可生津、辟臭、化痰，治风虫牙疼。

望春玉兰（辛夷）

【基　源】　本品为木兰科植物望春玉兰的花蕾。

【性味功能】　味辛，性温。有散风寒，通鼻窍的功能。

【主治用法】　用于风寒头痛，鼻塞，鼻渊，鼻疮，鼻流浊涕，齿痛等。用量3～9克；外用适量，研末塞鼻或水浸蒸馏滴鼻。

【原植物】　落叶乔木。树皮淡灰色，小枝细长。互生，长圆状披针形，先端尖，基部宽楔形或圆形，全缘。花单生于幼枝顶，苞片密生灰白色或黄色长柔毛；花先叶开放，花萼与花瓣9片，白色，外面基部带紫色，排成3轮，外轮3片，内两轮近匙形，雄蕊与心皮多数，花柱顶端微弯。聚合果柱形，稍扭曲，果球形，黑色，两侧扁，密生小瘤点。种子扁圆状卵形，红色。花期4月。果期8～9月。

【生境分布】　生于林中，或多栽培于庭院。分布于陕西、甘肃、河南、湖北、四川等省。

【采收加工】　冬、春季花蕾未开放时采摘，剪去枝梗，干燥。

【炮　制】　拣净枝梗杂质，捣碎用。

【应　用】　1. 鼻窦炎，鼻炎：辛夷9克，鸡蛋3个。同煮，吃蛋饮汤。2. 鼻塞不知香味：辛夷、皂角、石菖蒲等分。研末棉裹塞鼻中。3. 牙痛：辛夷50克，蛇床子100克，青盐15克，共为末擦之。

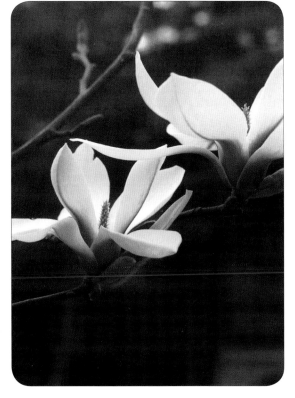

玉兰（辛夷）

【基　　源】　本品为木兰科植物玉兰的干燥花蕾。

【性味功能】　味辛，性温。有散风寒，通鼻窍的功能。

【主治用法】　用于风寒头痛，鼻塞，鼻渊，鼻疮，鼻流浊涕，齿痛等。用量3～9克；外用适量。

【原植物】　落叶乔木，株高15米。冬芽密生灰绿色或灰黄色绒毛。叶倒卵形至倒卵状长圆形，先端突尖，基部楔形或宽楔形，全缘。花单生于小枝顶端，先叶开放，白色或紫红色，有芳香，花被9片，萼片与花瓣无明显区别。花被片倒卵状长圆形，聚合果，圆柱形。花期4月初，果期5月。

【生境分布】　我国北京以南广为栽培。

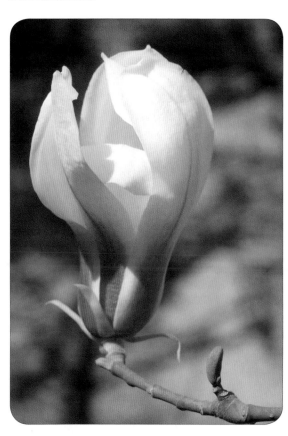

【采收加工】　冬末春初花未开放时采收，除去枝叶，阴干。

【性状鉴别】　长1.5～3厘米，直径1～1.5厘米。基部枝梗较粗壮，皮孔浅棕色。苞片外表面密被灰白色或灰绿毛茸毛。花被片9，内外轮同型。

【炮　　制】　拣净枝梗杂质，捣碎用。

【应　　用】　1. 急性鼻炎、副鼻窦炎：辛夷、木香各0.3克，酒知母、酒黄柏各9克，水煎服。2. 感冒头痛：辛夷1.5克，苏叶6克，开水泡服。3. 慢性鼻炎：辛夷、鱼脑石等分，研末，棉球蘸药末塞鼻。

荷花玉兰（辛夷）

【基　源】　本品为木兰科植物荷花玉兰的花蕾、树皮。

【性味功能】　花蕾味辛，性温。有祛风散寒，止痛的功能。树皮有行气，燥湿，止痛的功能。

【主治用法】　花蕾用于外感风寒，头痛鼻塞等。树皮用于胃痛等。用量，花3～6克；树皮9～15克。

【原植物】　别名：广玉兰、洋玉兰。常绿乔木。树皮灰褐色，幼枝密生锈色短柔毛。叶互生，幼时密生锈色绒毛，托叶与叶柄分离；叶革质，卵状长圆形，椭圆形或倒卵状椭圆形，先端短尖或钝，基部宽楔形、全缘，上面有光泽，下面密被锈色短绒毛。花单生于枝端，荷花状，花大，白色，芳香；花被片通常9（可达15片），倒卵形，质厚。聚合果圆柱形，密被锈色绒毛，果卵圆形，顶端有外弯的喙。花期5～8月。果期11月。

【生境分布】　原产北美洲东南部，我国长江以南各省区多有栽培。

【采收加工】　树皮全年可采，晒干。花蕾夏、秋季间采摘，晒干或鲜用。

【性状鉴别】　花蕾圆柱形，密被褐色或灰黄色绒毛。

【炮　制】　拣净枝梗杂质，捣碎用。

【应　用】　1. 感冒发热：荷花玉兰20克，紫苏叶6克，开水泡服。2. 胃痛：荷花玉兰树皮9克，煎水服。

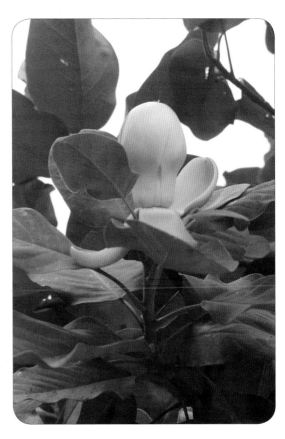

紫玉兰（辛夷）

【基　源】　本品为木兰科植物紫玉兰的干燥花蕾。

【性味功能】　味辛，性温。有祛风，通窍的功能。

【主治用法】　用于头痛，鼻渊，鼻塞不通，齿痛。用量3～9克。

【原植物】　落叶灌木，高3～4米。树皮灰白色；小枝紫褐色，平滑无毛，具纵阔椭圆形皮孔。叶互生，无毛或具短毛；叶椭圆形或倒卵状椭圆形，先端渐尖，基部圆形或楔形，全缘，上面绿色，下面浅绿色。单花生于小枝顶端，先于叶开放；花萼3，绿色，卵状披针形，长约为花瓣的1/4～1/3，通常早落；花冠6，外面紫红色，内面白色，倒卵形，长约8厘米，果实长椭圆形，有时稍弯曲。花期2～5月。果期6～8月。

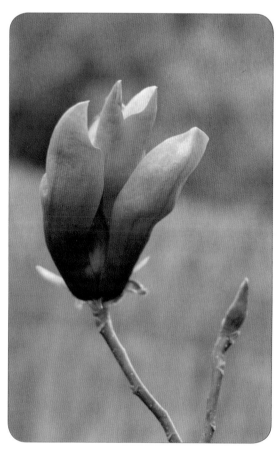

【生境分布】　生长于较温暖地区，分布于安徽、湖北、浙江、福建。

【采收加工】　从10月中旬植株落叶后至翌年2月底开花前采摘花蕾。剪去枝梗，阴干或晒干。

【性状鉴别】　深紫褐色，变褐色，圆柱形，长7～10厘米；成熟蓇葖近圆球形，顶端具短喙。

【炮　制】　拣净枝梗杂质，捣碎用。

【应　用】　1. 鼻渊：辛夷25克，苍耳子8克，白芷50克，薄荷叶2克，研为细末，每次服7克。2. 鼻塞不知香味：辛夷、皂角、石菖蒲等分，研末，绵裹塞鼻中。

武当玉兰
（辛夷）

【基　　源】　本品为木兰科植物武当玉兰的干燥花蕾。

【性味功能】　味辛，性温。有散风寒、通鼻窍的功效。

【主治用法】　用于头痛，鼻渊，鼻塞不通、鼻流浊涕，齿痛等症。用量3～9克。外用适量。

【原植物】　别名：湖北木兰、迎春树、姜朴花。树干淡褐色，老树皮成小块片状剥落。叶倒卵形或倒卵状长圆形，先端尖，基部楔形，稍不对称。花蕾密被灰黄绿色长绢毛。花杯状，花被片12～14片，基部收缩成爪，外面玫瑰红色，内面较淡，有深紫色条纹，花药紫红色，雌蕊花柱玫瑰红色。花期4月，果期9月。

【生境分布】　生于海拔1300～2000米山地常绿或落叶、阔叶树混交林中。分布于河南西南部，陕西、甘肃南部，湖北西部，四川东部及东北部。

【采收加工】　从10月中旬植株落叶后至翌年2月底开花前采摘花蕾。阴干或晒干。

【性状鉴别】　长2～4厘米，直径1～2厘米。枝梗粗壮，皮孔红棕色。苞片外表面密被淡黄色或淡黄绿色茸毛，有的最外层苞片茸毛已脱落而呈黑褐色。花被片10-12-15，内外轮无显著差异。

【炮　　制】　拣净枝梗杂质，捣碎用。

【应　　用】　1.鼻炎、副鼻窦炎：辛夷，制乳剂，涂患处。2.鼻渊：辛夷25克，苍耳子8克，白芷50克，薄荷叶2克，研为细末，每次服7克。3.鼻塞不知香味：辛夷、皂角、石菖蒲等分，研末，绵裹塞鼻中。

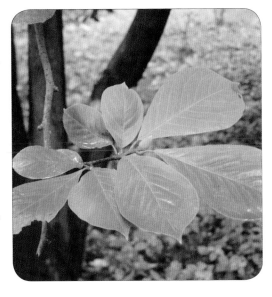

白木香（沉香）

【基　源】　本品为瑞香科植物白木香含有树脂的木材。

【性味功能】　味辛、苦，性温。有行气止痛，温中止呕，纳气平喘、暖肾的功能。

【主治用法】　用于胸腹胀闷疼痛，胃寒呕吐呃逆，肾虚气逆喘急。

【原植物】　别名：土沉香（海南）、女儿香（广东）。高大常绿乔木。叶互生，革质，长卵形、椭圆形，先端渐尖，有光泽，基部楔形，全缘。伞形花序顶生和腋生，花黄绿色；雄蕊10枚，着生于花被筒喉部；子房上位。蒴果木质，扁倒卵形，下垂，密被灰色毛，花被宿存。种子1，基部有长于种子两倍的角状附属体，棕红色。花期4～5月。果期7～8月。

【生境分布】　生于平地、丘陵。分布于广东、海南、广西等省区。

【采收加工】　全年均可采收，在树干上顺砍数刀，待其分泌树脂，数年后，即可割取含树脂的木材，即"沉香"。

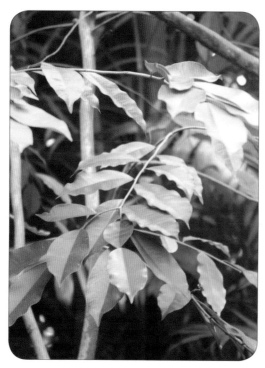

【炮　制】　刷净，劈成小块，用时捣碎或研成细粉。内服：煎汤，2～5克，后下；研末，0.5～1克；或磨汁服。

【应　用】　1. 月经不调：沉香2.4克（冲），乌药、槟榔各9克，木香3克（后下），延胡索6克，香附3克，水煎服。2. 支气管哮喘：沉香1.5克，侧柏叶3克，研末，睡前水冲服。3. 急性胃炎：沉香、丁香、肉桂，水煎服。4. 血管神经性水肿：沉香、冬葵子、白头翁，水煎服。5. 气虚便秘：沉香、肉苁蓉，水煎服。

丁香

【基　　源】　本品为桃金娘科植物丁香的花蕾。

【性味功能】　味辛，性温。有温中降逆，补肾助阳，止痛的功能。

【主治用法】　用于脾胃虚寒，呃逆呕吐，食少吐泻，心腹冷痛，肾虚阳痿，小儿吐乳，腰膝酸痛，阴冷等症。用量1～3克。

【原植物】　别名：公丁香。常绿小乔木。叶对生，革质，长圆状倒卵形，先端尖，基部渐狭至叶柄，全缘。聚伞状圆锥花序顶生，芳香；花萼肥厚，绿色后转淡紫色，长管状，先端4裂；花冠白色，带淡紫色，短管状，4裂。浆果红棕色，长方椭圆形，有光泽，先端宿存花萼，裂片肥厚，有香气。种子长方形，与果皮分离。花期6～7月。果期8～9月。

【生境分布】　我国广东、海南有栽培。

【采收加工】　9月至次年3月，花蕾由青转为鲜红时采摘，晒干。

【性状鉴别】　本品略呈研棒状，长1～2厘米。花冠圆球形，直径0.3～0.5厘米，花瓣4，复瓦状抱合，棕褐色至褐黄色，花瓣内为雄蕊和花柱，搓碎后可见众多黄色细粒状的花药。质坚实，富油性。气芳香浓烈，味辛辣、有麻舌感。

【炮　　制】　除去杂质，筛去灰屑。用时捣碎。

【应　　用】　1. 胃寒呕逆：丁香、柿蒂各3克，生姜6克，党参12克。2. 急性胃肠炎，消化不良：丁香、砂仁、白术、党参、陈皮、生姜。水煎服。3. 胃痛：丁香6克，肉桂，木香，乌药各12克。共研细粉，每服2克，每日3次。4. 头癣、体癣、手癣等：丁香，水煎，涂擦患处。

【附　　注】　母丁香为丁香的干燥果实。系在果实近成熟果采摘。

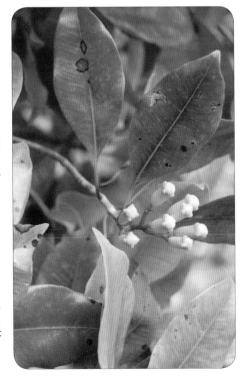

檀香

【基　　源】　本品为檀香科植物檀香树干的心材。

【性味功能】　味辛，性温。有理气，和胃，止痛的功能。

【主治用法】　用于寒凝气滞，胸腹疼痛，胃寒作痛，气逆，呕吐，冠心病，心绞痛。用量：3～6克。或入丸散。

【原植物】　常绿乔木。具寄生根。树皮棕灰色，粗糙或有纵裂，多分枝，枝柔软，开展，幼枝圆形。单叶对生，革质，椭圆状卵形或卵状披针形，先端渐尖，基部楔形，全缘，上面绿色，下面苍白色。三歧或聚伞状圆锥花序，花小，初为淡黄花后变为紫黄色，花被钟形，先端4裂，裂片卵圆形，蜜腺4枚，呈圆形，着生于花被管中部与花被片互生。核果球形，成熟时黑色，肉质多汁，内果皮坚硬，具3短棱。花期为6～7月。

【生境分布】　印度、澳大利亚、印度尼西亚和南亚野生或栽培。我国广东、海南、云南等省有引种。

【采收加工】　采伐木材后，切成段，除去树皮和边材即得。

【性状鉴别】　本品为长短不一的圆柱形木段，有的略弯曲，一般长约1米，直径10～30厘米。外表面灰黄色或黄褐色，光滑细腻，有的具疤节或纵裂，横截面呈棕黄色，显油迹；棕色年轮明显或不明显，纵向劈开纹理顺直。质坚实，不易折断。气清香，燃烧时香气更浓；味淡，嚼之微有辛辣感。

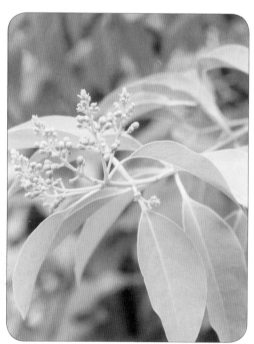

【炮　　制】　除去杂质，镑片或锯成小段，劈成小碎块。

【应　　用】　1. 心腹冷痛：檀香9克，干姜15克。开水泡饮。2. 噎膈饮食不入：檀香4.5克，茯苓、橘红各6克。研极细末，用人参汤调服。

降真香

【基　　源】　本品为芸香科降真香的树干心材、根、果实。

【性味功能】　味甘，性平。心材、根、叶：有祛风活血，理气止痛的功能。果实：有健脾消食的功能。

【主治用法】　心材、根、叶：用于风湿腰脚痛，跌打肿痛，支气管炎，骨痛，疝气痛。果实：用于食欲不振，消化不良。用量9～15克。

【原植物】　别名：山橘、山油柑。乔木，高10米。单叶对生，矩圆形或长椭圆形，先端微圆或钝且微凹，基部窄尖，全缘，上面青绿色，光亮；叶柄顶端有1结节。聚伞花序近顶部腋生，萼片、花瓣均4，青白色，花瓣两侧边缘内卷，内面密被毛；雄蕊8；子房密被毛。核果黄色，平滑，半透明。种子黑色，有肉质胚乳。花期8～9月。

【生境分布】　生常绿阔叶林中。分布于广西、广东、云南等省区。

【采收加工】　全年可采，晒干或阴干。秋冬果实成熟时采收果实。

【性状鉴别】　本品呈条块状。表面红褐色至棕紫色，有刨削之刀痕，光滑有光泽，并有纵长线纹。如劈裂之，断面粗糙，强木质纤维性，纹理细而质坚硬；气香味淡稍苦，烧之香气浓郁。

【炮　　制】　水浸后，蒸至适度，镑片或刨片，晒干。将根部挖出后，削去外皮，锯成长约50厘米的段，晒干。

【应　　用】　1. 跌打损伤：降真香、乳香、没药、三七、自然铜。研极细末，水调服，并外敷患处。2. 冠心病所致心绞痛：降真香、赤芍、川芎、红花各15克，丹参30克。制冲剂，水冲服。3. 食欲不振，消化不良：降真香、枳壳、橘红各15克。水煎服。

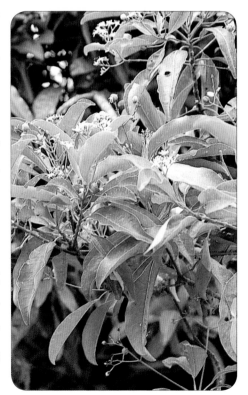

樟

【基　源】　本品为樟科乔木植物樟的木材。

【性味功能】　味辛。有祛风湿，行气血，利关节的功能。

【主治用法】　用于于风湿痹痛、心腹冷痛、霍乱腹胀、宿食不消、跌打损伤。用量9～15克，煎服；或浸酒。外用：适量，煎水熏洗。

【原植物】　别名：樟材、香樟木。常绿乔木，全株具香气。树皮黄褐色，有不规则的纵裂纹。叶互生，薄革质，卵形，长6～12厘米，宽3～6厘米，下面灰绿色，离基三出脉，脉腋有明显的腺体。圆锥花序腋生；花被片6，淡黄绿色，内面密生短毛；能育雄蕊9，花药4室，子房上位。浆果球形，紫黑色，果托杯状。花期5～6月，果期10～11月。

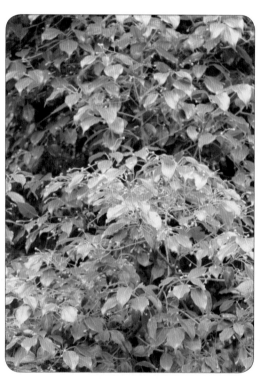

【生境分布】　生长于山坡、溪边；多栽培。分布于广东、广西、云南、贵州、浙江、福建、江苏等南方各省（区）。

【采收加工】　通常在冬季砍取樟树树干，锯段，劈成小块后晒干。

【性状鉴别】　木材块状大小不一，表面红棕色至暗棕色，横断面可见年轮。质重而硬。有强烈的樟脑香气，味清凉，有辛辣感。

【应　　用】　1. 祛风除湿：本品配伍秦艽同用。2. 解毒杀虫：本品配伍硫黄同用。

【注　　意】　孕妇忌服。

乌药

【基　　源】　本品为樟科植物乌药的块根。

【性味功能】　味辛，性温。有温肾散寒，行气止痛的功能。

【主治用法】　用于心胃气痛，吐泻腹痛，痛经，疝痛，尿频，遗尿，风湿疼痛，跌打损伤，外伤出血。用量3～12克。水煎服。气虚、内热者忌服。

【原 植 物】　别名：台乌药，香叶子树，白叶柴，青竹香，铜钱树，白背树。常绿灌木或小乔木，高达5米。根木质，纺锤形，有结节膨大，淡紫红色，内部灰白色。树皮灰绿色，小枝灰褐色至棕褐色，幼时密被褐色柔毛，老时无毛；茎枝坚韧，不易断。叶互生，革质；叶柄长0.5～1厘米，被柔毛；叶椭圆形至卵形，长3～7厘米，宽1.5～4厘米，先端尖或尾状渐尖，基部圆形或广楔形，上面亮绿色，下面灰绿白色，被淡褐色长柔毛，后变光滑，主脉3条。花小，黄绿色，伞形花序腋生，总花梗短或无，小花梗长1.5～3毫米，被毛，簇生多数小花；花单性，雌雄异株；花被6片，广椭圆形，雄花有能育雄蕊9枚，排3轮，最内1轮基部有腺体，花药2室；雌花有不育雄蕊多数，子房上位，球形，1室，胚珠1。核果近球形，成熟时变黑色，基部有浅齿状宿存花被。花期3～4月，果期9～10月。

【生境分布】　生于向阳荒地灌木林中或草丛中。分布于陕西、安徽、江苏、浙江、江西、福建、台湾、湖北、湖南、广东、广西等省区。

【采收加工】　冬、春二季采挖，除净须根，洗净泥沙晒干，称为乌药个。如刮去栓皮，切片，烘干，称为乌药片。

【炮　　制】　除去杂质；未切片者，除去细根，大小分开，浸透，切薄片，干燥。

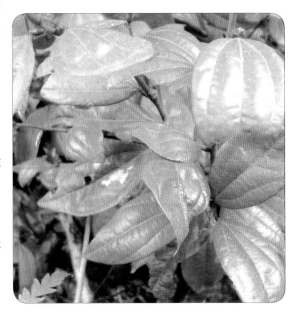

枫香脂

【基　源】　本品为金缕梅科植物枫香树的树脂。

【性味功能】　味辛、苦，性平。有祛风活血，解毒止痛，止血，生肌的功能。

【主治用法】　用于痈疽，疮疹，瘰疬，齿痛，痹痛，瘫痪，吐血，衄血，咯血，外伤出血，皮肤皲裂。外用：适量，研末撒或调敷或制膏摊贴，亦可制成熏烟药。内服：煎汤，用量3～6克；一般入丸、散剂。

【原植物】　别名：白胶香，枫脂，白胶，芸香，胶香。落叶乔木，高达30米，胸径最大可达1米，树皮灰褐色，方块状剥落；小枝干后灰色，被柔毛，略有皮孔；芽体卵形，长约1厘米，略被微毛，鳞状苞片敷有树脂，干后棕黑色，有光泽。叶薄革质，阔卵形，掌状3裂，中央裂片较长，先端尾状渐尖；两侧裂片平展；基部心形；上面绿色，干后灰绿色，不发亮；下面有短柔毛，或变秃净仅在脉腋间有毛；掌状脉3～5条，在上下两面均显著，网脉明显可见；边缘有锯齿，齿尖有腺状突；叶柄长达11厘米，常有短柔毛；托叶线形，游离，或略与叶柄连生，长1～1.4厘米，红褐色，被毛，早落。

【生境分布】　性喜阳光，多生于平地，村落附近，及低山的次生林。在海南岛常组成次生林的优势种，性耐火烧，萌生力极强；生于山地常绿阔叶林中。

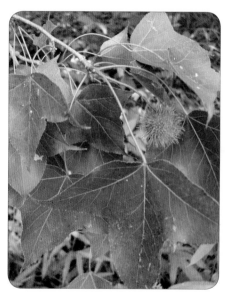

【采收加工】　选择生长20年以上的粗壮大树，于7～8月间凿开树皮，从树根起每隔15～20厘米交错凿开一洞。到11月至次年3月间采收流出的树脂。晒干或自然干燥。

【药材性状】　本品呈不规则块状，或呈类圆形颗粒状，大小不等，直径多在0.5～1厘米之间，少数可达3厘米。表面淡黄色至黄棕色，半透明或不透明。气清香，燃烧时香气更浓，味淡。

【炮　制】　取原药材，除去杂质，捣碎。

乳香

【基　　源】　本品为橄榄科植物乳香树及同属植物树皮渗出的树脂。

【性味功能】　味辛、苦，性温。有活血定痛，消肿生肌的功能。

【主治用法】　用于胸痹心痛，胃脘疼痛，痛经经闭，产后瘀阻，风湿痹痛，筋脉拘挛，跌打损伤，痈肿疮痛。用量煎汤或入丸、散，3～5克；外用适量，研末调敷。

【原植物】　别名：熏陆香，马尾香，乳头香，天泽香。乳香树　矮小灌木，高4～5米，稀达6米。树于粗壮，树皮光滑，淡棕黄色，纸状，粗枝的树皮鳞片状，逐渐剥落。奇数羽状复叶互生，长15～25厘米；小叶15～21，基部者最小，向上渐大，长卵形，长达3.5厘米，顶端者长达7.5厘米，宽1.5米，先端钝，基部圆形、近心形或截形；边缘有不规则的圆锯齿或近全缘，两面均被白毛，或上面无毛。花小，排列成稀疏的总状花序；花萼杯状，5裂，裂片三角状卵形；花瓣5，淡黄色，卵形，长约为萼片的2倍，先端急尖；雄蕊10，着生于花盘外侧，花丝短；子房上位，3～4室，柱头头状，略3裂。核果倒卵形，长约1厘米，具3棱，钝头，果皮肉质，肥厚，每室具种子1颗。花期4月。

【生境分布】　乳香树生于热带沿海山地，分布于红海沿岸至利比亚、苏丹、土耳其等地。

【采收加工】　春、夏季均可采收，以春季为盛产期。采收时，于树干的皮部由下向上顺序切伤，并开一狭沟，使树脂从伤口渗出，流入沟中，数日后汇成干硬的固体，即可采取。落于地面者常黏附砂土杂质，品质较次。

【炮　　制】　醋乳香：取净乳香，照醋炙法炒至表面光亮。每100公斤乳香，用醋5公斤。

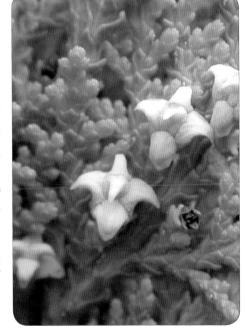

没药

【基　　源】　本品为橄榄科植物地丁树或哈地丁树的干燥树脂。

【性味功能】　味苦，性平。有散瘀定痛，消肿生肌的功能。

【主治用法】　用于胸痹心痛，胃脘疼痛，痛经经闭，产后瘀阻，风湿痹痛，跌打损伤，痛肿疮疡。用量 3 ~ 5 克，炮制去油，多入丸散用。

【原植物】　别名：末药。低矮灌木或乔木，高约 3 米。树干粗，具多数不规则尖刺状的粗枝；树皮薄，光滑，小片状剥落，淡橙棕色，后变灰色。叶散生或丛生，单叶或三出复叶；小叶倒长卵形或倒披针形、中央 1 片长 7 ~ 18 毫米，宽 4 ~ 8 毫米，远较两侧 1 对为大，钝头，全缘或末端稍具银齿。花小，丛生于短枝上；萼杯状，宿存，上具 4 钝齿；花冠白色，4 瓣，长圆形或线状长圆形，直立；雄蕊 8，从短杯状花盘边缘伸出，直立，不等长；子房 3 室，花柱短粗，柱头头状。核果卵形，尖头、光滑、棕色。外果皮革质或肉质。种子 1 ~ 3 颗，但仅 1 颗成熟，其余均萎缩。花期夏季。

【生境分布】　生于海拔 500 ~ 1500 米的山坡地。分布于热带非洲和亚洲西部。

【采收加工】　11 月至翌年 2 月采收。树脂可由树皮裂缝自然渗出；或将树皮割破，使油胶树脂从伤口渗出。初呈淡黄白色黏稠液，遇空气逐渐凝固成红棕色硬块。采得后去净杂质，置干燥通风处保存。

【药材性状】　1. 天然没药：呈不规则颗粒性团块，大小不等，大者直径长达 6 厘米以上。表面黄棕色或红棕色，近半透明部分呈棕黑色，被有黄色粉尘。

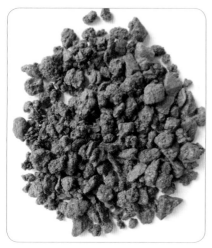

质坚脆，破碎面不整齐，无光泽。有特异香气，味苦而微辛。2. 脂质没药：呈不规则块状和颗粒，多黏结成大小不等的团块，大者直径长达 6 厘米以上，表面棕黄色至棕褐色，不透明，质坚实或疏松，有特异香气，味苦而有黏性。

【炮　　制】　醋没药：取净没药，照醋炙法炒至表面光亮。每 100 公斤没药，用醋 5 公斤。

血竭

【基　源】　本品为棕榈科植物麒麟竭果实及树干的树脂。

【性味功能】　味甘、咸，性平。有活血疗伤，止痛生肌，敛疮止血的功能。

【主治用法】　用于跌打损伤，外伤出血，伤口久不愈合。内服，研末，1~2克，或入丸剂；外用研末撒或入膏药内敷贴。不宜入煎剂，应研末冲服；孕妇忌用。

【原形态】　别名：麒麟竭、血竭粉、血竭块。羽状复叶在枝梢互生，基部有时近于对生；叶柄和叶轴均被稀疏小刺，小叶片多数，互生，条形至披针形。花单性，雌雄异株，肉穗花序形大，具有圆锥状分枝；基部外被长形苞包，花黄色。果实核果状，阔卵形或近球形，果皮赤褐色，表皮密被复瓦状鳞片。

【生境分布】　多为栽培，分布于马来西亚、印度尼西亚、伊朗等地，我国广东、台湾等地也有栽培。

【采收加工】　采收成熟果实捣烂，置布袋中，榨取树脂，然后煎熬至胶状，冷却凝固成块状物；或取果实，置笼内蒸，使树脂渗出；也有将树干砍破或钻以若干个小孔，使树脂自然渗出，凝固而成。

【应　用】　1. 跌打损伤，筋骨疼痛：常配没药、乳香、儿茶等药用，如七厘散。2. 产后瘀滞腹痛、痛经、经闭及其他瘀血心腹刺痛：配伍莪术、当归、三棱等同用。3. 瘀血阻滞、血不归经之出血病证，如外伤出血、血痔肠风等：可单用研末外敷患处；也可配伍乳香、儿茶、没药等，如七厘散。4. 疮疡久溃不敛之证：可单用本品研末外敷；也可配伍没药、乳香等，如血竭散。

【注　意】　无瘀血者不宜用。

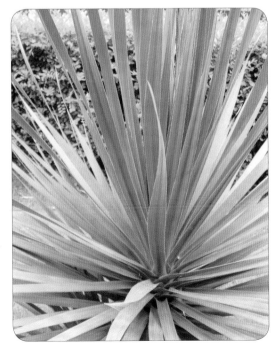

安息香

【基　　源】　本品为安息香科植物白花树的干燥树脂。树干经自然损伤或于夏、秋二季割裂树干，收集流出的树脂，阴干。

【性味功能】　味辛、苦，性平。有开窍清神，行气活血，止痛的功能。

【主治用法】　用于中风痰厥，气郁暴厥，中恶昏迷，心腹疼痛，产后血晕，小儿惊风。用法用量，0.6～1.5克，多入丸散用。

【原植物】　别名：白花榔。乔木，高10～20米。树皮绿棕色，嫩枝被棕色星状毛。叶互生，长卵形，长达11厘米，宽达4.5厘米，叶缘具不规则齿牙，上面稍有光泽，下面密被白色短星状毛；叶柄长约1厘米。总状或圆锥花序腋生及顶生，被毡毛；苞片小，早落；花萼短钟形，5浅齿；花冠5深裂，裂片披针形，长约为萼筒的3倍；花萼及花瓣外面被银白色丝状毛，内面棕红色；雄蕊8～10，花药线形，2室；子房上位，卵形，密被白色茸毛，下部2～3室，上部单室，花柱细长，棕红色。果实扁球形，长约2厘米，灰棕色。种子坚果状，红棕色，具6浅色纵纹。

【生境分布】　野生或栽培于稻田边。分布于印度尼西亚的苏门答腊及爪哇，江西、福建、湖南、广东、海南、广西、贵州、云南等地。

【采收加工】　生长10年以上的健壮成龄树，在夏、秋两季割胀。割脂前，先进行乙烯利处理，于距离地面9～12厘米的树干基部，在同一水平线上按等距离用小刀浅刮树皮3处，然后将10%乙烯利油剂薄薄地在刮面上刷1层，

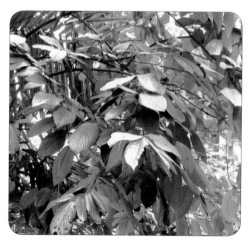

刷药要在晴天进行，处理后9～11天，即可开割。一个割脂周期内平均单株产量200～250克。收集的液状树脂放阴凉处，自然干燥变白后，用纸包好放木箱内贮藏。树脂受热易融化，切忌阳光曝晒。

【炮　　制】　酒制：取安息香加酒与水煮4～5小时至成粉膏状，或煮至沉于底部凝成块时，取出晒干。

苏合香

【基　　源】　本品为金缕梅科植物苏合香树的树干渗出的香树脂，经加工精制而成。

【性味功能】　味辛，性温。有开窍，辟秽，止痛的功能。

【主治用法】　用于中风痰厥，猝然昏倒，胸腹冷痛，惊痫。用法用量，0.3 ～ 1 克，宜入丸散服。

【原植物】　别名：苏合油、流动苏合香。乔木，高 10 ～ 15 米。叶互生；具长柄；托叶小，早落；叶片掌状 5 裂，偶为 3 或 7 裂，裂片卵形或长方卵形，先端急尖，基部心形，边缘有锯齿。花小，单性，雌雄同株，多数成圆头状花序，黄绿色。雄花的花序成总状排列；雄花无花被，仅有苞片；雄蕊多数，花药矩圆形，2 室纵裂，花丝短。雌花的花序单生；花柄下垂；花被细小；雄蕊退化；雌蕊多数，基部愈合，子房半下位，2 室，有胚珠数颗，花柱 2 枚，弯曲。果序圆球状，直径约 2.5 厘米，聚生多数蒴果，有宿存刺状花柱；蒴果先端喙状，成熟时顶端开裂。种子 1 或 2 枚，狭长圆形，扁平，顶端有翅。

【生境分布】　喜生于湿润肥沃的土壤。原产小亚细亚南部。我国广西有栽培。主产土耳其西南部。

【采收加工】　夏季将树皮划伤或割破使树脂渗入树皮部。秋季将树皮剥下，榨取树脂，即成为天然苏合香，进一步加工为精制苏合香。

【药材性状】　半流动性的浓稠液体。棕黄色或暗棕色，半透明。质黏稠。气芳香。本品在 90% 乙醇、二硫化碳、氯仿或冰醋酸中溶解，在乙醚中微溶。

【炮　　制】　净制：取原药材，滤去杂质。

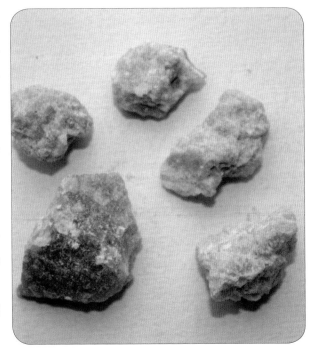

龙脑香（冰片）

【基　　源】　本品为龙脑香科植物龙脑香的树脂和挥发油加工品提取获得的结晶，是近乎纯粹的右旋龙脑。

【性味功能】　味辛苦，性凉。有开窍醒神，清热止痛的功能。

【主治用法】　用于热病神昏、痉厥，中风痰厥，气郁暴厥，中恶昏迷，目赤，口疮，咽喉肿痛，耳道流脓。用法用量，0.15～0.3克，入丸散用；外用研粉点敷患处。

【原植物】　别名：冰片、片脑、桔片、梅花冰片、羯布罗香、梅花脑、冰片脑、梅冰。乔木，常有星状毛或盾状的鳞秕；木质部有树脂。单叶，革质，互生，全缘或具波状圆齿；托叶小或大，脱落。花两性，辐射对称，芳香，排成顶生或腋生的圆锥花序，稀为聚伞花序；苞片小或无，稀大而宿存；萼筒长或短，与子房离生或合生，花萼裂片5，结果时通常扩大成翅；花瓣5片，分离或稍合生，常被毛；雄蕊5～15或更多，下位或周位，子房上位，稀半下位，3室，每室有下垂或倒生的胚珠2颗。果不开裂或开裂，通常有种子1枚，常为增长的宿萼所围绕，花萼裂片中2或3枚或全部发育成狭长的翅。

【生境分布】　分布南洋群岛一带。

【采收加工】　从龙脑香树干的裂缝处，采取干燥的树脂，进行加工。或砍下树干及树枝，切成碎片，经水蒸气蒸馏升华，冷却后即成结晶。

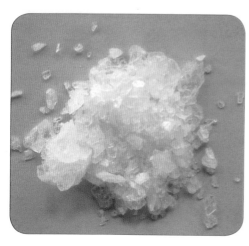

【药材性状】　为半透明似梅花瓣块状、片状的结晶体，故称"梅片"；直径0.1～0.7厘米，厚约0.1厘米；类白色至淡灰棕色，气清香，味清凉，嚼之慢慢溶化。燃烧时无黑烟或微有黑烟。

【炮　　制】　取树枝碎片，用水蒸气蒸馏升华，冷却后即成结晶而得。或取干燥树脂。亦可用化学方法合成。

【基　源】　本品为樟科植物樟的根、树干、枝及叶经加工制成的颗粒或透明块。

【性味功能】　味辛，性热；有小毒。有开窍，除湿，止痛，止痒的功能。

【主治用法】　用于霍乱，心腹诸痛。外用寒湿脚气，风湿骨痛，跌打损伤，疥癣痒疮等。内服宜慎，0.1～0.2克。外用适量。孕妇忌服。

樟（樟脑）

【原植物】　常绿乔木，有香气。叶互生，革质，长卵形或卵状椭圆形，先端长尖，基部广楔形，全缘，有光泽，脉腋有腺点。圆锥花序腋生，绿白色或黄绿色，花被片6。果实卵球形，紫黑色，基部有膨大花托。花期4～5月。果期10～11月。

【生境分布】　栽培或野生于河边或湿润地。分布于长江以南各省区。

【采收加工】　锯断树干、根、叶，切碎，蒸馏冷却，为粗樟脑；再进行升华得精樟脑粉；压模成块，即得樟脑块。

【炮　制】　将树根、树干、树枝，锯劈成碎片，置蒸馏器中进行蒸馏，樟木中含有的樟脑及挥发油随水蒸气馏出，冷却后，即得粗制樟脑。粗制樟脑再经升华精制，即得精制樟脑粉。将此樟脑粉入模型中压榨，则成透明的樟脑块。宜密闭瓷器中，放干燥处。

【应　用】　1. 风火牙痛：樟脑，细辛各6克；制成霜，用棉球裹，敷患牙处咬定。2. 猝然昏倒，热病神智昏迷：樟脑与麝香等配合入散剂或丸剂用。3. 慢性下肢溃疡：鲜树皮适量，洗净切碎，烤干研粉，洗净创面，药粉敷上，加些消炎粉包扎，每周3次。

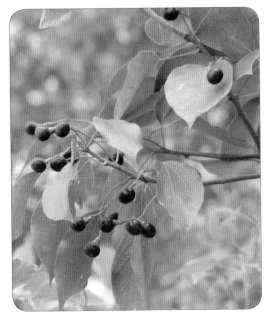

阿魏

【基　源】　本品为伞形科植物新疆阿魏或阜康阿魏的树脂。

【性味功能】　味苦、辛，性温。有消积，散痞，杀虫的功能。

【主治用法】　用于肉食积滞，瘀血癥瘕，腹中痞块，虫积腹痛。
用法用量，1～1.5克。多入丸散和外用膏药。

【原植物】　别名：臭阿魏，细叶阿魏。多年生草本，具强烈蒜臭味。根生叶近肉质，早落；近基部叶三至四回羽状全裂，长达50厘米，叶柄基部略膨大；末回裂片长方披针形或椭圆状披针形，灰绿色，下面常有毛；茎上部叶一至二回羽状全裂。花茎粗壮，高达2米，具纵纹。花单性或两性；复伞形花序顶生，中内花序有伞梗20～30枝，每枝又有小伞梗多枝；两性花和单性花各成单独花序，或两性花序中内着生1雌花序；两性花黄色；萼齿5，小；花瓣5，椭圆形；雄蕊5，长于花瓣；雄花与两性花相似；雌花白色，花盘肥大，2心皮合生，被毛。双悬果卵形、长卵形或近方形，长16～22毫米，宽6～12毫米，背面无毛，果棱10条，丝状，略突起，油管多数，极狭。花期3～4月，果期4～5月。

【生境分布】　生于戈壁滩及荒山上。主要分布于我国的新疆。

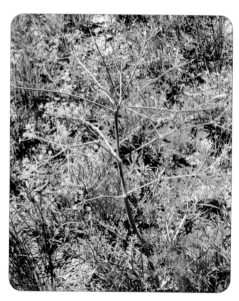

【采收加工】　春末夏初盛花期至初果期，分次由茎上部往下斜割，收集渗出的乳状树脂，阴干。

【药材性状】　本品为不规则的块状和脂膏状。颜色深浅不一，表面蜡黄色至棕黄色。块状者体轻、质地似蜡，断面稍有孔隙；新鲜切面颜色较浅，放置后色渐深。脂膏状者黏稠，灰白色。具强烈而持久的蒜样特异臭气，味辛辣，嚼之有灼烧感。

【炮　制】　拣去杂质，砍成小块。

芦荟

【基　　源】　本品为百合科植物芦荟的鲜叶或叶的干浸膏。

【性味功能】　味苦，性寒。有清肝热、通便的功能。

【主治用法】　用于头晕，头痛，耳鸣，烦躁，便秘，小儿惊痫。用量 3 ~ 15 克。外用于龋齿，疔痈肿毒，烧烫伤。

【原植物】　别名：斑纹芦荟多年生肉质常绿草本，有短茎。叶莲座状，肥厚，多汁，叶片披针形，基部较宽，先端长渐尖，粉绿色，具白色斑纹，边缘疏生三角形齿状刺，刺黄色。花茎单一或分枝，有少数苞片；总状花序顶生，下垂，花被管状，花黄色或具红色斑点。蒴果三角形，室背开裂。花期 7 ~ 8 月。

【生境分布】　喜生于湿热地区，多栽培于温室中。

【采收加工】　随采随鲜用；或自基部切断叶，收集流出的汁，干燥。

【性状鉴别】　本品呈不规则的块状，大小不一。老芦荟显黄棕色、红棕色或棕黑色；质坚硬，不易破碎，断面蜡样，无光泽，遇热不易溶化。新芦荟显棕黑色而发绿，有光泽，黏性大，遇热易溶化；质松脆，易破碎，破碎面平滑而具玻璃样光泽；有显著的酸气，味极苦。

【炮　　制】　净制：拣去杂质，砍成小块。炒制：取芦荟块用微火炒至焦黑色。

【应　　用】　1. 习惯性便秘、热积便秘：芦荟21克，朱砂15克，研细末，酒少许为丸，每服3.6克。2. 小儿疳积：芦荟、白芍、独脚金、萹蓄、甘草、厚朴、山楂、布渣叶。水煎服。3. 肝火旺，头痛，耳鸣，易怒，大便秘结：芦荟、大黄、青黛各15克，龙胆、黄柏、黄芩、栀子各30克，木香6克，制丸，姜汤送服。4. 胆道结石合并感染：芦荟、龙胆。水煎服。

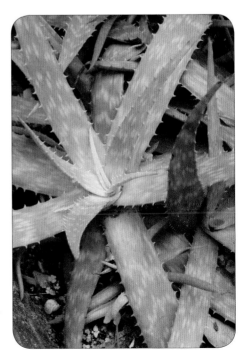

黄柏
（关黄柏）

【基　　源】　本品为芸香科植物黄檗的树皮。

【性味功能】　味苦，性寒。有清热燥湿，泻火除蒸，解毒疗疮的功能。

【主治用法】　用于湿热泻痢，黄疸，带下，热淋，脚气，风湿性关节炎，泌尿系感染，骨蒸劳热，盗汗，遗精。用量3～12克。外用于疮疡肿毒，湿疹，瘙痒，口疮，黄水疮，烧、烫伤。外用适量。

【原植物】　高大落叶乔木。树皮具厚栓皮，有弹性，内层鲜黄色。单数羽状复叶对生；小叶5～13，长圆状披针形、卵状披针开或近卵形，有波状细钝锯齿及缘毛，齿缘有腺点，中脉基部有白色长柔毛。聚伞状圆锥花序顶生，花轴及花枝有毛；花单性，雌雄异株；花瓣5，黄白色。浆果状核果圆球形，紫黑色，有特殊香气。花期5～6月。果期9～10月。

【生境分布】　生于杂木林或山间河谷有栽培。分布于东北、华北及山东、江苏、浙江等省区。

【采收加工】　3～6月间剥取树皮，晒至半干，压平，刮净外层栓皮至露出黄色内皮，晒干。

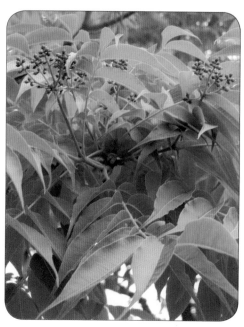

【炮　　制】　黄柏：拣去杂质，用水洗净，捞出，润进，切片成切丝，晒干。黄柏炭：取黄柏片，用武火炒至表面焦黑色（但须存性），喷淋清水，取出放凉，晒干。

【应　　用】　1. 热痢：黄柏、白头翁、秦皮。水煎服。2. 湿热黄疸：黄柏、栀子各6克，甘草3克。水煎服。3. 皮肤湿疹，泌尿系感染：黄柏、苦参、荆芥、苏叶，水煎服，并水煎洗患处或湿敷。4. 流行性结膜炎：黄柏。水煎，洗眼。

川黄柏（黄柏）

【基　源】　本品为芸香科植物黄皮树的干燥树皮。

【性味功能】　味苦，性寒。有清热燥湿，泻火除蒸，解毒，消炎杀菌，镇咳祛痰的功能。

【主治用法】　用于湿热泻痢，黄疸，风湿性关节炎，泌尿系感染，遗精，赤白带下，盗汗，热淋，骨蒸劳热，痔疮，便血，足膝肿痛，目赤肿痛，口舌生疮，痈肿疮毒，湿疹瘙痒等症。用量 3 ～ 12 克。

【原植物】　别名：黄皮树。高大落叶乔木。树皮灰棕色，木栓层厚，内层薄，鲜黄色，有黏性。小枝通常暗红棕色或紫棕色，无毛。奇数羽状复叶对生，小叶 7 ～ 15，长圆状披针形至长圆状卵形，全缘，下面有长柔毛。花序圆锥状；花小，黄绿色，5 数，雌雄异株。果轴及果枝密生短毛。浆果状核果球形，密集成团，紫黑色。花期 5 ～ 6 月，果期 10 月。

【生境分布】　生于杂木林中，有栽培。分布于陕西、浙江、江西、湖北、四川、贵州、云南等省。

【采收加工】　夏至，剥取树皮后，趁鲜除去粗皮，晒干。

【炮　制】　黄柏：拣去杂质，用水洗净，捞出，润进，切片成切丝，晒干。黄柏炭：取黄柏片，用武火炒至表面焦黑色（但须存性），喷淋清水，取出放凉，晒干。盐黄柏：取黄柏片，用盐水喷洒，拌匀，置锅内用文火微炒，取出放凉，晾干（每黄柏片 100 斤用食盐 2 斤半，加适量开水溶化澄清）。酒黄柏：取黄柏片，用黄酒喷洒拌炒如盐黄柏法（每黄柏片 100 斤用黄酒 10 斤）。

【应　用】　同黄柏。

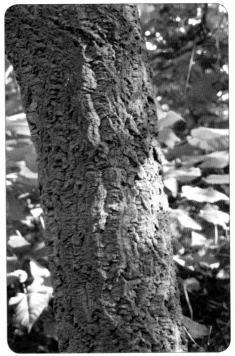

黄栌
（黄栌叶）

【基　源】　本品为漆树科植物黄栌的嫩枝及叶；根也供药用。

【性味功能】　味辛，苦，性凉。有清热解毒，散瘀止痛的功能。

【主治用法】　用于急性黄疸型肝炎，慢性肝炎，无黄疸型肝炎，麻疹不出。外用水、火烫伤，漆疮，丹毒，煎水洗患处。用量15～30克。外用适量。

【原植物】　落叶灌木或小乔木。单叶互生，卵圆形或倒卵形，先端圆或微凹，基部近圆形或宽楔形，全缘，两面被灰色柔毛。圆锥花序顶生，被柔毛，花杂性；花萼5，裂片卵状三角形；花瓣5，黄绿色，卵形或卵状披针形。果序紫绿色。核果肾形，熟时红色。花期4～5月，果期6～7月。

【生境分布】　生于向阳山坡、疏林中或栽培。分布于华北及山东、浙江、湖北、贵州、四川、云南等省。

【采收加工】　夏季枝叶茂盛时砍下枝条，摘下叶晒干。

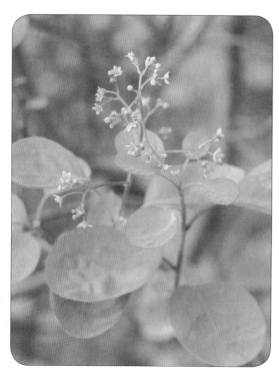

【性状鉴别】　本品叶片呈纸质多缩皱，破碎，完整者展平后卵圆形至倒卵形，长3～8厘米，宽2.5～10厘米。灰绿色，两面均被白色短柔毛，下表面沿叶脉处较密；叶柄长1.4～7.5厘米。气微香，味涩、微苦。

【炮　制】　叶：采收，扎成把，晒干；根：洗净，切段晒干。

【应　用】　1.急性黄疸型肝炎：制成黄栌糖浆，水丸或片剂。呈人每次3克，小儿减半，或枝叶30克，水煎服。2.漆疮，烫伤：枝叶适量，煎水洗患处。

本草纲目原色图谱

800例

3 卷

林余霖　编著

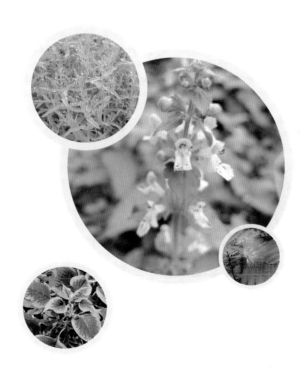

华龄出版社
HUALING PRESS

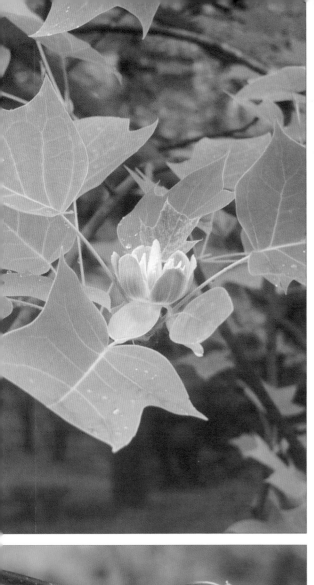

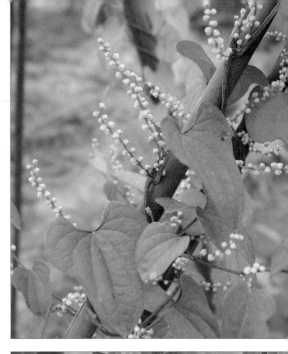

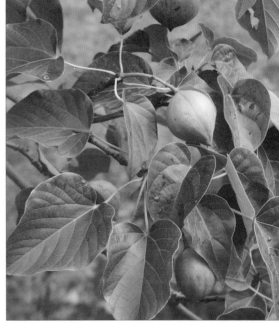

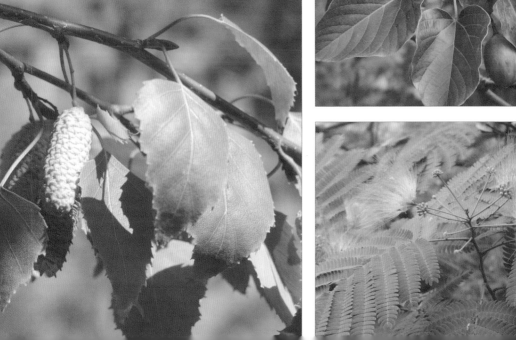

厚朴
（厚朴，厚朴花）

【基　　源】　本品为木兰科植物厚朴的树皮、根皮及枝皮。

【性味功能】　味苦、辛，性温。厚朴有温中燥湿，下气散满，消积，破滞的功能。

【主治用法】　厚朴用于胸腹胀满，反胃呕吐，食积不消，肠梗阻，痢疾，喘咳痰多等症。厚朴花用于胸脘痞闷胀满，纳谷不香等症。用量3～9克。

【原植物】　别名：川朴。乔木。单叶互生；革质，倒卵形或倒卵状椭圆形，先端圆，有短尖，基部楔形。花与叶同时开放，花大，杯状，白色，芳香；花被片9～12，或更多，厚肉质，外轮3片，淡绿色，内两轮乳白色，倒卵状匙形。聚合果长椭圆状卵形，外皮鲜红色，内皮黑色。花期5～6月。果期8～9月。

【生境分布】　生于温暖、湿润的山坡。全国大部分地区有栽培。

【采收加工】　厚朴：5～6月剥取树皮；堆放"发汗"后晒干。厚朴花：春末夏初花蕾未开摘下，稍蒸后，晒干或烘干。

【性状鉴别】　本品干皮呈卷筒状或双卷筒状。外表面粗糙，灰棕色或灰褐色。内表面紫棕色或深紫褐色，较平滑，具细密纵纹，划之显油痕。根皮呈单筒状或不规则块片；有的弯曲似鸡肠，习称"鸡肠朴"。质硬，较易折断，断面纤维性。枝皮呈单筒状。质脆，易折断，断面纤维性。

【炮　　制】　厚朴：刮去粗皮，洗净，润透，切丝，晒干。姜厚朴：取生姜切片煎汤，加净厚朴，煮透，待汤吸尽，取出，及时切片，晾干。

【应　　用】　1. 阿米巴痢疾：厚朴6克。水煎服。2. 腹满痛大便闭者：厚朴、大黄、枳实。水煎服。3. 虫积腹痛：厚朴、槟榔各6克，乌梅2个。水煎服。

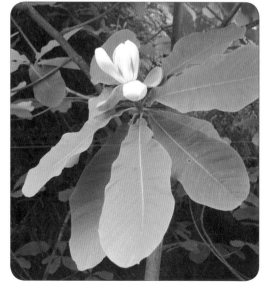

杜仲

【基　　源】　本品为杜仲科植物杜仲的干燥树皮。

【性味功能】　味甘、微辛，性温。有补肝肾，强筋骨，安胎，降血压的功能。

【主治用法】　用于肾虚腰痛，筋骨痿弱，阳痿，梦遗，胎动不安，妊娠漏血，小便余沥，高血压等。用量 6～10 克。

【原 植 物】　落叶乔木。树皮折断后有银白色橡胶丝。小枝具片状髓心。单叶互生，卵状椭圆形，先端锐尖，基部宽楔形或圆形，边缘有锯齿，背面脉上有长柔毛。雌雄异株，无花被。小坚果具翅，扁平。花期 4～5 月，果期 9～10 月。

【生境分布】　生于山地林中或栽培。分布于陕西、甘肃、河南、湖北、湖南、四川、云南、贵州、浙江等。

【采收加工】　4～6 月剥取树皮堆置"发汗"，经 5～7 天，至内皮层紫褐色时取出，晒干，再刮去粗皮。

【炮　　制】　杜仲：除去粗皮，洗净，润透，切成方块或丝条，晒干。盐杜仲：先用食盐加适量开水溶化，取杜仲块或丝条，使与盐水充分拌透吸收，然后置锅内，用文火炒至微有焦斑为度，取出晾干。杜仲炭：取杜仲块，置锅内用武火炒至黑色并断丝，但须存性，用盐水喷洒，取出，防止复燃，晾干即得，或取杜仲块，先用盐水拌匀吸尽后置锅中，用武火炒至黑色并断丝存性，用水喷灭火星，取出晾干。

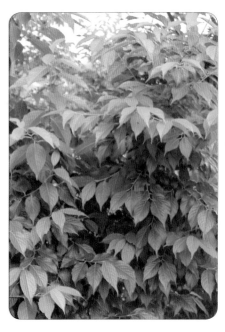

【应　　用】　1. 肾虚腰痛、足膝痿软、头晕耳鸣：杜仲、续断、菟丝子、肉苁蓉。水煎服。2. 先兆性流产：杜仲、续断、桑寄生各 9 克，菟丝子 6 克。水煎服。3. 强壮、安胎：杜仲、当归、白术、泽泻。水煎服。4. 肾虚型高血压：杜仲、黄芩、夏枯草、桑寄生、牛膝。水煎服。

香椿

【基　　源】　本品为楝科植物香椿的根皮、叶、嫩枝及果实。

【性味功能】　味苦、涩，性温。有祛风利湿，止血止痛的功能。

【主治用法】　根皮用于痢疾，肠炎，泌尿感染，便血，白带，血崩，风湿腰腿痛。嫩枝及叶用于痢疾。果实用于胃及十二指肠溃疡，慢性胃炎。

【原植物】　乔木。双数羽状复叶，互生，有特殊香气；小叶5～11对，对生；纸质，长圆形或披针状长圆形，先端长渐尖，基部偏斜不对称，一边圆形，另一边楔形，边缘有疏细锯齿或近全缘，圆锥花序顶生或腋生，常下垂，花两性；萼片短小；花瓣5，白色或绿白色。果序下垂，蒴果狭椭圆形，5瓣开裂。种子椭圆形，一边有膜质长翅。花期6～7月。果期8～9月。

【生境分布】　生于村边、路旁、宅院等，多为栽培。分布于华北、华东、中南及西南等省区。

【采收加工】　根皮全年均可采剥，洗净，晒干。嫩枝、叶夏、秋季采，晒干。果实秋、冬季采摘，晒干。

【性状鉴别】　本品干燥果实，果皮开裂为5瓣，裂片披针形，先端尖，外表黑褐色，有细纹理，内表黄棕色，光滑，质脆。果轴呈圆锥形，顶端钝尖，黄棕色，有5条棕褐色棱线。断面内心松泡色黄白。种子生于果轴及果瓣之间，5列，有极薄的种翅，黄白色，半透明，基部斜口状，气微弱。

【炮　　制】　采收，洗净，晒干。

【应　　用】　1.急性细菌性痢疾：香椿15克，水煎服。2.唇上生疔：鲜香椿叶捣烂，和酒饮服。3.小儿头生白秃，发不生出：香椿、楸叶、桃叶，捣烂取汁敷患处。

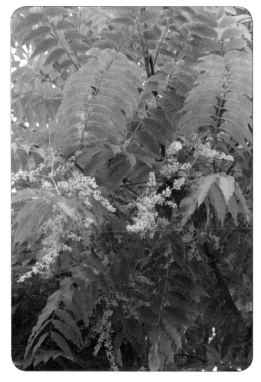

椿皮

【基　　源】　本品为苦木科植物臭椿的干燥根皮或干皮。

【性味功能】　味苦、涩，性寒。有清热燥湿，涩肠，止血的功能。

【主治用法】　用于慢性痢疾，肠炎，腹泻，胃及十二指肠溃疡，便血，遗精，白带。用量6～9克，水煎服。

【原植物】　别名：臭椿，椿根皮，樗白皮，樗根皮，樗木。落叶乔木，高达20米。树皮灰褐色，光滑，有纵裂纹，幼枝有细毛。单数羽状复叶，互生，小叶13～21，小叶柄短；小叶卵状披针形，长7～12厘米，宽2～5厘米，先端渐尖，基部偏斜，一边圆形，另一边楔形，近基部处常有1～2对粗齿，齿端有1圆形腺体，全缘，有时稍皱缩或反卷，搓碎有臭味。圆锥花序顶生，花小，杂性；萼片5～6，三角状卵形，边缘有细毛；花瓣5～6，绿白色；雄花有雄蕊10，着生于花盘基部；两性花雄蕊较短，且少于10枚；雌蕊有5～6心皮，基部多少连合，柱头5裂。翅果扁平，长椭圆形，淡黄绿色或淡红褐色，每个翅果中部有1种子。种子卵圆形或近圆形，扁平，淡褐色，光滑。花期6～7月。果期8～9月。

【生境分布】　生于山坡、林中。分布于全国各地。

【采收加工】　春季剥取根皮或干皮，刮去或不刮去外面粗皮，晒干。

【药材性状】　椿皮为不整齐的片状或卷片状，长宽不一，厚0.3～1厘米。

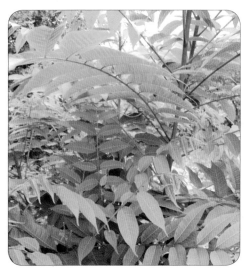

外表面灰黄色或黄褐色，粗糙，有多数突起的纵向皮孔及不规则纵、横裂纹，除去粗皮者显黄白色；质硬而脆，断面外层颗粒性，内层纤维性。气微，味苦。

【炮　　制】　1. 椿皮：除去杂质，洗净，润透，切丝或段，干燥。2. 麸炒椿皮：取麸皮，撒在热锅中，加热至冒烟时，加入净椿皮丝，迅速翻动，炒至微黄色时，取出，筛去麸皮，放凉。

梓树

【基　源】　本品为紫葳科植物梓树的果实、树白皮、根白皮。

【性味功能】　果实味甘，性平。有利尿，消种的功能。梓白皮味苦，性寒。有利湿热，杀虫的功能。

【主治用法】　果实用于浮肿，慢性肾炎，膀胱炎，肝硬化腹水，用量9～15克。树皮用于湿疹，皮肤瘙痒，小儿头疮。

【原植物】　别名：臭梧桐、黄金树、豇豆树。落叶大乔木，树冠扩张。叶对生，有长柄；叶广卵形或近圆形，先端突尖或长尖，基部心形或近圆形，全缘有波齿或3～5浅裂，上面有灰白色柔毛。圆锥花序顶生，淡黄白色；花冠钟形，内有橘黄色条纹及紫色斑点；发育雄蕊2，内藏；子房2室。蒴果细长，长20～30厘米，径5～9毫米；深褐色，幼时生长白毛。种子扁平长椭圆形，两端各有一束白色丝光长毛。花期6～8月。果期8～9月。

【生境分布】　有栽培。分布于东北、华北、西北及长江流域各省。

【采收加工】　秋季果实成熟时摘下果实，阴干或晒干；冬春季可采剥树皮及根皮，刮去外层粗皮，晒干。

【性状鉴别】　本品根皮呈块片状，大小不等。长约20～30厘米，宽2～3厘米，厚3～5毫米，皮片多呈卷曲状。外表栓皮棕褐色，皱缩，有小支根脱落的痕迹，但不具明显的皮孔，栓皮易脱落；内表面黄白色，平滑细致，有细小的网状纹理；断面不平整，有纤维（即皮层及韧皮部纤维），撕之不易成薄片。

【炮　制】　将皮剥下，晒干。

【应　用】　1.慢性肾炎，浮肿，蛋白尿：梓实25克。水煎服。2.湿疹，皮肤瘙痒：梓白皮适量，煎水外洗患处。3.小儿头疮：鲜梓白皮，加水捣烂取汁，外敷患处。

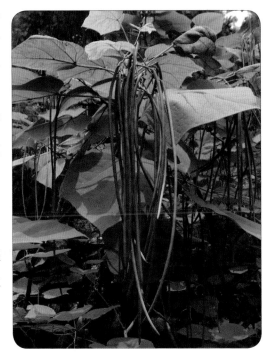

刺楸
（川桐皮）

【基　　源】　本品为五加科植物刺楸的树皮。

【性味功能】　味辛、苦，性凉。有祛风，除湿，通络，止痛，杀虫的功能。

【主治用法】　用于风湿痹痛、腰膝酸痛；外治皮肤湿疹、疥癣。用量 9 ~ 15 克，外用适量。

【原植物】　落叶乔木，枝干有粗大硬刺。单叶在长枝上互生，短枝上簇生，叶片直径 7 ~ 20 厘米，或更大，掌状 5 ~ 7 裂，裂片三角状卵圆形至椭圆卵形，先端渐尖或长尖，边缘有细锯齿，无毛或下面基部脉腋有簇毛，叶柄长 30 ~ 60 厘米。伞形花序聚生为顶生圆锥花序；花白色或淡黄绿色，花萼 5 齿；花瓣 5；雄蕊 5，花丝长于花瓣 1 倍以上；子房下位，2 室，花柱 2，合生成柱状，顶端分离。果球形，成熟时蓝黑色，直径约 5 毫米。花期 7 ~ 8 月，果期 9 ~ 10 月。

【生境分布】　生于山谷、溪旁、林缘或疏林中。分布于东北、华北、华中、华南和西南。

【采收加工】　全年可采，多在初夏。剥取树皮，洗净，晒干。

【性状鉴别】　本品干燥树皮呈卷筒状或条块状，厚 1 ~ 2 毫米。栓皮粗糙，

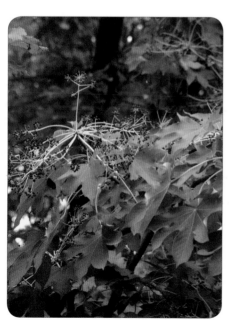

表面灰白色至灰棕色，有较深的纵裂纹及横向小裂纹，散生黄色圆点状皮孔，并有纵长的钉刺；钉刺灰白色，有黑色斑点，顶端尖锐或已磨成钝头，基部长圆形；钉刺脱落，露出黄色内皮。内表而黄色或紫红色，光滑，有纵纹。质坚硬，折断面裂片状。气弱，味苦。

【炮　　制】　用水洗净，去刺，润透，切丝，晒干。

【应　　用】　1. 风湿痹痛、腰膝酸痛：川桐皮 9 克。水煎服。2. 皮肤湿疹、疥癣：川桐皮适量，水煎洗患处。

掌楸

【基　　源】　本品为木兰科植物鹅掌楸的根和树皮。

【性味功能】　味辛、性温。有祛风除湿、强壮筋骨、止咳的功能。

【主治用法】　根用于风湿关节炎；皮用于因水湿风寒所引起的咳嗽，气急，口渴，四肢微浮。用量 25 ～ 50 克。

【原植物】　别名：马褂木。大乔木。叶互生，马褂状，先端平截或微凹，基部浅心形，边缘 2 裂片，裂片先端尖。花单生于枝顶，杯状；花被片 9，外 3 片萼片状；绿色。内 6 片花瓣状，直立，黄色。聚合果黄褐色，卵状长圆锥形，由具翅的小坚果组成，小坚果含种子 1 ～ 2 粒。花期 5 月。果期 9 ～ 10 月。

【生境分布】　生于山林或阴坡水沟边；或栽培观赏。分布于安徽、浙江、江西、湖北、四川等地。

【采收加工】　秋季采收根，晒干。夏、秋季采剥树皮。晒干。

【应　　用】　1. 风寒咳嗽：鹅掌楸树皮 50 克，芫荽 15 ～ 20 克，老姜三片，甘草 10 克，水煎，冲红糖，早、晚饭前服。2. 痿症（肌肉萎缩）：鹅掌楸根、大血藤各 50 克，茜草根 10 克，豇豆、木通各 15 克，红花 25 克。泡酒服。3. 风湿关节痛：鹅掌楸根、刺桐各 50 克。煨水服。

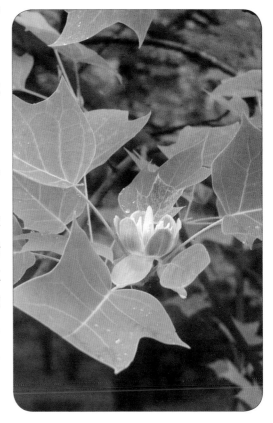

花楸

【基　源】　本品为蔷薇科植物花楸的果实和茎皮。

【性味功能】　味甘、苦，性平。果实有健胃补虚的功能。茎皮有镇咳祛痰，健脾利水功能。

【主治用法】　果实用于胃炎，维生素 A、C 缺乏症，水肿等。茎皮用于慢性气管炎，肺结核，哮喘，咳嗽，水肿等。用量：果实 30 ~ 60 克；茎皮 9 ~ 15 克。

【原植物】　乔木。单数羽状复叶，托叶大，近半圆形，有粗大锯齿；小叶 5 ~ 7 对，卵状披针形至披针形，先端渐尖，基部圆形，偏斜，边缘有细锯齿，有时具重锯齿，上面无毛，下面苍白色，有稀疏柔毛或沿中脉有密集的柔毛。复伞房花序，密集花；花梗密被白色绒毛，萼筒钟状，萼片三角形，内外密生绒毛；花瓣白色。果实近球形，红色或橘红色，顶端宿存萼片闭合。花期 6 月，果期 9 ~ 10 月。

【生境分布】　生于山坡和山谷杂木林中。分布于东北、华北及甘肃、山东等省区。

【采收加工】　秋季采收，晒干备用。

【性状鉴别】　本品树皮灰色；嫩枝有绒毛；冬芽大，四锥形，密生白色绒毛。单数羽状复叶，小叶 11 ~ 15，长圆形至长圆状披针形，小叶长 2 ~ 5.5 厘米，宽 1 ~ 1.7 厘米，基部圆楔形，先端急尖，边缘 1 / 3 以上有锯齿，上面暗绿色，下面带苍白色，被白色柔毛或无毛；托叶大，近于卵形，有齿牙，宿存，至少开花后始脱落。梨果近球形，长 6 ~ 8 毫米，橙色或红色，顶端带有残存花被。

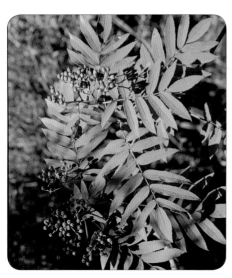

【炮　制】　去杂质，晒干。

【应　用】　1. 浮肿：花楸成熟果实 25 克，水煎服。2. 肺结核：花楸树皮 15 克，水煎服，日服一次。3. 慢性气管炎：花楸树皮制成糖衣片（每片含生药 2.7 克），每次服 6 ~ 7 片，每日三次。

梧桐
（梧桐子）

【基　　源】　本品为梧桐科植物梧桐的种子。

【性味功能】　味甘，性平。有顺气和胃，消食，补肾的功能。

【主治用法】　用于食伤腹泻，胃痛，疝气；外用于小儿口疮。用量3～9克。外用适量。

【原植物】　高大落叶乔木。叶互生，心形，掌状3～5裂，裂片三角形，先端渐尖，基部心形，全缘或微波状，圆锥花序顶生，花单性或杂性，淡黄绿色；花萼管状，萼片5，向外卷曲，无花瓣。成熟前每心皮由腹缝开裂成叶状果瓣。种子球形，有皱纹。花期6～7月。果期9～10月。

【生境分布】　栽培于庭园的观赏树木。分布于河北、山西、河南、山东及长江以南各省区。

【采收加工】　种子成熟时，打下果实，拾取种子，晒干。

【性状鉴别】　品多皱缩、卷曲，展平后叶片呈广卵形或椭圆形，上表面绿黑色，下表面黄棕色，先端极尖，基部宽楔形或楔形，全缘或略有波状齿，两面均被茸毛，尤以叶脉处为多，叶柄长2～8厘米，具纵沟，密被茸毛。枝类圆柱形或类方柱形，黄绿色，有纵向细皱纹，并分布黄色细点状皮孔，密被锈色短柔毛，稍老则毛茸脱落。质硬而脆，折断面木部淡黄色，髓部白色。气清香，味苦而涩。

【炮　　制】　拣去杂草，用清水略浸，润透，切成1厘米长的小段，晒干，生用。

【应　　用】　1. 疝气：梧桐子炒香，剥壳食之。2. 食伤腹泻：梧桐子炒焦研粉，每次3克，开水冲服。3. 白发：梧桐子、黑芝麻各9克，何首乌、熟地黄各15克。水煎服。4. 小儿口疮：梧桐子6～9克，煅存性研末敷，调敷患处。

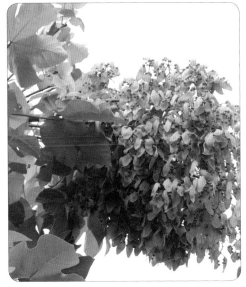

海洲常山（臭梧桐）

【基　　源】　本品为马鞭草科植物海洲常山的叶。

【性味功能】　味苦、微甘，性平。有祛风湿，止痛，降血压的功能。

【主治用法】　用于风湿痹痛，高血压，疟疾等。用量9～15克。

【原植物】　别名：臭梧桐、八角梧桐。灌木或小乔木。叶对生，纸质，广卵形或三角状卵形，先端渐尖，基部楔形或；全缘或有波状齿。伞房状聚伞花序，常二歧分枝，疏散，末次分枝着花3朵；苞片叶状，花萼蕾时绿白色，后紫红色，基部合生，中部略膨大，有5棱脊，5深裂；花冠白色，稍带粉红色，5裂。浆果状核果近球形，包藏于增大的宿萼内，蓝紫色。花期6～8月，果期9～11月。

【生境分布】　生于向阳山坡灌丛中，路边或林间。分布于辽宁、河北、陕西、甘肃、山西、河南、山东及长江以南各省区。

【采收加工】　开花前，采叶晒干。

【应　　用】　1. 高血压：臭梧桐鲜叶9克，水煎当茶饮服。2. 风湿性关节炎：臭梧桐500克，豨莶草400克，磨末和匀，炼蜜丸内服。3. 内外痔：臭梧桐叶七片，瓦松七枝，皮硝9克，水煎熏洗患处。4. 下腿溃疡：臭梧桐鲜叶捣烂拌桐油贴敷患处。

【附　　注】　根和茎亦供药用，与叶有相同的性能。

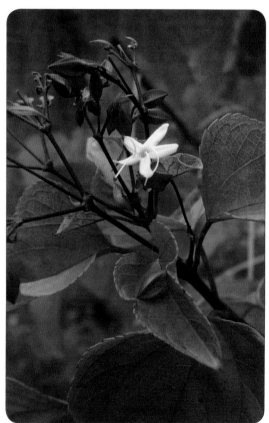

鹦哥花
（海桐皮）

【基　　源】　本品为豆科植物鹦哥花的干燥树皮或根皮。

【性味功能】　味苦、辛，性平。有祛风湿，通经络，止痒的功能。

【主治用法】　用于风湿痹痛，腰膝疼痛。外用治疥癣、湿疹。用量6～12克，外用适量。

【原 植 物】　乔木，高7～8米，茎干有粗锐硬刺。复叶互生，小叶3，肾状扁圆形，基部近圆形或截形，小叶柄粗短，有腺体。总状花序腋生，密生于总花梗上部；花萼钟状，2唇形；花冠红色，旗瓣矩圆状椭圆形，翼瓣短小，龙骨连合，菱形。荚果棱形，种子1～2粒，肾形，黑色有光泽。花期8～9月，果期10月。

【生境分布】　生于山坡、沟谷或栽培作行道树。分布于四川、贵州、云南等省。

【采收加工】　全年可砍枝或挖根，剥下树皮或根皮，晒干。

【应　　用】　同刺桐。

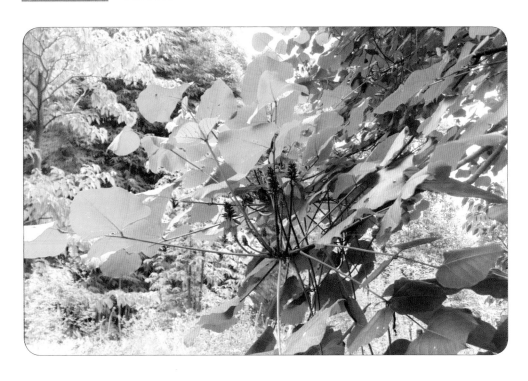

刺桐
（海桐皮）

【基　　源】　本品为豆科植物刺桐的干燥树皮或根皮。

【性味功能】　味苦、辛，性平。有祛风湿，通经络，止痒的功能。

【主治用法】　用于风湿痹痛，腰膝疼痛。外用于疥癣，湿疹。用量6～12克；外用适量。

【原植物】　高大乔木。枝上有叶痕及皮刺。复叶互生，密集枝端，基部有一对膨大密槽；小叶3，菱状肾形，顶端尖，基部圆，稍偏斜，基出脉3条。总状花序顶生，密生黄色星状柔毛；花萼佛焰苞状，萼齿3～5；花冠蝶形鲜红色，旗瓣倒卵状披针形，翼瓣与龙骨瓣近等长。荚果串珠状，木质，肥厚，

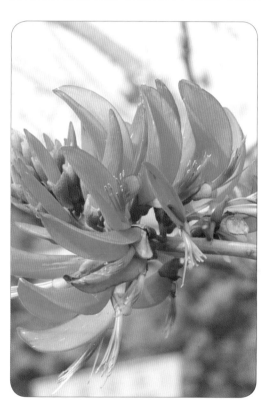

长达30厘米。种子圆肾形，红褐色。花期3～9月，果期4～10月。

【生境分布】　生于山地、村旁、山坡林中，也有栽培。分布于浙江、福建、湖南、湖北、广东、广西、贵州及云南等省区。

【采收加工】　全年可砍枝或挖根，剥下树皮或根皮后晒干。

【应　　用】　1. 跌打肿痛，风湿性腰腿痛：海桐皮9克，酒浸二周，研粉外敷患处。2. 小儿疳积、蛔虫病：海桐皮3克，冲服。3. 中恶霍乱：海桐皮，煮汁服。4. 产后关节风痛：海桐皮9克，五加皮、钻地风适量，水煎服。

油桐

【基　　源】　大戟科植物油桐的根、叶、花、果壳及种子入药。

【性味功能】　根味辛，性温，有小毒。有消食利水，化痰，杀虫的功能。叶有杀虫的功能。花有清热解热，生肌的功能。种子有大毒，有催吐，消肿毒的功能。

【主治用法】　根用于黄疸，风湿筋骨痛。叶用于痈肿，漆疮，肠炎。花用于烧烫伤，新生儿湿疹，秃疮毒疮，天疱疮。果外用于癣疥，烫伤，脓疮。果壳用于丹毒。种子用于疥癣，瘰疬。用量6～12克。

【原植物】　乔木。单叶互生，卵状心形，先端急尖，基部心形，全缘或3浅裂，密生细毛，顶端有2腺体。聚伞状圆锥花序顶生；花单性，雌雄同株，先叶开放；花萼2～3裂，花瓣5，白色稍带红色。核果近球形，有短尖头，光滑。种子阔卵圆形，种皮厚壳状。花期4～5月。果期6～10月。

【生境分布】　生于山坡、路旁、村边。分布于陕西、甘肃、河南及江南各省区。

【采收加工】　根全年可采，切片晒干。叶夏秋季采，晒干。花凋落时收集。果实秋冬季采摘，晒干。

【性状鉴别】　本品单叶互生，具长柄，初被毛，后渐脱落；叶片卵形至心形，长8～20厘米，宽6～15厘米，先端尖，基部心形或楔形，不裂或有时3浅裂，全缘，上面深绿色，有光泽，初时疏生微毛，沿脉较密，后渐脱落，下面有紧贴密生的细毛。气微，味苦、涩。根条粗实，表面褐黑色，根皮厚，断面内心白色，较泡松，有绵性。

【炮　　制】　去杂质，晒干。

【应　　用】　1. 黄疸：油桐根、柘树根各30克，水煎服。2. 烫火伤：生油桐适量，加花生油适量，调涂患处。3. 新生儿湿疹，天疱疮：油桐花，麻油调敷患处。4. 疥癣，瘰疬：油桐子适量，煎水洗。

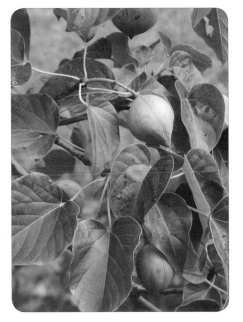

苦楝
（苦楝皮）

【基　源】　本品为楝科植物楝的树皮及根皮。

【性味功能】　味苦，性寒；有毒。有清热，燥湿，杀虫的功能。

【主治用法】　用于蛔虫病，钩虫病，蛲虫病，阴道滴虫病，风疹，疥癣等症。用量4.5～9克；外用适量，研末，用猪脂调敷患处。肝炎，肾炎患者慎用。

【原 植 物】　别名：楝树、楝。高大落叶乔木。树皮纵裂，小枝绿色，有星状细毛，老枝紫褐色。叶互生，2～3回羽状复叶，卵形或椭圆形，先端长尖，基部圆形，两侧常不等，边缘有锯齿。圆锥伞形花序腋生或顶生；花淡紫色或紫色；花萼5，有柔毛；花瓣5，宽线形或倒披针形，平展或反曲，有柔毛。核果椭圆形或球形，淡黄色；内果皮坚硬。种子线状棱形，黑色。花期4～5月。果期10～11月。

【生境分布】　生于山坡、路旁、田野。多有栽培。分布于河北、陕西、甘肃、河南、山东及长江以南各地区。

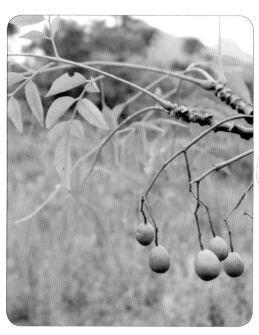

【采收加工】　春、秋季剥取树皮，除去粗皮，晒干。

【炮　制】　除去杂质，洗净，润透，切丝，干燥。

【应　用】　1. 胆道蛔虫病：苦楝皮，水煎服。2. 小儿蛔虫性肠梗阻：苦楝皮，水煎服。3. 蛇咬伤：苦楝皮、韭菜各200克，米酒250克，醋200克，炖热放凉，药酒外擦，药渣外敷，内服少许药酒。4. 顽固性湿癣：苦楝皮。烧灰，调茶油涂抹患处。

川楝
(川楝子)

【基　　源】　本品为楝科植物川楝的果实。

【性味功能】　味苦，性寒；有小毒。有清肝火，除湿热，止痛，杀虫的功能。

【主治用法】　用于热证脘腹胁肋诸痛，虫积腹痛，疝痛，痛经。用量 4.5 ～ 9 克。外敷治秃疮。

【原植物】　高大落叶乔木。2 回羽状复叶；小叶 5 ～ 11，狭卵形或长卵形，先端渐尖，基部圆形，偏斜，全缘或小有疏齿，幼时两面密被黄色星状毛。圆锥花序腋生；花萼 5 ～ 6；花瓣 5 ～ 6，紫色或淡紫色。核果椭圆形或近圆形，黄色或黄棕色；内果皮木质坚硬，有棱。种子扁平，长椭圆形，黑色。花期 3 ～ 4 月。果期 9 ～ 11 月。

【生境分布】　生于平原，丘陵地或栽培。分布于陕西、甘肃、河南、湖北、湖南、贵州、四川、云南等省区。

【采收加工】　果实成熟呈黄色时采，晒干。

【炮　　制】　川楝子：拣去杂质，洗净，烘干，轧碎或劈成两半；炒川楝子：将轧碎去核的川楝肉，用麸皮拌炒至深黄色为度，取出放凉。

【应　　用】　1. 慢性肝炎，尤其肝区疼痛、自觉痛处有热者：川楝子、延胡索各 6 克，研末，温开水送服。2. 睾丸鞘膜积液、小肠疝气所致疼痛：川楝子 9 克，小茴香、吴茱萸各 4.5 克，木香 3 克（后下）。水煎服。3. 头癣：川楝子。烤黄研末，调油成膏，外擦患处。4. 胆石症：川楝子、木香、枳壳、黄芩各 9 克，金钱草 30 克，生大黄 6 克，水煎服。

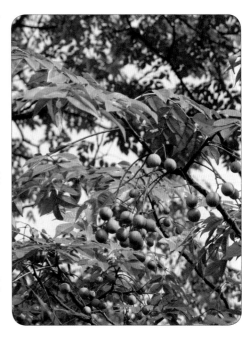

【附　　注】　树皮及根皮作苦楝皮药用。有杀虫的功能。用于蛔虫病。

槐（槐花）

【基　　源】　本品为豆科植物槐的干燥花及花蕾，其果实为槐角。

【性味功能】　槐花味苦，性寒。有凉血止血，清肝明目的功能。

【主治用法】　用于吐血，衄血，便血，痔疮出血，血痢，崩漏，风热目赤，高血压。用量9～15克。

【原植物】　大落叶乔木。树皮暗灰色或黑褐色，成块状裂。小叶7～15，卵状长圆形或卵状披针形，长宽1.2～3厘米，先端急尖，基部圆形或宽楔形，下面有伏毛及白粉；圆锥花序顶生，有柔毛。花黄白色，有短梗。萼长有柔毛。花冠蝶形，旗瓣近圆形，先端凹，基部具短爪，有紫脉纹，翼瓣与龙骨瓣近等长，同形，具2耳。荚果，念珠状，皮肉质不裂有黏性。种子1～6粒，肾形，黑褐色。花期7～8月，果期10月。

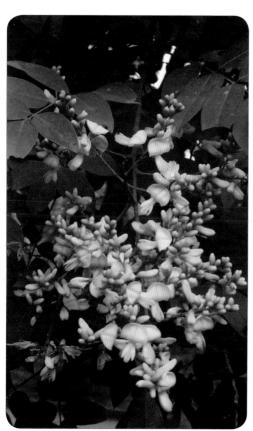

【生境分布】　生于山坡、平原或栽培于庭院，全国各地有种植。

【采收加工】　槐花：夏季花开放或花蕾形成时采收，干燥。槐角：冬季采收，除去杂质，干燥。

【炮　　制】　槐花：除去杂质及灰屑。炒槐花：取净槐花，照清炒法炒至表面深黄色。槐花炭：取净槐花，照炒炭法炒至表面焦褐色。

【应　　用】　1.头癣：槐花，炒后研末，油调成膏，涂敷患处。2.痔疮出血：槐花、侧柏叶、地榆，水煎服。3.急性泌尿系感染：槐角浸膏。内服。4.高血压病：槐角，墨旱莲，桑葚，女贞子。水煎浓缩，烘干制成颗粒，每服3～4片，每日3次。

水曲柳皮

【基　　源】　本品为木犀科植物水曲柳的干燥枝皮或干皮

【性味功能】　味苦，性寒。有清热燥湿、明目的功能。

【主治用法】　用于湿热痢疾、目赤红肿。用量 6 ~ 12 克。

【原植物】　高大乔木，枝皮有明显突起的红棕色皮孔及马蹄形叶痕。小叶 7 ~ 13，卵状披针形，背面沿叶脉有褐色毛。圆锥花序生于去年枝上，花无花萼。雌雄异株，无花瓣。翅果矩圆形，常扭曲。

【生境分布】　生于中山区杂木林中。分布于东北小兴安岭、长白山地区及内蒙古、河北、山西、陕西、河南等地。

【采收加工】　春季剥取枝皮或干皮，晒干。

【性状鉴别】　本品树皮呈卷筒状或槽状，厚约 2 毫米。外表面灰褐色，有浅裂纹及皮孔；内表面发棕色，较平滑。质坚硬，断面纤维性。气微，味苦。

【炮　　制】　剥取枝皮或树干皮。晒干或鲜时切成丝状，再晒干。

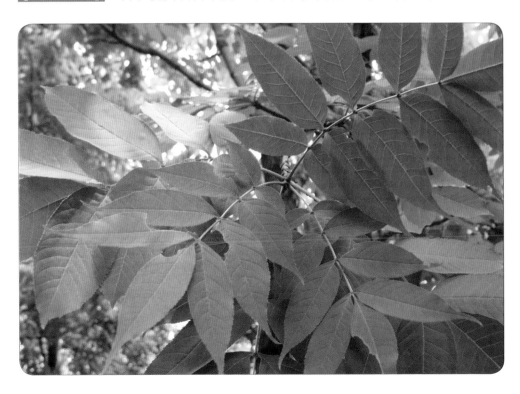

白蜡树（秦皮）

【基　　源】　本品为木樨科植物白蜡树的干燥树皮。

【性味功能】　味苦涩，性微寒。有清肝明目，利水燥湿的功能。

【主治用法】　用于湿热痢疾，目赤红肿，肺热咳嗽。用量10～15克。

【原 植 物】　高大落叶乔木；树皮灰褐色，纵裂。单数羽状复叶，先端尖，基部钝圆或楔形，边缘具整齐锯齿，下面无毛或沿中脉两侧被白色长柔毛。圆锥花序顶生或腋生枝梢；雌雄异株；雄花密集，花萼小钟状，无花冠；雌花疏离，花萼大，筒状，4浅裂。翅果匙形，上中部最宽，先端锐尖，呈犁头形，基部渐狭，翅平展，下延至坚果中部，坚果圆柱形；宿萼紧贴坚果基部。花期4～5月，果期7～9月。

【生境分布】　生于山间向阳路旁、坡地阴湿处或栽培。分布于河北、陕西、宁夏、河南、山东、江苏、安徽、浙江、湖北、广东、四川、贵州、云南等省区。

【采收加工】　春、秋季修整树枝时剥取树皮，晒干或鲜时切丝晒干。

【性状鉴别】　本品枝皮呈卷筒状或槽状，长10～60厘米，厚1.5～3毫米。外表面灰白色、灰棕色至黑棕色或相间斑状，平坦或稍粗糙，并有灰白色圆点状皮孔及细斜皱纹，有的具分枝痕；内表面黄白色或棕色，平滑。质硬而脆，断面纤维性，黄白色。无臭，味苦。干皮为长条状块片，厚3～6毫米。外表面灰棕色，有红棕色圆形或横长的皮孔及龟裂状沟纹。质坚硬，断面纤维性较强。

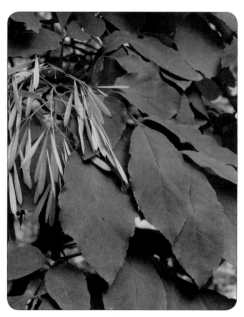

【炮　　制】　除去杂质，入水略浸，洗净，润透，展平，切成2～3厘米长条，顶头切0.5厘米厚片，晒干，筛去灰屑。

合欢（合欢皮）

【基　源】　本品为含羞草科植物合欢的干燥树皮。

【性味功能】　味甘，性平。有解郁安神，活血消肿的功能。

【主治用法】　用于心神不安，忧郁失眠，健忘，肺脓疡，咯脓痰，痈肿，心胃气痛，风火眼疾，咽痛，瘰疬，跌扑伤痛。用量6～12克。

【原植物】　别名：绒花树、芙蓉花。落叶乔木。2回羽状复叶互生；羽片5～15对；每羽片小叶10～30对，镰刀状长圆形，全缘，有短柔毛。头状花序腋生或顶生伞房状；花淡红色。荚果扁平，黄褐色。种子椭圆形，褐色，光滑。花期6～8月。果期8～10月。

【生境分布】　生于山谷、林缘，栽培。分布于辽宁、河北、甘肃、宁夏、陕西、山东、河南及长江以南各省区。

【采收加工】　夏、秋二季采收，剥取树皮，晒干。

【炮　制】　除去杂质，洗净，润透，切丝或块，干燥。

【应　用】　1. 神经衰弱，失眠，抑郁：合欢皮30克，丹参、夜交藤各15克，柏子仁9克，水煎服。2. 关节肌肉慢性劳损性疼痛：合欢皮、乳香、没药、木瓜、赤芍、红枣等，水煎服。3. 骨伤：合欢皮、白蔹各9克，研末，酒调外敷患处。4. 筋骨损伤：合欢皮、芥菜子，炒后研细末，酒调，临卧服酒，药渣敷患处。

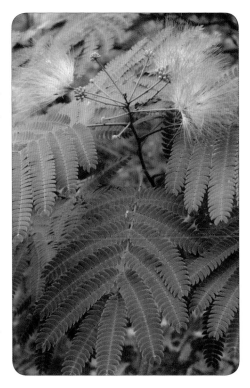

【附　注】　合欢花为其干燥花序。味甘，性平。有解郁安神的功能。用于心神不安，忧郁失眠。用量4.5～9克。

皂荚
（猪牙皂，皂角刺）

【基　　源】　本品为豆科植物皂荚的干燥畸形果实；其干燥棘刺为皂角刺。

【性味功能】　味辛，性温；有小毒。猪牙皂有开窍，祛痰，消肿散结的功能。皂角刺有活血消肿，排脓通乳的功能。

【主治用法】　猪牙皂用于突然昏厥，中风牙关紧闭，喘咳痰壅，癫痫等，用量1～3克。　皂角刺用于痈肿疮毒，乳汁不下，急性扁桃腺炎等。用量4.5～9克。孕妇忌用。

【原植物】　别名：皂角、天丁。落叶乔木。树干有坚硬的棘刺，刺圆柱形，常分枝。偶数羽状复叶，近革质，长卵状或卵形，总花序顶生或腋生，荚果长条状，肥厚，膨起，紫黑色，有灰色粉霜。或稍弯曲呈新月形，内无种子，称猪牙皂。

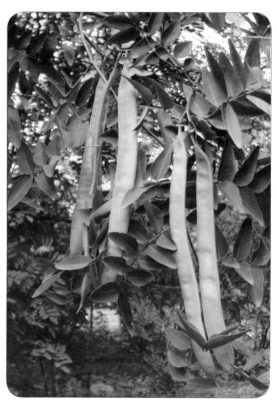

【生境分布】　生于山坡、溪谷等地。分布于全国大部分地区。

【采收加工】　秋季采收荚果，干燥。皂角刺：全年可采，干燥。

【炮　　制】　拣去杂质，洗净，晒干。用时捣碎。

【应　　用】　1. 中风牙关紧闭：猪牙皂、明矾，研末，温水调灌。
2. 湿痰壅滞，胸闷咳喘：猪牙皂角1克，焙干研末，红枣汤调服。
3. 疔疮：皂角刺、酢浆草各60克。捣烂敷患处。4. 痈疽肿毒，疮疡将溃未溃：皂角刺、穿山甲、当归、黄芪、川芎。研细末，调油外涂敷患处。

无患子

【基　源】　本品为无患子科物无患子的种子。

【性味功能】　味苦，微辛，性寒；有小毒。有清热祛痰，利咽止泻的功能。

【主治用法】　用于白喉，咽喉炎，扁桃体炎，支气管炎，百日咳，急性肠胃炎（煅炭用）。用量6克。

【原植物】　高大落叶乔木。双数羽状复叶互生；小叶8～16，互生或近对生，纸质，卵状披针形或长圆状披针形，先端尖，基部偏楔形，稍不对称，无毛。圆锥花序顶生，被短柔毛，花小，杂性同株；花瓣5，黄白色或淡黄色，边缘有睫毛。核果球形，肉质，有棱，黄色或棕黄色。种子球形，黑色，坚硬。花期5～6月。果期10～11月。

【生境分布】　生于山坡疏林中，村边向阳处或有栽培。分布于长江以南各省区。

【采收加工】　果实秋、冬季采摘，除去果肉果皮，取种子晒干。

【性状鉴别】　本品种子球形或椭圆形，直径约1.5厘米。表面黑色，光滑，种脐线形，附白色绒毛。质坚硬。剖开后，子叶2枚，黄色，肥厚，叠生，背面的1枚较大，半抱腹面的1枚；胚粗短，稍弯曲。气微，味苦。

【炮　制】　除去果肉、杂质，取种子晒干。

【应　用】　1. 白喉，扁桃体炎：无患子。多次蒸晒去毒，研粉。2. 滴虫性阴道炎：无患子。水煎浓液，冲洗阴道。

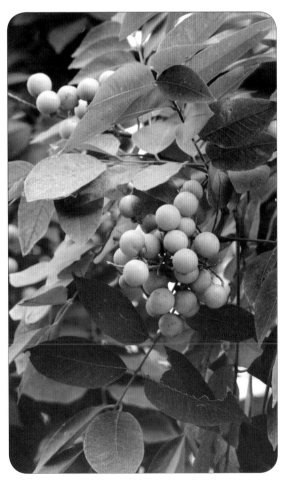

诃子

【基　源】　本品为使君子科植物诃子的果实。

【性味功能】　味苦、酸、涩，性温。有涩肠，止血，化痰的功能。

【主治用法】　用于久泻，久痢，脱肛，便血，白带，慢性气管炎，哮喘，慢性喉炎，溃疡病，久咳失音等症。用量3～9克。

【原植物】　别名：诃黎勒、藏青果。落叶乔木，叶有锈色短柔毛，顶端处有2腺体；叶卵形、椭圆形或长椭圆形，先端短尖，基部钝圆或楔形。穗状花序组成圆锥花序；淡黄色；花萼杯状，5齿裂，无花瓣；雄蕊10；子房下位。核果卵形或椭圆形，粗糙，灰黄色或黄褐色，有5～6条纵棱及纵皱纹，基部有圆形果柄痕。果核易剥离，长纺锤形，浅黄色，粗糙，种子1，白色。花期4～5月。果期7～9月。

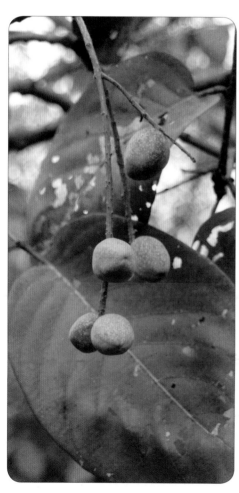

【生境分布】　生于林缘。分布于广东、海南、广西、云南等地。

【采收加工】　秋冬季果实成熟时采摘，开水烫5分钟，晒干或烘干。

【炮　制】　诃子：除去杂质，洗净，干燥。用时打碎。诃子肉：取净诃子，稍浸，焖润，去核，干燥。

【应　用】　1.久痢脓血：诃子，五倍子，乌梅，樗根白皮。2.肺结核之干咳、痰血：诃子，海浮石，瓜蒌皮。3.慢性咽喉炎久咳失音：诃子4个，桔梗、甘草各30克。共研末，每次6克，水煎服。4.慢性支气管炎合并肺气肿之久咳：诃子3克，五味子9克，猪肺。同煮极烂，食肺喝汤。

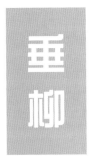

【基　　源】　本品为杨柳科植物垂柳的枝、叶、树皮。

【性味功能】　味苦，性寒。有清热解毒，祛风利湿的功能。

【主治用法】　叶用于慢性气管炎，尿道炎，膀胱炎，膀胱结石，高血压；外用治关节肿痛，痈疽肿毒，皮肤瘙痒，灭蛆等。根及树枝用于风湿骨痛，黄疸，淋浊，乳痛；外用烧烫伤。根须用于风湿拘挛，筋骨疼痛，湿热带下及牙龈肿痛。树皮用于黄水疮。

【原植物】　落叶乔木。叶互生，线状被针形，先端长渐尖，基部楔形，具细锯齿。花单性，雌雄异株；雄花序有短梗；苞片外面有毛，边缘有睫毛，雄蕊 2；雌花序基部有 3～4 小叶，轴有毛，苞片披针形，外面有毛，腺体 1。蒴果 2 瓣裂，黄褐色。花期 3～4 月，果期 4～5 月。

【生境分布】　生于水边湿地，分布于长江流域与黄河流域，其他各地均栽培。

【采收加工】　柳枝，柳叶夏季采；树皮，根皮和根须全年可采。

【应　　用】　1. 老年慢性气管炎：鲜垂柳叶、鲜栗叶、鲜侧柏叶各 60 克，水煎服。2. 黄水湿疮：树皮烧存性研末，麻油调涂。

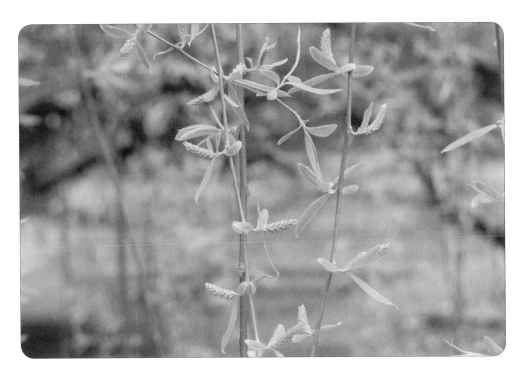

柽柳

【基　源】　本品为柽柳科植物柽柳的干燥细嫩枝叶。

【性味功能】　味辛，性平。有发汗透疹，解表散风，解毒利尿功能。

【主治用法】　用于麻疹不透，感冒，风湿关节痛，小便不利。用量3～9克。外用于风疹瘙痒，煎水洗。

【原植物】　别名：西河柳、山川柳。落叶灌木或小乔木，高2～5米。老枝深紫色或紫红色，嫩枝绿色，有疏散开张下垂的枝条。茎多分枝，枝条柔弱。单叶互生，无柄，抱茎，蓝绿色，细小鳞片状，基部鞘状抱茎。复总状花序排列成圆锥形，生于当年嫩枝端；常松散下垂。花小，粉红色，花瓣5；雄蕊5；雌蕊1，柱头3裂。蒴果长圆锥形。花期一年3次，4月、6月、8月各一次。

【生境分布】　生于荒原砂质盐碱地或栽培于庭园。分布于华北、西北及河南、山东、安徽、江苏、湖北、广东、四川、云南、西藏等省、自治区。

【采收加工】　夏季花未开时采收幼嫩枝，晒干。

【性状鉴别】　本品干燥的枝梗呈圆柱形。表面灰绿色，生有许多互生的鳞片状的小叶。质脆，易折断。粗梗直径约3毫米，表面红褐色，叶片常脱落而残留叶基呈突起状。粗梗的横切面黄白色，木质部占绝大部分，有明显的年轮，皮部与木质部极易分离，中央有髓。气微弱，味淡。

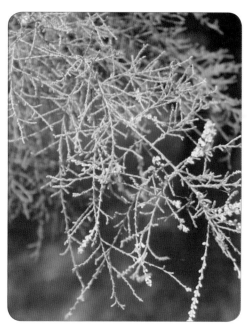

【炮　制】　拣去杂质，去梗，喷润后切段，晒干。

【应　用】　1.慢性气管炎：柽柳50克，白矾0.5克。水煎服。2.鼻咽癌：柽柳、地骨皮各50克，水煎服。3.小儿痧疹不出，躁乱：柽柳，芫荽，水煎服。4.感冒：柽柳2克，薄荷，荆芥各6克，生姜3克。水煎服。

旱柳

【基　　源】　杨柳科植物旱柳的嫩叶或枝叶入药。

【性味功能】　味微苦，性寒。有散风，祛湿，清湿热的功能。

【主治用法】　用于黄疸型肝炎，风湿性关节炎，急性膀胱炎，小便不利，外用于黄水疮，牙痛，湿疹等。用量9～15克；外用适量。

【原植物】　乔木。枝细长，直立或斜展。叶互生，叶柄短，上面有长柔毛，托叶披针形或缺，边缘有细锯齿，叶披针形，先端长渐尖，基部窄圆形或楔形，叶缘有细腺齿，上面绿色，下面苍白色或带白色。花序与叶同时开放；雄花序圆柱形，轴有长毛；腺体2；雌花序较雄花序短，轴有长毛，苞片同雄花，腺体2，背生和腹生。果序长达2.5厘米。花期4月，果期4～5月。

【生境分布】　生于河岸及高原、固定沙地。分布于长江以北地区。

【采收加工】　嫩叶春季采，枝叶春、夏、秋三季均采，鲜用或晒干。

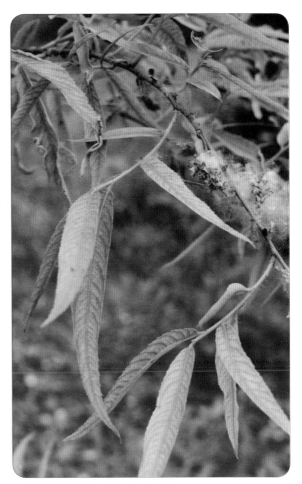

【应　　用】　1. 预防及治疗黄疸型肝炎：旱柳叶10克，开水泡，当茶喝，亦可酌加红糖。2. 风湿性关节炎，发烧怕冷：旱柳叶15克，水煎服。3. 关节炎肿痛：鲜旱柳枝叶，煎汤外洗。4. 甲状腺肿大：鲜旱柳叶500克，加水2500毫升煎至1000毫升，每次服200毫升。

毛白杨

【基　　源】　本品为杨柳科植物毛白杨的花，树皮。

【性味功能】　有祛痰的功能。

【主治用法】　用于咳嗽痰喘等。用量 50 ～ 100 克。

【原 植 物】　高大乔木。长枝的叶革质，三角卵形或阔卵形，先端渐尖，基部稍心形或截形，叶缘有深齿，上面暗绿色，光滑，下面密被灰白色毡毛，后渐脱落；老树叶缘有波状齿，下面稍有绒毛；短枝叶较小，卵形或三角状卵形，有波状齿。雌雄异株，苞片深棕色，有长睫毛；子房长椭圆形。蒴果长卵形或圆锥形，2 瓣裂。花期 3 月，果期 4 ～ 5 月。

【生境分布】　生于平原和低海拔丘陵或栽培于路旁、庭园。分布于辽宁、华北、西北、华东等地。

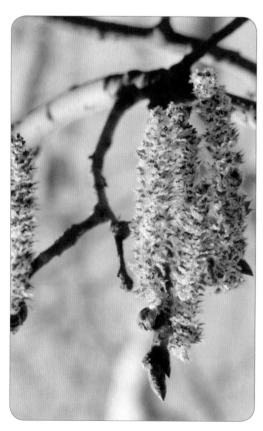

【采收加工】　春季花开时采集雄花序，晒干；树皮四季可采。

【性状鉴别】　本品树皮板片状或卷筒状，厚 2 ～ 4 毫米，外表面鲜时暗绿色，干后棕黑色，常残存银灰色的栓皮，皮孔明显，菱形，长 2 ～ 14.5 毫米，宽 3 ～ 13 毫米；内表面灰棕色，有细纵条纹理。质地坚韧，不易折断。断面显纤维性及颗粒性。气微，味微。

【炮　　制】　采剥树皮，刮去粗皮，鲜用或晒干。

【应　　用】　1. 慢性气管炎：鲜毛白杨树皮，水煎服。2. 习惯性便秘：毛白杨，水煎服。3. 痔疮：毛白杨，水煎服。并煎水洗患处。

榆树
（榆白皮）

【基　　源】　本品为榆科植物榆树的树皮或根皮的韧皮部。

【性味功能】　味甘，性平。有利水，通淋，消肿的功能。

【主治用法】　用于小便不通，淋浊，水肿，痈疽发背，丹毒，疥癣等症。用量9～15克；外用适量，煎汤洗或捣末外敷。

【原植物】　落叶乔木，高达20米。单叶互生；叶柄长1～8毫米，有毛；托叶披针形，有毛。叶倒卵形，椭圆状卵形或椭圆状披针形，长2～8厘米，宽2～2.5厘米，先端尖，基部圆形或楔形，边缘具单锯齿。花先叶开放，簇生；花萼4～5裂；雄蕊4～5；子房扁平，花柱2。翅果倒卵形或近圆形，光滑，先端有缺口。种子位于中央，与缺口相接。花期3～4月，果期4～6月。

【生境分布】　生于河边、路边。分布于东北至西北，华南至西南各地区，多为栽培。

【采收加工】　春季剥皮，除去粗皮，晒干或鲜用。

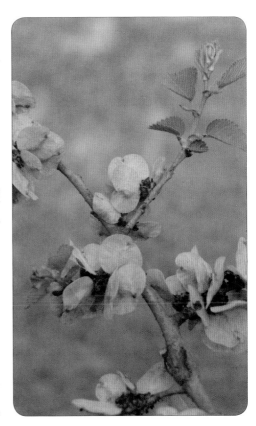

【应　　用】　1. 血淋、尿淋、小便不通：榆白皮6克，研末，水煎服。2. 丹毒，淋巴结核，疥癣：榆白皮60克，研末，调鸡蛋清敷患处。或鲜榆白皮，捣烂外敷。3. 小儿秃疮：榆白皮研末，加醋外敷患处。

【附　　注】　果实有安神，健脾，清湿热，杀虫的功能。用于神经衰弱，失眠，体虚浮肿，白带，小儿疳热等症。

芜荑

【基　源】　本品为榆科落叶小乔木或灌木植物大果榆果实的加工品。

【性味功能】　味辛、苦，性温。有杀虫消积的功能。

【主治用法】　用于杀蛔虫、绦虫，并治疳积。配槟榔用于蛔虫病、蛲虫病。3～10克，煎服；或入丸、散，每次2～3克。外用：研末调涂。

【原植物】　别名：臭芜荑、白芜荑。落叶小乔木或灌木状，高15～30米。大枝斜向，开展，小枝淡黄褐色或带淡红褐色，有粗毛，枝上常有发达的木栓质翅。叶互生；叶柄长2～6毫米，密生短柔毛；叶片阔倒卵形，长5～9厘米，宽4～5厘米，先端突尖，基部狭，两边不对称或浅心形，边缘具钝单锯齿或重锯齿，两面粗糙，有粗毛。花5～9朵簇生，先叶开放；花大，长达15毫米，两性，花被4～5裂，绿色；雄蕊与花被片同数，花药大，带黄玫瑰色；雌蕊1，绿色，柱头2裂。翅果大形，倒卵形成近卵形，长2.5～3.5厘米，宽2～3厘米，全部有毛，有短柄。种子位于翅果中部。花期春季。

【生境分布】　生长于山地、山麓及岩石地。分布黑龙江、吉林、辽宁、河北、山西等地。

【采收加工】　夏季果实成熟时采集，晒干，搓去膜翅，取出种子浸于水中，待发酵后，加入榆树皮面、红土、菊花末，用温开水调成糊状，摊于平板上，切成小方块，晒干入药。

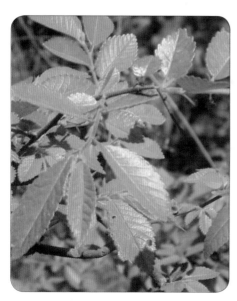

【应　用】　1. 蛔虫、蛲虫、绦虫之面黄、腹痛：可单用本品和面粉炒成黄色，为末，米饮送服；也可与木香、槟榔研末，石榴根煎汤送服，如芜荑散。

2. 小儿疳积腹痛有虫、消瘦泄泻者：与白术、茯苓、甘草、芦荟、人参、使君子、夜明砂同用，如布袋丸。

【注　意】　脾胃虚弱者慎用。

苏木

【基　　源】　本品为豆科植物苏木的干燥心材。

【性味功能】　味甘、咸、微辛，性平。有活血通经，消肿止痛的功能。

【主治用法】　用于瘀血腹刺痛，产后瘀阻，慢性肠炎，吐血，黄疸型肝炎，痢疾，贫血，尿路感染，刀伤出血。用量3～9克。

【原植物】　别名：红苏木、苏方木、红柴。小乔木。2回复数羽状复叶互生，小叶长圆形，先端钝圆或微凹，基部截形，全缘，有腺点。圆锥花序顶生或腋生，花黄色。荚果，扁斜状倒卵圆形，厚革质，红棕色，有短柔毛，背缝线处明显，不裂。种子椭圆形，褐黄色。花期4～6月，果期8～11月。

【生境分布】　生于坡地。分布于福建、台湾、广东、海南、广西、贵州、四川、云南等省区。

【采收加工】　5～7月，将树干砍下，取心材，晒干。

【性状鉴别】　本品呈长圆柱形或对剖半圆柱形，长10～100厘米，直径3～12厘米。表面黄红色至棕红色，具刀削痕，常见纵向裂缝。横断面略具光泽，年轮明显，有的可见暗棕色、质松、带亮星的髓部。质坚硬。无臭，味微涩。

【炮　　制】　锯成长约3厘米的段，再劈成片或碾成粗粉。

【应　　用】　1. 跌打损伤所致瘀肿疼痛：苏木、乳香、没药、桃仁、红花，水煎服。2. 筋骨折伤已愈合，关节强直，肌肉挛缩：苏木、赤芍、没药、乳香、刘寄奴各9克，归尾12克，泽兰6克，一边熏洗，一边按摩。3. 产后流血过多，头晕，目眩：苏木、党参、麦冬。4. 血滞经闭腹痛：苏木、红花、香附、当归、赤芍、牛膝、桃仁、生地黄、琥珀、五灵脂，水煎服。

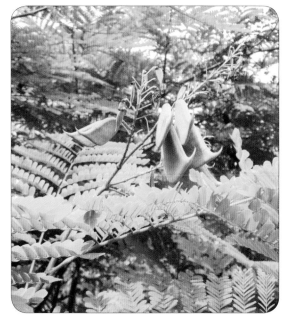

白桦
（桦木皮）

【基　　源】　本品为桦木科植物白桦的树皮。

【性味功能】　树皮味苦，性平。有清热利湿，解毒的功能。

【主治用法】　用于急性扁桃腺炎，支气管炎，肺炎，肠炎，痢疾，肝炎，尿少色黄，急性乳腺炎。外用于烧、烫伤，痈疖肿毒。干品研末调敷。用量9～15克。外用适量。

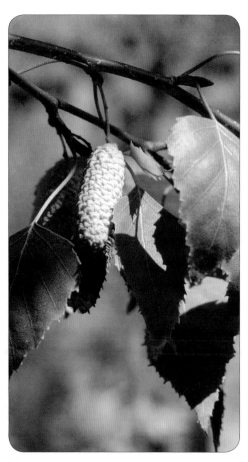

【原植物】　落叶乔木。叶互生；三角状卵形，先端渐尖，基部宽楔形，边缘有重锯齿，柔荑花序，花单性，雌雄同株；雄花3朵聚生于每1鳞片内，雌花生于枝顶。果穗长圆柱状，常下垂；果苞长3～7毫米，中裂片三角形，侧裂片半圆形、长圆形或卵形。小坚果长圆形或卵形，有翅。花期4～5月。果期8～10月。

【生境分布】　生于山地林区湿润地。分布于东北、华北、西北、西南等省区。

【采收加工】　秋季剥取树皮，晒干。

【应　　用】　1. 急性肠炎：桦木皮9～12克，水煎服。2. 急性扁桃腺炎，肺炎，急性乳腺炎，痈肿：桦木皮水煎服。3. 慢性支气管炎：桦木皮30克。水煎服。

棕榈
（棕榈皮，棕榈子）

【基　　源】　棕榈皮为棕榈科植物棕榈的叶鞘纤维。棕榈子为棕榈科植物棕榈的成熟果实。

【性味功能】　味苦、涩，性平。有收敛，止血的功能。

【主治用法】　用于子宫出血，带下，吐衄，便血，痢疾，腹泻。用量 10 ～ 15 克。外用适量。

【原植物】　常绿乔木。叶簇生于茎顶，叶柄坚硬，边缘有小齿，基部具褐色纤维状叶鞘；叶片圆扇形，革质，具多数皱褶，掌状分裂至中部，先端再浅 2 裂。肉穗花序自茎顶叶腋抽出，基部具多数大型鞘状苞片，淡黄色，具柔毛；雌雄异株。核果球形或近肾形熟时外果皮灰蓝色，被蜡粉。花期 4 ～ 5 月，果熟期 10 ～ 12 月。

【生境分布】　生于向阳山坡及林间，常栽培于村边或庭院中。分布于华东、华南、西南及河南、湖北、湖南等地区。

【采收加工】　11 ～ 12 月间，采收果实，晒干，除去杂质。

【性状鉴别】　棕榈皮：呈长条板状，一端较窄而厚，另端较宽而稍薄，大小不等。表面红棕色，粗糙，有纵直皱纹；一面有明显的凸出纤维，纤维的两侧着生多数棕色茸毛。质硬而韧，不易折断，断面纤维性。无臭。味淡。

【炮　　制】　棕榈：除去杂质，洗净，干燥。棕榈炭：取净棕榈，照煅炭法制炭。

【应　　用】　1. 功能性子宫出血：棕榈子、血余炭各 6 克，荷叶 30 克。水煎服。2. 高血压：棕榈果 50 克，水煎服。3. 多梦遗精：棕榈果 15 克，泡汤代茶。4. 痢疾：棕榈果 9 克，水煎服。

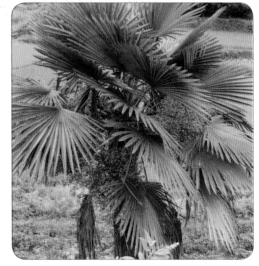

【附　　注】　其叶柄称棕板做药用，棕板：收涩止血。用于吐血，衄血，尿血，便血，崩漏下血，水肿。

乌桕

【基　　源】　大戟科植物乌桕的根皮，树皮及叶入药。

【性味功能】　味微苦，性寒；有毒。有破积逐水杀虫解毒的功能。

【主治用法】　用于血吸虫病，肝硬化腹水，传染性肝炎，大小便不利，毒蛇咬伤。外用于疗疮，鸡眼，乳腺炎，跌打损伤，湿疹，皮炎。用量，根皮或树皮 3 ~ 9 克。叶 9 ~ 15 克。外用适量。

【原植物】　落叶乔木，有乳汁。幼枝淡黄绿色。单叶互生，纸质，菱状卵形或菱状卵圆形，先端长渐尖，基部宽楔形，全缘，两面无毛。穗状花序顶生；花单性，雌雄同株，无花瓣及花盘，雄花生于花序上部，雌花 1 ~ 4，生于花序基部；着生处两侧各有肾形腺体 1 枚，花萼 3 深裂；子房光滑，3 室，柱头 3 裂。蒴果卵球形或椭圆形，先端尖，室背开裂成 3 瓣。花期 4 ~ 5 月。果期 8 ~ 10 月。

【生境分布】　生于村边、堤岸、溪边或山坡上。分布于陕西、河南及华东、中南、华南、西南等省区。

【采收加工】　根皮或树皮全年可采，切片晒干。叶夏秋季采，鲜用。

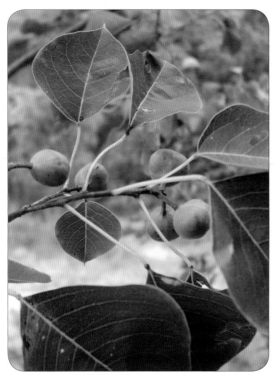

【性状鉴别】　本品根皮呈不规则块片或卷成半筒状。外表面土黄色，有纵横纹理，并有横长皮孔；内表面较平滑，淡黄色，微有纵纹。气微，味微苦。

【炮　　制】　洗净，切片，晒干。

【应　　用】　1. 传染性肝炎：乌桕鲜根 30 克，加红糖炖服。2. 疗疮：乌桕树内皮捣烂（或烤干研粉），加少量冰片，用蛋清调匀外敷。3. 血吸虫病：乌桕叶 9 ~ 30 克，水煎服，20 ~ 30 天 1 个疗程。4. 湿疹、皮炎：外用鲜叶捣烂敷患处或煎水洗。

山乌桕

【基　　源】　大戟科植物山乌桕的根皮、树皮及叶入药。

【性味功能】　味苦,性寒;有毒。有泻下逐水,散瘀消肿的功能。叶有散瘀消肿,祛风止痒的功能。

【主治用法】　根皮、树皮用于肾炎水肿,肝硬化腹水,大小便不利,痔疮,皮肤湿疹。叶外用于乳痈,跌打肿痛,湿疹,过敏性皮炎,带状疱疹,毒蛇咬伤。孕妇及体虚者忌服。用量,根皮、树皮 3～9 克。叶外用适量。鲜叶捣烂敷患处或煎水洗。

【原 植 物】　落叶乔木。叶互生,纸质,长椭圆形,基部宽楔形,全缘。叶柄顶端有 1～2 腺体。穗状花序顶生;花单性,雌雄同株,大部分为雄花,花萼杯状,无花瓣及花盘。花序近基部有雌花。萼片 3,三角形。蒴果近球形,黑色,有 3 棱。花期 5～6 月。果期 7～8 月。

【生境分布】　生于山坡疏林中,河谷或杂木林中。分布于浙江、江西、福建、湖南、广东、海南、广西、贵州等省区。

【采收加工】　根皮或树皮全年可采,晒干。叶夏秋季采,晒干或鲜用。

【性状鉴别】　本品叶片菱状卵形,长 3～9 厘米,宽 2.5～5 厘米,先端长尖,基部楔形,全缘,上面暗绿色,微有光泽,下面黄绿色,基部有密腺 1 对。气微,味苦。

【炮　　制】　洗净,晒干或鲜用。

【应　　用】　1. 大便秘结:山乌桕根 50 克,水煎服。2. 痔疮,皮肤湿痒:山乌桕根、金银花等各适量,水煎洗患处。3. 毒蛇咬伤:山乌桕根 9～15 克,水煎冲酒服,并用鲜叶捣烂敷伤口周围。

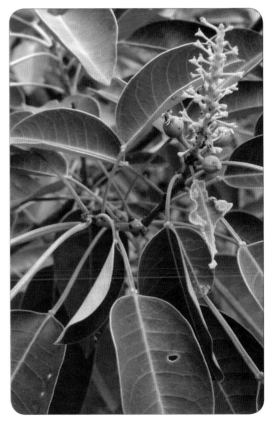

巴豆

【基　源】　本品为大戟科植物巴豆的干燥成熟果实。

【性味功能】　味辛，性热；有大毒。有泻下祛积，逐水消肿的功能。

【主治用法】　用于寒积停滞，胸腹胀痛，腹水肿胀，喉痹。外用于疮毒，顽癣。巴豆种子有大毒。内服务必去油用（巴豆霜）。用量巴豆霜0.15～0.3克入丸、散剂。

【原植物】　别名：猛子仁、巴仁小乔木。叶卵形至矩圆状卵形，顶端渐尖，掌状3出脉，被稀疏星状毛，基部两侧各有1无柄腺体。总状花序顶生；花小，单性，雌雄同株；萼片5；雄蕊多数；雌花无花瓣，子房3室，密被星状毛。蒴果矩圆状，有3棱，种子长卵形，淡褐色。花期3～6月。果期6～9月。

【生境分布】　生于山谷、林缘、溪旁或密林中，常栽培。分布于浙江、江苏、福建、台湾、湖南、湖北、广东、广西、云南、贵州、四川等省区。

【采收加工】　秋季果实成熟时采收，堆置2～3天，摊开，干燥。

【炮　制】　晒干后，除去果壳，收集种子，晒干。巴豆仁：拣净杂质，用黏稠的米汤或面汤浸拌，置日光下曝晒或烘裂，搓去皮，簸取净仁；巴豆霜：取净巴豆仁，碾碎，用多层吸油纸包裹，加热微炕，压榨去油，每隔2天取出复研和换纸1次，如上法压榨六、七次至油尽为度，取出，碾细，过筛。

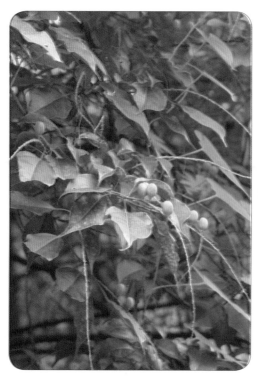

【应　用】　1.恶疮疥癣：巴豆，碾轧成细泥状，去油，涂敷患处。2.神经性皮炎：巴豆50克，去壳，雄黄3克，磨碎用纱布包裹，擦患处。3.腹水膨胀，二便不通，实症水肿：巴豆90枚，苦杏仁60枚，去皮心炙黄，捣烂为丸，每服1丸。

海南大风子
（大风子）

【基　　源】　本品为大风子科植物海南大风子的干燥成熟种子。

【性味功能】　味辛，性热；有毒。有祛风燥湿，攻毒，杀虫的功能。

【主治用法】　用于麻风，癣疥，杨梅疮毒等。用量1.5～3克。外用适量。内服多用大风子霜入丸，散用。阴虚血热者忌服。

【原 植 物】　乔木，高6～9米，树皮灰褐色，小枝圆柱状。叶互生，叶薄革质，长椭圆形，先端短急尖，基部楔形，全缘，或具不规则的浅波状疏锯齿，具侧脉7～8对，细脉网状，两面凸出，光滑无毛。短总状花序腋生；雄花密集，萼片4，椭圆形；花瓣4，肾状卵形，边缘有睫毛，内面基部鳞片肥厚，被长柔毛；雄蕊12，全育，花丝基部粗壮，疏被短柔毛；雌花较雄花略大，子房卵状椭圆形，密生黄色茸毛，几无花柱，柱头3，为高三角形，顶端2浅裂。浆果球形，较小，密被褐色柔毛，果柄粗壮。花期4～9月。果期5～10月。

【生境分布】　生于山坡疏林的半荫处及山地石灰岩林中。分布于海南、广西等省区。

【采收加工】　夏季采摘成熟果实，取出种子，洗净，晒干。

【炮　　制】　大风子：拣净杂质，筛去灰土，用时捣碎，或除去种皮，取净仁。大风子霜：取大风子净仁，碾如泥，或碾碎蒸透，用吸油纸多层包裹，压榨，去尽油，研细过筛。

【应　　用】　1. 癣痒疥疮：大风子肉10克，土硫黄6克，枯矾3克，雄黄6克，共为末，菜油调涂患处。2. 荨麻疹：大风子30克，大蒜15克，捣烂，加水100毫升，煮沸约5分钟，涂擦患处。

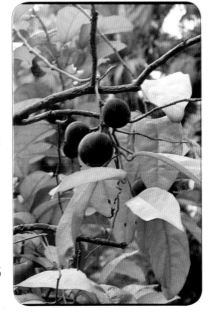

相思子

【基　源】　本品为豆科植物相思子的干燥种子；根、藤、叶也可入药。

【性味功能】　味苦、性平；有大毒。有涌吐、杀虫的功能。

【主治用法】　用于疥癣等皮肤病。本品不宜内服，以防中毒。外用适量，捣烂涂敷患处。

【原植物】　缠绕藤本。茎丛生，疏生贴伏细刚毛。叶互生，偶数羽状复叶，叶轴被稀毛；小叶片近长方形至倒卵形，先端钝圆，具细尖，基部广楔形或圆形，全缘，上面无毛，下面被贴伏细刚毛。总状花序腋生，花小，淡紫色；花萼钟状、萼齿4裂花冠蝶形；荚果黄绿色，先端有短喙，表面被白色细刚毛，种子椭圆形，上部红色，基部近种脐部分黑色，有光泽。花期3～5月，果期5～6月。

【生境分布】　生于干燥的丘陵路旁或近海岸灌丛中。分布于广东、广西、云南、福建、台湾等省区。

【采收加工】　夏、秋季摘收成熟果荚，晒干、打出种子，除净杂质、再晒干。

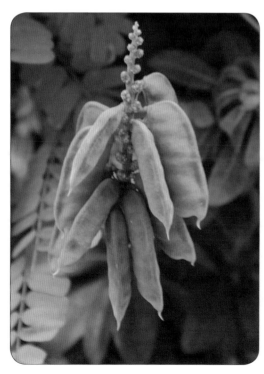

【性状鉴别】　本品干燥种子呈椭圆形，少数近于球形，长径5～7毫米，短径4～5毫米，表面红色，种脐白色椭圆形，位于腹面的一端，在其周围呈乌黑色，约占种皮表面的1/4～1/3，种脊位于种脐一端，呈微凸的直线状。种皮坚硬，不易破碎，内有2片子叶和胚根，均为淡黄色。气青草样，味涩。

【炮　制】　除净杂质后再晒干。

【应　用】　1.癣疥，痈疮，湿疹：相思子（炒），研粉调油涂患处。2.皮肤癌：相思子，捣烂涂敷皮肤癌患处。

榕树
（榕须）

【基　源】　本品为桑科植物榕树的气生根，叶也供药用。

【性味功能】　味微苦，性平。有祛风除湿，调气通络的功能。

【主治用法】　榕须用于风湿性关节痛，疝气，胃痛，扁桃腺炎，跌打损伤，久痢等。叶用于牙痛，乳痈，烫伤，流行性感冒，急性肠炎，疟疾，百日咳。用量 15～30 克。

【原植物】　常绿乔木。树干或枝生生根，下垂。叶互生，革质，卵状椭圆形或倒卵形，先端钝尖或短尖，基部楔形或圆形，全缘或微波状，基出脉 3，上面不明显。花序托单生或成对生于叶腋，卵球形，乳白色，成熟时黄色或淡红色，无梗，苞片，宿存。雄花，瘿花和雌花同生于一花序托中；花序托成熟时黄褐色，并带褐斑点。瘦果卵形。花期 5 月。果期 9 月。

【生境分布】　生于村边或山林中。分布于浙江、江西，福建、台湾、广东、海南、广西、贵州、云南等省区。

【采收加工】　全年均可采，晒干。

【性状鉴别】　干燥气根呈木质细条状，长 1 米左右，基部较粗，径 4～8 毫米，末端渐细，往往分枝，有时簇生 6～7 条支根。表面红褐色，外皮多纵裂，有时剥落，皮孔灰白色，呈圆点状或椭圆状。质脆，皮部不易折断，断面木部棕色。以条细、红褐色者为佳。

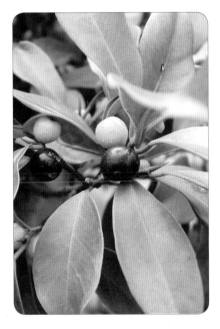

【应　用】　1. 扁桃腺炎：鲜榕须 180 克，黑醋 1 碗，煎液，含漱。2. 细菌性痢疾：鲜榕树叶 500 克，水煎服。3. 慢性气管炎：鲜榕树叶 72 克，陈皮 18 克，水煎浓缩，制成糖浆。

栾华

【基　　源】　本品为无患子科植物栾树的花。

【性味功能】　味苦，性寒。有清肝明目的功能。

【主治用法】　用于目赤肿痛，多泪。用量：内服：煎汤，3～6克。

【原植物】　别名：栾树、木栾、石栾树、黑叶树、木栏牙、山茶叶、软棒。落叶灌木或乔木，高可达10米。小枝暗黑色，被柔毛。单数羽状复叶互生，有时呈2回或不完全的2回羽状复叶；小叶7～15，纸质，卵形或卵状披针形，长3.5～7.5厘米，宽2.5～3.5厘米，基部钝形或截头形，先端短尖或短渐尖，边缘锯齿状或分裂，有时羽状深裂达基部面呈2回羽状复叶。圆锥花序顶生，大，长25～40厘米；花淡黄色，中心紫色；萼片5，有小睫毛；花瓣4，被疏长毛；雄蕊8，花丝被疏长毛；雌蕊1，花盘有波状齿。蒴果长椭圆状卵形，边缘有膜质薄翅3片。种子圆形，黑色。花期7～8月。果期10月。

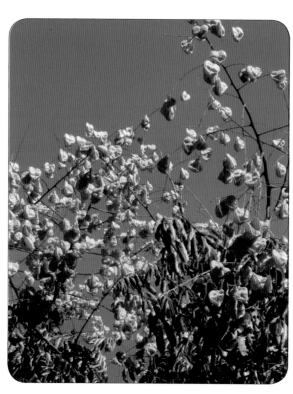

【生境分布】　生于海拔200～1200米的疏林中。常栽培作庭园观赏树。产于我国大部分地区，东北自辽宁起经中部至西南部的云南均有分布。

【采收加工】　6～7月采花，阴干或晒干。

桑 （桑白皮，桑叶，桑枝，桑葚）

【基　　源】　桑白皮为桑科植物桑的干燥根皮；桑叶、桑枝、桑葚，亦供入药。

【性味功能】　桑白皮：味甘，性寒。有泻肺平喘，利水消肿的功能。桑叶有疏散风热，清肺润燥，清肝明目的功能。桑枝具祛风湿，利关节的功能。桑葚：味甘、酸，性温，有补血滋阴，生津润燥的功能。

【主治用法】　桑白皮用于肺热喘咳，水肿尿少。桑叶用于风热感冒，肺热燥咳，头晕头痛。桑枝用于关节酸痛麻木。桑葚用于眩晕耳鸣，心悸失眠，须发早白，津伤口渴，内热消渴，血虚便秘。用量9～15克。

【原植物】　落叶乔木。叶互生，卵形，基部近心形。花单性，雌雄异株，雌、雄花均为柔荑花序。聚花果，黑紫色或白色。花期5月，果期6月。

【生境分布】　多栽培于村旁、田间。分布于全国各省。

【采收加工】　桑白皮：采挖根部，剥取根皮，晒干。桑叶：初霜后采收，晒干。桑枝：春末夏初采收，晒干。桑葚：4～6月采收，晒干。

【炮　　制】　桑枝：拣去杂质，洗净，用水浸泡，润透后，切段，晒干；炒桑枝：取净桑枝段，置锅内用文火炒至淡黄色，放凉。另法加麸皮拌炒成深黄色，筛去麸皮，放凉；酒桑枝：取桑枝段用酒喷匀，置锅内炒至微黄色，放凉。桑叶：拣去杂质，搓碎，拣去梗，筛去泥屑。蜜桑叶：取净桑叶加炼熟的蜂蜜和开水少许，拌匀，稍焖，置锅内用文火炒至不粘手为度，取出，放凉。

【应　　用】　1. 小便不利，面目浮肿：桑白皮12克，冬瓜仁15克，葶苈子9克。水煎服。2. 偏头痛：桑叶、牡丹皮、丹参。捣烂制丸剂，开水冲服。3. 糖尿病，高血压，神经衰弱：桑葚、山楂各15克。水煎服。

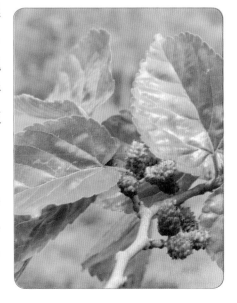

柘
（柘木白皮）

【基　　源】　本品为桑科植物柘的去掉栓皮的树皮或根皮。

【性味功能】　味苦，性平。有补肾固精、凉血舒筋的功能。

【主治用法】　用于腰痛，遗精，咯血，跌打损伤。用量50～100克。

【原植物】　别名：柘树。灌木或小乔木。具坚硬棘刺。叶互生，近革质，卵圆形或倒卵形，全缘或3裂。花单性，雌雄异株；头状花序，单一或成对腋生。聚花果近球形，橙红色或橙黄色，有肉质宿存花被及苞片包裹瘦果。花期6月。果期9～10月。

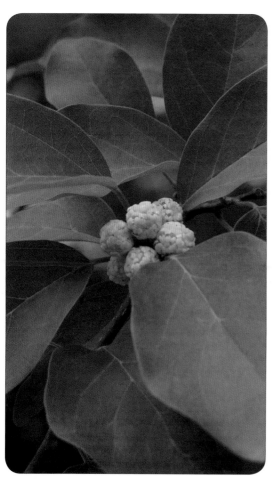

【生境分布】　生于荒地、坡地及溪旁。分布于全国大部分地区。

【采收加工】　全年可采，剥去栓皮，晒干。

【应　　用】　1.腰痛：柘木白皮200克。酒炒后，水煎服。或根皮捣烂外敷伤处。2.跌打损伤：鲜柘木白皮9～15克。黄酒适量，煎服。3.咯血、呕血：柘木白皮50克。炒焦，水煎服。

【附　　注】　其木材为柘木，味甘，性温。用于妇女崩中血结，疟疾。茎叶：味微甘，性凉。有消炎止痛、祛风活血的功能。用于流行性腮腺炎，肺结核，急性关节扭伤等。果实：味甘，性平。有清热，凉血，舒筋，活络的功能。用于跌打损伤。

【基　源】　本品为桑科植物楮的根皮、树皮及叶。

【性味功能】　味甘、淡，性平。根、根皮有散瘀止痛的功能；叶、树皮有解毒，杀虫的功能。

【主治用法】　根、根皮用于跌打损伤，腰痛，用量30～60克。叶、树皮用于神经性皮炎，顽癣，外用适量，涂敷患处。

楮

【原植物】　别名：小构树、谷皮树、谷树、楮。灌木，直立或蔓生，植株有乳汁。老茎赤褐色，具黄赤色小凸点，小枝带紫红色。叶互生，卵形至窄卵形，完整不裂或偶有深裂，先端渐尖或急尖，基部圆形或心形，边缘有锯齿，上面粗糙，下面具短毛。花单性，雌雄同株，雄花序柔荑，雄花花被4，雄蕊4；雌花序圆头状，花被稍管状，3～4裂，子房长圆形。复果圆球形，肉质，红色。

【生境分布】　生于村边，路旁，灌木丛中。分布于华中、华南等省区。

【采收加工】　春秋二季可采根，剥皮，切段晒干；树皮春季可采。

【性状鉴别】　楮叶：长1.5～10厘米，密被柔毛；叶片膜质或纸质，阔卵形至长圆状卵形，长5.5～15（～20）厘米，宽4～10（～15）厘米，不分裂或3～5裂，尤以幼枝或小树叶较明显，先端渐尖，基部圆形或浅心形，略偏斜，边缘有细锯齿或粗锯齿，上面深绿色，被粗伏毛，下面灰绿色，密被柔毛。

【炮　制】　去杂质，晒干。

【应　用】　1. 跌打损伤，腰痛：楮根皮30克。水煎服。2. 神经性皮炎，顽癣：鲜楮树皮、叶，捣烂取汁，涂敷患处。

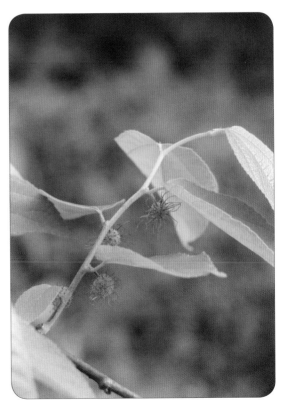

枳
（枳实，枳壳）

【基　源】　枳实、枳壳分别为芸香科植物酸橙及其栽培变种甜橙等的幼果及成熟果实。

【性味功能】　味苦、酸，性温。有健胃消食，理气止痛的功能。

【主治用法】　用于胃痛，消化不良，胸腹胀痛，便秘，子宫脱垂，脱肛，睾丸肿痛，疝痛。用量9～15克。

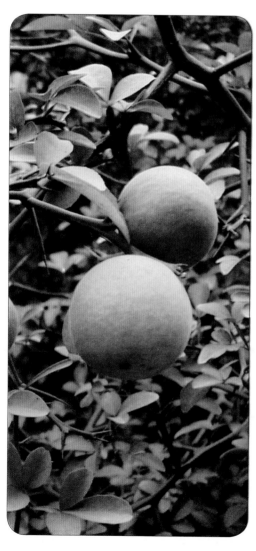

【原植物】　别名：枸橘、枸桔。灌木或小乔木，茎枝有粗大棘刺。三出复叶互生，顶生小叶倒卵形或椭圆形，先端微凹，基部楔形，有小细锯齿；侧生小叶较小。花单生或对生叶腋，先叶开放，白色，香气；花瓣5。柑果球形，橙黄色，短柔毛及油腺点。花期4～5月。果期7～10月。

【生境分布】　多栽培。分布于河北、河南、山东及长江以南各省区。

【采收加工】　7～9月采未熟（枳实）或成熟果实（枳壳）切两半或整个晒干。

【应　用】　1.胃下垂：枳实，水煎服。2.急性胃肠炎、细菌性痢疾：枳实、生大黄、白术、茯苓、神曲各9克，黄芩、泽泻各6克，黄连4.5克。水煎服。3.子宫脱垂：枳实30克，益母草、炙黄芪各15克，升麻6克，水煎服。

栀子

【基　　源】　本品为茜草科植物栀子的干燥成熟果实。

【性味功能】　味苦，性寒。有泻火解毒，清热利湿，凉血散瘀的功能。

【主治用法】　用于热病高烧，心烦不眠，实火牙疼，口舌生疮，鼻血，吐血，尿血，眼结膜炎，黄疸型肝炎。用量3～10克。

【原植物】　常绿灌木，高2米。叶对生，托叶膜质，在叶柄内侧通常2片连合成筒状；叶革质，椭圆形，倒披针形或倒卵形，长6～12厘米，宽2～4厘米，先端急尖、渐尖或钝；基部楔形。花腋生或顶生，浓香，花冠白色，后变乳黄色，质厚，高脚碟状，基部合生成筒，蒴果倒卵形或椭圆形，金黄色或橘红色，有翅状纵棱6～8条，花萼宿存，与果体几相等长。花期5～7月。果期8～11月。

【生境分布】　生于低山坡温暖阴湿处。分布于河南及长江省区，有栽培。

【采收加工】　9～11月间果实成熟饱满呈黄色带红时采收，入瓮中微蒸或沸水微煮，取出后晒干。果实不易干燥，故应经常翻动，使通风良好，避免发霉变质。

【炮　　制】　栀子：除去杂质，碾碎。炒栀子：取净栀子，照清炒法炒至黄褐色。

【应　　用】　1. 关节扭伤，软组织损伤：栀子9克，水煎服。2. 小儿发热：栀子9克，水煎服。3. 急性黄疸型肝炎：鲜栀子100克、淡竹叶、白茅根、桑白皮各50克。水煎服。

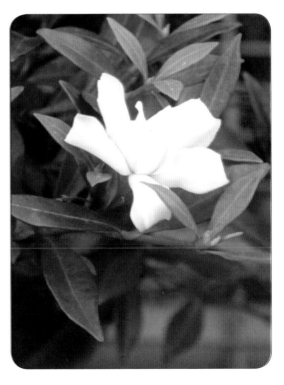

酸枣仁

【基　　源】　本品为鼠李科植物酸枣的干燥成熟种子。

【性味功能】　味甘、酸，性平。有养肝宁心，安神，敛汗的功能。

【主治用法】　用于神经衰弱，虚烦不眠，惊悸多梦，体虚多汗，津少口渴。用量9～15克。

【原植物】　灌木或小乔木。枝上有刺。叶互生，椭圆形，先端钝，基部圆形，边缘具细齿形。花2～3朵簇生于叶腋；花瓣5，黄绿色。核果近球形或广卵形，暗红褐色，果皮薄。花期6～7月。果期9～10月。

【生境分布】　生长于山坡、山谷、丘陵地。分布于辽宁、内蒙古、河北、河南、山东、山西、陕西、甘肃、安徽、江苏。

【采收加工】　秋末采收果实，收集种子，晒干。

【性状鉴别】　本品呈扁圆形或扁椭圆形。表面紫红色或紫褐色，平滑有光泽，有的有裂纹。有的两面均呈圆隆状突起；有的一面较平坦，中间有1条隆起的纵线纹；另一面稍突起。一端凹陷，可见线形种脐；另端有细小突起的合点。种皮较脆，胚乳白色，子叶2，浅黄色，富油性。气微，味淡。

【炮　　制】　酸枣仁：除去残留核壳。用时捣碎。炒酸枣仁：取净酸枣仁，照清炒法炒至鼓起，色微变深。用时捣碎。

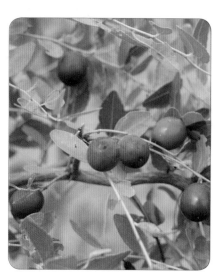

【应　　用】　1. 心脏神经官能症：酸枣仁24克，茯神12克，龙眼肉、党参、知母、夜合欢各9克，白芍12克，川芎、甘草各3克。水煎服。2. 体弱多汗，头昏：酸枣仁（炒）15克，五味子6克，党参9克，白芍12克。水煎服。3. 惊悸多梦，失眠：酸枣仁、丹参各9克。水煎服。4. 神经衰弱，心悸，心烦不眠：炒酸枣仁15克，知母、茯苓各9克，甘草、川芎各6克。水煎2次，睡前1小时分服。

蕤核（蕤仁）

【基　　源】　本品为蔷薇科植物蕤核或齿叶扁桃木的干燥成熟果核。

【性味功能】　味甘，性微寒。有养肝明目，疏风散热的功能。

【主治用法】　用于目赤肿痛，睑缘炎，角膜炎，视物昏暗，早期白内障，玻璃体浑浊。用量5～9克。

【原植物】　别名：扁核木、马茄子、单花扁核木。落叶灌木。茎多分枝，开展，无毛；叶腋处有短刺，先端微带红色。单叶互生或数叶簇生，线状长圆形，狭倒卵形或卵状披针形，先端圆钝，有小突尖或微凹，基部楔形。花1～3朵簇生于叶腋，萼筒杯状，5裂，绿色；花瓣5，白色，有爪；雄蕊10；雌蕊1。核果球形，黑色，微被蜡质白粉；果核卵圆形，稍扁，有皱纹，棕褐色。花期4～6月。果期7～8月。

【生境分布】　生于山坡、林下、稀疏灌丛中。分布于山西、内蒙古、陕西、甘肃、河南、四川等省区。

【采收加工】　夏秋季果实成熟时采摘，除去果肉，晒干，用时捣碎。

【性状鉴别】　本品呈类卵圆形，稍扁，长7～10毫米，宽6～8毫米，厚3～5毫米。表面淡黄棕色或深棕色，有明显的网状沟纹，间有棕褐色果肉残留，顶端尖，两侧略不对称。质坚硬。种子扁平卵圆形，种皮薄，浅棕色或红棕色，易剥落；子叶2，乳白色，有油脂。无臭，味微苦。

【炮　　制】　拣去杂质，洗净，晒干，用时捣碎，或敲去内果皮取种仁用。

【应　　用】　1. 眼结膜炎，睑缘炎：蕤仁9克。水煎，洗眼。2. 翳膜赤痛，视物不明：蕤仁1克、甘草2克，防风3克，黄连6克。水煎服。3. 老年目暗流泪：蕤仁。水煎服。4. 赤烂眼：蕤仁、苦杏仁各50克，去皮研匀，水煎外洗。

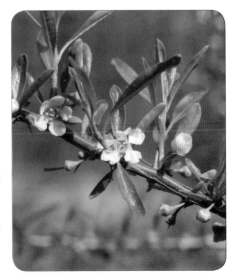

山茱萸

【基　　源】　本品为山茱萸科植物山茱萸的干燥成熟果肉。

【性味功能】　味酸、涩，性微温。有补益肝肾，涩精固脱的作用。

【主治用法】　用于眩晕耳鸣，腰酸痛，阳痿遗精，遗尿尿频，崩漏带下，大汗虚脱，内热消渴。用量6～15克。

【原植物】　落叶灌木或乔木。叶对生，卵形至椭圆形，先端渐尖，基部楔形，上面疏生平贴毛，下面毛较密，侧脉6～8对，脉腋具黄褐色髯毛。伞形花序先叶开放，腋生，总苞片4；花瓣4，黄色；雄蕊4；花盘环状，肉质；子房下位。核果长椭圆形，深红色，有光泽，果梗细长，外果皮革质，中果皮肉质，内果皮骨质。种子1，长椭圆形。花期3～4月。果期9～10月。

【生境分布】　生于向阳山坡、溪旁的杂木林中，或栽培。分布于陕西、山西、河南、山东、安徽、浙江、四川等省区。

【采收加工】　秋末果皮变红时采收，文火烘或置沸水稍烫后，除去果核，晒干。

【性状鉴别】　本品果肉呈不规则片状或囊状，长1～1.5厘米，宽0.5～1

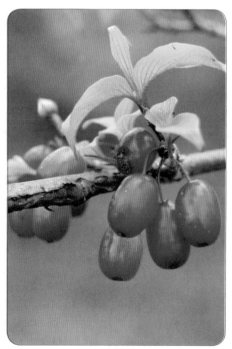

厘米。表面紫红色至紫黑色，皱缩有光泽。顶端有的有圆形宿萼痕，基部有果梗痕。质柔软。气微，味酸，涩，微苦。

【炮　制】　山茱萸：洗净，除去果核及杂质，晒干。酒山萸：取净山茱萸，用黄酒拌匀，密封容器内，置水锅中，隔水加热，炖至酒吸尽，取出，晾干。蒸山萸：取净山茱萸，置笼屉内加热蒸黑为度，取出，晒干。

【应　用】　1. 肝肾不足所致高血压：山茱萸、杜仲、石菖蒲、鸡血藤等。水煎服。

2. 自汗、盗汗：山茱萸，党参各15克，五味子9克。水煎服。

胡颓子
（胡颓子叶）

【基　　源】　本品为胡颓子科植物胡颓子的叶。

【性味功能】　味酸，性平。有敛肺，平喘，止咳的功能。

【主治用法】　用于肺虚，咳嗽气喘，咯血，肾炎，肾结石等症。

【原植物】　别名：天青地白、羊奶子、甜棒子。灌木。全株被锈色鳞片。叶互生，革质，广椭圆形，全缘或微波状，下面被银白色星状毛。花 1 ～ 5 朵腋生，无花瓣；雄蕊 4；子房上位，柱头不裂。核果圆形，外包肉质花托，棕红色，味酸甜而涩。花期 10 ～ 11 月。果期 11 月～翌年 5 月。

【生境分布】　生于林下或灌木丛中。分布于陕西、安徽、江苏、浙江、江西、福建、湖北、湖南、贵州、四川等省区。

【采收加工】　夏、秋季采摘叶，晒干或切成细丝，晒干。

【炮　　制】　鲜用或晒干。

【应　　用】　1. 慢性气管炎：胡颓子叶、鬼针草各 15 克，水煎服。2. 虚寒咳嗽，哮喘：胡颓子叶研粉，文火炒至微黄，热米汤送服。3. 肺结核咯血：鲜胡颓子 24 克，冰糖 15 克，开水炖服。4. 慢性支气管炎，支气管哮喘：胡颓子叶、枇杷叶各 15 克，水煎服。

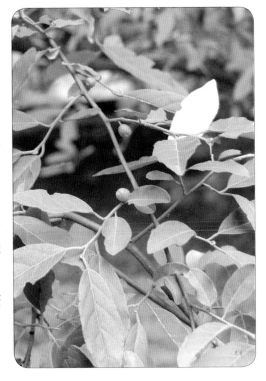

【附　　注】　树皮、根、果实也供药用。根用于风湿性关节炎，跌打损伤，吐血，咯血，便血，痔疮，病毒性肝炎，小儿疳积；外用洗疮毒。果实用于肠炎痢疾，食欲不振。花用于皮肤瘙痒。

金樱子

【基　源】　本品为蔷薇植物金樱子的果实。

【性味功能】　味酸、甘、涩，性平。有益肾，涩精，止泻，缩尿，止带的功能。

【主治用法】　用于遗精滑精，遗尿，尿频，崩漏带下，久泻久痢，子宫脱垂等症。用量6～12克。

【原植物】　别名：糖罐子（浙江）、刺梨（福建）。攀援灌木。有倒钩状皮刺和刺毛。叶单数羽状互生，小叶3～5，椭圆状卵形或披针状卵形，革质，先端尖，基部宽楔形。花大，单生于侧枝顶端，有直刺；花托膨大，有细刺；萼片5，宿存；花瓣5，白色。蔷薇果梨形或倒卵形，黄红色，外有直刺，顶端有长弯宿萼，瘦果多数。花期3～4月。果期6～12月。

【生境分布】　生于向阳多石山坡灌木丛中，山谷旁。分布于华东、华中、华南及四川、贵州、云南等地区。

【采收加工】　10～11月采收成熟果实，晒干后放桶内，搅动，擦去毛刺。

【性状鉴别】　本品为花托发育而成的假果，呈倒卵形。表面红黄色或红棕色，有突起的棕色小点，系毛刺脱落后的残基。顶端有盘状花萼残基，中央有黄色柱基，下部渐尖。质硬。切开后，花托壁厚1～2毫米，内有多数坚硬的小瘦果，内壁及瘦果均有淡黄色绒毛。无臭，味甘、微涩。

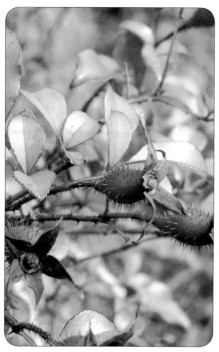

【炮　制】　金樱子：除去杂质，洗净，干燥。金樱子肉：取净金樱子，略浸，润透，纵切两瓣，除去毛、核，干燥。

【应　用】　1. 慢性痢疾：金樱子、莲子、芡实。水煎服。2. 子宫脱垂：金樱子，浓煎服。3. 肾虚遗精、尿频：金樱子、芡实各3克，酒糊为丸，米汤或温开水送下。4. 脾虚泄泻：金樱子、党参、茯苓、莲子、芡实、白术各3克。水煎服。

郁李
（郁李仁）

【基　　源】　本品为蔷薇科植物郁李、欧李、长柄扁桃的种子。

【性味功能】　味辛、苦、甘，性平。有缓泻，利尿，消肿的功能。

【主治用法】　用于大便秘结，水肿，小便不利，四肢浮肿，脚气等症。用量6～9克。孕妇慎服。

【原植物】　别名：小李仁、麦李。落叶灌木。叶互生，长卵形或卵圆形，先端渐尖，叶片中部以上最宽，基部圆形，边缘有锐重锯齿。花2～3朵簇生，花梗长5～10厘米。花瓣5，浅红色或近白色，花柱被柔毛。核果近球形，深红色，光滑无沟；核圆形或近圆形，黄白色。种子上端尖，下端钝圆，种皮红棕色。花期4～5月。果期5～6月。

【生境分布】　生于向阳山坡、路旁或小灌木丛中。分布于华北、华东、中南等省区。

【采收加工】　秋季采摘成熟果实，蒸后，碾碎果核，取出种子，晒干。

【性状鉴别】　小李仁：呈卵形，长5～8毫米，直径3～5毫米。表面黄白色或浅棕色，一端尖，另端钝圆。尖端一侧有线形种脐，圆端中央有深色合点，自合点处向上具多条纵向维管束脉纹。种皮薄，子叶2，乳白色，富油性。气微，味微苦。大李仁：长6～10毫米，直径5～7毫米，表面黄棕色。

【炮　　制】　筛去泥屑，淘净，拣净杂质和碎壳，晒干，用时捣碎。

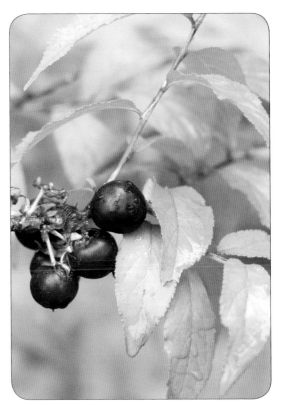

女贞
（女贞子）

【基　源】　本品为木犀科植物女贞的干燥成熟果实。

【性味功能】　味甘、苦，性平。有滋补肝肾，明目乌发，强腰膝的功能。

【主治用法】　用于肝肾阴虚，头晕目眩，耳鸣，头发早白，腰膝酸软，老年性便秘等。用量9～15克。

【原植物】　别名：冬青、蜡树。常绿小乔木。叶对生，革质，卵圆形或长卵状披针形，先端尖，基部阔楔形，全缘，上面有光泽，下面密生细小透明腺点。圆锥花序顶生，芳香，花冠白色；雄蕊2，花药"丁"字形着生；子房上位，柱头2浅裂。浆果状核果，椭圆形或肾形，稍弯，蓝黑色或棕黑色，皱缩不平。花期6～7月。果期8～12月。

【生境分布】　生于山坡向阳处或疏林中，常栽培于庭园及路旁。分布于河北、陕西、甘肃及华东、中南、西南等地区。

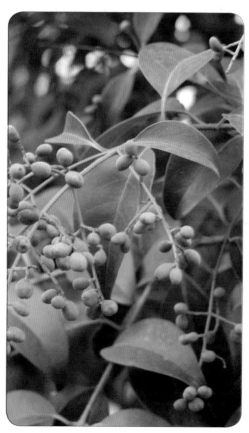

【采收加工】　冬季果实成熟时采收，稍蒸或置沸水中稍烫后，晒干；或直接晒干。

【炮　制】　女贞子：除去杂质，洗净，干燥。酒女贞子：取净女贞子，加黄酒拌匀，置罐内或适宜容器内，密闭，坐水锅中，隔水炖至酒吸尽，取出，干燥。

【应　用】　1.早期老年性白内障、中心性视网膜炎：女贞子、泽泻、山茱萸各9克，枸杞子、山药各12克，熟地黄、茯苓各15克，牡丹皮6克。水煎服。2.神经衰弱：女贞子、桑葚、墨旱莲、枸杞子。3.视神经炎：女贞子、决明子、青葙子。水煎服。

救必应（铁冬青）

【基　源】　本品为冬青科植物铁冬青的干燥根皮或树皮。

【性味功能】　味苦，性寒。有清热解毒，消肿止痛的功能。

【主治用法】　用于感冒、扁桃体炎、咽喉炎、急性肠胃炎、痢疾、骨痛等。外用于跌打损伤、痈疖疮疡，外伤出血、烧伤、烫伤等。用量9～30克。外用适量，煎浓汤涂敷患处。

【原植物】　别名：白兰香、冬青子。常绿小乔木。树皮淡绿灰色，平滑，内皮黄色。茎枝灰绿色，圆柱形，有棱。单叶互生，椭圆形或卵圆形，先端短尖，基部楔形，全缘，薄革质，上面深绿色，有光泽，下面淡绿色，两面均无毛，侧脉6～8对，埋于叶肉间而不明显，中脉显著。雌、雄异株，伞形花序腋生，雄花4～6枚，雌花5～7枚，子房球形。果为浆果状核果，红色，花柱宿存，种子5个。花期5～6月，果期9～10月。

【生境分布】　生于荒山疏林中、丘陵或溪边。分布于江苏、浙江、安徽、江西、湖南、广东、广西、福建、台湾、云南等省区。

【采收加工】　全年可采，去掉外层粗皮，切片，晒干或鲜用。

【性状鉴别】　本品呈卷筒状、半卷筒状或略卷曲的板状，长短不一。外表面灰白色至浅褐色，较粗糙，有皱纹。内表面黄绿色、黄棕色或黄褐色，有细纵纹。质硬而脆，断面略平坦，气微香，味苦、微涩。

【炮　制】　除去杂质，洗净，润透，切片，干燥。

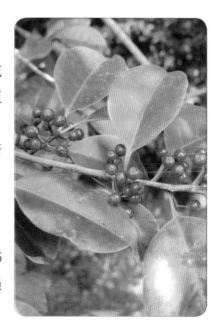

【应　用】　1. 烧伤、疮疡：铁冬青9～15克。水煎服，或研末调油涂患处。2. 跌打损伤：鲜铁冬青叶捣烂外敷。

毛冬青

【基　　源】　本品为冬青科植物毛冬青的干燥根。

【性味功能】　味辛、苦，性寒。活血祛瘀，清热解毒，祛痰止咳。

【主治用法】　本品辛以行散，苦能降泄，寒能清热，又走血分，故有活血化瘀、清热解毒、祛痰止咳之功效。用量10～30克，内服，入汤剂，单用60克。外用：适量。

【原植物】　毛冬青常绿灌木或小乔木，高3～4米。小枝灰褐色，有棱，密被粗绒毛。叶互生；叶柄长3～4毫米，密被短毛；叶片纸质或膜质，卵形或椭圆形，长2～6.5厘米，宽1～2.7厘米，先端短渐尖或急尖，基部宽楔形或圆钝，边缘有稀疏的小尖齿或近全缘，中脉上面凹下，侧脉4～5对，两面有疏粗毛，沿脉有稠密短粗毛。果实球形，直径3～4毫米，熟时红色，宿存花柱明显，分核常6颗，少为5颗或7颗，椭圆形，背部有单沟，两侧面平滑，内果皮近木质。花期4～5月，果期7～8月。

【生境分布】　生长于山野坡地、丘陵的灌木丛中。分布于广东、广西、安徽、浙江、福建等地。

【采收加工】　秋、冬两季采挖地下树根，洗净泥土，除去须根，切片，晒干。

【应　　用】　1. 冠状动脉粥样硬化性心脏病：毛冬青根90～150克，每日1剂，水煎分3次服；或用片剂、冲剂、糖浆剂等，剂量按每日生药90～120克计算，3次分服。2. 感冒，扁桃体炎，痢疾：毛冬青根25～50克，水煎服。3. 动脉粥样硬化症：口服毛冬青糖浆（每100毫升含生药500克），每次20毫升，每日3次。4. 烧伤：毛冬青300～500克，水煎2次，滤液混合浓缩成50%煎液，制成油纱布备用。每日或隔日换药，以保持油纱布湿润为度。高烧时另给煎液内服，每次20～40毫升，每日2～3次。5. 中心性视网膜炎：用毛冬青针剂肌肉注射，每次2毫升（含黄酮40毫克），每日1～2次。

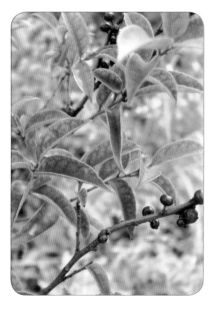

枸骨（枸骨叶）

【基　源】　本品为冬青科植物枸骨的干燥叶。

【性味功能】　味苦，性微寒。有滋阴清热，益肾，止咳化痰的功能。

【主治用法】　用于虚劳发热咳嗽，劳伤失血，腰膝痿弱，风湿痹痛，跌打损伤，风湿性关节炎，头晕耳鸣，高血压，白癜风等症。用量9～15克。

【原植物】　别名：功劳叶、八角刺、苦丁茶、鸟不宿。常绿灌木或小乔木。单叶互生，硬革质，四角状长方形，先端宽，有2～3个硬尖刺齿，中央的刺向下反卷，两侧各有1～2个硬刺，基部平截。大树上叶有短柄；叶圆形或长圆形，全缘，边缘无刺尖。伞形花序腋生。花小，黄绿色，杂性，雄花与两性花同株；花瓣4。核果球形，鲜红色。花期4～5月。

【生境分布】　生于山坡、溪间、路旁的杂木林或灌丛中。多有栽培。分布于甘肃、河南、江苏、安徽、浙江、江西、湖南、湖北、广东、广西、四川等省区。

【采收加工】　冬、春两季剪取叶，去净枝梗，晒干。

【性状鉴别】　本品呈类长方形或矩圆状长方形，偶有长卵圆形，长3～8厘米，宽1.5～4厘米。先端具3枚较大的硬刺齿，顶端1枚常反曲，基部平截或宽楔形，两侧有时各具刺齿1～3枚，边缘稍反卷；长卵圆形叶常无刺齿。上表面黄绿色或绿褐色，有光泽，下表面灰黄色或灰绿色。叶脉羽状，叶柄较短。革质，硬而厚。无臭，味微苦。

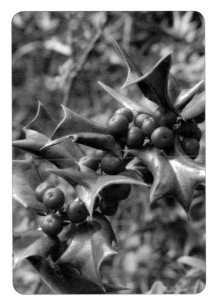

【应　用】　1. 头痛：枸骨叶制成茶。泡饮。2. 风湿性关节炎：鲜枸骨叶120克，浸酒饮。3. 肺痨：枸骨嫩叶50克。烘干，开水泡，当茶饮。4. 小儿急性扁桃体炎：枸骨叶、朱砂根、岗梅根、栀子、淡竹叶、木通、射干、甘草各9克，生石膏12克。

卫矛
(鬼箭羽)

【基　源】　本品为卫矛科植物卫矛带翅状物的枝或翅状物。

【性味功能】　味苦，性寒。有行血通经，散瘀止痛，杀虫的功能。

【主治用法】　用于月经不调，产后瘀血腹痛，跌打损伤，虫积腹痛，过敏性皮炎等症。用量5～10克，水煎服。

【原植物】　别名：鬼羽愁、四棱麻。落叶灌木。小枝四棱形，棱上有2～4条扁条状木栓质翅。单叶对生，窄倒卵形或椭圆形，先端尖，基部楔形或圆形，边缘具细锯齿。聚伞花序，腋生，常具3～9花。花小，淡黄绿色；花瓣4，近圆形。蒴果，带紫色，4深裂。种子椭圆形。花期5～6月，果期9～10月。

【生境分布】　生于山坡灌丛中或草地。分布于河北、陕西、甘肃、山东、安徽、江苏、浙江、湖北、湖南、贵州等省。

【采收加工】　夏、秋两季割取木质的嫩枝，除去细枝及叶等杂质，晒干，扎成捆或收集其翅状物，晒干。

【性状鉴别】　本品为具翅状物的圆柱形枝条，顶端多分枝。表面较粗糙，有纵纹及皮孔，皮孔纵生，略突起而微向外反卷。翅状物扁平状，靠近基部处稍厚，向外渐薄，具细长的纵直纹理或微波状弯曲，翅极易剥落，枝条上常见断痕。枝坚硬而韧，难折断，断面淡黄白色，粗纤维性。气微，味微苦。

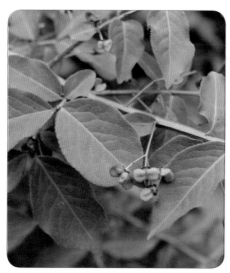

【炮　制】　拣去杂质，用水浸透，捞出，切段，晒干。

【应　用】　1. 月经不调、产后瘀血腹痛：鬼箭羽、当归各10克，益母草12克，水煎服。2. 跌打损伤瘀血肿痛：鬼箭羽50克，赤芍15克，红花、桃仁各10克，大黄3克，共研细粉，每日3次，每次3克。3. 糖尿病：鬼箭羽。水煎服。

冬青卫矛

【基　源】　本品为卫矛科植物冬青卫矛的根、茎皮及叶。

【性味功能】　味辛，性温。有调经，化瘀，利湿，解毒，利尿，强壮的功能。

【主治用法】　用于月经不调，痛经，经闭，小便不利，外用于跌打损伤，骨折，疮毒。用量：根9～15克。叶外用适量，捣烂敷患处。

【原植物】　常绿灌木或小乔木。枝有白色皮孔，小枝近四棱形。叶对生，厚革质，倒卵形、长圆形或椭圆形，缘有细锯齿，上面深绿色，有光泽，下面淡绿色，两面无毛。聚伞花序腋生，1～2回2歧分枝，每分枝顶端有5～12花的具短梗小聚伞花序；花绿白色，花萼4，卵圆形；花瓣4，长圆形。蒴果扁球形，淡红色，有4浅沟，果梗四棱形，较粗壮。种子每室1～2粒，棕色，有橙红色假种皮。花期6～7月。果期9～10月。

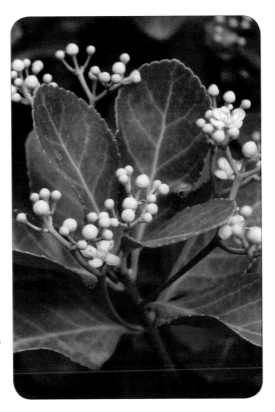

【生境分布】　生于向阳，湿润土壤。全国各省区多有栽培。

【采收加工】　根、茎、叶全年可采收，根、茎切片晒干。叶鲜用。

【应　用】　1. 月经不调，闭经：冬青卫矛根30～50克，炖肉吃。2. 痛经：冬青卫矛根、水葫芦（凤眼兰）各15克，水煎服。3. 疮毒：冬青卫矛叶，捣烂敷患处。

五加
（五加皮）

【基　　源】　本品为五加科植物细柱五加的根皮。

【性味功能】　味微苦、辛，性温。有祛风湿，补肝肾，强筋骨的功能。

【主治用法】　用于风湿痹痛，腰腿酸痛，半身不遂，跌打损伤，水肿。用量9～15克。外用适量。

【原植物】　别名：细柱五加、南五加皮。灌木。枝节上疏生反曲扁刺。小叶5，长枝上互生，短枝上簇生，倒卵形，基部楔形，边缘有细钝齿。伞形花序单个或2个腋生或顶生于短枝上，花多数；花瓣5黄绿色。果实扁球形，黑色，花柱宿存。花期4～8月，果期6～10月。

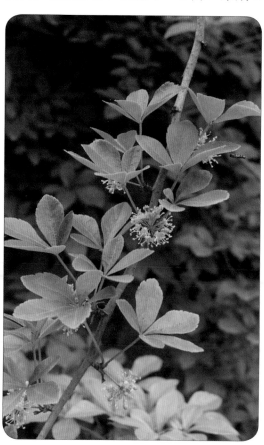

【生境分布】　生于灌木丛。分布于山西、陕西及长江以南各省区。

【采收加工】　夏、秋季采挖根部，剥皮，晒干或切片晒干。

【应　　用】　1. 小儿发育迟缓、筋骨萎弱：五加皮15克，牛膝、桑寄生、续断各7.5克。研末，每服1.5克。2. 水肿、小便不利：五加皮12克，茯苓15克，大腹皮9克，姜皮、陈皮各6克，开水送服。3. 风湿性关节炎：五加皮15克，苍术、秦艽、豨莶草各9克，老鹳草12克，水煎服。4. 风湿性关节炎，四肢关节疼痛：五加皮60克，浸酒服。

刺五加

【基　　源】　本品为五加科植物刺五加的根及根状茎。

【性味功能】　味辛、微苦，性温。有益气健脾，补肾安神的功能。

【主治用法】　用于脾肾阳虚，腰膝酸软，体虚乏力，失眠，多梦，食欲不振。跌打损伤，水肿。用量9～15克。

【原植物】　灌木；密生直而细长针状刺。掌状复叶互生，小叶5，稀3，纸质，椭圆状倒卵形或长圆形，先端渐尖，基部阔楔形；边缘有锐利重锯齿。伞形花序单个顶生或2～6个组成稀疏圆锥花序，花多数；总花梗长5～7厘米，无毛；花紫黄色；花瓣5，卵形；雄蕊5；子房5室，花柱全部合生成柱状。果实球形或卵球形，5棱，黑色。花期6～7月。果期8～10月。

【生境分布】　生于森林或灌丛中。分布东北及河北和山西等省。

【采收加工】　春、秋二季刨取根部，晒干。

【性状鉴别】　本品根茎呈结节状不规则圆柱形，直径1.4～4.2厘米。根呈圆柱形，多扭曲，长3.5～12厘米，直径0.3～1.5厘米。表面灰褐色或黑褐色，粗糙，有细纵沟及皱纹，皮较薄，有的剥落，剥落处呈灰黄色。质硬，断面黄白色，纤维性。有特异香气，味微辛，稍苦、涩。

【炮　　制】　取原药材，除去杂质，洗净，润透，切薄片，干燥。

【应　　用】　1. 腰痛：刺五加、杜仲（炒）。研末，酒糊丸，温酒送服。2. 骨节皮肤肿湿疼痛：五加皮、远志各200克，以酒糊丸，温酒送服。3. 神经衰弱、失眠、心悸、健忘、乏力：刺五加20克。水煎服。4. 高血压、高血脂：刺五加适量。水煎服。

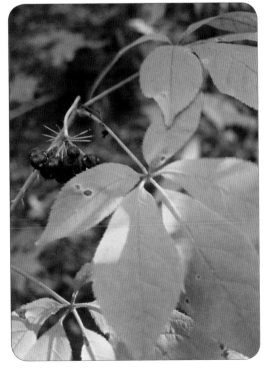

宁夏枸杞（枸杞子）

【基　源】　本品为茄科植物宁夏枸杞的果实。

【性味功能】　味甘，性平。有滋补肝肾，益精明目的功能。

【主治用法】　用于虚劳精亏，腰膝酸痛，眩晕耳鸣，消渴，血虚痿黄，目昏不明，糖尿病等症。用量 5 ～ 10 克。

【原植物】　别名：甘枸杞、西枸杞、山枸杞。落叶灌木。短枝刺状。叶互生或簇生枝顶上；先端尖，基部楔形，全缘。花腋生；花萼杯状，2 ～ 3 裂，花冠漏斗状，5 裂，向后反卷，粉红色或浅紫红色。浆果倒卵形或卵形，红色或橘红色。果实顶部有花柱痕，基部有果梗痕，质柔润。花期 5 ～ 6 月。果期 6 ～ 11 月。

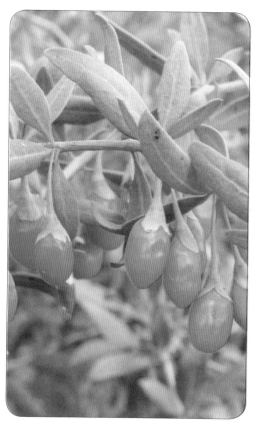

【生境分布】　生于河岸、山坡等处。分布于河北、内蒙古、山西、陕西、甘肃、宁夏、青海等省区。

【采收加工】　夏、秋季果实成熟采摘，阴至半干，再晒干。晾晒时不宜用手翻动，以免变黑。

【炮　制】　簸净杂质，摘去残留的梗和蒂。

【应　用】　1. 慢性肝炎、肝硬化：枸杞子、生地黄各 18 克，当归、北沙参、麦冬各 9 克，川楝子 4.5 克。水煎服。2. 体弱肾虚，腰膝酸软：枸杞子、熟地黄、杜仲、女贞子。水煎服。3. 早期老年性白内障：枸杞子 15 克，肉苁蓉 9 克，菊花、巴戟天各 6 克。水煎服。

中华枸杞（地骨皮）

【基　　源】　本品为茄科植物中华枸杞的根皮。

【性味功能】　味甘、淡，性寒。有清热凉血，退骨蒸劳热，降血压的功能。

【主治用法】　用于阴虚发热，盗汗，心烦，口渴，肺热咳喘，咯血，衄血，尿血，内热消渴，肺结核低热，痈肿，恶疮等症。用量9～15克；外用适量。

【原植物】　别名：枸杞菜、狗奶子、枸杞。落叶灌木。叶互生，菱状卵形，先端钝尖或圆，基部楔形，全缘。花单生或2～5朵腋生；花萼钟状，3～5裂，基部有深紫色条纹；花冠漏斗状，淡紫色，5裂。浆果卵圆形或长圆形，红色。种子扁平，长圆状卵形，黄色。花期7～9月。果期7～10月。

【生境分布】　生于山坡、路边或丘陵。分布于全国大部分省区。

【采收加工】　春初或秋后采挖，洗净泥土，剥去根皮，晒干。

【应　　用】　1.虚热骨蒸，痨热，盗汗：地骨皮、知母、银柴胡、太子参、黄芩、鳖甲、赤茯苓。水煎服。2.肺热咳嗽：地骨皮、桑皮白、甘草、粳米。水煎服。3.虚热烦渴：地骨皮、知母、人参、赤茯苓。水煎服。4.疟疾：地骨皮30克，茶叶3克。水煎，于发作前2～3小时服下。

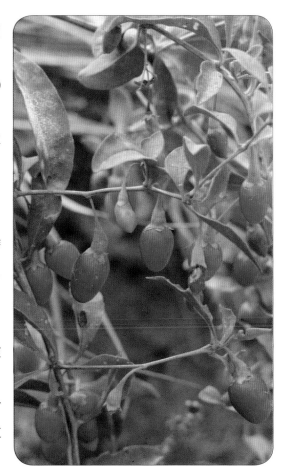

石楠
（石楠叶）

【基　源】　本品为蔷薇科植物石楠的叶。

【性味功能】　味辛、苦，性平；有小毒。有祛风通络，益肾，止痛的功能。

【主治用法】　用于风湿痹症，腰背酸痛，肾虚脚弱，偏头痛，阳痿，滑精，宫冷不孕，月经不调等症。用量4.5～9克。

【原植物】　常绿灌木或小乔木。树皮灰褐色，多分枝，无毛。叶互生，叶柄长2～4厘米；叶革质，长椭圆形、长倒卵形或倒卵状椭圆形，先端急尖或渐尖，基部阔楔形或近圆形，边缘有带腺点的锯齿，上面深绿色，有光泽，下面常有白粉。圆锥状伞房花序顶生，花萼钟状，萼片5，三角形，宿存；花瓣5，广卵圆形，白色。梨果近球形，熟时红色，顶端有宿存花萼。花期4～5月。果期9～10月。

【生境分布】　生于山谷、河边、林缘及杂木林中，有栽培。分布陕西及长江以南各省区。

【采收加工】　夏秋采摘叶，晒干。

【性状鉴别】　本品茎呈圆柱形；表面暗灰棕色，有纵皱纹，皮孔呈细点状；质坚脆，易折断，断面皮部薄，暗棕色，木部黄白色。叶互生，具柄，上面有一纵槽；先端尖或突尖，基部近圆形或楔形，边缘具细密的锯齿；上面棕色或棕绿色，无毛，羽状脉，中脉凹入。下面中脉明显突出。叶片革质而脆。气微，茎微苦，叶微涩。

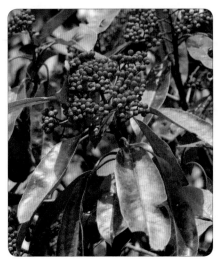

【炮　制】　切制：取原药材，除去杂质，洗净，润透，切小段，干燥。

【应　用】　1. 腰背酸痛，脚弱无力：石楠叶、白术、黄芪、鹿茸、肉桂、枸杞子、牛膝、木瓜、防风、天麻，制成丸剂，内服。2. 头风头痛：石楠叶、白芷、川芎，水煎服。3. 风疹瘙痒：石楠叶15克，水煎服。

牡荆
（牡荆叶）

【基　源】　本品为马鞭草科植物牡荆的干燥叶片。

【性味功能】　味苦，性凉。有解表，除湿，止痢，止痛的功能。

【主治用法】　用于感冒，中暑，胃痛，痢疾，腹泻，吐泻，痈肿及气管炎。用量3～5克。外用于癣疮，用于适量。

【原植物】　落叶灌木或小乔木。叶对生，掌状复叶，小叶5，少有3，披针形或椭圆状披针形，中间小叶长、两侧较短，先端渐尖，基部楔形，边缘有5～8粗锯齿，上面绿色，下面淡绿色，通常被柔毛或无毛。圆锥花序顶生；花萼钟状，顶端5齿，宿存；花冠淡紫色，外有微柔毛，顶端5裂，二唇形，上唇短，2浅裂，下唇3裂。核果近球形，黑褐色。花期6～7月，果期8～11月。

【生境分布】　生于山坡路边灌丛中。分布于华东及河北、湖北、湖南、广东、广西、贵州、四川、云南等省区。

【采收加工】　夏秋两季均可采收，阴干备用。

【性状鉴别】　本品为掌状复叶，小叶5片或3片，披针形或椭圆状披针形，中间小叶长5～10厘米，宽2～4厘米，两侧小叶依次渐小，先端渐尖，基部楔形，边缘具粗锯齿；上表面绿色，下表面淡绿色，两面沿叶脉有短茸毛，嫩叶下表面毛较密；总叶柄长2～6厘米，有一浅沟槽，密被灰白色茸毛。气芳香，味辛微苦。

【应　用】　1. 预防疟疾：牡荆叶30克，黄皮叶15克，水煎服。2. 皮炎、湿疹、脚癣：牡荆叶，煎水外洗，并敷患处。3. 肠炎、痢疾：牡荆叶50克，水煎服。4. 胃溃疡、胃病：牡荆叶，水煎服。

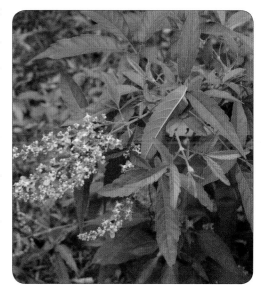

蔓荆
（蔓荆子）

【基　　源】　本品为马鞭草科植物蔓荆的果实。

【性味功能】　味苦、辛，性微寒。有疏风散热，清利头目的功能。

【主治用法】　用于头痛，头晕，目赤，齿龈肿痛，关节疼痛拘挛。用量3～10克。

【原 植 物】　落叶灌木，有香味，密生细柔毛。三出复叶，小叶卵形或倒卵形，先端钝或短尖，基部楔形，全缘，下面密被灰白色绒毛。圆锥花序顶生，密被灰白色绒毛；花萼钟形，5齿裂；花冠淡紫色或蓝紫色，5裂，二唇形，下唇中间裂片较大。核果近圆形，直径5毫米，黑色，果萼宿存，外被灰白色绒毛。花期7月，果期9～11月。

【生境分布】　生于平原、沙滩及疏林灌丛中。分布于福建、台湾、广东、海南、广西、云南等省区。

【采收加工】　秋季果实成熟时采收，除去杂质，晒干。

【性状鉴别】　果实呈球形。直径4～6毫米。表面灰黑色或黑褐色，被灰白色粉霜状毛茸，有纵向浅沟4条。顶端微凹，基部有灰白色宿萼及短小果柄。

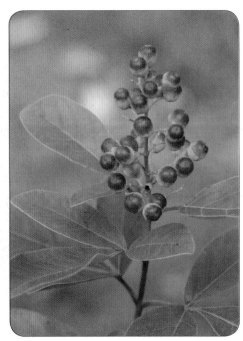

萼长为果的1/3～1/2，5齿裂，其中2裂较深，形成两瓣，密被茸毛。体轻，质坚韧，不易破碎，横切面果皮外层灰黑色，内层黄白色，两层间有棕褐色油点排列成环。内分4室，每室有种子1枚。气特异芳香，味淡、微辛。

【炮　　制】　采收成熟果实，晒干备用，叶用鲜品。

【应　　用】　同单叶蔓荆。

【附　　注】　根、茎亦可入药，茎用于感冒，喉痹，疮肿，痰热惊痫，头晕目眩，热痢，火眼；根用于感冒，头痛，疟疾，风湿性关节痛。

紫荆
（紫荆皮）

【基　　源】　本品为豆科植物紫荆的茎皮。

【性味功能】　味苦，性平。有活血通经，消肿止痛，清热解毒的功能。

【主治用法】　用于经闭腹痛，月经不调，痛经，淋病，风湿性关节炎，跌打损伤，咽喉肿痛，牙痛。6～15克。外用于痔疮肿痛，虫蛇咬伤，狂犬咬伤，煎水洗或研粉调敷患处。外用适量。

【原植物】　落叶灌木或乔木。单叶互生，近革质，三角状圆形，先端急尖，基部心形，全缘。花先叶开放，幼枝上的花与叶同时开放，4～10花簇生于老枝上或主茎上；花萼钟状，深紫红色，具5钝齿；花冠假蝶形，紫红色或粉红色，花瓣5下面1花瓣最大。荚果扁长椭圆形或狭倒披针形，沿腹缝线有狭翅，顶端有喙，不裂。花期4～5月。果期8～10月。

【生境分布】　栽培于庭园，屋旁或野生于溪边。分布于辽宁，陕西、甘肃及华北、华东、中南、西南等省区。

【采收加工】　春、秋季采集，砍下茎或老枝，剥取皮部，晒干。

【性状鉴别】　花蕾椭圆形，开放的花蝶形。花萼钟状，先端5裂，钝齿状。花冠蝶形，花瓣5，大小不一，紫色，有黄白色晕纹。雄蕊10，分离，基部附着于萼内，花药黄色。雌蕊1，略扁，有柄，光滑无毛，花柱上部弯曲，柱头短小，呈压扁状，色稍深。质轻脆。有茶叶样气，味酸略甜。

【应　　用】　1. 风湿性关节炎：紫荆皮6克，水煎服。2. 筋骨疼痛、湿气流痰：紫荆皮、当归、川牛膝、羌活、木瓜合用。3. 产后诸淋：紫荆皮15克，半酒半水煎，温服。

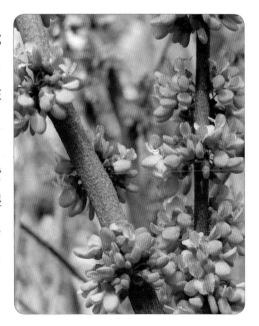

【附　　注】　花也可供药用。

黄荆（黄荆子）

【基　　源】　本品为马鞭草科植物黄荆的果实。

【性味功能】　味辛、苦，性温。有散风，祛痰止咳平喘，理气止痛的功能。

【主治用法】　用于慢性支气管炎，感冒咳嗽，哮喘，胃痛，疝气等。用量3～9克。

【原植物】　灌木或小乔木。掌状复叶3～5，披针形，先端渐尖，基部楔形，全缘或有锯齿，下面密生灰白色短柔毛。聚伞花序排成圆锥花序顶生，长花序梗密生灰白色绒毛；花萼5齿，宿存花冠淡紫色、紫红色或粉白色，顶端5裂，二唇形。核果球形，有花柱脱落的凹痕，宿萼灰绿色，密被灰色细绒毛，果实黄褐色至棕褐色，坚硬。花期6～8月，果期8～10月。

【生境分布】　生于山坡路边或灌木丛中。分布于陕西、甘肃以及华东、华南、西南等省区。

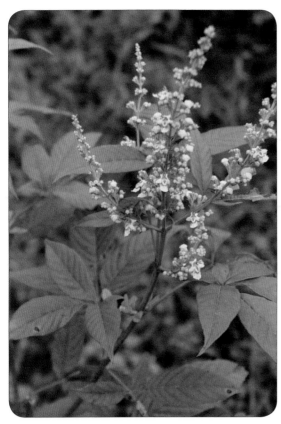

【采收加工】　秋季果实成熟时采收，阴干。生用或清炒用。

【炮　　制】　根、茎洗净切段晒干，叶、果阴干备用，叶亦可鲜用。

【应　　用】　1. 慢性支气管炎：黄荆子15克，紫河车，山药各6克，研粉制蜜丸，连服20天。2. 痢疾、肠炎及消化不良：黄荆子3克，研粉，冲服。3. 咳嗽、哮喘：黄荆子，水煎服；或炒黄研粉，水冲服。4. 胃痛，慢性胃炎：黄荆子，研末服冲或水煎服。

【附　　注】　黄荆子的叶作为牡荆叶入药，其根亦作药用。

木槿
（木槿花）

【基　　源】　本品为锦葵科植物木槿的花。

【性味功能】　味甘、苦，性凉。有清热利湿，凉血的功能。

【主治用法】　用于痢疾，腹泻，痔疮出血，白带；用量 3～9 克。外用于疖肿。鲜品捣烂敷患处。

【原植物】　落叶灌木。叶互生，菱状卵形，3 裂，先端渐尖，基部宽楔形，边缘有不规则粗锯齿，三出脉，两面疏被星状毛。花单生于叶腋；花萼钟形，萼片 5，外被星状毛；花冠钟形，花瓣 5 或重瓣，淡紫色、白色或红色，蒴果长圆形或长卵形，密被星状绒毛，顶端有短喙。种子多数，黑色，外被白色长柔毛。花期 7～10 月。果期 9～12 月。

【生境分布】　我国南部省区有野生，各地有栽培。

【采收加工】　夏秋季待花初开时采摘，摊开晒干。

【性状鉴别】　本品多皱缩成团或不规则形，全体被毛。花萼钟形，黄绿色或黄色，先端 5 裂，裂片三角形，萼筒外方有苞片 6～7，条形，萼筒下常带花梗，花萼、苞片、花梗表面均密被细毛及星状毛；花瓣 5 片或重瓣，黄白色至黄棕色，基部与雄蕊合生，并密生白色长柔毛；雄蕊多数，花丝下部连合成筒状，包围花柱，柱头 5 分歧，伸出花丝筒外。质轻脆，气微香，味淡。

【炮　　制】　木槿皮：除去杂质，洗净。润软，切丝，干燥。

【应　　用】　1. 肺热咳嗽吐血：木槿花 9 克，水煎服。2. 跌打扭伤，蛇咬伤：木槿花，研末，酒、醋、浓茶调涂患处。3. 吐血、下血、赤白痢疾：木槿花 10 朵，冰糖水炖服。4. 细菌性痢疾：木槿花 15 克，研末，米汤冲服。

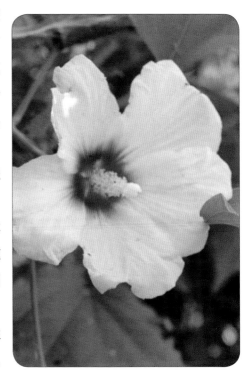

木芙蓉（芙蓉叶）

【基　源】　本品为锦葵科植物木芙蓉的叶。

【性味功能】　味微辛，性平。有清热解毒，凉血止血，消肿止痛的功能。

【主治用法】　用于肺热咳嗽，吐血，崩漏，痈肿，疮毒，淋巴结炎，阑尾炎；用量9～30克。外用于痈疖脓肿，毒蛇咬伤，跌打损伤，腮腺炎，烧烫伤。

【原植物】　落叶灌木。叶互生，宽卵圆形，基部心形，边缘有钝锯齿，5～7掌状分裂，先端渐尖，被疏星状毛。花单生叶腋或簇生枝端；花萼5裂；花瓣5或重瓣，初时白色或淡红色，后变为玫瑰红色。蒴果扁球形，被毛，果瓣5。种子肾形，被长毛。花期8～10月，果期9～11月。

【生境分布】　生于山坡、水边等地。分布于长江以南各省区。

【采收加工】　夏、秋季采收完整带细枝青叶，扎成约小把，晒干。

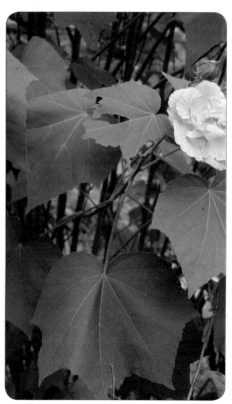

【形状鉴别】　叶多卷缩，破碎，完整者展平后呈卵圆状心形，3～7浅裂，裂片三角形。上表面暗黄绿色，下表面灰绿色，叶脉7～11条，两面突起。气微，味微辛。

【炮　制】　取原药材，除去杂质及梗，筛去灰屑。

【应　用】　1.疗疮痈肿，乳腺炎：鲜木芙蓉叶，捣烂外敷患处。2.流行性腮腺炎：木芙蓉叶，研细粉，鸡蛋清调匀，涂于油纸上，贴于患处。3.烫伤、外伤出血：木芙蓉叶粉末加凡士林调成软膏，外敷。4.局部化脓性感染，痈疽肿毒：木芙蓉鲜叶、花适量，煎水洗，并敷患处。

【附　注】　根及花与叶有同等功效。

茶花
（山茶花）

【基　　源】　本品为山茶科植物山茶的花。

【性味功能】　味甘、苦、辛，性凉。有散瘀、消肿、凉血、止血的功能。

【主治用法】　用于跌打、烫伤、血痢、血淋、吐血等。用量4.5～9克。

【原植物】　常绿藻木或小乔木。叶互生，厚革质，倒卵形或椭圆形，先端钝，基部圆形或阔楔形，边缘有细锯齿。花单生或对生于叶腋或顶枝，红色或白色，花萼5，绿色，被短绒毛，边缘膜质；花瓣5～6，栽培多为重瓣，近圆形，顶端有凹缺；雄蕊多数，2轮，花丝无毛；子房上位，花柱1，柱头3裂。蒴果近球形，光滑无毛，熟时背开裂。种子近球形或有棱角。花期3～5月。果期9～10月。

【生境分布】　我国长江流域及以南各省区均有分布。全国各地多有栽培。

【采收加工】　含苞待放时采摘，晒干或烘干，用纸包封。

【性状鉴别】　本品花蕾类球形，萼片5片，黄绿色或深绿色，花瓣5片，类白色或淡黄白色，近圆形，气微香。

【炮　　制】　将原药除去杂质，筛去灰屑。

【应　　用】　1. 咳嗽吐血：山茶花、红花、白及、红枣各3克，水煎服。2. 赤痢：山茶花，研末，加白糖拌匀，蒸后服。3. 痔疮出血：山茶花，研末冲服。4. 跌打损伤、烫伤：山茶花，焙研为末，麻油调搽敷。

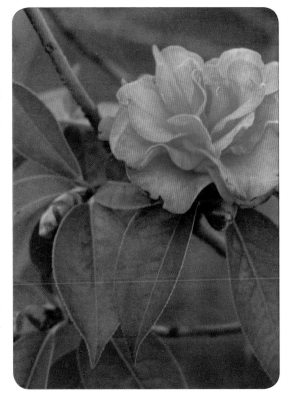

蜡梅

【基　源】　本品为蜡梅科植物蜡梅的花蕾。

【性味功能】　味辛，性温。有解暑生津的功能。

【主治用法】　用于暑热心烦、口渴、百日咳、肝胃气痛、水火烫伤。3～6克，煎服。外用：适量浸油涂患处。

【原植物】　别名：腊梅、蜡梅花、黄梅花。落叶灌木，高2～4米。茎丛出，多分枝，皮灰白色。叶对生，有短柄，不具托叶，叶片卵形或矩圆状披针形，长7～15厘米，宽3～7厘米，先端渐尖，全缘，基部楔形或圆形，上面深绿色而光亮，老时粗糙，下面淡绿色，光滑，有时于叶脉上略被疏毛。花先于叶开放，黄色，富有香气；花被多数，呈花瓣状，成多层的覆瓦状排列，内层花被小形，中层花被较大；黄色，薄而稍带光泽，外层成多数细鳞片；雄蕊5～6个，药外向；心皮多数，分离，着生于花托的内面；子房卵形，1室。

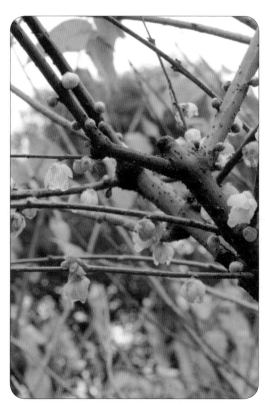

瘦果，椭圆形，深紫褐色，疏生细白毛，内有种子1粒。

【生境分布】　生长于山坡灌丛或水沟边。我国各地均有栽植，分布于江苏、浙江、四川、贵州、河南等地。

【采收加工】　1～2月间采摘，晒干或烘干。

【性状鉴别】　花蕾圆形、长圆形、卵形，直径4～8毫米，长0.6～1厘米。花被片迭合，黄色，膜质；中部以下由多数膜质鳞片包被，鳞片略呈三角形，黄棕色，复瓦状排列。有香气，味微甜、苦。

【注　意】　湿邪盛者慎用。

虎刺

【基　　源】　本品为茜草科植物虎刺的干燥全株。

【性味功能】　味苦，性平。有祛风利湿，止咳，活血止痛的功能。

【主治用法】　用于痛风，风湿痹痛，腰痛，荨麻疹，痰饮咳嗽，肺痈，水肿，肝脾肿大，经闭，跌打损伤。用量9～15克。

【原植物】　小灌木。枝常二叉分枝，棕灰色，被短柔毛，刺一对，着生于叶腋上，黄绿色或棕灰色。叶对生，革质有短柄，叶片卵形或宽椭圆形，一对较大而邻接一对叶较小，基部圆形，全缘或微波状，上面深绿色，有光泽，下面黄绿色，有时被疏毛。花1或2朵近枝端腋生，白色有短梗；花4数；萼片倒卵形，宿存；花冠筒状漏斗形，喉部有长柔毛；核果近球形，红色，有4个坚硬的分核。花期4～5月，果期11～12月。

【生境分布】　生于山坡、河边和溪谷两旁的灌丛中。分布浙江、江西、福建、广东、广西、湖南和云南等地。

【采收加工】　全年各季均可采集。全株洗净，切碎，晒干。

【性状鉴别】　本品根粗大分枝，或缢缩呈念珠状，根皮淡黄色。枝条细，灰白色，分枝多，有直刺，长1～2厘米，常对生于叶柄间，黄绿色，小枝有灰黑色细毛。叶对生，卵形或阔椭圆形，长1～2.5厘米，先端凸尖，基部圆形，表面有光泽，革质，全缘；几无柄。

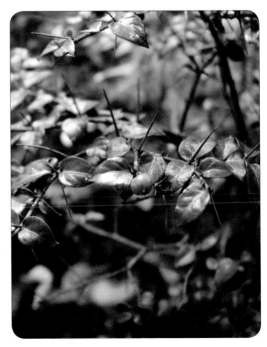

【炮　　制】　洗净，切碎，晒干。

【应　　用】　1.急性肝炎：鲜虎刺根30克，阴行草9克，车前草15克，冰糖适量，水煎服。2.肝脾肿大：虎刺根、甘蔗根各30克，水煎服。3.肺脓疡：虎刺根60克，翻白草30克，冰糖适量，水煎服。

密蒙花

【基　　源】　本品为醉鱼草科植物密蒙花的花蕾及其花序。

【性味功能】　味甘，性微寒；归肝经。有清热养肝，明目退翳的功能。

【主治用法】　用于目赤肿痛，多泪畏光，眼生翳膜，肝虚目暗，视力昏花。用量3～9克。

【原植物】　别名：密花、密蒙树、蒙花树落叶灌木，高1～3米。全株密被灰白绒毛。托叶在两叶柄基部萎缩成一横线。叶对生，长矩圆状披针形至条状披针形，先端渐尖，基部楔形，全缘或有小锯齿；聚伞圆锥花序顶生，花萼钟形，先端4裂；花冠筒状，长约1.5厘米，先端4裂，筒部淡紫色，口部橘黄色。雄蕊4；子房上位。蒴果卵形，长2～6毫米，2瓣裂，基部具宿存花萼和花瓣。种子多数，细小扁平具翅。花期2～3月。果期7～8月。

【生境分布】　生于山坡杂木林、丘陵、河边、灌丛中。分布于陕西、甘肃、安徽、湖北、湖南、广东、广西、四川、贵州、云南、等省区。

【采收加工】　2～3月间花未开放时采摘簇生的花蕾，晒干备用。

【性状鉴别】　本品多为花蕾密聚的花序小分枝，呈不规则圆锥状，长1.5～3厘米。表面灰黄色或棕黄色，密被茸毛。花蕾呈短棒状，上端略大，长0.3～1厘米，直径0.1～0.2厘米；花萼钟状，先端4齿裂；花冠筒状，与萼等长或稍长，先端4裂，裂片卵形；雄蕊4，着生在花冠管中部。质柔软。

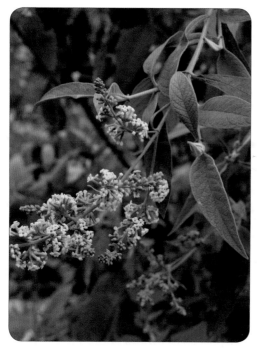

【炮　　制】　拣去杂质，筛净灰土。

【应　　用】　1. 角膜炎、角膜薄翳：密蒙花、石决明（先煎）各12克，木贼、菊花、蒺藜各9克。水煎服。

2. 眼障翳：密蒙花、黄柏根各50克。研末，炼蜜和丸。

木棉
（木棉花）

【基　　源】　木棉花为木棉科植物木棉的花；根及树皮也供药用。

【性味功能】　味甘、淡，性温。有清热利湿，解毒止血的功能。

【主治用法】　用于泄泻，痢疾，痔疮出血，血崩，疮毒。用量9～15克。

【原植物】　别名：攀枝花、古贝、英雄树。落叶大乔木。幼树干或老树的枝条有短粗圆锥状短刺。掌状复叶互生，小叶5～7；长圆形、长卵形或椭圆状披针形，全缘，两面无毛。花簇生于枝端，先叶开放，花大，红色，花萼杯状，5浅裂，花瓣5，肉质，长圆状倒卵形，两面被星状柔毛；雄蕊多数，花丝合生成短管，排成3轮，最外轮集成5束，中间10枚较短，最内轮5枚花丝先端分叉，各分叉有1花药；子房上位。蒴果长圆形，木质，熟时5裂，内有绵毛。花期2～5月，果期4～6月。

【生境分布】　分布于福建、台湾、广东、海南、广西、云南、贵州、四川等省区。

【采收加工】　春季采摘盛开花朵，晒干或阴干；根于春秋季采挖，洗净，晒干。

【性状鉴别】　本品根呈不规则的片块状。质坚韧，不易折断，断面纤维性。根皮呈长条形，弯曲，内表面红棕色。味淡，微涩，嚼之有黏性。干燥花多皱缩，不具子房和花柄。花萼杯状，厚革质而脆，外表棕黑色，具不规则纵皱，内面被灰黄色短绒毛；花瓣5片，具纵纹，被星状毛；雄蕊多数，花丝红棕色，具粗纵纹，花药大部脱落。味淡微甘。

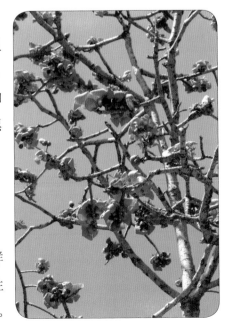

【应　　用】　1.痢疾、便血、咯血：鲜木棉花75克，水煎冲冰糖服。2.风湿性关节炎、腰腿痛：根50克，水煎或浸酒服。

柞木

【基　源】　本品为大枫子科植物柞木的茎叶。

【性味功能】　味苦、涩，性寒。有清热利湿，散瘀止血，消肿止痛的功能。

【主治用法】　用于黄疸，水肿，死胎不下，跌打肿痛，骨折，脱臼，外伤出血。用量9～12克；外用适量。

【原植物】　常绿灌木或小乔木，有时高达10米，枝干生长刺，尤以小枝为多。叶互生，叶柄长4～10毫米，叶片革质，卵形或广卵形，长3～7厘米，宽2～5厘米，先端渐尖，基部圆形或宽形，边缘有锯齿。总状花序腋生，

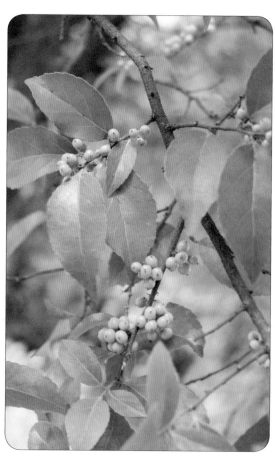

被微柔毛；花淡黄色，单性，雌雄异株；花被4～6片，卵圆形，无花瓣，雄蕊多数，子房生于多裂的花盘上。浆果球形，熟时黑色。种子2粒。

【生境分布】　分布于江西，湖北，湖南，四川等省区。

【采收加工】　全年可采，晒干备用。

【应　用】　1. 骨折，扭伤脱臼：柞木研粉，酒醋调敷伤处。2. 跌打损伤肿痛：柞木1千克，米酒5千克，煮沸，浸1～2周，纱布浸湿后，敷患处，随干随洒酒。3. 急性细菌性痢疾：柞木，水煎服。4. 小儿消化不良：柞木，研细末，文火炒焦，米汤冲服。

匙叶黄杨
（黄杨木）

【基　源】　本品为黄杨科植物匙叶黄杨的根、叶。

【性味功能】　味苦、辛，性平。有祛风除湿，行气活血止痛的功能。

【主治用法】　用于风湿关节痛，痢疾，胃痛，疝痛，腹胀，牙痛，跌打损伤，疮痈肿毒。用量9～12克，水煎服或泡酒服；外用适量，捣烂敷患处或干草研粉调服。

【原植物】　别名：雀舌黄杨、细叶黄杨、锦熟黄杨。灌木或小乔木，幼枝有棱，无毛；叶对生，革质，披针形至宽披针形，先端钝头或急尖头，基部宽楔形，无毛，边缘稍反卷，软骨质。花序腋生，每花序顶生一雌花，其余为雄花；花序基部有覆瓦状排列的干膜质的苞片；无花瓣；雄花萼片4；雌花萼片6，蒴果近球形，室间开裂，果瓣顶部有2角。

【生境分布】　生于湖北、湖南、江西、浙江、福建、四川、贵州、广西等省区。

【采收加工】　全年可采，晒干。

【性状鉴别】　本品叶多皱缩，薄革质。叶表面绿色，光亮，叶背苍灰色，中脉两面凸出，侧脉极多，叶面中脉下半段大多数被微细毛。叶柄长1～2毫米。质脆。有的可见腋生头状花序，花序轴长约2.5毫米。气微，味苦。

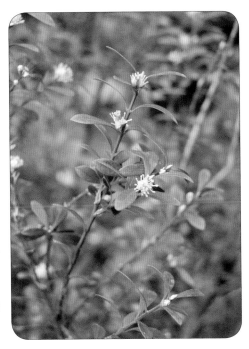

【应　用】　1. 风湿关节痛，筋骨痛：黄杨根15克，煎酒服。2. 跌打损伤：黄杨木50克，水龙骨15克，嫩竹叶、厚朴各9克。水煎，早晚空腹服。3. 牙痛：黄杨木适量。研粉，水调漱口，并敷痛牙处。4. 目赤肿痛：黄杨根50克。水煎，冲蜂蜜，早晚空腹。

雀舌黄杨
（黄杨根）

【基　　源】　本品为黄杨科植物雀舌黄杨的根，其枝叶也入药。

【性味功能】　味苦、辛，性平。有祛风除湿，行气活血的功能。

【主治用法】　用于风湿关节痛，痢疾，胃痛，腹痛，牙痛，疝痛。外用于跌打损伤，疮痈肿毒。水煎服或泡酒服。外用鲜叶捣烂敷患处。用量9～15克。外用适量。

【原植物】　常绿灌木或小乔木。茎枝4棱形，小枝被柔毛。叶对生，革质，倒卵形、倒卵状长椭圆形或长圆形，先端圆钝，稍凹，基部楔形或狭楔形，全缘，花簇生叶腋或小枝顶端，单性，雌雄同株；顶端有雌花1朵，其余均为雄花；雄花萼片4，黄色，细小，无花瓣；雌花萼片6，排成2轮。蒴果球形，熟时黑色，沿室背3瓣裂。花期4～5月。果期6～7月。

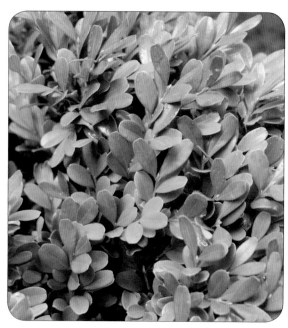

【生境分布】　分布于东北、华北、西北及山东、安徽、江苏、浙江、江西、湖北、湖南等省区。

【采收加工】　根、叶全年均可采，洗净，晒干。叶采后晒干或鲜用。

【应　　用】　1.风湿关节痛：黄杨根9～15克，酒水煎服。2.跌打损伤：黄杨枝叶9～12克，浸酒服。3.胃火上逆和胃阴不足引起的呃逆：黄杨枝叶30克，水煎服。

接骨木

【基　　源】　本品为忍冬科植物接骨木的全株。

【性味功能】　味甘，苦，性平。有接骨续筋，活血止痛，祛风利湿的功能。

【主治用法】　用于骨折，跌打损伤，风湿性关节炎，痛风，大骨节病，慢性肾炎。外用于创伤出血。用量9～15克。外用适量。捣烂外敷。

【原植物】　落叶灌木或小乔木；老枝淡红褐色，具明显的皮孔。单数羽状复叶具长柄，常具小叶2～3对，侧生小叶片卵圆形、倒长圆状披针形，先端尖，基部不对称，边缘具锯齿，顶生小叶卵形或倒卵形，幼叶被稀疏短柔毛，搓揉后有臭气，托叶狭带形，或退化成蓝色的突起。圆锥状聚伞花序，顶生，具总花梗，花序分枝多成直角开展；花小，萼筒杯状，花冠蕾时带粉红色，开后白色或淡黄色。果实蓝紫黑色，卵圆形或近圆形，花期4～5月，果期9～10月。

【生境分布】　生于山坡，灌丛，路旁。分布于东北、华北、华东、中南、西南及陕西、甘肃等省区。

【采收加工】　夏、秋季采收，晒干备用。

【性状鉴别】　本品呈圆柱形，长短不等，直径5～12毫米。表面绿褐色，有纵条纹及棕黑色点状突起的皮孔，有的皮也呈纵长椭圆形，长约1厘米。皮部剥离后呈浅绿色至浅黄桂冠色。体轻，质硬。加工后的药材为斜向横切片，呈长椭圆形，厚约3毫米，切面皮部褐色，木部浅黄白色至浅黄褐色，有环状年轮和细密放射状的白色纹理。髓部疏松，海绵状。体轻。气无，味微苦。

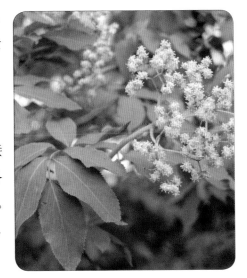

【炮　　制】　鲜用或切段晒干。

【应　　用】　1. 骨折与关节损伤：接骨木750克，透骨草，茜草，穿山龙各500克，丁香250克，共熬成膏，涂敷患处。

2. 创伤出血：接骨木研粉，高压消毒后，外敷伤处。

细叶小檗
（三颗针）

【基　源】　本品为小檗科植物细叶小檗的根及根皮。

【性味功能】　味苦，性寒。有清热燥湿，泻火解毒的功能。

【主治用法】　用于痢疾，肠炎，黄疸，咽痛，上呼吸道感染，目赤，急性中耳炎。用量9～15克。

【原植物】　别名：刺黄柏。灌木。株高1～2米。幼枝紫红色，无毛，明显具棱，老枝灰黄色，表面密生黑色小疣点。叶刺小，通常单一，有3分叉。叶纸质，几无柄，叶片倒披针形至狭倒披针形，先端渐尖，基部渐狭，边缘全缘或中上部有少数不明显锯齿，上面深绿色，下面淡绿色，脉明显。总状花序，下垂。浆果，鲜红色。花期5～6月，果期8～9月。

【生境分布】　生于丘陵山地，山沟河边。分布于东北、华北及陕西、河南、山东等省区。

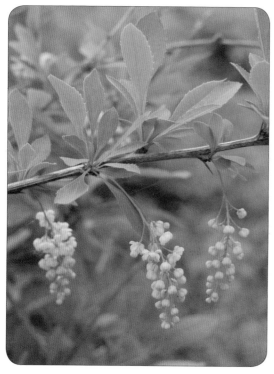

【采收加工】　春、秋采挖，除去枝叶、须根及泥土，切片，晒干备用。

【性状鉴别】　本品根圆柱头形，有分枝，稍扭曲，直径0.3～1.2厘米。表面黄棕色，粗糙，有纵皱纹及支根痕，部分外呈鳞片状外卷或剥落。质坚硬，折断面纤维性；横切面皮部窄，黄棕色，木部鲜黄色。气无，味苦。

【炮　制】　洗净，晒干。

【应　用】　1. 刀伤剑伤：三颗针研末敷伤口。2. 急性中耳炎：三颗针水煎。药液敷患处。

茯苓

【基　　源】　本品为多孔菌科真菌茯苓的菌核。

【性味功能】　味甘、淡，性平。有利水渗湿，健脾宁心的功能。

【主治用法】　用于水肿，尿少，痰饮眩悸，脾虚食少，便溏泄泻，心宁不安，惊悸失眠。用量9～15克。水煎服或入丸散。

【原植物】　菌核有特殊臭味，球形或不规则形，大小不等。新鲜时较软，干后坚硬。外为淡灰棕色或深褐色，有瘤状皱缩皮壳；内部由多数菌丝体组成，粉粒状，外层淡粉红色，内部白色；子实体平卧于菌核表面，白色，干燥后，变浅褐色，管孔多角形或不规则形，孔壁薄，孔缘渐变为齿状。

【生境分布】　生于向阳、温暖的山坡，多寄生于松属植物较老的根部。全国大部分省区有培育。

【采收加工】　于7～9月采挖，洗净，擦干，"发汗"5～8天，反复数次，至变褐色，阴干切片或切块。

【性状鉴别】　本品茯苓个呈球形，扁圆形或不规则的块状，表面黑褐色或棕褐色，外皮薄而粗糙，有明显隆起的皱纹，体重，质坚硬，不易破开；断面不平坦，呈颗粒状或粉状，外层淡棕色或淡红色，内层全部为白色，少数为淡棕色，细腻，并可见裂隙或棕色松根与白色绒状块片嵌镶在中间。

【炮　　制】　茯苓：用水浸泡，洗净，捞出，焖透后，切片，晒干；朱茯苓：取茯苓块以清水喷淋，稍焖润，加朱砂细粉撒布均匀，反复翻动，使其外表粘满朱砂粉末，然后晾干。

【应　　用】　1. 脾胃虚弱，食少便溏，肢软无力：茯苓、党参、炒白术各9克，炙甘草3克，研末吞服。2. 水肿，小便不利：茯苓、猪苓、泽泻、白术各9克，水煎服。3. 脾虚咳嗽多痰：茯苓9克，陈皮4.5克，姜半夏9克，甘草3克，水煎服。

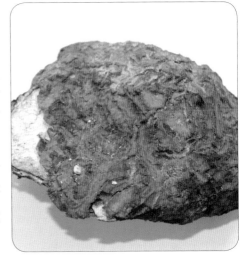

琥珀

【基　源】　本品为古代松科植物的树脂埋藏地下经年久转化而成的化石样物质。

【性味功能】　味甘，性平。有镇惊安神，活血散瘀，利尿通淋的功能。

【主治用法】　惊悸失眠，血淋血尿，小便不通，妇女闭经，产后停瘀腹痛，痈疽疮毒，跌打创伤。用量1.5～3克，研末冲服，不入煎剂，多入丸、散用。外用：适量。

【原形态】　别名：血琥珀、老琥珀、琥珀屑。多呈不规则的粒状、块状、钟乳状及散粒状。有时内部包含着植物或昆虫的化石。颜色为黄色、棕黄色及红黄色。条痕白色或淡黄色。具松脂光泽。透明至不透明。断口贝壳状极为显著。硬度2～2.5。比重1.05～1.09。性极脆。摩擦带电。

【生境分布】　分布于黏土层、砂层、煤层及沉积岩内。分布于云南、广西、辽宁、河南、福建等地。

【采收加工】　全年可采，从地下或煤层挖出后，除去砂石、泥土等杂质，研粉用。分布于煤中者，称"煤珀"。

【应　用】　1. 心神不宁，心悸失眠，健忘等症：与远志、石菖蒲、茯神等同用，如琥珀定志丸。2. 心血亏虚，惊悸怔忡，夜卧不安：与人参、酸枣仁、当归等同用，如琥珀养心丸。3. 小儿惊风：与茯苓、天竺黄、胆南星等同用，如琥珀抱龙丸。4. 小儿胎痫：与全蝎、朱砂、麦冬配伍。5. 血瘀气阻之痛经经闭：与莪术、当归、乌药等活血行气药同用，如琥珀散。6. 血瘀经闭：与虻虫、水蛭、大黄等活血通经之品配伍，如琥珀煎丸。

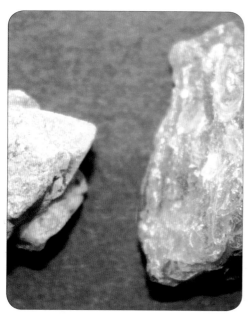

【注　意】　阴虚内热及无瘀滞者忌服。

猪苓

【基　　源】　本品为多孔菌科真菌猪苓的干燥菌核。

【性味功能】　味甘，性平。有利水渗湿，抗癌的功能。

【主治用法】　用于水肿，小便不利，泌尿系感染，腹泻，白带，淋浊，肿瘤等。用量6～12克。

【原植物】　菌核形状不规则，为凹凸不平瘤状突起的块状球形，稍扁，有的分枝如姜状，棕色或黑色，有油漆光泽，内部白色至淡褐色，半木质化，干燥后坚而不实，较轻，略弹性。子实体在夏秋季且条件适宜时，从菌核体内伸出地面，伞状或伞状半圆形，有柄，无环纹，边缘薄而锐，常内卷；菌管与菌肉皆为白色，管口圆形至多角形。

【生境分布】　生于凉爽干燥的山坡阔叶林或混交林中，菌核埋生于地下树根旁。全国大部分地区有分布。

【采收加工】　春、秋二季采挖，除去泥沙，晒干。

【性状鉴别】　本品菌核呈不规则块状、条形、类圆形或扁块状，有的有分枝，长5～25厘米，直径2～6厘米。表面黑色、灰黑色或棕黑色，皱缩或有瘤状突起。体轻，质硬，断面类白色或黄白色，略呈颗粒状。气微，味淡。

【炮　　制】　洗净泥沙，润软切片，晾干。

【应　　用】　1. 肾炎浮肿，小便赤热：猪苓、茯苓、泽泻、滑石各9克，阿胶珠4.5克。水煎服。2. 急性尿道炎：猪苓、木通、滑石各6克。水煎服。3. 妊娠水肿，小便不利，微渴引饮：猪苓25克，研末，水冲服。4. 热淋、尿急、尿频：猪苓、木通各6克，萹蓄、车前子各9克。水煎服。

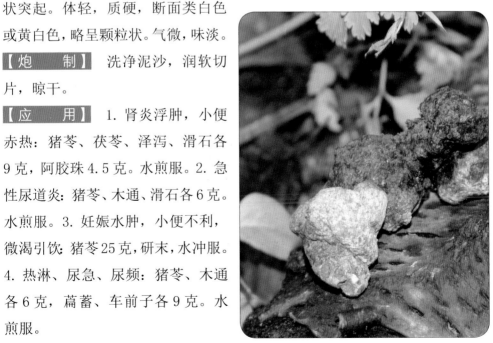

雷丸

【基　　源】　本品为真菌雷丸的干燥菌核。

【性味功能】　味苦，性寒；有小毒。有杀虫消积的功能。

【主治用法】　用于虫积腹痛，小儿疳积，绦虫、钩虫、蛔虫病。
用量10～20克。不宜入煎剂，多粉碎服用。

【原植物】　腐生菌类。子实体寿命很短。菌核为不规则的坚块状至球形或近卵形，直径0.8～2.5厘米，稀达4厘米；黑棕色，具细密纹理或细皱纹，内面为紧密交织的菌丝体。质地坚硬，断面蜡白色，半透明，具白色纹理，略带黏性。

【生境分布】　多生于竹林中，竹根附近，或棕榈、油桐等树根下。分布于我国西北、西南、华南等地。

【采收加工】　秋季采挖，洗净，晒干。

【性状鉴别】　本品呈球形或不规则的圆块状，大小不等，直径1～2厘米。表面呈紫褐色或灰褐色，全体有稍隆起的网状皱纹。质坚实而重，不易破裂；击开后断面不平坦，粉白色或淡灰黄色，呈颗粒状或粉质。质紧密者为半透明状，可见有半透明与不透明部分交错成纹理。气无，味淡，嚼之初有颗粒样感觉，微带黏液性，久嚼则溶化而无残渣。

【炮　制】　拣去杂质，洗净润透，切片晒干；或洗净晒干，用时捣碎。

【应　用】　1.绦虫：雷丸20克，研细粉，水调成膏，冲服。2.钩虫：雷丸9克研细粉，榧子肉、槟榔各9克，水煎，药液冲雷丸粉服。3.蛲虫：雷丸3克，大黄、二丑各9克，研粉，空腹，水冲服。

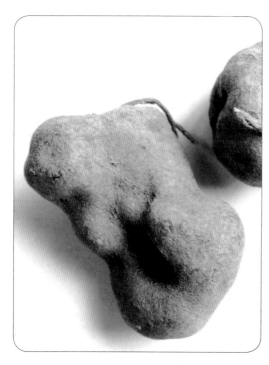

桑寄生

【基　源】　本品为桑寄生科植物油茶离瓣寄生的带叶茎枝

【性味功能】　味苦，性平。有祛风湿，补肝肾，强筋骨，降血压，安胎下乳的功能。

【主治用法】　用于风湿痹痛，腰膝酸软，高血压，胎动不安，产后乳少等症。用量9～15克。

【原植物】　小灌木。幼枝、叶密被锈色星状毛，后脱落。叶对生，卵形、椭圆形或卵状披针形，先端尖，基部宽楔形或楔形。总状花序1～2腋生，具2～4(5)花，苞片卵形，被毛；花红色，被星状毛，花托坛状；副萼环状；花瓣4。果卵球形，红或橙色，顶部骤窄，平滑。花期4～月，果期8～10月。

【生境分布】　生于常绿阔叶林中或林缘，寄生于油茶、山茶或樟科、柿科、大戟科等植物上。分布于福建、广东、海南、广西、云南等省区。

【采收加工】　夏季砍下枝条，晒干；或沸水捞过后，再晒干。

【应　用】　1. 冠心病心绞痛：桑寄生15克。制成冲剂，口服。2. 冻伤：桑寄生适量，煮沸熬膏，涂敷患处。或研末，加甘油调敷。3. 风湿关节疼痛，腰膝酸软：桑寄生、独活、续断、当归各9克。水煎服。4. 胎动不安，心腹刺痛：桑寄生、艾叶、阿胶。水煎服。

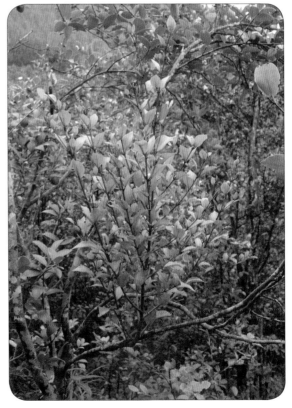

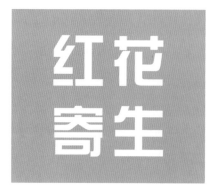
红花寄生

【基　源】　本品为桑寄生科植物红花寄生的带叶茎枝。

【性味功能】　有祛风湿，补肝肾，强筋骨，降血压，安胎下乳的功能。

【主治用法】　用于风湿痹痛，腰膝酸软，高血压，胎动不安，产后乳少等症。用量9～15克。

【原植物】　常绿小灌木。叶对生，卵形或长卵形，顶端钝，基部宽楔形或圆形，主脉两面突起，花红色，2～3朵成腋生的聚伞花序，被褐色星状毛，总花梗短；苞片卵状三角形；花托陀螺状，副萼环状；花冠蕾时管状，弯曲，纤细，开放时下部稍膨胀，顶端4裂，裂片外折。果梨形，红黄色，有毛，长约1厘米，下部渐狭成柄状。花果期10月至翌年4月。

【生境分布】　寄生于柚、桔、油茶、夹竹桃等多种植物上。分布于福建、台湾、广东、广西、湖南、江西、贵州、四川、云南等省区。

【采收加工】　夏季砍下枝条，晒干，扎成捆。

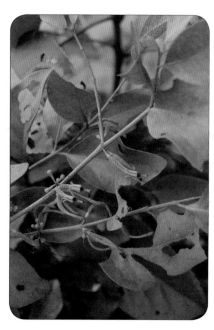

【性状鉴别】　本品茎枝圆柱形，多分枝。表面有众多点状和黄褐色或灰褐色横向皮孔，以及不规则、粗而密的纵纹。质坚脆，易折断，断面不平坦。叶对生或近对生，易脱落；叶片多破碎，卷缩；完整者卵形至长卵形；花蕾管状，顶部长圆形，急尖，开放时，先端4裂，裂片反折，可见雄蕊4枚及花柱；果梨形，顶端钝圆，下半部渐狭呈长柄状。气清香，味微涩而苦。

【应　用】　1. 风湿关节疼痛，腰膝酸软：桑寄生、独活、续断、当归各9克。水煎服。2. 高血压：桑寄生9克。水煎服。

广寄生
（寄生）

【基　　源】　本品为桑寄生科植物广寄生的带叶茎枝。

【性味功能】　味苦，性平。有祛风湿，补肝肾，强筋骨，降血压，安胎下乳的功能。

【主治用法】　用于风湿痹痛，腰膝酸软，高血压，胎动不安，产后乳少等症。用量9～15克。

【原植物】　别名：桑寄生。常绿寄生小灌木。老枝无毛，茎黄绿色或绿色，常2～3叉状分枝，节部膨大，节间圆柱形，具灰黄色皮孔。叶对生或近对生，卵形或卵圆形，顶端钝或圆，基部圆形或阔楔形，全缘。花1～3朵排列成聚伞花序，1～2个生于叶腋，被红褐色星状毛，总花梗长4～5毫米，苞片小，鳞片状；花萼近球形，花冠狭管状，柔弱，稍弯曲，紫红色，顶端卵圆形，裂片4，外展。果椭圆形，具小瘤体及疏毛。花期4～10月。

【生境分布】　寄生于多种树上。分布于福建、台湾、广东、广西等省区。

【采收加工】　在夏季砍下枝条，晒干，扎成捆。

【应　　用】　1. 妊娠胎动不安：桑寄生150克，艾叶25克，阿胶50克，水煎服。2. 高血压：桑寄生9克。水煎服。3. 风湿关节疼痛，腰膝酸软：桑寄生、独活、续断、当归各9克。水煎服。

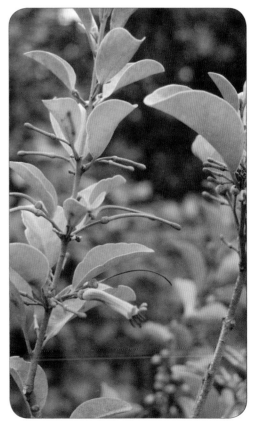

四川寄生

【基　　源】　本品为桑寄生科植物四川寄生的带叶茎枝作桑寄生入药。

【性味功能】　味苦，性平。有祛风湿，补肝肾，强筋骨，降血压，安胎下乳的功能。

【主治用法】　用于风湿痹痛，腰膝酸软，高血压，胎动不安，产后乳少等症。用量9～15克。

【原植物】　常绿寄生小灌木，嫩枝被褐色或红褐色叠生星状毛，小枝黑色或灰褐色。单叶对生或近对生，革质，全缘，卵形、长卵形或椭圆形，顶端钝圆，基部楔形，成长叶上面无毛，下面被茸毛。总状花序腋生，2～3朵花，密集成伞状，密被茸毛；花红色，花冠具冠筒，冠筒顶部分裂成4裂片。果长圆形，黄绿色，具颗粒状体和疏毛，干后赤褐色。花期6～8月。

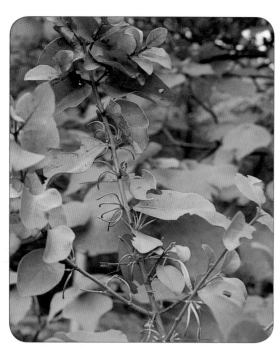

【生境分布】　寄生于桑树等多种植物上。分布于四川、云南、贵州、福建、广西、广东、湖南省、江西等省。

【采收加工】　夏季砍下枝条，晒干或沸水捞过后，再晒干。

【应　　用】　1.高血压：四川寄生9克。水煎服。2.尿少，水肿：四川寄生9克。水煎服。3.风湿关节疼痛，腰膝酸软：四川寄生、独活、续断、当归各9克。水煎服。

槲寄生

【基　源】　本品为槲寄生科植物槲寄生的茎叶。

【性味功能】　味甘、苦，性平。有补肝肾，强筋骨，祛风湿，滋阴养血的功能。

【主治用法】　用于风湿关节痛、腰背酸痛，原发性高血压，胎动不安，咳嗽，冻伤等。并用于骨瘤、泌尿系肿瘤等。用量20～30克。

【原植物】　别名：北寄生、冻青、飞来草。常绿半寄生小灌木。茎枝圆柱状，黄绿色或绿色，稍有肉质，2～3叉状分枝，各分枝处膨大成节，单叶对生，生于枝端节上分枝处，无柄；叶近肉质，椭圆状披针形或倒披针形，先端钝圆，基部楔形，全缘，主脉5出，中间3条显著。雌雄异株，生于枝端或分叉处，雄花3～5朵，米黄色；雌花1～2朵生于粗短的总花梗上。浆果圆球形，半透明，熟时橙红色。花期4～5月。

【生境分布】　寄生于各种树上。分布于东北及河北、内蒙古、陕西、江苏、湖北、湖南、四川等省区。

【采收加工】　全年可采，切碎，晒干备用。

【性状鉴别】　本品茎枝呈圆柱形，2～5叉状分枝，表面黄绿色、金黄色或黄棕色，有纵皱纹；节膨大，节上有分枝或枝痕。体轻，质脆，易折断，断面不平坦，皮部黄色，木部色较浅，射线放射状，髓部常偏向一边。叶对生于枝梢，易脱落，无柄；叶片呈长椭圆状披针形，先端钝圆，基部楔形，全缘；表面黄绿色，有细皱纹，主脉5出，中间3条明显。革质。浆果球形，皱缩。无臭，味微苦，嚼之有黏性。

【炮　制】　除去杂质，略洗，润透，切厚片，干燥。

【应　用】　1. 风湿关节疼痛，腰膝酸软：槲寄生、独活、续断、当归各9克。水煎服。2. 胎动不安、先兆流产：槲寄生、白芍、当归、续断各3克。水煎服。

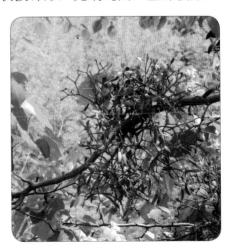

南天竹

【基　　源】　本品为小檗科植物南天竹的果实、叶及根。

【性味功能】　根、叶：味苦，性寒。有清热解毒，祛风止痛，活血凉血的功能。果实：味苦，性平；有小毒。有止咳平喘的功能。

【主治用法】　根、叶用于感冒发热，眼结膜炎，尿路感染，急性胃肠炎，腰肌劳损等。果实用于咳嗽气喘，百日咳。用量，果实4.5～9克，叶9～15克，根9～30克。

【原植物】　灌木。叶互生，叶柄基部膨大呈鞘状抱茎，叶革质，2～3回羽状复叶，小叶对生，无柄，椭圆状披针形，先端渐尖，基部楔形，全缘。大形圆锥花序顶生，花白色；萼片多轮重叠，每轮3片，外轮较小，卵状三角形，内轮较大，卵圆形；雄蕊6，花瓣状。浆果球形，鲜红色，偶有黄色。花期5～7月，果期8～10月。

【生境分布】　生于山坡杂木林或灌丛中，也有栽培。分布于我国长江中下游各省。

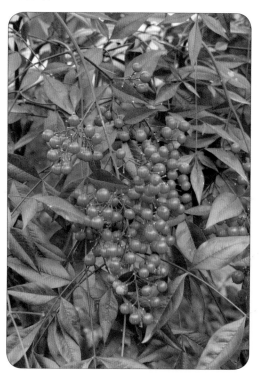

【采收加工】　根叶全年可采，洗净，晒干或鲜用。果实在秋冬采收。

【性状鉴别】　浆果球形，直径6～9毫米，表面黄红色、暗红色或红紫色，平滑，微具光泽，有的局部下陷，先端具突起的宿存柱基，基部具果柄或其断痕。果皮质松脆，易破碎。种子两面三刀粒，略呈半球形，内面下凹，类白色至黄棕色。气无，味微涩。以粒圆、色红、光滑、种子色白者为佳。

【应　　用】　1.咳嗽气喘：南天竹子6～9克，水煎服。2.眼结膜炎：南天竹叶30克，煎汁洗眼。3.腰肌劳损：南天竹根30克，黄酒浸服。

淡竹（竹茹）

【基　　源】　本品为禾本科植物淡竹的干燥中间层。

【性味功能】　味甘，性微寒。有清热化痰，除烦止呕的功能。

【主治用法】　用于痰热咳嗽，胆火挟痰，烦热呕吐，胃热呕吐，妊娠恶阻，胎动不安，血热吐血，衄血，崩漏。用量 4.5～9 克。

【原植物】　乔木或灌木状，高 6～18 米，直径 3～10 厘米，秆茎为紫墨蓝色，秆壁厚；秆环、箨环均甚隆起，秆箨长于节间，箨鞘背面无毛或上部具微毛，黄绿色至稻草色，上有灰黑色斑点和条纹；箨耳及缘毛易脱落；箨叶长披针形；每节常 2 分枝，小枝具 1～5 叶，叶鞘口无毛；叶狭披针形，无毛，边缘一侧有小锯齿，一侧平滑。穗状花序排成覆瓦状圆锥花序，基部托以 4～6 枚佛焰苞，每小穗有 2～3 花。

【生境分布】　生于平地或丘陵，多栽培。分布于河南、山东及长江流域各省。

【采收加工】　全年可采，砍取新鲜茎，除去外皮，将中间层刮成丝条或削成薄片，捆扎成束，晾干。

【应　　用】　1. 肺热咳嗽，咳黄痰：竹茹 10 克。水煎服。2. 胃热呕吐：竹茹 9 克，姜汁制后，冲服。3. 急性胃炎，妊娠呕吐：竹茹、法半夏、枇杷叶、甘草、生姜各 9 克，栀子、陈皮各 6 克，大枣 4 枚。水煎服。4. 痰热上扰的神经官能症：竹茹、法半夏、茯苓各 9 克，枳实、甘草各 3 克，陈皮 6 克，大枣 5 枚。水煎服。

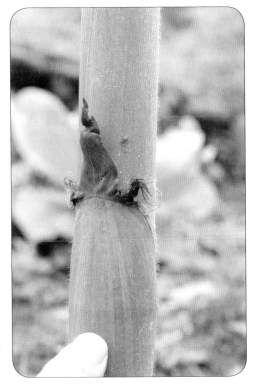

天竺黄

【基　　源】　本品为禾本科植物青皮竹或华思劳竹等杆内的分泌液干燥后的块状物。

【性味功能】　味甘，性寒。有清热豁痰，凉心定惊的功能。

【主治用法】　用于热病神昏，中风痰迷，小儿痰热惊痫、抽搐、夜啼。3～9克；煎服，研粉冲服，或入丸、散剂。

【原植物】　青皮竹竿高8～10米，直径3～5厘米，尾梢弯垂，下部挺直；节间长40～70厘米，绿色，幼时被白蜡粉，并贴生淡棕色刺毛，后变无毛；分枝常自竿中下部第7～11节开始，以数枝或多枝簇生，中央1枝略较粗长。箨鞘早落；箨耳较小，不相等，大耳狭长圆形至披针形；箨舌边缘齿裂；箨片直立，易脱落。叶鞘无毛，背部具脊，纵肋隆起；叶耳通常呈镰刀形，边缘具弯曲而呈放射状的繸毛；叶舌边缘啮蚀状；叶片线状被针形至狭披针形，一般长9～17厘米，宽1～2厘米，先端渐尖具钻状细尖头，基部近圆形或楔形。假小穗单生或簇生于花枝各节，鲜时暗紫色，干时古铜色；小穗含小花5～8朵，顶端小花不孕；颖仅1片，具21脉；外稃椭圆形，具25脉；内稃被针形，具2脊，脊间10脉；鳞被不相等，边线被长纤毛；花丝细长，花药黄色，子房基部具柄，花柱被短硬毛，柱头3羽毛状。

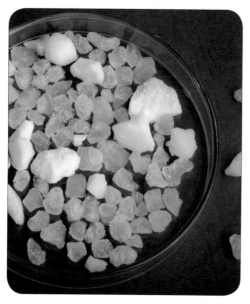

【生境分布】　青皮竹常栽培于低海拔地的河边、村落附近。青皮竹分布于广东、广西，现华东、华中、西南各地广为栽培。

【应　　用】　1.用于痰热惊痫等证。天竹黄性寒，既清心、肝之热，又能豁痰利窍，为清热化痰、凉心定惊之良药。味甘力缓，儿科用之尤宜。2.用于痰热咳喘。用天竺黄以清热化痰，常配全瓜蒌、贝母、桑白皮等药，以加强清肺热化痰之效。

白马骨
（六月雪）

【基　　源】　本品为茜草科植物白马骨的全株

【性味功能】　味淡、微辛，性凉。有疏风解表，清热利湿，舒筋活络的功能。

【主治用法】　用于感冒，咳嗽，牙痛，急性扁桃体炎，咽喉炎，急、慢性肝炎等。用量15～30克。

【原植物】　别名：白马骨、满天星、路边姜。常绿小灌木，多分枝。枝粗壮，灰白色或青灰色。叶对生或丛生于短枝上，近革质，倒卵形，椭圆形或倒披针形，先端短尖，基部渐窄而成一短柄，全缘，叶片下面被灰白色柔毛。花白色，无柄，数朵簇生枝顶或叶腋；雄蕊5，花丝白色。核果球形。花期8月。

【生境分布】　生于林边、灌丛、草坡。分布于我国东南部或中部各省区。

【采收加工】　全年可采，洗净鲜用或切段晒干。

【性状鉴别】　本品根细长圆柱形，有分枝，表面深灰色、灰白色或黄褐色，有纵裂隙，栓皮易剥落。粗枝深灰色，表面貌纵裂纹，栓皮易剥落；嫩枝浅显灰色，微被毛；断面纤维性，木质，坚硬。叶对生或簇生，薄弱革质，黄绿色，卷缩或脱落。完整者展平后呈卵形或长圆太卵形，先端短尖或钝，基部渐狭成短柄，全缘，两面羽状网脉突出。枝端叶间有时可见黄白色花，气微味淡。

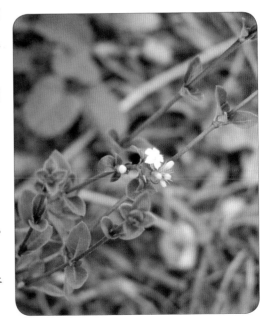

【炮　　制】　洗净，切段，鲜用或晒干。

【应　　用】　1. 感冒：六月雪、凤尾草、筋骨草各30克，水煎服。2. 流行性感冒：六月雪、千里光、土牛膝、白茅根各15克，留兰香3克。水煎服。3. 急性黄疸型传染性肝炎：六月雪30克，栀子30克，紫金牛15克。水煎服。

地枫皮

【基　　源】　本品为八角科植物地枫皮的树皮或枝皮。

【性味功能】　味涩、微辛，性温；有小毒。有祛风除湿、行气止痛的功能。

【主治用法】　用于风湿性关节痛、腰肌劳损等症。用量6～9克。

【原植物】　别名：钻地枫、风榔、矮丁香。常绿灌木，高1～3米；全株具芳香气味。树皮灰棕色。叶3～5聚生枝顶或节上；叶厚革质，有光泽，倒披针形至长椭圆形，先端短渐尖，基部楔形，全缘，无毛；密布褐色油点。花红色或紫红色，腋生或近顶生；花被片15～20，宽卵形，下凹，肉质；雄蕊多数；心皮12～13枚。聚合果由9～11果组成，果顶端喙细尖，常内弯。种子扁卵形，黄色，光亮。花期4～5月，果期8～9月。

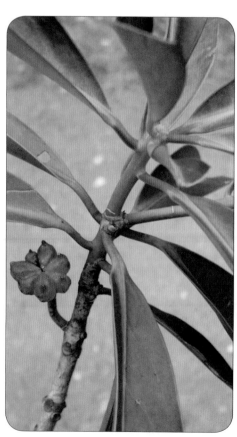

【生境分布】　生于石灰岩山的石缝中或疏林下。分布于广西西南部及南部。

【采收加工】　春、秋二季剥取树皮或枝皮，晒干。

【性状鉴别】　本品呈卷筒状或槽状，长5～15厘米，直径1～4厘米，厚0.2～0.3厘米。外表面灰棕色至深棕色，有的可见灰白色地衣斑，粗皮易剥离或脱落，脱落处棕红色。内表面棕色或棕红色，具明显的细纵皱纹。质松脆，易折断，断面颗粒状。气微香，味微涩。

【炮　　制】　除去杂质，洗净，打碎，晒干。

【应　　用】　1.蜈蚣咬伤：地枫皮，研粉酒调外涂患处。2.风湿性关节痛、腰肌劳损：地枫皮9克。水煎服。

杠柳
（香加皮）

【基　　源】　本品为萝藦科植物杠柳的根皮。

【性味功能】　味辛、苦，性温；有毒。有祛风湿，壮筋骨，利小便的功能。

【主治用法】　用于风湿筋骨疼痛，腰膝酸软，用量3～6克。本品有毒，服用不可过量。

【原植物】　别名：香加皮、北五加皮、羊奶藤。落叶蔓生灌木，有乳汁。叶对生，革质，披针形，先端渐尖，基部楔形，全缘。聚伞花序腋生，花冠黄绿色，5深裂，裂片内部有一白色毡毛，内面紫红色。果对生，细长圆柱形，先端长渐尖，弯曲，沿内侧纵裂。种子多数，长圆形，黑褐色，先端丛生白色长毛。花期5～6月。果期7～9月。

【生境分布】　生于山坡，沟边及平原砂质地。分布于东北、华北及陕西、甘肃、宁夏、河南、山东、江苏、江西、贵州、四川等省区。

【采收加工】　春、秋二季采挖根部，剥下根皮，除去木心，晾干。

【性状鉴别】　本品根皮呈卷筒状或槽状，少数呈不规则的块片状，长3～10厘米，直径1～2厘米，厚2～4毫米。外表面灰棕色或黄棕色，栓皮松软常呈鳞片状，易成片剥落；内表面淡黄色或淡黄棕色，较平滑，有细纵纹。体轻，质松脆，易折断，断面不整齐，黄白色。有特异香气，味苦。

【炮　　制】　洗净泥土，趁鲜用木棒敲打，剥取根皮，阴干或晒干，切段备用。

【应　　用】　1.慢性风湿性关节炎、尿少：香五加、黄芪、当归、川芎、牛膝、续断、海桐皮、千年健。浸酒，饮酒。2.水肿，小便不利：香五加12克，茯苓15克，大腹皮9克，姜皮、陈皮各6克。水煎服。3.风湿性关节炎，关节拘挛疼痛：香五加，穿山龙，白鲜皮各15克，用白酒泡24小时，每天服20毫升。

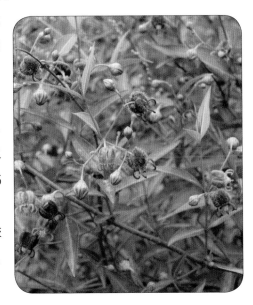

苦郎树

【基　　源】　本品为马鞭草科植物苦郎树的根、茎、叶入药。

【性味功能】　味苦，性寒；有小毒。有清热解毒，祛风除湿，散瘀活络的功能。

【主治用法】　用于风湿性关节炎，腰腿痛，坐骨神经痛，胃痛，疟疾，肝炎，肝脾肿大；外用治皮肤湿疹，跌打损伤。鲜叶捣烂敷患处或煎水洗。用量：根9～15克。

【原植物】　攀援状灌木，直立或平卧；幼枝四棱形，被短柔毛。叶对生，薄革质，卵形、椭圆形或卵状披针形，先端钝尖，基部楔形或宽楔形；全缘，

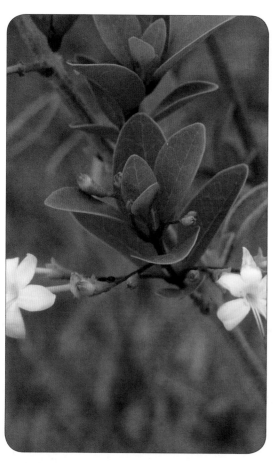

两面散生黄色小腺点，干后脱落成小浅窝。3朵花组成聚伞花序，生于叶腋；花芳香，花萼钟状，外被细毛，微5裂；花冠白色，内密生绢状柔毛；先端5裂。核果倒卵形，外果皮黄灰色，花萼宿存。花果期3～12月。

【生境分布】　生于海岸沙滩、路边及坡地杂草丛中。分布于福建、台湾、广东、海南、广西等省区。

【采收加工】　根、茎全年可采，叶夏秋季采收，鲜用或晒干。根洗净后去粗皮，蒸过晒干，切片。

【应　　用】　1.肝脾肿大：苦郎树根（去表皮）15克，水煎服。

2.皮肤湿疹：鲜苦郎树适量捣烂敷患处。

文冠果
（文冠木）

【基　　源】　本品为无患子科植物文冠果的枝条木质部。

【性味功能】　味甘，微苦，性凉；有清热燥湿，祛瘀止痛，敛干黄水的功能。

【主治用法】　用于风湿性关节炎，风湿内热，皮肤风湿，疥癣，痈肿，瘀血紫斑等。水煎服或膏服。用量9～15克。

【原植物】　落叶小乔木。单数羽状复叶互生，小叶9～19，膜质，狭椭圆形至披针形，边缘有尖锐锯齿。花先叶或同时开放，圆锥花序，杂性；花瓣5，白色，基部红色或黄色，内面有紫红色斑点；花盘5裂，裂片背面有角状橙色附属体。蒴果，壳硬，绿色，背裂成3瓣，果皮厚，木栓质。种子圆形，暗褐色，坚硬，光滑。花期4～5月。果期7～8月。

【生境分布】　生于山坡、河谷、黄土地或干旱丘陵地。分布于东北、华北、西北及山东等省区。

【采收加工】　春季结合森林抚育砍取枝条，去皮晒干或切碎鲜用。

【性状鉴别】　本品茎干木部呈不规则的块状，表面红棕色或黄褐色，横断面红棕色，有同心性环纹，纵剖面有细皱纹。枝条多为细圆柱形，表面黄白色或黄绿色，断面有年轮环纹，外侧黄白色，内部红棕色。质坚硬。气微，味甘、涩、苦。

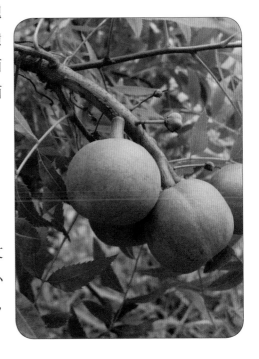

【炮　　制】　剥去外皮，取木材晒干；或取鲜枝、叶切碎，熬膏用。

【应　　用】　1.风湿性关节炎：文冠木3克。水煎服，或熬膏敷患处。2.小儿夜尿症：文冠木，水煎服。文冠5粒，去皮生吃。

苦皮藤

【基　　源】　本品为卫矛科植物苦皮藤的根、根皮和茎皮。

【性味功能】　味辛、苦，性凉；有小毒。有清热解毒，消肿，杀虫，透疹，调经，舒筋活络的功能。

【主治用法】　根用于风湿痛。根皮或茎皮用于黄水疮，头癣秃疮，头虱，骨折肿痛，跌打损伤。用量25～50克。外用适量。

【原植物】　藤状灌木根皮淡褐色至黄褐色，具纵皱纹。小枝常4～6锐棱，红褐色，发亮，密生细小皮孔。单叶互生，革质，矩圆状宽卵形或近圆形，先端短尖；基部圆形或近截形，边缘有锯齿。聚伞状圆锥花序顶生，雌雄异株；花梗粗壮有棱；花小，多而密生，绿白色或黄绿色，花瓣5；雄花萼片三角状卵形，花瓣边缘锯齿。蒴果，近球形，黄色3瓣裂；种子每室2粒，被红色假种皮。花期4～6月，果期8～10月。

【生境分布】　生于山坡灌丛中。分布于陕西、甘肃、河南、山东、安徽、江苏、浙江、江西、湖北、湖南、云南等省区。

【采收加工】　全年可采，洗净，剥取根皮或茎皮，晒干。

【性状鉴别】　本品茎皮呈单卷状、槽状或长片状，长20～55厘米，宽2～10厘米，大多数已除去栓皮。未去栓皮的幼皮表面棕绿色，皮孔细小，淡棕色，稍突起；未去栓皮的老皮表面棕褐色，圆形皮孔纵向排列，中央下凹，四周突起，常附有白色地衣斑纹。内表面黄白色，平滑。质脆，易折断，折断面略粗糙，可见微细的纤维。气微，味苦。

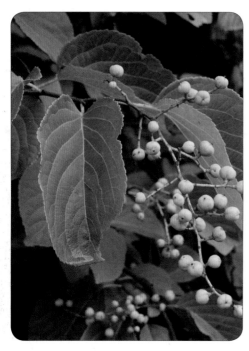

【应　　用】　1. 经闭：苦皮藤50克、大过路黄根50克。煨水服，用酒为引。2. 秃疮：苦皮藤、盘龙七、黄柏各适量。共研细末，菜油调敷。3. 黄水疮：苦皮藤研粉，菜油调敷患处。

雷公藤

【基　　源】　本品为卫矛科植物雷公藤的根；叶、花及果实也入药。

【性味功能】　味苦、辛、性凉；有大毒。有祛风，解毒，杀虫功能。

【主治用法】　外用于风湿性关节炎，皮肤发痒，杀蛆虫，孑孓，灭钉螺，毒鼠。不可内服。

【原植物】　落叶蔓性灌木，长达3米。根内皮橙黄色。小枝棕红色，有4～6棱，密被瘤状皮孔及锈色短毛。单叶互生，椭圆形或宽卵形，先端短尖，基部近圆形或阔楔形，边缘具细锯齿，上面光滑，下面淡绿色，主、侧脉在上面均稍凸出，脉上疏生锈褐色柔毛。聚伞圆锥花序顶生或腋生，被锈毛；花白绿色，杂性，花瓣5；子房三角形，柱头6浅裂。蒴果具3片膜质翅，翅上有脉5条斜生。种子1，细柱状，黑色。花期夏季。

【生境分布】　生于山地林缘阴湿处。分布于长江流域以南各地及西南地区。

【采收加工】　根秋季采，叶夏季采，花、果夏秋采收，晒干。

【应　　用】　1. 头癣：雷公藤根皮研粉，调凡士林，涂患处。

2. 灭钉螺：雷公藤根皮，拌黏土、草木灰、烟草粉，撒入钉螺区。

【附　　注】　本品因有剧毒，内服必须在医师指导下进行，而且根皮必须除去，木质部用文火煎煮2小时以上方可。外用适量，捣烂敷患处，或捣汁搽患处，敷药时间不可超过半小时，否则起泡。

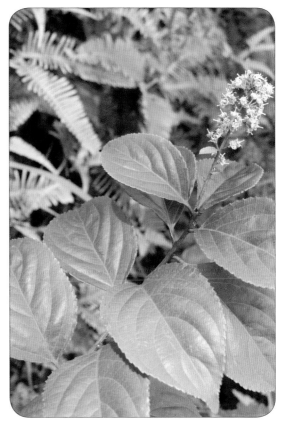

八角枫

【基　源】　本品为八角枫科植物八角枫的细根。

【性味功能】　味辛，性微温；有小毒。有祛风除湿，舒筋活络，散瘀止痛的功能。

【主治用法】　用于风湿痹痛，麻木瘫痪，跌打损伤。用量 3 ～ 9 克。

【原植物】　落叶灌木或小乔木。茎灰绿色，"之"字形曲折。叶互生，绿色或带红色；叶形变异较大，卵形或椭圆形，先端长渐尖或短渐尖，基部不对称，全缘或 2 ～ 7 掌裂，幼叶具毛茸，老叶仅叶背脉腋有簇毛。聚伞花序腋生，花序轴及苞片被毛，花两性，白色，萼钟状，被疏毛，6 ～ 8 裂，裂片三角状短齿形，口部有纤毛；花瓣与萼片同数，线形，顶端钝圆，内外均有细毛，外卷；核果卵圆形，熟时黑色，花萼宿存。花期 6 ～ 7 月，果期 10 月。

【生境分布】　生于山谷，溪边或丘陵中。分布于陕西、甘肃、河南及长江以南各省区。

【采收加工】　全年可采，以 9 ～ 10 月份为好，挖出后，除去泥沙，晒干。切忌水洗。

【性状鉴别】　本品根细呈圆柱形，略成波状弯曲，有分枝及众多纤细须状根或其残基。表面灰黄色至棕黄色，栓皮纵裂，有时剥离。质坚脆，折断面不平坦，黄白色，粉性。气微，味淡。

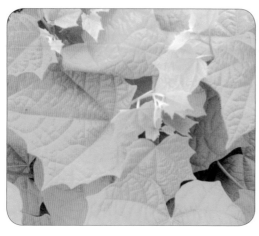

【炮　制】　根：除去泥沙，斩取侧根和须状根，晒干即可；叶及花：晒干备用或鲜用。

【应　用】　1. 风湿性关节痛：八角枫侧根 30 克，白酒 1 千克，浸 7 天，每日早晚各服 15 克。2. 跌打损伤：八角枫 1.5 克，牛膝 30 克，混和醋炒，水煎服。

路边青
（大青）

【基　　源】　本品为马鞭草科植物路边青的根和叶。

【性味功能】　味苦，性寒。有清热利湿，消炎，镇痛，凉血的功能。

【主治用法】　用于感冒高烧，流脑，乙脑，偏头痛，高血压，肠炎痢疾，风湿性关节炎，外用于痈疖丹毒，毒虫咬伤，肿痛等。用量 15 ～ 30 克。

【原植物】　别名：大青、山靛、野靛青。灌木或小乔木。叶对生，纸质，椭圆形或长圆形，先端渐尖或急尖，基部圆形或宽楔形，全缘，下面常有腺点。伞房状聚伞花序，花小，有桔香味；萼杯状，外被黄褐色短绒毛，顶端5裂；花冠白色，外面疏生细毛和腺点，花冠管细长，5裂。果实球形或倒卵形，蓝紫色，为红色的宿萼所托。花果期6月至次年2月。

【生境分布】　生于平原、丘陵、山地林下或溪谷旁。分布于华东、中南及贵州、云南等省区。

【采收加工】　全年可采，根切片晒干；叶洗净阴干或鲜用。

【炮　　制】　切段，晒干备用。

【应　　用】　1. 风湿性关节炎：大青根50克，酒水各半炖服。2. 蛇、虫咬伤，蜂螫伤：鲜大青叶，捣烂绞汁外敷患处。3. 阴囊痛、睾丸胀肿：鲜大青根50克，马鞭草、土牛膝、大蓟根各15克，酒水各半炖。4. 腮腺炎，疮疡：鲜大青叶，捣烂敷患处。

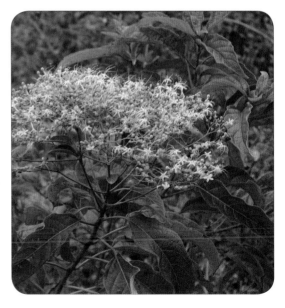

白背枫

【基　　源】　本品为马钱科植物白背枫的全株。

【性味功能】　味辛、苦，性温；有小毒。有祛风除湿，行气活血止痛的功能。

【主治用法】　用于妇女产后头风痛，胃寒作痛，风湿关节痛，跌打损伤，骨折；外用于皮肤湿痒阴囊湿疹，无名肿毒。用量9～15克，外用适量。

【原植物】　别名：狭叶醉鱼草、驳骨丹、白鱼号、白花洋泡。常绿小灌木。上部分枝，密被白色绵毛，嫩茎四棱形。单叶对生，披针形，具短柄，先端窄长渐尖，基部窄楔形，全缘或疏生小锯齿，上面绿色，下面带灰白色，密被绵毛。花白色，芳香，穗状花序顶生或近顶腋生，成圆锥花丛，被黄灰色绵毛；花萼钟状，4裂；花冠管状4裂；雄蕊4；子房2室。蒴果椭圆形。种子小。花期夏秋季。

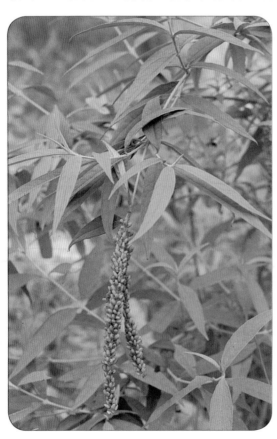

【生境分布】　生于村边，溪旁或山坡灌木丛中。分布于福建、台湾、湖北、广西、广东、四川、云南等省区。

【采收加工】　全年可采收全株，晒干或鲜用。

【应　　用】　1. 跌打肿痛，骨折：白背枫根15克，酒水各半煎服，并用鲜叶适量，捣烂敷患处。2. 皮肤湿痒阴囊湿疹：白背枫适量，研粉，水煎洗患处。3. 妇女产后头风痛：白背枫15克，水煎服。

黄兰
（黄缅桂）

【基　　源】　本品为木兰科植物黄兰的根、果。

【性味功能】　根、果：味苦，性凉。根有祛风除湿、利咽喉的功能。果有健胃止痛的功能。

【主治用法】　根用于风湿骨痛等症。果用于胃痛，消化不良。用量，根：15～30克，泡酒服；果：研粉冲开水服，每用1～2克。

【原植物】　乔木，被淡黄色，柔毛。叶互生，薄革质，披针状卵形或披针状长椭圆形，先端长渐尖或近尾状，基部楔形，全缘。花单生于叶腋，橙黄色，极香；花被片15～20，披针形；穗状聚合果；果倒卵状长圆形，外有白色斑点；种子2～4，有红色假种皮，具皱纹。

【生境分布】　生于气候温暖的地区，常栽培于村边、庭园中。分布于云南南部和西南部，长江以南各省区均有栽培。

【采收加工】　根全年可采收，切片晒干。果实夏、秋采收，去皮晒干研粉备用。

【应　　用】　1. 风湿骨痛：黄兰根15～50克。泡酒服。2. 骨刺卡喉：黄缅桂，切成薄片，每含1～2片，徐徐咽下药液，半小时后更换。3. 胃痛、消化不良：黄兰果研粉，开水冲服。

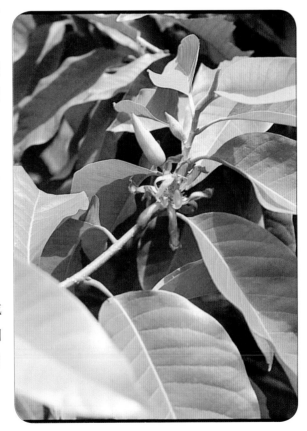

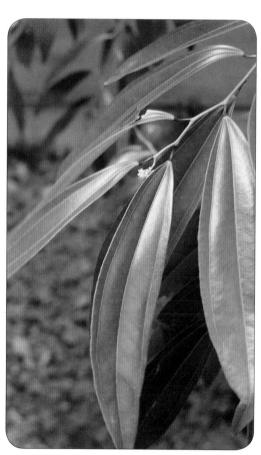

衡州乌药

【基　　源】　本品为防己科植物衡州乌药的根及茎。

【性味功能】　味苦，性微寒。有祛瘀消肿，祛风止痛，消食止泻的功能。

【主治用法】　用于风湿腰腿痛，跌打损伤，脚气，高血压，头痛，疝气，腹痛，腹泻，胸膈痞胀，小便不利，驱虫等。用量6～15克。外用适量。

【原植物】　常绿灌木。树皮灰绿色，光滑无毛。叶互生，近革质，椭圆状长圆形或长圆状披针形，先端渐尖，基部狭楔形，全缘，干时边缘呈微波状，基出脉3。聚伞状圆锥花序生于叶腋，少单生；雌雄异株；雄花萼片6；花瓣6，宽倒三角形，先端2深裂，有时裂片再2浅裂雄蕊6；雌花的萼片、花瓣与雄花相似。核果扁球形。花期5～6月，果期7～8月。

【生境分布】　生于山地，林中或林缘。分布于江西、湖南、贵州、四川、云南、广东、广西、海南、福建、台湾等省区。

【采收加工】　春、冬季采收，晒干。

【应　　用】　1. 风湿腰腿痛，胸膈痞胀，胸腹痛：衡州乌药根9～15克，水煎服。2. 疝气肿痛、跌打损伤：衡州乌药根9克，水煎服。3. 腹泻、腹痛：衡州乌药茎叶15克，水煎服。

构棘
（穿破石）

【基　　源】　本品为桑科植物构棘的根。

【性味功能】　味淡微苦，性凉。有祛风利湿、活血通经的功能。

【主治用法】　用于风湿关节疼痛、肺结核、湿热黄疸、淋浊、闭经、劳伤咯血、跌打损伤、疔疮痈肿。用量15～30克；外用适量。

【原植物】　常绿直立或攀援灌木，全株有白色乳汁。根长而粗壮，圆柱形，金黄色或橙红色。枝有5～10毫米棘刺，粗壮。叶互生，革质，倒卵状椭圆形或椭圆形，先端钝或短渐尖，基部楔形，全缘。头状花序单生或成对腋生。花单性，雌雄异株；雄花被片3～5枚，有毛；雌花序球状，结果时增大，花被片4，顶端厚，有绒毛。聚花果肉质球形，灰绿色，橙红色，被毛。瘦果包围于肉质花被和苞片中。花期4～5月，果期9～10月。

【生境分布】　生于山坡、溪边，灌丛中。分布于湖南、安徽、浙江、福建、广东、广西等省区。

【采收加工】　全年可采，挖出根部，切段或切片晒干。

【应　　用】　1. 肺痨，风湿：穿破石、铁包金、甘草。水煎服。
2. 体虚白带：穿破石50克。水煎服。3. 急、慢性肝炎：穿破石、五指毛桃、葫芦茶。水煎服。

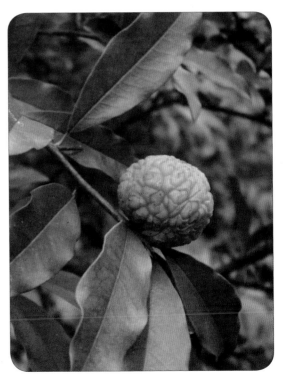

苏铁

【基　　源】　本品为苏铁科植物苏铁的根、叶、花及种子。

【性味功能】　味甘淡，性平；有小毒。根有祛风活络，补肾的功能。叶有理气活血的功能。花有活血化瘀的功能。种子有消炎止血的功能。

【主治用法】　根用于肺结核咯血，肾虚，牙痛，腰痛风湿关节麻木，跌打损伤。叶用于肝胃气痛，经闭，难产，咳嗽，吐血，跌打损伤，刀伤等。花用于吐血，咯血，遗精，带下等。种子用于痰多咳嗽，痢疾等。用量根及种子9～15克。叶及花30～60克。

【原植物】　灌木或乔木。羽状复叶多数，丛生于茎顶，倒卵状狭披针形，基部两侧有齿状刺；羽状裂片条形，质坚硬，疏生柔毛或无毛。雌雄异株，

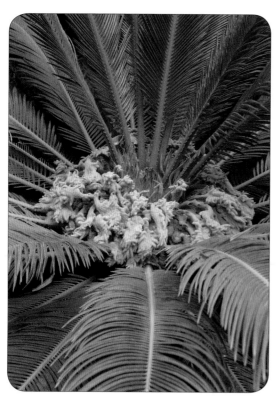

雄球花序圆柱形，密生黄褐色或灰黄色长绒毛；雌花序为半球状的头状体，密生淡黄色或淡灰黄色绒毛。种子倒卵圆形或卵圆形，稍扁，熟时朱红色。花期6～7月，种子10月成熟。

【生境分布】　分布于福建、台湾、广东，全国各地普遍栽培。

【采收加工】　根、叶四季可采，夏季采花，冬季采种子，晒干。

【应　　用】　1. 宫颈癌：苏铁叶120克，红枣12枚，水煎服。

2. 妇女经闭：叶晒干烧存性研末，每次取6克，用红酒送下，日服一次。

丝棉木

【基　　源】　本品为卫矛科植物丝棉木的根，茎皮及枝叶。

【性味功能】　味微苦，涩，性寒。有消炎，祛风湿，活血，止痛，补肾的功能。枝叶有解毒的功能。

【主治用法】　根、茎皮用于血栓闭塞性脉管炎，风湿性关节炎，腰膝痛，外用于痔疮。用量 9 ～ 30 克。

【原植物】　落叶灌木或小乔木。小枝灰绿色，疏被柔毛，折断后有白丝，幼枝具 4 棱。叶对生，革质，宽卵形、长圆状椭圆形或近圆形，边缘有细锯齿。聚伞花序腋生，1 ～ 2 次分枝，花两性，淡绿色，萼片 4；花瓣 4，椭圆形；花盘肥大与子房连合。蒴果倒圆锥形，粉红色。种子淡黄色，有红色假种皮，上端有小圆口，稍露出种子。花期 5 ～ 6 月。果期 7 ～ 9 月。

【生境分布】　生于山坡林缘，路旁或灌木丛中。分布于辽宁、河北、河南、陕西、甘肃、山西、山东、安徽、江苏、浙江、江西、福建、湖北、湖南、四川等省区。

【采收加工】　茎皮春季采，切段晒干。枝叶夏秋季采，鲜用。

【性状鉴别】　本品呈浅槽状或单筒状，外表灰白色或灰黑色相间，内表面黄白色或淡红棕色，有细纵纹。断面有白色胶丝，疏而脆。气无，味微甘。

【炮　　制】　洗净，切片，晒干。

【应　　用】　1. 血栓闭塞性脉管炎：丝棉木根或茎皮 30 ～ 120 克，土牛膝 15 ～ 30 克，鲜品加倍，每日 1 剂。2. 风湿性关节炎：丝棉木根、虎杖各 30 克，五加皮 15 克，白酒 750 ～ 1000 毫升，冬天浸 7 天，夏天浸 3 ～ 5 天。每次服 30 ～ 50 毫升。3. 漆疮：枝叶，煎水熏洗。

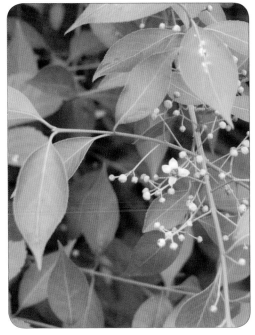

破布叶
（布渣叶）

【基　　源】　本品为椴树科植物破布叶的叶。

【性味功能】　味淡、微酸，性平。有清暑，消食，化痰的功能。

【主治用法】　用于感冒，中暑，食滞，消化不良，腹泻，黄疸等症。用量15～50克。

【原植物】　灌木或小乔木。树皮灰黑色。单叶互生；叶柄粗壮；托叶线状披针形，长为叶柄之半。叶片卵状矩圆形或卵形，纸质或薄革质，先端短渐尖，常破裂，基部渐窄，末端钝圆，边缘有不明显小锯齿，幼叶下面被星状柔毛，夏秋枝顶及上端叶腋抽出圆锥花序，由多个具3花的小聚伞花序所组成，被灰黄色短毛及星状柔毛；萼片长圆形；花瓣5，淡黄色。核果近球形，无毛。

【生境分布】　生于原野、山坡、林缘及灌丛中。分布于广西、广东和云南等省区。

【采收加工】　夏、秋采叶，晒干。

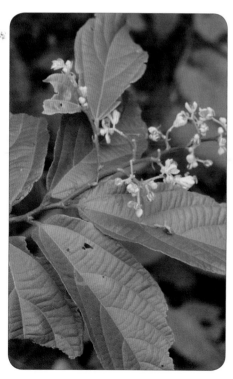

【性状鉴别】　本品干燥叶多皱缩、破碎，枯黄色或淡绿棕色，具短柄，完整者展平后呈卵形或卵状矩圆形，先端渐细，基部浑圆，边缘具小锯齿，基出主脉3，侧脉羽状，小脉网状，叶柄及主脉被星状柔毛。托叶线状披针形，长约为叶柄之半。气微，味淡。

【应　用】　1. 小儿食欲不振，食滞腹痛：布渣叶、山楂、麦芽各9克，水煎服。2. 小儿秋季腹泻：布渣叶、山药、茯苓各12克，白术6克，炒番石榴叶9克，车前草15克。热重加黄芩6克；腹痛肠鸣加藿香6克。水煎服。3. 消化不良，腹泻：布渣叶、番石榴叶、辣蓼各18克。

白背叶

【基　　源】　本品为大戟科植物白背叶的根、叶。

【性味功能】　味微苦，涩，性平；根有小毒。有清热平肝，健脾化湿，收敛固脱的功能。叶有清热利湿，消炎解毒，止血止痛的功能。

【主治用法】　根用于急慢性肝炎，肝脾肿大，胃痛，消化不良，风湿关节痛，目赤。叶外用于中耳炎，疖肿，湿疹，跌打损伤，外伤出血。用量 15 ～ 30 克。

【原植物】　灌木或乔木。单叶互生，近革质，长圆状卵形，先端渐尖，全缘或 3 浅裂，灰白色，被星状毛，具 2 腺体。花单性，雌雄异株，雄花穗状花序顶生，被灰白色星状毛；雌花穗状花序顶生或侧生；花萼 3 ～ 6 裂，外密被柔毛，无花瓣。蒴果近球形，密生羽毛状软刺及星状毛。花期 5 ～ 6 月。果期 7 ～ 9 月。

【生境分布】　生于山坡、灌丛。分布于我国南方大部分省区。

【采收加工】　根全年可采挖，切片晒干。叶夏秋采集，晒干或鲜用。

【性状鉴别】　单叶互生，具长柄；叶片圆卵形，先端渐尖，基部近截形或短截形，2 腺点，全缘或不规则 3 浅裂，上面近无毛，下面灰白色，密被星状毛，有细密棕色腺点。气微，味苦、涩。

【应　　用】　1. 急、慢性肝炎：白背叶鲜根 50 克，水煎服。2. 妊娠水肿：白背叶根、相思豆全草（除去种子）、大风艾。水煎服。3. 化脓性中耳炎：白背叶，水煎，先用白醋洗耳，拭干，滴入药液擦涂。

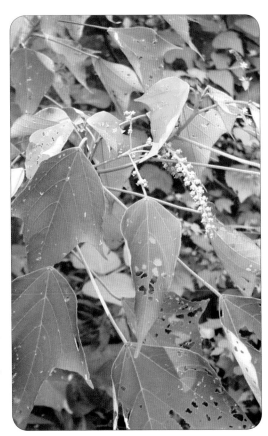

夹竹桃

【基　　源】　本品为夹竹桃科夹竹桃的叶。

【性味功能】　味辛、苦涩，性温；有大毒。有强心利尿，祛痰杀虫的功能。

【主治用法】　用于心力衰竭，癫痫；外用于甲沟炎，斑秃。煎水洗或干品调敷。用量：干叶 1～1.5 克，鲜叶 3～4 片，水煎分 3 次服用。本品有大毒，不可过量，必须在医生指导下使用，孕妇禁用。

【原植物】　常绿灌木。3～4 叶轮生，枝条下部为对生，革质，条状披针形，先端渐尖，基部楔形，全缘。聚伞花序顶生，花萼 5 裂，密被细毛；花冠漏斗状，5 裂，桃红色或白色，有芳香气，常为重瓣；有条形附属体。副花冠鳞片状，顶端撕裂；雄蕊 5，花丝短，被白色长毛，药端有丝状附属体，旋钮状，半球形，密被短毛；花柱圆柱形。果长圆形；种子顶端具黄褐色种毛。

【生境分布】　全国大部地区有栽培。

【采收加工】　结合整枝修剪时，采集叶片，晒干或烘干。

【性状鉴别】　本品叶窄披针形，长可达 15 厘米，宽约 2 厘米，先端渐尖，基部楔形，全缘稍反卷，上面深绿色，下面淡绿色，主脉于下面凸起，侧脉细密而平行；叶柄长约 5 毫米。厚革质而硬。气特异，味苦；有毒。

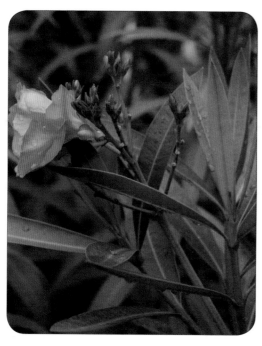

【炮　　制】　取叶片及枝皮，晒干或炕干。

【应　　用】　1. 心力衰竭，癫痫：夹竹桃叶干粉装入胶囊，口服。2. 斑秃：将夹竹桃老叶干粉装入有色瓶内，用酒精配成酊剂后放置 1～2 周，用时将药液擦于患处。3. 蛇头疮：鲜黄花夹竹桃叶适量，捣烂，和蜜调匀，包敷患处。

中国旌节花
（小通草）

【基　　源】　本品为旌节花科植物中国旌节花的茎髓。

【性味功能】　味淡，性平。有清热利尿，通乳的功能。

【主治用法】　用于小便不利、赤黄，尿道感染，热病口渴，乳汁不通，闭经等。用量3～9克。

【原植物】　落叶灌木。树皮灰褐色，小枝带暗紫色，髓部粗大。单叶互生，纸质，倒卵形、卵形至长椭圆状卵形，先端渐尖或尾状渐尖，基部圆形或宽楔形，边缘有细锯齿，上面暗绿色，光滑，沿中脉及侧脉稍有毛，下面淡绿色，中脉微被毛。总状花序腋生，下垂；花梗短，小苞片1对，三角状卵形；萼片4，椭圆形；花瓣4，淡绿色，倒卵形。浆果球形，熟时黄绿色，顶端有短尖头。花期3～4月。果期8～9月。

【生境分布】　生于山谷，沟边，林缘或林中。分布于陕西、甘肃、安徽、浙江、江西、福建、湖北、湖南、广东、广西、贵州、四川、云南等省区。

【采收加工】　夏、秋季采收，茎枝截成30～50厘米长段，趁鲜时取出髓部，晒干。

【性状鉴别】　本品呈圆柱形，长20-40厘米，直径1-2.5厘米。表面白色或淡黄色，有浅纵沟纹。体轻，质松软，稍有弹性，易折断，断面平坦，显银白色光泽，中内有直径0.3～1.5厘米的空心或半透明的薄膜，纵剖面呈梯状排列，实心者少见。

【炮制】　将茎髓捅出，拉平，晒干切段。

【应用】　1.小便不利：小通草，车前子，水菖蒲各15克，灯心草，生石膏各3克，水煎服。2.闭经：小通草，川牛膝各9克。水煎服。

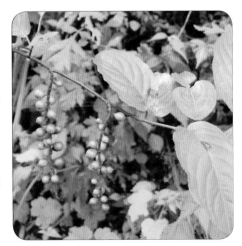

细叶十大功劳
（功劳木）

【基　源】　本品为小檗科植物细叶十大功劳的干燥茎。

【性味功能】　味苦，性凉。有清热解毒，消炎止痢，止血，健胃止泻的功能。

【主治用法】　用于湿热泻痢，黄疸，目赤肿痛，胃火牙痛，疮疖，痈肿，黄疸型肝炎。用量 9 ~ 15 克。

【原植物】　常绿灌木。茎多分枝。奇数羽状复叶；小叶 5 ~ 9，革质，长圆状披针形或狭状披针形，先端长渐尖，基部楔形，边缘各具 6 ~ 13 刺状锐齿。总状花序生自枝顶芽鳞腋间；花瓣 6，花黄色。浆果，圆形或长圆形，蓝黑色，有白粉。花期 7 ~ 8 月。

【生境分布】　生于山坡、灌丛中，也有栽培。分布于江苏、浙江、江西、福建、湖北、湖南、四川、贵州等地。

【采收加工】　全年均可采收，切块片，干燥。

【性状鉴别】　干燥茎呈圆柱形，表面灰褐色，有浅纵沟及突起的叶痕；嫩茎较平滑，具纵裂隙，节明显，皮部较薄，易剥离，内面鲜黄色，附有线状纤维。质坚硬，折断面破裂状；横切面髓部淡黄色，木部黄色，外侧黄色较深，射线白色，极显着。

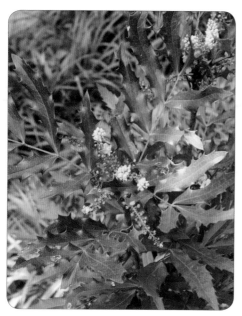

【炮　制】　取叶洗净，阴干备用。

【应　用】　1. 小儿急性扁桃体炎：十大功劳叶、朱砂根、岗梅、栀子、淡竹叶、木通、射干、甘草各 9 克，生石膏 12 克。水煎服。2. 支气管炎、肺炎：十大功劳根、虎杖、枇杷叶各 15 克。水煎服。3. 急性黄疸型传染性肝炎：十大功劳叶 15 克，赛葵 15 克。水煎服。

毛鸡骨草
（鸡骨草）

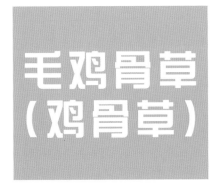

【基　源】　本品为豆科植物毛鸡骨草的全草。

【性味功能】　味微甘，性凉。有清热利湿，舒肝止痛，活血散瘀的功能。

【主治用法】　用于慢性肝炎，肝硬化腹水，胃痛，小便刺痛，风湿骨痛，跌打损伤，毒蛇咬伤，乳腺炎。用量30～60克。

【原植物】　别名：油甘藤。缠绕藤本。全株密被黄色长柔毛，偶数羽状复叶，小叶11～16对，小叶片长圆形，最上的一对常为倒卵形，先端平截，有小尖头，小脉不明显。总状花序腋生。雄蕊9，花丝合生成一管。荚果长圆形，扁平，先端有喙。花期7～8月，果期8～9月。

【生境分布】　生于丘陵坡地灌丛中或林下。分布于广东、广西等省区。

【采收加工】　全年均可采挖，除去泥沙及荚果，晒干。

【应　用】　1. 急性黄疸型传染性肝炎：鸡骨草（去果荚及种子）、茵陈、地耳草各30克，栀子15克，水煎服。2. 胆囊炎，肝硬化腹水，黄疸，胃痛：鸡骨草（去果荚及种子），水煎服。

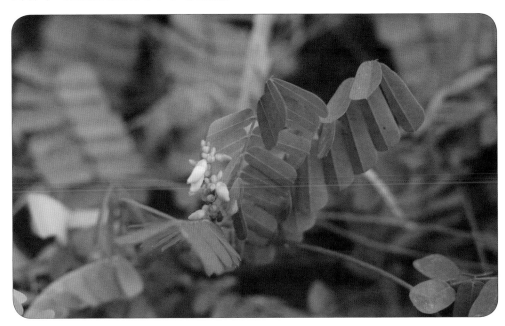

木本曼陀罗（洋金花）

【基　　源】　本品为茄科植物木本曼陀罗的花。

【性味功能】　味辛，性温；有毒。有定喘，祛风，麻醉止痛的功能。

【主治用法】　用于哮喘，风湿痹痛，脚气，疮疡疼痛。外科手术麻醉剂。用量：0.1克，水煎服。外用适量，煎水洗或研末调敷。

【原植物】　小乔木，高约2米。茎粗壮，上部分枝。叶卵状披针形、矩圆形或卵形，顶端渐尖或急尖，基部不对称楔形，全缘、微波状或缺刻状齿，两面有微柔毛。花单生，俯垂，花萼筒状，中部稍膨胀，裂片长三角形；花冠白色、脉纹绿色，长漏斗状，筒中部以下较细而向上渐扩大成喇叭状，檐部裂片有长渐尖头；雄蕊不伸出花冠筒，花柱伸出花冠筒，柱头稍膨大，浆果状蒴果，表面平滑，广卵状。

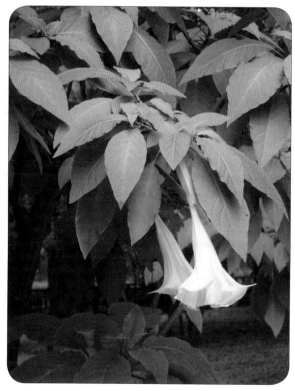

【生境分布】　原产美洲；福州、广州及西双版纳等地有栽培。

【采收加工】　夏季花初开时采收，晒干或低温干燥。

【应　　用】　1. 麻醉：洋金花、生草乌、川芎、当归。水煎服。2. 慢性气管炎：洋金花注射液，肌肉注射。3. 精神分裂症：洋金花，水煎服。4. 诸风痛及寒湿脚气：洋金花、茄梗、大蒜梗、花椒叶。水煎熏洗。5. 跌打损伤、蛇咬伤：鲜洋金花叶捣烂敷患处。

鹰爪花根

【基　　源】　本品为番荔枝科植物鹰爪花的根。

【性味功能】　微苦，性寒。截疟。有杀虫功能。

【主治用法】　用于治疗疟疾等。

【原植物】　攀援灌木，常借钩状总花梗攀援于它物上。全株无毛或近于无毛，高3～4米。叶纸质，矩圆形或矩圆状披针形，先端渐尖或急尖，基部楔形。花1～2朵生于木质钩状的总花梗上，花淡绿色至淡黄色，芳香，萼片3，卵形，下部合生；花瓣6，2轮排列，外轮比内轮大，长圆状披针形，近基部收缩；雄蕊多数，紧贴，药隔三角形。心皮多数，长圆形，柱头线状椭圆形。果卵形，顶端尖，数个聚生于花托上。

【生境分布】　生于海拔1300～1500米的阴湿林中，分布于四川、浙江、江西、云南、广东、广西、福建、台湾、等省区。多见栽培。

【采收加工】　挖取根部，放阴凉处风干半月，备用。

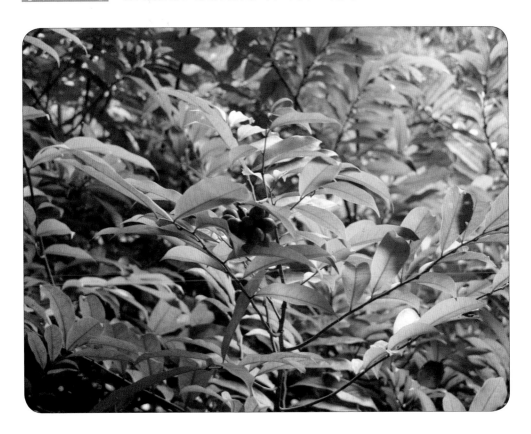

粗糠柴

【基　　源】　本品为大戟科植物粗糠柴的果实表面粉状毛茸和根入药。

【性味功能】　根味微苦、微涩，性凉。有清热利湿的功能。果毛（腺体粉），有毒。有驱虫的功能。

【主治用法】　根用于急慢性痢疾，咽喉肿痛。腺体粉末用于驱绦虫，蛲虫，蛔虫。用量根15～30克。腺体粉末成人6～9克，小儿1.5克。

【原植物】　常绿小乔木。小枝被棕褐色星状柔毛。单叶互生，近革质，长圆状卵形或卵状披针形，先端渐尖，基部圆或宽楔形，全缘或有波状齿，上面深绿色，下面密被短星状毛及红色腺点，近叶柄处有2腺体。花单性，雌雄同株；穗状花序顶生或生于枝上部叶腋内，花序梗密被星状柔毛及腺点；雄花黄白色，无花瓣；雌花萼管状，4～5裂齿；子房外被红色颗粒状腺点。蒴果球形，密被鲜红色粉状茸毛。花期3～4月，果期7～8月。

【生境分布】　生于山坡丛林中。分布于四川、贵州、浙江、湖北、湖南、云南、广东、广西、福建、海南、台湾等省区。

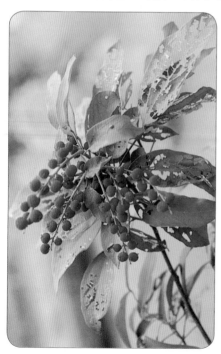

【采收加工】　根全年可采。果实秋季采，收取腺毛及毛茸晒干。

【性状鉴别】　本品腺毛及毛茸呈细粒状，暗红色，浮动性粉末，无臭，无味。置水上呈悬浮状，略使水变红。放入乙醇、醚、氯仿或苛性钠溶液中，可使溶液呈深红色。轻轻振动后，非腺毛部分（呈灰色）聚集于表面。

【应　　用】　1. 绦虫：腺体粉末4.5克，咖啡碱2.1克，石榴皮碱0.9克，蓖麻油4.5克，混合装入胶囊，每服1～2克。2. 疮疡溃烂久不收口：叶煎水外洗或用叶研粉撒敷患处。

白刺花

【基　源】　本品为豆科植物白刺花的根、叶、花及种子。

【性味功能】　味苦，性寒。有清热解毒，消炎杀虫，利尿消肿，凉血止血的功能。

【主治用法】　根用于胃痛，痢疾，肠炎，扁桃腺炎，气管炎，肝炎，水肿，蛔虫，衄血，尿血，便血。花用于清凉解暑。种子用于消化不良，胃腹痛，驱虫，白血病。用量9～15克。水煎服或研末冲服。外用适量。

【原植物】　落叶灌木。单数羽状复叶互生，椭圆形，先端微凹，有小尖，基部近圆形，全缘，下面被疏柔毛。花6～12成总状花序顶生；花萼钟状蓝色，密被短柔毛；花冠蝶形，白色或蓝白色，旗瓣匙形，反曲，龙骨瓣2瓣。荚果细长，种子间缢缩成念珠状，密被白色平伏长柔毛。花期5～6月。果期7～8月。

【生境分布】　生于山坡、路旁或灌木丛中。分布于河北、山西、陕西、甘肃、河南、江苏、浙江、湖北、贵州、四川、云南等省。

【采收加工】　根全年均可采挖，晒干。叶、种子夏秋季采，晒干。

【性状鉴别】　本品根呈长圆柱形，下部常有分枝，表面深棕色，有明显的纵皱纹及皮孔样突起，栓皮薄，多破裂成片状，易剥落而显黄色较光滑的内层栓皮。质坚硬不易折断，断面较平坦，黄白色，有微细的放射状纹理。气微，味苦。

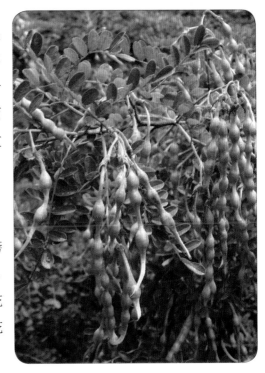

【炮　制】　鲜用或晒干。

【应　用】　1. 便血：白刺花根、苦参各10克，水煎服。2. 痢疾、膀胱炎、血尿、水肿：白刺花根3～9克，水煎服。3. 阴道滴虫疮疖：白刺花根适量，水煎，洗患处。4. 白刺花冲泡代茶饮为清凉解暑的饮料。

紫薇
（紫薇根）

【基　源】　本品为千屈菜科植物紫薇的根，其叶、花也入药。

【性味功能】　味微苦、涩，性平。有清热利湿，凉血止血，解毒消肿的功能。

【主治用法】　用于各种出血，骨折，乳腺炎，湿疹，肝炎，黄疸痢疾，痈疖肿毒，湿疹。捣烂敷或煎水洗患处。用量根 15 ～ 30 克。叶外用适量。

【原植物】　灌木或小乔木。枝四棱，有狭翅。单叶对生或近对生，上部叶常互生，纸质，椭圆形至倒卵形，先端钝或稍尖，基部宽楔形或倒卵形，近无毛或沿背面中脉有毛。圆锥花序顶生，花淡红色或紫色，有时为白色，被柔毛；花萼半球形，绿色，平滑无毛，先端 6 浅裂，裂片三角形；花瓣 6，呈皱缩状，边缘有不规则缺刻，基部有长爪；蒴果椭圆状球形，6 瓣裂，具宿存萼。花期 6 ～ 8 月，果期 7 ～ 9 月。

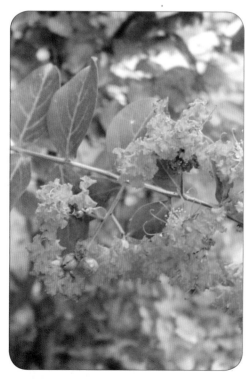

【生境分布】　多为栽培，少有野生，生于山野丘陵地或灌木丛中。分布于河北、陕西及华东、中南、西南各省区。

【采收加工】　根全年可采，切片晒干。叶夏、秋季采，晒干或鲜用。

【炮　制】　洗净，切片，晒干，或鲜用。

【应　用】　1. 咯血、吐血、便血：紫薇 30 克，加水 180 毫升，蒸至 80 毫升，每日两次，每次 30 ～ 40 毫升。2. 骨折：紫薇、枇杷树根皮各 30 克，鲜白及、续断各 15 克，煅自然铜 10 克，共研细粉，每日两次，每次 3 克。3. 乳腺炎：鲜紫薇叶适量，捣烂外敷。

檵木（檵木叶）

【基　源】　本品为金缕梅科植物木的叶。

【性味功能】　味苦、涩，性平。有收敛止血，解毒涩肠的功能。

【主治用法】　用于吐血，咯血，崩漏下血，泄泻，痢疾，烧烫伤。用量 15～30 克，水煎服

【原植物】　别名：清明花、坚漆檵落叶灌木或小乔木。叶互生；革质，卵圆形或椭圆形，先端锐尖，基部钝，不对称，全缘或稍有齿，上面叶深绿色，被疏毛，下面浅绿色，密生星状柔毛。花两性，3～4 朵簇生；花瓣 4，淡黄色，线形；雄蕊 4；子房半下位。蒴果开裂。种子 2，长圆形。花期 4～5月。果期 8～9月。

【生境分布】　生于山坡、疏林下或灌木丛中。分布于长江以南各省区。

【采收加工】　全年均可采摘，鲜用或晒干用。

【炮　制】　晒干或炕干。

【应　用】　1. 子宫出血：檵木叶，大血藤各 30 克，水煎服。
2. 急、慢性痢疾、腹泻：檵木叶制成抗泻痢片，每片重 0.27 克，每日 3～4 次，每次 5 片。3. 外伤出血：檵木花适量，研末敷患处。

【附　注】　其根亦作药用，根全年均可采挖。味苦，性温。有行气祛瘀的功能。用于血瘀经闭，跌打损伤，慢性关节炎，外伤出血。用量 9～15 克。

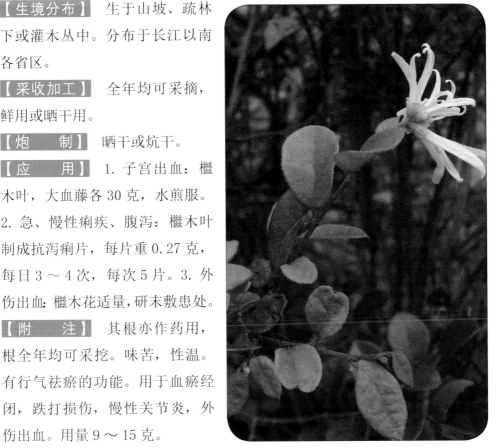

溲疏

【基　　源】　本品为虎耳草科植物溲疏的果实。

【性味功能】　味苦、辛，性寒；小毒。有清热，利尿的功能。

【主治用法】　用于发热，小便不利，遗尿。内服：煎汤，3～9克；或作丸。外用：适量，煎水洗。

【原植物】　别名：巨骨、空木、卵花。落叶灌木，高达3米。小枝中空，赤褐色，幼时有星状毛，老时则光滑或呈薄片状剥落，芽具多数覆瓦状鳞片，无毛。叶对生；有短柄；叶片卵形至卵状披针形，长5～12厘米，宽2～4厘米，先端尖以至钝渐尖，基部稍圆，边缘具小齿；上面疏被辐射线5条的星状毛，下面被少而密的6～12条辐射线的星状毛，但表面仍露出。圆锥花序直立，长3～10厘米，具星状毛；萼杯状，有5齿，齿三角形，早落；花瓣5，白色或外面有粉红色斑点，长圆形或长圆状卵形，长约8毫米，外面有星状毛；雄蕊10，外轮雄蕊较花瓣稍短，花丝顶端具2齿；子房下位，花柱3，离生。蒴果近球形，先端扁平，径4～5毫米，有多数细小种子。花期5～6月，果期7～10月。

【生境分布】　生于海拔1200米以下的山坡灌丛或栽培于庭园。分布于山东、江苏、安徽、浙江、江西、湖北、贵州等地。

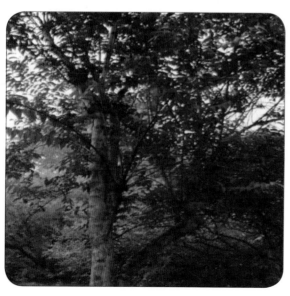

【采收加工】　7～10月采收果实，晒干。

【应　　用】　妇人下焦三十六疾，不孕绝产：梅核仁、辛夷各1升，葛上亭长7枚，泽兰子五合，溲疏150克，藁本30克。上六味，末之，蜜和丸，先食，服如大豆二丸，日三，不知稍增。

【注　　意】　本品有毒，应慎服。

谷 部

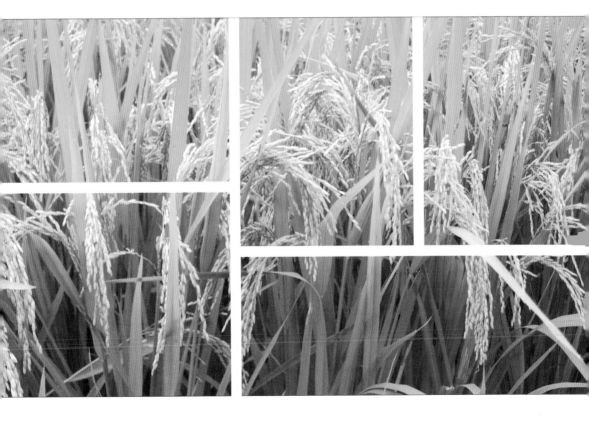

脂麻（黑芝麻）

【基　　源】 本品为脂麻科植物脂麻的干燥成熟种子。

【性味功能】 味甘，性平。有滋补肝肾，益血润肠，通便，通乳的功能。

【主治用法】 用于肝肾不足，头晕眼花，耳鸣耳聋，贫血，大便秘结，乳汁缺少及腰酸等症。用量9～15克。

【原植物】 一年生草本。株高达1米；茎直立，四棱形，不分枝，植株被短柔毛和疏的黏液腺。下部叶对生，上部叶均为互生，叶片卵形、长圆形或披针形，顶端急尖或渐尖，基部楔形，全缘或具锯齿，下部叶常3浅裂；花1～3朵生于叶腋；花萼稍合生，花冠筒状，二唇形，白色、紫色或淡黄色；雄蕊4，2强；子房2室。蒴果，长圆状筒形，常成4棱，纵裂，被柔毛；种子圆形，黑色。花期7～8月，果期8～9月。

【生境分布】 生于肥沃壤土。除西藏高原外全国各地有栽培。

【采收加工】 秋季果实成熟时采收种子，晒干。

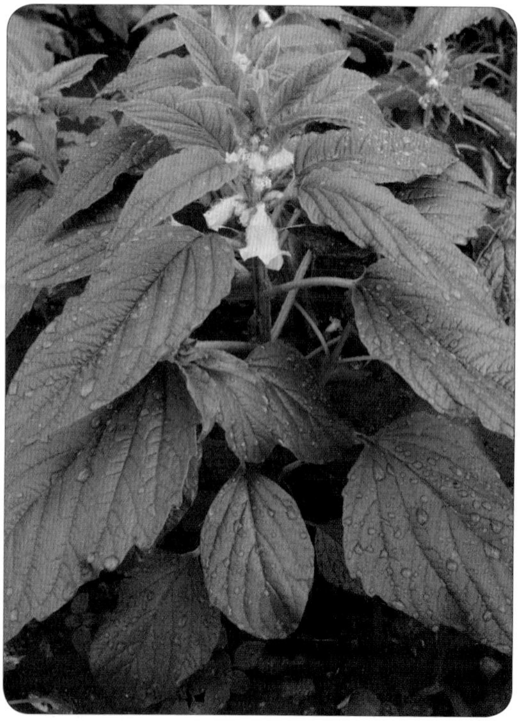

【炮　　制】 黑芝麻：取原药材，除去杂质，洗净，干燥。用时捣碎。炒黑芝麻：取净黑芝麻，置预热炒制容器内，用文火加热，炒至有爆裂声，逸出香气时，取出晾凉。用时捣碎。

【应　　用】 1. 老年糖尿病：黑芝麻15克。炒熟，研末冲服。2. 贫血，血小板减少病：黑芝麻15克。炒熟，研末调蜂蜜服。3. 乳汁缺少：黑芝麻。炒熟，研末，入盐少许食。4. 肝肾不足，头晕眼花，耳鸣耳聋：黑芝麻、桑叶，研末，以糯米饮捣丸（或炼蜜为丸），常服。

亚麻（亚麻子）

【基　源】　本品为亚麻科植物亚麻的成熟种子

【性味功能】　味甘，性平。有润燥，通便，养血，祛风的功能。

【主治用法】　用于皮肤干燥瘙痒，麻风，眩晕，便秘，疮疡湿疹，毛发枯萎脱落等。用量4.5～9克。

【原植物】　别名：野胡麻、胡麻仁、大胡麻。一年生草本。茎直立，基部稍木质。互生，线形或线状披针形，先端锐尖，基部渐窄，全缘。花单生于枝顶及上部叶腋；萼片5；花瓣5，蓝色或白色；雄蕊5。蒴果球形，稍扁，淡褐色，5瓣裂。种子扁平卵圆形，黄褐色，有光泽，一端钝圆，另端尖而略偏斜。花期6～7月。果期7～9月。

【生境分布】　全国各地有栽培。主要分布于东北、华北及内蒙古、山东、湖北、陕西、四川、云南。

【采收加工】　秋季果实成熟时采收种子，除去杂质，晒干。

【性状鉴别】　本品种子呈扁平卵圆形，表面红棕色或灰褐色，平滑而有光泽，放大镜下可见微小的凹点；种脐位于尖端凹入部分，种脊浅棕色，位于一侧边缘。种皮薄，除去种皮后可见棕色薄膜状的胚乳，内有子叶2片，黄白色，富油性，胚根朝向种子的尖端。气无，嚼之有豆腥味。

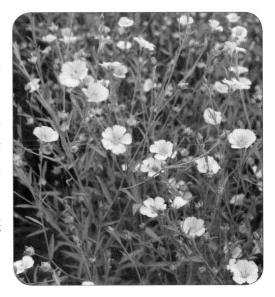

【炮　制】　除去杂质，生用捣碎或炒研。

【应　用】　1.溢脂性脱发：亚麻子、鲜柳枝各50克。水煎洗。2.老人皮肤干燥，起鳞屑：亚麻子、当归各6克，紫草3克。研末，制蜜丸，开水送服。3.过敏性皮炎，皮肤瘙痒：亚麻子、白鲜皮、地骨皮各3克。制蜜丸。开水送服。

大麻（火麻仁）

【基　　源】　本品为桑科植物大麻的干燥成熟果实。

【性味功能】　味甘，性平。有润燥，滑肠，通便，补虚的功能。

【主治用法】　用于血虚津亏，肠燥便秘，大便秘结等。用量9～15克。

【原植物】　一年生草本，高1～3米。茎灰绿色，具纵沟，密生柔毛。掌状复叶互生或下部叶对生；裂片3～9，披针形，先端渐尖，基部渐窄；边缘具锯齿；上面被粗毛；下面密生白色毡毛；叶柄细长，被糙毛。花单性，雌雄异株。雄花序疏生圆锥花序。雌花序短，腋生，球形或穗状。瘦果扁卵形，

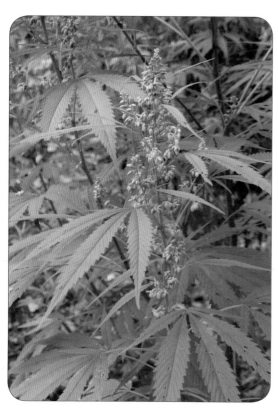

为宿存的黄褐色苞片所包，种子1，果皮坚脆，具细网纹，灰色。花期5～7月，果期8～10月。

【生境分布】　生长于排水良好的砂质土壤。全国各地均有栽培。

【采收加工】　秋季果实成熟时采收，除去杂质，晒干。

【应　　用】　1. 习惯性便秘：火麻仁。捣烂煮糊，加冰糖，搅匀食。2. 疖肿：火麻仁，捣烂外敷患处。3. 胃热所致口腔炎：火麻仁、金银花、甘草各9克。水煎服。4. 产后血虚便秘：火麻仁、当归、柏子仁各9克，生地黄12克。水煎服。

浮小麦

【基　源】　本品为禾本科植物小麦的干瘪颖果。

【性味功能】　味甘、咸，性凉。有养心安神，退热止汗的功能。

【主治用法】　用于骨蒸虚热，自汗，多汗，心烦，口渴。用量 10 ～ 30 克。

【原植物】　二年生草本植物。叶扁平，长披针形，先端渐尖，基部方圆形。穗状花序长 5 ～ 10 厘米；小穗有小花 3 ～ 9 朵，上部小花常不结实；颖革质，顶端有短尖头；外稃厚纸质，顶端具芒；内、外稃等长，脊上有生微纤毛的狭翼；颖果顶具毛。花期 4 ～ 5 日，果期 5 ～ 6 月。

【生境分布】　全国各地均有栽培。

【采收加工】　收割小麦时，取瘪瘦轻浮与未脱净皮的麦粒，晒干。

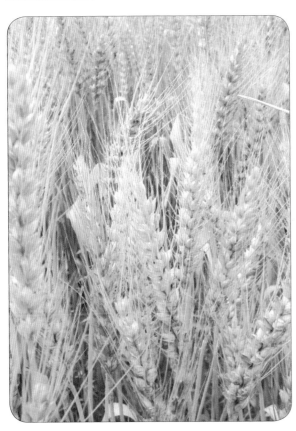

【性状鉴别】　本品颖果长圆形，两端略尖。表面浅黄棕色或黄色，稍皱缩，腹面中央有一纵行深沟，顶端具黄白色柔毛。质硬，断面白色，粉性。气弱，味淡。

【炮　制】　将原药除去杂质及灰屑。淘净，取出。干燥。

【应　用】　1. 虚汗、盗汗：浮小麦、麻黄根。水煎服。2. 肺结核盗汗：浮小麦、橹豆衣各 9 克，水煎服。3. 小儿遗尿：浮小麦 18 克，秋桑螵蛸、益智仁、菟丝子、龙骨各 9 克，大枣 24 克，炙甘草 12 克。水煎服。

小麦

【基　　源】 本品为禾本科植物小麦的种子或其面粉。

【性味功能】 味甘，性凉。有养心，益肾，除热，止渴的功能。

【主治用法】 用于脏躁，烦热，消渴，泄利，痈肿，外伤出血，烫伤。内服：小麦煎汤，50～100克；或煮粥。小麦面炒黄温水调服。外用：适量，小麦炒黑研末调敷。小麦面干撒或炒黄调敷。

【原 植 物】 同浮小麦。

【生境分布】 全国各地均有栽培，为我国主要食粮之一。

【应　　用】 1. 消渴口干：小麦用炊作饭及煮粥食之。2. 妇人乳痈不消：白面 250 克，炒令黄色，醋煮为糊，涂于乳上。3. 烫伤未成疮者：小麦炒黑为度，研为末，腻粉减半，油调涂之。4. 治疗外科感染：取陈小麦 1000 克，加水 1.5 升，浸泡 3 天后捣烂、过滤、去渣，滤液沉淀后取沉淀物晒干，小火炒至焦黄研细。临用时将药粉加醋适量调成糊状，外敷疮疖、丹毒等患处，日 2 次，已溃者敷疮口 4 周。

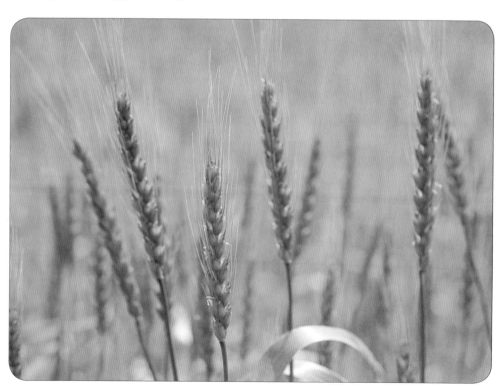

小麦麸

【基　　源】　本品为小麦磨取面粉后筛下的种皮。

【性味功能】　味甘，性凉。有除热，止渴，敛汗，消肿之功能。

【主治用法】　用于虚汗，盗汗，泄利，糖尿病，口腔炎，热疮，折伤，风湿痹痛，脚气。内服：入散剂。外用：醋炒包熨或研末调敷。

【原植物】　同浮小麦。

【应　　用】　1. 产后虚汗：小麦麸、牡蛎等分。为末，以猪肉汁调服6克。日二服。2. 走气作痛：酽醋拌麸皮，炒热，袋盛熨之。3. 小便尿血：面麸炒香，以肥猪肉蘸食之。4. 小儿眉疮：小麦麸炒黑，研末，酒调敷之。

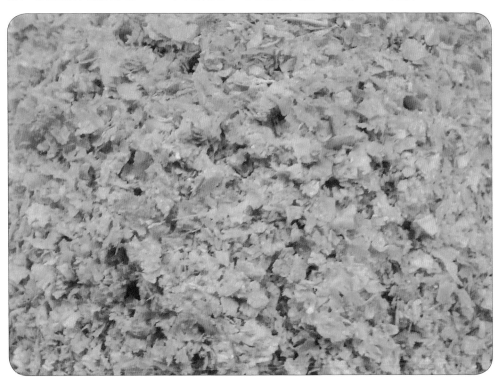

大麦

【基　　源】　本品为禾本科植物大麦的颖果。

【性味功能】　味甘咸，性凉。有和胃，宽肠，利水的功能。

【主治用法】　用于食滞泄泻，小便淋痛，水肿，烫灼伤。内服：煎汤，用量30～60克；或研末。外用：炒研调敷或煎水洗。

【原植物】　别名：麰、稞麦、麰麦、牟麦、饭麦、赤膊麦。越年生草本。秆粗壮，光滑无毛，直立，高50～100厘米。叶鞘松驰抱茎；两侧有较大的叶耳；叶舌膜质，长1～2毫米；叶片扁平，长9～20厘米，宽6～20毫米。穗状花序长3～8厘米（芒除外），径约1.5厘米小穗稠密，每节着生3枚发育的小穗，小穗通常无柄，长1～1.5厘米（除芒外）；颖线状披针形，微具短柔毛，先端延伸成8～14毫米的芒；外稃背部无毛，有5脉，顶端延伸成芒，芒长8～15厘米，边棱具细刺，内稃与外稃等长。颖果腹面有纵沟或内陷，先端有短柔毛，成熟时与外稃粘着，不易分离，但某些栽培品种容易分离。花期3～4月，果期4～5月。

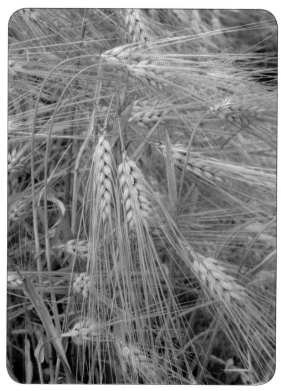

【生境分布】　我国各地普遍栽培。

【采收加工】　4～5月果实成熟时采收，晒干。

【性状鉴别】　果实呈梭形，长8～12毫米，直径1～3毫米。表面淡黄色，有1条纵沟。质硬。断面粉性，白色。气无，味微甘。

【应　　用】　1.治麦芒入目：煮大麦汁洗之。2.治蝼蛄尿疮：大麦研末调敷，日三次。3.治烫灼伤：大麦炒黑，研末，油调搽之。

雀麦

【基　　源】　本品为禾本科植物雀麦的全草。

【性味功能】　味甘，性平；无毒。有充饥滑肠的功能。

【主治用法】　主治汗出不止，难产。内服：煎汤，用量15～30克。

【原植物】　一年或二年生草本。茎秆直立，高30～100厘米。叶鞘紧密贴生于秆，外被柔毛；叶舌长1.5～2毫米，先端有不规则的裂齿；叶片长5～70厘米，宽2～8毫米，两面被毛或背面无毛。圆锥花序开展，下垂，长达30厘米，每节有3～7分枝；小穗幼时圆筒状，成熟后压扁，长17～34毫米（包括芒），有7～14朵花；颖披针形，边缘膜质，第1颖长5～6毫米，有3～5脉，第2颖长7～9毫米，有7～9脉；外稃卵圆形，边缘膜质，有7～9脉，先端微2裂，其下约2毫米处生芒，芒长5～10毫米，第1外稃长8～11毫米；内稃短于外稃，脊上疏具刺毛；雄蕊3，子房先端有毛。颖果线状长圆形，压扁，腹面具沟槽，成熟后紧贴于内外稃。花、果期4～6月。

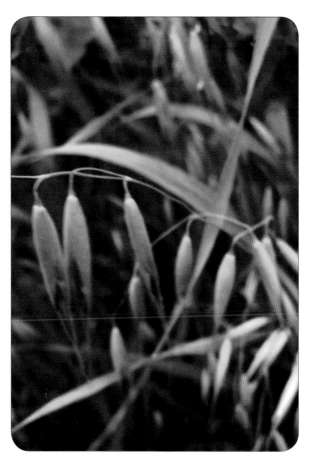

【生境分布】　生于山野、荒坡、道旁。分布于华东、华中、陕西、青海、新疆、四川等地。

【采收加工】　4～6月采收，晒干。

【应　　用】　治汗出不止：燕麦全草30克，水煎服，或加米糠15克。

荞麦

【基　　源】　本品为蓼科植物荞麦的种子，研粉制成面。

【性味功能】　味甘，性凉。有健脾除湿，消积降气的功能。

【主治用法】　用于肠胃积滞，胀满腹痛；湿热腹泻，痢疾；或妇女带下病。内服：入丸、散，或制面食服。外用：适量，研末掺或调敷。

【原植物】　别名：甜荞。一年生草本。茎直立，分枝，红色，中空，光滑，稀有乳头状突起。叶互生，下部叶有长柄，上部叶无柄；叶心状三角形或三角状箭形，先端渐尖，基部心形或戟形，全缘，叶脉有毛；托叶膜质，短筒状，先端斜平截，早落。总状伞房花序，腋生或顶生，花多密集成簇，直立或微俯；花梗长，基部有小苞片；花小，白色或淡粉红色；花有5深裂，裂片卵形或椭圆形。瘦果三角状卵形或三角形，先端渐尖，有3棱，棕褐色，有黑色条纹或全黑色。种子1枚，与瘦果相同，有白色粉质胚乳。花果期7～8月。

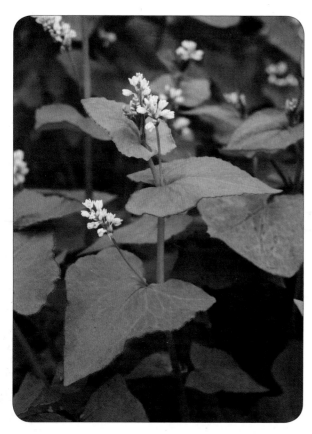

【生境分布】　野生于荒地或路旁。现全国各省区有栽培。

【采收加工】　霜降前后种子成熟时收割，打下种子，筛去杂质，晒干，研粉制成面。

【应　　用】　1. 痢疾：荞麦面6克。砂糖水调服。2. 痘疹溃烂：荞麦面敷贴患处。3. 小儿油丹亦肿：荞麦面醋和敷之。4. 烫烧：荞麦面炒黄色，以井华水调敷。5. 脚鸡眼：以荸荠汁同荞麦调敷脚鸡眼。三日，鸡眼疔即拔出。6. 疮头黑凹：荞麦面煮食之，即发起。

稻（糯米）

【基　源】　本品为禾本科植物稻(糯稻)的种仁。

【性味功能】　味甘，性温；无毒。有滋补身体，补脾胃，养气血的功能。

【主治用法】　暖脾胃，止虚寒泄痢，缩小便，收自汗，发痘疮。

【原植物】　一年生栽培植物。秆直立，丛生，高约1米左右。叶鞘无毛，下部者长于节间；叶舌膜质而较硬，披针形，基部两侧下延与叶鞘边缘相结合，长5～25毫米，幼时具明显的叶耳；叶片扁平，披针形至条状披针形，长30～60厘米，宽6～15厘米。圆锥花序疏松，成熟时向下弯曲，分枝具角棱，常粗糙；小穗长圆形，两侧压扁，长6～8毫米，含3小花，下方两小花退化仅存极小的外稃而位于1两性小花之下；颖极退化，在小穗柄之顶端呈半月形的痕迹；退化外稃长3～4毫米，两性小花外稃，有5脉，常具细毛，有芒或无芒，内稃3脉，亦被细毛；鳞被2，卵圆形，长1毫米；雄蕊6；花药长2毫米；花柱2枚，筒短，柱头帚刷状，自小花两侧伸出。颖果平滑。花、果期6～10月。

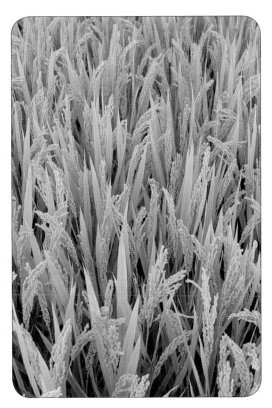

【生境分布】　我国南北各地均有水稻的栽培区。

【采收加工】　脱粒晒干。

【应　用】　1. 小儿头疮：糯米饭烧灰，入轻粉，清油调敷。2. 缠蛇丹毒：糯米粉和盐，嚼涂之。3. 喉痹疰腮：用前膏贴项下及肿处，一夜便消。干即换之，常令湿为妙。4. 虚劳不足：糯米，入猪肚内蒸干，捣作丸子，日日服之。

粳

【基　源】　本品为禾本科植物稻（粳稻）去壳的种仁。

【性味功能】　味甘，性平。有补气健脾，除烦渴，止泻痢的功能。

【主治用法】　主治脾胃气虚，食少纳呆，倦怠乏力，心烦口渴，泻下痢疾。内服：煎汤，用量9～30克；或水研取汁。

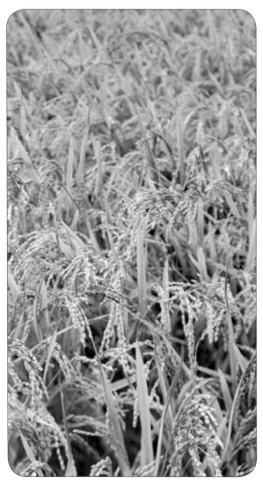

【原植物】　同稻。

【性状鉴别】　呈扁椭圆形，长3～4毫米，宽2～3毫米。一端圆钝；另端有胚脱落而稍歪斜。表面浅白色，半透明，光滑。质坚硬，断面粉性。气微，味甘。

【应　用】　1.治霍乱狂闷，烦渴，吐泻无度，气欲绝者：淡竹沥一台，粳米一合（炒，以水二盏同研，去滓取汁）。上二味，和匀顿服之。2.治赤痢热躁：粳米半升。水研取汁，入油瓷瓶中，蜡纸封口，沉井底一夜，平旦服之。3.治受胎未足，初生无皮，色赤，但有红筋：早白米粉扑之。

【注　意】　新熟者动气，常食干饭，令人热中，唇口干；不可与马肉同食之，发痼疾。

稷

【基　　源】　本品为禾本科植物黍的种子。

【性味功能】　味甘，性平；无毒。有和中益气，凉血解暑的功能。

【主治用法】　治热，压丹石毒，能解苦瓠毒。内服：煮食或研末。

【原植物】　别名穄米、稄米。一年生栽培草本。秆粗壮，直立，单生或少数丛生，高 60～120 厘米，有时有分枝，节密被髭毛，节下具疣毛。叶鞘松弛，被疣基毛；叶舌长约 1 毫米，具长约 2 毫米的纤毛；叶片线状披针形，长 10～30 厘米，宽达 1.5 厘米，具柔毛或无毛，边缘常粗糙。圆锥花序开展或较紧密，成熟后下垂，长约 30 厘米，分枝具角棱，边缘具糙刺毛，下部裸露，上部密生小枝与小穗；小穗卵状椭圆形，长 4～5 毫米；颖纸质，无毛，第 1 颖长为小穗的 1/2～2/3，先端尖，具 5～7 脉，第 2 颖与小穗等长，通常具 11 脉，其脉先端渐汇合成喙状；第 1 外稃形似第 2 颖，具 11～13 脉，内稃薄膜质，较短小，长 1.5～2 毫米，先端微凹。谷粒圆形或椭圆形，长约 3 毫米，乳白色或褐色。花、果期 7～10 月。

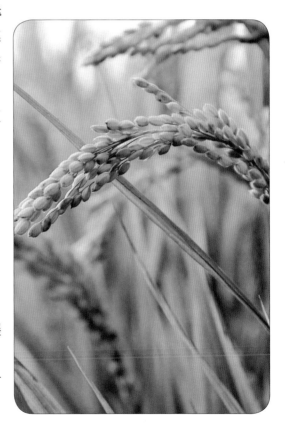

【生境分布】　我国东北、华北、西北、华南、西南以及华东等地山区都有栽培。内蒙古、河北、山西、宁夏、陕西等地为主产区。

【采收加工】　5～6 月采收，碾去壳用。

【注　　意】　多食发冷气。不可与川附子同食。

【基　　源】　本品为禾本植物黍的果实、茎和根。

【性味功能】　黍米：味甘，微温。有益气补中，除烦止渴，解毒的功能。黍茎：味辛，热，有小毒。有利尿消肿，止血，解毒的功能。黍根：味辛，热，有小毒。有利尿消肿，止血的功能。

【主治用法】　主治烦渴，泻痢，吐逆，咳嗽，胃痛，小儿鹅口疮，疮痈，烫伤。内服：煎汤，用量30～90克；煮粥或淘取泔汁。外用：适量，研末调敷。

【原 植 物】　一年生草本。秆直立，单生或少数丛生，高60～120厘米，有节，节上密生髭毛。叶鞘松弛，被疣毛；叶舌长约1毫米，具长约2毫米的纤毛；叶片线状披针形，长10～30厘米，宽1.5厘米，具柔毛或无毛，边缘常粗糙。圆锥花序，开展或较紧密，成熟则下垂，长约30厘米，分枝具角棱，边缘具粗糙刺毛，下部裸露，上部密生小枝与小穗；小穗卵状椭圆形，长约4～5毫米；颖纸质。无毛，第一颖长为小穗的1/2～2/3，先端尖或锥尖，具5～7脉，第二颖与小穗等长，大多为11脉；第一外稃形似第二颖；内稃薄膜质，较短小，长1.5～2毫米，先端常微凹。颖果圆形或椭圆形，平滑而有光泽，长约3毫米，乳白、淡黄或红色。种子白色、黄色或褐色，性黏或不黏。

【生境分布】　我国东北、华北、西北、华南、西南以及华东等地山区都有栽培。

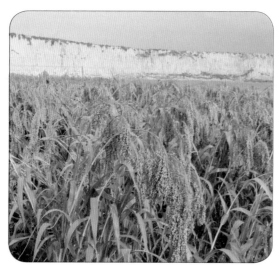

【采收加工】　秋季采收，碾去壳用。

【应　　用】　1. 治小儿鹅口，不能饮乳：米汁涂之。2. 治烫所灼未成疮者：黍米、酒曲等分。各熬令黑如炭，捣末，以鸡子白和涂之。3. 治通身水肿：以黍茎煮汤浴之。4. 治腹水胀满：鲜亦黍根60克，砂仁6克。开水适量，冲炖，饭后服。

玉蜀黍

【基　　源】　本品为禾本科植物玉蜀黍的种子。

【性味功能】　味甘，性平。有调中开胃，利尿消肿的功能。

【主治用法】　主治食欲不振，小便不利，水肿，尿路结石。内服：煎汤，用量 30 ~ 60 克；煮食或磨成细粉做饼。

【原植物】　别名：玉高粱、玉米、玉麦、王蜀秫、包谷、陆谷、玉黍、粟米、苞米。高大的一年生栽培植物。秆粗壮，直立，高 1 ~ 4 米，通常不分枝，基部节处常有气生根。叶片宽大，线状披针形，边缘呈波状皱折，具强壮之中脉。在秆顶着生雄性开展的圆锥花序；雄花序的分枝三棱状，每节有 2 雄小穗，1 无柄，1 有短柄；每 1 雄小穗含 2 小花，颖片膜质，先端尖；外稃及内稃均透明膜质；在叶腋内抽出圆柱状的雌花序，雌花序外包有多数鞘状苞片，雌小穗密集成纵行排列于粗壮的穗轴上，颖片宽阔，先端圆形或微凹，外稃膜质透明。花、果期 7 ~ 9 月。

【生境分布】　全国各地广泛栽培。

【采收加工】　于成熟时采收玉米棒，脱下种子，晒干。

【注　　意】　久食则助湿损胃。鲜者，助湿生虫，尤不宜多食。

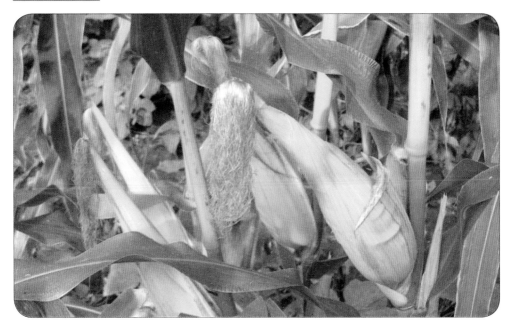

玉米须

【基　　源】　本品为禾本科植物玉蜀黍的花柱和柱头。

【性味功能】　味甘，性平。有利尿消肿，利胆退黄，降压的功能。

【主治用法】　用于急、慢性肾炎，水肿，急、慢性肝炎，高血压，糖尿病，尿路结石，胆道结石等症。用量 15 ～ 30 克，水煎服。

【原 植 物】　一年生草本。叶互生，阔长条状披针形，先端渐尖，边缘波状，中脉明显，叶鞘包茎；叶舌紧贴茎。花序单生，雄花序顶生，大型圆锥花序，小穗成对生于各节，花柱线形，质柔软；雌花序腋生，小穗成对排列于穗轴周围。颖果稍呈球形，超出颖片和稃片之外。花期 6 ～ 8 月。果期 7 ～ 9 月。

【生境分布】　全国各地广为栽培。

【采收加工】　秋季收获玉米时采收玉米须，晒干或鲜用。

【应　　用】　1. 水肿，小便不利：玉米须、桂花、商陆 1.5 克，红枣数枚，水煎服。2. 糖尿病：玉米须 50 克，积雪草 100 克，水煎服。3. 高血压：玉米须 50 克，冰糖适量，水煎服。4. 百日咳：玉米须 50 克，咸李干一个，水煎服。

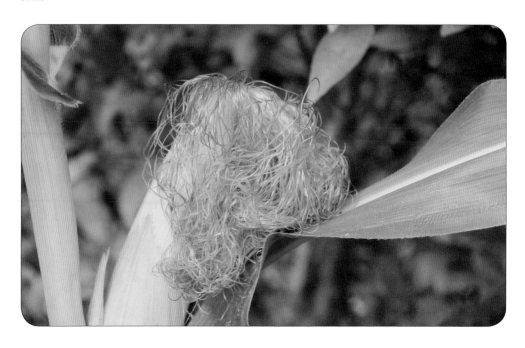

梁

【基　　源】　本品为禾本科植物梁或粟品种之一的种仁。

【性味功能】　白梁米：味甘，微寒。黄梁米：味甘，性平。青梁米：味甘，微寒。

【原植物】　一年生栽培作物，须根粗大。秆粗壮，直立，高0.1～1米。叶鞘松裹茎秆，密具疣毛或无毛，先以近边缘及叶片接处的背面为密，边缘密具纤毛；叶舌为1圈纤毛；叶片长披针形或线状披针形，长10～45厘米，宽5～33毫米，先端尖，基部钝圆，上面粗糙，下面稍光滑。圆锥花序呈圆柱状或近纺锤状，通常下垂，基部多少有间断，长10～40厘米，宽1～5厘米，常因品种的不同而变异主轴密被柔毛，刚毛显着长于或稍长于小穗，黄色，褐色或紫色；小穗椭圆形或近圆球形，长2～3毫米，黄色，褐色或紫色；第1颖长为小穗的1/3～1/2，具3脉，第2颖稍短于或长为小穗的3/4，先端钝，具5～9脉；第1外稃与小穗等长，具5～7脉，基内稃薄纸质，披针形，长为其2/3，第2外稃等长于第1外稃，卵圆形或圆球形，质坚硬，平滑或具细点状皱纹，成熟后，自第1外稃基部和颖分离脱落；鳞被先端不平，呈微波状；花柱基部分离。花、果期夏、秋季。

【生境分布】　我国南北各地均有栽培。

【采收加工】　秋季果实成熟时收割，打下种仁，去净杂质，晒干。

【功能主治】　白梁米：有益气和中，除烦止渴的功能。主治胃虚呕吐，烦渴。内服：煎汤，30～90克；或煮粥。黄梁米：有和中益气，利湿的功能。主治霍乱，呕吐泄泻，下痢，骨湿痹痛。内服：煎汤，30～90克；或煮粥。外用：适量，研末调敷。青梁米：有健脾益气，涩精止泻，利尿通淋的功能。主治脾虚食少，烦热，消渴，泄精，泻痢，淋证。内服：煎汤，30～90克；或煮粥。

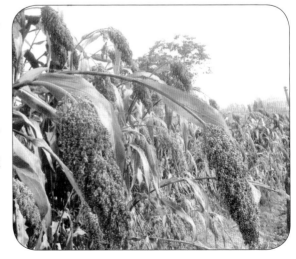

粟
（小米，粟芽）

【基　　源】　小米为禾本科植物粟的种仁；粟芽为颖果经发芽而得。

【性味功能】　味甘，性温。有健脾胃，消食积的功能。

【主治用法】　用于脾胃虚热，反胃呕吐，消渴、泄泻等症；粟芽用于积食不化，消化不良，胸闷腹胀，妊娠呕吐等症。

【原植物】　一年生草本。叶条状披针形，先端渐尖，边缘粗糙，上面粗糙，下面光滑；叶鞘除鞘口外光滑无毛；叶舌具纤毛。顶生柱状圆锥花序长，小穗簇生于缩短的分枝上，基部有刚毛状小枝，成熟时自颖与第一外稃分离而脱落。花期6～8月。果期9～10月。

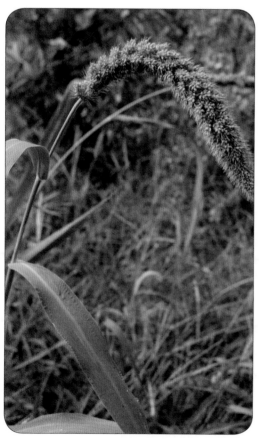

【生境分布】　我国北方地区广为栽培。

【采收加工】　秋季采收成熟小米，晒干。粟芽于次年春，将粟谷浸泡于能排水的容器中，盖好，每日淋水1～2次，待须根长到3～5毫米长时，取出，晒干。

【应　　用】　1.食滞胀满，食欲不振：粟芽、麦芽，水煎服。2.小儿外感风滞有呕吐、发热者：粟芽、苏梗各15克，藿香6克，蝉蜕4.5克，防风0.5克，茯苓7克，薄荷3克（后下），黄连2.1克。水煎服。3.妊娠呕吐：粟芽，炒熟后，泡水服。

薏苡（薏苡仁）

【基　源】　本品为禾本科植物薏苡的种仁。

【性味功能】　味甘、淡，性微寒。有健脾利湿，清热排脓的功能。

【主治用法】　用于脾虚泄泻，水肿，脚气，湿痹拘挛，关节疼痛，小便不利，肺痿，肠痈，白带；还用于胃癌，子宫颈癌，绒毛膜上皮癌。用量10～30克。孕妇忌服。

【原植物】　别名：药玉米。一年或多年生草本。秆直立，节间中空，基部节上生根。叶互生，排成2纵列；叶长披针形，先端渐尖，基部阔心形，叶鞘抱茎，边缘粗糙。总状花序由上部叶鞘内成束腋生；小穗单性；雌雄同株；雄小穗于花序上部覆瓦状排列；雌小穗生于花序下部，包于念珠状总苞中。果实椭圆形或长椭圆形，总苞坚硬，内有1颖果。花期7～8月。果期9～10月。

【生境分布】　生于河边、山谷阴湿处。全国大部分地区有栽培。

【采收加工】　秋季采收，打下果实，晒干，收集种仁。

【性状鉴别】　本品种仁宽卵形或长椭圆形，长4～8毫米，宽3～6毫米。表面乳白色，光滑，偶有残存的黄褐色种皮。一端钝圆，另端较宽而微凹，有1淡棕色点状种脐。背面圆凸，腹面有1条罗宽而深的纵沟。质坚实，断面白色粉质。气微，味微甜。

【炮　制】　炒薏苡仁：置锅内用文火炒至微黄色，取出，放凉即可。或用麸皮同炒。

【应　用】　1. 慢性肾炎水肿：薏苡仁、鱼腥草。水煎服。2. 肺痈：薏苡仁，冬瓜仁，苇茎，桃仁，水煎服。

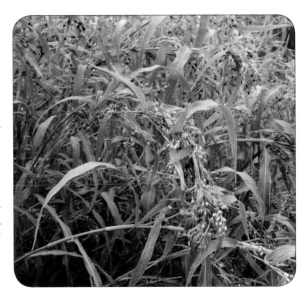

罂粟（罂粟壳）

【基　源】　本品为罂粟科植物罂粟的蒴果外壳。

【性味功能】　味酸、涩，性微寒；有毒。有敛肺止咳，涩肠止泻，止痛的功能。

【主治用法】　用于久咳不止，久泻久痢，脱肛，肢体、胸腹诸痛，便血，遗精滑泄等。用量3～9克。水煎服。有毒，不宜过量及持续服用。

【原植物】　别名：米壳、罂子粟。一年生或二年生草本，高60～150厘米，全株被白粉，有白色乳汁。叶互生，长卵圆形或长圆形，先端急尖，基部圆形或近心形，边缘多缺刻状浅裂，有钝锯齿，两面有白粉呈灰绿色。花单一顶生，白色、粉白色、红色或紫红色；花瓣4或重瓣；雄蕊多数；子房1室。蒴果卵圆形或长椭圆形，长4～7厘米，直径3～6厘米，黄褐色或淡褐色，孔裂。种子多数，肾形，灰褐色，有网纹。花期4～6月。果期6～8月。

【生境分布】　栽培于田圃或庭园间。

【采收加工】　蒴果未成熟时，果皮绿色或稍带黄色，割取药用的阿片后，摘下果实，除去种子及枝叶，干燥。

【性状鉴别】　本品呈椭圆形或瓶状卵形，多已破碎成片状，直径1.5～5厘米，长3～7厘米。外表面黄白色、浅棕色至淡紫色，平滑，略有光泽，有纵向或横向的割痕。顶端有6～14条放射状排列呈圆盘状的残留柱头；基部有短柄。体轻，质脆。内表面淡黄色，微有光泽。有纵向排列的假隔膜，棕黄色，上面密布略突起的棕褐色小点。气微清香，味微苦。

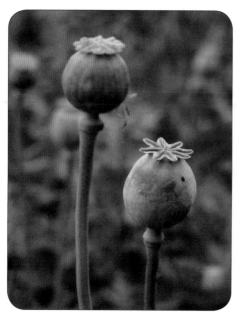

【应　用】　1. 劳伤喘嗽水止，自汗：罂粟壳（炒为末）6克，乌梅15克，小麦30克，水煎服。2. 久泻久痢：罂粟壳、木香、黄连。水煎服。

黑大豆

【基　　源】　本品为豆科植物大豆的黑色种子。

【性味功能】　味甘，性平。有活血利水，祛风解毒，健脾益肾的功能。

【主治用法】　主治水肿胀满，风毒脚气，黄疸浮肿，肾虚腰痛，遗尿，风痹筋挛，产后风痉，口噤，痈肿疮毒，药物、食物中毒。内服：煎汤，用量9～30克；或入丸、散、外用：适量，研末掺；或煮汁涂。

【原植物】　别名：乌豆、黑豆、冬豆子、大豆、菽。矮性或蔓性，株高约40～80厘米，根部含根瘤菌极多，叶互生，三出复叶，小叶卵形或椭圆形，花腋生，蝶形花冠，小花白色或紫色，种子的种皮黑色，子叶有黄色或绿色。本品呈椭圆形或类球形，稍扁，长6～12毫米，直径5～9毫米。表面黑色或灰黑色，光滑或有皱纹，具光泽，一侧有淡黄白色长椭圆形种脐。质坚硬。种皮薄而脆，子叶2，肥厚，黄绿色或淡黄色。气微，味淡，嚼之有豆腥味。

【生境分布】　全国各地广泛栽培。

【应　　用】　1. 治小儿丹毒：浓煮大豆汁涂之良，瘥，亦无瘢痕。2. 治痘疮湿烂：黑大豆研末敷之。3. 治小儿烫疮：水煮大豆汁涂上，易瘥，无斑。4. 治消渴：黑大豆置牛胆中阴干百日，吞之。5. 治肾虚消渴难治者：天花粉、黑大豆（炒）。上等分为末，面糊丸，如梧桐子大，黑大豆百粒（煎）汤下。6. 中毒：以黑大豆汁解之。

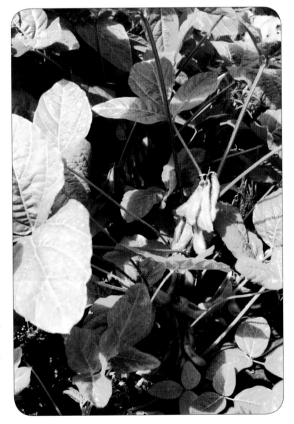

大豆黄卷

【基　　源】 本品为豆科植物大豆的种子经发芽干燥而成

【性味功能】 味甘，性平。有清热，利湿，解表的功能。

【主治用法】 用于暑湿发热，胸闷不舒，肢体疼痛，水肿胀满。用量9～15克。

【原植物】 一年生草本，全株密被黄褐色长硬毛。三出复叶，卵形、长卵形，先端钝或急尖，基圆形、宽楔形或截形，全缘。总状花序腋生，花2～10朵；花萼绿色，钟状，5齿裂；花冠蝶形，白色，淡红色或紫色；雄蕊10，9枚联合1枚离生。荚带状矩形，具短柄，下垂，黄绿色或黄褐色，密生长硬毛。

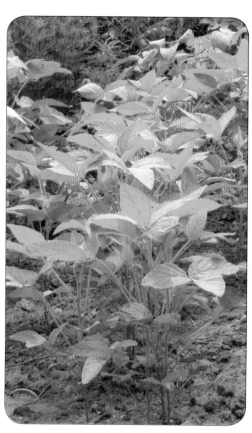

种子卵圆形或近球形，种皮黄色、绿色褐色、黑色等。花期6～7月，果期7～9月。

【生境分布】 全国各地均有栽培。以东北、华北栽培面积最广。

【采收加工】 春秋二季取籽粒饱满的大豆，用水浸泡至膨胀，将水放出，用湿布覆盖，每日用清水冲洗一次，等芽长至0.5～1厘米时，摊开，晒干。

【应　　用】 1. 高血脂、高血压、动脉硬化：大豆黄卷，水煎服。2. 水肿胀满，大小便涩：大豆黄卷（醋拌炒干）、大黄、陈皮，水煎服。3. 头风湿痹，暑湿发热：大豆黄卷，温水服。4. 感冒发痛，头痛：大豆黄卷、葱白各9克，生姜4.5克，水煎服。

黄大豆

【基　　源】　本品为豆科植物大豆的种皮黄色的种子。

【性味功能】　味甘，性平。有健脾利水，宽中导滞，解毒消肿的功能。

【主治用法】　用于食积泻痢，腹胀食呆，疮痈肿毒，脾虚水肿，外伤出血。内服：煎汤，30～90克；或研末。外用：捣敷；或炒焦研末调敷。

【原植物】　一年生直立草本，高60～180厘米。茎粗壮，密生褐色长硬毛。叶柄长，密生黄色长硬毛；托叶小，披针形；三出复叶，顶生小叶菱状卵形，长7～13厘米，宽3～6厘米，先端渐尖，基部宽楔形或圆形，两面均有白色长柔毛，侧生小叶较小，斜卵形；叶轴及小叶柄密生黄色长硬毛。总状花序腋生；苞片及小苞片披针形，有毛；花萼钏状，萼齿5，披针形，下面1齿最长，均密被白色长柔毛；花冠小，白色或淡紫色，稍较萼长；旗瓣先端微凹，翼瓣具1耳，龙骨瓣镰形；雄蕊10，二体；子房线形，被毛。荚果带状长圆形，略弯，下垂，黄绿色，密生黄色长硬毛。种子2～5颗，黄绿色或黑色，卵形至近球形，长约1厘米。花期6～7月，果期8～10月。

【生境分布】　全国各地广泛栽培。

【采收加工】　8～10月果实成熟后采收，取其种子晒干。

【性状鉴别】　种子黄色，黄绿色。种皮薄，除去种皮，可见2片子叶。黄绿色，肥厚。质坚硬。气微，具豆腥味。

【应　　用】　1.治痘后生疮：黄豆烧研末，香油调涂。2.治诸痈疮：黄豆，浸胖捣涂。

【注　　意】　多食塞气、生痰、动嗽，令人身重，发面黄疮疥。

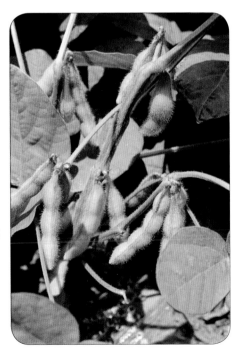

赤小豆

【基　源】　本品为豆科植物赤小豆的干燥成熟种子。

【性味功能】　味甘、酸，性平。有利水消肿，解毒排脓的功能。

【主治用法】　用于水肿胀满，脚气浮肿，黄疸尿赤，风湿热痹，痈肿疮毒，肠痈腹痛。用量9～30克。

【原植物】　一年生草本。三出羽状复叶，披针形，先端渐尖，基部圆形或近截形。总状花序腋生或顶生，有2～3朵花。花冠黄色。荚果细圆柱形，种子6～10粒，长圆形而稍扁，紫红色，无光泽，种脐凹陷成纵沟。花期6～7月，果期8～9月。

【生境分布】　全国各地栽培。主要分布于吉林、北京、河北、陕西、安徽、江苏、浙江、江西、广东、四川、云南等省区。

【采收加工】　秋季果实成熟时，打下种子，除去杂质，再晒干。

【性状鉴别】　本品干燥种子略呈圆柱形而稍扁，长5～7毫米，直径约3毫米，种皮赤褐色或紫褐色，平滑，微有光泽，种脐线形，白色，约为全长的2/3，中间凹陷成一纵沟，偏向一端，背面有一条不明显的棱脊。质坚硬，不易破碎，除去种皮，可见两瓣乳白色于仁。气微，嚼之有豆腥味。

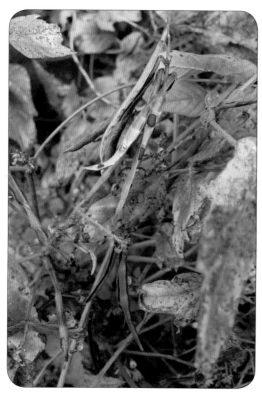

【应　用】　1. 水肿胀满，脚气浮肿：赤小豆、薏苡仁、防己、甘草各15克，水煎服。2. 湿热黄疸，发热，无汗：赤小豆、连翘各15克，麻黄9克，水煎服。3. 肝硬化腹水：赤小豆、鲤鱼，同煮食。4. 流行性腮腺炎：赤小豆，捣烂研粉与鸡蛋清调敷患处。

赤豆（赤小豆）

【基　　源】　本品为豆科植物赤豆的干燥成熟种子。

【性味功能】　味甘、酸，性平。有利水除湿，消肿解毒，和血排脓的功能。

【主治用法】　用于水肿胀满，脚气浮肿，黄疸尿赤，泻痢，便血，风湿热痹，痈肿疮毒，肠痈腹痛。用量9～30克。外用适量，研末调敷患处。

【原植物】　一年生草本。三出羽状复叶。顶生小叶菱卵形或卵形，先端，基部宽楔形或圆形，全缘或三浅裂。侧生小叶斜卵形。总状花序腋生。花冠蝶形黄色。荚果圆柱形稍扁，近无毛。种子长圆形，暗红色。花期6～7月，果期8～9月。

【生境分布】　全国各地栽培。主要分布于吉林、北京、河北、陕西、安徽、江苏、浙江、江西、广东、四川、云南等省区。

【采收加工】　秋季果实成熟时，打下种子，除去杂质，晒干。

【性状鉴别】　本品呈矩圆形，两端圆钝或平截，种皮赤褐色或稍淡，表面紫红色或暗红棕色。一侧有线形突起的种脐，平滑有光泽，种脐位于侧缘上端，白色，不显著突出，亦不凹陷，质坚硬，不易破碎；气微，味微甘，嚼之有豆腥气。

【炮　　制】　洗净，晒干。

【应　　用】　同赤小豆。

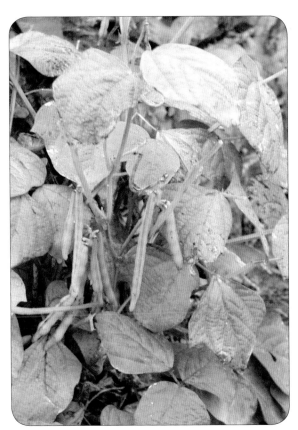

绿豆

【基　　源】　本品为豆科植物绿豆的种子。

【性味功能】　味甘，性凉。有清热解毒，消暑，利水的功能。

【主治用法】　用于暑热烦渴，水肿，泻痢，丹毒，痈肿，解热药毒，烫伤，跌打损伤。用量5～15克。

【原植物】　一年生草本，被淡褐色长硬毛。小叶3，阔卵形至棱状卵形，侧生小叶偏斜，先端渐尖，基部圆形或截形。总状花序腋生；花黄绿色；旗瓣肾形，翼瓣有渐狭爪，龙骨瓣截形，其中1片龙骨瓣有角；雄蕊10，二体。荚果圆柱形，被稀长硬毛。种子短矩形，绿色或暗绿色。花期6～7月，果期8月。

【生境分布】　全国大部分地区有栽培。

【采收加工】　秋季种子成熟时采收种，晒干。

【性状鉴别】　干燥种子呈短矩圆形，长4～6毫米，表面绿黄色或暗绿色，光泽。种脐位于一侧上端，长约为种子的1/3，呈白色纵向线形。种皮薄而韧，剥离后露出淡黄绿色或黄白色的种仁，子叶2枚，肥厚。质坚硬。

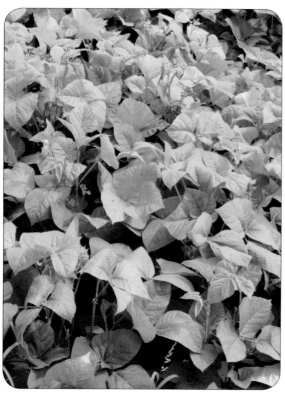

【应　　用】　1. 霍乱呕吐：绿豆，研粉，白糖水冲服。2. 砒石毒：绿豆研粉，寒水石，板蓝根。水煎服。3. 疮毒肿痛初起：绿豆研粉，炒黄，猪牙皂研末，米醋调敷患处。4. 误服热剂所致烦躁闷乱，呕吐、狂渴：绿豆研粉，黄连、甘葛、甘草各25克，焙干研末，温汤调服。

豌豆

【基　　源】　本品为豆科植物豌豆的种子。

【性味功能】　味甘，性平，无毒。有和中下气，利小便，解疮毒功能。

【主治用法】　主治霍乱转筋，脚气，痈肿。内服：煎汤。

【原 植 物】　别名：荜豆、寒豆、毕豆、雪豆。一年生攀援草本，光滑无毛而有粉霜，高 1～2 米。羽状复叶，互生，叶轴末端有羽状分枝的卷须；托叶卵形，叶状，常大于小叶，基部耳状，包围叶柄或茎，边缘下部有细牙齿；小叶 2～6 枚，阔椭圆形或矩形，长 25～50 毫米，全缘。花柄自叶腋抽出，较叶柄为短；花 1～3 朵，白色或紫色；萼钟形，5 裂，裂片披针形：花冠蝶形，旗瓣圆形，翼瓣与龙骨瓣贴生；雄蕊 10，成 9 与 1 两束；花柱扁平，顶端扩大，内侧具髯毛。荚果长椭圆形，长 5～10 厘米。种子 2～10 粒，球形。花期 4～5 月。

【生境分布】　全国各地有栽培。主要产区有四川、河南、湖北、江苏、青海、江西等多个省区。

【应　　用】　1. 湿浊阻滞，脾胃不和，吐泻转筋：豌豆 120 克，陈皮 10 克，芫荽 60 克。加水煎汤。分 2～3 次温服。2. 烦热口渴，或消渴口干，以及产后乳汁不下，乳房作胀：嫩豌豆 250 克，加水适量，煮熟淡食并饮汤。3. 小儿、老人便秘：鲜豌豆 200 克煮烂，捣成泥，与炒熟的核桃仁 200 克，加水 200 毫升，煮沸，每次吃 50 毫升，温服，一日两次。

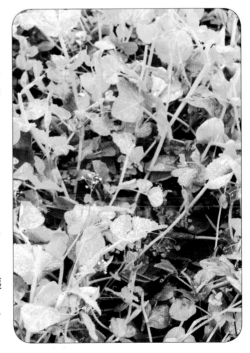

【注　　意】　豌豆粒多吃会腹胀，易产气，尿路结石、皮肤病和慢性胰腺炎患者不宜食用；此外，糖尿病患者、消化不良者也要慎食。

蚕豆

【基　源】　本品为豆科植物蚕豆的种子。

【性味功能】　味甘，微辛，性平。有健脾利水，解毒消肿的功能。

【主治用法】　主治膈食，水肿，疮毒。内服：煎汤，30～60克；或研末；或作食品。外用：适量，捣敷；或烧灰敷。

【原植物】　别名：佛豆、胡豆、南豆、马齿豆、竖豆、仙豆、寒豆。越年或一年生草本，高30～180厘米。茎直立，不分枝，无毛。偶数羽状复叶；托叶大，半箭头状，边缘白色膜质，具疏锯齿，无毛，叶轴顶端具退化卷须；小叶2～6枚，叶片椭圆形或广椭圆形至长形，长4～8厘米，宽2.5～4厘米，先端圆形或钝，具细尖，基部楔形，全缘。总状花序腋生或单生，总花梗极短；萼钟状，膜质，长约1.3厘米，5裂，裂片披针形，上面2裂片稍短；花冠蝶形，白色，具红紫色斑纹，旗瓣倒卵形，先端钝，向基部渐狭，翼瓣椭圆形，先端圆，基部作耳状三角形，一侧有爪，龙骨瓣三角状半圆形，有爪；雄蕊10，二体；子房无柄，无毛，花枝先端背部有一丛白色髯毛。荚果长圆形，肥厚，长5～10厘米，宽约2厘米。种子2～4颗，椭圆形，略扁平。花期3～4月，果期6～8月。

【生境分布】　通常栽培于田中或田岸旁。全国各地广为栽培。

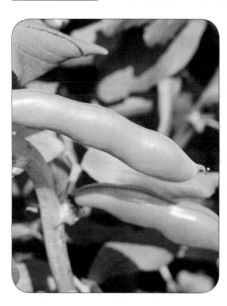

【采收加工】　夏季果实成熟呈黑褐色时，拔取全株，晒干，打下种子，扬净后再晒干。或鲜嫩时用。

【应　用】　1. 膈食：蚕豆磨粉，红糖调食。2. 水胀，利水消肿：胡豆30～240克。炖黄牛肉服。不可与菠菜同用。3. 水肿：蚕豆60克，冬瓜皮60克。水煎服。4. 秃疮：鲜蚕豆捣如泥，涂疮上，干即换之。如无鲜者，用干豆以水泡胖，捣敷亦效。

【注　意】　性滞，中气虚者食之，令人腹胀。

豇豆

【基　　源】　本品为豆科植物豇豆的种子。

【性味功能】　味甘、咸，性平。有健脾利湿，补肾涩精的功能。

【主治用法】　主治脾胃虚弱，泄泻，痢疾，吐逆，消渴，肾虚腰痛，遗精，白带，白浊，小便频数。内服：煎汤用量30～60克；或煮食；或研末，用量6～9克。外用：适量，捣敷。

【原植物】　别名：羊角、豆角、角豆、饭豆、腰豆、长豆。一年生缠绕性草本。茎无毛或近于无毛。托叶棱形，两端渐狭急尖，基部着生茎上；三出复叶互生，顶生小叶菱卵形，两侧小叶斜卵形。花序较叶短，着生2～3朵花；小苞片匙形，早落；萼钟状，无毛，皱缩，萼齿5，披针形；花冠蝶形，淡紫色或带黄白色，旗瓣、翼瓣有耳，龙骨瓣无耳；雄蕊10，二体；雌蕊1，子房无柄，花序顶部被髯毛。荚果长20～30厘米，下垂；种子肾形或球形。花期6～7月。果期8月。

【生境分布】　全国均有栽培。

【采收加工】　秋季果实成熟后采收，晒干，打下种子。

【应　　用】　1. 食积腹胀，嗳气：生豇豆适量。细嚼咽下，或捣绒泡冷开水服。2. 白带，白浊：豇豆、藤藤菜。炖鸡肉服。3. 蛇咬伤：豇豆、山慈菇、樱桃叶、黄豆叶。捣绒外敷。

【注　　意】　气滞便结者禁用。

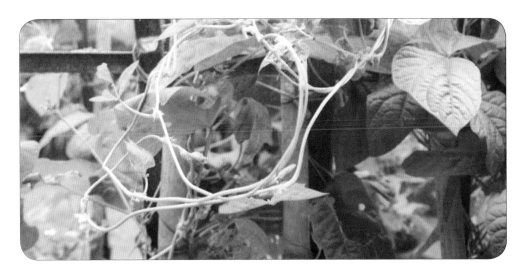

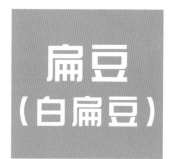

扁豆
（白扁豆）

【基　　源】　本品为豆科植物扁豆的干燥成熟种子。

【性味功能】　味甘，性平。有健脾化湿，和中消暑的功能。

【主治用法】　用于脾胃虚弱，食欲不振，大便溏泻，白带过多，暑湿吐泻，胸闷腹胀。用量9～15克。

【原植物】　别名：茶豆（江苏）、白眉豆（安徽）。一年生缠绕草本。三出复叶互生；顶生小叶菱卵形，先端急尖、突尖或渐尖，基部宽楔形或圆形，全缘，两面有短硬毛；侧生小叶斜卵形。总状花序腋生，直立；花2～20朵丛生；花萼宽钟状，萼齿5；花冠蝶形，白色；雄蕊10，二体；子房条形，生柔毛，基部有腺体。荚果扁平，镰刀状半月形或长圆形，边缘弯曲或直，先端有尖喙。种子2～5粒，肾形，黑色、紫色或白色。花期6～8月。果期8～10月。

【生境分布】　全国各地均有栽培。

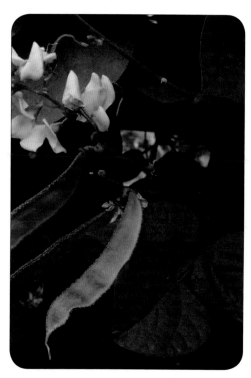

【采收加工】　秋、冬二季采收成熟果实，晒干，取出种子，再晒干。

【炮　　制】　生扁豆：拣净杂质，置沸水中稍煮，至种皮鼓起、松软为度，捞出，浸入冷水中，脱去皮，晒干。炒扁豆：取净扁豆仁，置锅内微炒至黄色，略带焦斑为度，取出放凉。

【应　　用】　1. 夏季胃肠型感冒、急性胃肠炎、消化不良：白扁豆（炒）18克，香薷4.5克，厚朴6克，水煎服。2. 慢性腹泻：白扁豆，炒熟，研粉，调服。3. 淋浊，白带过多：白扁豆50克，炒香，研末，米汤调服。4. 砒霜中毒：白扁豆，生研，水绞汁饮。

刀豆

【基　　源】　本品为豆科植物刀豆的干燥成熟种子。

【性味功能】　味甘，性温。有温中下气，益肾补元的功能。

【主治用法】　用于虚寒呃逆，呕吐，肾虚腰痛，痰喘。用量4.5～9克。

【原植物】　一年生草质藤本。三出复叶，卵形，先端渐尖，基部宽楔形，全缘，侧生小叶基部圆形，偏斜。总状花序腋生，2～3朵簇生花序轴上；萼管上唇2裂，下唇3裂；花冠蝶形，淡红色或淡紫色，旗瓣顶端凹入，基部有耳及宽爪，翼瓣和龙骨瓣具向下的耳。荚果线形，扁而弯曲，先端弯曲或钩状，边缘有隆脊。种子椭圆形，粉红色、红色或褐色。花期6～9月，果期8～11月。

【生境分布】　栽培于温暖地带。分布于江苏、安徽、浙江、湖北、湖南、广东、广西、陕西、四川等省区。

【采收加工】　秋季种子成熟时采收荚果，剥取种子，晒干。

【性状鉴别】　本品呈扁卵形或扁肾形，长2～3.5厘米，宽1～2厘米，厚0.5～1.2厘米。表面淡红色至红紫色，微皱缩，略有光泽。边缘具眉状黑色种脐，长约2厘米，上有白色细纹3条。质硬，难破碎。种皮革质，内表面棕绿色而光亮；子叶2，黄白色，油润。无臭，味淡，嚼之有豆腥味。

【炮　　制】　除去杂质，用时捣碎。

【应　　用】　1. 小儿疝气：刀豆4.5克，研粉，开水冲服。2. 气滞呃逆，膈闷不舒：刀豆6克，开水送服。3. 百日咳：刀豆二粒，甘草3克。加冰糖适量，水煎服。4. 鼻渊：刀豆9克，文火研干为末，酒服。

【附　　注】　刀豆的果壳有通经活血，止泻的功能，用于腰痛，久痢，闭经。根有散瘀止痛的功能，用于跌打损伤，腰痛。用量30～60克。

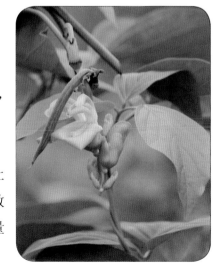

淡豆豉

【基　　源】　本品为豆科植物大豆的成熟种子的发酵加工品。

【性味功能】　味辛、微苦，性寒。有解表，除烦的功能。

【主治用法】　用于发热，恶寒头痛，无汗，胸中烦闷，恶心欲呕。内服，煎汤，6～12克，或入丸剂；外用捣敷或炒焦研末调敷。脾胃虚弱者慎用。

【原植物】　别名：豆豉、清豆豉。一年生草本，高50～150厘米。茎多分枝，密生黄褐色长硬毛。三出复叶，叶柄长达20厘米，密生黄色长硬毛；小叶卵形、广卵形或狭卵形，两侧的小叶通常为狭卵形，长5～15厘米，宽3～8.5厘米。荚果带状矩形，黄绿色或黄褐色，密生长硬毛，长5～7厘米，宽约1厘米。

【生境分布】　生长于肥沃的田野。全国各地广泛栽培。

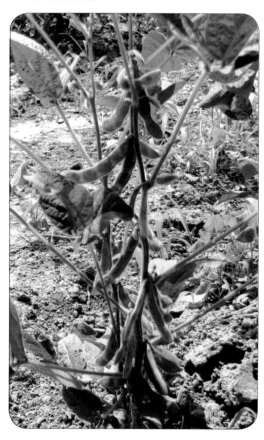

【采收加工】　取桑叶、青蒿各70～100克，加水煎煮，滤过，煎液拌入净大豆1000克中，俟汁液吸尽后，蒸透，取出，稍晾，再置容器中，用煎过的桑叶、青蒿渣覆盖，焖使发酵至黄衣生遍，去药渣，洗净，置容器中再焖15～20日，至充分发酵，香气溢出时取出，略蒸，干燥。

【应　　用】　1. 风寒感冒：淡豆豉10克，葱白5克，生姜3片，水煎服，每日1剂。2. 感冒初期的头痛：淡豆豉20克，生姜六七片煮汤一碗，趁热饮用，饮后覆被小睡。3. 风寒阳虚感冒：淡豆豉10克，葱白3根，水煎服。

豆腐

【基　　源】　本品为豆科植物大豆种子的加工制成品。

【性味功能】　味甘，性凉。有泻火解毒，生津润燥，和中益气的功能。

【主治用法】　治赤眼，消渴，休息痢；解硫黄、烧酒毒。内服：煮食或煎汤，10～30克。

【原形态】　一年生直立草本，高60～180厘米。茎粗壮，密生褐色长硬毛。叶柄长，密生黄色长硬毛；托叶小，披针形；三出复叶，顶生小叶菱状卵形，长7～13厘米，宽3～6厘米，先端渐尖，基部宽楔形或圆形，两面均有白色长柔毛，侧生小叶较小，斜卵形；叶轴及小叶柄密生黄色长硬毛。总状花序腋生；苞片及小苞片披针形，有毛；花萼钟状，萼齿5，披针形，下面1齿最长，均密被白色长柔毛；花冠小，白色或淡紫色，稍较萼长；旗瓣先端微凹，翼瓣具1耳，龙骨瓣镰形；雄蕊10，二体；子房线形，被毛。荚果带状长圆形，略弯，下垂，黄绿色，密生黄色长硬毛。种子2～5颗，黄绿色或黑色，卵形至近球形，长约1厘米。花期6～7月，果期8～10月。

【生境分布】　全国广泛栽培。

【制作方法】一般用黄大豆，以水浸约一天左右（夏季可较短），待豆浸胖后，带水磨碎，滤去渣滓，入锅煮沸，即成豆腐浆，再点以盐卤或石膏，即凝成豆腐花，然后用布包裹，榨去部分水分，即成。

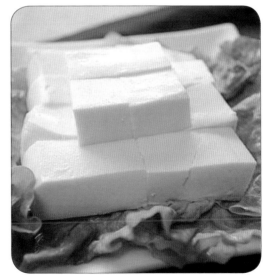

【应　　用】　1. 休息痢：醋煎白豆腐食之。2. 饮烧酒过多，遍身红紫欲死，心头尚温：热豆腐切片，满身贴之，冷即换，苏醒乃止。

神曲

【基　源】　本品为辣蓼、青蒿、赤小豆、苦杏仁、鲜苍耳、面粉、麸皮混合拌匀后发酵而成的曲剂。各地均能生产，而制法规格稍有不同。

【性味功能】　味甘、辛，性温。有消食和胃、健脾的功能。

【主治用法】　用于饮食停滞，消化不良，脘腹胀满，食欲不振，呕吐泻痢。内服：煎汤，10～15克；或入丸、散。

【原形态】　别名：六曲、六神曲。呈方形或长方形块状，直径约3厘米，厚1厘米。外表粗糙，土黄色，质脆易断。断面不平坦，类白色，可见未被粉碎的残渣及发酵后的空隙。

【性状鉴别】　有陈腐气，味苦。以身干、陈久、无虫蛀、杂质少者为佳。

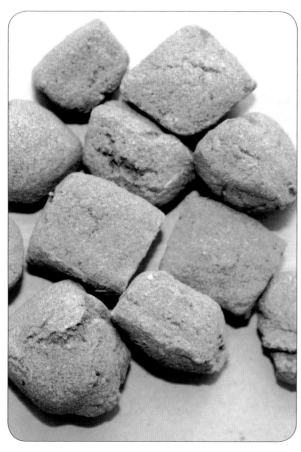

【炮　制】　炒神曲：取麸皮撒匀于热锅内，俟起烟，将神曲倒入，炒至黄色，取出，筛去麸皮，放凉；或不加麸皮，炒至黄色亦可。焦神曲：取神曲置锅内炒至外表呈焦黑色，内部焦黄色，取出，略喷些清水，放凉。

【应　用】　饮食积滞证：可与山楂，麦芽、木香等同用。又本品略兼解表之功，故外感食滞者用之尤宜。此外，凡丸剂中有金石、贝壳类药物者，可用本品糊丸以助消化。

【注　意】　脾阴不足，胃火盛，及孕妇慎服。

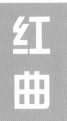

红曲

【基　源】　本品为曲霉科真菌紫色红曲霉的菌丝体及孢子经人工培养，使菌丝在粳米内部生长，使整个米粒变为红色而成。

【性味功能】　味甘，性温。有活血化瘀，健脾消食的功能。

【主治用法】　用于饮食停滞，胸膈满闷，消化不良。用量6～9克，水煎服。

【原形态】　别名：丹曲、赤曲、红米、福曲、红曲米、红曲炭。菌丝体大量分枝，初期无色，渐变为红色，老后紫红色；菌丝有横隔，多核，含橙红色颗粒。成熟时在分枝的顶端产生单个或成串的分生孢子。分生孢子褐色，（6～9）微米×（7～10）微米。在另外菌丝顶端还产生橙红色单个球形子囊壳（闭囊壳）；闭囊壳橙红色，近球形，直径25～75微米，内含多个子囊。子囊球形，含8个子囊孢子，成熟后子囊壁消失。子囊孢子卵形或近球形，光滑，透明，无色或淡红色，（5.5～6）微米×（3.5～5）微米。

【生境分布】　此菌在自然界多存在于乳制品中，我国生产地区广泛，福建、江西、广东、北京、上海、浙江、台湾等地均产，以福建古田所产者最为著名。

【采收加工】　将菌种接种于蒸半熟的粳米上，发酵制得。

【炮　制】　筛净灰屑，拣去杂质。红曲炭：将净红曲微炒，使外部呈黑色，内部呈老黄色为度，喷淋清水，冷却。

【应　用】　1. 心腹作痛：红曲、香附、乳香各等分，为末，酒服。2. 产后瘀血不下、腹痛：红曲3～12克，加黄酒煎汁，趁温服下。3. 急性肠炎：红曲15克，炒研细末，合六一散（飞滑石6份，生甘草1份组成）等分，每服2～9克，米汤送服，每日3次。

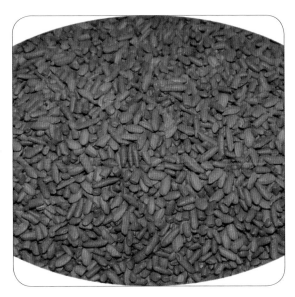

【注　意】　阴虚胃火盛，无食积瘀滞者不用。

饴糖

【基　源】 本品为米、大麦、小麦、粟及玉蜀黍等粮食经发酵糖化制成的糖类食品。

【性味功能】 味甘，性温。有补脾益气，缓急止痛，润肺止咳的功能。

【主治用法】 用量30～60克，入汤剂分2～3次冲服；也可熬膏或为丸服。

【原形态】 别名：胶饴、软饴糖。为米、麦、粟或玉蜀黍等粮食经发酵糖化制成。有软、硬两种，软者称胶饴，硬者称白饴糖，均可入药，但以用胶饴为主。

【生境分布】 全国各地均产。

【性状鉴别】 味甘，药用以软饴精为佳。本品以浅黄、质黏稠、味甘无杂味，为上品，干硬名饧，不堪入药。

【炮　制】 本品通常以糯米或粳米磨成粉，煮熟，加入麦芽，搅和均匀，微火煎熬而成。

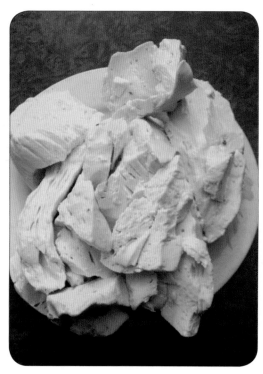

【应　用】 1. 消化性溃疡，胃肠功能紊乱，神经衰弱，再生障碍性贫血见脾胃虚寒，气血不足，里急腹痛者：常与桂枝、白芍、干姜、大枣、甘草配伍，如小建中汤。气虚甚者，加用黄芪、党参；脾虚寒甚者，可配伍干姜、花椒。2. 肺结核，慢性支气管炎见肺虚咳嗽，干咳无痰者：可单用本品，又常与百部、蜂蜜等配用；肺寒久咳者，也可与干姜、细辛合用。

【注　意】 本品助湿生热，令人中满，故湿热内蕴，中满呕逆，痰热咳嗽，小儿疳积均不宜用。

谷芽

【基　　源】　本品为禾本科植物粟的颖果经发芽加工而得。

【性味功能】　味甘，性温。有健胃、消食的功能。

【主治用法】　用于积食不化，消化不良，胸闷腹胀，妊娠呕吐等症。用量9～15克，水煎服。

【原植物】　别名：蘖米，稻蘖，稻芽、粟芽。一年生草本，高1～1.5米，有时可达2米。秆直立，粗壮，光滑。叶片披针形或条状披针形，长10～30厘米，宽1～3厘米，先端渐尖，基部近圆形，边缘粗糙，近基部处较平滑，上面粗糙，下面光滑；叶鞘除鞘口外光滑无毛；叶舌长1.5～5毫米，具纤毛。顶生柱状圆锥花序长10～40厘米，直径2～3厘米，小穗长约3毫米，簇生于缩短的分枝上，基部有刚毛状小枝1～3条，成熟时自颖与第一外稃分离而脱落；第一颖长为小穗的1/2～1/3；第二颖略短于小穗；第二外稃有细点状皱纹。花期6～8月。果期9～10月。

【生境分布】　我国北方地区广为栽培。

【采收加工】　于次年春加工，用水将粟谷浸泡后，置于能排水的容器中，盖好，每日淋水1～2次，待须根长到3～5毫米长时，取出，晒干。

【药材性状】　谷芽细小球形，直径1～2毫米，表面淡黄色，为壳状的外稃与内稃包围，多数已裂出，露出初生根，长3～5毫米。去外壳后的种子红黄白色、基部有黄褐色的胚，质坚，断面粉质。气无，味甘。

【炮　　制】　谷芽：除去杂质。炒谷芽：取净谷芽，置热锅中，用文火炒至深黄色时，取出，放凉。焦谷芽：取净谷芽，置热锅中，用中火炒至表面焦褐色时，取出放凉。

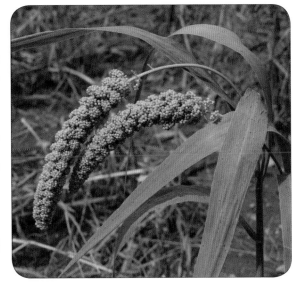

稻芽

【基　源】　本品为禾本科植物稻的成熟果实经发芽干燥而得。别名：蘖米，谷芽。

【性味功能】　味甘，性温。有健脾开胃，和中消食的功能。

【主治用法】　用于食积胀满，消化不良，食欲不佳等。用量9～15克，水煎服。

【采收加工】　将稻谷用水浸泡后，保持适宜的温、湿度，待须根长至约1厘米时，干燥。

【药材性状】　稻芽扁长椭圆形，两端略尖，长7～9毫米，直径约3毫米。外稃黄色，有白色细茸毛，具5脉。一端有2枚对称的白色条形浆片，长2～3毫米，于一个浆片内侧伸出弯曲的须根1～3条，长0.5～1.2厘米。质硬，断面白色，粉性。无臭，味淡。

【炮　制】　稻芽：除去杂质。炒稻芽：取净稻芽，置热锅中，用文火炒至深黄色时，取出，放凉。焦稻芽：取净稻芽，用中火炒至焦黄色，取出，放凉。

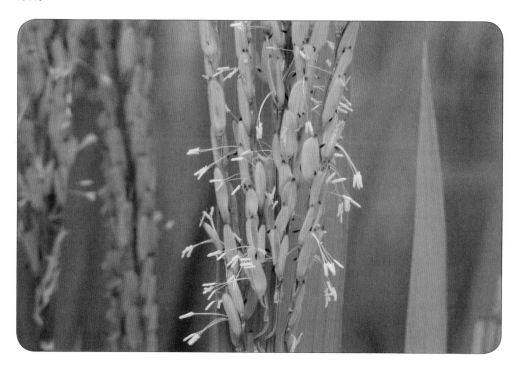

麦芽

【基　　源】　本品为禾本科植物大麦的发芽颖果。

【性味功能】　味甘，性温。有健脾开胃，行气消食，回乳的功能。

【主治用法】　用于食积不消，脘腹胀满，食欲不振，腹泻，乳汁郁积，乳房胀痛等症。用量9～15克；回乳炒用60克。

【原植物】　一年生或二年生草本。叶鞘无毛，先端两侧具弯曲钩状的叶耳；叶舌膜质；叶片扁平，长披针形，上面粗糙，下面较平滑。穗状花序长3～8厘米，每节生3枚结实小穗；颖线形，顶端延伸成芒；外稃无毛，芒粗糙；颖果成熟后与稃体粘着不易脱粒，顶端具毛。花期3～4月，果期4～5月。

【生境分布】　全国各地均有栽培。

【采收加工】　将大麦浸泡4～6小时，装缸或箩内盖好，每天洒水保持湿润，至芽长6～9毫米时取出晒干。

【性状鉴别】　本品果实呈梭形，长8～12毫米，直径1～3毫米。表面淡黄色，有1条纵沟。质硬。断面粉性，白色。气无，味微甘。

【炮　　制】　采收，晒干。

【应　　用】　1.消化不良：麦芽、谷芽、神曲各6克，山楂4.5克，莱菔子、白术、连翘各3克，陈皮2.4克。水煎服。2.退乳：麦芽120克，微火灼黄，水煎服。3.食肉过多，腹痛胀满，大便稀烂：麦芽，炒黄，代茶饮。4.小儿疳积，食欲不振：麦芽，生用，研末，冲水服。

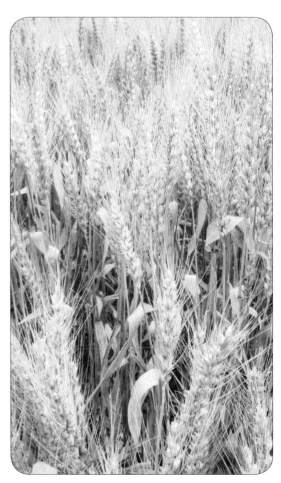

米皮糠

【基　源】　本品为禾本科植物稻的种皮。

【性味功能】　味甘、辛，性温。有开胃，下气的功能。

【主治用法】　用于噎膈，反胃，脚气。内服：煎汤，9～30克；或入丸、散。

【原 植 物】　别名：米糠、谷白皮、杵头糠。同稻。

【生境分布】　全国各地均产。

【性状鉴别】　呈破块状，大小不一，完整者呈长椭圆形或披针形，长5～9毫米，宽1～2毫米。表面黄色灰黄色，具纵向细棱数条；内面色较淡，光滑，顶端狭，有小的突起；基部有突起的点状种脐。偶夹有白色半透明的种仁和未破的谷粒。质稍硬。气微，味淡。

【应　　用】　1.膈气，咽喉噎塞，饮食不下：碓嘴上细糠，蜜丸如弹子大，不计时候，含1丸，细细咽津。2.咽喉妨碍如有物，吞吐不下：杵头糠、人参、炒石莲肉各5克，水煎服，每日3次。3.脚气常发：谷白皮五升（切勿取斑者，有毒）。以水一斗，煮取七升，去滓，煮米粥常食之，即不发。

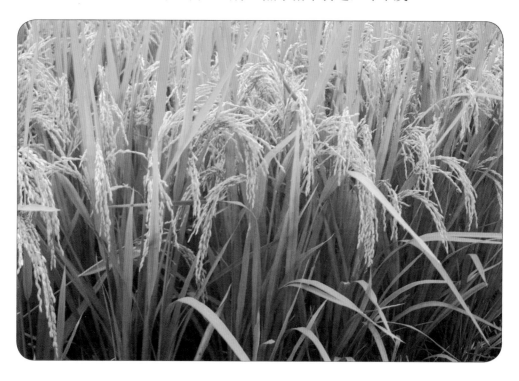

菜部

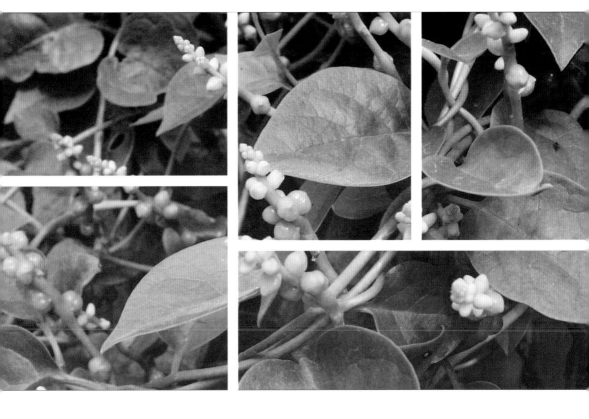

韭菜
（韭菜子）

【基　　源】　本品为百合科植物韭菜的干燥种子

【性味功能】　味辛、甘, 性温。有温补肝肾, 暖腰膝, 壮阳固精的功能。

【主治用法】　用于阳痿遗精, 腰膝酸痛, 遗尿, 尿频, 冷痛, 白带过多, 淋浊等。及用于食管癌、胰腺癌。温补肝肾, 壮阳固精。用量 3 ~ 9 克, 水煎服。

【原 植 物】　多年生草本。鳞茎簇生, 黄褐色。叶基生线形, 扁平, 全缘平滑。花茎圆柱状, 下部有叶鞘; 顶生伞形花序半球形或近球形; 花柄基部有小苞片; 花白色或微带红色; 花被片 6, 狭卵形至长圆状披针形。蒴果, 果瓣倒心形。花、果期 7 ~ 9 月。

【生境分布】　全国各地均有栽培。

【采收加工】　秋季果实成熟时采收果序, 晒干, 搓出种子。

【性状鉴别】　本品种子半圆形或卵圆形, 略扁, 长 3 ~ 4 毫米, 宽约 2 毫米。

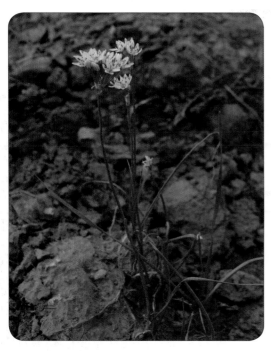

表面黑色, 一面凸起, 粗糙, 有细密的网状皱纹, 另一面微凹, 皱纹不甚明显, 基部稍尖, 有点状突起的种脐。质硬。气特异, 味微辛。

【炮　　制】　韭菜子: 除去杂质, 晒干。盐韭菜子: 取净韭菜子, 照盐水炙法炒干。

【应　　用】　1. 阳痿: 韭菜子、补骨脂各 30 克, 研末, 水冲服。2. 妇人带下, 男子肾虚冷, 梦遗: 韭菜子, 醋煮, 焙干, 研末。3. 胸痹, 心中急痛如锥刺, 不行俯仰: 生韭菜, 捣汁服。

葱（葱白）

【基　　源】　本品为百合科植物葱的鳞茎。

【性味功能】　味辛、温。有发汗解表，通阳，利阳的功能。

【主治用法】　用于感冒头痛，鼻塞；外用于小便不利，痈疖肿痛。用量3～9克；外用适量，捣烂敷脐部或患处。

【原植物】　多年生草本，具强烈辛辣味，折断有黏液。须根丛生，白色。鳞茎卵状长圆柱形，先端稍肥大，肉质鳞叶白色。叶基生，管状，先端尖，叶鞘淡绿色。单一花茎从叶丛中抽出，圆柱形，中空；总苞膜质，白色；伞形花序球形；花被钟状，白色。蒴果三棱形，背裂。种子黑色。花期6～9月，果期7～10月。

【生境分布】　全国各地广为栽培。

【采收加工】　全年可采，剥去外膜，去须根及叶。

【性状鉴别】　种子三角状扁卵形，一面微凹，另面隆起，有棱线1～2条，长3～4毫米，宽2～3毫米。表面黑色，多光滑或偶有疏皱纹，凹面平滑。基部有两个突起，较短的突起先端灰棕色或灰白色，为种脐，较长的突起先端为珠孔。纵切面可见种皮菲薄，胚乳灰白色，胚白色，弯曲，子叶1枚。体轻，质坚硬。气特异嚼之有葱味。以粒饱满，色黑，无杂质者为佳。

【炮制】　摘取其鳞茎，净制。

【应用】　1. 风寒感冒：葱白50克，淡豆豉9克，水煎服。2. 痈疮肿毒：葱白适量，捣烂，以醋拌之，炒热敷患处。3. 蜂窝组织炎：痈疖肿痛未破：葱白、蜂蜜、蒲公英各等量，共捣烂成糊状，敷患处。4. 跌打损伤肿痛：葱白切细，炒熟，拌入适量松香，捣烂如膏，热敷患处。

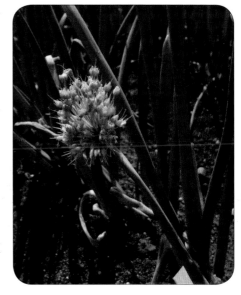

天蓝韭

【基　源】　本品为百合科植物天蓝韭的全草。

【性味功能】　味辛，性温。有发散风寒，通阳，宽胸，健胃的功能。

【主治用法】　用于风寒外感，阴寒腹痛，肢冷脉微，跌打损伤。用量15～30克。

【原植物】　别名：蓝花葱、野葱、白狼葱草本，具根状茎。鳞茎狭柱形，簇生，黑褐色，老时纤维质近网状。花茎纤细，圆柱形。叶基生，狭条形。总苞半侧开裂，比花序短，宿存；伞形花序半球形，多花，无苞片；花被钟状，天蓝色或紫蓝色；花被片6，内轮的卵状矩圆形，钝头，外轮的椭圆状矩圆形，有时顶端微凹；花丝伸出花被，基部合生并与花被贴生；子房球形；花柱伸出花被，花、果期8～10月。

【生境分布】　生于山坡、草地。分布于河北、山西、陕西、甘肃、青海、西藏、河南、湖北、四川、西藏等地。

【采收加工】　夏秋季采收全草，干燥。

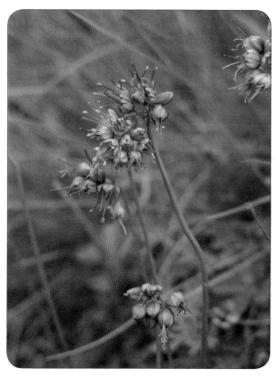

【性状鉴别】　鳞茎短圆柱状密生，外包褐色纤维状残存之叶鞘。叶基生，狭线形，较花茎短，上面具沟纹。花茎直立，圆柱状，高15～25厘米。花序伞形，花多数伞形花序半球；总苞透明膜质，有纹5条；花被钟状，天蓝色，花被裂片狭卵圆形，长4～5毫米；雄蕊较花被裂片长，外轮花丝齿形，内轮花丝基部扩展，呈卵形，有时两边各具一齿；子房近球形，基部以上具3个小囊。

【炮　制】　秋季采取全草，干燥，净制。

太白韭

【基　　源】　本品为百合科植物太白韭的全草。

【性味功能】　味辛，性温。有发汗，散寒，消肿的功能。

【主治用法】　用于风寒外感，头痛发烧，腹部冷痛，消化不良，接骨。用量 15 ~ 30 克。

【原植物】　别名：野葱草本，具根状茎。鳞茎柱状圆锥形，单生或数枚聚生，黑褐色，网状纤维质。叶基生，2 枚对生，条状披针形或椭圆状披针形，先端渐尖，基部渐狭成不明显的叶柄。多花，花葶圆柱形。小花梗为花被的 2 ~ 4 倍长，无苞片；花紫红色至淡红色，稀白色；花被片 6，顶端微凹或钝头，内轮的矩圆形披针形，外轮的矩圆形；花丝伸出花被，基部合生并与花被生；子房具短柄，1 胚珠。

【生境分布】　生于海拔 2000 ~ 4700 米阴湿山坡。分布于河南、陕西、甘肃、四川、云南、西藏等地。

【采收加工】　夏秋季采收全草，干燥。

【性状鉴别】　鳞茎单生或 2 ~ 3 枚聚生，近圆柱状；鳞茎外皮灰褐色至黑褐色，破裂成纤维状，呈明显的网状。叶 2 枚，紧靠或近对生状，很少为 3 枚，常为条形、条状披针形、椭圆状披针形或椭圆状倒披针形，罕为狭椭圆形，短于或近等于花茎，宽 0.5 ~ 4（~ 7）厘米，先端渐尖，基部逐渐收狭成不明显的叶柄。

【应　　用】　骨折：鲜野葱，加蜂蜜捣烂外敷患处，能接骨。

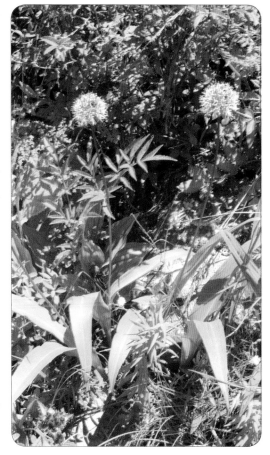

薤
（薤白）

【基　源】　本品为百合科植物薤白鳞茎。

【性味功能】　味辛、苦，性温。有通阳散结，行气的功能。

【主治用法】　用于胸胁刺痛，泻痢后重等。用量6～9克。

【原植物】　别名：薤、薤白头、荞头、野葱。多年生草本。鳞茎长狭卵形或卵形，数个聚生，外被淡紫红色或白色膜质鳞被，有多数须根。叶基生，直立，圆柱状，暗绿色，先端渐尖。花茎从基生叶丛中侧生，单一，圆柱形；顶生伞形花序，半球形，松散，有多数花，具苞片；花淡紫色或蓝紫色。蒴果倒卵形，先端凹入。花期7～8月，果期8～9月。

【生境分布】　生于山地较阴处。分布于河南、安徽、江苏、浙江、福建、江西、湖南、湖北、四川、贵州、云南等省。

【采收加工】　春、夏季采挖鳞茎，洗净泥土，蒸透或烫透，晒干。

【性状鉴别】　本品为盘状短缩茎，叶着生其上。叶片丛生，基叶数片，长50厘米左右，细长，中空，横断面呈三角形，有3～5棱，不明显。叶色浓

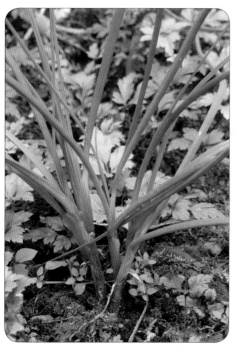

绿色，稍带蜡粉。膨大的鳞茎为短纺锤形，长3～4厘米，横径1～2厘米，着生于短缩茎上，白色或稍带紫色。

【炮　制】　洗净，鲜用或晒干。

【应　用】　1.原发性高脂血症：薤白9克。水煎服。2.冠心病心绞痛：薤白、瓜蒌、丹参、红花、赤芍、川芎、降香。水煎服。3.快速性心律失常，心肌炎：薤白、瓜蒌、牡蛎、生龙骨、川芎、当归。水煎服。4.支气管哮喘发作、哮喘，胸胁刺痛：薤白9克。水煎服。5.泻痢后重：薤白、黄柏各6克。水煎服。

大蒜

【基　　源】　本品为百合科植物大蒜的鳞茎。

【性味功能】　味辛，性温。有健胃，止痢，止咳，抗菌消炎，驱虫，行气，解毒的功能。

【主治用法】　用于痢疾，肠炎，阑尾炎，肺结核，疮痈肿痛，滴虫性阴道炎，霉菌感染，疟疾，饮食积滞，百日咳等。用量9～15克。

【原植物】　多年生草本，有强烈蒜臭味。鳞茎球形或扁球形，由多个肉质瓣状小鳞茎组成，鳞茎外包白色至淡紫色干膜质鳞被。叶基生，条状披针形，扁平，顶端渐尖，基部鞘状。花茎直立，圆柱形，实心；总苞有喙。伞形花序顶生；花小，多数；苞片膜质；花被6，淡红色；雄蕊6；子房上位3。蒴果。种子黑色。花期5～7月。果期9～10月。

【生境分布】　全国各地广泛栽培。

【采收加工】　春、夏季采收鳞茎，扎把，挂通风处使外皮干燥。

【性状鉴别】　本品鳞茎类球形直径3～6厘米，由6～10个小鳞茎着生在扁平木质鳞茎盘上抱合而生，外包1～3层白色或淡紫色膜质鳞叶，中央有干缩的花茎残基。小鳞茎瓣长卵圆形，顶端略尖，背面略隆起，外被膜质鳞叶，内为白色肥厚的肉质鳞叶。气特异，味辛辣。

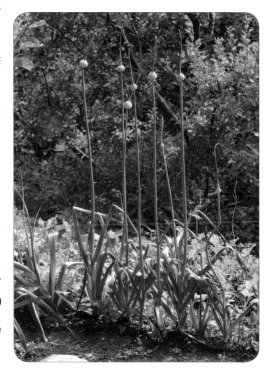

【炮　　制】　除去泥土及须根、阴干备用。

【应　　用】　1. 心腹冷痛：大蒜、醋浸二、三月，饭时食。2. 水肿：鲜大蒜二个，鲫鱼一条，水煎服。3. 急性菌痢、肠炎：大蒜2个，大米100克，煮粥。4. 鼻衄：大蒜，适量捣烂敷健侧脚心。

石蒜

【基　　源】　本品为石蒜科植物石蒜的鳞茎。

【性味功能】　味辛，性平；有小毒。有消肿，解毒，催吐，杀虫，祛痰，利尿的功能。

【主治用法】　用于咽喉肿痛，痈肿疮毒，水肿，小便不利，咳嗽痰喘，食物中毒，淋巴结核，风湿关节痛等症。用量1.5～3克，外用适量，敷患处。

【原植物】　别名：红花石蒜、独蒜。多年生草本。鳞茎肥厚，椭圆形至近球形，外被紫褐色膜质鳞茎皮，内有10～20层色肉质鳞片。基生叶花后生出，条形或带形，肉质，先端钝，全缘，上面青绿色，下面粉绿色。花茎单生，伞形花序顶生，具花4～6朵；总苞片2，干膜质，花两性，鲜红色或具白色边缘；花数6，花被筒极短，喉部有鳞片，边缘皱缩，向外反卷。蒴果背裂，种子多数。花期9～10月。果期10～11月。

【生境分布】　生于阴湿山坡、河岸草丛。分布于全国大部分省区。

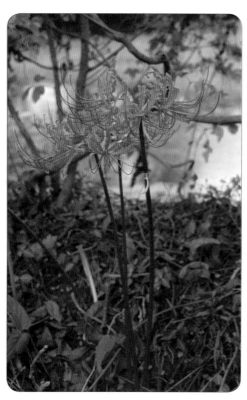

【采收加工】　秋后采挖鳞茎，洗净，鲜用或晒干。

【性状鉴别】　本品鳞茎呈广椭圆形或类球形，长4～5厘米，直径2.5～4厘米，顶端残留叶基，长约3厘米，基部生多数白色须根。表面有2～3层暗棕色干枯膜质鳞片包被，内有10～20层白色富黏性的肉质鳞片，生于短缩的鳞茎盘上，中央有黄白色的芽。气特异而微带刺激性，味极苦。

【应　　用】　1. 胸膜炎：石蒜、蓖麻子各适量，捣烂，外敷患处。2. 痈疽疮疖：石蒜50克，酒糟18克，捣烂外敷。3. 风湿性关节炎：石蒜、生姜、葱各适量，共捣烂，外敷患处。

油菜籽
（芸苔子）

【基　源】　本品为十字花科植物油菜的成熟种子。

【性味功能】　味辛，性温。有行血，破气、消肿，散结的功能。

【主治用法】　用于产后瘀血阻滞腹痛；外用治丹毒、疮肿及乳痈等症。用量5～10克，外用适量，研末调敷。

【原植物】　二年生草本。基生叶及茎下部叶有柄，大头羽状分裂，顶端裂片最大，近长圆形或宽椭圆形，侧裂片1～3对，边缘具不整齐疏齿；茎中部叶及上部叶宽椭圆形或长倒卵形，顶端短尖，基部耳状抱茎，边缘具疏齿。总状花序顶生和侧生；萼片4，绿色，内轮2枚基部稍呈囊状；花瓣4，鲜黄色，宽倒卵形，基部具爪，瓣片具明显脉纹。长角果圆柱形，顶端具长喙。种子近球形，细小，多数，红褐色或黑褐色。花期3～5月，果期4～6月。

【生境分布】　全国各地均有栽培。

【采收加工】　6～7月种子成熟时采收，晒干。

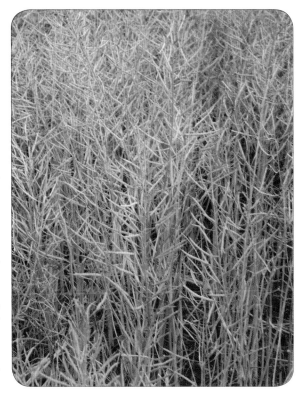

【应　用】　1. 产后血晕：芸苔子、生地黄各3克，研末水冲服。2. 产后恶露不下，血结冲心刺痛，并治产后心腹诸疾：芸苔子（炒）、当归、桂心、赤芍等分为末。每酒服6克。

菘菜

【基　源】　本品为十字花科植物青菜的叶。

【性味功能】　味甘，性凉，无毒。有解热除烦，通利肠胃的功能。

【主治用法】　主治肺热咳嗽，便秘，丹毒，漆疮。内服：煮食或捣汁。外用：捣敷。

【原植物】　别名：白菜、夏菘、青菜。一年生或二年生草本，高25～70厘米。植株光滑，无毛，带粉霜。茎直立，有分枝。基生叶倒卵形，长20～30厘米，坚实，深绿色，有光泽，基部渐狭成宽柄，肉质肥厚，白色或淡绿色；茎生叶长卵圆形或宽披针形，长8～15厘米，宽3～8厘米，基部圆耳状抱茎，宽展，全缘，微带粉霜。总状花序顶生，成圆锥状，花后花序轴渐延长；萼片4，淡绿色，基部呈伞状；花瓣4，淡黄色，基部呈伞状；花瓣4，淡黄色，瓣片椭圆形或近圆形，长8～10毫米，基部具短爪；雄蕊6，长2短，长雄蕊长6～6.5毫米，短雄蕊长4～4.5毫米，花丝线形；雌蕊1，子房圆柱形，花柱细，柱头膨大，头状。长角果圆柱形，长2～6厘米，喙细，稀薄8～12毫米，果瓣中肋明显，并呆见网纹。种子球形，紫褐色或黄褐色，

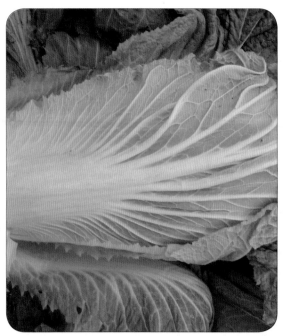

直径1～1.5毫米。花期4～5月，果期5～6月。

【生境分布】　喜生长在土壤肥沃疏松，排水良好的向阳地。中国原产。现全国各地普遍栽培，供蔬菜用。

【应　用】　1. 小儿赤游，行于上下，至心即死：杵菘菜敷之。2. 发背：地菘汁500毫升，日再服。3. 漆毒生疮：白菘菜捣烂涂之。

【注　意】　脾胃虚寒，大便溏薄者慎服。

芥（芥子）

【基　　源】　本品为十字花科植物芥的种子。

【性味功能】　味辛，性热；有小毒。有利气豁痰，散寒，消肿止痛功能。

【主治用法】　用于支气管哮喘，慢性支气管炎，胸胁胀满，寒性脓肿；外用于神经性疼痛，扭伤，挫伤。用量 3 ～ 9 克；外用适量，研粉，醋调敷患处。

【原植物】　基生叶，宽卵形至倒卵形，边缘有缺刻或牙齿，下部茎生叶较小，不抱茎；上部茎生叶窄披针形，边缘具不明显疏齿或全缘。总状花序顶生；花瓣黄色，具长爪。长角果线形，果瓣具 1 突出的中脉，喙长 6 ～ 12 毫米；果梗长 5 ～ 15 毫米；种子圆球形，紫褐色。花期 4 ～ 6 月。果期 5 ～ 7 月。

【生境分布】　原产亚洲。我国南北其他省区均有栽培。

【采收加工】　于 6 ～ 7 月果实成熟变黄时，收取种子，晒干。

【性状鉴别】　种子类圆球形，直径 1 ～ 1.6 毫米，种皮深黄色至棕黄色，少数呈红棕色。用放大镜观察，种子表面现微细网状纹理，种脐明显，呈点状。浸水中膨胀，除去种皮，可见子叶两片，沿主脉处相重对折，胚根位于 2 对折子叶之间。干燥品无臭，味初似油样，后辛辣。粉碎湿润后，发生特殊辛烈臭气。以子粒饱满、大小均匀、黄色或红棕色者为佳。

【炮　　制】　鲜用或晒干。

【应　　用】　1. 慢性气管炎，肺气肿，渗出性胸膜炎：芥子、紫苏子、萝卜子各 3 克，微炒，研碎，水煎服。

2. 胸腔积液：芥子、大戟、甘遂等分，研末，制胶囊，大枣煎汤送服。

3. 风湿关节痛：芥子。研末醋调外敷。4. 跌打损伤疼痛：芥子、龙胆叶，共捣烂调黄糖外敷。

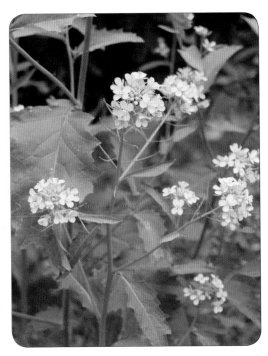

白芥（芥子）

【基　源】　本品为十字花科植物白芥的成熟种子。

【性味功能】　味辛，性热；有小毒。有利气豁痰，散寒，消肿止痛功能。

【主治用法】　用于支气管哮喘，慢性支气管炎，胸胁胀满，寒性脓肿；外用治神经性疼痛，扭伤，挫伤。用量3～9克；外用适量，研粉，醋调敷患处。

【原植物】　一或二年生草本，高达1米。茎较粗壮，全体被稀疏粗毛。叶互生，茎基部的叶具长柄，叶片宽大，倒卵形，长10～15厘米，最宽处达5厘米以上，琴状深裂或近全裂，裂片5～7，先端大，向下渐小，茎上部的叶具短柄，叶片较小，裂片较细，近花序之叶常小裂。总状花序顶生，花黄色，小花梗长1厘米左右；萼片4，绿色，直立，花瓣4，长方卵形，基部有直立长爪；雄蕊6，4长2短；子房长方形，密被白毛，花柱细长，柱头小。长角果广条形，种子间常有浅缢缩，密被粗白毛，先端有喙。种子圆形，淡黄白色，直径1.5～2毫米。花期4～6月。果期6～8月。

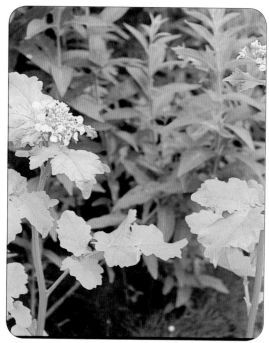

【生境分布】　栽培于园圃中。我国部分地区有栽培。

【采收加工】　7～8月待果实大部分变黄时，割下全株晒干，打下种子，簸除杂质。

【炮　制】　炒白芥子：原药簸尽杂质，炒至深黄色，微有香气即得。

【应　用】　膝部肿痛：芥子100克，研末，黄酒调成糊状，包敷患处。

萝卜（莱菔子）

【基　源】　本品为十字花科植物莱菔的干燥成熟种子。

【性味功能】　味辛、甘，性平。有下气，祛痰，消食化积的功能。

【主治用法】　用于咳嗽痰喘，食积气滞，胸闷腹胀，下痢后重等症。用量 5 ～ 10 克。

【原 植 物】　一年生或二年生草本。根肉质。基生叶丛生；茎生叶大头状羽裂，长椭圆形至披针形，边缘有锯齿或缺刻。总状花序顶生，呈圆锥状，紫红色或白色；花瓣 4，具爪，有显著脉纹。长角果圆柱形，种子间缢缩，成熟时果瓣肥厚而呈海绵状，顶端具细长尖喙。种子近圆形，稍扁，红褐色或灰褐色。花期 4 ～ 5 月，果期 5 ～ 6 月。

【生境分布】　全国各地普遍栽培。

【采收加工】　6 ～ 7 月种子成熟时割取地上部分，搓出种子，晒干。

【性状鉴别】　肉质，长圆形、球形或圆锥形。

【应　用】　1. 食积泄泻，腹胀嗳气：莱菔子、炒山楂各 9 克。水煎服。或研末吞服。2. 久咳痰喘，咳嗽气急多痰：莱菔子、葶苈子各 3 克，紫苏子 9 克。水煎服。3. 痢疾，腹泻：莱菔子 9 克。水煎服。4. 浮肿面黄，腹胀尿少：莱菔子、茯苓各 12 克，炒白术 9 克，陈皮 3 克。水煎服。

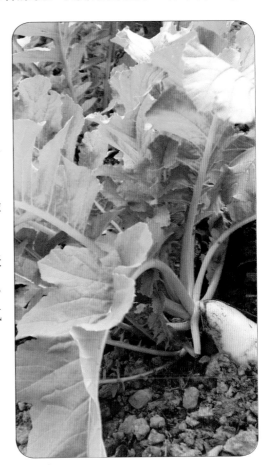

姜
(干姜，生姜)

【基　　源】　干姜为姜科植物姜的干燥根茎；生姜为姜的新鲜根茎。

【性味功能】　干姜：味辛，性热。有温中散寒，回阳通脉，燥湿的功能。

【主治用法】　干姜用于脘腹冷痛，肢冷脉微，痰饮喘咳。生姜用于风寒感冒，咳嗽，胃寒呕吐。用量3～9克。

【原植物】　多年生草本。根茎肉质，肥厚，有分歧，芳香辛辣。叶二列，叶鞘抱茎，叶舌膜质，披针形，花葶自根茎抽出；穗状花序椭圆形；苞片淡绿色，药冠黄绿色，3裂片，有紫色条纹和淡黄色斑点，花期7～9月。

【生境分布】　我国大部分地区有栽培。

【采收加工】　干姜冬至霜降前采挖根茎，干燥为干姜。生姜：埋于沙土中鲜用生姜。

【性状鉴别】　呈不规则块状，略扁，具指状分枝，长3～7厘米，厚1～2厘米，表面灰棕色或浅黄棕色，粗糙，具纵皱纹及明显的环节。分枝处常有鳞叶残存，分枝顶端有茎痕或芽痕。质坚实，断面灰黄色或灰白色，显粉性和颗粒性，有一明显圆环（内皮层），有筋脉点（维管束）散在，可见黄色油点。香气特异，味辛辣。

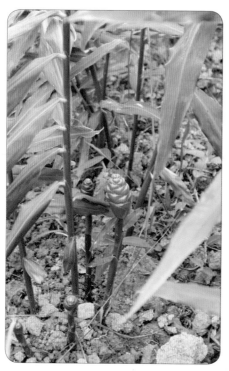

【炮　　制】　净制除去杂质。生姜：味辛，性微温。有发汗解表，温中止呕，解毒的功能。

【应　　用】　1. 慢性胃炎、慢性结肠炎、消化不良：干姜9克，党参、白术各12克，炙甘草6克，水煎服。2. 慢性气管炎：干姜3克，茯苓15克，桂枝4.5克，五味子9克，细辛1.5克。水煎服。3. 风寒感冒：生姜6克，加红糖。水煎服。

茼蒿

【基　　源】　本品为菊科植物蒿子秆和南茼蒿的茎叶。冬、春及夏初均可采收。

【性味功能】　味辛、甘，性凉。有和脾胃，消痰饮，安心神的功能。

【主治用法】　主治脾胃不和，二便不通，咳嗽痰多，烦热不安。内服：煎汤，鲜品 60 ～ 90 克。

【原植物】　别名：同蒿、蓬蒿、同篙菜、蓬蒿菜、蒿菜、菊花菜、茼蒿菜。

1. 蒿子秆，一年生草本，高 30 ～ 70 厘米。茎直立，光滑无毛或几光滑无毛，通常自中上部分枝。基生叶花期枯萎，中下部茎叶倒卵形至长椭圆形，长 8 ～ 10 厘米，二回羽状深裂，一回深裂几全裂，侧裂片 3 ～ 8 对，二回为深裂或浅裂，裂片披针形、斜三角形或线形，宽 1 ～ 4 毫米。头状花序通常 2 ～ 8 个生茎枝顶端，有长花梗，但不形成明显的伞房花序，或头状花序单生茎顶；总苞直径 1.5 ～ 2.5 厘米；总苞片 4 层，内层长约 1 毫米；舌片长 15 ～ 25 毫米。舌状花的瘦果有 3 条宽翅肋，特别是腹面的 1 条翅肋延于瘦果先端并超出花冠基部，伸长成喙状或芒尖状，间肋不明显，或背面的尖肋稍明显；管状花的瘦果两侧压扁，有 2 条突起的肋，余肋稍明显。花果期 6 ～ 8 月。2. 南茼蒿，本种与蒿子秆的区别是：叶边缘有不规则大锯齿或羽状分裂。舌状花瘦果有 2 条明显突起的椭圆形侧肋。

【生境分布】　农田栽培作蔬菜食用。吉林省有野生；我国南方各地普遍栽培作蔬菜食用。

【应　　用】　1. 热毒上攻所致的咽喉肿痛：可与蒲公英 15 克，紫花地丁 15 克，连翘 10 克配伍煎汤内服。

2. 湿疹、皮肤瘙痒：可适量煎汤外洗。

3. 高血压头痛、眩晕、失眠及动脉硬化、冠心病：可与桑叶 12 克，山楂 10 ～ 20 克，金银花 15 克，用沸滚开水冲泡 10 ～ 15 分钟，代茶饮。

【注　　意】　泄泻者禁用。

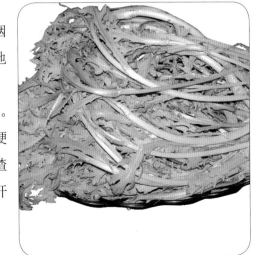

芫荽
（芫荽子）

【基　源】　本品为伞形科植物芫荽的干燥成熟果实。

【性味功能】　味辛，性温。有发表，透疹，开胃的功能。

【主治用法】　用于感冒鼻塞，痘疹透发不畅，饮食乏味，齿痛。用量 5 ～ 10 克。

【原植物】　别名：香菜一年生草本，株高 30 ～ 80 厘米，具香气。基生叶和下部茎生叶具长柄，1 ～ 2 回羽状全裂，小叶卵形，基部楔形，羽状缺刻或牙齿状。中部及上部茎生叶柄鞘状，边缘宽膜质，2 ～ 3 回羽状全裂，最终裂片线形，全缘，先端钝。复伞形花序具长柄。小伞形花序具花 10 ～ 20 朵；花瓣倒卵形，2 深裂。双悬果球形，淡褐色。花、果期 5 ～ 7 月。

【生境分布】　我国各地均有栽培，主要分布于江苏、安徽、湖北等。

【采收加工】　秋季果实成熟时，采收果枝，晒干，打下果实，除净枝梗等杂质，晒干。

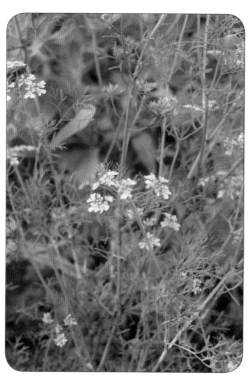

【性状鉴别】　多卷缩成团，茎、叶枯绿色，干燥茎直径约 1 毫米，叶多脱落或破碎，完整的叶一至二回羽状分裂。根呈须状或长圆锥形，表面类白色。具浓烈的特殊香气，味淡微涩。

【炮　制】　净制：取原药材，除净杂质，干燥。

【应　用】　1. 消化不良，食欲不振：芫荽子 6 克，陈皮、六曲各 9 克，生姜 3 片。水煎服。2. 胸膈满闷：芫荽子 3 克。研末，开水吞服。3. 麻疹不透：鲜芫荽 60 克。捣烂搓前胸及后背。

胡萝卜

【基　　源】　本品为伞形科植物胡萝卜的根。

【性味功能】　味甘辛，性平，无毒。有健脾和中，滋肝明目，化痰止咳，清热解毒的功能。

【主治用法】　主治脾虚食少，体虚乏力，脘腹痛，泄痢，视物昏花，咳喘，百日咳，咽喉肿痛，麻疹，疖肿，痔漏。内服：煎汤，30～120克，或生吃，或捣汁，或煮食；外用：适量，煮熟捣敷，或切片烧热敷。

【原植物】　别名：黄萝卜、胡芦菔、红芦菔、丁香萝卜。一年生或二年生草本，多少被刺毛。根粗壮，肉质，红色或黄色。茎直立，高60～90厘米，多分枝。叶具长柄，为2～3回羽状复叶，裂片狭披针形或近线形；叶柄基部扩大。花小，白色或淡黄色，为复伞形花序，生于长枝的顶端；总苞片叶状，细深裂；小伞形花序多数，球形，其外缘的花有较大而相等的花瓣。果矩圆形，长约3毫米，多少背向压扁，沿脊棱上有刺。花期4月。

【生境分布】　全国各地均有栽培。

【采收加工】　冬季采挖根部，除去茎叶、须根，洗净。

【注　　意】　宜熟食，多食损肝难消，生食伤胃。

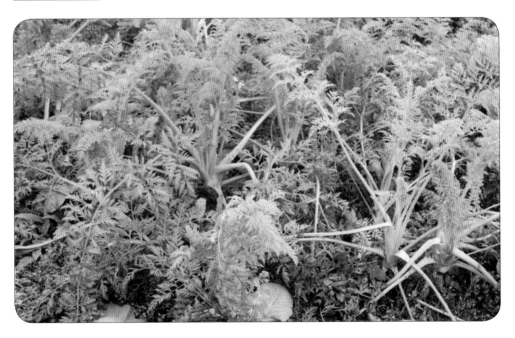

水芹

【基　源】　本品为伞形科植物水芹的全草。

【性味功能】　味甘，性平。有清热利湿，止血，降血压功能。

【主治用法】　用于感冒发热，呕吐腹泻，尿路感染，崩漏，白带，高血压。用量6～9克。鲜品可捣汁饮。

【原植物】　别名：楚葵、野芹菜。多年生草本，无毛。茎基部匍匐，节上生须根，上部直立，中空，圆柱形，具纵棱。基生叶丛生；叶柄长7～15厘米，基部呈鞘状；叶片一至二回羽状分裂，最终裂片卵形或菱状披针形，边缘有不整齐尖齿或圆锯齿；茎叶相同而较小。复伞形花序顶生，和叶对生，由6～20小伞形花序组成；总梗长2～16厘米，无总苞，小总苞片2～8，线状。小花白色。双悬果椭圆形或近圆锥形，果棱显著隆起。花期夏季。

【生境分布】　生于低湿地方或水沟中。分布几遍全国，时有栽培。

【采收加工】　夏、秋采集，洗净，晒干备用或鲜用。

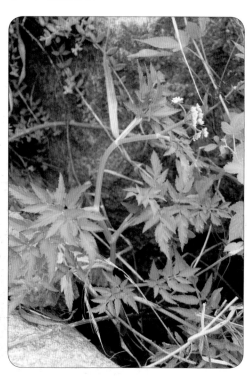

【性状鉴别】　多皱缩成团，茎细而弯曲。匍匐茎节处有须状根。叶皱缩，展平后，基生叶三角形或三角状卵形，一至二回羽状分裂，最终裂片卵形至菱状披针形，长2～5厘米，宽1～2厘米，边缘不整齐尖齿或圆锯齿，叶柄长7～15厘米，质脆易碎。气微香，味微辛、苦。

【炮　制】　9～10月采割地上部分，洗净，鲜用或晒干。

【应　用】　1. 小儿发热，月余不凉：水芹、大麦芽、车前子，水煎服。2. 小便不利：水芹9克，水煎服。3. 疟腮：水芹捣烂，加茶油敷患处。

旱芹

【基　源】　本品为伞形科植物旱芹的全草。

【性味功能】　味甘、微辛，性凉。有降压利尿，凉血止血的功能。

【主治用法】　用于头晕脑涨，高血压病，小便热涩不利，尿血，崩中带下。用量30～60克。

【原植物】　别名：药芹、香芹。一年或二年生草本。全株具浓烈香气。茎圆柱形，上部分枝，具纵棱和节。基生叶丛生，奇数羽状复叶，1～2回羽状全裂，常三浅裂或深裂，小裂片近菱形，边缘有圆锯齿或锯齿。茎生叶楔形，三全裂。复伞形花序多数，顶生或侧生，无总苞和小总苞片；伞幅7～16，花小，绿白色，萼齿不明显；花瓣5，白色，先端内卷。双悬果近圆形至椭圆形，分果具5条锐棱，每棱槽内有油管1条，合生面平坦，有油管2条，每分果有种子1粒。花期4月，果期6月。

【生境分布】　喜生于向阳的沙壤土中。我国各地普遍栽培。

【采收加工】　春、夏、秋三季均可采挖。洗净鲜用。

【性状鉴别】　本品茎圆柱形，上部分枝，有纵棱及节。根出叶丛生，单数羽状复叶，倒卵形至矩圆形，具柄，小叶2～3对，基部小叶柄最长，愈向上愈短，小叶长、阔均约5厘米，3裂，裂片三角状圆形或五角状圆形，尖端有时再3裂，边缘有粗齿；茎生叶为全裂的3小叶，复伞形花序侧生或顶生，有强烈香气。

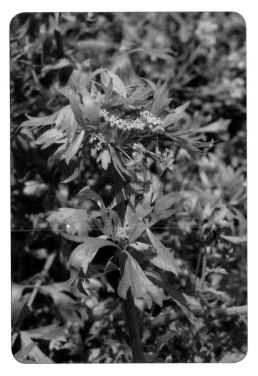

【炮　制】　洗净，多为鲜用。

【应　用】　1.高血压：鲜旱芹适量，洗净榨汁。2.妇女月经不调，崩中带下，或小便出血：鲜旱芹50克，茜草6克，六月雪12克。水煎服。

紫堇

【基　　源】　本品为罂粟科植物紫堇的块根及全草。

【性味功能】　味苦、涩，性凉；有毒。有清热解暑的功能。

【主治用法】　用于中暑头痛，腹痛，尿痛，肺结核咯血；外用于化脓性中耳炎，脱肛，疮疡肿毒，蛇咬伤。用量6～9克。外用鲜品适量，捣汁涂敷或干品煎水洗患处。

【原植物】　一年生草本。基生叶有长柄；茎叶叶互生，柄较短；叶三角形，二至三回羽状全裂，一回裂片2～3对，二回裂片多三出，卵形，羽状不等分裂，顶端钝。花紫色，总状花序疏松，苞片卵形，萼片早落；花瓣上面一片有距；蒴果条形。种子扁球形，黑色，光亮，花期4～5月。果期5～6月。

【生境分布】　生于丘陵地、低山坡或草地。分布于长江中下游各省至陕西、河南、南达贵州等省。

【采收加工】　秋季采挖块根，晒干。夏季采集全草，晒干或鲜用。

【性状鉴别】　本品根呈椭圆形、长圆柱形或连珠形，长1～5厘米，直径0.5～2.5厘米。除去栓皮者表面类白色或黄白色，凹陷处有棕色栓皮残留；未去棕红色栓皮者，有明显纵槽纹和少数横长皮孔。质脆，易折断，断面粉性，皮部类白色，木部淡黄色，有放射状纹理；长圆柱状者纤维性较强。气微，味微甘、辛，有刺激性。

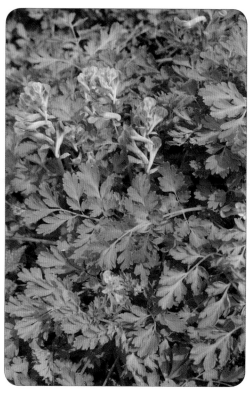

【炮　　制】　全草，晒干或鲜用。

【应　　用】　1. 化脓性中耳炎：鲜紫堇全草，捣烂取汁，擦净患耳内脓液后，将药汁滴入耳内。2. 蛇咬伤、秃疮：鲜紫堇全草，捣烂涂敷患处；或干品煎水洗患处。3. 肺痨咳嗽：紫堇9克，水煎服或泡酒服。4. 疮疡肿毒：紫堇根适量，煎水洗患处。

丁香罗勒

【基　　源】　本品为唇形科植物毛叶丁香罗勒的干燥全草。

【性味功能】　味辛，性温。有发汗解表，祛风利湿，散瘀止痛的功能。

【主治用法】　用于风寒感冒，头痛，胃腹胀满，消化不良，胃痛，肠炎腹泻，跌打肿痛，风湿关节炎等症。用量9～15克。外用于蛇咬伤，湿疹，皮炎。外用适量。

【原植物】　小灌木，芳香，密被柔毛状绒毛。叶对生，卵状矩圆形或，边缘有粗齿。轮伞花序于枝顶密集成长10～15厘米的圆锥花序，苞片卵状菱形；花萼钟状，5齿裂，下2齿极小，呈刺芒状；花冠红色或白黄色，上唇4浅裂，下唇矩圆形，全缘；雄蕊4，后对花丝基部具齿。小坚果近球形。

【生境分布】　我国南方大部分地区有栽培。

【采收加工】　夏、秋采收地上部，切细晒干。

【性状鉴别】　本品茎呈方柱形，有对生分枝，表面淡紫棕色或淡黄绿色，被柔毛，质坚实易折断，断面纤维性，黄白色，中央有白色的髓。叶对生，有柄，下部叶柄较长，上部较短，叶片多皱曲，已脱落，完整者展平后呈卵形或卵状披针形，薄纸质，稀被柔毛，有油腺点。轮伞花序顶生，呈断续的总状排列，花淡黄白色或带粉红色。全草搓碎时有强烈的香气味。

【炮　　制】　采集，晒干，切段。

【应　　用】　1. 胃肠胀气，消化不良，肠炎腹泻：鲜丁香罗勒，水煎服。2. 外感风寒，头痛：丁香罗勒，水煎服。3. 跌打瘀肿，风湿痹痛：鲜丁香罗勒，捣烂，敷患处。4. 湿疹皮炎，毒蛇咬伤：丁香罗勒，煎水，洗患处。

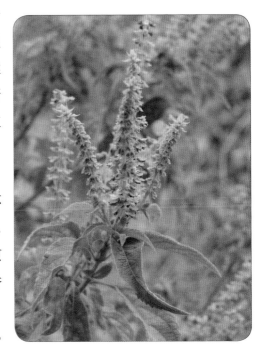

茴香（小茴香）

【基　源】　本品为伞形科植物茴香的果实。

【性味功能】　味辛，性温。有祛寒止痛，理气和胃的功能。

【主治用法】　用于胃寒胀痛，少腹冷痛，睾丸偏坠，脘腹胀痛，食少吐泻，痛经，疝痛等。用量3～9克。

【原植物】　别名：小茴、香丝菜、小香。多年生草本，有强烈香气。叶柄，基部鞘状抱茎，上部叶柄部分或全部成鞘状；叶卵圆形或广三角形，3～4回羽状分裂，末回裂片线状或丝状。复伞形花序顶生或侧生；伞幅8～30；小伞形花序有花14～39，花黄色，有梗；花瓣5，先端内折；雄蕊5；子房下位。双悬悬果卵状长圆形，光滑，侧扁；分果有5条凸起纵棱，每棱槽中有油管1，合生面有2。花期6～7月。果期10月。

【生境分布】　我国各地区均有栽培。

【采收加工】　秋季果实刚熟时采割植株，打下果实，晒干。

【性状鉴别】　本品呈小圆柱形，两端稍尖，长5～8毫米，宽约2毫米。基部有时带小果柄，顶端残留黄褐色的花柱基部。外表黄绿色。分果呈长椭圆形，有5条隆起的棱线，横切面呈五边形，背面的四边约等长，结合面平坦。分果中有种子1粒，横切面微呈肾形。气芳香，味甘微辛。

【炮　制】　茴香：簸去灰屑，拣去果柄、杂质。盐茴香：取净茴香，用文火炒至表面呈深黄色、有焦香气味时，用盐水趁热喷入，焙干。

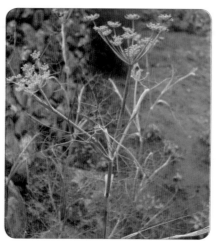

【应　用】　1. 消化不良：小茴香、生姜、厚朴。水煎服。2. 睾丸鞘膜积液引起疼痛、肿痛：小茴香、木香各3克，川楝子、白芍各12克，枳壳、黄柏各9克，生薏苡仁24克，木通6克。水煎服。3. 前列腺炎小便不通：小茴香、椒目（炒熟，捣碎）各12克，威灵仙9克。水煎服。

白花菜
（白花菜子）

【基　源】　本品为白花菜科植物白花菜的种子，其全草亦入药。

【性味功能】　味苦、辛，性温；有小毒。有活血通络，消肿止痛的功能。

【主治用法】　用于风湿疼痛，腰痛，跌打损伤，痔疮。外用适量，捣烂外敷或煎水洗患处。

【原植物】　别名：羊角菜。一年生草本，全株有恶臭。掌状复叶具5小叶，或上部具3小叶；小叶膜质，倒卵形，中间1片最大，先端急尖或钝，基部楔形，总状花序顶生，苞片叶状，3裂；萼片4，花瓣4，白色带淡紫色，倒卵形有长爪；雄蕊6，长角果圆柱状。花期6～8月。

【生境分布】　生于田埂、路旁、沟边等处。分布于河北、河南、山东、江苏、安徽、四川、贵州、云南、广西、广东、台湾等省区。

【采收加工】　秋季采挖全草，晒干，打下种子，分别收贮备用。

【性状鉴别】　本品呈扁圆形，直径1～1.5毫米，厚约1毫米，边缘有一深沟。表面棕色或棕黑色，粗糙不平，于扩大镜下观察，表面有突起的细密网纹，网孔方形或多角形，排列较规则或呈同心环状。纵切面可见U字形弯曲的胚，胚根深棕色，子叶与胚根等长，淡棕色，胚乳包干胚外，淡黄色，油质。气无，味苦。

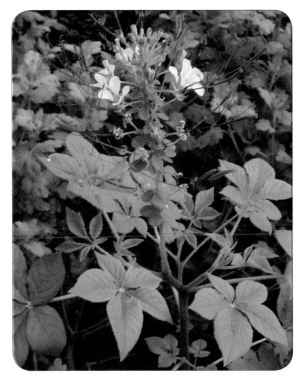

【炮　制】　晒干脱粒。

【应　用】　1. 风湿疼痛，损伤作痛：白花菜子研细，水煎洗患处。2. 痔疮：白花菜子，水煎熏洗。

蔊菜

【基　源】　本品为十字花科植物蔊菜的全草。

【性味功能】　味辛、苦，性温。有祛痰止咳，清热解毒，利湿退黄的功能。

【主治用法】　用于感冒发热，咽喉肿痛，肺热咳嗽，慢性气管炎，急性风湿性关节炎，肝炎，小便不利；外用治漆疮，蛇咬伤，疔疮痈肿。30～60克；外用适量，鲜品捣烂敷患处。

【原植物】　别名：野油菜、江剪刀草。一年生草本，高达50厘米，基部有毛或无毛。茎直立或斜升，分枝，有纵条纹，有时带紫色。叶形变化大，基生叶和茎下部叶有柄，柄基部扩大呈耳状抱茎，叶片卵形或大头状羽裂，边缘有浅齿裂或近于全缘；茎上部叶向上渐小，多不分裂，基部抱茎，边缘有不整齐细牙齿。花小，黄色；萼片长圆形，长约2毫米；花瓣匙形，与萼片等长。长角果细圆柱形或线形，长2厘米以上，宽1～1.5毫米，斜上开展，有时稍内弯，顶端喙长1～2毫米；种子2行，多数，细小，卵圆形，褐色。

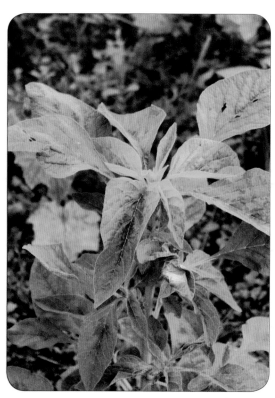

花期4～5月，果实于花后渐次成熟，有时在8～9月仍有开花结果的。

【生境分布】　生在路旁或田野，分布于华东地区及河南、陕西、甘肃、湖南、广东等省。多为野生。

【采收加工】　5～7月采收，去除杂质，阴干或晒干。

【应　用】　1. 风寒感冒，头痛发热：蔊菜、葱白各1克，水煎温服。2. 热咳：野油菜45克，煎水服。

【注　意】　蔊菜不能和黄荆叶同用，否则引起肢体麻木。

【基　　源】 本品为藜科植物菠菜的全草。

【性味功能】 味甘，性凉。有滋阴平肝，止咳润肠的功能。

【主治用法】 主治高血压，头痛，目眩，风火赤眼，糖尿病，便秘。鲜品60～250克。

【原植物】 别名：菠薐、波棱菜、红根菜、赤根菜、波斯草。一年生草本，全体光滑，柔嫩多水分。幼根带红色。叶互生；基部叶和茎下部叶较大；茎上部叶渐次变小，戟形或三角状卵形；花序上的叶变为披针形；具长柄。花单性，雌雄异株；雄花排列成穗状花序，顶生或腋生，花被4，黄绿色，雄蕊4，伸出；雌花簇生于叶腋，花被坛状，有2齿，花柱4，线形，细长，下部结合。胞果，硬，通常有2个角刺。花期夏季。

【生境分布】 全国各地都有栽植。

【采收加工】 冬、春季采收，除去泥土、杂质，洗净鲜用。

【应　　用】 消渴引饮，日至一石者：菠菜根、鸡内金等分。为末。米饮服，1日3次。

【注　　意】 多食发疮。

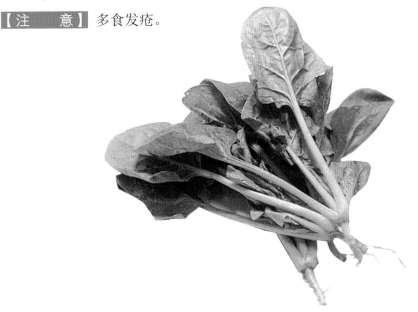

蕹菜

【基　　源】　本品为旋花科植物蕹菜的茎、叶。

【性味功能】　味甘，性寒。有凉血止血，解毒，通便的功能。

【主治用法】　用于食物中毒，黄藤、钩吻、砒霜、野菇中毒，小便不利，尿血，鼻衄，咯血；外用治疮疡肿毒。用量60～120克，煎服；或捣汁。外用：适量。出血证有热者，热毒疮肿，蛇虫咬伤，及热结便秘等证。

【原植物】　别名：空心菜。一年生草本，蔓生。茎圆柱形，节明显，节上生根，节间中空，无毛。单叶互生；叶柄长3～14厘米，无毛；叶片形状大小不一，卵形、长卵形、长卵状披针形或披针形，长3.5～17厘米，宽0.9～8.5厘米，先端锐尖或渐尖，具小尖头，基部心形、戟形或箭形，全缘或波状，偶有少数粗齿，两面近无毛。聚伞花序腋生，花序梗长1.5～9厘米，有1～5朵花；苞片小鳞片状；花萼5裂，近于等长，卵形，花冠白色、淡红色或紫红色，漏斗状，长3.5～5厘米；雄蕊5，不等长，花丝基部被毛；

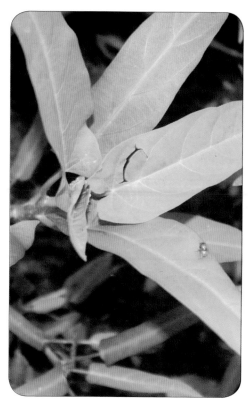

子房圆锥形，无毛，柱头头状，浅裂。蒴果卵圆形至球形，无毛。种子2～4颗，多密被短柔毛。花期夏、秋季。

【生境分布】　生长于气候湿暖、土壤肥沃多湿的地方或水沟、水田中。我国长江流域，南至广东均产。

【采收加工】　夏、秋采，一般多鲜用。

【应　　用】　1. 鼻血不止：蕹菜数根，和糖捣烂，冲入沸水服。2. 淋浊，小便血，大便血：鲜蕹菜洗净，捣烂取汁，和蜂蜜酌量服用。3. 翻肛痔：空心菜1000克，水1000毫升，煮烂去渣滤过，加白糖200克，同煎如饴糖状，每日150克，每日2次，早晚服，未愈再服。

荠菜

【基　源】　本品为十字花科植物荠菜的全草。

【性味功能】　味甘，性平。有凉血止血，清热利尿的功能。

【主治用法】　用于肾结核尿血，产后子宫出血，肺结核咯血，高血压，肾炎水肿，泌尿系结石，肠炎等。用量 15～60 克。

【原植物】　别名：枕头草、粽子草、三角草、白花菜。一、二年生草本。茎直立，绿色。基出叶丛生，有柄；叶片羽状分裂，两侧之裂片作不规则的粗齿状，顶端的裂片呈三角形或卵状披针形；茎生叶呈宽披针形，边缘呈不规则的缺刻或锯齿。总状花序顶生及腋生；花瓣 4，白色。短角果，倒三角形或倒心形。花期春末夏初。

【生境分布】　生于路旁、沟边或菜地上。分布于全国各省区。

【采收加工】　春末夏初采集，晒干。

【性状鉴别】　干燥的全草，根作须状分枝，弯曲或部分折断，淡褐色或乳白色；根出叶羽状分裂，卷缩，质脆易碎，灰绿色或枯黄色；茎纤细，分枝，黄绿色，弯曲或部分折断，近顶端疏生三角形的果实，有细柄，淡黄绿色。气微，味淡。以干燥、茎近绿色、无杂草者为佳。

【炮　制】　洗净，晒干。

【应　用】　1. 高血压：（1）荠菜、夏枯草各 30 克，水煎服。（2）荠菜、猪毛菜各 9 克，水煎服。2. 肾结核：荠菜 30 克，水 3 碗煎至 1 碗，打入鸡蛋 1 个，再煎至蛋熟，加食盐少许，喝汤吃蛋。3. 预防麻疹：荠菜，水煎服。4. 产后子宫出血：荠菜 50 克，水煎服。

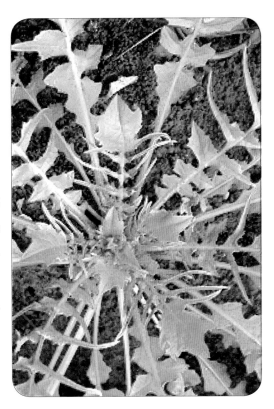

菥蓂
（苏败酱）

【基　　源】　本品为十字花科植物菥蓂的干燥全草。

【性味功能】　味苦、甘，性平。有清热解毒，利水消肿，和中开胃，利肝明目的功能。

【主治用法】　用于阑尾炎，肺脓疡，肾炎，子宫内膜炎，肝硬化腹水，丹毒，痈疖肿毒。用量15～30克。

【原植物】　一年生草木，高20～40厘米，全株光滑无毛。茎直立，有分枝，粉绿色。单叶互生；基生叶有短柄，茎生叶无柄，基部抱茎；叶片椭圆形、倒卵形或披针形，先端尖，基部箭形，边缘具稀疏浅齿或粗齿，两面粉绿色。总状花序腋生及顶生；花萼4，边缘白色膜质；花瓣4，白色。短角果扁平，卵圆形，具宽翅，先端深裂，淡黄色。种子小，卵圆形而扁。花期4～7月。果期5～8月。

【生境分布】　生于山坡、草地、路旁。分布于我国大部分地区。

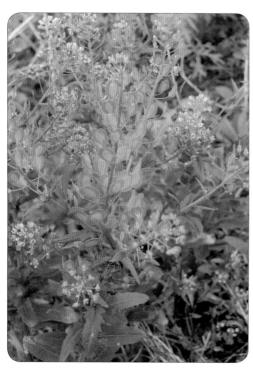

【采收加工】　5～6月间果实成熟时采收，晒干。

【炮　　制】　除去杂质，稍润，切段，干燥。

【应　　用】　1. 阑尾炎：鲜苏败酱200克，水煎服。2. 痢疾：苏败酱100克，冰糖15克，水炖服。3. 痈疽疮毒：苏败酱、地丁草各50克，水煎服。4. 产后瘀血腹痛，白带伴有小腹痛：苏败酱，水煎服。

【附　　注】　种子也作药用。味辛、苦，性微温，有祛风除湿，和胃止痛的功能。用于风湿性关节炎，腰痛，急性结膜炎，胃痛，肝炎。

苋

【基　　源】　本品为苋科植物苋的全草及种子。

【性味功能】　味甘，性平。有清热解毒，利尿除湿，通大便的功能。种子有清肝明目的功能。

【主治用法】　用于细菌性痢疾，肠炎，大便涩滞，淋证，漆疮瘙痒，用量 15～30 克。种子用于眼疾，用量 9～12 克。

【原植物】　别名：苋菜、雁来红、老少年。一年生直立草本，高 80～150 厘米。茎多分枝，绿色或紫红色。叶卵状椭圆形至披针形，红色、紫色、黄色或绿紫杂色，无毛；叶柄长 2～6 厘米。花单性或杂性，密集成簇，花簇球形，腋生或密生成顶生下垂的穗状花序；苞片和小苞片干膜质，卵状披针形；花被片 3，矩圆形，具芒刺；雄蕊 3；花柱 2～3。胞果矩圆形，盖裂。花期 8～9 月，果期 9～10 月。

【生境分布】　生于路边、荒野草地上。全国各地有栽培。

【采收加工】　春、秋采收全草，晒干或鲜用。

【炮　　制】　除去杂质，喷淋清水，稍润，切段，晒干。

【应　　用】　1.痢疾脓血，湿热腹泻：苋菜 50 克，粳米 100 克。煮粥食。2.漆疮瘙痒：苋菜 250 克，水煎汤洗患处。3.老人体虚大便涩滞：苋菜 150 克，洗净，炒熟食。4.淋证，慢性尿路感染：鲜苋菜 200 克，猪瘦肉 100 克，煮汤，饮汤吃猪肉。

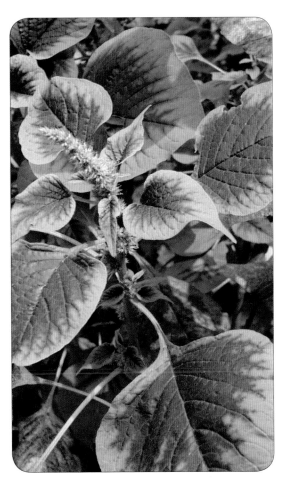

马齿苋

【基　　源】　本品为马齿苋科植物马齿苋的干燥地上部分。

【性味功能】　味酸，性寒。有清热解毒，凉血，止痢的功能。

【主治用法】　用于肠炎、菌痢、疔疮肿毒、蛇咬伤、皮炎、带状疱疹等症。用量9～15克。

【原植物】　一年生肉质草本。茎多分枝，平卧地面，淡绿色，有时成暗红色。叶互生或对生，扁倒卵形，全缘，肉质，光滑。花黄色，顶生枝端。雄蕊8～12，基部合生。子房半下位，卵形。花柱单1，柱头5裂，花柱连同柱头长于雄蕊。蒴果盖裂。种子多数，黑褐色，肾状卵圆形。花期5～8月。果期7～9月。

【生境分布】　生于田野、路旁及荒地。分布于全国各省、区。

【采收加工】　夏、秋季植株生长茂盛，花盛开时，选择晴天割取地上部分或拔取全草，将根除去，洗净泥土，用开水略烫，取出晒干。

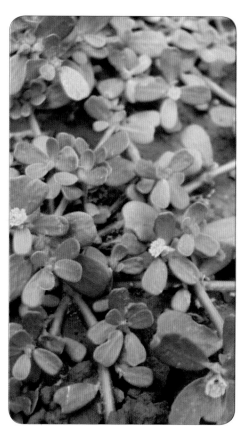

【性状鉴别】　本品多皱缩卷曲，常结成团。茎圆柱形表面黄褐色，有明显纵沟纹。叶对生或互生，易破碎，完整叶片倒卵形；绿褐色，先端钝平或微缺，全缘。花小，3～5朵生于枝端，花瓣5，黄色。蒴果圆锥形，长约5毫米，内含多数细小种子。气微，味微酸。

【炮　　制】　拣净杂质，除去残根，以水稍润，切段晒干。

【应　　用】　1. 细菌性痢疾、肠炎：马齿苋60克，水煎服。2. 疮毒，湿疹，稻田皮炎：马齿苋60克，水煎服；鲜马齿苋，水煎，捣烂，湿敷患处。3. 毒虫咬伤，蜂刺伤而致局部肿痛：鲜马齿苋，捣烂成泥外敷伤处。4. 急性阑尾炎：马齿苋、蒲公英各60克，水煎服。

苦菜

【基　　源】　本品为菊科植物苦苣菜的全草。

【性味功能】　味苦，性寒。有清热解毒，凉血止血的功能。

【主治用法】　主治痢疾，黄疸，血淋，痔瘘，疔肿，蛇咬。内服：煎汤、打汁或研末。外用：捣汁涂或煎水熏洗。

【原植物】　别名：荼草、游冬、苦马菜、老鸦苦荬、滇苦菜。一或二年生草本，高 30 ～ 100 厘米。根纺锤状。茎直立，中空，不分枝或上部分枝，无毛或上部有腺毛，具乳汁。叶互生；下部叶叶柄有翅，基部扩大抱茎，中上部无柄，基部宽大戟耳形，叶柔软无毛，大头状羽状全裂或羽状半裂，顶裂片大或先端裂片与侧生裂片等大，少有不分裂叶，边缘有刺状尖齿，长 10 ～ 18 厘米，宽 5 ～ 7 厘米。头状花序，顶生，数枚，排列成伞房状；梗或总苞下部初期有蛛丝状毛，有时有疏腺毛；总苞钟状，长 10 ～ 12 毫米，宽 6 ～ 10 毫米，暗绿色，总苞片 2 ～ 3 列；舌状花黄色，两性结实；雄蕊 5；子房下位花柱细长，柱头 2 深裂。瘦果，长椭圆状倒卵形，压扁，亮褐色、褐色或肉色，边缘有微齿，两面各有 3 条高起的纵肋，肋间有细皱纹；成熟后红褐色，冠毛白色，毛状，细状，细软。花期 4 ～ 6 月。

【生境分布】　生于田边、山野、路旁，分布于全国各地。

【采收加工】　冬、春、夏三季均可采收，鲜用或晒干。

【应　　用】　1. 肝硬化：苦菜、酢浆草各 30 克。同猪肉炖服。2. 慢性气管炎：苦菜 500 克，大枣 20 个。苦菜煎烂，取煎液煮大枣，待枣皮展开后取出，余液熬成膏。早晚各服药膏一匙，大枣一枚。3. 胡蜂叮蜇：苦菜汁涂之。4. 妇人乳结红肿疼痛：紫苦菜捣汁水煎，点水酒服。

【注　　意】　脾胃虚寒者忌之。

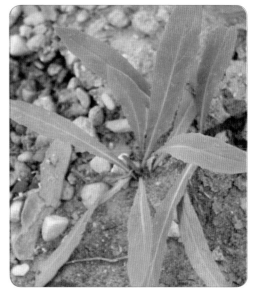

莴苣

【基　　源】　本品为菊科植物莴苣的茎和叶。

【性味功能】　味苦甘，性凉。有利尿，通乳，清热解毒的功能。

【主治用法】　主治小便不利，尿血，乳汁不通，虫蛇咬伤，肿毒。内服：煎汤，30～60克。外用：适量，捣敷。

【原植物】　别名：莴苣菜、千金菜、莴笋、莴菜、藤菜。一年生或二年生草本，高30～100厘米。茎粗，厚肉质。基生叶丛生，向上渐小，长圆状倒卵形，长10～30厘米，全缘或卷曲皱波状；茎生叶互生，椭圆形或三角状卵形，基部心形，抱茎。头状花序有15个小花，多数在茎枝顶端排成伞房状圆锥花序；舌状花黄色。瘦果狭或长椭圆状倒卵形，灰色、肉红色或褐色，微压扁，每面有纵肋7～8条，上部有开展柔毛，喙细长，淡白色或褐红色，与果身等长或稍长，冠毛白色。花果期5～7月。

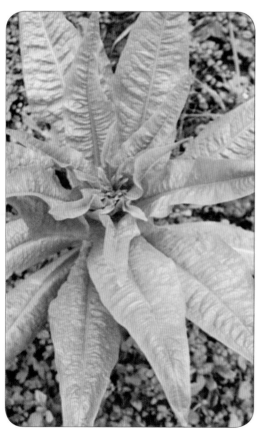

【生境分布】　全国各地均有栽培，亦有野生。

【采收加工】　春季嫩茎肥大时采收，多为鲜用。

【应　　用】　1. 小便不下：莴苣捣成泥，做饼贴脐中。2. 小便尿血：莴苣，捣敷脐上。3. 产后无乳：莴苣三枚，研作泥，好酒调开服。4. 沙虱毒：敷莴苣菜汁。5. 蚰蜒入耳：莴苣叶0.3克（干者），雄黄0.3克。捣罗为末，用面糊和丸，如皂荚子大。以生曲少许，化破一丸，倾在耳中，其虫自出。6. 百虫入耳：莴苣捣汁，滴入自出。

【注　　意】　常食目痛，素有目疾者切忌。

水苦荬

【基　源】　本品为玄参科植物水苦荬的全草。

【性味功能】　味苦，性凉。有化瘀止血，消肿止痛的功能。

【主治用法】　用于感冒，喉痛，劳伤咯血，痢疾，血淋，月经不调，疝气，疔疮，跌打损伤。内服：煎汤，用量 10～30 克；或研末冲服。外用：捣敷或研末吹喉。

【原植物】　别名：水莴苣。一年或二年生草本，全体无毛，或于花柄及苞片上稍有细小腺状毛。茎直立，高 25～90 厘米，富肉质，中空，有时基部略倾斜。叶对生；长圆状披针形或长圆状卵圆形，长 4～7 厘米，宽 8～15 毫米，先端圆钝或尖锐，全缘或具波状齿，基部呈耳廓状微抱茎上；无柄。总状花序腋生，长 5～15 厘米；苞片椭圆形，细小，互生；花有柄；花萼 4 裂，裂片狭长椭圆形，先端钝；花冠淡紫色或白色，具淡紫色的线条；雄蕊 2，突出；雌蕊 1，子房上位，花柱 1 枚，柱头头状。蒴果近圆形，先端微凹，长度略大于宽度，常有小虫寄生，寄生后果实常膨大成圆球形。果实内藏多数细小的种子，长圆形，扁平；无毛。花期 4～6 月。

【生境分布】　生长于水田或溪边。分布于河北、河南、江苏、安徽、四川、广东、云南等地。

【采收加工】　春、夏采收，洗净，晒干。

【应　用】　1. 妇女产后感冒：水苦荬煎水，加红糖服。2. 闭经：水苦荬、血巴木根各 50 克，泡酒温服。3. 小儿疝气（睡后能自行收进者）：水苦荬 25 克，双肾草、八月瓜根、小茴香根各 5 克，煎水，醪糟服。4. 喉蛾：水莴苣菜，阴干，研成细末，吹入喉内。

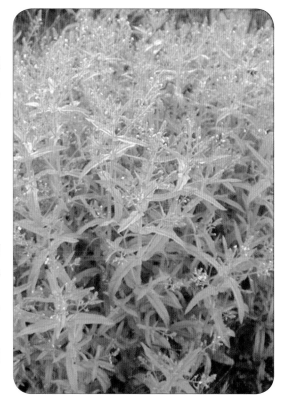

翻白草

【基　　源】　本品为蔷薇科植物翻白草的干燥全草。

【性味功能】　味甘、微苦，性平。有清热解毒，凉血止血，止痢止泻的功能。

【主治用法】　用于肠炎，细菌性痢疾，阿米巴痢疾，吐血，便血，崩漏，疟疾，疔疮，无名肿痛，瘰疬结核，痈。用量9～15克。

【原 植 物】　多年生草本。根粗壮，木质化。茎直立，细弱，密生白色绒毛。羽状复叶。基生叶小叶7～9，密生绒毛，长圆状椭圆形，先端微尖或钝，基部楔形，边缘有粗锯齿；上面绿色，疏生灰白色绒毛；下面密被白色绒毛。茎生叶3小叶，叶柄短。顶生聚伞花序。花梗短。副萼片线形，比萼片短；萼片卵状三角形，有白色绒毛；花瓣色。瘦果，近肾形或卵形。花期5～7月，果期6～9月。

【生境分布】　生于山坡、路旁或草地。全国绝大部分地区均有分布。

【采收加工】　夏、秋两季开花前采收全草，晒干。

【性状鉴别】　本品块根呈纺锤形或圆柱形，表面黄棕色或暗褐色，有不规则扭曲沟纹；质硬而脆，折断面平坦，呈灰白色或黄白色。基生叶丛生，单数羽状复叶，多皱缩弯曲，柄短或无，长圆形或长椭圆形，顶端小叶片较大，上表面暗绿色或灰绿色，下表面密披白色绒毛，边缘有粗锯齿。气微，味甘、微涩。

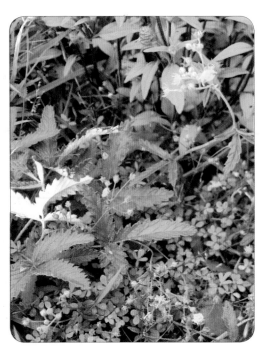

【炮　　制】　除去杂质，洗净，稍润，切段，干燥。

【应　　用】　1. 细菌性痢疾、阿米巴痢疾，肠炎：翻白草30克。水煎服。2. 创伤：翻白草，研粉，撒敷伤口。3. 颈淋巴结结核：翻白草，黄酒浸泡，煎炖，红糖调服。4. 疟疾：翻白草，煎酒服。

蒲公英

【基　源】　本品为菊科植物蒲公英的干燥全草。

【性味功能】　味甘、苦，性寒。有清热解毒，利尿散结的功能。

【主治用法】　用于急性乳腺炎，淋巴腺炎，疔毒疮肿，急性结膜炎，感冒发热，急性扁桃体炎，急性支气管炎，肝炎，胆囊炎，尿路感染。用量9～15克，亦可捣汁或入散剂；外用适量，捣敷患处。

【原植物】　别名：黄花地丁。多年生草本，有乳汁，具蛛丝状毛。叶基生，莲座状平展，有柄，两侧扩大呈鞘状；叶长圆状倒披针形，先端尖或钝，基部下延成柄状，边缘浅裂或不规则羽状分裂。头状花序顶生，舌状花黄色；总苞淡绿色，钟形，苞片多层，外层短，顶端有角状突起，内层线状披针形，膜质。瘦果有纵棱及多数刺状突起。花期4～5月。果期6～7月。

【生境分布】　生于山坡草地、沟边等。分布于全国大部分地区。

【采收加工】　4～10月间挖取全株，晒干。

【性状鉴别】　本品为皱缩卷曲的团块，根圆柱形，多弯曲长3～7厘米，棕褐色，根头部有茸毛，叶破碎，完整叶片为倒披针形，暗灰绿色或绿褐色，边缘浅裂或具有羽状缺刻，基部下延成柄状，下表面主脉明显，花茎1至数条，头状花序顶生，黄褐色或淡黄白色，有的可见多数具有白色冠毛的长椭圆形瘦果，气微，味微苦。

【炮　制】　拣去杂质，洗去泥土，切段，晒干。

【应　用】　1. 急性黄疸型肝炎：蒲公英、茵陈、土茯苓、白茅根、田基黄各15克。水煎服。2. 扁桃体炎，化脓性感染：蒲公英30克。水煎服。3. 急性结膜炎、睑缘炎：蒲公英、菊花、夏枯草各50克。水煎，洗眼，熏眼。

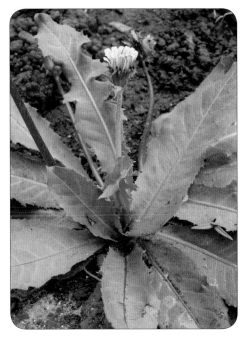

落葵

【基　源】　本品为落葵科植物落葵的全草。

【性味功能】　味甘、淡，性凉。有清热解毒，接骨止痛的功能。

【主治用法】　用于阑尾炎，痢疾，大便秘结，膀胱炎；外用于骨折，跌打损伤，外伤出血，烧、烫伤。用量30～60克。

【原植物】　别名：藤罗菜、藤七、红藤菜、藤菜。一年生缠绕草本，肉质，光滑。茎长达3～4米，有分枝，绿色或淡紫色。单叶互生，卵形或近圆形，先端急尖，基部心形或近心形，全缘。穗状花序腋生，小苞片2，呈萼状，宿存；萼片5，淡紫色或淡红色，下部白色，连合成管；无花瓣；雄蕊5，对萼片对生；花柱3。果实卵形或球形，暗紫色，多汁液，为宿存肉质小苞片和萼片所包裹。花期春季至冬初。

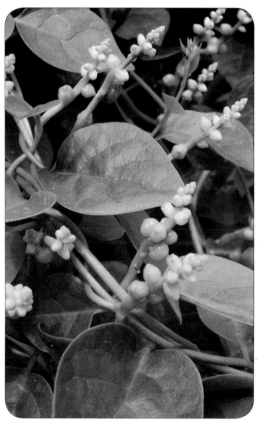

【生境分布】　全国各地广泛栽培。

【采收加工】　四季可采收全草，鲜用或晒干。

【性状鉴别】　茎肉质，圆柱形，直径3～8毫米，稍弯曲，有分枝，绿色或淡紫色；质脆，易断，折断面鲜绿色。叶微皱缩，展平后宽卵形、心形或长椭圆形，全缘，先端急尖，基部近心形或圆形；叶柄长1～3厘米。气微，味甜，有黏性。

【应　用】　1.阑尾炎，膀胱炎：落葵60克，水煎服。2.营养不良性水肿：落葵根60克，水煎服。3.骨折，跌打损伤：鲜落葵适量，捣烂绞汁敷患处。4.乳头破裂，水痘：落葵花60克，水煎洗敷患处。

蕺菜（鱼腥草）

【基　源】　本品为三白草科植物蕺菜的地上部分。

【性味功能】　味辛，性凉。有清热解毒，利水消肿的功能。

【主治用法】　用于肺脓疡，痰热咳嗽，肺炎，水肿，脚气，尿道感染，白带过多，痈疖肿毒，化脓性中耳炎，痢疾，乳腺炎，蜂窝组织炎，毒蛇咬伤等。用量 15～25 克，鲜品用量加倍。

【原植物】　多年生草本。全株有鱼腥臭味，茎下部伏地。托叶膜质，线形；单叶互生，心形或宽卵形，先端短渐尖，基部心形，全缘，上面绿色，下面常紫红色，有多数腺点，叶脉 5～7 条，脉上有柔毛；下部叶常与叶柄合生成鞘，有缘毛。穗状花序顶生，与叶对生；花白色。蒴果卵形。花期 5～7 月。果期 7～9 月。

【生境分布】　生于水边、林缘及林下阴湿地。分布于陕西、甘肃、河南及长江以南部各省区。

【采收加工】　夏秋季生长茂盛花穗多时采割，晒干或鲜用。

【应　用】　1. 肺脓疡，大叶性肺炎：鱼腥草 30 克，桔梗 15 克。水煎服。2. 肾炎水肿，小便不利：鱼腥草、墨旱莲各 18 克，冬葵子、土茯苓各 30 克，甘草 0.5 克。水煎服。3. 急性肠炎、痢疾：鱼腥草。水煎服。4. 肺痈：鱼腥草、筋骨草各 15 克。水煎服。5. 百日咳：鱼腥草、鹅不食草各 15 克。冰糖水煎服。

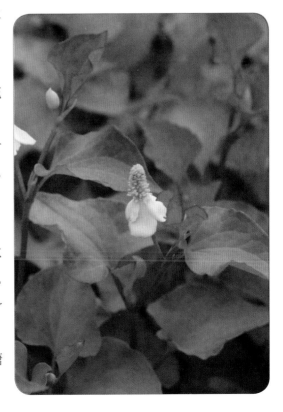

紫云英

【基　　源】　本品为豆科植物紫云英的干燥根、全草和种子。

【性味功能】　味微辛、微甘，性平。有祛风明目，健脾益气，解毒止痛的功能。

【主治用法】　根用于肝炎，营养性浮肿，白带，月经不调。全草用于急性结膜炎，神经痛，带状疱疹，疮疖痈肿，痔疮。外用适量，鲜草捣烂敷患处，或干草研粉调服。

【原植物】　别名：苕子草、沙蒺藜、红花草、翘摇。一年生草本。单数羽状复叶，互生，小叶3～6对，宽椭圆形或倒卵形。花紫红色，总状花序排列紧密，呈半圆形，花萼钟状，花冠蝶形，旗瓣紫红色，翼瓣白色；雄蕊二体；子房有短柄。荚果长方条形，微弯，带黑色。花期8～10月。

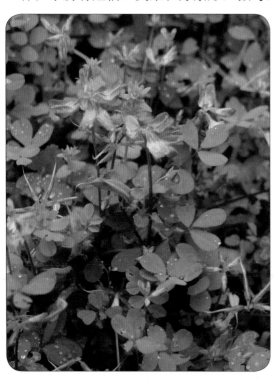

【生境分布】　生于田坎、草地。分布于陕西、河南、江苏、浙江、江西、福建、湖北、湖南、广西、广东、贵州、四川及云南等省区。广泛栽培。

【采收加工】　夏、秋季采收，晒干或鲜用。

【应　　用】　1. 肝炎，营养性浮肿：鲜紫云英根90克，水煎服。2. 白带，月经不调：鲜紫云英根90克，水煎服。3. 急性结膜炎：紫云英全草，水煎熏洗眼部。4. 带状疱疹，疮疖痈肿：鲜紫云英全草适量，捣烂敷患处。

藜

【基　源】　本品为藜科植物藜的干燥全草。

【性味功能】　味甘,性平;有小毒。有清热利湿,止痒透疹的功能。

【主治用法】　用于风热感冒,痢疾,腹泻,龋齿痛;外用于皮肤瘙痒,麻疹不透。用量30～60克,水煎服。外用适量煎汤洗患处。

【原植物】　别名:灰菜、灰条菜、灰灰菜、白藜。一年生直立草本,高60～120厘米。茎粗壮,有棱和绿色或紫红色的条纹,多分枝。单叶互生,菱状卵形或披针形,先端急尖或微钝,基部宽楔形,边缘有不整齐锯齿,下面灰绿色,被粉粒。花红绿色,两性,数个集成团伞花簇,多数花簇排成腋生或顶生的圆锥花序;花被片5,边缘膜质;雄蕊5;柱头2裂。胞果包藏于花被内或顶端稍露。种子光亮。花期8～9月,果期9～10月。

【生境分布】　生于田间、旷地、路旁。分布于全国各地。

【采收加工】　夏季采收全草,切段晒干或鲜用。

【性状鉴别】　一年生草本,茎直立,粗壮,有棱和绿色或紫红色的条纹,多分枝;枝上升或开展。叶有长叶柄;叶片菱状卵形至披针形,先端急尖或微钝基部宽楔形,边缘常有不整齐的锯齿,下面生粉粒,灰绿色。花两性,数个集成团伞花簇,多数花簇排成腋生或顶生的圆锥状花序;花被片5,宽卵形或椭圆形,具纵隆脊和膜质的边缘,先端钝或微凹;雄蕊5;柱头2。胞果完全包于花被内或顶端稍露,果皮薄,和种子紧贴;花期8～9月。果期9～10月。种子横生,双凸镜形,直径1.2-1.5毫米,光亮,表面有不明显的沟纹及点洼;胚环形。

【炮　制】　鲜用或晒干。

【应　用】　1.痢疾,腹泻:鲜藜60克,水煎服。2.麻疹不透:鲜藜适量,捣烂蒸热用布包,外用滚胸背手脚心,以透疹。3.皮肤瘙痒:鲜藜适量,捣烂外洗并敷患处。

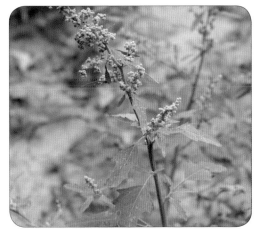

魔芋

【基　　源】　本品为天南星科植物魔芋的块茎。

【性味功能】　味辛，性寒；有毒。有消肿散结，解毒止痛的功能。

【主治用法】　用于脑瘤、鼻咽癌、甲状腺癌、腮腺癌等，对乳腺癌及恶性淋巴瘤也有一定疗效。对放、化疗出现毒副反应，炎症或肿瘤压迫疼痛有缓解作用。用量9～15克，大剂量可用至30克；外用适量，捣烂敷患处。

【原植物】　多年生草本。块茎扁球形，巨大。叶柄粗壮，具暗紫色斑；掌状复叶，小叶又羽状全裂，小裂片披针形，先端尖，基部楔形，佛焰苞大，广卵形，下部筒状，暗紫色，具绿纹。花单性，先叶出现；肉穗花序圆柱形，黄白色，伸出佛焰苞外，上部为多数细小褐色雄花，附属物膨大呈棒状，暗紫色，高出苞外；浆果球形或扁球形，黄赤色。花期6～8月。

【生境分布】　生长疏林下、林缘、溪边，或栽培于庭园。分布于我国东南至西南各省区。

【采收加工】　5～8月挖取块茎，洗净，阴干或鲜用。

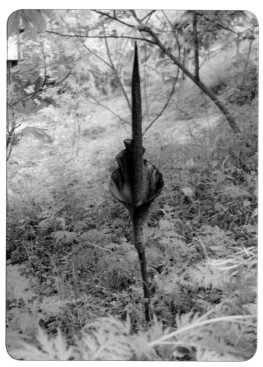

【性状鉴别】　本品呈扁圆形厚片，切面灰白色，有多数细小维管束小点，周边暗红褐色。有细小圆点及根痕，质坚硬，粉性，微有麻舌感。

【炮　　制】　取原药材，除去杂质，洗净，润透，切厚片，干燥，筛去灰屑。

【应　　用】　1.脑肿瘤：魔芋30克，苍耳草、贯众各20克，蒲黄、重楼各15克。煎服，每日1剂，连服10～30剂。2.宫颈癌：魔芋30克，阿魏10克，荷叶20克，穿心莲12克。煎服，每日1剂，连服30～60剂。

薯蓣
（山药）

【基　　源】　本品为薯蓣科植物薯蓣的块状根茎。

【性味功能】　味甘、性平。有健脾，补肺，固肾，益精的功能。

【主治用法】　用于脾虚久泻，慢性肠炎，肺虚喘咳，慢性肾炎，糖尿病，遗精，遗尿，白带。用量 15～30 克。

【原植物】　别名：山药蛋、毛山药。缠绕草质藤本。块茎肉质，生须根。茎右旋带紫红色，叶互生，中部以上对生，少有 3 叶轮生，叶腋内常生有珠芽。叶卵状三角形或戟形，先端渐尖，基部心形，边缘 3 裂。花小，黄绿色，单性，雌雄异株；穗状花序细长腋生。苞片和花被片有紫褐色斑点。蒴果三棱状扁圆形，有白粉。种子四周有膜质翅。花期 6～9 月。果期 7～11 月。

【生境分布】　野生或栽培于山地、平原向阳处。全国各地有栽培。

【采收加工】　秋、冬季挖取块茎，水浸后，刮去外皮，晒干。

【炮　　制】　净制：拣去杂质，用水浸泡至山药中心部软化为度，捞出稍晾，切片晒干或烘干。炒制：先将麸皮均匀撒布于热锅内，待烟起，加入山药片拌炒至淡黄色为度，取出，筛去麸皮，放凉。

【应　　用】　1. 脾胃虚弱，饮食减少，体倦神疲：山药、白术、莲子肉、党参。水煎服。2. 遗精、盗汗：山药、熟地黄、山茱萸。水煎服。

3. 脾虚泄泻，大便稀溏：山药、党参、白术、茯苓、薏苡仁。水煎服。

4. 糖尿病：山药、生地黄各 15 克，黄芪 12 克，天花粉 6 克，麦冬 9 克。水煎服。

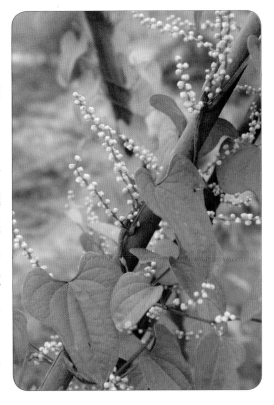

百合

【基　　源】　本品为百合科植物百合的干燥肉质鳞叶。

【性味功能】　味微苦，性平。有养阴润肺、清心安神的功能。

【主治用法】　用于阴虚久咳，痰中带血、虚烦惊悸、失眠多梦。用量6～12克。

【原植物】　鳞茎球形，直径3～5厘米；鳞片披针形，无节，白色。有的有紫色条纹，有的下部有小乳头状突起。叶散生，倒披针形或倒长卵形，长7～15厘米，宽1～2厘米，先端渐尖，基部渐狭，全缘，无毛。花单生或几朵排成近伞形；花喇叭状，有香气，乳白色，稍带紫色，无斑点，向外张开或先端外弯而不卷。蒴果矩圆形，有棱，种子多数。花期5～6月，果期9～10月。

【生境分布】　生于山坡、灌木林下、路边或溪旁或石缝中。分布于全国大部分省区。

【采收加工】　7～9月，挖取根茎，剥取鳞叶，置沸水中略烫后，晒干或烘干。

【性状鉴别】　本品鳞叶呈长椭圆形，顶端尖，基部较宽，微波状，向内卷曲，长1.5～3厘米，宽0.5～1厘米，厚约4毫米，有脉纹3～5条，有的不明显。表面白色或淡黄色，光滑半透明，质硬而脆，易折断，断面平坦，角质样，无臭，味微苦。

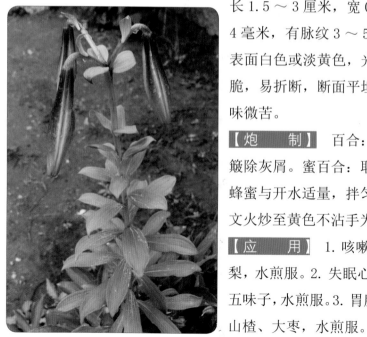

【炮　　制】　百合：拣去杂质、黑瓣，簸除灰屑。蜜百合：取净百合，加炼熟的蜂蜜与开水适量，拌匀，稍焖，置锅内用文火炒至黄色不沾手为度，取出，放凉。

【应　　用】　1. 咳嗽，痰多：百合、贝母、梨，水煎服。2. 失眠心悸：百合、酸枣仁、五味子，水煎服。3. 胃脘胀痛：百合、山药、山楂、大枣，水煎服。

草石蚕

【基　　源】　本品为唇形科植物草石蚕的块茎或全草。

【性味功能】　味甘、微辛，性平。有疏散风热，补虚益肺的功能。

【主治用法】　用于风湿痹痛，湿热黄疸，咳嗽，哮喘，肺痈，乳痈，牙龈肿痛，白喉，淋病，带下，蛇伤。块茎 30 ~ 60 克，全草 15 ~ 30 克，煎服。

【原植物】　别名：阴石蕨。多年生草本。根状茎匍匐，其上密集须根及在顶端有球状肥大块茎的横走小根状茎；茎高 30 ~ 120 厘米，在棱及节上有硬毛。叶对生；叶柄长 1 ~ 3 厘米；叶片卵形或长椭圆状卵形，长 3 ~ 12 厘米，宽 1.5 ~ 6 厘米，先端微锐尖或渐尖，基部平截至浅心形，边缘有规则的圆齿状锯齿，两面被贴生短硬毛；轮伞花序通常 6 花，多数远离排列成长 5 ~ 15 厘米，顶生假穗状花序；小苞片条形，具微柔毛；花萼狭钟状，连齿长约 9 毫米，外被具腺柔毛，10 脉，齿 5，三角形，具刺尖头；花冠粉红色至紫红色，长约 1.2 厘米，筒内具毛环，上唇直立，下唇 3 裂，中裂片近圆形。小坚果卵球形，黑褐色，具小瘤；花期 7 ~ 8 月，果期 9 月。

【生境分布】　生长于水边或湿地。分布于河北、山西、江苏、安徽、四川、浙江等地（区）。

【采收加工】　春、秋采收，挖取块茎。洗净，晒干。

【应　　用】　1. 中风口眼外斜、瘫痪及气血虚弱、头痛头眩：草石蚕干全草为末，每次 5 克，泡酒服。2. 风湿性关节酸痛或腰背风湿痛：草石蚕干全草 200 克，浸酒 500 毫升，频服。

【注　　意】　因虚劳引致瘫痪者不可用。脏寒者忌用，多服令人泻。

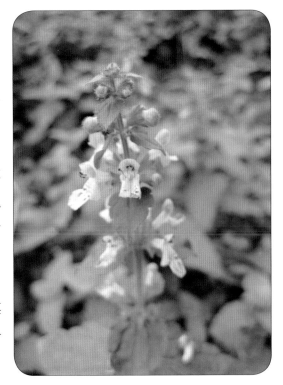

竹笋

【基　源】　本品为禾本科植物芦竹的嫩苗。

【性味功能】　味苦，性寒。有清热泻火的功能。

【主治用法】　主治肺热吐血，骨蒸潮热，头晕，热淋，聤耳，牙痛。内服：煎汤，鲜品用量15～60克；或捣汁，或熬膏。外用：适量，捣汁滴耳。

【原植物】　多年生草本。具根茎，须根粗壮。秆直立，高2～6米，径1～1.5厘米，常具分枝。叶鞘较节间为长，无毛或其颈部具长柔毛，叶舌膜质，截平，长约1.5毫米，先端具短细毛；叶片扁平，长30～60厘米，宽2～5厘米，嫩时表面及边缘微粗糙。圆锥花序较紧密，长30～60厘米，分枝稠密，斜向上升，小穗含2～4花；颖披针形，长8～10毫米，具3～5脉；外稃亦具3～5脉，中脉延伸成长1～2毫米的短芒，背面中部以下密被略短于稃体的白柔毛，基盘长约0.5毫米，内稃长约为外稃的一半。花期10～12月。

【生境分布】　生于溪旁及屋边较潮湿的深厚的土壤处，分布于西南、华南及江苏、浙江、湖南等地。

【采收加工】　春季采收，洗净，鲜用。

【应　用】　1.肺热吐血：竹笋500克。捣取汁加白糖服。2.中耳炎：竹笋捣汁加冰片滴耳心。3.用脑过度，精神失常：芦竹笋熬膏加白糖服，每服一茶匙。

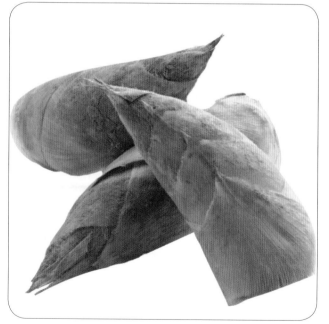

茄（茄根）

【基　源】　本品为茄科植物茄的根。

【性味功能】　味甘、淡，性平。有清热利湿，祛风止咳，收敛止血的功能。

【主治用法】　用于风湿性关节炎，老年慢性气管炎，小儿麻痹症，水肿，久嗽，久痢，白带，遗精，尿血，便血等症。用量9～18克。水煎服。

【原植物】　草本。小枝紫色，被星状绒毛，有皮刺。叶互生，卵形至长圆状卵形，顶端钝，基部歪斜，边缘波状或裂，具星状柔毛。能孕花单生，被密毛，花后下垂，不孕花蝎尾状与能孕花并出；花萼钟状，有小皮刺，顶端5裂；花冠辐状，紫蓝色，被星状毛。浆果大，圆形或圆柱形，紫色或白色，萼宿存。花期6～8月，果期7～10月。

【生境分布】　全国各地区有栽培。

【采收加工】　9～10月，植株枯萎时，挖取根部，晒干。

【性状鉴别】　干燥的茎多已切成小段，根为须状，通常弯曲错综，主根不明显，质坚实，易折断，断面黄白色，中心为木质部。茎圆柱形或扁压状圆柱形，有分枝，切断的枝条长12～20厘米，表面棕灰色，光滑，除具细密的细纵皱纹外，并散布黄白色的点状皮孔，叶痕半月形，微隆起，每个叶痕上有残存的枝条或枝痕。质轻而坚硬，不易折断，断面黄白色，不平坦，纤维性，中央有空穴，气微弱。以干燥、无叶者为佳。

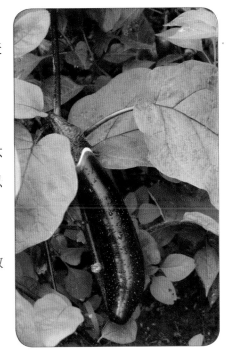

【应　用】　1. 关节炎：茄根150克，酒水炖服。2. 冻伤：茄根适量，水煎洗敷患处。3. 慢性气管炎：茄根，制成糖浆。4. 久痢不止：茄根烧灰，石榴皮，研末，以砂糖水冲服。

葫芦

【基　源】　本品为葫芦科一年生攀援草本植物瓢瓜的干燥果皮。

【性味功能】　味甘，性平。有利水消肿的功能。

【主治用法】　用于面目浮肿大腹水肿脚气肿胀等。15～30克，煎服。

【原植物】　别名：陈葫芦、葫芦壳、陈壶卢瓢。一年生攀援草本，有软毛；卷须2裂。叶片心状卵形至肾状卵形，长10～40厘米，宽与长近相等，稍有角裂或3浅裂，顶端尖锐，边缘有腺点，基部心形；叶柄长5～30厘米，顶端有2腺点。花1～2果生于叶腋，雄花的花梗较叶柄长，雌花的花梗与叶柄等长或稍短；花萼长2～3厘米，落齿锥形；花冠白色，裂片广卵形或倒卵形，长3～4厘米，宽2～3厘米，边缘皱曲，顶端稍凹陷或有细尖，有5脉；子房椭圆形，有绒毛。果实光滑，初绿色，后变白色或黄色，长数十厘米，中间缢细，下部大于上部；种子白色，倒卵状椭圆形，顶端平截或有2角。花期6～7月，果期7～8月。

【生境分布】　全国大部分地区均有栽培。

【采收加工】　秋末或冬初，采取老熟果实，打碎，除去果瓢及种子，晒干。

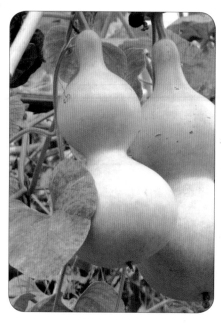

【应　用】　1. 肾炎水肿：葫芦壳24克，半枝莲15克，冬瓜皮50克，水煎服。2. 肺炎：葫芦子（捣碎）、鱼腥草各15克，水煎服。3. 肝硬化：陈葫芦皮30克（存放15年以上者为佳），黄豆120克，红枣40枚，水煎加适量红糖，口服，每日1剂，40日为1个疗程，间隔10日再服1个疗程。4. 急、慢性肾炎、泌尿道感染：葫芦175克，一枝黄花300克，白茅根、车前草各150克，马鞭草、白前各75克，水煎浸膏制成片剂，每片0.3克，每次6～8片，每日3次。

【注　意】　中寒者忌服。

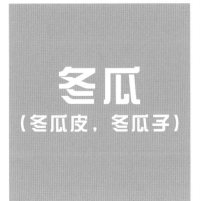

冬瓜
（冬瓜皮，冬瓜子）

【基　　源】　冬瓜皮为葫芦科植物冬瓜的干燥外层果皮；冬瓜子为其种子。

【性味功能】　冬瓜皮：味甘，性凉。有清热利尿，消肿的功能。冬瓜子：有清热化痰，消痈排脓，利湿的功能。

【主治用法】　冬瓜皮：用于水肿胀痛，小便不利，暑热口渴，小便短赤、淋痛。冬瓜子：用于痰热咳嗽，肺脓疡，咳吐脓血，淋浊，白带。

【原植物】　一年生攀援草本。密生黄褐色刺毛，卷须2～3分叉。叶互生，5～7掌状浅裂达中部，五角状宽卵形或肾状，先端尖，基部心形，边缘有细锯齿，两面有粗硬毛。花雌雄同株，腋生；花萼管状，5裂，反曲，边缘有齿；花冠黄色，长卵形，白色或黄白色，扁平，花期5～6月。果期7～9月。

【生境分布】　全国各地均有栽培。

【采收加工】　冬瓜皮：削取果皮，晒干。冬瓜子：成熟种子，晒干。

【性状鉴别】　本品果皮为不规则的薄片，通常内卷或筒状或又筒状，大小不一。外表面黄白色至境绿色，光滑或被白粉。内表面较粗糙，有筋状维管束。体轻而脆，易折断。气微，味淡。

【炮　　制】　收集削下的外果皮，晒干。

【应　　用】　1.痰热咳嗽：冬瓜仁、苦杏仁各9克，前胡、川贝各6克。水煎服。2.小便不利：冬瓜皮、赤小豆、生薏苡仁，水煎服。3.急性肾炎水肿：冬瓜皮、鲜茅根各30克。水煎服。4.肺脓疡：冬瓜子、芦根、薏苡仁各30克，金银花15克，桔梗9克。水煎服。

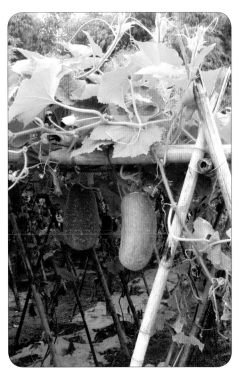

南瓜
（南瓜子）

【基　　源】　本品为葫芦科植物南瓜的种子

【性味功能】　味甘，性温。有驱虫，通乳的功能。

【主治用法】　用于绦虫病，血吸虫，蛲虫，产后乳汁不下等。用量 60 ～ 120 克。水煎服。

【原植物】　一年生草质藤本。茎具棱，有粗毛。单叶互生，宽卵状心形，先端钝，基部深心形，边缘具有规则锯齿，具粗毛。花单性，雌雄同株；花萼 5 裂，裂片顶端扩展成叶状；花冠黄色，花瓣 5，先端反曲，边缘皱折。果实扁圆形或壶形，果柄具角棱，基部膨大。种子卵形，黄白色，扁而薄。花期 6 ～ 8 月。

【生境分布】　全国各地广泛栽培。

【采收加工】　秋季采摘成熟果实，取出种子，洗净晒干。

【性状鉴别】　本品呈扁圆形，长 1.2 ～ 1.8 厘米，宽 0.7 ～ 1 厘米。表面淡黄白以至淡黄色，两面平坦而微隆起，边毌稍有棱，一端略尖，先端有珠孔，种脐稍突起或不明显。除去种皮，有黄绿色薄膜状胚乳。子叶 2 枚，黄色，肥厚，有油性。气微香，味微甘。

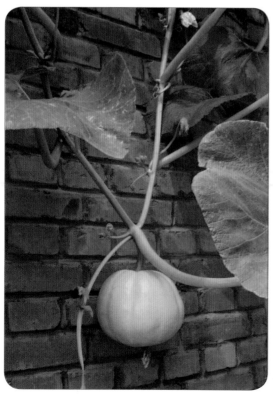

【炮　　制】　洗净，晒干。

【应　　用】　1. 绦虫病：南瓜子 60 克，研末，空腹服，2 小时后服槟榔煎剂，30 分钟后服硫酸镁 25 克。2. 烧烫伤：鲜南瓜子，捣烂敷患处。3. 产后缺乳，产后水足肿：南瓜子，炒熟，水煎服。4. 百日咳：南瓜子，炒黄研粉，砂糖水调服。

丝瓜
（丝瓜络）

【基　　源】　本品为葫芦科植物丝瓜的成熟果实维管束。

【性味功能】　味甘，性平。有通经活络，清热化痰，活血，祛风的功能。

【主治用法】　用于痹痛拘挛，胸胁胀闷，乳腺炎，乳汁不通，肺热咳痰，肢体酸痛，妇女闭经，水肿等症。水煎服。外用适量 4.5 ～ 9 克。

【原植物】　一年生攀援草本。茎细长，粗糙有棱角，卷须 3 裂。叶互生，三角形或近圆形，裂片三角形，基部心形，有波状浅齿。花单性，雌雄同株；雄花聚成总状花序，先开放；雌花单生，有长柄。瓠果长圆柱形，下垂，幼时肉质，有纵向浅沟或条纹，黄绿色，内有坚韧网状丝络。种子长卵形，扁压，黑色，边缘有狭翅。花期 5 ～ 7 月。果期 6 ～ 9 月。

【生境分布】　全国各地均有栽培。

【采收加工】　夏秋季果皮变黄采摘，除净果皮及果肉，取净种子，晒干。

【性状鉴别】　本品为丝状维管束交织而成，多呈长棱形或长圆筒形，略弯曲，长 30 ～ 70 厘米，直径 7 ～ 10 厘米。表面淡黄白色。体轻，质韧，有弹性，不能折断。横切面可见子房 3 室，呈空洞状。气微，味淡。

【炮　　制】　除去残留种子及外皮，切段。

【应　　用】　1. 小儿急性支气管炎：丝瓜络 15 克，苇茎、薏苡仁、冬瓜仁、桃仁。水煎服。2. 跌打损伤、肿痛：丝瓜络、橘络、枳壳、白芍各 9 克，白蔻壳 1.5 克，柴胡、乳香、没药各 6 克。水煎服。3. 风湿关节痛、肌肉痛：丝瓜络、防己、桑枝。水煎服。4. 夏季外感暑湿：丝瓜络、冬瓜皮、生薏苡仁各 30 克。水煎服。

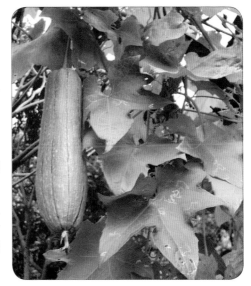

黄瓜

【基　　源】　本品为葫芦科植物黄瓜的果实。

【性味功能】　味甘，性凉。有清热解毒，利水消肿的功能。

【主治用法】　用于热病口渴，小便短赤，水肿尿少，水火烫伤，汗斑。用量10～60克，煮食或生啖。外用：浸汁、制霜或研末调敷。

【原植物】　别名：胡瓜、王瓜、刺瓜。一年生蔓生或攀援草本。茎细长，具纵棱，被短刚毛，卷须不分枝。瓠果，狭长圆形或圆柱形。嫩时绿色，成熟后黄色。花、果期5～9月。黄瓜根系分布浅，再生能力较弱。茎蔓生长可达3米以上，有分枝。叶掌状，大而薄，叶缘有细锯齿。花通常为单性，雌雄同株。

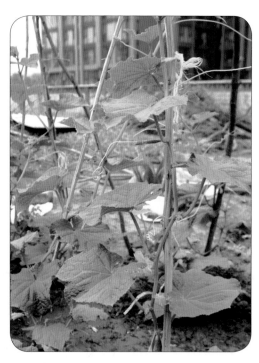

【生境分布】　全国各地均产。

【采收加工】　7～8月间采收果实，鲜用。以新鲜、皮色青绿、身条细直、果肉脆嫩、汁多微甘者为佳。

【应　　用】　1. 小儿热痢：嫩黄瓜同蜜食十余枚。2. 水病肚胀至四肢肿：胡瓜一个，破作两片不出子，以醋煮一半，水煮一半，俱烂，空心顿服，须臾下水。3. 咽喉肿痛：老黄瓜一枚，去子，入芒硝填满，阴干为末，每以少许吹之。

【注　　意】　黄瓜性凉，胃寒患者食之易致腹痛泄泻。

本草纲目原色图谱

800例

4卷

林余霖 编著

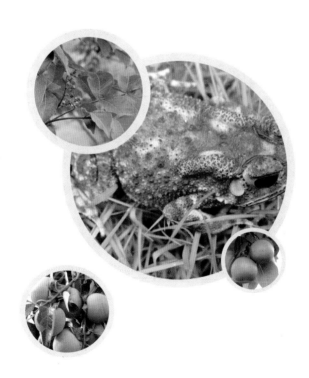

华龄出版社
HUALING PRESS

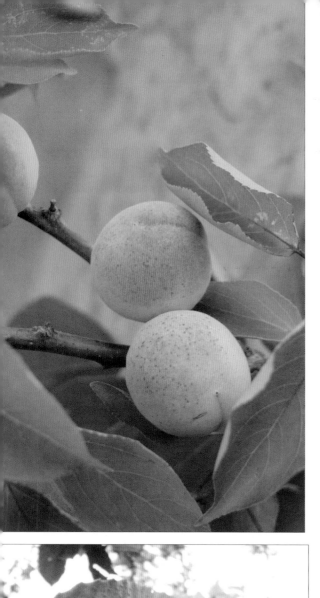
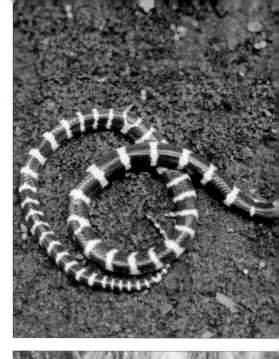
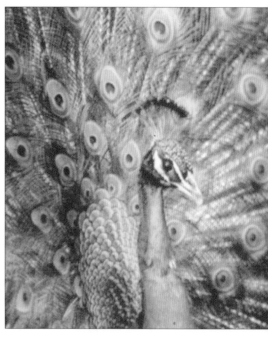
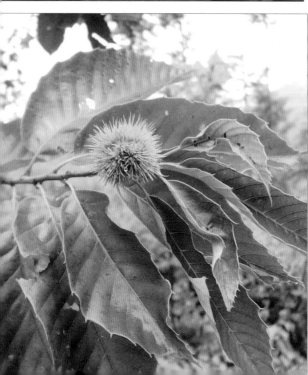
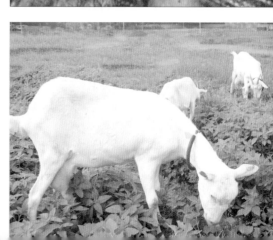

苦瓜

【基　　源】　本品为葫芦科植物苦瓜的果实。

【性味功能】　味苦，性寒。有清热涤暑，明目，解毒的功能。

【主治用法】　用于暑热烦渴，消渴，赤眼疼痛，痢疾，疮痈肿毒。用量6～15克，煎汤内服；或煅存性研末，开水冲服。外用：适量，捣烂敷。

【原植物】　别名：凉瓜。根系发达，侧根较多，根群分布范围在1.3米以上，茎为蔓性，五棱，浓绿色，有绒毛，分枝力强，易发生侧蔓，侧蔓又发生孙蔓，形成枝叶繁茂的地上部。子叶出土，初生真生对生，盾形、绿色。真叶互生，掌状深裂，绿色，叶背淡绿色，5条放射叶脉，叶长18厘米，宽18～24厘米，叶柄长9～10厘米，柄上有沟。花为单性，雌雄异花同株。先发生雄花，后生雌花，单生。果实为浆果，表面有很多瘤状突起，果形有纺锤形、短圆锥形、长圆锥形等。皮色有绿色、绿白色和浓绿色，成熟时为橘黄色，果肉开裂，露出种子，种子盾形、扁、淡黄色，每果含有种子20～30粒，千粒重为150～180克。苦瓜整个生育过程需80～100天左右，在抽蔓期以前生长缓慢，绝大部分茎蔓在开花结果期形成。各节自下而上发生侧蔓，形成多级茎蔓。随着茎蔓生长，叶数和叶面积不断增加，在单株叶面积中，其开花结果期就占95%，由此可见，同化器官是在开花结果中后期形成。一般植株在第4～6节发生第一雄花；第8～14节发生第一雌花，通常间隔3～6节发生一个雌花，但在主蔓50节之前一般具有6～7个雌花者居多。从调整植株营养来看，除去侧蔓，有利于集中养分，提高主蔓的雌花坐果率。

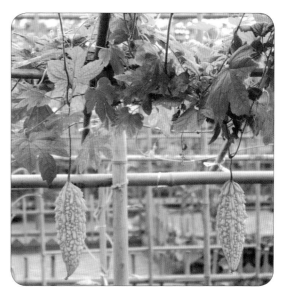

【生境分布】　全国各地均有栽培，分布于广东、广西、福建等地。

【采收加工】　秋后采取，切片晒干或鲜用。

紫菜

【基　源】　本品为红毛菜科植物甘紫菜的叶状体。生长于海湾内较平静的潮带岩石上。

【性味功能】　味甘、咸，性寒。有化痰软坚，清热利湿的功能。

【主治用法】　用于瘿瘤，脚气，水肿，咽喉肿痛，咳嗽，烦躁失眠，小便淋痛，泻痢。用量9～12克，煎汤。

【原形态】　别名：索菜、子菜、紫英、紫菓。紫菜外形简单，由盘状固着器、柄和叶片3部分组成。叶片是由1层细胞（少数种类由2层或3层）构成的单一或具分叉的膜状体，其体长因种类不同而异，自数厘米至数米不等。含有叶绿素和胡萝卜素、叶黄素、藻红蛋白、藻蓝蛋白等色素，因其含量比例的差异，致使不同种类的紫菜呈现紫红、蓝绿、棕红、棕绿等颜色，但以紫色居多，紫菜因此而得名。紫菜的一生由较大的叶状体（配子体世代）和微小的丝状体（孢子体世代）两个形态截然不同的阶段组成。叶状体行有性生殖，由营养细胞分别转化成雌、雄性细胞，雌性细胞受精后经多次分裂形成果孢子，成熟后脱离藻体释放于海水中，随海水的流动而附着于具有石灰质的贝壳等基质上，萌发并钻入壳内生长。成长为丝状体。丝状体生长到一定程度产生壳孢子囊枝，进而分裂形成壳孢子。壳孢子放出后即附着于岩石或人工设置的木桩、网帘上直接萌发成叶状体。

【生境分布】　多生长在潮间带，主要分布于江苏、连云港以北的黄海和渤海海岸，有栽培者。另外常见的尚有分布于青岛以南沿海的圆紫菜或分布于浙江、福建、广东沿海的长紫菜等数种。

【采收加工】　每年11月至次年5月叶状体生长期采收、晒干。

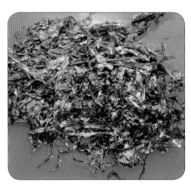

【应　用】　1. 瘿瘤、瘰疬和痰核肿块：紫菜15克，加水煎服；或用猪肉与紫菜煮汤，略加油、盐调味食。2. 肺脓疡、支气管扩张，咳嗽痰稠或腥臭：紫菜15克，研成细末。每次5克，蜂蜜兑开水送服。

【注　意】　多食令人腹胀腹痛、发气、吐白沫。

石花菜

【基　　源】　本品为红翎菜科植物琼枝的藻体。

【性味功能】　味甘、咸，性寒。有清肺化痰，清热燥湿，凉血止血的功能。

【主治用法】　用于肠炎腹泻，肾盂肾炎，瘿瘤，肿瘤，痔疮出血，慢性便秘。用量6～9克，煎服。

【原形态】　别名：石华、海菜、琼枝、草珊瑚。1. 石花菜：藻体红带紫色，软骨质，丛生，高10～20（～30）厘米，主枝亚圆柱形、侧扁，羽状分枝4～5次，互生或对生，分枝稍弯曲，也有平直，无规律，各分枝末端急尖，宽约0.5～2毫米。髓部为无色丝状细胞组成，皮层细胞产生许多根状丝，细胞内充满胶质。藻体成熟时在末枝上生有多数四分孢子囊，十字形分裂，精子囊和囊果均在末枝上生成，囊果两面突出，果孢子囊为棍棒状。藻体固着器假根状。2. 细毛石花菜：藻体暗紫色，软骨质；丛生，高2～4（～6）厘米，初生枝匍匐卧生，自上长出次生枝，直立，圆柱状，线形，不规则羽状分枝，互生或对生，有时在同一节上生出2～3个以上的小分枝，枝端尖锐。四分孢子囊十字形分裂，生在枝端膨大处。固着器盘状。

【生境分布】　石花菜生长于低潮带的石沼中或水深6～10米的海底岩石上。细毛石花菜生长于中潮带盖有沙的岩石上。

【采收加工】　每年3月入海采取，晒干。

【应　　用】　1. 热痰或燥痰咳嗽：石花菜60克，开水浸泡使软，微切碎；生姜10克，切成细粒。加适量醋、盐、熟油拌食。2. 燥热便结、痔疮出血：石花菜250克，切碎，加水浸煮待化，捞出渣，加适量白糖，每次服1匙。

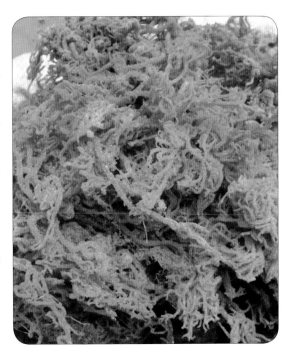

睡菜

【基　　源】　本品为龙胆科多年生草本植物睡菜的叶或全草。

【性味功能】　味甘、微苦，性寒。有安神除烦，健脾消食的功能。

【主治用法】　用于胃炎，消化不良，心悸失眠，湿热黄疸，胆囊炎，水肿，小便不利或赤热涩痛。6～12克，煎服。

【原形态】　多年生沼生植物。具长的匍匐根状茎，节上有膜质鳞片。叶为基生叶，托出水面；三出复叶，叶柄长12～30厘米，小叶无柄；叶片椭圆形，长2.5～8厘米，宽1.2～4厘米，先端钝圆，基部楔形，全缘或边缘微波状，中脉明显。花茎由根茎中抽出，高30～35厘米，总状花序；花梗长1～1.8厘米，基部有一卵形的苞片；花萼筒甚短，长4～5毫米，5深裂至基部，裂片卵形，花白色，花冠漏斗状，长1.4～1.8厘米，5裂，裂片椭圆状披针形，上部内面具白色长流苏状毛；雄蕊5，着生于花冠筒中部；子房椭圆形，无柄，花柱线形，柱头2裂。蒴果球形，长6～7毫米。种子膨胀，圆球形。花、果期5～7月。

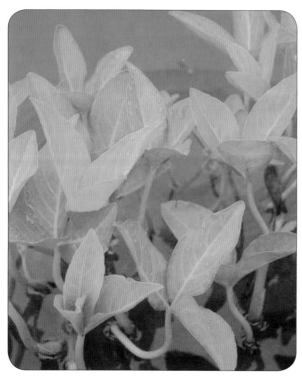

【生境分布】　生长于海拔450～3600米的沼泽中成群落生长。分布于云南、贵州、四川及东北等地。

【采收加工】　夏、秋间采收完整带柄的叶，晒干用。

【应　　用】　1.胃热口黏，食欲减退：睡菜叶3～6克（鲜草加倍），水煎服。2.烦躁失眠：睡菜叶3克，开水冲泡，睡前冷服一杯。3.心热口苦，小便色黄而少：睡菜叶6克，芦根12克，灯心草3克，水煎服。

赤芝（灵芝）

【基　源】　本品为多孔菌科真菌赤芝的子实体。

【性味功能】　味淡，性温。有安神健胃，滋补强壮的功能。

【主治用法】　用于神经衰弱，失眠，食欲不振，久病体虚、冠心病、高脂血症、慢性气管炎、慢性肝炎、白细胞减少症等。用量9～12克。水煎服，或浸酒饮。

【原植物】　别名：红芝。腐生真菌。子实体有柄，紫褐色，质坚硬，有光泽；菌盖（菌帽）半圆形至肾形，坚硬木质，由黄色渐变为红褐色，有环状棱纹和辐射状皱纹，边缘薄或平截。菌肉近白色或淡褐色。菌盖下面为白色，有细密菌管。孢子褐色，卵形，中央有一个大油滴。

【生境分布】　生于栎树或其他阔叶树根部枯干或腐朽的木桩上。分布于河北、山西、山东及长江以南各省区。有栽培。

【采收加工】　全年可采，晒干。人工培养者，待菌盖边缘没有浅白色时，子实体已成熟，即可采收，晒干或烘干。

【性状鉴别】　本品菌盖半圆形，肾形或近圆形，木栓质，宽5～15厘米，厚0.8～1厘米，红褐色并有油漆光泽，菌盖上具有环状棱纹和辐射状皱纹，边缘薄，往往内卷。菌肉白色至淡褐色，管孔面初期白色，后期变浅褐色，褐色，子实体中等至较大或更大。

【应　用】　1. 急性传染性肝炎：灵芝15克，水煎服。2. 神经衰弱，病后体弱：灵芝15克，蜂蜜20克，炖服。3. 白细胞减少症：灵芝、糯米各等量，研末，红糖适量，开水送服。4. 高血压、冠心病、高脂血症：灵芝9克，水煎服。5. 肺癌：灵芝、紫草、铁包金、穿破石各9克，水煎服。

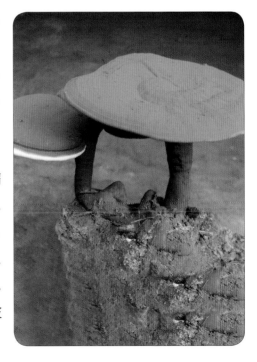

紫芝（灵芝）

【基　　源】　本品为多孔菌科真菌紫芝的子实体。

【性味功能】　味淡，性温。有安神健胃，滋补强壮的功能。

【主治用法】　用于神经衰弱，失眠，食欲不振，久病体虚及一些慢性疾病，如冠心病、高脂血症、慢性气管炎、慢性肝炎、白细胞减少症等。用量9～12克。水煎服，或浸酒饮。

【原植物】　别名：玄芝。腐生真菌。子实体有柄，菌盖（菌帽）半圆形、肾形或不规则，木栓质，皮壳质坚硬，紫黑色至近黑色，菌肉及菌盖下面菌管均为紫褐色，具漆样光泽，有明显同心环沟和纵皱，边缘薄或钝。菌柄常侧生，圆柱形或略扁平，皮壳坚硬，与菌盖同色或具更深的色泽和光泽。孢子淡褐色。

【生境分布】　腐生于阔叶树的枯干、腐朽的木桩上，有时也生于竹类的枯死部分。分布于河北、山东、安徽、浙江、江西、福建、台湾、湖南、广东、广西等省、自治区。已有人工培养。

【采收加工】　全年可采，去土及杂质，阴干。

【性状鉴别】　本品菌盖木栓质，多呈半圆形至肾形，少数近圆形。表面黑色，具漆样光泽，有环形同心棱纹及辐射状棱纹。菌肉锈褐色。菌管管口与菌肉同色，管口圆形。菌柄侧生，黑色，有光泽。孢子广卵圆形，内壁有显著小疣。气特殊，味淡。

【炮　　制】　采后洗去泥沙,晒干。

【应　　用】　同赤芝。

木耳

【基　　源】　本品为寄生真菌木耳科木耳的子实体。

【性味功能】　味苦、辛，性平。有健脾益气，祛痰除湿，止痢，止血的功能。

【主治用法】　用于痔疮、便血、脱肛、崩漏、高血压等。用量6～10克。

【原植物】　别名：黑木耳。子实体形如人耳，直径约10厘米，内面呈暗褐色，平滑外面淡褐色，密生柔软的短毛。湿润时呈胶质，干燥时带革质。不同大小的子实体簇生一丛。

【生境分布】　寄生于阴湿、腐朽的树干上，可人工栽培。分布于黑龙江、吉林、河北、陕西、甘肃、河南及长江以南大部分省区。

【采收加工】　夏、秋季采收，晒干。

【性状鉴别】　干燥的木耳呈不规则的块片，多卷缩，表面平滑，黑褐色或紫褐色；底面色较淡。质脆易折断，以水浸泡则膨胀，色泽转淡，呈棕褐色，柔润而微透明，表面有滑润的黏液。气微香。以干燥、朵大、肉厚、无树皮泥沙等杂质者为佳。

【炮　　制】　将原药除去杂质，筛去灰屑。

【应　　用】　1. 高血压，血管硬化，眼底出血：木耳3克，清水浸泡一夜，蒸1～2小时，加适量冰糖，于水煎服。2. 痔疮出血，大便干结：木耳3～6克，柿饼30克，同煮烂做点心吃。3. 月经过多，淋漓不止，赤白带下：木耳焙干研细末，以红糖汤送服，每次3～6克，每日2次。

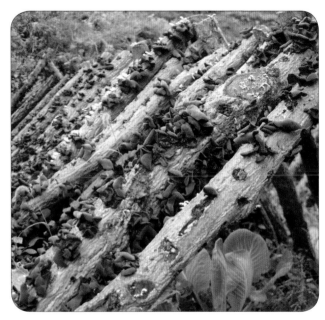

蘑菇

【基　　源】　本品为伞菌科植物蘑菇的子实体。

【性味功能】　味甘，性凉。有理气，开胃，化痰的功能。

【主治用法】　用于消化不良，高血压。用量 6 ～ 10 克，煎服。

【原形态】　别名：肉蕈、蘑菇蕈。蘑菇是由菌丝体和子实体两部分组成，菌丝体是营养器官，子实体是繁殖器官。由成熟的孢子萌发成菌丝。菌丝为多细胞有横隔，借顶端生长而伸长，白色、细长，绵毛状，逐渐成丝状。菌丝互相缀合形成密集的群体，称为菌丝体。菌丝体腐生后，浓褐色的培养料变成淡褐色。蘑菇的子实体在成熟时很像一把撑开的小伞。

【生境分布】　生长于山坡草丛或旷野草丛中。全国各地均有栽培。

【采收加工】　多在秋、冬、春季栽培，成长后采集，除净杂质，晒干或烘干。

【应　　用】　1. 脾虚气弱，食欲不振，身体倦怠，或妇女哺乳期间乳汁分泌减少：鲜蘑菇 100 克，菌盖撕成小块，菌柄切斜片；猪瘦肉 200 克，切片，用食油、盐炒至肉色变白，加水适量煮熟食。　2. 高血压：每天鲜品 300 克，分 2 次食用。

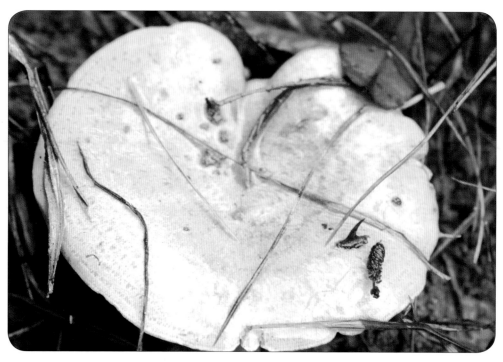

果　部

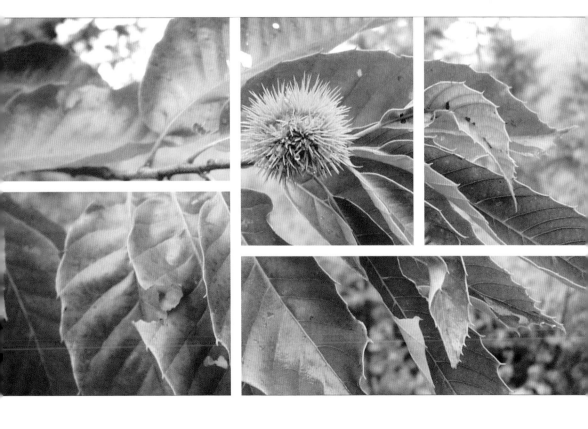

李（李仁）

【基　　源】　本品为蔷薇科植物李的种仁。根、叶、果实也供药用。

【性味功能】　味甘、苦，性平。有散瘀，利水，滑肠的功能。

【主治用法】　用于跌打损伤，瘀血，痰饮，咳嗽，水气肿满，大便秘结，虫蝎蜇伤。用量 9～12 克。外用适量。

【原植物】　落叶灌木。叶互生，近顶端有 2～3 腺体；叶长圆状倒卵形或椭圆状倒卵形，先端渐尖或短尖，基部楔形，边缘有重锯齿。花先叶开放，3 花簇生；萼筒无毛萼片 5，卵形，边缘有细齿；花瓣 5，白色。核果卵球形，顶端尖，基部凹陷，有深沟，绿色、黄色或淡红色，有光泽，外被蜡粉，核有皱纹。种子 1，扁长椭圆形。花期 3～4 月。果期 5～7 月。

【生境分布】　生于山坡、路旁、疏林，为栽培果树。除内蒙古、新疆、西藏外，全国各省区多有栽培。

【采收加工】　夏季采收果实，取种子，晒干。根全年可采，剥皮，晒干。叶夏秋间采，晒干。

【炮　　制】　除去杂质，生用捣碎或炒研。

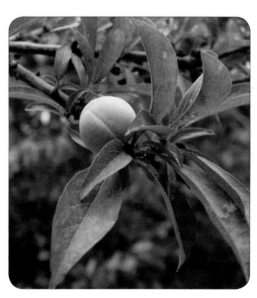

【应　　用】　蝎、蜂蜇伤：李仁捣烂外敷。

【附　　注】　根味苦，性寒。有清热止渴，镇痛解毒，利湿的功能。用于淋痛，痢疾，牙痛，丹毒，消渴。用量 9～15 克。叶味甘，酸，性平。用于小儿壮热，惊痫，水肿，金疮。用量 6～9 克。果实味苦，酸，性微温。有清肝祛热，生津利水的功能。用于虚劳骨蒸，消渴，腹水。用量 15～30 克。

杏
（苦杏仁）

【基　　源】　本品为蔷薇科植物杏的干燥成熟种子。

【性味功能】　味苦，性温；有小毒。有降气，止咳平喘，润肠通便的功能。

【主治用法】　用于咳嗽气喘，胸满痰多，血虚津枯，肠燥便秘等症。用量4.5～9克。

【原植物】　落叶乔木。叶互生，宽卵圆形，先端短尖，基部近心形，边缘钝齿。花先叶开放，单生于枝端；花瓣5，有短爪，白色或粉红色；雄蕊多数；雌蕊心皮1。核果卵圆形，黄色、黄红色，微带红晕。果肉多汁，不开裂。种子扁圆形有龙骨状棱，两侧有扁棱或浅沟。花期3～4月。果期4～6月。

【生境分布】　生于低山地或丘陵山地，多为栽培。以华北、西北和华东地区种植较多。

【采收加工】　夏季采收成熟果实，除去果肉及核壳，取出种子，晒干。

【性状鉴别】　本品干燥种子，呈心脏形略扁，长1～1.5厘米，宽约1厘米左右，顶端渐尖，基部钝圆，左右不对称。种皮红棕色或暗棕色，自基部向上端散出褐色条纹，表面有细微纵皱，味苦。

【炮　　制】　苦杏仁：拣净杂质，置沸水中略煮，俟皮微皱起捞出，浸凉水中，脱去种皮，晒干，簸净。

炒苦杏仁：取净杏仁置锅内用文火炒至微黄色，取出放凉。

【应　　用】　1. 咳嗽气喘：苦杏仁、紫苏子各9克，麻黄，贝母，甘草各6克。水煎服。

2. 慢性气管炎：苦杏仁、冰糖各4.5克，研末混匀，水冲服。

3. 滴虫阴道炎：苦杏仁，炒研粉，麻油调成糊状，涂搽患处。

4. 疗疮肿毒：苦杏仁，研膏，麻油调敷患处。

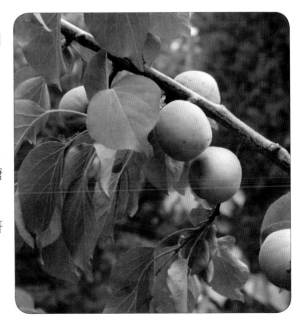

东北杏（苦杏仁）

【基　源】　本品为蔷薇科植物东北杏的干燥成熟种子。

【性味功能】　味苦，性温；有小毒。有止咳、平喘、润肠通便的功能。炒苦杏仁增强润肺止咳作用。

【主治用法】　用于咳嗽、气喘、便秘等。用量4.5～9克，内服不宜过量，以免中毒。

【原植物】　别名：山杏、山杏仁。落叶乔木，叶互生，具柄，宽卵形至宽椭圆形，先端尖，基部宽楔形至圆形，有时近心形，边缘具不整齐的细长尖锐重锯齿。花单生，花萼带红褐色，萼筒钟形，花瓣宽倒卵形或近圆形，淡红色或白色；雄蕊多数；子房密被柔毛。核果近球形，被短柔毛，黄色，果肉稍肉质或干燥，味酸或稍苦涩。果核近球形或宽椭圆形，背棱近圆形。花期4月，果期5～7月。

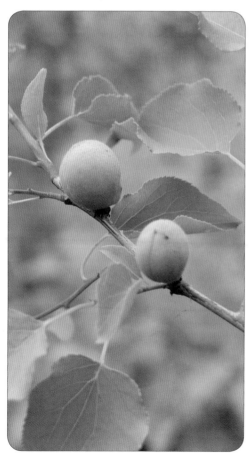

【生境分布】　生于向阳山坡的灌丛中或疏乔木林中。分布于东北及内蒙古。

【采收加工】　果实成熟后采摘，除去果肉，打破核壳，取出种子，晒干。不可火烘，易出油。

【炮　制】　同杏。

【应　用】　1. 外感风寒引起的燥咳，气喘：苦杏仁、法半夏、茯苓各9克，紫苏叶、陈皮、枳壳、前胡各6克，桔梗、甘草各3克，加生姜、红枣各3枚。水煎服。2. 风热咳嗽：苦杏仁、桑叶、栀子皮、梨皮各6克，象贝、淡豆豉、沙参各9克。水煎服。3. 气虚和肠燥所致的便秘：苦杏仁、火麻仁、柏子仁。水煎服。

山杏 (苦杏仁)

【基　源】 本品为蔷薇科植物山杏的干燥种子。

【性味功能】 味苦，性温；有小毒。有祛痰止咳，平喘，润肠通便的功能。

【主治用法】 用于风寒感冒，咳嗽痰多，气喘，喉痹，肠燥便秘，支气管炎等症。用量4.5～9克。

【原植物】 别名：西伯利亚杏。落叶灌木或小乔木。叶互生，卵形或近圆形，先端渐尖，基部圆形或近心形，边缘有细锯齿。花单生或2朵并生；花瓣5，心形或倒卵圆形，白色或淡红色。核果近球形，两侧扁，被短柔毛，黄色，带红晕，成熟后沿腹缝线开裂；果肉薄而干燥，味酸涩，不可食。果核近扁球形，光滑，黄褐色，易与果肉分离，具宽扁而锐利的边缘。花期3～4月。果期5～6月。

【生境分布】 生于干燥多石砾的向阳山坡。分布于东北及河北、内蒙古、山西等省区。

【采收加工】 夏秋季果实成熟后采摘，除去果肉或收集果核，打破果壳，取出种子，晒干。

【炮　制】 同杏。

【应　用】 同东北杏。

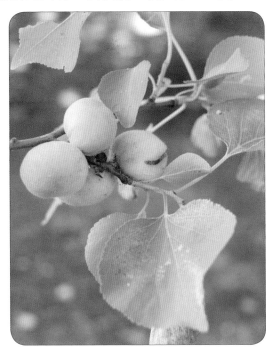

野杏
（苦杏仁）

【基　　源】　本品为蔷薇科植物野杏干燥成熟种子。

【性味功能】　味苦，性温；有小毒。有降气，止咳平喘，润肠通便的功能。

【主治用法】　用于咳嗽气喘，胸满痰多，血虚津枯，肠燥便秘等症。用量4.5～9克。

【原植物】　别名：苦杏。树皮暗灰色，叶柄带红色；叶宽椭圆形或宽卵形，先端长渐尖，基部宽楔形，下面有毛。花2朵并生，粉红色；果实较小，近球形，核果密被绒毛，红色或橙红色，黄红色，有柔毛，直径约2厘米；果肉薄，不可食，果核网纹明显，有薄锐边缘。种子扁心形，果肉薄，味苦不可食用。

【生境分布】　生于山坡、丘陵地，可耐瘠土。主要分布我国北部地区，少量栽培，以河北、山西、山东、江苏较多。

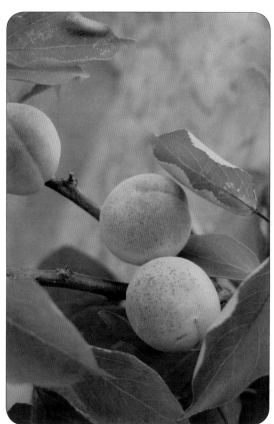

【采收加工】　夏季采收成熟果实，除去果肉及核壳，取出种子，晒干。

【性状鉴别】　本品果实近球形，红色；核卵球形，离肉，表面粗糙而有网纹，腹棱常锐利。种子顶端渐尖，基部钝圆，左右不对称。种皮红棕色或暗棕色，自基部向上端散出褐色条纹，表面有细微纵皱；尖端有不明显的珠孔，种皮菲薄，内有乳白色肥润的子叶两片，富于油质，接合面中间，常有空隙，胚根位于其尖端，味苦。

【炮　　制】　同杏

【应　　用】　同杏。

梅（乌梅）

【基　源】　本品为蔷薇科植物梅的干燥近成熟果实。

【性味功能】　味酸，涩，性温。有敛肺涩肠，生津止渴，驱蛔止痢，止血的功能。

【主治用法】　用于肺虚久咳，口干烦渴，胆道蛔虫，胆囊炎，细菌性痢疾，慢性腹泻，便血，尿血，月经过多。

【原植物】　乔木。叶狭卵形至宽卵圆形，先端长渐尖，基部宽楔形，边缘具细锯齿，微被柔毛。花1～2朵，萼筒被短柔毛，萼片近卵圆形；花瓣白色至淡红色；雄蕊多数，子房密被柔毛。核果近球形，黄色或淡绿色，具柔毛，味酸。花期早春。

【生境分布】　东北、华北有盆栽，长江以南各省有栽培或野生。分布于浙江、福建、湖南、广东、广西、四川、云南等。

【采收加工】　夏季果实近成熟时采收，低温烘干后焖至色变黑。

【性状鉴别】　干燥果实呈扁圆形或不规则球形。表面棕黑色至乌黑色，皱缩、凹凸不平。有的外皮已破碎，核露于外。果实一端有明显的凹陷（即果柄脱落处），果肉质柔软。核坚硬，棕黄色，内含淡黄色种仁1粒，形状及气味极似杏仁。气特异，味极酸。以个大、肉厚、核小、外皮乌黑色、不破裂露核、柔润、味极酸者为佳。

【炮　制】　乌梅：拣净杂质，筛去灰屑，洗净，晒干。乌梅肉：取净乌梅微淋清水湿润，使肉绵软，略晾，敲碎，剥取净肉即成。或置蒸笼内蒸至极烂，放箩内揉擦，去核，取肉，晒干。乌梅炭：取净乌梅用武火炒至皮肉鼓起，出现焦枯斑点为度，喷水焙干，取出放凉。

【应　用】　1. 胆囊炎，胆石症，胆道感染：乌梅，五味子各30克，木香15克。水煎服。2. 胆道蛔虫病：乌梅，苦楝皮，白芍各9克，枳壳6克，柴胡5克，甘草3克。水煎服。

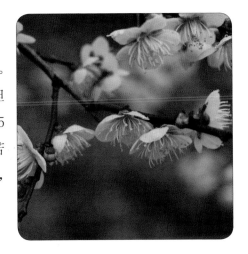

梅花

【基　源】　本品为蔷薇科植物梅的干燥花蕾。

【性味功能】　味酸、涩，性平。有解郁疏肝，理气和胃，解疮毒的功能。

【主治用法】　用于郁闷心烦，肝胃气痛，梅核气，瘰疬，疮毒等症。用量2.5～4.5克，水煎服。

【原植物】　别名：白梅花，绿萼梅，绿梅花。落叶乔木，稀为灌木。株高4～10米。树皮灰色或稍带绿色，光滑无毛。叶狭卵形至宽卵圆形，长4～8厘米，宽2～4厘米，先端长渐尖，基部宽楔形，边缘具细锯齿，两面微被柔毛；叶柄长约1厘米，近顶端处有2腺体。花1～2朵，具极短花梗，直径2～2.5厘米，有香味。萼筒广钟形，被短柔毛。萼片近卵圆形。花瓣白色至淡红色。雄蕊多数，子房密被柔毛。核果，近球形，有沟，直径2～3厘米，黄色或淡绿色，具柔毛，味酸。果核卵圆形花期1～2月，果期5～6月。

【生境分布】　东北、华北有盆栽，长江以南各省有栽培或野生。分布于浙江、福建、湖南、广东、广西、四川、云南等。

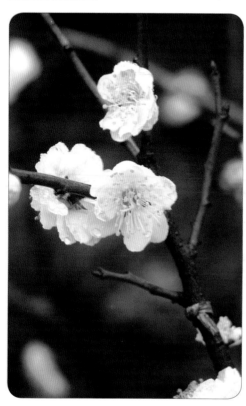

【采收加工】　1月花未开放时采摘，及时低温干燥。

【药材性状】　梅花球形，直径3～6毫米，有短梗。苞片数层，鳞片状，棕褐色。花萼5，灰绿色或棕红色。花瓣5或多数，黄白色或淡粉红色。雄蕊多数；雌蕊1，子房密被细柔毛。体轻。气清香，味微苦、涩。

【应　用】　1. 妊娠呕吐：梅花6克，开水冲泡当茶饮。2. 水痘隐在皮肤，已出或未出：梅花50克，桃仁、辰砂、甘草各6克，丝瓜15克，研末，涂敷患处。

桃（桃仁）

【基　　源】　本品为蔷薇植物桃的干燥成熟种子。

【性味功能】　味苦、甘，性平。有活血行瘀，滑肠通便的功能。

【主治用法】　用于痛经，闭经，腹部肿块，跌打损伤，肺痈，肠燥便秘。用量3～9克，水煎服。孕妇忌服。

【原植物】　落叶乔木。树皮粗糙，托叶存在。叶互生，短枝上簇生，长圆状披针形，中部宽，边缘有细锯齿，具腺点。花常单生，先叶开放，萼筒及萼片被柔毛。花瓣粉红色，有紫色脉纹。核果，心状卵形，近球形，被绒毛。果肉多汁，不开裂。果核椭圆形，两侧扁，外具深沟纹。花期4～5月，果期6～8月。

【生境分布】　为栽培果树，也有半野生。各省区普遍栽培。

【采收加工】　夏秋季果实成熟时收集果核，取出种子，晒干。

【性状鉴别】　呈扁长卵形，表面黄棕色至红棕色，密布颗粒状突起。一端尖，中部膨大，另端钝圆稍扁斜，边缘较薄。尖端一侧有短线形种脐，圆端有颜色略深不甚明显的合点，自合点处散出多数纵向维管束。种皮薄，子叶2，类白色，富油性。气微，味微苦。

【炮　　制】　除去硬壳杂质，置沸水锅中煮至外皮微皱，捞出，浸入凉水中，搓去种皮，晒干，簸净。

【应　　用】　1. 血滞经闭，痛经：桃仁、红花各9克，丹参15克，牛膝12克。水煎服。2. 产后恶露不尽：桃仁4.5克，红花6克，丹参、益母草各12克，川芎3克，赤芍9克。水煎服。3. 跌打损伤：桃仁，柴胡，红花各9克，丹参15克，天花粉12克。水煎服。4. 大便秘结：桃仁9克，火麻仁15克，柏子仁12克。水煎服。

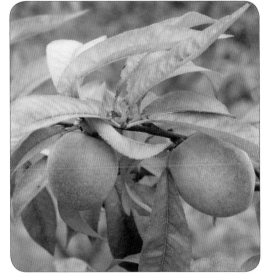

山桃
（桃仁）

【基　　源】　本品为蔷薇科植物山桃的种子。

【性味功能】　味苦、甘，性平。有活血，祛淤，滑肠通便的功能。

【主治用法】　用于痛经，闭经，腹部肿块，跌打损伤，肺痈，肠燥便秘。用量3～9克，水煎服。孕妇忌服。

【原植物】　别名：野桃、落叶乔木。树皮光滑，托叶早落。叶卵圆状披针形，先端长渐尖，近基部最宽，楔形，边缘具细锐锯齿，花单生，先叶开放，白色或浅粉红色。萼片紫色，无毛。雄蕊多数；子房被毛。核果球形，有沟，具毛。果皮干燥，果肉薄，不可食，离核。果核小，近球形，两端钝圆，有凹沟及短沟纹，种子稍扁，棕红色。花期3～4月，果期6～7月。

【生境分布】　生于山坡上或沟边，也有栽培。分布于辽宁、河北、内蒙古、山西、陕西、甘肃、河南、山东、四川等省区。

【采收加工】　夏秋季果实成熟时收集果核，取出种子，晒干。

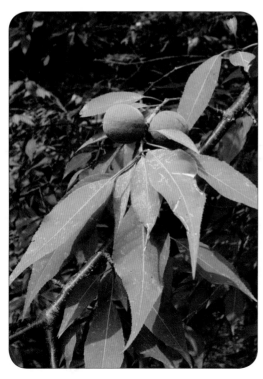

【性状鉴别】　本品干燥果核呈稍扁的类心脏形，两侧略不对称，表面浅棕色至暗棕色，有深色的网状沟纹。质坚硬。敲开硬壳，内含扁平类圆形成心肌形的种子，种皮棕色至暗棕色，子叶2片，白色肥厚，富油性。气无，味微苦。以浅棕色、饱满肥实者为佳。本品以淡棕色，颗粒饱满肥厚、表面纹理清楚者为佳。

【炮　　制】　除去杂质，洗净，用时捣碎。

【应　　用】　同桃。

栗
（栗子）

【基　　源】　本品为壳斗科植物栗的种仁；其总苞称为板栗壳。

【性味功能】　味甘，性温，无毒；有滋阴补肾功能。板栗壳味甘，涩，性平。有止咳化痰，散结解毒的功能。

【主治用法】　栗子用于肾虚腰痛。板栗壳用于慢性气管炎，咳嗽痰多，百日咳，瘰疬，腮腺炎，丹毒。煎水或研末调敷。用量，栗子60～120克。板栗壳30～60克。

【原植物】　别名：板栗。落叶乔木。单叶互生，薄革质，长圆状披针形或长圆形，先端尖尾状，基部楔形或两侧不相等，边缘有疏锯齿，齿端为内弯的刺状毛，花单性，雌雄同株，雄花序穗状，生于新枝下部叶腋，淡黄褐色；雌花无梗，生于雄花下部，外有壳斗状总苞。总苞球形，外面有尖锐被毛的刺，内藏坚果2～3，成熟时裂为4瓣，坚果深褐色。花期5～7月，果期8～10月。

【生境分布】　生于山坡丛林。分布于辽宁、河北、山西、陕西、河南、山东及长江以南各省区。

【采收加工】　栗子秋季采收成熟果实，取出种仁，晒干。板栗壳剥取带刺球形总苞，晒干。

【性状鉴别】　种仁呈半球形或扁圆形，先端短尖，直径2-3厘米。外表面黄白色，光滑，有时具浅纵沟纹。质实稍重，碎断后内部富粉质。气微，味微甜。

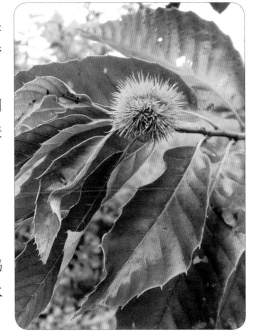

【应　　用】　1. 气管炎：栗子250克，煮瘦肉服。2. 筋骨肿痛：鲜栗子，捣烂敷患处。3. 丹毒红肿：板栗壳，水煎洗患部。

天师栗
（娑罗子）

【基　　源】　本品为七叶树科植物天师栗的果实或种子。

【性味功能】　味甘，性温。有理气宽中，通络止痛，杀虫的功能。

【主治用法】　用于胃寒作痛，胸脘胀痛，疳积，疟疾，痢疾。用量3～9克。

【原植物】　别名：猴板栗。落叶乔木。幼枝有长柔毛。掌状复叶对生，小叶5～7，长圆状倒卵形或长圆状倒披针形，边缘有细锯齿，上面仅在主脉上疏生细柔毛，下面密生细柔毛，叶侧脉20～25对。聚伞圆锥花序顶生，较大，圆筒形，花疏生；花杂性同株，雄花生于上部，两性花生于下部；花瓣4，白色，倒长卵形或椭圆形，外被柔毛，顶端圆，基部楔形，边缘具纤毛；两性花子房卵圆形，被黄色绒毛。蒴果卵圆形，黄褐色，顶端具短尖头，有斑点，果壳薄，3裂。种子1，近球形，棕褐色。花期4～5月，果熟期9～10月。

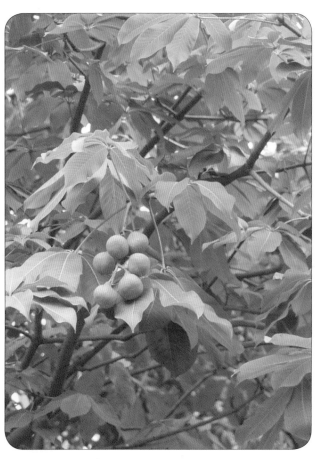

【生境分布】　生于阔叶林中。分布于陕西、河南、江西、湖北、湖南、广东、贵州、四川、云南等省。

【采收加工】　9～10月摘取成熟果实，除去果皮，晒干。

枣（大枣）

【基　　源】　本品为鼠李科植物枣的果实。

【性味功能】　味甘，性温。有补脾和胃，益气生津，养心的功能。

【主治用法】　用于脾虚食小，体倦乏力，营卫不和，便溏，心悸，失眠，盗汗，血小板减少性紫癜。中满痰多者忌用。

【原植物】　小乔木。小枝具刺。叶互生，卵形，先端稍钝，基部歪斜，边缘有细锯齿。聚伞花序腋生；花瓣5，淡黄绿色。核果卵形至椭圆形，深红色，果肉肥厚，味甜；果核纺锤形，两端锐尖。花期4～5月。果期7～9月。

【生境分布】　全国大部分省区栽培。

【采收加工】　秋季成熟果实时采收，晒干。

【性状鉴别】　本品呈椭圆形或球形，长2～3.5厘米，直径1.5～2.5厘米。表面暗红色，略带光泽，有不规则皱纹。基部凹陷，有短果梗。外果皮薄，中果皮棕黄色或淡褐色，肉质，柔软，富糖性而油润。果核纺锤形，两端锐尖，质坚硬。气微香，味甜。

【炮　　制】　除去杂质，洗净，晒干。用时破开或去核。

【应　　用】　1. 血小板减少症，过敏性紫癜：大枣100克，煎汤服。2. 脾胃湿寒，饮食减少，泄泻，完谷不化：大枣250克（煮熟），白术120克，干姜、鸡内金各60克，共捣成泥，做饼当点心吃。3. 输血反应：大枣50克，地肤子、炒荆芥各9克。水煎，输血前服。4. 急慢性肝炎，肝硬化血清转氨酶较高：大枣、花生、冰糖各50克，水煎汤，睡前服。5. 自汗：大枣10克，乌梅肉9克，桑叶12克，浮小麦15克，水煎服。

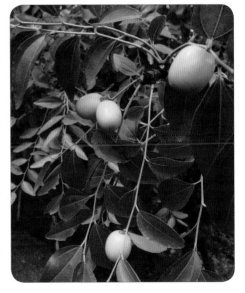

【基　　源】　本品为蔷薇科植物白梨、沙梨及秋子梨等栽培品种的果实。品种繁多，分布较广。

【性味功能】　味甘、微酸，性凉。有清热润燥，生津止渴，消痰止咳的功能。

【主治用法】　用于热病津伤烦渴，消渴，热咳，痰热惊狂，噎膈，便秘。酌量食用，或打汁或熬膏服。

梨

【原植物】　别名：梨汁、梨皮、快果、果宗、蜜父、玉乳。1. 白梨：乔木，高达 5～8 米。树冠开展；小枝粗壮，幼时有柔毛；二年生的枝紫褐色，具稀疏皮孔。叶柄长 2.5～7 厘米；托叶膜质，边缘具腺齿；叶片卵形或椭圆形，长 5～11 厘米，宽 3.5～6 厘米，先端渐尖或急尖，基部宽楔形，边缘有带刺芒尖锐齿，微向内合拢，初时两面有绒毛，老叶无毛。果实卵形或近球形，微扁，褐色。花期 4 月，果期 8～9 月。2. 沙梨：本种与白梨的区别为：叶片基部圆形或近心形；果实褐色。花期 4 月，果期 8 月。

【生境分布】　1. 白梨生长于海拔 100～2000 米的干旱寒冷地区山坡阳处。主要分布于华北、西北、辽宁等地。2. 沙梨生长于海拔 100～1400 米的温暖而多雨的地区。主要分布于长江流域以南及淮河流域等地。

【采收加工】　秋季果实成熟时采收。鲜用，绞汁或切片晒干。

【应　　用】　1. 太阴温病，口渴甚者：甜水梨大者 1 枚。薄切，新汲凉水内浸半日，（捣取汁）时时频饮。2. 痰喘气急：梨，剜空，纳小黑豆令满，留盖合住，系定，文火煨熟，捣做饼，每日食之。3. 清痰止嗽：梨，捣汁用，熬膏也良，加姜汁、白蜜。

【注　　意】　胃寒、脾虚泄泻及风寒咳嗽不宜。

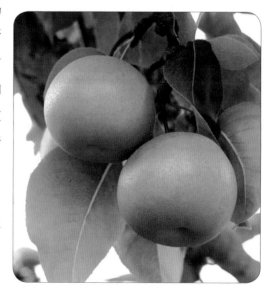

木瓜

【基　　源】　本品为蔷薇科植物木瓜的果实。

【性味功能】　味酸、涩，性温。有舒筋活络，和胃化湿的功能。

【主治用法】　用于风湿痹痛，脚气肿痛，菌痢，吐泻，腓肠肌痉挛等症。用量6～9克。

【原植物】　别名：光皮木瓜。小乔木。小枝无刺；叶卵圆形或长圆形；基部楔形，边缘有尖锐锯齿，齿尖有腺齿，下面沿主脉微有绒毛；叶柄密生柔毛。花单生于叶腋，萼筒钟状，无毛；萼片三角状披针形，先端渐尖，边缘有腺齿，内面密生褐色绒毛，反折。花瓣淡粉红色。果实长椭圆形，暗紫色，木质，干后果皮不皱。花期4月，果期9～10月。

【生境分布】　广泛栽培。分布于河南、陕西、山东、安徽、江苏、浙江、福建、湖北、江西、广东、贵州和四川等省区。

【采收加工】　夏、秋二季果实绿黄色时采摘，纵剖成二或四瓣，置沸水中烫后晒干。

【炮　　制】　清水洗净，稍浸泡，焖润至透，置蒸笼内蒸熟，切片，日晒夜露，以由红转紫黑色；炒木瓜：用文火炒至微焦。

【应　　用】　1. 细菌性痢疾：木瓜15克，水煎，加红糖适量顿服。2. 急性肠胃炎，腓肠肌痉挛：木瓜，吴茱萸，小茴香，甘草，生姜，苏梗。水煎服。3. 贫血、血虚所致肌肉抽搐：木瓜、当归、白芍。水煎服。4. 风湿性关节炎：木瓜，豨莶草，老鹳草各9克，水煎服。

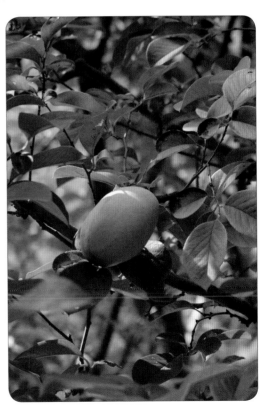

贴梗海棠（木瓜）

【基　　源】　木瓜为蔷薇科植物贴梗海棠的果实。

【性味功能】　味酸涩，性温。有舒筋活络，和胃化湿的功能。

【主治用法】　用于风湿痹痛，脚气肿痛，菌痢，吐泻，腓肠肌痉挛，四肢抽搐等症。用量6～9克。

【原植物】　别名：贴梗木瓜、宣木瓜。落叶灌木。枝外展，有长2厘米直刺，小枝棕褐色，无毛。叶互生，托叶草质，斜肾形、半圆形或卵形，边缘有重锯齿；两面无毛。花先叶或同时开放，3～5朵簇生于2年生枝上，花直径3～5厘米；花瓣5，绯红色、淡红色或白色，基部有短爪；雄蕊多数。果实球形或卵形，黄色或黄绿色，表面皱缩。花期3～5月。果期9～10月。

【生境分布】　多为栽培。分布于陕西、甘肃、山东、安徽、江苏、浙江、江西、福建、湖北、湖南、广东、四川、云南等省区。

【采收加工】　秋季果熟果采摘。放沸水中烫至外皮呈灰白色，对半纵剖，晒干。

【性状鉴别】　本品呈长圆形，常纵剖为卵状半球形，长4～8厘米，宽3.5～5厘米，厚2～8毫米。外皮棕红色或紫红色，微有光泽，常有皱褶，边缘向内卷曲。质坚硬，剖开面呈棕红色，平坦或有凹陷的子房室，种子大多数脱落，有时可见子房隔壁。种子三角形，红棕色，内含白色种仁1粒。果肉味酸涩，气微。

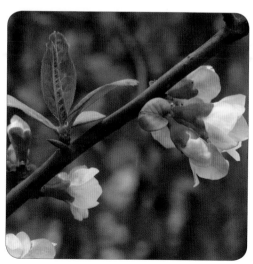

【炮　　制】　清水洗净，稍浸泡，焖润至透，蒸熟切片，日晒夜露成紫黑色。

【应　　用】　同木瓜。

野山楂

【基　　源】　本品为蔷薇科植物野山楂的果实。

【性味功能】　味甘、酸，性温。有消积化滞，止痛散瘀的功能。

【主治用法】　用于肉食积滞，消化不良，小儿疳积，脘腹胀痛，痢疾，泄泻，痛经，产后瘀血，疝气，高脂血症，高血压，绦虫病。用量6～15克。

【原植物】　别名：南山楂。落叶灌木。叶互生，宽倒卵形，顶端3裂，先端急尖，基部楔形，下延至叶柄，边缘有锐锯齿。伞房花序，有花5～7朵，萼片5；花瓣5，白色，基部有短爪。果实近球形，红色或黄色，小核4～5。花期5～6月，果期9～11月。

【生境分布】　生于山谷或山地灌丛中。分布于河南、安徽、江苏、浙江、江西、福建、湖北、湖南、贵州、云南等省区。

【采收加工】　10月采摘果实，晒干。

【性状鉴别】　品果实较小，类球形，直径0.8～1.4厘米，有的压成饼状。表面棕色至棕红色，并有细密皱纹，顶端凹陷，有花萼残迹，基部有果梗或已脱落。质硬，果肉薄，味微酸涩。

【炮　　制】　置沸水中略烫后干燥或直接干燥。

【应　　用】　1. 小儿乳积伤食，消化不良：山楂、山药、布渣叶、青皮、神曲、竹茹。水煎服。2. 痢疾腹泻或慢性结肠炎：山楂、煨肉豆蔻、炒白扁豆、煨木香。水煎服。3. 高血压，高血脂：山楂，水煎当茶饮。4. 心脏衰弱，冠状动脉硬化性心脏病，心功能不全：山楂，水煎成膏服。

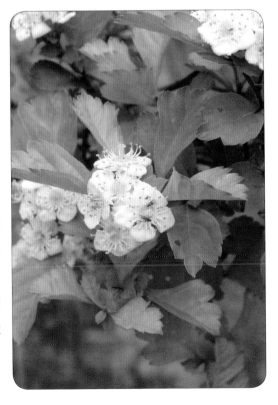

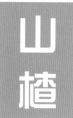

【基　　源】 本品为蔷薇科植物山楂的干燥成熟果实。

【性味功能】 味酸、甘，性微温。有消积化滞，破气散瘀的功能。

【主治用法】 用于肉食积滞，脘腹胀痛，小儿乳积，痢疾，泄泻，痛经，产后瘀血腹痛，疝气，高脂血症。用量6～12克。

【原植物】 乔木。小枝有刺。叶宽卵形或三角状卵形，先端渐尖，基部楔形或宽楔形，3～5对羽状深裂片，裂片卵状披针形，边缘有重锯齿。伞房花序，多花，总梗及花梗皆有毛。花瓣白色。雄蕊20；花柱3～5。果实较小，近球形，深红色，有浅色斑点，萼片宿存。花期5～6月，果期9～10月。

【生境分布】 生于山坡林缘、灌丛中。分布于东北及河北、河南、山东、山西、内蒙古、江苏、陕西等省区。

【采收加工】 秋季果实成熟时采收，切片，干燥。

【炮　　制】 山楂：拣净杂质，筛去核。炒山楂：取拣净的山楂，置锅内用文火炒至外面呈淡黄色，取出，放凉。焦山楂：取拣净的山楂，置锅内用武火炒至外面焦褐色，内部黄褐色为度，喷淋清水，取出，晒干。山楂炭：取拣净的山楂，置锅内用武火炒至外面焦黑色，但须存性，喷淋清水，取出，晒干。

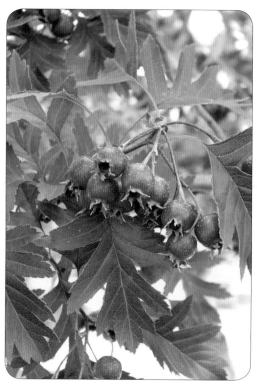

【应　　用】 1. 慢性结肠炎：山楂、煨肉豆蔻、炒白扁豆、煨木香。水煎服。2. 胃出血：山楂、白芍、棕榈炭、当归炭、党参、金樱子。水煎服。3. 细菌性痢疾：山楂、红糖各30克，红茶9克。水煎服。4. 血痢：山楂、禹余粮、黄连、金银花炭、煨诃子。水煎服。

山里红

【基　　源】　本品为蔷薇科植物山里红的果实。

【性味功能】　味酸、甘，性微温。有消食化滞，行气散瘀的功能。

【主治用法】　用于肉食积滞，胃脘胀满，泻痢腹痛，瘀血经闭，产后瘀阻，心腹刺痛，疝气疼痛，小儿乳积，高脂血症。用量6～12克。

【原植物】　别名：红果、大山楂、北山楂。落叶小乔木。叶互生，托叶镰形，边缘有齿；叶宽卵形或三角状卵形，先端短渐尖，基部宽楔形。伞房花序生于枝端或上部叶腋。花10～12朵，白色或稍带红晕；花瓣5；雄蕊约20枚，花药粉红色；子房下位。梨果近球形，直径达2.5厘米，深红色，有黄白色斑点。花期5～6月。果期8～10月。

【生境分布】　生于山坡砂地、河边杂木林中。分布于东北、华北及陕西、河南、山东、江苏等省。北方多有栽培。

【采收加工】　秋季果实成熟时采摘，切片，晒干。

【性状鉴别】　本品多为圆形横切片，皱缩不平，厚约2～8毫米。果肉深黄色至浅棕色，切面可见浅黄色果核3～5粒，有的已脱落，质坚硬，气微清香，味酸微甜。

【炮　　制】　洗净，切片，晾晒。

【应　　用】　同山楂。

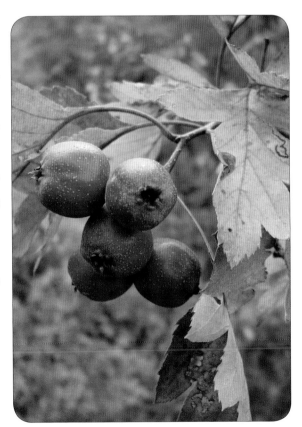

柿蒂

【基　　源】　本品为柿科植物柿的干燥宿萼。

【性味功能】　味苦，性温。有降气止呃的功能。

【主治用法】　用于胃寒气滞的呃逆。用量5～10克。

【原 植 物】　落叶大乔木。单叶互生，革质，椭圆状卵形或倒卵形，先端短尖，基部阔楔，全缘，被短毛。花杂性，雄花成短聚伞花序，雌花单生于叶腋；花萼4深裂，被柔毛，果熟时增大；花冠钟形，黄白色。浆果卵圆形或扁球形，橙黄色、红色或深黄色，有宿存木质花萼。花期5月，果期9～10月。

【生境分布】　栽培种。北至甘肃，南至云南各省区均有栽培。

【采收加工】　秋、冬季采集果实，并收集果蒂，洗净晒干。

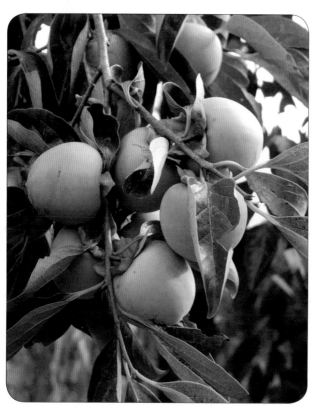

【应　　用】　1. 呃逆不止：柿蒂3～5个，刀豆15～18克，水煎服。2. 痔疮出血，大便干结：柿蒂适量，煮烂，当点心吃。

【附　　注】　其叶、果实亦供药用。叶味苦、酸、涩，性凉。有降压止血的功能。用于高血压，血小板减少性紫癜，功能性子宫出血，肺结核咯血，溃疡病出血。果味甘，性寒。有润肺生津，降压止血的功能。用于肺燥咳嗽，咽喉干痛，胃肠出血，高血压病。

林檎

【基　源】　本品为蔷薇科植物林檎的果实。

【性味功能】　味酸、甘，性平。有止渴，化滞，涩精的功能。

【主治用法】　用于痰饮积食，胸膈痞塞，消渴，霍乱，吐泻腹痛，痢疾。内服：煎汤，生食，捣汁。外用：研末调敷。

【原植物】　别名：沙果、花红。小乔木，高4～6米。小枝粗壮，幼时密生柔毛，老时暗紫褐色，无毛。叶互生；叶柄长1.5～5厘米，有短柔毛；叶片卵形或椭圆形，长5～11厘米，宽4～5.5厘米，先端急尖或渐尖，基部圆形或宽楔形，边缘有细锐锯齿，上面有短柔毛，逐渐脱落，下面密被短柔毛。花两性；伞房花序，具花4～7朵，集生于小枝顶端；花梗长1.5～2厘米，密被柔毛；花直径3～4厘米；萼筒钟状，外面密被柔毛；萼片5，三角披针形，长4～5毫米，先端渐尖，全缘，内外两面密被柔毛，萼片比萼筒稍长；花瓣5，倒卵形或长圆倒卵形，长8～13毫米，宽4～7毫米，基部有短爪，淡粉红色，雄蕊17～20，花丝长短不等，比花瓣短；花柱4（5），基部具长颈毛，比雄蕊稍长。梨果卵形或近球形，直径4～5厘米，黄色或红色，宿存萼肥厚隆起。花期4～5月，果期8～9月。

【生境分布】　长于山坡阳处、平原沙地，我国长江流域及黄河一带普遍栽培。

【采收加工】　8～9月采其果实。晒干、生用。

【性状鉴别】　本品梨果扁球形，直径2.5～4厘米，表面黄色至深红色，有点状黄色皮孔。顶端凹而有竖起的残存萼片，底部深陷。气清香，味微甜、酸。

【应　用】　1. 水痢：林檎半熟者十枚。以水二升，煎取一升，和林檎空心食。2. 小儿痢：林檎、枸杞子各适量，杵取汁服。3. 小儿闪癖，头发竖黄，瘰疬羸瘦：林檎末以和醋敷上。

【注　意】　不可多用。

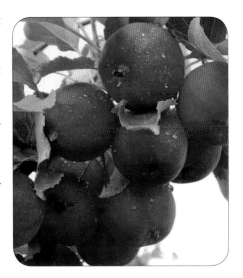

君迁子
（黑枣）

【基　源】　本品为柿科植物君迁子的果实。

【性味功能】　味甘、涩，性平。有止渴，去烦热，祛痰清热，消炎，健胃的功能。

【主治用法】　用于去烦热。种子用于气管炎。用量30～60克。种子9～15克。

【原植物】　落叶乔木。老树皮暗黑色，深裂或不规则厚块状剥落。单叶互生，叶椭圆形至长圆形，先端尖，基部钝宽楔形近圆形，全缘，上面深绿色，初时密生柔毛，后脱落，有光泽，下面浅绿色，至少在脉上有毛。花单性，雌雄异株，簇生于叶腋；雄花1～3朵簇生；花萼具毛，4裂，裂片卵形；花冠壶形，带红色或淡黄色，4裂，裂片近圆形；雄花16枚，花药披针形，子房退化；雌花单生，近无柄，带绿色或红色，花萼具毛，4裂，裂片卵形；花冠壶形，4裂，裂片近圆形。浆果近球形或椭圆形，初时为淡黄色，后变为蓝黑色，有白蜡层，宿存萼4裂，深裂至中部。花期5～6月，果期10～11月。

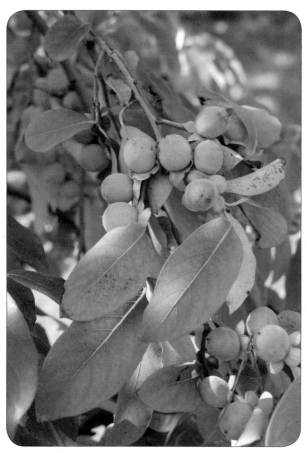

【生境分布】　生用山谷、坡地林缘的灌丛中，或为栽培。分布于辽宁、河北、山西、山东、陕西、甘肃、河南、江苏、浙江、江西、湖北、湖南及西南各省区。

【采收加工】　10～11月果实成熟时采收。

石榴
（石榴皮）

【基　　源】　本品为石榴科植物石榴的干燥果皮。

【性味功能】　味酸涩，性温。有涩肠止泻，止血，驱虫的功能。

【主治用法】　用于慢性腹泻，久痢，便血，脱肛，崩漏，白带，虫积腹痛。用量3～9克。水煎服。

【原植物】　落叶灌木或小乔木。叶对生或簇生，长圆状披针形或长圆状椭圆形，先端尖或微凹，基部渐狭，全缘。花单生或数朵生于小枝顶端或叶腋，花大；花萼钟状，肥厚，花瓣与萼片同数，红色。浆果球形，果皮肥厚革质，红色或带黄色，顶端有宿存花萼，内有薄隔膜。种子多数，有红色肉质多汁外种皮，可食。花期5～6月。果期7～8月。

【生境分布】　栽培于向阳，肥沃土壤。分布于全国大部分地区。

【采收加工】　秋季果实成熟后，采摘，除去种子及隔瓤，切瓣，晒干或微火烘干。

【炮　　制】　石榴皮：除去杂质，洗净，切块，干燥。石榴皮炭：取石榴皮块，照炒炭法炒至表面黑黄色、内部棕褐色。

【应　　用】　1. 细菌性痢疾：石榴皮15克，红糖适量，水煎服。2. 久泻，久痢，脱肛：石榴皮6克，研末冲服。或可与黄连等配用。3. 阿米巴痢疾：石榴皮15克，苦木1克，竹叶椒根9克，水煎，分2次服。4. 急慢性气管炎、肺部感染、淋巴结炎、胆道感染等多种感染性炎症：石榴皮15克，水煎服。

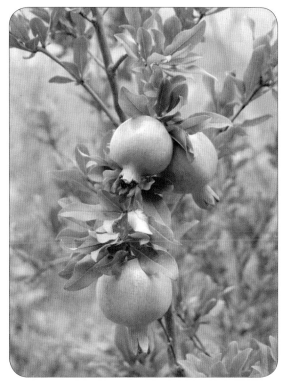

橘

（陈皮，橘红，橘核）

【基　　源】　本品为芸香科植物橘的成熟果皮；橘红为其外层果皮；橘核为其种子。

【性味功能】　味苦、辛，性温。陈皮有理气，健脾，燥湿，化痰的功能。橘红有散寒，燥湿，利气，消痰的功能。橘核有理气散结，止痛的功能。

【主治用法】　陈皮用于胸脘胀满，嗳气呕吐，食欲不振，咳嗽痰多。橘红用于风寒咳嗽，食积伤酒，呕恶痞闷。橘核用于小腹疝气，乳痈肿痛。用量3～9克。

【原植物】　常绿小乔木。叶互生，革质，披针形或椭圆形，全缘或有细钝齿，有半透明油点。花单生或数朵生于枝端和叶腋，白色或带淡红色；花瓣5。柑果圆形，红色、橙黄色或淡红黄色，果皮疏松，易剥离。花期3～4月。果期10～11月。

【生境分布】　栽培于丘陵、山地或平原。分布于长江以南各省区。

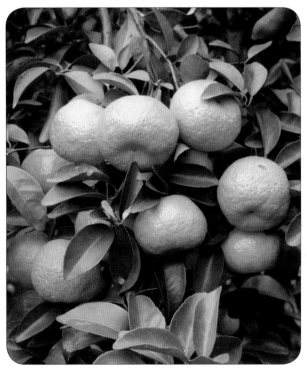

【采收加工】　陈皮：9～12月采收成熟果实，剥去果皮，晒干。橘红：阴干或晒干。橘核：收集种子，晒干。

【炮　　制】　洗净，切片，晒干或鲜用。

【应　　用】　1. 风寒感冒，咳嗽痰多：陈皮、前胡、苦杏仁各9克，紫苏叶4.5克。水煎服。2. 胸痞作呕：陈皮、半夏、茯苓各9克，甘草3克。水煎服。3. 呕吐哕逆：陈皮、生姜3克，旋覆花、姜半夏各9克。

甜橙（枳壳）

【基　　源】　本品为芸香科植物甜橙的果皮。

【性味功能】　味辛、微苦，性温。有理气化痰，健脾导滞的功能。

【主治用法】　用于感冒咳嗽，痰稠而黏，食欲不振，胸腹胀满，肠鸣泻泄，乳痛初起等。用量5～15克，外用适量。

【原植物】　常绿小乔木或灌木，枝少刺或近于无刺。单数复叶互生，卵形至椭圆形，先端短尖或钝，基部楔形或宽楔形，全缘，具透明油点。花单生叶腋或数朵成总状花序；花萼5裂；花瓣5，白色。柑果圆球形、扁圆形或椭圆形，橙黄至橙红色，果皮较难剥离，瓤囊9～12瓣，果肉淡黄、橙红或紫红色，味甜或稍带酸。花期3～5月。果期10～12月。

【生境分布】　均为栽培。分布于长江以南各省区。

【采收加工】　10～12月收集食后剥下的果皮，晒干或烘干。

【性状鉴别】　本品呈半球形，直径3～5厘米，果皮褐色或棕褐色，有颗粒状突起，突起的顶端有凹点状油室；有明显的花柱痕迹或果梗痕。切面黄白色，光滑而稍隆起，厚0.4～1.3厘米，边缘散有1～2列油室。质坚硬，不易折断。瓤囊7～12瓣，少数至15瓣，汁囊干缩呈棕色至棕褐色，内藏种子，气清香，味苦、微酸。

【炮　　制】　鲜用或晒干备用。

【应　　用】　1. 消化不良，食欲不振：甜橙（粗粉）制成酊剂，口服1次2～15毫升，每日2～3次。2. 咳嗽，痰稠：甜橙皮切细丝，煮烂，加蜜拌匀，常食。3. 小儿咳喘：甜橙皮，加冰糖水炖服。

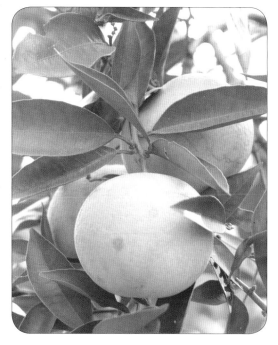

柚
（化橘红）

【基　　源】　本品为芸香科植物化州柚或柚的未成熟或近成熟的干燥外层果皮。

【性味功能】　味苦，辛，性温。有散寒理气，燥湿化痰的功能。

【主治用法】　用于风寒咳嗽，喉痒多痰，食积伤酒，胸膈胀闷，嗳气吐水等症。用量3～9克。

【原 植 物】　小乔木。小枝扁，有棱，具枝刺。单生复叶，椭圆形或卵状椭圆形，先端钝或稍凹，基部宽楔形或圆形，有钝圆锯齿。叶柄的翅倒卵状三角形。花簇生叶腋。花瓣近匙形，开花时反曲，白色。柑果扁球形，直径10～25厘米，果皮平滑，黄色或黄绿色。花期5月。

【生境分布】　栽培于丘陵或低山地带。分布于浙江、江西、福建、台湾、湖北、湖南、广东、广西、四川、贵州、云南。

【采收加工】　夏季果实近成熟时采收，沸水烫后，将果皮割成5或7瓣，除去果瓤及部分中果皮，压制成形，干燥。

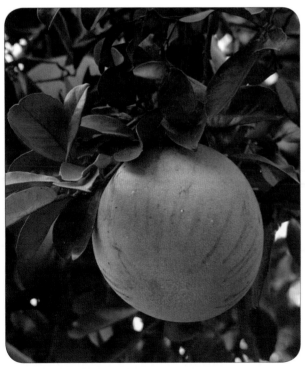

【炮　　制】　洗净，鲜用。

【应　　用】　1. 咳嗽痰多，胸闷腹滞：化橘红、半夏、苦杏仁、贝母、茯苓、麦冬、生石膏、瓜蒌皮、陈皮、生地黄、桔梗、紫菀、款冬花、紫苏子、甘草。制丸，温开水送服。　2. 小儿喘咳：柚子皮、艾叶各6克，甘草3克，水煎服。　3. 气滞腹胀：柚子皮、鸡屎藤、糯米草根、隔山消各9克。水煎服。

香橼

【基　　源】　本品为芸香科植物枸橼的果实。

【性味功能】　味辛、苦、酸，性温。有理气，舒肝，和胃，化痰的功能。

【主治用法】　用于胸胁脘腹胀痛，嗳气，呕吐，痰多咳嗽等。用量4.5～9克。

【原植物】　别名：枸橼。小乔木或灌木。枝具短硬棘刺。叶互生，无叶翅；叶革质，卵状长圆形，先端钝或短锐尖，基部宽楔形，边缘有锯齿，有半透明油腺点。总状花序或3～10朵簇生于叶腋；花萼浅杯状，5浅裂；花瓣5，内面白色，外面淡紫色。柑果长圆形、卵圆形，顶端有一乳头状突起，熟时柠檬黄色，芳香；果汁黄色，味极酸而苦。花期4月。果期10～11月。

【生境分布】　栽培于低山带或丘陵。分布于江苏、浙江、福建、台湾、湖北、湖南、广东、广西、四川、云南等省区。

【采收加工】　秋季采摘果实，放置2～3日，果皮稍干时切成片，或趁鲜切成片状，晒干或低温烤干。

【性状鉴别】　本品圆形或长圆形片，直径3～10厘米，厚约2～5毫米。横切面边缘略呈波状，外果皮黄绿色或浅橙黄色，散有凹入的油点；中果皮厚1.5～3.5厘米，黄白色，较粗糙，有不规则的网状突起（维管束）。瓤囊11～16瓣，有时可见棕红色皱缩的汁胞残留；种子1～2颗。中轴明显，宽至1.2厘米。质柔韧。气清香，味微甜而苦辛。

【炮　　制】　趁鲜切片，晒干或低温干燥。

【应　　用】　1. 痰饮咳嗽：香橼（去核切片），酒煮令熟烂，蜜拌匀，呷服。2. 脘腹胀痛：香橼1枚，砂仁6克，各煅存性为散，砂糖拌调，空心顿服。

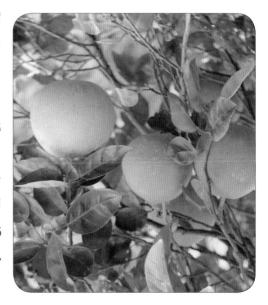

佛手

【基　　源】　本品为芸香科植物佛手的果实。

【性味功能】　味辛、苦、酸，性温。有舒肝和胃，行气止痛，消食化痰的功能。

【主治用法】　用于胸闷气滞，胸胁胀痛，食欲不振，胃脘疼痛，呕吐，痰饮咳喘等症。用量3～9克。

【原植物】　常绿小乔木。枝有短硬刺。叶互生，革质，有透明油点，长椭圆形或倒卵状长圆形，先端钝或凹缺，基部近圆形或楔形，叶缘有浅波状钝锯齿。花单生，簇生或为短总状花序；花瓣5，内面白色，外面紫色。柑果卵形、长圆形或矩圆形，分裂如拳状或指状，橙黄色，粗糙，果肉淡黄色。花期4～5月。果熟期10～12月。

【生境分布】　生于热带、亚热带，栽培。分布于浙江、江西、福建、广东、云南、四川等。

【采收加工】　秋季果实尚未变黄或变黄时采收，纵切成薄片，干燥。

【性状鉴别】　本品为类椭圆形或卵圆形的薄片，常皱缩或卷曲。长6～10厘米，宽3～7厘米，厚0.2～0.4厘米。顶端稍宽，常有3～5个手指状的裂瓣，基部略窄，有的可见果梗痕。外皮黄绿色或橙黄色，有皱纹及油点。果肉浅黄白色，散有凹凸不平的线状或点状维管束。质硬而脆，受潮后柔韧。气香，味微甜后苦。

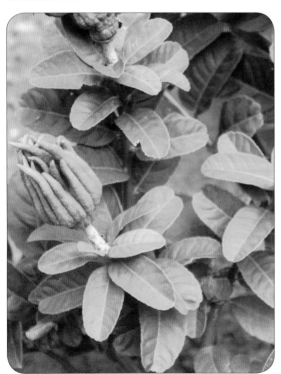

【炮　制】　纵切成薄片，晒干或低温干燥。

【应　用】　1. 消化不良：佛手、枳壳、生姜各3克，黄连0.9克，水煎服。2. 痰气咳嗽：佛手9克。水煎服。

金橘

【基　源】　本品芸香科植物金橘，根、叶、果实及种子入药。

【性味功能】　根味苦、辛，性温。有行气散结，健脾开胃，舒筋活络的功能。叶性微寒。有舒肝解郁，理气散结的功能。果实味辛、酸甘，性温。有理气解郁，化痰，醒酒的功能。种子性平。有明目，散结的功能。

【主治用法】　根用于胃气痛，食积胀满，痰滞气逆，疝气，醒酒。叶用于噎膈，瘰疬。果实用于胸闷郁结，食滞，多痰。种子用于目疾喉痹，瘰疬结核。

【原植物】　常绿灌木。单生复叶互生，翼叶狭，与叶片连接处有关节，叶质厚，披针形或长圆形，全缘或有细锯齿，下面散生细腺点。花单生或2～3簇生于叶腋，白色，芳香，有短梗；花萼4～5裂，裂片卵圆形；花瓣5，宽椭圆形。柑果长圆形或倒卵圆形，橙黄色或橙红色，顶端圆形，基部稍狭，光滑，果皮味甜，果肉味酸。花期3～5月。果期10～12月。

【生境分布】　多为栽培。分布于浙江、江西、福建、台湾、湖北、广东、海南、广西、四川等省区。

【采收加工】　根全年均可采挖，切片，晒干。叶夏、秋季采，晒干。果实秋季采摘，鲜用、晒干或文火烘干。

【性状鉴别】　果实呈长圆形或卵圆形，金黄色，平滑，油腺密生；瓤囊4～5瓣，汁多味酸。种子卵状球形。气香，味酸甘。

【炮　制】　切片，晒干。

【应　用】　1. 食积胀满：金橘根15克，水煎服。2. 疝气：金橘根15克，荔枝核5个，酒水炖服。3. 食滞，多痰：鲜金橘果实适量，煎水服。

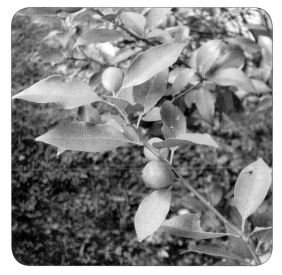

芒果

【基　　源】　本品为漆树科植物芒果的、果核及叶。

【性味功能】　味酸、甘，性凉。果核有止咳，健胃，行气的功能。叶有止痒的功能。

【主治用法】　果核用于咳嗽，食欲不振，睾丸炎，坏血病等症。鲜叶外用于湿疹瘙痒。用量核 15～30 克。叶外用适量，鲜叶煎水洗。

【原植物】　常绿大型乔木。单叶聚生枝顶，革质，长圆形至长圆状披针形，先端短尾尖或渐尖，基部宽楔形，边缘呈波浪形。圆锥花序顶生，具柔毛；花小，杂性，芳香，黄色或带红色；萼片 5，花瓣 5，花盘肉质，5 裂。核果椭圆形或肾形，微扁，黄色，可食，内果皮坚硬，被粗纤维。花期 3～4 月。果期 5～6 月。

【生境分布】　栽培种。分布于福建、台湾、广东、海南、广西、云南等省区。

【采收加工】　叶全年可采，果实夏季采收，鲜用或晒干。

【性状鉴别】　果核呈扁长卵形，长 5～8 厘米，宽 3～4.5 厘米，厚 1～2 厘米。表面黄白色或灰棕色，具数条斜向筋脉纹（内果皮维管束）及绒毛状纤维，韧性。中央隆起，边缘一侧扁薄，另一侧较圆钝。质坚硬，手摇之内藏种子作响；破开后内表面黄白色，光滑，有种子 1 颗；种皮薄，膜质，半透明，易脱离；种仁黄白色，肥厚，肾形。气微，味微酸涩。以个均匀、饱满、色黄白色者为佳。

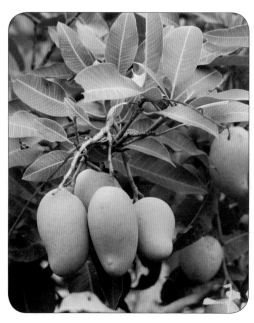

【炮　　制】　洗净。

【应　　用】　1. 疝气及小儿食滞：芒果核、龙眼核、柚子核、核桃和黄皮核，煎汤内服。2. 食滞，咳嗽：芒果核、布渣叶、水煎内服。3. 皮肤湿疹瘙痒：鲜芒果叶。煎水外洗敷患处。

枇杷
（枇杷叶）

【基　源】　本品为蔷薇科植物枇杷的叶。

【性味功能】　味苦、甘，性平。有清肺止咳，和胃降气的功能。

【主治用法】　用于肺热咳，胃热呕吐，支气管炎。用量4.5～9克。

【原植物】　常绿小乔木。叶互生，革质，长椭圆形，先端尖，基部楔形，边缘有疏锯齿，下面密被锈色绒毛。圆锥花序顶生，花密集，萼筒，黄绿色；花瓣5，白色。浆果状梨果卵形、椭圆形或近球形，黄色或橙色。果核圆形或扁圆形，棕褐色。花期9～11月。果期翌年4～5月。

【生境分布】　栽培于村边或坡地。分布于陕西及长江以南各省区。

【采收加工】　4～5月采叶，晒干。也有直接拾取落地的叶。

【炮　制】　净制：刷去绒毛，用水洗净，稍润，切丝，晒干；蜜炙：取枇杷叶丝，加炼熟的蜂蜜和适量开水，拌匀，稍焖，置锅内用文火炒至不粘手为度，取出，放凉。

【应　用】　1. 急性气管炎：枇杷叶、生地黄各12克，苦杏仁、杭菊、川贝各9克，茅根24克，甘草4.5克。水煎服。2. 呃逆作呕、胃脘胀闷：枇杷叶（姜汁炙）、布渣叶、淮山药、香附、葛根、鸡内金。水煎服。3. 支气管炎：枇杷叶、野菊花各15克。白茅根、墨旱莲、柏子仁各9克。水煎服。4. 肺热咳嗽，痰少咽干：枇杷叶，制成糖浆，每日早晚服。

【附　注】　其根、果核亦供药用。根有清肺止咳，镇痛下乳的功能。用枇杷核有疏肝理气的功能。用于疝痛，淋巴结结核，咳嗽。

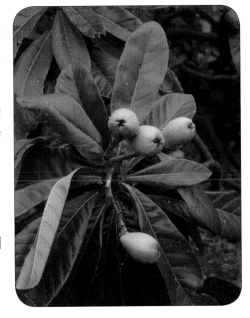

樱桃
（樱桃核）

【基　　源】　樱桃核为蔷薇科植物樱桃的果核。叶也供药用。

【性味功能】　味辛，性平。有清热透疹，解毒消疸的功能。

【主治用法】　用于疹发不畅，高热不退，咽喉肿痛，声音嘶哑，或咳嗽；消疸瘤，眼皮生瘤，灭瘢痕。用量3～9克。

【原 植 物】　灌木或乔木。叶互生，卵状椭圆形，先端渐尖，基部圆形，边缘有重锯齿，齿尖有腺点。3～6朵族生或为总状花序；花梗被短柔毛，花白色，萼筒绿色，外被短柔毛，萼片5裂；花瓣5，先端微凹缺。核果近球形，鲜红色，多汁。种子1枚。花期3～4月。果期5月。

【生境分布】　多为栽培。分布于河北、山西、河南、山东、江苏、安徽、浙江、江西、福建、湖北、广西、贵州等省区。

【采收加工】　夏季果实成熟采摘，除去果肉，取其果核，洗净，晒干。

【性状鉴别】　本品果核呈卵圆形或长圆形，先端略尖，微偏斜，基部钝圆而凹陷。表面黄白色或淡黄色，有网状纹理，两侧各有一条明显棱线。质坚硬，不易破碎。敲开果核（内果皮）有种子1枚，种皮黄棕色或黄白色，常皱缩，子叶淡黄色。气无，味微苦。

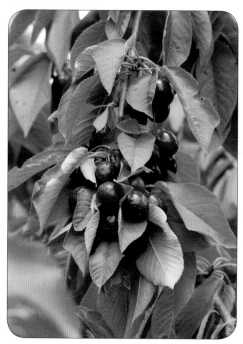

【应　　用】　1.出痘喉哑：樱桃核20枚。砂锅内焙黄色，煎汤服。2.眼皮生瘤：樱桃核磨水搽之，其瘤渐渐自消。

【附　　注】　叶味甘，性平。有透疹，解毒的功能。用于麻疹不透。外用于毒蛇咬伤。用量15～30克。外用适量，捣烂敷患处。

【基　源】　白果为银杏科植物银杏的种子；银杏叶为其干燥叶。

【性味功能】　白果：味甘、苦，性温，有毒。有敛肺、定喘，止带浊的功能。银杏叶：有敛肺，平喘，止痛的功能。

【主治用法】　白果用于痰多喘咳，带下白浊，尿频。银杏叶用于肺虚咳喘，冠心病，心绞痛。用量5～10克。

银杏
（白果，银杏叶）

【原 植 物】　别名：白果树、公孙树。高大乔木。叶扇形，先端二裂。花单性，雌雄异株；雄花序为葇花序，生于叶腋；雌花2～3生于顶端，顶端二叉分。种子核果状，卵球形，外种皮肉质，黄色，具臭味；中种皮骨质；内种皮膜质。花期4～5月，果期9～10月。

【生境分布】　我国大部分地区有栽培。

【采收加工】　白果：10月果实成熟时采收，除去外种皮，略煮后，烘干。银杏叶：6～9月采收叶片，晒干。

【性状鉴别】　品多皱褶或破碎，完整者呈扇形，长3～12厘米，宽5～15厘米。黄绿色或浅棕黄色，上缘呈不规则的波状弯曲，有的中间凹入，深者可达叶长的4/5。具二叉状平行叶脉，细而密，光滑无毛，易纵向撕裂。叶基楔形叶柄长2～8厘米。体轻。气微，味微苦。

【炮　制】　净杂质，筛去泥土。

【应　用】　1. 梦遗：白果三粒。酒煮食，连食四至五日。2. 冠心病，心绞痛：银杏叶9克，川芎、红花各15克，制糖衣片服。3. 慢性喘息气管炎：白果12克，麻黄、姜半夏各3克，款冬花、桑白皮、紫苏子各9克，黄芩、苦杏仁各6克，甘草4.5克。水煎服。4. 肺结核：白果，浸生菜油百日，早晚饭前服。

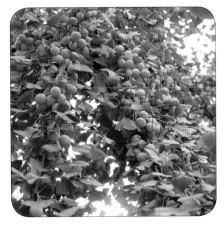

胡桃
（核桃仁）

【基　源】　本品为胡桃科植物胡桃的成熟核仁。

【性味功能】　味甘，性温。有温补肺肾，定喘，润肠的功能。

【主治用法】　用于肾虚腰痛，虚寒咳嗽，遗精阳痿，脚软，大便燥结，风肠血痢，痈疽肿毒，中耳炎等症。用量6～9克。

【原植物】　落叶乔木。叶互生，奇数羽状复叶，小叶5～9，长椭圆形，基部圆形，稍偏斜，全缘或具疏锯齿。花单性，雌雄同株；雄花黄花序下垂，花密生；雌花穗状花序生于幼枝顶端。核果近球状，内果皮骨质，有纵棱及浅刻纹。花期4～5月，果期9～10月。

【生境分布】　生于平地或丘陵地带。我国大部分地区有栽培。

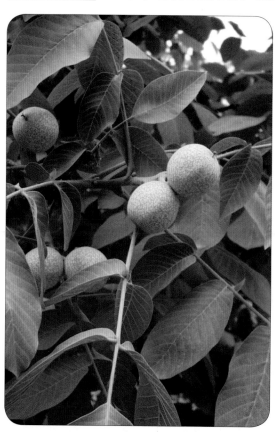

【采收加工】　秋季果实成熟时采收，除去肉质果皮，晒干，再剥去核壳。

【应　用】　1.尿路结石：核桃仁400克，油炸，冰糖适量，研磨成膏状，口服。2.皮炎、湿疹：核桃仁捣烂，研成糊状，敷患处。3.外耳道疖肿：核桃仁50克，油炸枯，研出油，纱布浸油，塞入患处。4.虚寒喘嗽，腰腿酸痛：核桃仁1千克，补骨脂0.5千克。研末，蜜调如饴服。

【附　注】　青龙衣为其肉质果皮，外用于头癣，牛皮癣，痈肿疮毒。分心木为其果实膜质中隔，用于肾虚遗精。

柠檬

【基　　源】　本品为芸香科植物黎檬的果实。

【性味功能】　果：味酸、甘，性平。有化痰止咳，生津健胃的功能。根：味辛、苦，性温。有行气止痛，止咳平喘的功能。

【主治用法】　果用于支气管炎，百日咳，食欲不振，维生素C缺乏症，中暑烦渴。根用于胃痛，疝气痛，睾丸炎，咳嗽，支气管哮喘。水煎服。用量鲜果 15 ～ 30 克，根 30 ～ 60 克。

【原植物】　小乔木或灌木，具尖锐刺。单数复叶互生，宽椭圆形或长圆形，先端圆钝，边缘有钝齿；翼叶在春梢上为线形或仅有痕迹，夏梢上叶翼叶较明显。花簇生或单生叶腋，3 ～ 5 朵组成总状花序；花萼 5 裂；花瓣 5，淡紫色，内面白色。柑果扁圆形至圆球形，果皮薄，光滑，淡黄或橙红色，稍难剥离，瓢囊 9 ～ 11，果肉淡黄或橙红色，味极酸，瓢囊壁厚且韧。种子长卵形，细小，平滑无棱。花期 4 ～ 5 月。果期 9 ～ 10 月。

【生境分布】　生于较干燥坡地或河谷两岸坡地。分布于福建、台湾、湖南、广东、广西和贵州西南部、云南南部。

【采收加工】　果秋冬季熟时采收，鲜用或切开晒干。根全年可采，鲜用或切片晒干。

【性状鉴别】　本品近圆形或扁圆形，长约 4.5 厘米，直径约 5 厘米，一端有短果柄，长约 3 厘米，另端有乳头状突起。外表面黄褐色，密布凹下油点。纵剖为两瓣者，直径 3 ～ 5 厘米，瓢囊强烈收缩。横剖者，果皮外翻显白色，瓢翼 8 ～ 10 瓣，种子长卵形，具棱，黄白色。质硬，味酸、微苦。

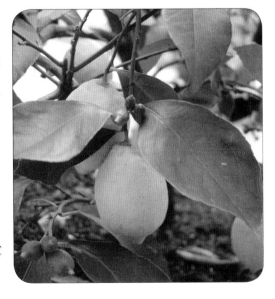

【炮　　制】　鲜用或切片晒干。

【应　　用】　1. 支气管炎，百日咳：柠檬果实适量，煎水服。2. VC缺乏症：柠檬果加冰糖煮食。

番木瓜

【基　　源】　本品为番木瓜科物番木瓜的果实。

【性味功能】　味甘，性平。有消食健胃，滋补催乳，舒筋通络的功能。

【主治用法】　用于脾胃虚弱，食欲不振，乳汁缺少，风湿关节疼痛，肢体麻木，胃、十二指肠溃疡疼痛。用量9～15克。

【原植物】　乔木。有乳汁，茎不分枝或于损伤处抽出新枝，有螺旋状排列粗大的叶痕。叶大，近圆形，聚生茎顶，叶柄长60厘米以上，中空；叶片掌状，常7～9深裂，裂片羽状分裂。花乳黄色，单性，雌雄异株或两性花，排列成长达1米下垂的圆锥花序，聚生，花冠管柔弱，雌花单生或数朵花排成伞房花序，萼片中部以下合生，花瓣5，披针形而旋扭，分离，近基部合生，浆果大型，长圆形，长达30厘米，熟时橙黄色；果肉厚，黄色，内壁着生多数黑色种子。花期全年。

【生境分布】　原产热带美洲。分布于福建、台湾、广东、广西、海南、云南等省区均有栽培。

【采收加工】　全年可采摘，生食或熟食，或切片晒干。

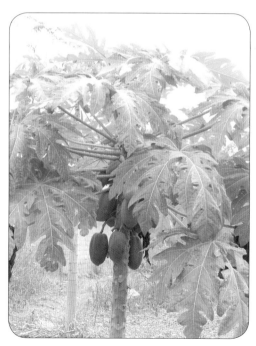

【性状鉴别】　本品浆果较大，长圆或矩圆形，成熟时棕黄或橙黄色，有10条浅纵槽，果肉厚，有白色浆汁，内壁着生多数黑色种子，椭圆形，外方包有多浆、淡黄色假种皮，长6～7毫米，直径4～5毫米，种皮棕黄色，具网状突起。气特，味微甘。

【炮　　制】　食或熟食，或切片晒干。

【应　　用】　1. 乳汁缺少：鲜木瓜250克，猪蹄1个（或鲜鱼250克），炖汤服。2. 胃、十二指肠溃疡疼痛：番木瓜9～15克，鲜食。

榛子

【基　　源】　本品为桦木科植物榛的种仁。

【性味功能】　味甘，性平。有益气健脾，调中开胃，养肝明目的功能。

【主治用法】　用于病后体弱，脾虚泄泻，食欲不振，咳嗽。煎汤 30 ~ 60 克，或研细末服，也可炒食果仁。

【原植物】　别名：榗子、平榛、山板栗。落叶灌木或小乔木，高 1 ~ 7 米。叶互生；阔卵形至宽倒卵形，长 5 ~ 13 厘米，宽 4 ~ 7 厘米，先端近截形而有锐尖头，基部圆形或心形，边缘有不规则重锯齿，上面无毛，下面脉上有短柔毛；叶柄长 1 ~ 2 厘米，密生细毛；托叶小，早落。花单性，雌雄同株，先叶开放；雄花成葇荑花序，圆柱形，长 5 ~ 10 厘米，每苞有副苞 2 个，苞有细毛，先端尖，鲜紫褐色，雄蕊 8，药黄色；雌花 2 ~ 6 个簇生枝端，开花时包在鳞芽内，仅有花柱外露，花柱 2 个，红色。小坚果近球形，直径 0.7 ~ 1.5 厘米，淡褐色，总苞叶状或钟状，由 1 ~ 2 个苞片形成，边缘浅裂，裂片几全缘，有毛。花期 4 ~ 5 月，果期 9 ~ 10 月。

【生境分布】　生于山地阴坡丛林间，分布于东北、华北及陕西、甘肃等地。本品变种川榛的种仁同等入药。分布于四川、湖南、湖北、江西、浙江等地。

【采收加工】　9 ~ 10 月果实成熟时及时采摘，晒干后除去总苞及果壳。

【应　　用】　1. 病后体虚，食少疲乏：榛子 60 克，山药 50 克，党参 12 克，陈皮 10 克，榛子去皮壳洗净；山药洗净取净肉切小块；党参、陈皮以水 500 毫升，文火煮 30 分钟，去渣取汁。以药汁煮榛子肉、山药块，小火熬熟食用。2. 健脑益智：榛子 500 克，食油、白糖各适量。榛子去壳取仁；食油入锅中烧滚，将榛仁倒入热油锅中，迅速翻炒至色黄质酥，用漏勺捞出沥出余油，置碗中，趁热拌入白糖即可。3. 明目健脑：榛子 500 克，盐 10 克，榛子去壳，保留红色内皮，以清水洗净晾干；盐入少量温水中化开；将锅烧热，倒入榛仁快速翻炒，半熟时倒入盐水，再炒至水分收干，香酥干脆即可出锅，晾凉食用。

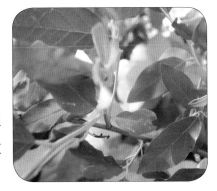

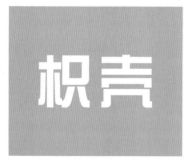

枳壳

【基　源】　本品为芸香料植物代代花的果实。

【性味功能】　味苦、辛、酸,性微寒。有行气宽中,消食,化痰的功能。

【主治用法】　用于胸腹满闷,腹胀腹痛,食积不化,痰饮内停,胃下垂,脱肛,子宫脱垂等症。用量3～9克。孕妇慎用。

【原植物】　常绿灌木或小乔木。单身复叶互生,叶柄有宽倒心形;叶革质,椭圆形或卵状长圆形,边缘具波状锯齿,有半透明油腺点。花单生或数朵簇生于叶腋;花萼杯状,顶端5裂,具缘毛,花后花萼增长变厚;花瓣5,长圆形,白色;柑果近扁球形,橙黄色(留在树上的果实至次年夏间又转为污绿色),有增大的宿存花萼,顶端有一圈环纹;瓤囊约10瓣。花期5～8月。果期11～12月。

【生境分布】　生于丘陵、低山地带、江河湖沿岸或平原。主产于江苏、安徽、台湾、福建的低山地区。

【采收加工】　7～8月摘取未成熟的绿色果实,自中部横切两瓣,晒干或烘干。

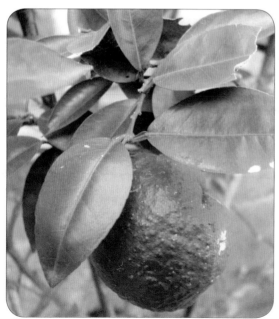

【性状鉴别】　加工后药材呈半球形,直径3～4厘米;表面绿黄色或灰黄棕色,有网状皱纹,果柄基有残存宿萼;外层果皮厚0.5～1厘米,略向外翻,瓤囊9～11瓣,每瓣有未熟种子1至数粒,中轴宽4～8毫米。味苦酸。

【应　　用】　1. 子宫下垂:枳壳15克,升麻3克。水煎服。

2. 小儿秘涩:枳壳(煨、去瓤)、甘草各3克。以水煎服。

荔枝（荔枝核）

【基　　源】　本品为无患子科植物荔枝的种子

【性味功能】　味甘、涩，性温。有理气，祛寒，散结止痛的功能。

【主治用法】　用于胃脘痛，疝气痛，妇女气滞血瘀，腹痛。用量 4.9～9 克。

【原植物】　常绿乔木。双数羽状复叶互生；革质，长椭圆形，先端渐尖，基部楔形，全缘。圆锥花序顶生，绿白色或淡黄色，杂性；花被杯状，4 裂，密被锈色柔毛。核果卵圆形，果皮干硬而薄，有瘤状突起，红色。种子外被白色假种皮，肉质。种子长圆形，有光泽。花期 2～3 月。果期 6～7 月。

【生境分布】　福建、广东、海南、广西、四川等省区有栽培。

【采收加工】　6～7 月果皮变红时采摘，除去果皮及果肉，晒干。

【炮　　制】　荔枝核：除去杂质，洗净，干燥。用时捣碎。盐荔枝核：取净荔枝核，捣碎后照盐水炙法炒干。

【应　　用】　1. 血气刺痛：荔枝核烧存性 25 克，香附 50 克，研末，盐酒送下。2. 疝气，睾丸炎：荔枝核、陈皮、小茴香。研末糊丸，空心酒服。3. 心腹胃脘久痛：荔枝核 3 克，木香 2.4 克。研末，水调服。4. 脾虚久泻：荔枝核、大枣各 7 枚，山药、鸡内金各 6 克，水煎服。

【附　　注】　荔枝根及果肉也供药用。根有消肿止痛的功能。果肉味甘，酸，性温。有益气补血的功能。用于病后体虚，脾虚久泻，血崩等。

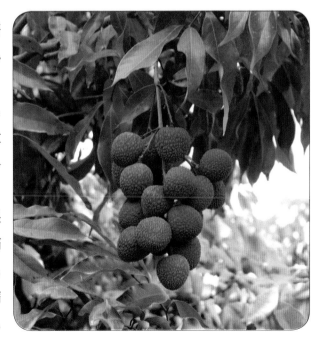

龙眼
（龙眼肉）

【基　　源】　本品为无患子科植物龙眼的假种皮。

【性味功能】　味甘，性温。有补心脾，益气，益血，安神的功能。

【主治用法】　用于病后体虚，神经衰弱，健忘，心悸，失眠，食少体倦，贫血，便血，月经过多等。用量 10～15 克。

【原植物】　别名：桂圆、桂圆肉。常绿大乔木。双数羽状复叶，互生，小叶 2～6 对，革质，长椭圆形或长椭圆状披针形，先端钝尖或钝，基部偏斜，全缘或波状。顶生或腋生圆锥花序，密生锈色星状毛；花瓣 5，淡黄色。核果球形，果皮薄，干后近木质，黄褐色。种子球形，黑色有光泽，外有白色、肉质、甜味的假种皮。花期 3～4 月。果期 7～9 月。

【生境分布】　生于热带和亚热带，栽培。分布于福建、台湾、广东、广西、云南、贵州、四川等省区。

【采收加工】　7～9 月果实成熟时采收，去果皮及核，晒干。

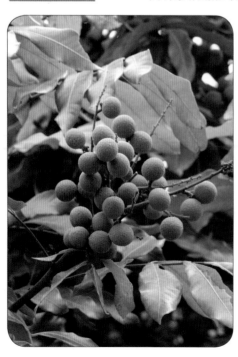

【炮　　制】　烘干或晒干，剥去果皮，取其假种皮。或将果实入开水中煮 10 分钟，捞出摊放，使水分散失，再烤一昼夜，然后剥取假种皮；晒干。

【应　　用】　1. 神经衰弱：龙眼肉、黄芪、白术、党参、茯神、酸枣仁各 9 克，当归 6 克，广木香 1.5 克（后下），远志 3 克，炙甘草、生姜各 4.5 克，红枣 15 克。水煎服。2. 崩漏，久泻：龙眼肉 30 克，大枣 15 克。水煎服。3. 血小板低，贫血：龙眼肉 9 克，花生米（连红衣）15 克。水煎服。4. 产后血虚，浮肿：龙眼肉、生姜、大枣。水煎服。

橄榄（青果）

【基　　源】　本品为橄榄科植物橄榄的果实。

【性味功能】　味甘、酸，性平。有清热解毒，利咽，生津的功能。

【主治用法】　用于咽喉肿痛，暑热烦咳，肠炎腹泻，预防脑膜炎；用量3～9克。鲜果汁用于河豚、鱼、蟹中毒，用量不限。

【原植物】　常绿乔木。树干有胶黏性芳香树脂。单数羽状复叶互生，小叶9～15对生，革质，椭圆状披针形，先端渐尖，基部偏斜，全缘。圆锥花序顶生或腋生；花小，两性或杂性；花萼杯状，3～5裂；花瓣3～5，白色或绿白色，花盘明显。核果卵状纺锤形，青绿色或黄绿色，光滑；果核坚硬，纺锤形，有棱及槽。花期5～7月。果期8～11月。

【生境分布】　栽培于杂木林中或山坡上。分布于福建、台湾、广东、广西、海南、四川及云南等省区。

【采收加工】　秋季果实成熟时采摘，生用或晒干或阴干。

【炮　　制】　洗净，鲜用或用微火烘干。

【应　　用】　1. 细菌性痢疾：鲜青果100克，水煎服。2. 唇裂生疮：青果。炒黄，研末，油调涂患处。3. 咽喉肿痛：鲜青果、鲜莱菔子，水煎服。4. 湿疹皮炎，女阴溃疡，渗出性红斑：青果捣烂，文火煎煮，用滤液湿敷患处。

【附　　注】　根味淡，性平。有舒筋活络，祛风除湿的功能。用于风湿腰腿酸痛，产后风瘫，手脚麻木。用量9～15克。

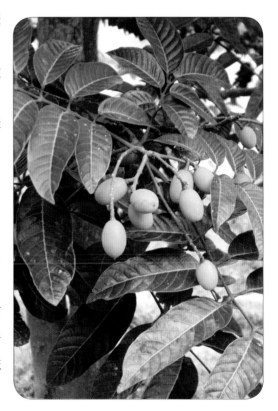

乌榄

【基　　源】　本品为橄榄科植物乌榄的果实，干燥根和叶亦供药用。

【性味功能】　根味淡，性平。有舒筋活络，祛风除湿的功能。叶微苦、微涩，性凉。有清热解毒，消肿止痛的功能。

【主治用法】　根用于风湿腰腿痛，手足麻木；用量 15 ～ 30 克。叶用于感冒，上呼吸道炎，肺炎，多发性疖肿；用量 9 ～ 18 克。

【原 植 物】　别名：木威子、黑榄。常绿大乔木。树皮灰白色。单数羽状复叶，小叶 15 ～ 11 片，矩圆形或卵状椭圆形，先端锐尖，基部偏斜，全缘，上面网脉明显，下面平滑。花白色。圆锥花序顶生或腋生，花萼杯状，3 ～ 5 裂；花瓣 3 ～ 5，长约为萼片 3 倍；雄蕊 6。核果卵形或椭圆形，两端钝，成熟时紫黑色。花期夏季。

【生境分布】　生于低海拔山地林中。分布于我国南部地区。

【采收加工】　全年可采收根部，切片晒干。秋季采收叶晒干。

【性状鉴别】　本品核果呈卵状长圆形，表面棕褐色。果核长纺锤状腰鼓形，

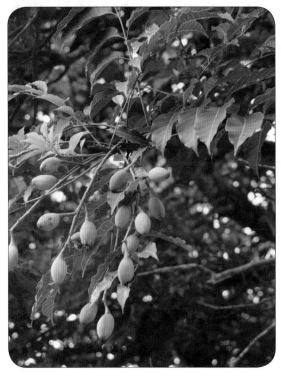

两端锐尖，表面浅褐色，凹凸不平，具 3 条明显的纵棱纹，细棱间又各具不甚明显的粗棱。先端具 3 个眼点，每一眼点两侧各具一弧形细纵沟，直达种子中下部，2 条细沟向相反方向弯曲。

【炮　　制】　采摘，去杂质，晒干。

【应　　用】　1. 上呼吸道炎，肺炎，多发性疖肿：乌榄叶切碎，水煎浓缩成浸膏，再制成片剂，口服。2. 风湿腰腿痛：乌榄根 15 克。水煎服；并研末，油调涂敷腰腿痛处。

余甘子

【基　源】 本品为大戟科植物余甘子的果实。

【性味功能】 味甘、酸、涩，性凉。有清热凉血，消食健胃，生津止咳的功能。

【主治用法】 用于高血压，消化不良，咳嗽，喉痛，口干，烦渴，牙痛，维生素 C 缺乏症。用量 3～9 克。多入丸散服。

【原植物】 别名：柚柑、滇橄榄。落叶灌木。单叶互生，密集为二列，形似羽状复叶；先端钝，基部圆或偏斜，全缘。花单性，雌雄同株，花小，黄色，3～6 朵呈团伞花序，簇生叶腋，每花簇有 1 朵雌花和数朵雄花。蒴果球形或扁圆形，淡黄色或紫红色，6 棱，干后裂成 6 片。种子 6，褐色，稍 3 棱形。花期 4～5 月。果期 9～11 月。

【生境分布】 生于林下、灌丛中或山坡阳处。分布于福建、台湾、广东、广西、四川、贵州、云南等省、自治区。

【采收加工】 秋季果实成熟时采收，除去杂质，晒干。

【形状鉴别】 本品呈球形或扁球形。表面棕褐色至墨绿色，有浅黄色颗粒状突起，具皱纹及不明显的 6 棱，果梗约 1 毫米。外果皮厚 1～4 毫米，质硬而脆。内果皮黄白色，硬核样，表面略具 6 棱，背缝线的偏上部有数条筋脉纹，干后可裂成 6 瓣。种子 6，近三棱形，棕色。气微，味酸涩。

【应　用】 1. 喉热，咽喉炎：鲜余甘子，含嚼。2. 高血压，高血脂：余甘子，水煎服。3. 糖尿病：余甘子，嚼服。4. 感冒发热、咳嗽、口干烦渴：鲜余甘子 30 枚，水煎服。

【附　注】 其根、叶亦供药用。味辛，性平。根用于高血压，胃痛，肠炎，淋巴结结核。叶用于水肿，皮肤湿疹，用量 9～18 克。

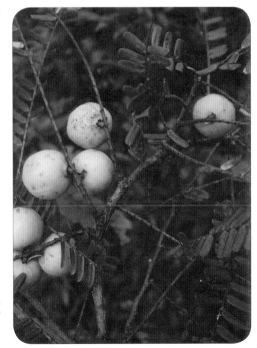

阳桃

【基　　源】　本品为酢浆草科植物阳桃，以根、枝叶、花及果实入药。

【性味功能】　根味酸、涩，性平。有涩精，止血，止痛的功能。枝性凉。有祛风利湿，消肿止痛的功能。花味甘，性平。有清热的功能。果实有生津止咳的功能。

【主治用法】　根用于遗精，鼻衄，慢性头痛，关节疼痛。枝叶用于风热感冒，急性胃肠炎，小便不利，产后浮肿；外用于跌打损伤，痈疽肿毒。果实用于风热咳嗽，咽喉痛，脾脏肿大，疟疾。用量 15 ～ 30 克。外用适量。

【原植物】　常绿乔木。单数羽状复叶，互生；叶柄及总轴被短柔毛；小叶 5 ～ 11，叶卵形或椭圆形，先端短尖，基部圆截形，全缘，圆锥花序生于茎枝上；花小，钟形，萼片 5，红紫色；花瓣 5，白色或淡紫色。浆果肉质，绿色有 5 翅状棱角。花期 5 ～ 10 月。果期 6 ～ 11 月。

【生境分布】　福建、台湾、广东、海南、广西、云南等省区有栽培。

【采收加工】　根、枝叶全年均可采。花春末夏初采摘。果实秋季采摘，鲜用或晒干。

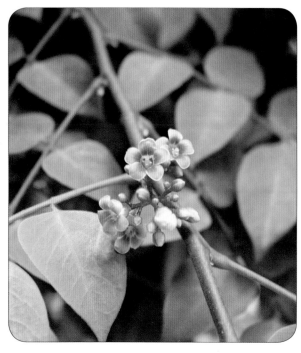

【性状鉴别】　浆果卵状或椭圆状，长 5 ～ 8 厘米，淡黄绿色，光滑，具 3 ～ 5 翅状棱。

【炮　　制】　采果后鲜用或晒干

【应　　用】　1. 慢性头痛：鲜阳桃根 30 克，豆腐 200 克共同炖服。2. 跌打损伤，痈疽肿毒：鲜阳桃叶适量捣烂敷患处。能止血，止痛，散热拔毒。

【基　　源】　本品为红豆杉科植物榧树的干燥成熟种子。

【性味功能】　味甘，性平。有杀虫消积，润燥的功能。

【主治用法】　用于虫积腹痛，小儿疳积，燥咳，便秘，痔疮等症。用量 15～30 克。

榧树（榧子）

【原植物】　乔木。叶条形，两列。花单性，雌雄异株，雄球花单生于叶腋，雄蕊多数，4～8 轮；雌球花成对着生叶腋，只 1 花发育。种子核果状，椭圆形、倒卵圆形，假种皮淡紫褐色，有白粉，顶端微凸，基部具宿存苞片。花期 4 月，种子翌年 10 月成熟。

【生境分布】　生于向阳凉爽山坡、旷地、路旁或屋边，常有栽培。分布于安徽、浙江、江西、福建、湖南及贵州等地。

【采收加工】　10～11 月采摘种子，除去假种皮，洗净，晒干。

【炮　　制】　榧子：拣净杂质，或去壳取仁，用时捣碎；炒榧子：将净仁微炒至外表褐黑，内仁黄黑，发出焦香味为度。或用砂拌炒至熟透，内呈黄色，外具焦斑，取出，筛去砂，放冷。

【应　　用】　1. 丝虫病：榧子 250 克，血余炭 50 克，研末，调蜜搓成丸，口服。2. 钩虫病：榧子 150～250 克，炒食；或榧子、使君子肉、大蒜，水煎服。3. 大便秘结，小儿疳积：榧子，研末，水冲服。或炒食。4. 蛔虫病、蛲虫病：榧子、使君子、大蒜，水煎服。5. 绦虫病：榧子去皮，槟榔，南瓜子。共炒食。

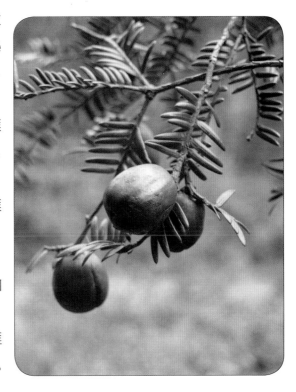

海松子

【基　　源】　本品为松科植物红松的种子。

【性味功能】　味甘，性温。有滋阴润肺，息风，滑肠的功能。并有润泽皮肤，敷荣毛发的功能。

【主治用法】　用于肺燥干咳，大便虚秘，诸风头眩，骨节风，风痹。用量4.5～9克，煎汤；或入膏、丸；或嚼服。

【原 植 物】　常绿针叶乔木。幼树树皮灰红褐色，皮沟不深，近平滑，鳞状开裂，内皮浅驼色，裂缝呈红褐色，大树树干上部常分权。心边材区分明显。边材浅驼色带黄白，常见青皮；心材黄褐色微带肉红，故有红松之称。枝近平展，树冠圆锥形，冬芽淡红褐色，圆柱状卵形。针叶5针一束，长6～12厘米，粗硬，树脂道3个，叶鞘早落，球果圆锥状卵形，长9～14厘米，径6～8厘米，种子大，倒卵状三角形。花期6月，球果翌年9～10月成熟。

【生境分布】　生长于湿润的缓山坡或排水良好的平坦地，多与阔叶树成混交林。分布于东北。

【采收加工】　果熟后采收，晒干，去硬壳，取出种子。

【性状鉴别】　种子倒卵状三角形，无翅，红褐色，长1.2～1.6厘米，宽7～10毫米。种皮坚硬，破碎后或可见种仁，卵状长圆形，先端尖，淡黄色或白色。有松脂样香气，味淡有油腻感。

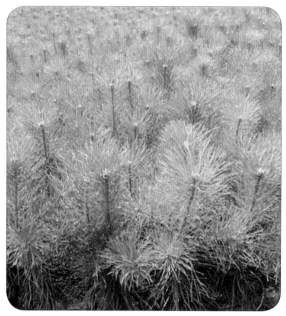

【应　　用】　1.肠燥便秘：可以本品配柏子仁、火麻仁等分同研，熔白蜡为丸，黄芪汤送服。2.肺燥咳嗽：与胡桃仁共捣成膏状，加熟蜜，饭后米汤送服。

【注　　意】　脾虚便溏，湿痰者禁用。

槟榔

【基　　源】　本品为棕榈科植物槟榔的种子。

【性味功能】　苦、辛，性温。有消积驱虫，降气行水的功能。

【主治用法】　用于食积腹痛，泻痢后重，蛔虫病，疟疾，水肿胀满，脚气肿痛。用量3～9克。

【原 植 物】　高大常绿乔木。羽状复叶丛生于茎端，总叶轴三棱形，有长叶鞘，小叶片多数，披针形或线形，先端有分裂。肉穗花序生于最下叶鞘束下，有黄绿色佛焰苞状大苞片；花单性，雌雄同株；雌花较大而少，花被6。坚果卵圆形，花被宿存，橙黄色。花期3～8月。果期12月至翌年2月。

【生境分布】　栽培于阳光充足、湿度大的林间或村旁。分布于福建、台湾、广东、海南、广西、云南等地区。

【采收加工】　冬、春季果熟时采摘，剥下果皮，取其种子，晒干。剥下果皮，晒干捶松，为大腹皮。

【炮　　制】　槟榔：拣去杂质，以清水浸泡，按气温情况换水，至泡透为止，捞起，切片，晾干。或取拣净的槟榔打碎如豆粒大，亦可。炒槟榔：取槟榔片置锅中，文火炒至微微变色，取出，放凉。焦槟榔：用武火把槟榔片炒至焦黄色时，喷洒清水，取出，放凉。

【应　　用】　1. 青光眼：槟榔片，水煎液，滴眼。2. 蛔虫病、绦虫病、钩虫：鲜槟榔切片，水煎服。3. 心脾疼：槟榔，高良姜，焙干，研末，米饮调下。4. 血痢：槟榔3克，芍药50克，当归15克，大黄、黄芩、黄连、木香各4.5克，研末，水煎温服，每次15克。

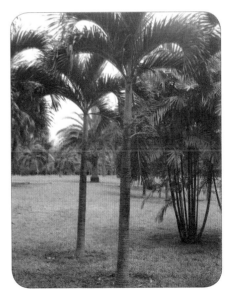

【附　　注】　槟榔的果皮捶松后亦做药，称大腹皮，味辛，性微温。有下气宽中，行水的功能。用于胸腹胀闷，泄泻尿少，水肿，脚气等。用量4.5～9克。

大腹皮

【基　　源】　本品为棕榈科植物槟榔的果皮。

【性味功能】　味辛，性微温。有行气导滞，利水消肿的功能。

【主治用法】　用于湿阻气滞，脘腹胀闷，大便不爽，水肿胀满，脚气浮肿，小便不利。内服，煎汤，用量6～9克，或入丸剂；外用煎水洗或研末调敷。外用适量。

【原 植 物】　见槟榔条。

【生境分布】　生长于无低温地区和潮湿疏松肥沃的土壤、高环山梯田。分布于海南、广西、云南等地。

【采收加工】　冬季至次春采收未成熟的果实，煮后干燥，纵剖两瓣，剥取果皮，习称"大腹皮"；春末至秋初采收成熟果实，煮后干燥，剥取果皮，打松，晒干，习称"大腹毛"。

【炮　　制】　大腹皮：除去杂质，洗净，切段，干燥；大腹毛：除去杂质，洗净，干燥。

【应　　用】　1. 脚气肿满，二便秘涩：大腹皮、槟榔、郁李仁（汤浸去皮炒）

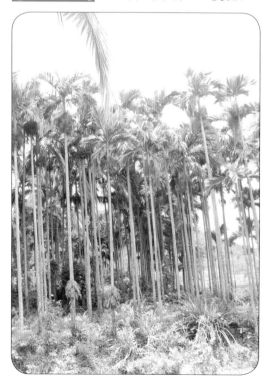

各30克，木通、桑白皮、牵牛子（炒）各60克，木香15克，为散。每服12克，入姜、葱白，水煎服。2. 头面四肢肿满，心腹膨胀，上气喘气：大腹皮、桑白皮、陈皮、姜皮、茯苓皮各等分，为散。每服10克，水煎服。3. 肝硬化腹水消胀：大腹皮30克，香橼、莱菔子、神曲各20克，厚朴、鸡内金各15克，砂仁10克，干蟛蜞10个焙，益母草100克，水煎300毫升，每日1剂，分2次服，15日为1个疗程。

【注　　意】　本品辛散耗气，气虚者慎用。

椰子

【基　　源】　本品为棕榈科植物椰子的果肉汁和果壳。其根皮，胚乳亦做药用。

【性味功能】　味甘，性温。肉汁：有补虚，生津，利尿，杀虫的功能。果壳：益气，祛风，利湿止痒的功能。根皮：有止血、止痛的功能。

【主治用法】　肉汁用于心脏性水肿，口干烦渴，杀姜片虫；果壳外用于体癣，脚癣。根皮用于止血，止痛。用量，椰汁或椰肉均适量。根外用适量。

【原植物】　植株高大，乔木状，高 15～30 米。茎粗壮，直立，不分枝，有环状叶痕。叶簇生于茎顶，叶柄粗壮，叶片羽状全裂；外向折叠，革质，线状披针形，先端渐尖。花序腋生，多分枝；佛焰苞纺锤形，厚木质，老时脱落；雄花萼片 3，鳞片状；花瓣 3，卵状长圆形；雌花基部有小苞片数枚，萼片阔圆形；花瓣与萼片相似，但较小。果卵球状或近球形，顶端微具三棱，外果皮薄，中果皮厚纤维质，内果皮木质坚硬，基部有 3 孔，果腔含有胚乳（即果肉），胚和汁液。花果期主要在秋季。

【生境分布】　生于气温较高的沿河及溪谷两岸，在我国栽培于福建、台湾、广东、海南及云南等地区。

【采收加工】　果实成熟时采集，随时取肉汁及果壳。根皮全年可采。

【应　　用】　1. 心脏性水肿：椰子汁适量口服。服后尿量增多，体重逆减，尿钠排出量增加。

2. 姜片虫：成人于早晨空腹口服半个至 1 个椰子，先饮汁，后吃椰肉，3 小时后进食。

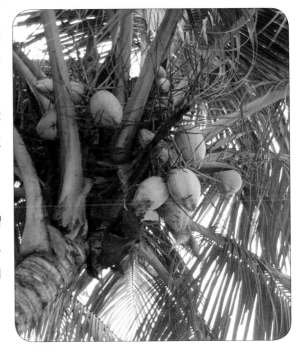

菠萝蜜

【基　　源】　本品为桑科植物菠萝蜜的果仁。

【性味功能】　味甘,性平。有滋养益气,生津止渴,通乳的功能。

【主治用法】　用于产后乳少或乳液不通,脾胃虚弱。用量60～100克。炖肉服或水煎服。

【原植物】　别名:树菠萝。常绿乔木,有乳汁。叶互生,厚革质,椭圆形或倒卵形,全缘,不裂或幼枝上的叶3裂,无毛。花多数,雌雄同株;雄花序顶生或腋生,圆柱形,花被片2,雄蕊1;雌花序圆柱形或长圆形,生树干或主枝,花被管状。聚花果,有六角形瘤状突起。花期2～3月。果期9～10月。

【生境分布】　福建、台湾、广东、海南、广西和云南东南部等省区。

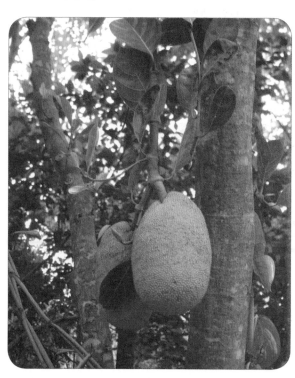

【采收加工】　夏、秋间成熟时采收。多用鲜者。

【应　　用】　1.产后乳少或乳汁不通:种仁100～400克,炖肉服,或水煎服,并食果仁。2.皮肤溃疡:菠萝蜜叶,研磨粉末敷创伤。3.疮疖红肿或疮疖红肿引起的淋巴结炎:鲜菠萝蜜树液涂患处。

【附　　注】　其果实、叶及树液也供药用。果实:味甘、微酸,性平,无毒。有止渴除烦,醒酒,益气的功能。用于止渴、醒酒。叶:有消肿解毒的功能。

无花果

【基　　源】　本品为桑科植物无花果的干燥果实。

【性味功能】　味甘，性凉。有润肺止咳，清热健胃，清肠的功能。

【主治用法】　用于肠炎，痢疾，便秘，痔疮，咽喉肿痛，咳喘，外用于痈疮疥癣。用量 15 ～ 30 克。外用适量。

【原植物】　落叶小乔木，高 10 米，具乳汁，多分枝。叶互生，厚革质，倒卵形或近圆形，顶端钝，基部心脏形，边缘 3 ～ 5 裂，少有不分裂者，掌状叶脉明显。隐头花序；花单性同株，小花白色，极多数，着生于总花托的内壁上；花托单生于叶腋间，有短梗，梨形，肉质而厚。花柄细长，花被线形，雄蕊丝状，雌花广线形。瘦果三棱状卵形。花期 6 ～ 8 月，果期 9 ～ 11 月。

【生境分布】　全国各地多有栽培。

【采收加工】　夏、秋季采收未成熟青色花序托，放于沸水内烫过，立即捞起，晒干或烘干。

【性状鉴别】　干燥的花托呈倒圆锥形或类球形。表面淡黄棕色至暗棕色、青黑色，有波状弯曲的纵棱线；顶端稍平截，中央有圆形突起，基部较狭，带有果柄及残存的苞片。质坚硬，横切面黄白色，内壁着生众多细小瘦果，有时上部尚见枯萎的雄花。瘦果卵形或三棱状卵形，长约 1 ～ 2 毫米，淡黄色，外有宿萼包被。气微，味甜。

【应　　用】　1. 肠炎，痢疾：无花果 7 枚，水煎服。2. 肺燥干咳，声哑：无花果 15 克，冰糖水煎服。3、痈肿：无花果叶，煎水熏洗患处。

【附　　注】　其根及叶亦供药用。味淡、涩，性平。有散瘀消肿，止泻的功能。用于肠炎，腹泻；用量 15 ～ 30 克。外用于痈肿，煎水熏洗患处。肠炎，小儿腹泻：无花果叶 15 克，水煎加红糖适量服。

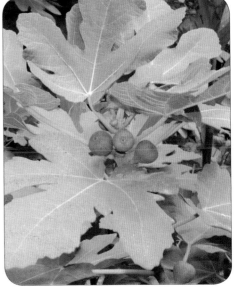

花椒

【基　　源】 本品为芸香科植物花椒的果皮。

【性味功能】 味辛，性温。有温中止痛，杀虫止痒的功能。

【主治用法】 用于脘腹冷痛，呕吐泄泻，虫积腹痛；外治湿疹，阴痒。内服：3～6克，煎服。外用：适量。

【原植物】 别名：川椒、红椒、蜀椒。小乔木。茎上有皮刺及皮孔。奇数羽状复叶互生，有小叶翼；小叶5～9，对生，纸质，卵形或卵状长圆形。顶生聚伞状圆锥花序，单性异株。果球形，自顶端沿腹背缝线开裂，成基部相连的两瓣状，红色至紫红色，极皱缩，外面密生疣状突起的腺体。种子圆球形，黑色，有光泽。花期3～5月。果期7～10月。

【生境分布】 生于山坡灌木丛或路旁，栽培于庭园。分布于河北、甘肃、陕西、河南、山东、江西、湖北、湖南、广东、广西及西藏等省治区。

【采收加工】 秋季果实成熟时采摘，晒干。

【性状鉴别】 干燥果皮（又名：红花椒、红椒、大红袍）腹面开裂或背面亦稍开裂，呈两瓣状，形如切开之皮球，而基部相连，直径4～5毫米；表面红紫色至红棕色，粗糙，顶端有柱头残迹，基部常有小果柄及1～2个未发育的心皮，呈颗粒状，偶有2～3个小蓇葖果并生于果柄尖端。有时可见残留的黑色种子。果皮革质，具特殊的强烈香气，味麻辣而持久。以鲜红、光艳、皮细、均匀、无杂质者为佳。

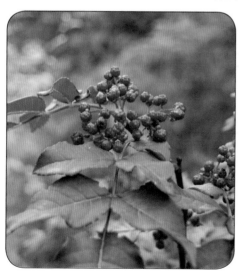

【炮　　制】 除去果柄及种子（椒目）。置锅内炒至发响、油出，取出，放凉。

【应　　用】 1. 脘腹冷痛：花椒、干姜各6克，党参12克，加糖温服。2. 寒湿泄泻：花椒、苍术、陈皮、木香。水煎服。3. 虫积腹痛：花椒、生姜、榧子。水煎服。4. 皮肤湿疹瘙痒：花椒、地肤子、苦参、白矾。煎水熏洗。

青椒
（花椒）

【基　源】　本品为芸香科植物青椒的干燥成熟果皮。

【性味功能】　味辛，性温。有温中助阳，散寒燥湿，止痒，驱虫的功能。

【主治用法】　用于脘腹冷痛，呕吐，腹泻，阳虚痰喘，蛔虫症，蛲虫病。外用于皮肤瘙痒、疮疥等。用量3～6克。水煎服。

【原植物】　别名：香椒子、天椒、山椒、川椒、香花椒。小灌木，生硬皮刺。奇数羽状复叶，互生，叶轴具狭窄的翼，中间下陷成小沟状，小叶15～21，对生或近对生，不对称卵形至椭圆状披针形，先端急尖，有钝头，基部楔形，有时歪斜不整齐，边缘有细钝锯齿，齿间有腺点，小叶柄极短。伞房状圆锥花序顶生，单性，雌雄异株或杂性，花小而多；花萼5；花瓣5，青色。果草绿色至暗绿色，有细皱纹，腺点色深呈点状下陷，先端有极短的喙状尖。种子卵圆形，黑色，有光泽。花期8～9月，果期10～11月。

【生境分布】　生于林缘、灌木丛中或坡地石旁。分布于辽宁、河北、河南、山东、江苏、安徽、浙江、江西、湖南、广东、广西等地。

【采收加工】　秋季果实成熟时采摘，晒干。

【性状鉴别】　本品为1～3个球形分果。每一分果直径3～4毫米，顶端具短小喙尖。外表面草绿色、黄绿色或棕绿色，有网纹及多数凹下的油点。内果皮灰白色。果柄无毛茸。果皮质薄脆，气清香，味辛微甜。以粒大、色紫红、香气浓烈者为佳。

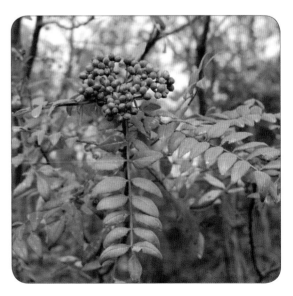

【炮　制】　除去杂质，晒干。

【应　用】　同花椒。

辣椒

【基　源】　本品为茄科植物辣椒的果实，其根茎枝也入药。

【性味功能】　果：味辛，性热。有温中散寒，健胃消食的功能。根：有活血消肿的功能。

【主治用法】　果：用于胃寒疼痛，胃肠胀气，消化不良；外用于冻疮，风湿痛，腰肌痛。根：外用于冻疮。外用适量，煎水患处。对胃及十二指肠溃疡、急性胃炎、肺结核及痔疮患者忌用。

【原植物】　别名：辣子、红海椒、牛角椒。单叶互生；叶片卵状披针形，全缘，先端尖，基部渐窄而下延至柄。花白色或淡黄绿色，1～3朵腋生，花梗俯垂；花萼杯状，有5～7浅裂；花冠幅状，片5～7；雄蕊5个，子房上位，2室。浆果俯垂，长指状，顶端尖而稍弯，少汁液，果皮和胎座间有空隙，熟后红色。

【生境分布】　我国各地广有栽培。

【采收加工】　6～7月果红熟时采收，晒干或鲜用。

【性状鉴别】　本品为长圆锥形而稍有弯曲，基部微圆，常有绿棕色，具5裂齿的宿萼及稍粗壮而或细直的果柄。表面光滑或有沟纹，橙红色、红色或深红色，具光泽，果肉较厚。质较脆，横切面可见中轴胎座，有菲薄的隔膜

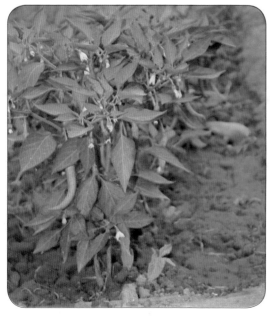

将果实分实2～3室，内含多数黄白色，扁平圆形或倒卵形种子。干品果皮皱缩，暗红色，果肉干薄。气特异，味辛辣如灼。

【炮　制】　晒干或鲜用。

【应　用】　1. 胃寒疼痛、气滞腹胀：辣椒粉拌菜吃。2. 风湿性关节炎：辣椒20个，花椒50克，先将花椒煎水，数沸后放入辣椒煮软，取出撕开，贴患处，再用水热敷。3. 冻疮：辣椒根煎水洗患处。

胡椒
（白胡椒，黑胡椒）

【基　源】　黑胡椒与白胡椒为胡椒科植物胡椒的果实。

【性味功能】　味辛，性热。有温中散寒，健胃止痛，消解毒的功能。

【主治用法】　用于胃寒呕吐，腹痛泄泻，食欲不振，癫痫痰多。外用于受寒腹痛，疟疾，冻伤，湿疹等症。用量0.6～1.5克。

【原植物】　攀援状藤本。叶互生，革质，阔卵形、卵状长圆形或椭圆形，全缘。花杂性，无花被，雌雄同株，排成与叶对生穗状花序；雄蕊2；子房上位。浆果球形，无柄，果穗圆柱状，熟时红黄色。花期4～10月。果期10月至次年4月。

【生境分布】　生于荫蔽处的树林中。分布于东南亚，海南、广西、福建、台湾、云南等省、自治区有引种栽培。

【采收加工】　黑胡椒：果实近成熟果穗基部的果实变红时，晒干。白胡椒：全部成熟时采收，擦去果肉，洗净晒干。

【炮　制】　果穗先晒，后去皮，充分晒干。

【应　用】　1. 小儿消化不良性腹泻：白胡椒粉、葡萄糖粉，水冲服。2. 牛皮癣，湿疹：白胡椒，研末，水煎外洗敷。3. 疟疾：白胡椒0.9克，研末，撒于膏药上，于发作前2小时，在第三胸椎或大椎穴处针刺几下，贴上膏药。

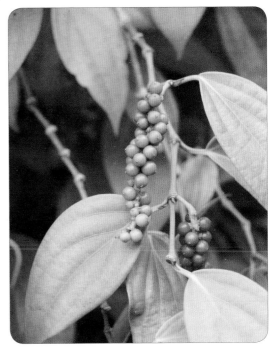

荜澄茄

【基　源】　本品为樟科植物山鸡椒的果实。

【性味功能】　味辛、微苦，性温。有温中下气，散寒止痛的功能。

【主治用法】　用于胃寒呕吐呃逆，气滞胸腹胀痛，寒疝腹痛，寒证，小便不利，小便浑浊等。用量 1.5 ～ 3 克。

【原植物】　落叶灌木或小乔木。根圆锥形，灰白色。树皮幼时黄绿色，老时灰褐色，有浓烈的姜香，小枝细长。叶互生，长圆状披针形或长椭圆形，全缘，上面亮绿色，下面灰绿色。花小，雌雄异株，花序总梗纤细，每梗顶端有苞片 4，上有 4 ～ 6 花组成小球状伞形花序；雄花花被 6，椭圆形；雌花花被 5 ～ 6，有多数不育雄蕊。浆果核果状球形，熟时黑色，果梗 3 ～ 5 毫米。花期 4 ～ 5 月。果期 7 ～ 11 月。

【生境分布】　生于向阳山坡林缘、灌丛或杂木林中。亦有栽培。分布于长江以南各省区。

【采收加工】　果实秋季成熟后采收，晒干。

【性状鉴别】　本品呈近圆球形，直径 3 ～ 6 毫米。外皮棕黑色或黑褐色，

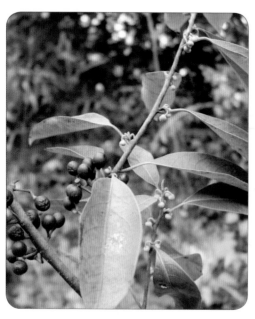

有微细的网状皱纹。果基部常可见残留的小形宿萼，具 6 齿，下连细长的果柄，均易脱落。外果皮及中果皮柔软多油，内果皮薄而坚脆。内含种子 1 粒，子叶 2 片，黄棕色，富油质，旺根细小，朝向果实的顶端。气强烈芳香。

【应　用】　1. 脾胃虚弱，气滞胸腹胀痛，不思饮食：荜澄茄 3 克，神曲。研末制丸，姜汤水送下。2. 胃寒呕吐呃逆：荜澄茄、高良姜各 3 克。水煎服。

山胡椒

【基　　源】　本品为樟科植物山胡椒的根、树皮、叶及果实入药。

【性味功能】　根味辛，性温。有祛风活络，利湿消肿的功能。树皮味苦，性寒。有清热收敛的功能。叶味辛，性平。有清热解毒，收敛止血的功能。果实味辛，性热。有温中健胃，祛风的功能。

【主治用法】　根用于风湿痹痛，劳伤失力，感冒，扁桃腺炎，咽炎，浮肿。树皮用于烫伤。叶用于疮疖，外伤出血。果实用于胃痛，气喘。用量，根30～60克。树皮、叶外用适量。果实30～60克。

【原植物】　灌木或小乔木。叶互生，近革质，宽椭圆形或狭卵形，全缘，被灰白色柔毛。伞形花序腋生，每总苞内有3～8花；雄花梗密被白色柔毛；花被片6，黄色，椭圆形；雌花花被片6，黄色。果实近球形，黑褐色。花期3～4月，果期7～8月。

【生境分布】　生于山坡，林缘或路边。分布于山西、陕西、甘肃、河南、四川及华东、中南等省区。

【采收加工】　根、树皮全年均可采，切片晒干。叶夏季采。果实秋季采摘，晒干。

【性状鉴别】　本品干燥根呈圆锥形，支根为圆柱形，弯曲而略扭转，多有支根。外表面灰棕色至灰黄色，有不规则而纵长的隆起和纵沟。栓皮较松，易于脱落。质坚硬，不易折断，折断面不平坦；横切面射线极纤细，微带芳香，味苦，皮部较木质部更苦。

【应　　用】　1.烫伤：山胡椒树皮研粉或煅存性研粉，调敷患处。2.外伤出血：山胡椒叶研粉，麻油调敷。3.中风：山胡椒果实、黄荆子，共研碎，开水冲服。

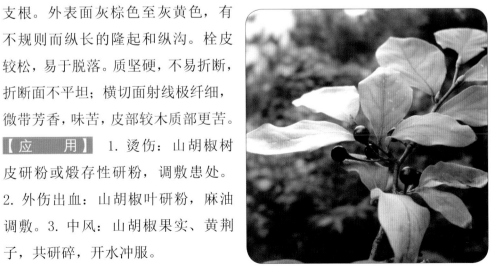

吴茱萸

【基　　源】　本品为芸香料植物吴茱萸的干燥近成熟果实。

【性味功能】　味辛、苦，性热；有小毒。有温中散寒，疏肝止痛的功能。

【主治用法】　用于脘腹冷痛，呃逆吞酸，厥阴头痛，经行腹痛，呕吐腹泻，疝痛，痛经。外治口疮。用量 1.5 ～ 4.5 克。　有小毒，阴虚火旺者忌服。

【原植物】　别名：吴茱萸、曲药子、气辣子。小乔木。单数羽状复叶对生，小叶 5 ～ 9，椭圆形或卵形，具淡褐色长柔毛及透明油点。聚伞状圆锥花序顶生，雌雄异株；花瓣 5，黄白色。蒴果五角状扁球形，暗黄绿色至褐色，粗糙，有点状突起或油点，顶端有五角星状裂隙，其部残留果梗，紫红色，有油腺点。花期 6 ～ 8 月。果期 9 ～ 11 月。

【生境分布】　生于林下或林缘。分布于陕西、甘肃及长江以南各地区。

【采收加工】　8 ～ 11 月果实未裂时，剪下果枝，晒干或微火炕干。

【性状鉴别】　本品类球形或略呈五角状扁球形，直径 2 ～ 5 毫米。表面暗绿黄色至褐色，粗糙，有多数点状突起或凹下油点。顶端有五角星状的裂隙，基部有花萼及果柄，被有黄色茸毛。质硬而脆。气芳香浓郁，味辛辣而苦。

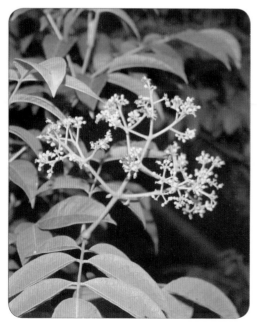

【炮　　制】　吴茱萸：除去杂质。炙吴茱萸：取甘草煎汤，去渣取汤，加入净吴茱萸，浸泡至汤液吸干为度，微火焙干。

【应　　用】　1. 高血压病：吴茱萸适量，研末，每晚醋调敷两脚心。

2. 湿疹、神经性皮炎黄水疮：吴茱萸研末，凡士林调成软膏，搽患处。

3. 慢性胃炎，胃溃疡：吴茱萸 6 克，党参 12 克，生姜 15 克，大枣 5 枚。水煎服。4. 疝痛：吴茱萸、橘核。水煎服。

八角
（八角茴香）

【基　　源】　本品为木兰科植物八角茴香的果实。

【性味功能】　味辛，性温。有温中散寒，理气止痛的功能。

【主治用法】　用于胃寒呕吐，食欲不振，疝气腹痛，肾虚腰痛。用量3～6克。

【原植物】　常绿乔木，高达20米。树皮灰褐色。叶互生或3～6簇生于枝端，叶片革质，椭圆状倒卵形或椭圆状倒披针形，长5～12厘米，宽2～4厘米，先端渐尖或急尖，基部楔形，全缘。花单生于叶腋或近顶生，花被7～12，覆瓦状排列，内轮粉红色至深红色。聚合果八角形，果扁平，先端钝尖或钝。花期4～5月，果期6～7月。

【生境分布】　生于湿润、土壤疏松的山地，多为栽培。分布于广东、广西、贵州、云南、福建、台湾等省区。

【采收加工】　秋、冬季于果实变黄时采摘，置沸水中稍烫后干燥或直接干燥。

【性状鉴别】　本品为聚合果，多由8蓇葖果组成，放射状排列于中轴上。蓇葖果外表面红棕色，有不规则皱纹，顶端呈鸟喙状，上侧多开裂；内表面淡棕色，平滑，有光泽；质硬而脆。果梗长3～4厘米，连于果实基部中央，弯曲，常脱落。每个蓇葖果含种子1粒，扁卵圆形，长约6毫米，红棕色或黄棕色，光亮，尖端有种脐；胚乳白色，富油性。气芳香，味辛、甜。

【炮　　制】　筛去泥屑种子，拣去果柄杂质。

【应　　用】　1. 阴寒腹痛，疝气：八角茴香、肉桂、生姜、沉香、乌药，煎服。2. 脘腹冷痛，呕吐食少：八角茴香、生姜，煎服。

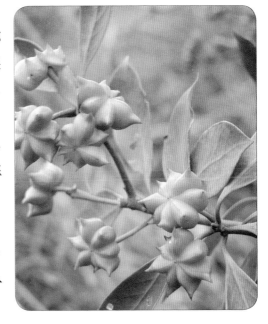

酸角

【基　源】　本品为豆科植物酸豆的果实。

【性味功能】　味甘、酸，性凉。有解热消暑，消食化积的功能。

【主治用法】　用于中暑，发热口渴，食欲不振，腹痛，小儿疳积，妊娠呕吐，便秘，疟疾，蛔虫病和抗坏血病的作用。用量 15～30 克。

【原植物】　乔木。双数羽状复叶，互生；小叶 10～20 对，长圆形，基部偏斜。总状花序顶生，花黄色或有紫红色条纹，小苞片 2，花前紧包花蕾；萼齿 4，花后反折；花瓣 5，后方 3 片发育，皱褶，前方 2 片小；荚果圆柱状长圆形，肿胀，棕褐色，直或弯拱状，有缢缩。种子 3～4，褐色，有光泽。花期 5～8 月，果期 12 至翌年 5 月。

【生境分布】　生于杂木林中，村边。我国台湾、福建、广东、海南、广西、云南等省区常见栽培。

【采收加工】　春季采摘，除去种子，晒干。

【性状鉴别】　果实长圆形，长 3～6 厘米，直径约 1.5 厘米。表面深褐色，果皮较厚，质坚硬，内含种子 3～10 枚。种子条圆形或近圆形，表面红褐色，平滑有光泽。气微，味酸。

【炮　制】　去种子，晒干。

【应　用】　1. 便秘，食欲不振，妊娠呕吐：酸角 15～30 克，煎水服或生嚼。2. 小儿疳积，蛔虫病，腹痛，疟疾：酸角 15～30 克，煎水服。3. 发热口渴，预防中暑：酸角 15～30 克，加红糖适量，泡开水冲服。

【附　注】　民间用本品作蜜饯或制成各种调味酱及泡菜。果汁加糖水是很好的清凉饮料。

茶（茶叶）

【基　　源】　本品为山茶科植物茶的芽叶。

【性味功能】　味苦、甘，性凉。有清头目，除烦渴、化痰、消食、利尿、解毒的功能。

【主治用法】　用于头痛，目昏，多睡善寐，心烦口渴，食积痰滞，疟疾，痢疾。

【原植物】　常绿乔木状灌木，高1～6米。单叶互生，质厚，长椭圆形或椭圆状披针形，先端渐尖或稍钝，基部楔形，有光泽，无毛，幼叶下面具短柔毛。花1～3朵簇生叶腋，总苞2，萼片5，宿存；花瓣5，白色，有香气；雄蕊多数，雌蕊居于中央，子房上位。蒴果，木质化，近圆形或扁三角形，暗褐色。种子卵形，淡褐色。花期10～11月，果实第二年成熟。

【生境分布】　主产我国南部山区，有栽培。

【采收加工】　4～5月初发嫩叶时，采摘。此后约一个月，第二次采收，再一月第三次采收。

【性状鉴别】　叶常蜷缩呈条状或薄片状或皱褶。完整叶片展平后，叶片披针形至长椭圆形，长1.5～5厘米，宽0.5～1.5厘米，先端急尖或钝尖，叶基楔形下延，边缘具锯齿，齿端呈棕红色爪状，有时脱落；上下表面均有柔毛；羽状网脉，侧脉4～10对，主脉在下表面较凸出，纸质较厚，叶柄痕，被白色柔毛；老叶革质，较大，近光滑；气微弱清香，味苦涩。

【应　　用】　1. 急、慢性细菌性痢疾，阿米巴痢疾：绿茶，水煎服。2. 急、慢性肠炎：茶叶10克，生姜7克，浓煎次。3. 急、慢性肝炎：茶叶9克，水煎服。4. 牙本质过敏症：茶叶，水煎，含漱，并饮服。

【附　　注】　根味苦，性平。有强心利尿，抗菌消炎，收敛止泻的功能。用于心脏病，口疮，牛皮癣，肝炎。用量9～18克。

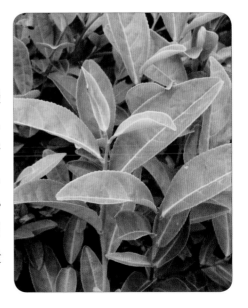

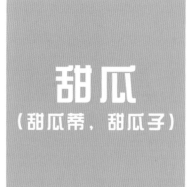

甜瓜
(甜瓜蒂，甜瓜子)

【基　源】　甜瓜蒂为葫芦科植物甜瓜的干燥果柄，甜瓜子为其成熟种子。

【性味功能】　味苦，性寒；有毒。有催吐，吐风痰宿食，泻水湿停饮，退黄疸的功能。

【主治用法】　用于食积不化，食物中毒，癫痫痰盛，急、慢性肝炎，肝硬化。用量，甜瓜蒂0.6～1.5克，制成散剂，内服催吐；外用适量，纳鼻孔中。体弱及有心脏病者忌用。

【原 植 物】　一年生蔓生草本。茎具纵行凹槽，被短刚毛。卷须不分叉，具刺毛。叶互生；近圆形或肾形，3～7掌状浅裂，有柔毛，边缘有锯齿。花单性，雌雄同株，生于叶腋；雄花数朵簇生，雌花单生；花萼5裂，密被白色柔毛；花冠黄色，5裂，裂片卵状长圆形；雌花梗较短，子房下位。瓠果，长圆形，黄色、黄白色。花期6～7月，果期7～8月。

【生境分布】　栽培于温带及亚热带地区；我国各地均有栽培。

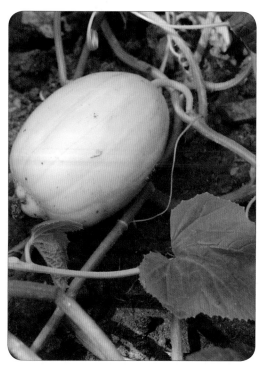

【采收加工】　于夏秋二季果实成熟时采收，除去杂质，阴干。

【性状鉴别】　本品瓠果肉质，一般为椭圆形，果皮通常黄白色或绿色，有时具花纹，果肉一般黄绿色，芳香；果梗圆柱形，具纵槽。种子多数，黄色或灰白色，扁长卵形。

【炮　制】　洗净，鲜用。

【应　用】　1.鼻咽癌，鼻腔乳头瘤：瓜蒂粉、甘遂末各3克，硼砂、飞辰砂各1.5克，混匀，吹入鼻内，切勿入口。2.子宫颈癌、肝癌：甜瓜全株连根，晒干，水煎服，每次50克，1日2次。

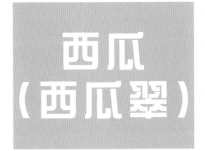

西瓜（西瓜翠）

【基　源】　本品为葫芦科植物西瓜的外层果皮。

【性味功能】　味甘、淡，性微寒。有清热解暑，止渴，利尿的功能。

【主治用法】　用于暑热烦渴，小便不利，水肿，黄疸，口舌生疮。用量12～30克。

【原植物】　一年生蔓生草本。幼枝有白色长柔毛，卷须分叉。叶互生，广卵形或三角状卵形，羽状分裂、3深裂或3全裂，裂片又作羽状浅裂或深裂，先端圆钝，两面均有短柔毛。花单性，雌雄同株；花萼5深裂，被长毛；花冠合生成漏斗状，淡黄色，5深裂；雄花有雄蕊3，药室S形折曲；雌花较小，子房下位，密被白色柔毛。瓠果大型，球状或椭圆状，果皮光滑，绿色、深绿色、绿白色等，多具深浅不等的相间条纹，果瓤深红色、淡红色、黄色或玉白色，肉质，多浆汁。种子扁平光滑，卵形，黑色、白色，稍有光泽。花期4～7月，果期7～8月。

【生境分布】　全国各地均有栽培。

【采收加工】　夏、秋将食后的西瓜皮用刀削外层的青色果皮，收集，洗净，晒干。

【炮　制】　削去内层柔软部分，洗净，晒干。

【应　用】　1. 肾炎、水肿：西瓜翠30克，鲜白茅根60克。水煎服。

2. 暑热尿赤：西瓜翠30克，水煎服。

3. 黄疸水肿：西瓜翠、鲜荷叶、金银花。水煎服。

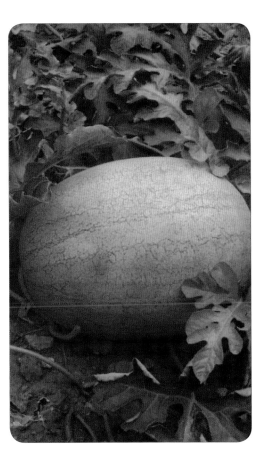

葡萄
（白葡萄干）

【基　源】　本品为葡萄科植物葡萄的干燥果实。

【性味功能】　味甘，性平。有补气血，强筋骨，利小便的功能。

【主治用法】　用于气血虚弱，肺虚咳嗽，心悸盗汗，风湿痹痛，淋病，浮肿。用量适量。

【原植物】　落叶木质藤木。卷须长10～20厘米，分枝。叶圆形或卵圆形，3～5深裂，基部心形，边缘具粗锯齿。圆锥花序，与叶对生；花小，黄绿色，两性或杂性；萼盘状，全缘或不明显5裂；花瓣顶端合生，花后成帽状脱落。浆果，卵状长圆形，紫黑色被白粉，或红而带青色，富含液汁。花期6月，果熟8～9月。

【生境分布】　我国各地普遍栽培。主要产于新疆、甘肃、陕西、山西、河北、山东等省区。

【采收加工】　夏末秋初果熟时采收，阴干。

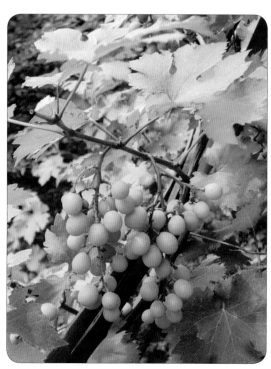

【性状鉴别】　本品鲜品为圆形或椭圆形，干品均皱缩，长3～7毫米，直径2～6毫米，表面淡黄绿色至暗红色。顶端有残存柱基，微凸尖，基部有果柄痕，有的残存果柄。质稍柔软，易被撕裂，富糖质，气微，味甜微酸。

【应　用】　1. 热淋，小便涩少：白葡萄汁、藕汁、生地黄汁，合蜜服。2. 筋骨湿痹：白葡萄干，常食；或饮白葡萄酒。3. 疮疹不发：白葡萄干，研末，兑酒饮。4. 腰痛，骨痛，精神疲怠，血虚心跳：白葡萄数粒，口嚼。

猕猴桃
（猕猴桃根）

【基　　源】　本品为猕猴桃科植物猕猴桃的根。果实亦可入药。

【性味功能】　根味苦、涩，性凉。有清热解毒，化湿健胃，活血散结的功能。果味酸、甘，性寒。有调中理气，生津润燥，解热除烦的功能。

【主治用法】　根用于颈淋巴结结核，癌症，急性肝炎，高血压，跌打损伤。用量：根 15 ～ 50 克。果实用于消化不良，食欲不振，呕吐，鲜食或榨汁服。

【原植物】　藤本。叶互生，纸质，椭圆形或倒卵形，边缘有刺毛状齿，下密被绒毛。花杂性，3 ～ 6 朵聚伞状花序腋生；萼片 5，外被黄色绒毛；花瓣 5，初时乳色，后变橙黄色；浆果卵圆形或长圆形，密被棕色长毛。花期 4 ～ 5 月，果期 8 ～ 9 月。

【生境分布】　生于山坡或灌木丛中。分布于陕西、甘肃、河南、山东及长江以南各省区。

【采收加工】　秋季采挖根，晒干。

【应　　用】　1. 乳腺癌：猕猴桃根、蛇葡萄根各 30 克，土南星 3 克，水煎服。2. 胃癌：猕猴桃根 120 克，水杨梅根 90 克，蛇葡萄根、白茅根、凤尾草、半边莲各 15 克。水煎服。3. 急性肝炎：猕猴桃 60 ～ 90 克，红枣 12 枚，水煎代茶饮。

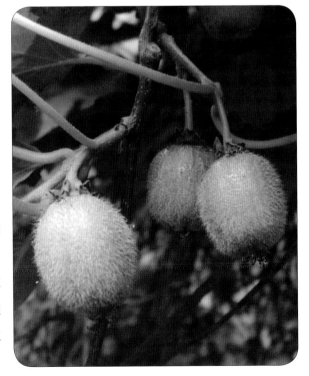

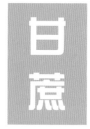甘蔗

【基　　源】　本品为禾本科植物甘蔗的茎秆。

【性味功能】　味甘，性寒。有清热生津，润燥和中，解毒的功能。

【主治用法】　主治烦热，消渴，呕秽反胃，虚热咳嗽，大便燥结，痈疽疮肿。内服：甘蔗汁，30～90克；或榨汁饮。外用：适量，捣敷。

【原植物】　别名：薯蔗、干蔗、接肠草、竿蔗、糖梗。多年生草本。秆高约3米，粗2～5厘米，绿色或棕红色，秆在花序以下有白色丝状毛。叶鞘长于节间，无毛，仅鞘口有毛；叶舌膜质，截平，长约2毫米；叶片扁平，两面无毛，具白色肥厚的主肪，长40～80厘米，宽约20毫米。花序大型，长达60厘米，主轴具白色丝状毛；穗轴节间长7～12毫米，边缘疏生长纤毛；无柄小穗披针形，长4.5～5毫米，基盘有长于小穗2～3倍的丝状毛；颖的上部膜质，边缘有小毛，第1颖先端稍钝，具2脊，4脉，第2颖舟形，具3脉，先端锐尖；第1外稃长圆状披针形，有1脉，先端尖，第2外稃狭窄成线形，长约3毫米，第2内稃披针形，长约2毫米。有柄小穗和无柄小穗相似；小穗柄长3～4毫米，无毛，先端稍膨大。花、果期秋季。

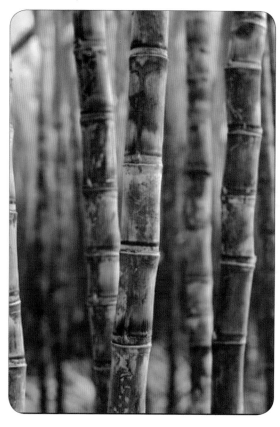

【生境分布】　为我国南方各地常见有栽培植物。

【采收加工】　秋、冬季采收，除去叶、根，鲜用。

【炮　　制】　净制：去除根、叶及茎尖，洗净，刮掉外表腊粉，表皮及节芽等。切制：绞、切成小节、碎块、生食（嚼汁）或捣汁。

【注　　意】　脾胃虚寒者慎服。

莲

（莲子心，藕节，莲房，莲须，荷叶）

【基　源】　莲子为睡莲科植物莲的干燥成熟种子；莲子心、藕节、莲房、莲须、荷叶均作药用。

【性味功能】　味甘、涩，性平。有健脾止泻，益肾固精，养心宁神的功能。

【主治用法】　用于脾虚久泻，遗精带下，心悸失眠。用量6～15克。

【原植物】　水生草本。根茎肥厚，黄白色，节间膨大，纺锤形或柱状。叶柄长，中空，具黑色坚硬小刺。叶片盾状圆形，波状全缘，挺出水面。花大，粉红色或白色，芳香。坚果椭圆形或卵形。种皮红棕色。花期7～8月，果期8～9月。

【生境分布】　生于水田或池塘中。分布于全国大部分省区。

【采收加工】　秋季果实成熟时采收，除去果皮，分别干燥即可。

【性状鉴别】　莲子略呈椭圆形或类球形，长1.2～1.8厘米，直径0.8～1.4厘米。表面浅黄棕色至红棕色，有细纵纹和较宽的脉纹。一端中心呈乳头状突起，深棕色，多有裂口，其周边略下陷。质硬，种皮薄，不易剥离。子叶2，黄白色，肥厚，中有空隙，具绿色莲子心。无臭，味甘、微涩；莲子心味苦。

【炮　制】　略浸，润透，切开，去心，干燥。

【应　用】　1．慢性痢疾：莲子、党参各9克，石菖蒲1.5克，黄连0.5克。水煎服。2．脾虚腹泻：莲子、茯苓、补骨脂、六神曲各9克，山药15克。水煎服。3．原发性血小板减少性紫癜：藕节、墨旱莲、黄芪、大枣、生地黄、熟地黄、当归。水煎服。4．血淋、血痢、血崩：鲜藕节捣汁，调蜂蜜冲服。

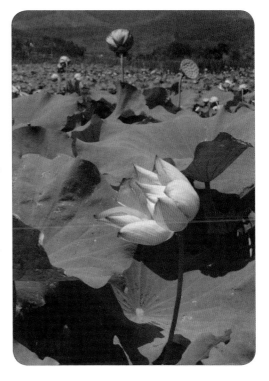

乌菱
（菱角）

【基　源】　本品为菱科植物乌菱的果壳、果柄及果茎。

【性味功能】　味甘、涩，性平。有健胃止痢，解毒消肿，止血的功能。

【主治用法】　用于胃溃疡，痢疾，乳房结块，便血，月经过多，肿瘤。菱柄外用于皮肤多发性疣赘；菱壳烧灰外用于黄水疮，痔疮。用量30～60克。生食或煮熟。

【原植物】　别名：水菱角、风菱。一年生浮水草本，根生于泥中。茎上部直立，节较密，无根状叶，顶端丛生浮水叶，下部沉水叶根状对生，羽状细裂；柄中部海绵质，膨大部分成长纺锤形；叶片宽菱形或卵状菱形；被软毛，有锯齿。花白色，单生叶腋，有梗；花萼4裂；花瓣4。果实绿色或带红色，扁倒三角形，先端二角具短刺且下弯，基部粗厚。花期7～10月。果期9～10月。

【生境分布】　栽培于池塘中。全国各地多有栽培。

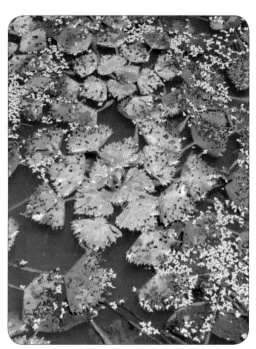

【采收加工】　秋末采集，除果实鲜用外，其余均晒干备用。

【性状鉴别】　果实呈扁倒三角形，果实绿色或棕褐色，宽7～8厘米，高2.5～3厘米，端二角具短刺且下弯，基部粗厚，两角间规律凸凹雕纹较圆滑，果冠不发达。

【应　用】　1. 胃癌，食管癌：菱角、薏苡仁、紫藤、诃子各20克。水煎服，每日1剂。2. 脱肛：菱角壳，水煎洗。3. 头面黄水疮，无名肿毒及天疱疮：菱角壳，烧存性，麻油调敷患处。

芡（芡实）

【基　源】　本品为睡莲科植物芡的种仁。

【性味功能】　味甘、涩，性平。有益肾固精，补脾止泻，祛湿止带的功能。

【主治用法】　用于梦遗滑精，遗尿尿频，脾虚久泻，食欲不振，白带，白浊等。用量9～15克。

【原植物】　别名：鸡头米、鸡头果。一年水生草本，全株有尖刺。初生叶箭形；后生叶浮于水面，心形或圆状盾形，上面深绿色，多皱褶，下面深紫色，边缘向上折。花紫色，单生于花茎顶端，花茎粗长，部分伸出水面。花萼4片，花瓣多数；子房下位，柱头圆盘状，扁平，略向下凹入。浆果球形，海绵质，污紫红色，密生尖刺，与花蕾均形似鸡头；种子球形，黑色。花期6～9月，果期8～10月。

【生境分布】　生于池沼及湖泊中。分布于全国大部分地区。

【采收加工】　8～10月种子成熟时割收果实，堆积沤烂果皮，取出种子，洗净晒干，磨开硬壳取净仁，晒干。

【性状鉴别】　本品干燥种子呈类球形，多为破粒，完整者直径5～8毫米。表面有棕红色内种皮，一端黄白色，约占全体1/3，有凹点状的种脐痕，除去内种皮显白色。质较硬，断面白色，粉性。无臭，味淡。

【炮　制】　芡实：除去杂质。
麸炒芡实：取净芡实，照麸炒法炒至微黄色。

【应　用】　1. 脾虚腹泻：芡实、莲子肉、白术各12克，党参15克，茯苓9克。共研细粉，每服3～6克，水冲服。2. 遗精、滑精：芡实、枸杞子各12克，补骨脂、韭菜子各9克，牡蛎24克（先煎）。水煎服。
3. 白带：芡实15克，海螵蛸12克，菟丝子24克。水煎服。

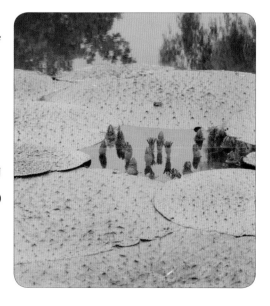

荸荠

【基　　源】　本品为莎草科植物荸荠的球茎。

【性味功能】　味甘，性寒。有清热，化痰，消积的功能。

【主治用法】　用于热病伤津烦渴，咽喉肿痛，口腔炎，湿热黄疸，高血压病，小便不利，麻疹，肺热咳嗽，硅肺，痔疮出血。内服：60～120 克，煎汤，或捣汁、浸酒或煅存性研末。外用：煅存性研末撒，或澄粉点目，或生用涂擦。

【原植物】　别名：马蹄、荸荠粉。多年生水生草本。地下匍匐茎末端膨大成扁圆形球状，直径约 4 厘米，黑褐色；地上茎圆柱形，高达 75 厘米，直径约 9 毫米，丛生，直立，不分枝，中空，具横隔，表面平滑，色绿。叶片退化，叶鞘薄膜质，上部斜截形。穗状花序 1 个，顶生，直立，线状圆柱形，淡绿色，上部尖锐，基部与茎等粗，长 2.5～4 厘米，宽 2～4 毫米；花数朵或多数；鳞片宽倒卵形，螺旋式或覆瓦状排列，背部有细密纵直条纹。刚毛 6 个。上具倒生钩毛，与小坚果等长或较长；雄蕊 2，花丝细长，花药长椭圆形；子房上位，柱头 2 或 3 裂，深褐色。小坚果呈双凸镜形，长约 2.5 毫米。花期秋季。

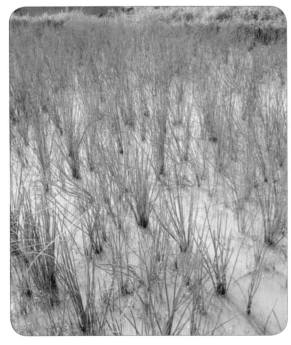

【生境分布】　栽植于水田中。我国大部分地区均产。

【采收加工】　10～12 月挖取，洗净，风干或鲜用。

【应　　用】　1. 痰核、瘰疬：荸荠、海蜇各 100 克，煮汤服，每日 2～3 次。2. 阴虚肺燥、痰热咳嗽：鲜荸荠 150 克，打碎绞汁，加入藕汁 100 毫升，梨汁、芦根汁各 60 毫升同服，每日 1～2 次。

【注　　意】　虚寒及血虚者慎服。

黄皮

【基　　源】　本品芸香科植物黄皮，以根、叶、果实及种子入药。

【性味功能】　叶味苦、辛，性平，有解表散热，顺气化痰的功能。根性微温，有行气止痛，健胃消肿的功能。

【主治用法】　叶用于流感，脑脊髓膜炎，疟疾。根及种子用于胃痛，腹痛，风湿骨痛。果实用于食积胀满，痰饮咳喘。用量9～15克。果实15～30克。

【原植物】　常绿灌木或乔木。幼枝、叶柄和花序上常有瘤状突起的腺体。叶互生，奇数羽状复叶，阔卵形、椭圆形至披针形，先端钝，基部宽楔形，常偏斜，全缘或呈波状，密布透明腺点，揉之有柑桔香气。圆锥花序顶生或腋生，直立、由基部分枝；花黄白色，萼5，短三角状，外被短毛；花瓣5，匙形，开放时反展；雄蕊9～10；子房有柄，外被淡褐黄色的柔毛。果实球形，肉质，黄色，果皮具腺点及柔毛。花期4月。果期6～7月。

【生境分布】　贵州、云南、广东、广西、福建、海南等地栽培。

【采收加工】　根、叶全年可采，晒干。

【性状鉴别】　本品叶多皱缩、破碎、黄绿色至深绿色，完整者呈阔卵形或卵状椭圆形，密布半透明腺点及疏柔毛，长4～13厘米，宽2～5厘米，先端急尖或短渐尖，基部楔形或圆形，歪斜，两侧不对称，全缘或微带浅波状至圆齿状，边缘略反卷。小叶柄长2～4厘米、叶脉于叶面凹下，于叶背面凸起，叶脉及小叶柄被短柔毛质脆，气香，味微苦辛。

【炮　　制】　去杂质，晒干或鲜用。

【应　　用】　1. 流行性感冒：黄皮叶（阴干）500克，水煎2次，浓缩至1500毫升。每次服30毫升，连服3～6天。2. 疟疾：黄皮叶水煎，浓缩至35%每次服15～30毫升，每日3次，连服7天。

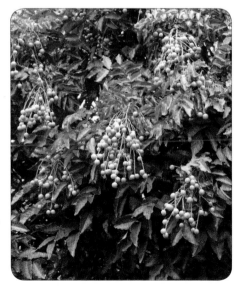

罗汉果

【基　　源】　本品为葫芦科植物罗汉果的果实。

【性味功能】　味甘，性凉。有清热解暑，润肺止咳，滑肠通便的功能。

【主治用法】　用于伤风感冒，咳嗽，百日咳，咽痛失音，急慢性气管炎，急慢性扁桃腺炎，咽喉炎，急性胃炎，暑热口渴，肠燥便秘等症。用量 9～15 克。

【原植物】　多年生草质藤本。卷须 2 裂几达中部。叶互生；心状卵形，膜质，先端尖，基部心形，全缘，雌雄异株；雄花腋生，数朵排成总状花序，花萼漏斗状，被柔毛，5 裂，先端有线状长尾，花冠 5 全裂，橙黄色，雌花单生或 2～5 花簇生于叶腋，成短总状花序。瓠果圆形或长圆形，有茸毛，有纵线 10 条。花期 6～8 月。果期 8～10 月。

【生境分布】　生于山区海拔较低处。多为栽培。分布于江西、广东、广西、贵州等省、自治区。

【采收加工】　9～10 月果实成熟采摘。用火烘干。

【性状鉴别】　本品呈圆形至长圆形，径 5～8 厘米，外表黄褐色至深棕色，较光泽，微具残留毛茸，少数有较深色的纵条纹。顶端膨大，中央有一圆形

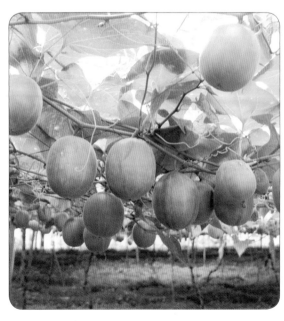

的花柱基痕，基部略狭，有果柄痕。质脆易碎，破碎后内表面黄白色，疏松似海绵状。除去中果皮，可见明显的纵脊纹 10 条。种子扁平，矩圆形或类圆形，棕色，边缘较厚，中央微凹，内有子叶 2 枚。味甜。

【炮　　制】　果实烘干、备用。

【应　　用】　1. 百日咳：罗汉果 1 个，柿饼 15 克，水煎服。

2. 急慢性扁桃腺炎，咽喉炎：罗汉果 1 个，开水泡服，频饮。

虫　部

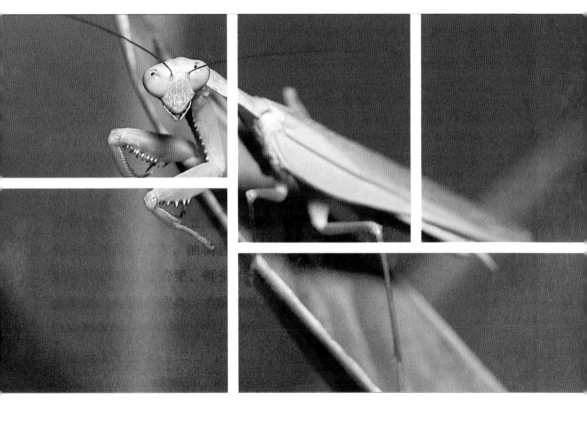

蜂蜜

【基　　源】　本品为蜜蜂科昆虫中华蜜蜂或意大利蜂所酿的蜜。春至秋季采收，滤过。

【性味功能】　味甘，性平。有补中，润燥，止痛，解毒的功能。

【主治用法】　用于脘腹虚痛，肺燥干咳，肠燥便秘；外治疮疡不敛，水火烫伤。用法用量，15～30 克。

【原 动 物】　别名：石蜜、石饴、食蜜、蜜、白蜜、白沙蜜、蜜糖、沙蜜、蜂糖。有母蜂、工蜂和雄蜂三种。工蜂形小，体暗褐色，头、胸、背面密生灰黄色的细毛。头略呈三角形，有复眼 1 对，单眼 3 个；触角 1 对，膝状弯曲；口器发达，适于咀嚼及吮吸。胸部 3 节，中胸最大；翅 2 对，膜质透明，后翅中脉分叉。足 9 对，股节、胫节及跗节等处，均有采集花粉的构造。腹部圆锥状，背面黄褐色，1～4 节有黑色环带，末端尖锐，有毒腺和螯针；腹下有蜡板 4 对，内有蜡腺，分泌蜡质。母蜂俗称蜂王，体最大，翅短小，腹部特长。生殖器发达。雄蜂较工蜂稍大，头呈球状，复眼很大；尾端圆形，无毒腺和螯针。母蜂和雄蜂的口器均退化，足上无采贮花粉的构造，腹下蜡板和蜡腺均无。

【生境分布】　分布很广。目前全国大部分地区养殖的品种主要是意大利蜜蜂。全国大部地区均产。

【采收加工】　春至秋季采收。

【性状鉴别】　半透明、带光泽、浓稠的液体，白色至淡黄色或橘黄色至黄褐色，放久或遇冷渐有白色颗粒状结晶析出。气芳香，味极甜。相对密度本品如有结晶析出，可置于不超过 60℃的水浴中，待结晶全部融化后，搅匀，冷至 25℃，照相对密度测定法项下的韦氏比重秤法测定，相对密度应在 1.349 以上。

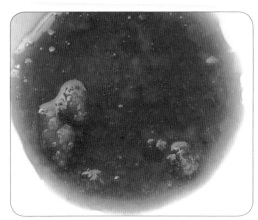

【炮　　制】　取纯净的蜂蜜，用文火熬炼，过滤去沫。

蜜蜡

【基　源】　本品为蜜蜂科昆虫中华蜜蜂或意大利蜂分泌的蜡。将蜂巢置水中加热，滤过，冷凝取蜡或再精制而成。

【性味功能】　味甘、淡，性平。有收涩，敛疮，生肌，止痛的功能。

【主治用法】　外用于溃疡不敛，臁疮糜烂，创伤，烧、烫伤。用法用量，外用适量，熔化敷患处；常作成药赋型剂及油膏基质。

【原动物】　别名：蜂蜡、蜡、蜜跖、黄蜡、白蜡、黄占。1. 中华蜜蜂，蜂群由工蜂、蜂王及雄蜂组成。工蜂全体被黄褐色毛。头略呈三角形。胸部3节。翅2对，膜质透明。足3对，有采集花粉的构造。腹部圆锥状，有毒腺和螫针。腹下有蜡板4对，内有蜡腺，分泌蜡质。蜂王体最大，翅短小，腹部特长，生殖器发达，专营生殖产卵。雄蜂较工蜂稍大，头呈球形，尾无毒腺和螫针，足上无采贮花粉构造，腹无蜡板及蜡腺。2. 意大利蜜蜂，体似中华蜜蜂，但较之为大。

【生境分布】　我国大部分地区均有养殖。

【采收加工】　春、秋季，将取去蜂蜜后的蜂巢，入水锅中加热熔化，除去上层泡沫杂质，趁热过滤，放冷，蜂蜡即凝结成块，浮于水面，取出，即为黄蜡。黄蜡丙经熬炼、脱色等加工过程，即成蜂蜡。

【性状鉴别】　本品为不规则团块，大小不一。呈黄色、淡黄棕色或黄白色，不透明或微透明，表面光滑。体较轻，蜡质，断面砂粒状，用手搓捏能软化。有蜂蜜样香气，味微甘。

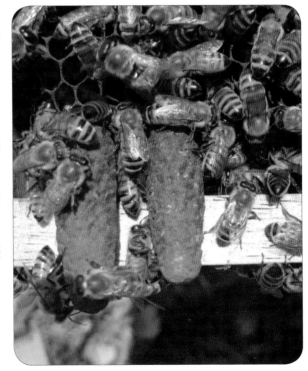

【炮　制】　用时熔化，澄清，除去杂质。

蜂乳

【基　源】　本品为蜜蜂科动物中华蜜蜂等修补蜂巢所分泌的黄褐色或黑褐色的黏性物质。

【性味功能】　味苦、辛，性寒。内服补虚弱、化浊脂、止消渴；外用解毒消肿。

【主治用法】　内服用于体虚早衰、高脂血症、消渴；外治用于皮肤皲裂、烧烫伤。用法用量，服：制成片剂或醇浸液，1～2克。外用：适量，制成酊剂或软膏涂敷。

【原 动 物】　中华蜜蜂：蜂群由工蜂、蜂王及雄蜂组成。工蜂全体被黄褐色毛。头略呈三角形。胸部3节。翅2对，膜质透明。足3对，有采集花粉的构造。腹部圆锥状，有毒腺和螯针。腹下有蜡板4对，内有蜡腺，分泌蜡质。蜂王体最大，翅短小，腹部特长，生殖器发达，专营生殖产卵。雄蜂较工蜂

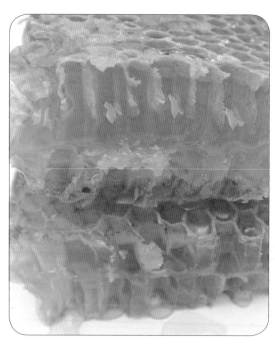

稍大，头呈球形，尾无毒腺和螯针，足上无采贮花粉构造，腹无蜡板及蜡腺。

【生境分布】　我国大部分地区均有养殖。

【采收加工】　在暖和季节每隔10天左右开箱检查蜂群时刮取，刮取后紧捏成球形，包上一层蜡纸，放入塑料纸袋内，置凉爽处收藏。

【性状鉴别】　本品呈棕黄色或黄褐色固体块状，遇热变软具黏性，特有芳香气味。

蜂房

【基　　源】 本品为胡蜂科昆虫果马蜂、日本长脚胡蜂或异腹胡蜂的巢。别名：露蜂房、马蜂窝、蜂巢、野蜂窝、黄蜂窝、百穿之巢。

【性味功能】 味甘，性平；有毒。有祛风，攻毒，杀虫，止痛，抗过敏的功能。

【主治用法】 龋齿牙痛，疮疡肿毒，乳痈，瘰疬，皮肤顽癣，鹅掌风，过敏性体质。用法用量，3～5克。外用适量，研末油调敷患处，或煎水漱或洗患处。

【生境分布】 群栖性，营巢于树木上或屋檐下。我国各地均有，南方地区尤多。

【采收加工】 全年可采，但常以秋冬二季采收。晒干或略蒸，除去死蜂死蛹后再晒干，除去杂质，剪块，置通风干燥处，防压防蛀，以备生用或炒用。

【性状鉴别】 本品呈圆盘状或不规则的扁块状，有的似莲房状，大小不一。表面灰白色或灰褐色。腹面有多数整齐的六角形房孔，孔径3～4毫米或6～8毫米；背面有1个或数个黑色短柄。体轻，质韧，略有弹性。气微，味辛淡。

【应　　用】 1. 疮肿初发：与生草乌、生天南星、赤小豆、白矾共为细末，淡醋调涂。
2. 瘰疬：与黄芪、蛇蜕、玄参、黄丹等为膏外用，如蜂房膏。
3. 头上癣疮：以本品为末，调猪脂涂擦。4. 癌肿：与全蝎、莪术、僵蚕等配用。5. 风湿痹痛：与草乌、川乌同用，酒精浸泡外涂痛处。

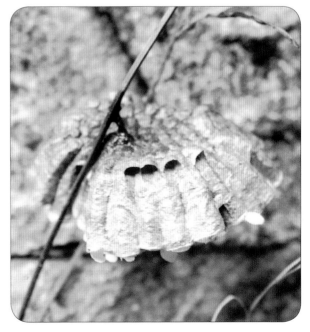

虫白蜡

【基　源】　本品为介壳虫科昆虫白蜡虫的雄虫群栖于木犀科植物白蜡树、女贞或女贞属他种植物枝干上分泌的蜡，经精制而成。

【性味功能】　味甘，性温。有止血，生肌，定痛的功能。

【主治用法】　用于治疗金疮出血，尿血、下血，疮疡久溃不敛，下疳等。用法用量，内服：入丸、散，3～6克。外用：适量，熔化调制药膏。

【原动物】　别名：白蜡，虫蜡，川蜡。雌虫体椭圆形。体表褐色，有深黑斑点。单眼1对，口器为甲壳质针状吸收器。环节不叨显，无翅，触角及足皆不发达。腹面灰黄色，有多个尖棘，沿身体边缘排列。尾端有深凹陷。雄虫体色与雌虫相同。初孵化时，形与雌虫相似，但有粗大的足，腹部有硬棘及很多泌蜡孔。头部两侧有大小不等的单眼各5个；触角1对，分为7节。胸部圆形，有翅1对，长约5毫米，膜质透明。经泌蜡后，虫体变成圆形。

【生境分布】　栖息于木犀科植物白蜡树、女贞及女贞属其他植物枝干上。分布于湖南、四川、贵州、云南等地。

【采收加工】　8～9月间采蜡。清晨用刀将包有蜡质的树枝切下，名说蜡花，放入沸水锅中煮之，使蜡质熔化而浮于水面，冷后凝结成块。取出，再加水加热熔化，过滤后凝固即成。

【性状鉴别】　本品多为圆形厚块，一般已打碎成不规则块状，大小不一。白色，或微带黄色，不透明或微透明；表面平滑或稍显皱纹，有光泽，触之有滑腻感。体轻，能浮于水面；质硬而稍脆，用手搓捏则粉碎。断面不平正，呈针状结晶形，或显小颗粒状，具玻璃样光泽。有微弱的特异臭气，味淡，嚼之如细沙样。以色白、质硬、致密而无气泡。无败油气味者为佳。

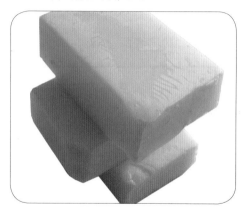

【炮　制】　取原药材，除去杂质，用时捣碎。

盐肤木（五倍子）

【基　　源】　本品为漆树科植物盐肤木受瘿绵蚜科昆虫角倍蚜寄生后形成的虫瘿，称角倍。

【性味功能】　味酸、涩，性寒。敛肺降火，涩肠止泻，敛汗止血，收湿敛疮的功能。

【主治用法】　用于肺虚久咳，肺热痰嗽，久泻久痢，盗汗，消渴，便血，痔血；外用于外伤出血，痈肿疮毒，皮肤湿烂。用量3～6克，水煎服。外用：适量，研末撒敷或调敷。

【原植物】　落叶乔木。单数羽状复叶互生，小叶5～13，卵形、长卵形，先端尖，基部楔形，边缘有粗锯齿，密被淡褐色短柔毛。圆锥花序顶生；两性花萼片5，绿黄色；花瓣5，白色。果序直立；核果扁圆形，橙红色至红色，被灰白色短柔毛，种子1，扁圆形。花期6～9月，果期9～11月。

【生境分布】　生于山坡上、荒野、灌丛中。分布于四川、贵州、云南、湖南、湖北、陕西、河南、浙江等省区。

【采收加工】　秋季采摘，置沸水中略煮或蒸至表面呈灰色，杀死蚜虫，取出，干燥。

【应　　用】　1. 久泻久痢：五倍子、茯苓各等分。研细末，炼蜜为服。2. 便血：五倍子3克，槐花、地榆各6克。水煎服。3. 外伤出血：五倍子适量。研末敷伤口处。4. 崩漏，血崩后虚脱：五倍子、龙骨、牡蛎。水煎服。

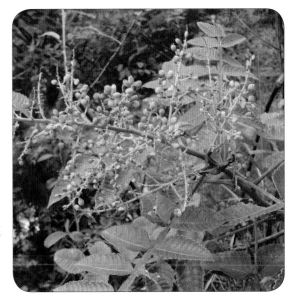

青麸杨
（五倍子）

【基　　源】　五倍子为漆树科植物青麸杨受瘿绵蚜科昆虫肚倍蚜寄生后形成的虫瘿，称肚倍。

【性味功能】　味酸、涩，性寒。有敛肺降火，涩肠止泻，敛汗止血，收湿敛疮的功能。

【主治用法】　用于肺虚久咳，肺热痰嗽，久泻久痢，盗汗，消渴，便血痔血；外伤出血，痈肿疮毒，皮肤湿烂。用量3～6克，水煎服。外用适量，研末撒敷或调敷。

【原植物】　落叶乔木。单数羽状复叶小叶5～9，椭圆形或椭圆状披针形，先端渐尖，基部圆形或广楔形，偏斜，全缘或幼时有粗锯齿。圆锥花序顶生，

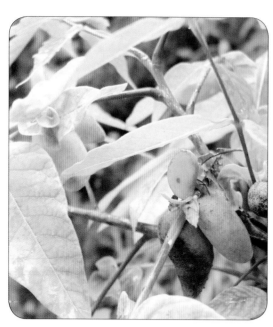

被细柔毛；花小，杂性，白色，花药黄色。果序下垂，核果近球形，血红色，密生细短毛，有宿存花柱。花期5～6月，果期7～9月。

【生境分布】　生于山坡干燥处灌木丛中。分布于陕西、甘肃、山西、河南、湖北、湖南、贵州、四川、西藏、云南等省区。

【采收加工】　秋季采摘，置沸水中略煮或蒸至表面呈灰色，杀死蚜虫，取出，干燥。

【应　　用】　同盐肤木。

红麸杨
（五倍子）

【基　　源】　五倍子为漆树科植物红麸杨受瘿绵蚜科昆虫肚倍蚜寄生后形成的虫瘿，称肚倍。

【性味功能】　味酸，性平。具有敛肺降火，涩肠止泻，敛汗，止血，收湿敛疮的功能。

【主治用法】　用于肺虚久咳，肺热痰嗽，久泻久痢，盗汗，消渴，便血痔血；外伤出血，痈肿疮毒，皮肤湿烂。用量3～6克。外用适量。

【原 植 物】　落叶乔木，小枝有短毛。奇数羽状复叶，小叶5～13枚，卵状长椭圆形至椭圆形，先端渐尖，基部圆形或近心形，全缘或中上部具疏锯齿，上面光滑无毛，下面沿叶脉有短柔毛；无小叶柄。圆锥花序顶生，花杂性，白色，花药紫色。果序下垂，核果近圆形，深红色，密生细柔毛。花期6～7月，果期8～9月。

【生境分布】　生于向阳山坡疏林下或灌木丛中。分布于湖北、湖南、陕西、甘肃、云南、贵州、四川、西藏等省区。

【采收加工】　秋季采摘，置沸水中略煮，杀死蚜虫，取出，干燥。

【应　　用】　同盐肤木。

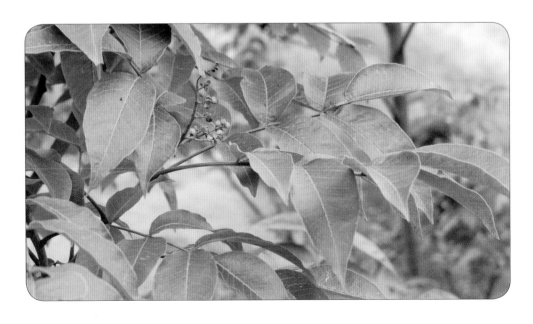

螳螂

【基　　源】　本品为螳螂科昆虫大刀螂及小刀螂的全虫。

【性味功能】　味甘、咸，性平。有息风定惊，解毒消肿的功能。

【主治用法】　治小儿惊痫抽搐，咽喉肿痛，疔肿恶疮，脚气。内服：1至数枚，入丸、散。外用：适量，研末吹喉或调敷。

【原动物】　别名：不过、蚀、巨斧、天马、蟷螂、石螂、刀螂、**蠰**螂、斫父、斫郎、马螂康。1. 大刀螂：体形较大，呈黄褐色或绿色，长约7厘米。头部三角形。前胸背板、肩部较发达。后部至前肢基部稍宽。前胸细长，侧缘有细齿排列。中纵沟两旁有细小的疣状突起，其后方有细齿，但不甚清晰。前翅革质，前缘带绿色，末端有较明显的褐色翅脉；后翅比前翅稍长，向后略微伸出，有深浅不等的黑褐色斑点散布其间。雌性腹部特别膨大。2. 小刀螂：螳螂科，体形大小中等，长4.8～9.5厘米，色灰褐至暗褐，有黑褐色不规则的刻点散布其间。头部稍大，呈三角形。前胸背细长，侧缘细齿排列明显。侧角部的齿稍特殊。前翅革质，末端钝圆，带黄褐色或红褐色，有污黄斑点。后翅翅脉为暗褐色。前胸足腿节内侧基部及胫节内侧中部各有一大形黑色斑纹。全国大部分地区均有分布。3. 巨斧螳螂：雌虫体长55～57毫米，雄虫体长45～50毫米。身体粉绿至草绿色。前胸背板中部较宽呈菱形。前翅中部宽，在脉纹的偏后左方各有1个椭圆形的白色眼形斑，斑的外固镶有浅色黄边。后翅透明，呈浅茶褐色，基部棕色。中、后足细长；前足粗壮，呈镰刀形，基节内侧有短齿3个，腿节及腔节有成排小齿，为典型的捕捉式足。

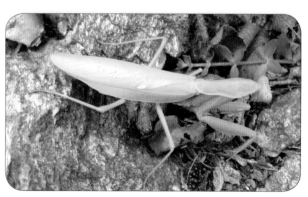

【生境分布】　全国大部分地区均有分布。

【采收加工】　夏、秋间捕捉。烫死，干燥。

【炮　　制】　净制：除去杂质；切制：用水烫死，晒干或烘干。

桑螵蛸

【基　源】　本品为螳螂科昆虫大刀螂、小刀螂或巨斧螳螂的干燥卵鞘。

【性味功能】　味甘、咸，性平。有益肾固精，缩尿，止浊的功能。

【主治用法】　用于遗精滑精，遗尿尿频，小便白浊。用法用量，内服：煎汤，4.5～9克；或入丸、散。

【原 动 物】　别名：团螵蛸，长螵蛸，黑螵蛸，螳螂巢，螳螂子，刀螂子，螳螂蛋，流尿狗。亦称刀螂，无脊椎动物。属于昆虫纲、有翅亚纲、螳螂科，是一种中至大型昆虫，头三角形且活动自如，复眼大而明亮；触角细长；颈可自由转动。前足腿节和胫节有利刺，胫节镰刀状，常向腿节折叠，形成可以捕捉猎物的前足；前翅皮质，为覆翅，缺前缘域，后翅膜质，臀域发达，扇状，休息时叠于背上；腹部肥大。

【生境分布】　栖于草丛及树枝上、向阳背风的灌木、矮小丛及草丛荒地处。全国大部分地区均有分布。

【采收加工】　每年秋季至翌年春季在树上采集卵鞘，蒸30～40分钟，以杀死其中虫卵，晒干或烘干。

【性状鉴别】　1. 团螵蛸：略呈圆柱形或半圆形，由多层膜状薄片叠成，长2.5～4厘米，宽2～3厘米。表面浅黄褐色，上面带状隆起不明显，底面平坦或有凹沟。体轻，质松而韧，横断面可见外层为海绵状，内层为许多放射状排列的小室，室内各有一细小椭圆形卵，深棕色，有光泽。气微腥，味淡或微咸。2. 长螵蛸：略呈长条形，一端较细，长2.5～5厘米，宽1～1.5厘米。表面灰黄色，上面带状隆起明显，带的两侧各有一条暗棕色浅沟及斜向纹理。质硬而脆。3. 黑螵蛸：略呈平行四边形，长2～4厘米，宽1.5～2厘米。表面灰褐色，上面带状隆起明显，两侧有斜向纹理，近尾端微向上翘。质硬而韧。

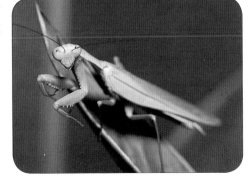

【炮　制】　除去杂质，蒸透，干燥。用时剪碎。

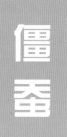

僵蚕

【基　　源】　本品为蚕蛾科昆虫家蚕4～5龄的幼虫感染（或人工接种）白僵菌而致死的干燥体。

【性味功能】　味咸、辛，性平。有祛风定惊，化痰散结的功能。

【主治用法】　用于惊风抽搐，咽喉肿痛，颌下淋巴结炎，面神经麻痹，皮肤瘙痒。用法用量，煎剂：6～15克。丸散：0.3～9克。外用：适量。

【原 动 物】　别名：白僵蚕、僵虫、天虫。雌、雄蛾全身均密被白色鳞片。体长1.6～2.3厘米。翅展3.9～4.3厘米。体翅黄白色至灰白色。前翅外缘顶角后方向内凹切，各横线色稍暗，不甚明显，端线与翅脉灰褐色，后翅较前翅色淡，边缘有鳞毛稍长。雌蛾腹部肥硕，末端钝圆；雄蛾腹部狭窄，末端稍尖。幼虫即家蚕，体色灰白至白色，胸部第2、第3节稍见膨大，有皱纹。腹部第8节背面有一尾角。

【生境分布】　主产于江苏、浙江、四川、广东等省。

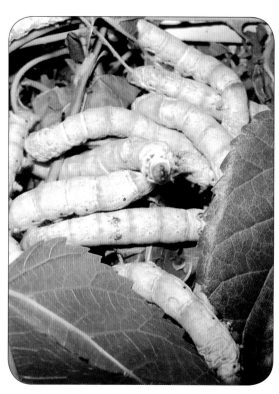

【采收加工】　多于春、秋季生产能，将感染白僵菌致死的蚕晒干或微火烘干。

【性状鉴别】　略呈圆柱形，多弯曲皱缩。长2～5厘米，直径0.5～0.7厘米。表面灰黄色，被有白色粉霜状的气生菌丝和分生孢子。头部较圆，足8对，体节明显，尾部略呈二分歧状。质硬而脆，易折断，断面平坦，外层白色，中间有亮棕色或亮黑色的丝腺环4个。气微腥。味微咸。

【炮　　制】　僵蚕：淘洗后干燥，除去杂质。炒僵蚕：取净僵蚕，照麸炒法炒至表面黄色。

原蚕蛾

【基　　源】　本品为蚕蛾科昆虫家蚕蛾的雄性全虫。

【性味功能】　味咸，性温。有补肝益肾，壮阳涩精的功能。

【主治用法】　用于阳痿遗精，白浊，血淋，金疮出血，咽喉肿痛，口舌生疮，痈肿毒，冻疮，蛇伤。内服：研末，1.5～5克；或入丸剂。外用：适量，研末撒或捣敷。

【原动物】　别名：雄蚕蛾。家蚕蛾雌雄蛾全身均密被白色鳞片。体长1.6～2.3厘米。翅展3.9～4.3厘米。头部较小。复眼1对，黑色，呈半圆形。口器退化，下唇须细小。触角1对，羽毛状，基部粗，末端渐细，雌蛾的触角灰色，较短；雄者黑色，较雌者长。前胸节和中胸节吻合，翅2对，均被有白色鳞片；前翅位于中胸部，呈三角形，较大，有3条淡暗色的横纹；后翅生于后胸，较小，略呈圆形，有2条较深色的平行线。足3对。跗节5节，具1对黑褐色的爪，有绵状毛。雌蛾腹部肥硕，末端钝圆；雄者腹部狭窄，末端稍尖。幼虫即家蚕。圆筒形，灰白色，有暗色斑纹，全体疏生黄褐色短毛，除头部外，由13个环节组成。头小而坚硬，有单眼，触角，唇、颚及吐丝管。前3节为胸部，后10节为腹部；前胸节甚小，两侧有椭圆形的气门，中、后胸节膨大，外表有皱襞；胸足3对，腹足4对，尾足1对。第8腹节背面中央有尾角1枚。体内有丝腺，能分泌丝质，吐丝作茧。幼虫以嫩桑叶为食，经5龄而作茧；渐次化蛹，成蛾。蚕的发生次数，每年有一次及二次、四次等，故有一化蚕、二化蚕、四化蚕等名称，因发生时间不同，又有春蚕、夏蚕、秋蚕等分别。

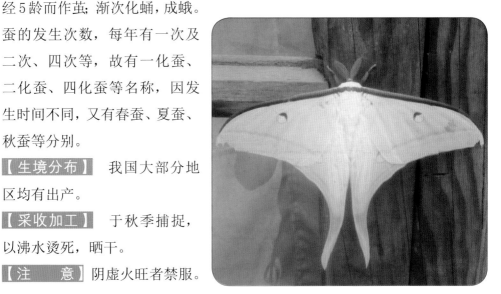

【生境分布】　我国大部分地区均有出产。

【采收加工】　于秋季捕捉，以沸水烫死，晒干。

【注　　意】阴虚火旺者禁服。

蚕沙

【基　　源】　本品为蚕蛾科昆虫家蚕蛾幼虫的粪便。

【性味功能】　味甘、辛，性温。有祛风降湿，和中化浊的功能。

【主治用法】　治风湿痹痛，肢体不遂，风疹瘙痒，吐泻转筋，闭经，崩漏。5～15克，煎服，宜布包入煎。外用：适量。

【原 动 物】　别名：蚕矢、原蚕沙、晚蚕沙、原蚕屎、晚蚕矢。为蚕蛾科昆虫家蚕蛾幼虫的干燥粪便。干燥的蚕沙，呈短圆柱形小粒，长2～5毫米，直径1.5～3毫米。表面灰黑色，粗糙，有6条明显的纵棱及3～4条横向的浅纹。两端略平坦，呈六棱形。质坚而脆，遇潮湿后易散碎，微有青草气。

【生境分布】　育蚕地区皆产，以江苏、浙江、四川、湖南等地盛产。

【采收加工】　6～8月收集，以二眠到三眠时的粪便为主，收集后晒干，簸净泥土，除去轻粒及桑叶碎屑等杂质。生用。

【性状鉴别】　蚕沙呈颗粒状六棱形，长2～5毫米，直径1.5～3毫米。表面灰黑色或黑绿色，粗糙，有6条明显的纵绝及横向浅沟纹。气微，味淡。

【注　　意】　瘫痪筋骨不遂，由于血虚所致而无风湿之邪者，不宜用。

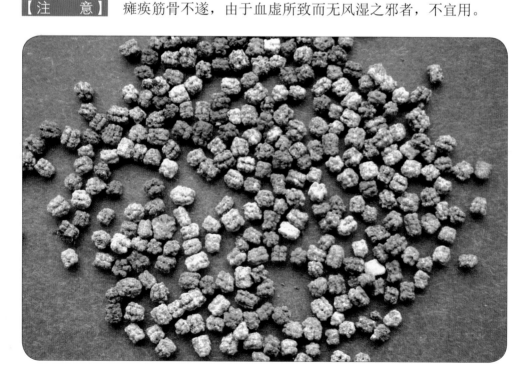

九香虫

【基　源】　本品为蝽科昆虫九香虫的全虫。

【性味功能】　味咸，性温。有理气止痛，温肾助阳的功能。

【主治用法】　用于阳痿，腰膝酸软，尿频，脘膈气滞，胀闷疼痛。内服，煎汤，3～6克，或入丸、散。用量不宜大。

【原动物】　别名：屁巴虫、黑兜虫、屁板虫、瓜黑蝽。全体椭圆形，长1.7～2.2厘米，宽1～1.2厘米，体一般紫黑色，带铜色光泽，头部、前胸背板及小盾片较黑。头小，略呈三角形；复眼突出，呈卵圆形，位于近基部两侧；单眼1对，橙黄色；喙较短，触角5节，第1节较粗，圆筒形，其余4节较细长而扁，第2节长于第3节。前胸背板前狭后阔，九香虫前缘凹进，后缘略拱出，中部横直，侧角显著；表面密布细刻点，并杂有黑皱纹，前方两侧各有1相当大的眉形区，色泽幽暗，仅中部具刻点。小盾片大。翅2对，前翅为半鞘翅，棕红色，内翅为膜质，纵脉很密。足3对，后足最长，跗节3节。腹面密布细刻及皱纹，后胸腹板近前缘区有2个臭孔，位于后足基前外侧，能由此放出臭气。雄虫第9节为生殖节，其端缘弧形，中央尤为弓凸。

【生境分布】　此虫以成虫越冬，隐藏于石隙间。分布于云南、贵州、四川、广西等地。

【采收加工】　11月至次年3月前捕捉，置适宜容器内，用酒少许将其闷死，取出阴干。或置沸水中烫死，取出，干燥。

【炮　制】　九香虫，取原药材，除去杂质，筛去灰屑；炒九香虫，取净九香虫置锅内，用文火加热，炒至有香气逸出时，取出，放凉。

【注　意】　凡阴虚内热者禁服。

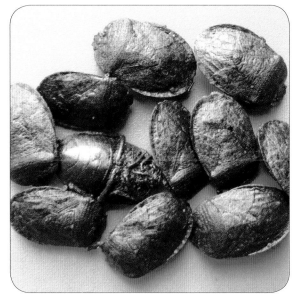

斑蝥

【基　　源】　本品为芫菁科昆虫南方大斑蝥或黄黑小斑蝥的干燥体。别名：花斑蝥，花壳虫。

【性味功能】　味辛，性热；有大毒。有破血消，功毒蚀疮，引赤发泡的功能。

【主治用法】　用于癥肿块，积年顽癣，瘰疬，赘疣，痈疽不溃，恶疮死肌。用法用量 0.03 ～ 0.06 克，炮制后多入丸散用。外用适量，研末或浸酒醋，或制油膏涂敷患处，不宜大面积用。

【原动物】　1. 南方大斑蝥，又名：大斑蝥。体长 15 ～ 30 毫米，底色黑色，被黑绒毛。头部圆三角形，具粗密刻点，额中央有一条光滑纵纹。复眼大，略呈肾脏形。触角 1 对，线状，11 节，末端数节膨大呈棒状，末节基部狭于前节。前胸长稍大于阔，前端狭于后端；前胸背板密被刻点，中央具一条光滑纵纹，后缘前面中央有一凹陷，后缘稍向上翻，波曲形。小片长形，末端圆钝。鞘翅端部阔于基部，底色黑色，每翅基部各有 2 个大黄斑，个别个体中斑点缩小；翅中央前后各有一黄色波纹状横带；翅面黑色部分刻点密集，密生绒毛，黄色部分刻点及绒毛较疏。鞘翅下为 1 对透明的膜质翅，带褐色。足 3 对，有黑色长绒毛，前足和中足跗节均为 5 节；后足的跗节则为 4 节，跗节先端有 2 爪；足关节处能分泌黄色毒液，接触皮肤，能起水泡。腹面亦具黑色长绒毛。具复变态，幼虫共 6 龄，以假蛹越冬。成虫 4 ～ 5 月开始为害，7 ～ 9 月为害最烈，多群集取食大豆之花、叶，花生、茄子叶片及棉花的芽、叶、花等。我国大部分地区均有分布。2. 黄黑小斑蝥，又名：黄斑芫青。外形与上种极相近，体小型，长 10 ～ 15 毫米。触角末节基部与前节等阔。生活习性及分布同上种。

【生境分布】　主产河南、广西、安徽、四川、贵州、湖南、云南、江苏等地。以河南、广西产量较大。

【采收加工】　夏、秋二季捕捉，闷死或烫死，晒干。

【炮　　制】　生斑蝥：除去杂质。米斑蝥：取净斑蝥与米拌炒，至米呈黄棕色，取出，除去头、翅、足。每 10 公斤斑蝥，用米 2 公斤。

蜘蛛

【基　源】　本品为园蛛科动物大腹园蛛的全体。

【性味功能】　味苦，性寒；有毒。有祛风，消肿，解毒，散结的功能。

【主治用法】　用于狐疝偏坠，口噤，疳积，喉风肿闭，牙疳，聤耳，痈肿疔毒，瘰疬，恶疮，痔漏，脱肛，蛇虫咬伤。内服：研末，0.3～1克；浸酒或入丸、散。不入汤剂。外用：适量，捣敷、绞汁涂；研末撒或调敷。

【原动物】　别名：次蠹、蛛蝥、社公、网虫、扁蛛、园蛛、癞癞蛛、蛛蛛。大腹园蛛，雌性体长约30毫米，雄性约15毫米。头胸部短于腹部，皆黑褐色。头胸部梨形，扁平，有小白毛，8眼分聚于3归丘，前缘中央眼丘上有4眼，两侧眼丘各2眼。螯肢强壮，有7枚小齿。步足强大，多刺，肯深色环带。腹部近圆表而较大，肩部隆起，背面中央有清晰的叶状斑带，沿中线有8对细小圆斑。腹部有1对白斑。生殖大厣黑色，呈舌状体，纺锤形。

【生境分布】　多栖息于屋檐、墙角和树间，结车轮状网，傍晚及夜间活动，以昆虫为食。遍布于我国各地，是最常见的蜘蛛。

【采收加工】　夏、秋季捕捉，入沸水烫死，晒干或烘干。

【炮　制】　《雷公炮炙论》：凡用，去头，足了，研如膏，投入药中用。《圣惠方》：去足及口，炙令焦，细研。现行，取原药材，除去杂质。

【应　用】　1. 鼻息肉：蜘蛛、红糖各适量，共捣烂，涂鼻息肉上。2. 慢性睾丸炎，疝气：蜘蛛（新瓦焙黄）研粉，肉桂各3克，每次0.5～1克，开水送服，日服2～3次。3. 小儿疳积：活蜘蛛1个，鸡蛋1个顶端打一小洞塞入蜘蛛，棉纸封固，再用黄泥包围，放入炭火中烧熟去泥，先服蜘蛛，后服鸡蛋，每3天服一个。4. 淋巴结核：活蜘蛛、活蜈蚣各数只，菜油浸泡20余天，外擦患处。

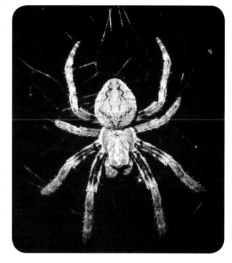

全蝎

【基　　源】　本品为钳蝎科动物东亚钳蝎的干燥体。

【性味功能】　味辛，性平；有毒。有息风镇痉，攻毒散结，通络止痛的功能。

【主治用法】　用于小儿惊风，抽搐痉挛，中风口歪，半身不遂，破伤风，风湿顽痹，偏正头痛，疮疡，瘰疬。用法用量，内服：煎汤，2～5克；研末入丸、散，每次0.5～1克。外用：适量。

【原动物】　别名：钳蝎、全虫、蝎子。东亚钳蝎，体长约60毫米，躯干（头胸部和前腹部）为绿褐色，尾（后腹部）为土黄色。头胸部背甲梯形。侧眼3对。胸板三角形，螯肢的钳状上肢有2齿。触肢钳状，上下肢内侧有12行颗粒斜列。第3、第4对步足胫节有距，各步足跗节末端有2爪和1距。前腹部的前背板上有5条隆脊线。生殖厣由2个半圆形甲片组成。栉状器有16～25枚齿。后腹部的前4节各有10条隆脊线，第5节权有5条，第6节的毒针下方无距。

【生境分布】　生活于阴暗潮湿处。主产于河南、山东、湖北、安徽等地。

【采收加工】　春末至秋初捕捉，除去泥沙，置沸水或沸盐水中，煮至全身僵硬，捞出，置通风处，阴干。

【性状鉴别】　本品头胸部与前腹部呈扁平长椭圆形，后腹部呈尾状，皱缩弯曲，完整者体长约6厘米。头胸部呈绿褐色，前面有1对短小的螯肢及1

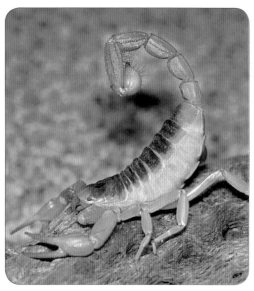

对较长大的钳状脚须，形似蟹螯，背面覆有梯形背甲，腹面有足4对，均为7节，末端各具2爪钩；前腹部由7节组成，第七节色深，背甲上有5条隆脊线。背面绿褐色，后腹部棕黄色，6节，节上均有纵沟，末节有锐钩状毒刺，毒刺下方无距。气微腥，味咸。

【炮　　制】　全蝎：取原药材，除去杂质洗净或漂洗，干燥。酒全蝎：取净全蝎，用酒洗后，干燥。

水蛭

【基　源】　本品为水蛭科动物蚂蟥、水蛭或柳叶蚂蟥的干燥全体。

【性味功能】　味咸、苦，性平；有小毒。有破血痛经，逐瘀消瘕的功能。

【主治用法】　用于治疗血瘀经闭，癥瘕积聚，铁打损伤，心腹疼痛等。用法用量　煎服，1.5～3克；研末服，0.3～0.5克。

【原动物】　别名：蚂蟥。体长稍扁，体长约2～2.5厘米，宽约2～3毫米。背面绿中带黑，有5条黄色纵线，腹面平坦，灰绿色，无杂色斑，整体环纹显著，体节由5环组成，每环宽度相似。当吸着动物体时，用此颚片向皮肤钻进，吸取血液，由咽经食道而贮存于整个消化道和盲囊中。身体各节均有排泄孔，开口于腹侧。雌雄生殖孔相距4环，各开口于环与环之间。前吸盘较易见，后吸盘更显著，吸附力也强。

【生境分布】　全国大部地区的湖泊、池塘以及水田中均有生产，以有机质丰富的池塘或无污染的小河中最多。

【采收加工】　夏、秋捕捉。捕得后洗净，先用石灰或酒闷死，然后晒干或焙干。

【性状鉴别】　扁长圆形，体长2～5厘米，宽2～3毫米。腹面稍高，体多弯曲扭转。商品通常用线穿起，多数密集成团。全体黑棕色亦由多数环节构成。折断面不平坦，无光泽。

【炮　制】　净制，用石灰或酒闷死，然后晒干或焙干。

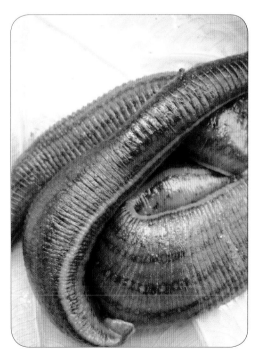

蚱蝉

【基　　源】　本品为蝉科昆虫黑蚱的全虫。

【性味功能】　味咸、甘，性寒。有清热，息风，定惊，除疳的功能。

【主治用法】　治小儿发热，惊风抽搐，癫痫，夜啼，偏头痛。煎服，1～3个；或入丸、散。

【原 动 物】　别名：蜩、鸣蜩、蝒、马蜩、蟧、鸣蝉、秋蝉、蜘蟟、炸蟟。雄虫体长而宽大，长4.4～4.8厘米，翅展12.5厘米，雌虫稍短；黑色，有光泽。头部横宽，中央向下凹陷，颜面顶端及侧缘淡黄褐色。复眼1对，大而横宽，呈淡黄褐色；单眼3个，位于复眼中央，排列呈三角形。触角短小，位于复眼前方。前胸背板两侧边缘略扩大，中胸背板有2个隐约的中央线状淡赤褐色的锥形斑。翅2对，透明有反光，翅脉显明，前缘淡黄褐色，翅基室1/3为黑色，亚前缘室呈黑色，并有一淡黄褐色斑点。后翅基部2/5为黑色。雄虫具鸣器，雌虫则无。足3对，淡黄褐色，腿节上的条纹、胫节基部及端部均黑色。腹部各节黑色，末端略尖，呈钝角。雄虫腹盖发达，不及腹部的一半，外缘呈弧形隆起；腹盖的外缘与后缘、各腹节的后缘以及分布在腹面分散的点，均为淡黄褐色。雌虫腹盖不发达，产卵器显著。

【生境分布】　成虫多栖于柳、枫杨及苹果、梨、桃、杏等阔叶树木上。全国大部分地区均有分布。

【采收加工】　6～7月间捕捉，捕得后蒸死，晒干。

【炮　　制】　取原药材，除去杂质，筛去灰屑。

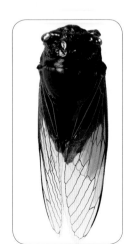

【应　　用】　1. 小儿风热惊悸：蚱蝉半两（去翅、足，微炒），茯神半两，龙齿1克（细研），麦冬15克（去心，焙），人参1克（去芦头），钩藤1克，牛黄6克（细研），蛇蜕皮五寸（烧灰），苦杏仁0.6克（汤浸，去皮、尖、双仁，麸炒微黄）。捣罗为散。每服以新汲水调下半钱，量儿大小，加减服之。2. 小儿初生百日内发痫：蚱蝉（煅）、赤芍药各1克，黄芩0.6克。为末。水一小盏，煎至1.5克，去滓服（《普济方》蚱蝉散）。

蝉蜕

【基　　源】　本品为蝉科昆虫黑蚱的幼虫羽化时脱落的皮壳。

【性味功能】　味甘，性寒。有散风除热，利咽，透疹，退翳，解痉的功能。

【主治用法】　用于风热感冒，咽痛，麻疹不透，风疹瘙痒，目赤翳障，惊风抽搐等。用法用量，煎汤，3～10克；或入丸、散。外用：煎水洗或研末调敷。

【原动物】　别名：蝉衣、蝉壳、知了皮、金牛儿。全形似蝉而中空，稍弯曲。表面呈茶棕色，半透明，有光泽，被黑棕色或黄棕色细毛。头部触角1对，呈丝状，多已断落；复眼突出，透明；额部突出；上唇宽短，下唇延长成管状。胸的背面纵裂或呈十字形纵横裂开；左右具小翅两对，前对较长，后对较短；腹面足3对，前足腿节及胫节先端具锯齿，肘节先端有2个小刺，齿刺皆呈黑棕色；中足及后足均细长。腹部扁圆；共分9节，尾端呈三角状钝尖。

【生境分布】　栖于杨、柳、榆、槐、枫杨等树上。主要产于山东、河南、河北、湖北、江苏、四川等地。

【采收加工】　夏、秋二季收集，除去泥沙，晒干。

【性状鉴别】　本品略呈椭圆形而弯曲。表面黄棕色，半透明，有光泽。

【炮　　制】　除去杂质，洗净，晒干。

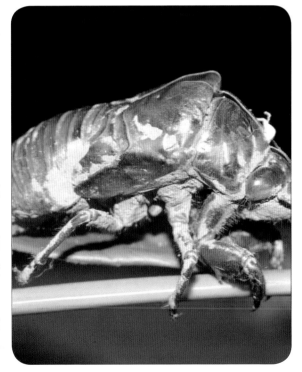

蜣螂

【基　　源】　本品为金龟子科昆虫屎蜣螂的干燥虫体。

【性味功能】　味咸，性寒；有小毒。有破瘀镇惊，泻下攻毒的功能。

【主治用法】　用量用法 1.5 ～ 3 克，煎服；或入丸、散。外用研末，调敷或捣敷。

【原 动 物】　全体黑色，稍带光泽。雄虫体长 3.3 ～ 3.8 厘米，雌虫略小。雄虫头部前方呈扇面状，表面有鱼鳞状皱纹，中央有一基部大而向上逐渐尖细并略呈方形的角突；其后方之两侧有复眼，复眼间有一光亮无皱纹的狭带。前胸背板密布匀称的小圆突，中部有横形隆脊，隆脊中段微向前曲成钝角状，两侧端各有齿状角突 1 枚，在齿突前下方有一浅凹，其底部光滑无小圆突，浅凹外侧有一较深的凹，底部小圆突十分模糊或缺如；小盾片不可见；前翅为鞘翅，相当隆起，满布致密皱形刻纹，各方有 7 条易辨的纵线；后翅膜质，黄色或黄棕色。口部、胸部下方，有很多褐红色或褐黄色纤毛，中后足跗节两侧有成列的褐红色毛刺。雌虫外形与雄虫很相似，惟头部中央不呈角状突而为后面平、前面扁圆形的隆起，顶端呈一横脊；前胸背板横形隆脊近似直线，两侧端不呈齿状突角，且只有外侧的深凹，明显可见。

【生境分布】　栖息在牛粪堆、人屎堆中，主要分布于江苏、浙江、河北、湖北等地。

【采收加工】　夏、秋季晚上用灯光诱捕，或牛粪堆上捕取，捕得后，用开水烫死，晒干或烘干。

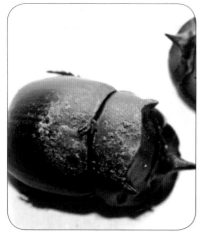

【应　　用】　1. 小儿惊风，不拘急慢：蜣螂 1 枚，杵烂，以水 1 小盏，于百沸汤中烫热，去滓饮用。2. 小便血淋：蜣螂研水服。3. 小儿重舌：烧蜣螂末和唾敷舌上。4. 大肠脱肛：蜣螂烧存性，为末，入冰片研匀，掺肛上，托之即入。

【注　　意】　孕妇忌服。

土鳖虫

【基　源】　本品为鳖蠊科昆虫地鳖或冀地鳖的雌虫干燥体。

【性味功能】　味咸，性寒；有小毒。有破瘀血，续筋骨的功能。

【主治用法】　用于筋骨折伤，瘀血经闭，癥瘕痞块。用法用量：煎服，3～10克；研末服，1～1.5克，黄酒送服。外用适量。

【原动物】　别名：地鳖虫、地乌龟、蟅虫。1. 地鳖：雌雄异形，雄虫有翅，雌虫无翅。雌虫长约3厘米，体上下扁平，黑色而带光泽。头小，向腹面弯曲。口器咀嚼式，大颚坚硬。复眼发达，肾形；单眼2个。触角丝状，长而多节。前胸盾状，前狭后阔，盖子头上。雄虫前胸呈波状纹，有缺刻，具翅2对。2. 冀地鳖：雌虫体宽卵圆形，较地鳖宽。虫体表面暗黑色，无光泽，不如地鳖光亮。体背较地鳖扁。前胸背板前缘及身体周围具红褐色或黄褐色边缘。体背面有密集的小颗粒状突起，无翅。雄虫有翅，体灰黑色，除前胸背板前缘处有明显的淡色宽边外，身体其他部分无细碎斑纹。

【生境分布】　栖息于阴暗潮湿，有机质丰富，偏碱性的疏松土层中。全国大部分地区均有分布。

【采收加工】　于夏季采收。过筛，筛去窝泥，拣出杂物，留下虫体，可晒干或烘干。

【性状鉴别】　本品呈卵圆形而扁平，长2～3厘米，宽1～2厘米。头部一端较窄；尾部较宽；背面紫黑色，呈甲壳状，为9个横节覆瓦状排列而成。腹面深棕色，有光泽，可见小形的头部，棕黑色；触角1对，多已脱落。胸部足3对，弯曲，腹部隆起，有弯曲的节，尾节较宽而略尖。质松脆，易破碎，腹内有灰黑色物质，气腥臭，味微咸。以完整、油润光泽、无泥为佳。

【炮　制】　土鳖虫：取原药材，除去杂质，洗净，或筛去灰屑，干燥。炒土鳖虫：取净土鳖虫置锅内，用文火加热，炒至微焦，取出放凉。

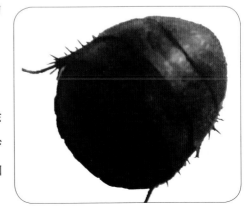

虻虫

【基　源】　本品为虻科昆虫复带虻或同属昆虫的雌性干燥虫体。

【性味功能】　味苦，微寒；有小毒。有破血逐瘀，通经消癥的功能。

【主治用法】　用于血滞经闭，癥瘕，蓄血症，扑损瘀痛。内服，煎汤，1.5～3克，研末0.3～0.6克，或入丸、散。孕妇忌服。

【原动物】　别名：牛虻虫、炒虻虫。复带虻雌虻体长13～17毫米，黄绿色。复眼大型，无细毛，中部有1条细窄的黑色横带。额黄色或略带浅灰；头顶被有短毛。触角黄色，第3节肥大，基部具有粗钝的背突。唇基和颊黄灰色。下颚须第2节浅黄色，被有白色并杂有黑色的短毛。中胸背板、侧板、腹板灰黄色，被有黄色短毛并杂有黑色和黄灰色长毛，翅透明无斑，平衡棒黄色。足3对，中、后足的股节基部1/3处灰色；前足跗节及前足胫节端部黑色；中、后足跗节的端部黑褐色。腹部暗黄灰色；第1～3或1～4腹节背板两侧有大的黄色斑点，中间有暗黄色纵带，宽为腹部宽度的1/4～1/3。腹部被有稠密的黄色或黄灰色短毛，有时夹杂有黑色短毛。腹面灰色，第1～2或第1～3腹板的两侧黄色。雄虻形状相似，但体较小，复眼被有纤细的灰色短毛。雌虻吸食牛、马、驴等家畜血液；雄虻不吸血，只吸食植物的汁液。

【生境分布】　平常居于草丛及树林中。主要分布于广西、四川、浙江、江苏、山西等地。

【采收加工】　6～8月间捕捉，沸水烫或稍蒸，晒干，或用线串起晒干。

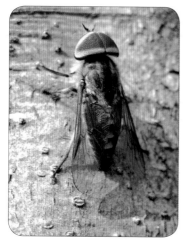

【应　用】　1. 血运血结，或聚于胸中，或偏于少腹，或运于胁肋：炒虻虫、没药各3克，炒水蛭6克。麝香少许。为细末，用当归、川芎各60克，熟地黄、芍药、鬼箭羽、红花、延胡索各30克。为粗末，每服15克，煎汤调服。2. 腕折瘀血：虻虫20枚，牡丹皮30克。上2味，治下筛，酒服3克，血化为水。3. 肿毒：虻虫、松香等分。为末，置膏药中贴患处。方中虻虫破血逐瘀，通经消癥，为君药。

蟾蜍

【基　源】　本品为蟾蜍科动物中华大蟾蜍或黑眶蟾蜍的全体。

【性味功能】　味辛，性凉；有毒。有解毒散结，消积利水，杀虫消疳的功能。

【主治用法】　治痈疽，疔疮，发背，瘰疬，恶疮，癥瘕癖积，膨胀，水肿，小儿疳积，破伤风，慢性咳喘。外用：适量，烧存性研末敷或调涂；或活蟾蜍捣敷。内服：煎汤，1 只；或入丸、散，1～3 克。

【原动物】　别名：蟾、癞虾蟆、石蚌、癞蛤蟆、癞格宝、癞巴子、癞蛤蚆、蚧蛤蟆、蚧巴子。中华大蟾蜍：体粗壮，长约 10 厘米以上，雄者较小。全体皮肤极粗糙，除头顶较平滑外，其余部分，均满布大小不同的圆形瘰疣。头宽大，口阔，吻端圆，吻棱显著。口内无锄骨齿，上下颌亦无齿。近吻端有小形鼻孔 1 对。眼大而凸出，后方有圆形的鼓膜。头顶部两侧各有大而长的耳后腺。躯体短而宽。在生殖季节，雄性背面多为黑绿色，体侧有浅色的斑纹；雌性背面色较浅，瘰疣乳黄色，有时自眼后沿体侧有斜行的黑色纵斑；腹面不光滑，乳黄色，有棕色或黑色的细花斑。前肢长而粗壮，指趾略扁，指侧微有缘膜而无蹼；指长顺序为 3、1、4、2；指关节下瘤多成对，掌突 2，外侧者大。后肢粗壮而短，胫跗关节前达肩部，趾侧有缘膜，蹼尚发达，内跖突形长而大，外跖突小而圆。雄性前肢内侧 3 指有黑婚垫，无声囊。体长 79～120 毫米。

【生境分布】　华大蟾蜍生活在泥土中或栖居在石下或草间，夜出觅食。分布于东北、华北、华东、华中及陕西、甘肃、青海、四川、贵州等地。

【采收加工】　每年夏、秋季（5～8 月）为取酥季节。将捕获到的蟾蜍用水洗净体表，晾干。用金属夹从耳后腺及身体上的大小疣粒取酥，每只可取 0.05～0.06 克鲜浆。

【炮　制】　蟾蜍：刷去灰屑泥土，剪去头爪，切成方块。炙干蟾：将铁砂倒入锅内烧热，取切好的干蟾放入拌炒，至微焦发泡时取出，筛去铁砂，放冷。民间有以活蟾蜍，用黄泥徐裹，放火灰中煨存性后，研细入药者。

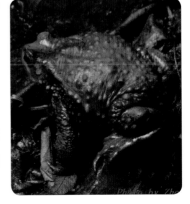

蟾酥

【基　　源】　本品为蟾蜍科动物中华大蟾蜍或黑眶蟾蜍的干燥分泌物。

【性味功能】　味甘辛，性温；有毒。有解毒、散肿、止痛的功能。

【主治用法】　治发背、疔疮、痈毒、咽喉肿痛、龋齿牙痛等症。用法用量，入丸散，每次 0.015 ~ 0.03 克。外用适量。

【性状鉴别】　别名：蛤蟆酥，蛤蟆浆，癞蛤蟆酥。呈扁圆形团块状或片状。棕褐色或红棕色。团块状质坚，不易折断，断面棕褐色，角质状，微有光泽；片状质脆，易碎，断面红棕色，半透明，气微腥，味初甜而后持久的麻辣感，粉末嗅之作嚏。

【炮　　制】　蟾酥粉：取蟾酥，捣碎，加白酒浸渍，时常搅动至呈稠膏状，干燥，粉碎。每 10 公斤蟾酥，用白酒 20 公斤。

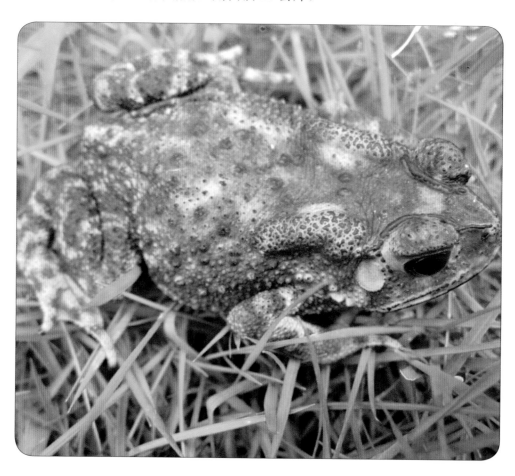

蛤蟆油

【基　　源】　本品为蛙科动物中国林蛙或黑龙江林蛙雌性的干燥输卵管。

【性味功能】　味甘、咸,性平。有补肾益精,润肺养阴的功能。

【主治用法】　治病后、产后虚弱,肺痨咳嗽吐血,盗汗。用法用量,内服:蒸汤,3～9克;或作丸。

【性状鉴别】　别名:田鸡油,哈什蟆油。雌蛙体长70～90毫米;头较扁平,长宽相等或略宽;吻端钝圆,略突出于下颌,吻棱较明显;鼻孔位于吻、眼之间,眼间距大于鼻间距;鼓膜显著,明显大于眼径之半,犁骨齿两短斜行,位于内鼻孔内侧。前肢较短,指端圆,指较细长;关节下瘤、指基下瘤及内外掌突均较显著。后肢长,胫跗关节前达眼或略超过,左右跟部明显重迭,胫长超过体长之半,足与胫等长或略长;趾端钝圆;趾细长,第4趾最长,蹼发达,外侧趾间具蹼而不发达;关节下瘤小而明显,内跖突窄长,外跖突小而圆。皮肤上多细小痣粒,口角后端颌腺明显,背侧褶在颞部不平直而成曲折状,在鼓膜上方侧褶略斜向外侧,随即又折向中线,再向后延伸达胯部;两侧褶间有少数分散的疣粒,在肩部有排成"人"形者;腹面皮肤光滑。跖褶2。两眼间深色横纹及鼓膜处三角斑清晰,背面与体侧有分散的黑斑点,一般都在疣粒上;四肢横斑清晰;腹面灰色斑点颇多。雄蛙前肢较粗壮,第1指上灰色婚垫极发达;有一对咽侧下内声囊。

【生境分布】　营陆地生活,栖息在山坡、树林、农田、草丛中,以潮湿的山林背坡居多。分布于东北、华北及陕西、甘肃、青海、新疆、山东、江苏、湖北、湖南、四川、西藏等地。

【采收加工】　雌蛙的输卵管,经采制。干燥。

【炮　　制】　净制:除去杂质及卵子,剥去膜衣。

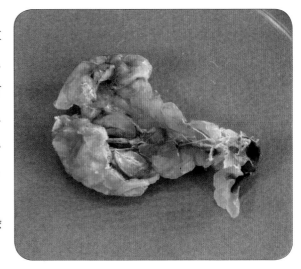

蜈蚣

【基　　源】　本品为蜈蚣科动物少棘巨蜈蚣的干燥体。春、夏二季捕捉，用竹片插入头尾，绷直，干燥。

【性味功能】　味咸、辛，性温；有毒。有息风镇痉，攻毒散结，通络止痛的功能。

【主治用法】　用于小儿惊风，抽搐痉挛，中风口歪，半身不遂，破伤风，风湿顽痹，疮疡，瘰疬，毒蛇咬伤。用法用量，3～5克。

【原 动 物】　别名：天龙、百脚、吴公、百足虫、千足虫、天虫。1. 少棘蜈蚣，成体体长110～140毫米。头板和第1背板金黄色，自第2背板起墨绿色或暗绿色，末背板有时近于黄褐色，胸腹板和步足淡黄色。背板自4～9节起，有两条不显著的纵沟。腹板在第2～19节间有纵沟。第3、第5、第8、第10、第12、第14、第16、第18、第20体节的两侧各具气门1对。头板前部的两侧各有4个单眼，集成左、右眼群颚肢内部有毒腺；齿板前缘具小齿5个，内侧3小齿相接近。步足21对，最末步足最长，伸向后方，呈尾状。2. 多棘蜈蚣，本种与少棘蜈蚣是两个近似的地理亚种。在形态上大体相似，主要区别是：个体较大；尾足的前股节背面内侧棘数、腹面外侧棘数、腹面内侧棘数均较少棘蜈蚣为多；颚肢齿板的齿数亦多。

【生境分布】　生长于山坡、田野、路边或杂草丛生的地方，或栖息在井沿、柴堆以及砖瓦缝隙间，特别喜欢阴湿、陈旧的地面。全国各地多有分布。主产江苏、浙江、湖北、湖南、安徽、河南、陕西等地。

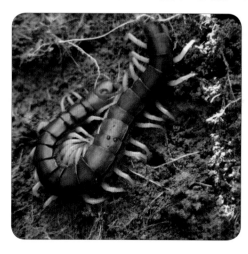

【采收加工】　人工饲养的蜈蚣，一般在7～8月采收；野生蜈蚣在夏季雨后根据栖息环境翻土扒石寻捕。捕后，先用沸水烫死，取长宽和蜈蚣相等，两端削尖的薄竹片，一端插入蜈蚣的头部下颚，另一端插入性端，借竹片的弹力，使蜈蚣伸直展平。晒干或烘干。

【炮　　制】　支竹片，洗净，微火焙黄，剪段。

蜗牛

【基　　源】　本品为蜗牛科动物蜗牛及其同科近缘种的全体。

【性味功能】　味咸,性寒;有小毒。有清热息风,解毒消肿的功能。

【主治用法】　治风热惊痫, 小儿脐风, 消渴, 痄腮, 瘰疬, 痈肿丹毒, 痔疮, 脱肛, 蜈蚣咬伤。内服: 煎汤, 30～60克; 或捣汁; 或焙干研末, 1～3克。外用: 适量, 捣敷; 或焙干研末调敷。

【原 动 物】　蜗牛的整个躯体包括眼、口、足、壳、触角等部分, 身背螺旋形的贝壳, 蜗牛的眼睛长在触角上。其形状形形色色, 大小不一。宝塔形、陀螺形、圆锥形、球形、烟斗形等等。目前国内养殖的白玉蜗牛、盖罩大蜗牛、散大蜗牛、亮大蜗牛、褐云玛瑙蜗牛等都有自己独特的外形。

【生境分布】　全国大部分地区有分布, 多见于田野及阴湿处。

【采收加工】　夏季捕捉, 捕得后用沸水烫死, 晒干。

【性状鉴别】　全体已缩入螺壳内, 呈扁球形、球形或类圆锥形, 直径约1厘米。外表在同灰褐色, 有光泽, 质脆易碎, 破碎后内部为乳白色。气微, 味微咸。以完整不碎、干净无泥者为佳。

【炮　　制】　生研:取原药材, 除去杂质, 洗净, 干燥。用时打碎或研粉。煅蜗牛:以竹签穿, 瓦上晒干, 烧存性。连壳。煅灰存性, 研极细末。现行, 取净蜗牛置煅药炉内, 用武火煅至红透, 取出, 晾凉。

【应　　用】　1. 小便不通:用蜗牛捣烂贴脐下, 以手摩擦。加麝香少许更好。

2. 大肠脱肛: 用蜗牛30克烧灰, 调猪油敷涂, 立缩。又方: 用干蜗牛一百个, 炒研。每取3克, 以飞过赤汁的磁石末15克, 加水一碗, 煎成半碗, 调药服下。

3. 痔疮肿痛: 用蜗牛浸油涂搽, 或烧过研末敷涂。又方: 用蜗牛一个, 加麝香少许, 装碗中, 次日取碗中液汁涂搽。

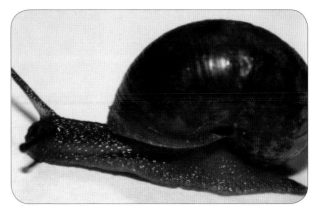

地龙

【基　　源】　本品为巨蚓科动物参环毛蚓、通俗环毛蚓、威廉环毛蚓或栉盲环毛蚓的干燥体。前一种习称"广地龙"，后三种习称"沪地龙"。广地龙春季至秋季捕捉，沪地龙夏季捕捉，及时剖开腹部，除去内脏及泥沙，洗净，晒干或低温干燥。

【性味功能】　味咸，性寒。有清热息风，平喘，通络，利尿的功能。

【主治用法】　热病惊狂、小儿惊风、咳喘、头痛目赤、咽喉肿痛、小便不通、风湿关节疼痛，半身不遂等症。外用涂丹毒、漆疮等症。用法用量，4.5 ~ 9 克。

【原 动 物】　别名：曲蟺、坚蚕、引无、却行、寒欣、鸣砌、蚯蚓。体长约 60 ~ 120 毫米，体重约 0.7 ~ 4 克。最大的有 1.5 公斤。生活在潮湿、疏松和肥沃的土壤中，身体呈圆筒形，褐色稍淡，约由 100 多个体节组成。前段稍尖，后端稍圆，在前端有一个分节不明显的环带。腹面颜色较浅，大多数体节中间有刚毛，在蚯蚓爬行时起固定支撑作用。在 11 节体节后，各节背部背线处有背孔，有利于呼吸，保持身体湿润。

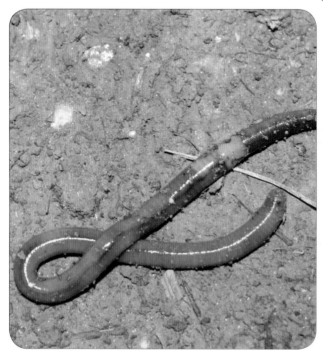

【生境分布】　生于潮湿、疏松之泥土中，行运迟缓。分布于福建、广东、广西、江苏、浙江、湖北及上海、天津等地。

【采收加工】　春季至秋季捕捉，捕得后及时剖开腹部，除去内脏及泥沙，洗净，晒干或低温干燥；土地龙夏秋季捕捉，捕得后用草木灰呛死，洗去灰晒干或低温干燥。

【炮　　制】　除去杂质，洗净，切段，干燥。

鱗　部

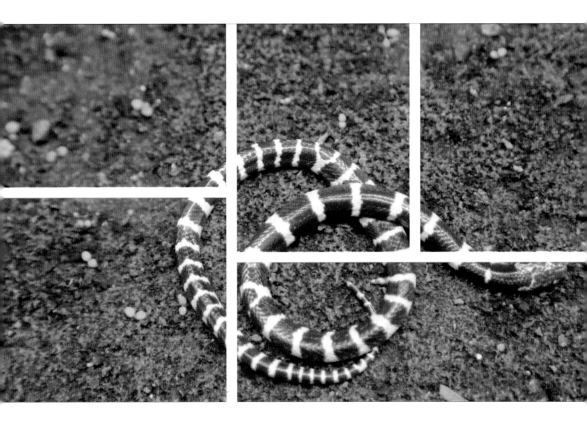

龙骨

【基　源】　本品为古代哺乳动物如象类、犀牛类、牛类、三趾马、鹿类、骆驼类、羚羊类等的骨骼化石，习称"龙骨"。而象类门齿的化石习称"五花龙骨"。

【性味功能】　味甘、涩，性平。有镇静安神，平肝潜阳，收敛固涩的功能。

【主治用法】　治惊痫癫狂，心悸怔忡，失眠健忘，头晕目眩，自汗盗汗，遗精遗尿，崩漏带下，久泻久痢，溃疡久不收口及湿疮。用量 15 ~ 30 克，煎服，入汤剂宜先煎。外用：适量。收敛固涩宜煅用。

【原形态】　1. 龙骨：呈骨骼状或破碎块状，大小不一。表面白色、灰白色或浅棕色，多较平滑，有的具棕色条纹和斑点。质较酥、体轻，断面不平坦、色白、细腻，骨髓腔部分疏松，有多数蜂窝状小孔。吸湿性强，以舌舔之有吸力。无臭、无味。2. 五花龙骨：呈不规则块状，大小不一，也可见圆柱状或半圆柱状，长短不一，直径 6 ~ 25 厘米。全体呈淡灰白色或淡黄白色，或淡黄棕色，夹有蓝灰色及红棕色深浅粗细不同的花纹，偶有不具花纹者。表面光滑，时有小裂隙。质硬，较酥脆，易片状剥落，吸湿性强，以舌舔之有吸力。无臭，

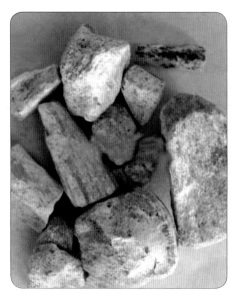

无味。以体轻、质脆、分层、有蓝、灰、红、棕等色的花纹，吸湿性强者为佳。一般习惯认为以五花龙骨为优。无吸湿性，烧之发烟有异臭者不可药用。

【生境分布】　分布于山西、内蒙古、河南、河北、陕西、甘肃等地。

【采收加工】　全年均可采挖，除去泥土和杂质，置干燥处。生用或煅用。

【炮　制】　龙骨：刷净泥土，打碎。煅龙骨：取刷净的龙骨，在无烟的炉火上或坩埚内煅红透，取出，放凉，碾碎。

石龙子

【基　源】　本品为石龙子科动物石龙子或蓝尾石龙子除去内脏的全体。

【性味功能】　味咸，性寒；小毒。有利水通淋，破结散瘀，解毒的功能。

【主治用法】　治癃闭，石淋，小便不利，恶疮，臁疮，瘰疬。内服：烧存性研末，用量 1.5～3 克；或入丸、散。外用：适量，熬膏涂；或研末调敷。

【原动物】　别名：蜥易、易蜴、蜥蜴、山龙子、守宫、石蜴、猪蛇婆、四脚蛇、五寸棍。石龙子，头体头 103～125 毫米，尾长 144～189 毫米。眶上鳞第 2 枚显着大于第 1 枚；额顶鳞发达，彼此相切，有上鼻鳞；无后鼻鳞；第 2 列下颚鳞楔形，后颏鳞前、后 2 枚。耳孔前缘有 2～3 个瓣突，鼓膜深陷。体较粗壮，环体中段鳞 22～24 行；肛前具 1 对大鳞；尾下正中行鳞扩大。前、后肢贴体相向时不相遇，指、趾侧扁掌足冰粒鳞大、小不一。背面灰橄榄色；头部棕色；颈侧及体侧红棕色，雄性更为显著，体侧有分散的黑斑点；腹面白色。幼体背面黑灰色，有 3 条浅黄色纵纹向后直达尾部，随个体成长而消失或隐约可见。雄性颞部显着隆肿。

【生境分布】　石龙子，生活于海拔 200～1000 米的山区、平原耕作区、开阔地、住宅、路旁杂草乱石堆中捕食昆虫。分布于江苏、安徽、浙江、江西、福建、台湾、湖北、湖南、广东、海南、广西、四川、贵州、云南。

【采收加工】　夏、秋间捕捉，处死，除内脏，置通风处干燥。

【炮　制】　捕得后处死，割除内脏，洗净，置通风处干燥，或晒干。

【注　意】　孕妇禁服。

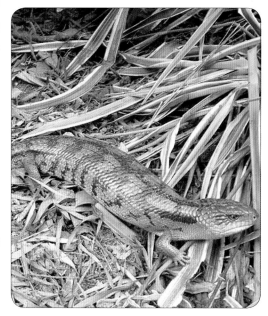

【基　　源】　本品为壁虎科动物无蹼壁虎或其他同属壁虎的干燥全体。

【性味功能】　味咸，性寒；有小毒。有散结解毒，祛风活络止痛，定惊止痉的功能。

【主治用法】　治四肢不遂，惊痫，破伤风，瘰疬，疠风，风癣，噎膈。内服：煎汤，用量2～5克；研末，每次用量1～2克；亦可浸酒或入丸、散。

【原 动 物】　别名：守宫、天龙。无蹼壁虎：全长约12厘米，体与尾几等长。头扁宽；吻斜扁，比眼径长；鼻孔近吻端；耳孔小，卵圆形；吻鳞达鼻孔，其直后方有3片较大的鳞。头、体的背面覆以细鳞，枕部有少数较大之圆鳞，躯干部圆鳞交错成12～14纵行；胸腹鳞较大，成覆瓦状；尾背面的鳞多少排列成环状，每隔9～10排为一排整齐而略大之鳞。尾腹面中央的1纵排鳞

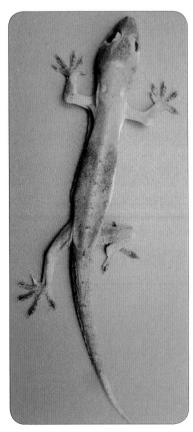

较宽。指、趾间无蹼迹；指、趾膨大，底部具有单行褶襞皮瓣；除第1指、趾外，末端均有小爪。尾基部较宽厚。体背灰棕色；躯干背面常有5～6条深宽纹；四肢及尾部有深色横纹。尾易断，能再生。

【生境分布】　喜栖于墙壁间、屋檐下等隐僻处，夜间出没于天花板及墙壁上，无蹼壁虎主要分布于华北地区，其他几种壁虎如蹼趾壁虎、无疣壁虎和多疣壁虎则分布于两广、东南和中部省区。

【采收加工】　夏、秋季夜间用灯光诱捕。捕得后用竹片贯穿头腹，并将尾用绳固定于竹片上。用微火烘烤至干。

【性状鉴别】　呈干瘪、屈曲状，头呈卵圆形，尾多残缺不全，背部黑色，腹部黄褐色质脆，易折断。气腥。

蛤蚧

【基　　源】　本品为壁虎科动物蛤蚧的干燥体。

【性味功能】　味咸，性平。有补肺益肾，纳气定喘，助阳益精的功能。

【主治用法】　用于虚喘气促，劳嗽咯血，阳痿遗精。用法用量，3～6克，多入丸散或酒剂。

【原动物】　别名：对蛤蚧、蛤蚧干、仙蟾。形如壁虎而大，全长20余厘米。头部较大，呈三角形；吻端凸圆；鼻孔近吻端；耳孔椭圆形；眼大，突出；口中有许多小齿。全身生密鳞，上唇鳞12～14，第1片达鼻孔；吻鳞宽，其后缘有3片较大的鳞，头及背面鳞细小，成多角形；尾鳞不甚规则，近长方形，排成环状；大而突起的鳞片成行的镶嵌在小鳞片中，行距间约有3排小鳞，分布在躯干部的有10～12纵行左右；在尾部的有6行；尾侧有3对隆起的鳞；胸腹部鳞较大，均匀排列成覆瓦状。指、趾间具蹼；指、趾膨大，底部具有单行褶襞皮瓣，除第1指、趾外，末端均具小爪。雄性有股孔20余枚，左右相连。尾基部较粗，肛后囊孔明显。体背紫灰色，有砖红色及蓝灰色斑点；浸液标本成为深浅相间的横斑，背部约有7～8条，头部、四肢及尾部亦有散在；尾部有深浅相间的环纹7条，色深者较宽；腹面近白色，散有粉红色斑点。尾易断，能再生。

【生境分布】　多栖于山岩及树洞中，或居于墙壁上，昼伏夜出，动作敏捷。捕食昆虫，有时也捕食壁虎、小鸟及蝇类等动物。分布广东、广西、云南、贵州等地。

【采收加工】　全年均可捕捉，除去内脏，拭净，用竹片撑开，使全体扁平顺直，低温干燥。

【炮　　制】　蛤蚧：除去鳞片及头足，切成小块。酒蛤蚧：取蛤蚧块，用黄酒浸润后，烘干。

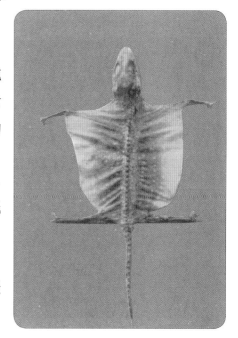

蛇蜕

【基　源】　本品为游蛇科动物黑眉锦蛇、锦蛇或乌梢蛇等蜕下的干燥表皮膜。春末夏初或冬初采集，除去泥沙，干燥。

【性味功能】　味咸、甘，性平。有祛风，定惊，解毒，退翳的功能。

【主治用法】　用于小儿惊风，抽搐痉挛，翳障，喉痹，疔肿，皮肤瘙痒。用法用量，2～3克；研末吞服0.3～0.6克。

【原动物】　别名：蛇皮，蛇退，长虫皮，龙衣，蛇壳。锦蛇全长可达1.8米。头部比颈部稍大。吻鳞宽大于高，从背面可以看到。鼻间鳞长宽略相等。前额鳞宽大于长，两鳞间的缝合线比鼻间鳞长。额鳞前方稍宽于后方。颅顶鳞宽大。前鼻鳞狭长，后鼻鳞宽广，鼻孔大，位于2鼻鳞之间而稍向后。眼前鳞2片，有时3片，极少为1片。眼后鳞2片。前颞鳞2片，狭长；偶有3片者。后颞鳞3片，短而宽。上唇鳞8片，第4、5两片入眼；第7片最大。颊鳞1片，偶有2片者。下唇鳞10片。前5片与前颏鳞相接。前颏鳞比后颏鳞大。体鳞23～19行，除最外1、2行鳞列光滑外，余都起棱。腹鳞215～226片，肛鳞2裂，尾下鳞84～101对。体背面及头部的鳞片四周黑色，中央黄色，体之前半部有30条左右较明显的黄色横斜斑纹，至体后半部消失，只在鳞片中央有黄斑。腹面黄色，有黑色斑纹。

【生境分布】　栖于高山及平原地区。性活泼，动作迅速。主产浙江、广西、四川、江苏、福建、安徽、陕西、云南等地。

【采收加工】　采收后拣净，晒干备用。

【性状鉴别】　呈圆筒形，多压扁而皱缩，完整者形似蛇，长可达1米以上。

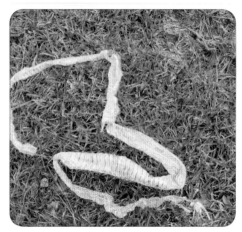

背部银灰色或淡灰棕色，有光泽，鳞迹菱形或椭圆形，衔接处呈白色，略抽皱或凹下；腹部乳白色或略显黄色，鳞迹长方形，呈覆瓦状排列。体轻，质微韧，手捏有润滑感和弹性，轻轻搓揉，沙沙作响。气微腥，味淡或微咸。

【炮　制】　蛇蜕：除去杂质，切段。酒蛇蜕：取蛇蜕段，照酒炙法炒干。每100公斤蛇蜕，用黄酒15公斤。

乌梢蛇

【基　　源】　本品为游蛇科动物乌梢蛇的干燥体。

【性味功能】　味甘，性平。有祛风，通络，止痉的功能。

【主治用法】　用于风湿顽痹，麻木拘挛，中风口眼歪斜，半身不遂，抽搐痉挛，破伤风等。煎服，用量9～12克。或者研粉吞服，用量2～3克；或入丸剂、酒浸服。

【原动物】　别名：乌蛇，乌风蛇。体全长可达2.5米以上。体背绿褐或棕黑色及棕褐色；背部正中有一条黄色的纵纹；体侧各有两条黑色纵纹，至少在前段明显（成年个体），至体后部消失（有的个体是通身墨绿色的，有的前半身看上去是黄色，后半身是黑色）。次成体通身纵纹明显。头颈区别显著；吻鳞自头背可见，宽大于高；鼻间鳞为前额鳞长的2/3；顶鳞后有两枚稍大的鳞片；上唇鳞8，第七枚最大；下唇鳞8～10；背鳞鳞行成偶数，中央2～4行起强棱，腹鳞雄192～204，雌191～205；肛鳞二分；尾下鳞雄95～137对，雌98～131对。

【生境分布】　生于丘陵地带或低山地区农田、菜地、河沟附近以及草丛旁。分布于河北、甘肃、贵州、湖北、浙江、广西等全国各地。

【采收加工】　多于夏、秋二季捕捉，剖开蛇腹或先剥去蛇皮留头尾，除去内脏，盘成圆盘状，干燥。

【性状鉴别】　本品呈圆盘状，盘径约16厘米。表面黑褐色或绿黑色，密被菱形鳞片；背鳞行数成双，背中央2～4行鳞片强烈起棱，形成两条纵贯全体的黑线。头盘在中间，扁圆形，眼大而下凹陷，有光泽。上唇鳞8枚，第4、5枚入眶，颊鳞1枚，眼前下鳞1枚，较小，眼后鳞2枚。脊部高耸成屋脊状。腹部剖开边缘向内卷曲，脊肌肉厚，黄白色或淡棕色，可见排列整齐的肋骨。尾部渐细而长。尾下鳞双行。剥皮者仅留头尾之皮鳞，中段较光滑。气腥，味淡。

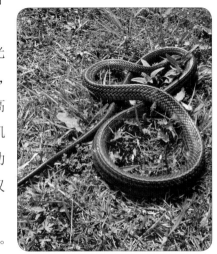

【炮　　制】　净制，盘成圆盘状，干燥即可。

蕲蛇

【基　　源】　本品为蝰科动物五步蛇的干燥体。

【性味功能】　味甘、咸，性温；有毒。有祛风，通络，止痉的功能。

【主治用法】　用于风湿顽痹，麻木拘挛，中风口眼歪斜，半身不遂，抽搐痉挛，破伤风，麻风疥癣等。用法用量，煎服3～9克；研末吞服，一次1～1.5克，一日2～3次。

【原 动 物】　别名：大白花蛇，棋盘蛇，五步蛇，百步蛇。蕲蛇体长120～150厘米，大者可达200厘米以上。头大、三角形，与颈部可明显区分，有长管牙。鼻孔与眼之间有一椭圆形颊窝，为温觉感受器官。背面棕褐色或稍带绿色，其上具灰白色大方形斑块17～19个，尾部3～5个，此斑由左右两侧大三角斑在背正中合拢形成。背鳞多为21行，少数23行，除靠近腹鳞的1～3行鳞细弱外，其余均是强棱并具有鳞孔，棱的后半隆起成崤，所以体表很粗糙。腹鳞雄性为157～165片，雌性为163～171片。尾下鳞雄性56～63片，雌性52～58片，前端约20枚为单行或杂以个别成对的，

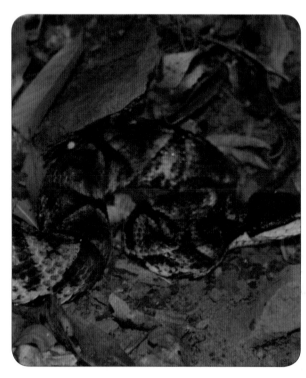

尾后端为双行；尾尖一枚鳞片侧扁而尖长，角质化程度较高，形成一角质刺，俗称"佛指甲"。

【生境分布】　产于蕲春蕲州龙峰山，两湖、三角山一带，喜食蛙、蟾蜍、蜥蜴、鸟、鼠等。

【采收加工】　多于夏、秋二季捕捉，剖开蛇腹，除去内脏，洗净，用竹片撑开腹部，盘成圆盘状，干燥后拆除竹片。

【炮　　制】　净制，盘成圆盘状，干燥即可。

金钱白花蛇

【基　源】　本品为眼镜蛇科动物银环蛇的干燥体。

【性味功能】　味甘、咸，性温；有毒。有祛风，通络，止痉的功能。

【主治用法】　用于风湿顽痹，麻木拘挛，中风口㖞，半身不遂，抽搐痉挛，破伤风症等。用法用量：煎服，3～4.5克；研粉吞服1～1.5克。

【原动物】　别名：百节蛇，寸白蛇。蛇体全长60～120厘米。头部稍大于颈部。眼小，椭圆形。臭鳞2片，臭孔椭圆形，位于二鳞之间。无颊鳞常7片。眼前鳞1片，眼后鳞2片。前颞鳞1片，少数2片，后颞鳞2片。体鳞光滑，背鳞15列。腹鳞200～211片，肛鳞单一，尾下鳞单列，41～51片。体背面黑色，有多数白色横带，腹部白色。

【生境分布】　栖息于平原、丘陵的多水地带或山坡、田野、路旁。分布于安徽、台湾、湖北、广西、海南、云南等地。

【采收加工】　夏、秋二季捕捉，剖开蛇腹，除去内脏，擦净血迹，用乙醇浸泡处理后，盘成圆形，用竹签固定，干燥。

【性状鉴别】　本品呈圆盘状，盘径3～6厘米，蛇体直径0.2～0.4厘米，头盘在中间，尾细，常纳口内。背部黪然或灰黑色，微有光泽，有48个以上宽均1～2鳞的白色环纹，黑白相间，并有1条显著突起的脊棱。脊棱鳞片较大，呈六角形；背鳞细密，通身1.5行；腹部黄白色鳞片稍大；尾部鳞片单行。气微腥，味微咸。

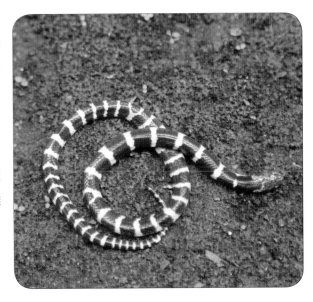

【炮　制】　浸泡，成形，干燥即可。

蝮蛇

【基　　源】　本品为蝮蛇科动物蝮蛇除去内脏的全体。

【性味功能】　味甘、辛，性温；有毒。祛风攻毒，息风定惊，活血止痛。

【主治用法】　治风湿痹痛，麻风，瘰疬，疮疖，疥癣，痔疾，肿瘤。内服：浸酒，每条蝮蛇用60度白酒1000毫升浸3个月，每次饮5～10毫升，日饮1～2次；或烧存性研成细粉，每次0.5～1.5克，日服2次。外用：适量，油浸、酒渍或烧存性研末调敷。

【原动物】　别名：土锦、土虺蛇、灰地匾、反鼻蛇、草上飞、地扁蛇、七寸子。蝮蛇全长60厘米左右。头略呈三角形，与颈区分明显，背面浅褐色到红褐色，正脊有两行深棕色圆斑，彼此交错排列略并列，背鳞外侧及腹鳞间有1行黑褐色不规则粗点，略呈星状；腹面灰白，密布棕褐色或黑褐色细点。鼻间鳞宽短，排成"∧"形；眶前鳞2，眶后鳞2（3），眶璨来新月形，颞鳞2+4（3）；上唇鳞2～1～4（2～1～3、3～1～4）式。背鳞21（23）～21～17（15）行，中段最外行平滑或均具棱；腹鳞137～173，肛鳞完整；尾下鳞29～54对，少数为单行。

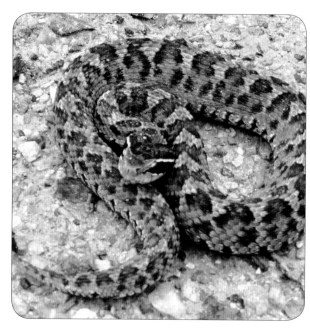

【生境分布】　多栖息于平原、丘陵地带、荒野、田边和路旁。我国北部、中部均有分布，以内蒙古、辽宁、大连蛇岛、吉林、黑龙江、山西、河北产量最高，浙江、江西也产。

【采收加工】　春、夏间捕捉，剖腹除去内脏，鲜用或焙干用。

【注　　意】　阴虚血亏者慎服，孕妇禁服。

鲤鱼

【基　源】　本品为鲤科动物鲤鱼的肉或全体。

【性味功能】　味甘，性平。有健脾和胃，利水下气，通乳，安胎的功能。

【主治用法】　治胃痛，泄泻，水湿肿满，小便不利，脚气，黄疸，咳嗽气逆，胎动不安，妊娠水肿，产后乳汁稀少。内服：蒸汤或煮食，100～240克。外用：适量，烧灰，醋调敷。

【原动物】　别名：赤鲤鱼、鲤拐子、鲤子。鲤鱼，体呈纺锤形，侧扁，腹部圆。吻钝。口端位，呈马蹄形。须2对。眼小，位于头纵轴的上方。下咽齿3行，内侧的齿呈白齿形。鳞大，侧线鳞33～39。鳃耙一般为18～22。背鳍3，15～21，第3硬刺坚强，后缘有锯齿。臀鳍3，5。第3硬刺后缘也有锯齿。身体背纯黑色，侧线的下方近金黄色，腹部淡白色。背、尾鳍基部微黑，雄鱼尾鳍和臀鳍橙红色。

【生境分布】　多栖息于江河、湖泊、水库、池沼的松软底层和水草丛生处。除西藏以外，各省市、自治区均有分布。

【采收加工】　鲤鱼可用网捕钓钩捕等。多为鲜鱼入药。

【应　用】　1. 水肿胀满：赤尾鲤鱼500克。破开，不见水及盐，以生矾15克，研末，入腹内。火纸包裹，外以黄土泥包，放灶内煨熟取出，去纸泥，为粥食，一日用尽。2. 上气咳嗽，胸膈妨满气喘：鲤鱼一条。切作鲙，以姜醋食之，蒜韮亦得。3. 黄疸：大鲤鱼一条（去内脏，不去鳞）。放火中煨熟，分次食用。4. 痈肿：鲤鱼烧作灰，醋和敷之。

【注　意】　风热者慎服。

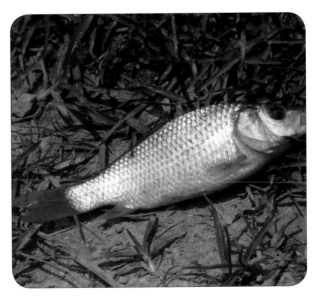

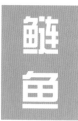

【基　　源】 本品为鲤科动物鲢鱼的肉。

【性味功能】 味甘，性温。有温中益气，利水的功能。

【主治用法】 治久病体虚，水肿。内服：煮食，100 ~ 250 克。

【原 动 物】 别名：白脚鲢、鲢子、白鲢、洋胖子、白叶。鲢鱼，体侧扁而稍高，腹部狭窄，腹棱自胸鳍直达肛门。头大，约为体长的 1/4。吻短，钝圆，口宽。眼小，位于头侧中轴之下。咽头齿 1 行，草履状而扁平。鳃耙特化，愈合成一半月形海绵状过滤器。体被小圆鳞。侧线鳞 108 ~ 120，广弧形下臀鳍 12 ~ 13，中等长，起点在背鳍基部后下方。胸鳍 8，起点距胸鳍比距臀鳍为近，长不达肛门。尾鳍深叉状。腹腔大，腹膜黑色。鳔 2 室，前室长而膨大，后室末端小而呈锥形。体背侧面暗灰色，下侧银白色，各鳍淡灰色。

【生境分布】 喜生活于水的上层。常栖息于江河、湖泊及其附属水体中肥育。主要以浮游生物为食。主要以浮游生物为食。分布于我国长江、珠江、黄河、黑龙江等水域。

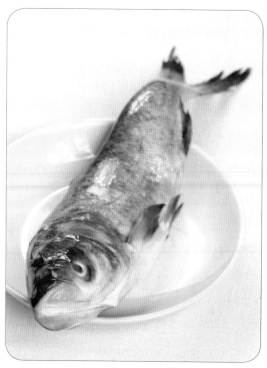

【采收加工】 四季均可捕捞，捕得后，除去鳞片及内脏，洗净，鲜用。

【性状鉴别】 本品体长约 60 厘米，体侧扁，呈纺锤形，鳞细小，背部及头的上部灰绿色，体侧和腹面银白色。背鳍和尾鳍与背面同色。其他各鳞色浅，并稍带黄色。尾深叉状。鳃耙愈合为一半月形海绵状过滤器。

【注　　意】 患痘疹、疟疾、痢疾、目疾及疮疡者慎服。

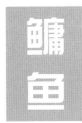

鳙鱼

【基　源】　本品为鲤科动物鳙鱼的全体。

【性味功能】　味甘，性温。有温中健脾，壮筋骨的功能。

【主治用法】　治脾胃虚寒，消化不良，肢体肿胀，腰膝酸痛，步履无力。内服：煎汤，适量。

【原动物】　别名：皂包头、皂鲢、黑包头鱼、鳙头鲢、包头鱼、胖头鱼、黑鲢。鳙鱼，体侧扁，稍高。腹鳍基底至肛门处有狭窄的肉棱。口端位，口裂稍向上倾斜。吻圆钝。眼小，下侧位，在头侧正中轴下方。鳃耙状如栅片，但不愈合，有鳃上器，耙数随个体增大而数量增多。鳞很小，侧线鳞 99～115，背鳍 7，很短，起点于腹鳍起点之后，胸鳍大而延长，末端起过腹鳍基部。臀鳍 12～13。尾鳍深叉状，上下约等长。体灰黑色，背面和上侧面暗褐色，具黑色细斑。腹部银白色。各鳍条呈灰白色，并有不少黑斑。

【生境分布】　为淡水中上层鱼类，行动迟缓，性情温和，以浮游动物为主食。分布于长江、珠江、黄河、黑龙江等流域。现全国大部地区有人工饲养。

【采收加工】　四季均可捕捞，捕后，除去鳞片及内脏，鲜用。

【注　意】　多食动风热，发疮疥。

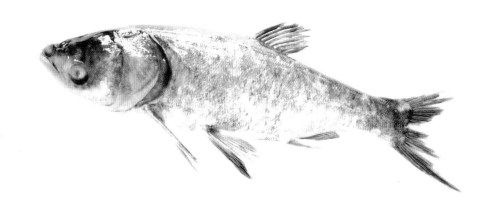

鲩鱼

【基　　源】　本品为鲤科动物草鱼的肉。

【性味功能】　味甘，性温。有平肝祛风，温中和胃的功能。

【主治用法】　治虚劳，肝风头痛，久疟，食后饱胀，呕吐泄泻。内服：煮食，100～200克。

【原 动 物】　别名：草鱼、鰀鱼、混鱼、草鲩、草青、草根、混子。体长，略呈圆筒形，腹圆无棱，尾部侧扁。头钝，口端位，无须。上颌稍长于下颌。眼较小，上侧位。鳃耙短小呈棒形，排列稀疏。下回齿2行，为梳状栉齿。具斜狭下凹嚼面。边缘具斜条状沟纹。鳞片颇大，侧线鳞39～46。背鳍7，无硬刺，起点与腹鳍相对。臀鳍8，亦无硬刺，身体各部分比例随个体大小不同而有差异幼鱼的头长和眼径相对地较成鱼为大，尾柄长，眼间距较成鱼为小。体呈茶黄色，背部青灰色，腹部银白色，各鳍浅灰色。

【生境分布】　栖息于江河湖泊中属中下层鱼类，生活于近岸多水草区域。为草食性鱼类。生殖期4～7月。东北较迟。南至广东、北至东北平原地区均有分布。现人工养殖成功，分布则更为广泛。

【采收加工】　每年除生殖季节外，均可捕捞，捕得后，除去鳞片、鳃、内脏，洗净，鲜用。

【注　　意】　不宜久服。

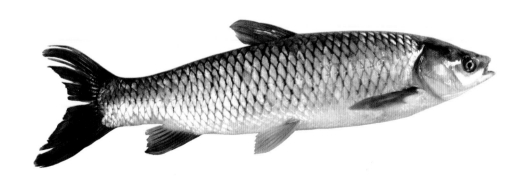

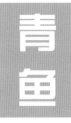

【基　　源】 本品为鲤科动物青鱼的肉。

【性味功能】 味甘，性平。有化湿除痹，益气和中的功能。

【主治用法】 治脚气湿痹，腰脚软弱，胃脘疼痛，痢疾。内服：煮食，100～200克。

【原 动 物】 别名：鲭、乌青、乌鲻、螺蛳青、青鲩、乌鲩、青棒、铜青。前部略呈圆筒形，向后渐侧扁，腹部圆，无腹棱。头顶部宽平。吻钝尖，口端位，呈弧形，下颌稍短。下咽齿1行，呈臼齿状，齿面光涌。圆鳞，侧线完整，侧线鳞39～46。背鳍3，7～8，无硬刺，起点与腹鳍相对。臀鳍3，8～9，无硬刺。胸鳍下侧位，不达腹鳍。腹鳍起点在背鳍第2分支鳍条下方，末端不达肛门。尾鳍深叉，上、下叶约等长。体背及体侧上半部青黑色，腹部灰白，各鳍均呈黑灰色。

【生境分布】 属中下层淡水鱼类，栖息于江河港道，沿江湖泊及附属水体中，主要以软体动物为食，也食虾和昆虫幼体。广泛分布于长江流域，上至金沙江，下至河口及长江以南的平原地区，华北比较稀少。

【采收加工】 常年均可捕捞，捕得后，除去鳍片及内脏，洗净，鲜用。

【应　　用】 目赤肿痛及沙眼：用青鱼胆、硼砂、冰片、黄连为末，点眼。

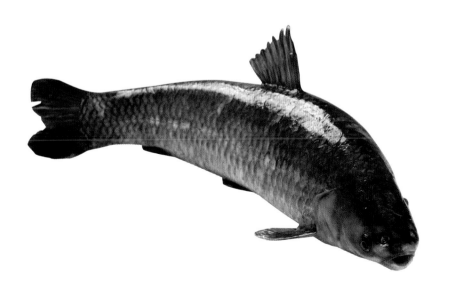

石首鱼

【基　　源】　本品为石首鱼科动物大黄鱼或小黄鱼的肉。

【性味功能】　味甘，性平。有益气健脾，补肾，明目，止痢的功能。

【主治用法】　治病后、产后体虚，乳汁不足，肾虚腰痛，水肿，视物昏花，头痛，胃痛，泻痢。内服：煮食或炖食，100～250克。

【原动物】　别名：黄花鱼、石头鱼、鲦、江鱼、黄鱼、海鱼、黄瓜鱼。

1. 大黄鱼，体侧扁，一般体长为40～50厘米，大者长达75厘米。头较大，具发达黏液腔。吻钝尖，有4个吻孔。眼中大，侧上位，眼间隔圆凸。口前位，宽阔而斜，下颌稍突出牙细尖，上臀牙多行，外行牙稍扩大；下颌牙2行，内行牙较大。鳔大，前端圆形，两侧具侧枝31～33对，每一侧枝最后分出的前后两小支等长，且互相平行。耳石梨形。体背面和上侧面黄褐色，唇橘红色。各鳍黄色或灰黄色。腹面金黄色。2. 小黄鱼，体侧扁，一般体长23～26厘米，大者可长达50厘米。外形与大黄鱼近似。主要差别如：鳃耙10+（8～20）。侧线鳞50～62（5～6/8），背鳍31～36。臀鳍9～10。鳔大，前部圆，两侧具侧枝26～32对，每一侧枝最后分出的前、后两小支不等长；后小支短，前小枝细长。耳石梨形，较小。体黄褐色，唇橘色，各鳍灰黄色，腹面金黄色。

【生境分布】　大黄鱼为暖温性回游鱼类。栖息于60米以内近海的中下层。秋冬随水温下降。鱼群向南洄游越冬。分布于我国黄海、东海和南海。

小黄鱼为温水性底层鱼类。喜栖息于软泥或泥沙质海底。分布于我国渤海、黄海和东海。

【采收加工】　在鱼汛期捕捞，捕后，除去内脏，洗净。

【注　　意】　患风疾、痰疾及疮疡者慎服。

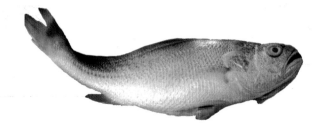

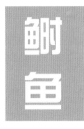

鲥鱼

【基　　源】　本品为鲱科动物鲥鱼的肉或全体。

【性味功能】　味甘，性平。有健脾补肺，行水消肿的功能。

【主治用法】　治虚劳，久咳，水肿。内服：适量，煮食。外用：

适量，蒸油涂。

【原 动 物】　别名：瘟鱼、箭鱼、三黎、时鱼、鲥刺、三来。体长椭圆形，侧扁，一般长32～65厘米。头侧扁，前端钝尖，头背光滑，无线纹。吻中等长，圆钝。眼小，有脂眼睑几遮盖眼的1/2。鼻孔明显。口中大，前颌骨中间有明显缺刻，上颌骨末端伸达眼中间后方。两颌无牙。鳃孔大，鳃盖膜不与峡部相连。鳃耙细密110+172。鳞片大而薄，上有细纹。纵列鳞44～47，横列鳞16～17。无侧线。腹面有大形锐利的棱鳞（16～19）+（13+14）。胸鳍、腹鳍基部有大而长形的腋鳞。背鳍17～18，起点与腹鳍相对。臀鳍18～20。胸鳍较短。腹鳍小。尾鳍深叉形。体背及头部灰黑色，上侧略带蓝绿色光泽，下侧和腹部银白色。腹鳍、臀鳍灰白色，其他各鳍淡黄色。

【生境分布】　为回游性中上层鱼类。我国沿海及长江、钱塘江、珠江等水系均有分布。

【采收加工】　春末夏初捕捞，捕捞后。剖腹去脏，鲜用或晒干。

【应　　用】　1. 疗：鲥鱼鳞，贴疗疮上，则咬紧。然后将鱼鳞边略略揭起，用力急揭去，疗根便带出。但揭疗根时极痛无比，须先与酒饭吃饱，非醉饱即晕倒也。2. 水疗：鲥鱼腮下近腹处有划水二瓣，瓣间有长鳞二瓣最佳，但难得。今人以背上大鳞代之，贴上即消。3. 烫火伤：鲥鱼鳞用香油熬，涂之。4. 腿疮疼痛：鲥鱼鳞贴之。

【注　　意】　不宜多食、久食。

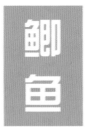

【基　　源】　本品为鲤科动物鲫鱼的肉。

【性味功能】　味甘，性平。有健脾和胃，利水消肿，通血脉的功能。

【主治用法】　治治脾胃虚弱，胃痛呕吐，水肿，走马牙疳，牙痛等。

【原动物】　别名：鲋、鲫瓜子。体侧扁，宽而高，腹部圆。头小。吻钝。口端位。无须。眼大。下咽齿 1 行，侧扁，倾斜面有一沟纹。鳃耙 37～54，细长，呈披针形。鳞大，侧线鳞。背鳍 15～19，鳍长，起点在吻端至尾鳍基之中间。臀鳍 5，背、臀鳍均有硬刺。全身呈银灰色，背部色略暗。各鳍均为灰色。

【生境分布】　生活于河流、湖泊、池沼中，尤以水草丛生的浅水湖和池塘较多。适应性很强。主要食物为苔藓虫、淡水壳菜、蚬、虾等动物及藻类植物、水草的嫩叶、湖底的腐败植物等。我国除西部高原地区外，各省区均有分布。

【采收加工】　四季均可捕捞，洗净，鲜用或烘干。

【应　　用】　1. 脾胃虚弱所致的食欲不振：鲫鱼一条，去鳞及内脏，紫蔻 2 克（研末）放入鱼腹内，再加陈皮，生姜，胡椒等煮熟食用。2. 水肿：鲜鲫鱼 1 条，砂仁面 2 克，甘草末 1 克，将鱼去鳞及内脏，洗净，将药纳入腹中，用线缚好，清蒸熟烂，分次当菜吃（忌盐酱 20 天）。3. 鲫鱼胆治迎风流泪，其法为将鲫鱼胆汁与人乳各等分，合匀，蒸两次，点眼用。

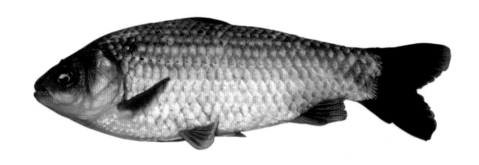

鲈鱼

【基　　源】　本品为鮨科动物鲈鱼的肉。

【性味功能】　味甘，性平。有益脾胃，补肝肾的功能。

【主治用法】　治脾虚泻痢，消化不良，疳积，百日咳，水肿，筋骨萎弱，胎动不安，疮疡久不愈。内服：煮食，60～240克。

【原动物】　别名：花鲈、鲈板、花寨、鲈子鱼。体侧扁，一般长60厘米左右。头中等大，吻钝尖。眼中大，上侧位。口磊，斜裂。下颌稍突出，上颌骨后端膨大，伸达眼缘后下方。上下颌牙带状、细小，犁骨和腭骨均具绒毛状牙。前鳃盖骨后缘具锯齿。后角及下缘具4棘，鳃盖骨具1扁平棘。鳃耙（7～9）+（13～16）。体被小栉鳞，头部除吻端及两颌外均被鳞。侧线完全，侧鳞70～80（14～180/（17～22）。背鳍2个，稍分离。第1背鳍Ⅻ，硬棘；第2背鳍Ⅰ，12～13。臀鳍7～8，始于背鳍第6鳍条下方。胸鳍16～18，较小，位低。胸鳍5，胸位，尾鳍分叉。体背侧灰青绿色。生活于淡水者体郊较浅白。体侧上增部及背鳍上有黑色斑点。由于逐渐增长，斑点渐不明显。腹侧银白色。背鳍条部和尾鳍边缘黑色。

【生境分布】　近岸浅海中下层鱼类，常栖息于河口咸淡水处，也可生活于淡水中春夏间幼鱼有成群溯河的习性，冬季返归海中主食鱼、虾类。秋末冬初在河口产卵。卵浮性，径1.35～1.44毫米，具油球。我国沿海均有分布。

【采收加工】　常年均可捕捞。捕后，除去鳞片及内脏，洗净，鲜用或晒干。

【注　　意】　多食发痃癖及疮肿，不可与乳酪同食。

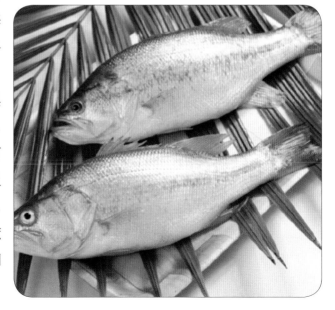

【基　　源】　本品为鮨科动物鳜鱼的肉。

【性味功能】　鱼肉：味甘，性平。有补气血，益脾胃的功能。鱼胆：味苦，性寒。有软坚化刺的功能。

【主治用法】　鱼肉：治虚劳羸瘦，脾胃虚弱，肠风便血。内服：蒸食，适量；或烧存性，研末，酒调服。鱼胆：治诸骨鲠咽。内服：以酒煎化，含咽，适量。

【原 动 物】　别名：鳜豚、水豚、石桂鱼、蕨鱼、锦鳞鱼、桂鱼、鲚鱼、鳌花鱼、母猪壳。鳜鱼，体侧扁，较高，背部隆起。头侧扁，口大，略倾余，下颌突出。侧线鳞121～128，背鳍13～15，臀鳍9～11。体色棕黄，背部橄榄色，腹部灰白。体侧及各鳍的软鳍部分，皆有大形黑色斑点。由吻端穿过眼径有一条黑纹。

【生境分布】　该鱼是我国特产。食物主要为鱼类、虾类等。分布于国内各江河、湖泊中。

【采收加工】　春、秋季捕捞。捕后，除去鳞片及内脏，洗净，鲜用。或晒干。

【应　　用】　小儿、大人一切骨鲠或竹木签刺喉中不下：腊月中取鳜鱼胆，悬北檐下令干，每有鱼鲠，即取一皂子许，以酒煎化温呷，若得逆便吐，骨即随顽涎出，若未吐，更吃温酒，但以吐为妙，酒即随性量力也。若卒求鳜鱼不得，蠡鱼、鲩鱼、鲫鱼（胆）俱可，腊月收之甚佳。

【注　　意】　寒湿病者慎食。

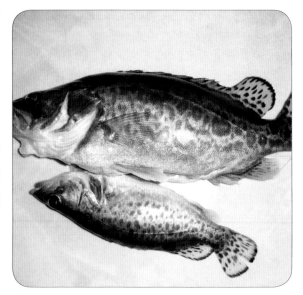

金鱼

【基　　源】　本品为鲤科动物金鱼的肉或全体。

【性味功能】　味苦、微咸，性寒。有利尿清热，解毒的功能。

【主治用法】　治水臌，黄疸，水肿，小便不利，肺炎，咳嗽，百日咳。内服：煎汤，1～3条；或捣烂绞汁，或煅存性研末，每次1条。

【原动物】　别名：朱砂鱼、锦鱼。金鱼，为鲫鱼之变种。人工养殖后，体型变异甚大。体长一般有6～10厘米。头腹俱大，而显粗短；尾分单尾与双尾。头部变化大，有平头、狮头、鹅头及绒球等多种，除平头外多生有草莓状瘤。眼凸出，眼球膨大，其形状有龙眼、朝天眼、水泡眼等。鳃有正常鳃和反鳃；鳞片除政党鳞外，尚有透明鳞和珍珠鳞，侧线鳞22～28。鳍大，背鳍有或无；臀鳍有单鳍和双鳍；尾鳍多分为3叶或4叶而披散。体的颜色变化大，有灰、黑、白、紫、蓝、橙红、古铜、杂斑、五花等色。

【生境分布】　金鱼是家养的观赏鱼。全国大部分地区均有饲养。

【采收加工】　捞取后，洗净，用全体或剖腹除去内脏，鲜用或焙干。

【应　　用】　1. 疯癫，石臌，水臌，黄疸：红色金鱼一个（取三尾者），甘蔗大者一、二枚。同捣烂，绞汁服，吐出痰涎愈。2. 百日咳，心脏病，肋膜炎，肺炎：金鱼全身黑烧服。3. 肾脏病：金鱼煮食之。4. 解服卤毒：金鱼一、二枚捣之，灌下，吐出涎水自苏。

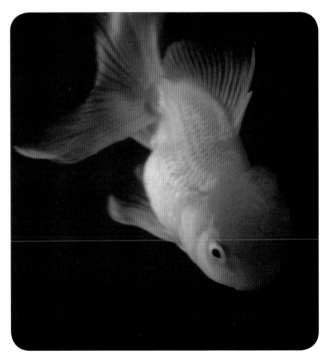

鳗鲡鱼

【基　　源】　本品为鳗鲡科动物鳗鲡的全体。

【性味功能】　味甘，性平。有健脾补肺，益肾固冲，祛风除湿，解毒杀虫的功能。

【主治用法】　治五脏虚损，消化不良，小儿疳积，肺痨咳嗽，阳痿，崩漏带下，脚气水肿，风湿骨痛，肠风痢疾，疮疡痔瘘，疟疾，肠道寄生虫。内服：煮食，100～250克；或烧灰研末。外用：适量，烧存性，研末调敷。

【原 动 物】　别名：白鳝、蛇鱼、风鳗、鳗鱼、白鳗、青鳝、黑耳鳗、黑鳗鱼。鳗鲡，体细长，呈蛇形，长约40厘米左右，最长可达130厘米左右。头尖长，兄长短钝，平扁。眼小，位于口角上方。口　大，口裂微斜，伸达眼的后缘。下颌稍长于上颌，唇发达。鳞细小，埋于皮下，呈度纹状排列。体表多黏液。背鳍长而低，起点距臀较距鳃孔为近，鳍条235，与尾鳍相连。臀鳍低平，鳍条215，与尾鳍相连。胸鳍短圆形，无腹鳍，体背灰黑色，侧上缘暗绿色，腹部白色。

【生境分布】　为降河性回游鱼类，平时栖息于江河、湖泊、池塘的土穴、石缝内。以小鱼、蟹、虾、螺、蚬、蚯蚓、沙蚕及水生昆虫等为食。昼伏夜出，能游上陆地以皮肤呼吸。雄鱼常在河口生长；雌鱼在江河等淡水中成长。生长育肥期5～8年。亲鱼在秋末冬初，于江口相互缠绕成鲁球，随流出海进行降河产卵回游。0.5公斤重的雌鳗怀卵量为70余万粒。受精卵具油球，半浮性，在22～27℃时经36小时孵化出膜，最初为叶状幼体，柳叶状，体透明，以海洋浮游生物为食，2～3年后长至7～8厘米左右时，成为鳗线。3～4月间成群进入江河。我国沿海及江、湖均有分布。

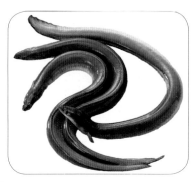

【应　　用】　1. 结核发热：鳗鲡1条，贝母、百合、茅根各9克，百部6克，水煎服，日服2次。2. 赤白带下：鳗鲡1条，芡实15克，莲肉15克，白果9克，当归6克，水煎服，日服2次。

【注　　意】　痰多泄泻者慎服。

鳝鱼

【基　　源】　本品为合鳃科动物黄鳝的肉。

【性味功能】　味甘，性温。有益气血，补肝肾，强筋骨，祛风湿的功能。

【主治用法】　治虚劳，疳积，阳痿，腰痛，腰膝酸软，风寒湿痹，产后淋沥，久痢脓血，痔瘘，臁疮。内服：煮食，100～250 克；或捣肉为丸；或研末。外用：适量，剖片敷贴。

【原动物】　黄鳝，体细长，呈蛇形，向后渐侧扁，尾部尖细。头圆，吻端尖，唇颇发达，下唇尤其肥厚。上下颌及腭骨上部有细齿。眼小，为一薄腊所覆盖。两处鼻孔在腹陪合为一，呈 V 字形。体无鳞。无胸腹鳍，背、臀鳍退化仅留低皮褶，无软刺，都与尾鳍相联合。体色微黄或橙黄，全体满布黑色小点，腹部灰白。

【生境分布】　为底层生活的鱼类，喜栖息于河道、湖泊、沟渠及稻田中有性逆转现象。为凶猛的肉食性鱼类，捕食各种小动物。除西北地区及东北北部外，各地均有分布。

【采收加工】　夏、秋季捕捉，捕后鲜用。

【应　　用】　1. 增力气：熊筋、虎骨、当归、人参等分，为末，酒蒸大鳝鱼，取肉捣烂为丸。每日空腹酒下两许。2. 久痢虚症，便脓血：黄鳝鱼一条，红糖9克（炒）。将鳝鱼去肚杂，以新瓦焙枯，和糖研末，开水吞服。3. 内痔出血：鳝鱼煮食。

【注　　意】　虚热及外感病患者慎服。

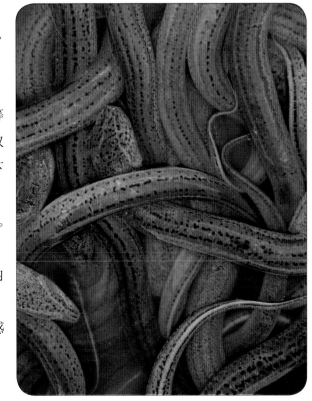

泥鳅

【基　　源】　本品为鳅科动物泥鳅的肉或全体。

【性味功能】　味甘、酸，性温。有补中益气，补肾壮阳，生津止渴，杀虫止痒，利湿退黄的功能。

【主治用法】　治脾虚泻痢，热病口渴，消渴，小儿盗汗水肿，小便不利，阳事不举，病毒性肝炎，痔疮，疔疮，皮肤瘙痒。内服：煮食，100～250克；或烧存性，入丸、散，每次6～10克。外用：适量，烧存性，研末调敷，或生品捣敷。

【原动物】　别名：鳅鱼。泥鳅体较小而细长，前端呈亚圆筒形，腹部圆，后端侧扁。体高与体长之比为1.7：8。泥鳅头部较尖，吻部向前突出，倾斜角度大，吻长小于眼后头长。口小，亚下位，呈马蹄形。唇软，有细皱纹和小突起。眼小，覆盖皮膜，上侧位视觉不发达。鳃裂止于胸鳍基部。泥鳅的须有5对，其中吻端1对，上颌1对，口角1对，下唇2对。口须最长可伸至或略超过眼后缘；但也有个别的较短，仅长达盖骨。泥鳅的这5对须，对触觉和味觉极敏锐。泥鳅头部无鳞，体表鳞极细小，圆形，埋于皮下。侧线鳞125～150枚。泥鳅的体表黏液丰富。体背及体侧2/3以上部位呈灰黑色，布有黑色斑点，体侧下半部灰白色或浅黄色。

【生境分布】　除西部高原地区外，全国各地河川、沟渠、水田、池塘、湖泊及水库等天然淡水水域中均有分布。

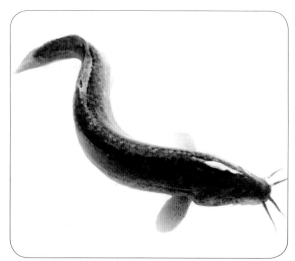

【采收加工】　捕捉后烫死，除去内脏。

【应　　用】　1. 阳事不起：泥鳅煮食之。2. 黄疸湿热小便不利：泥鳅炖豆腐食。3. 久疮不愈合：泥鳅醋炙为末，掺患处。4. 上下肢肌肉隆起处肿痛：泥鳅合食盐、冷饭拉捣敷患处。

黄颡鱼

【基　　源】　本品为鮠科动物黄颡鱼的肉。

【性味功能】　味甘，性平。有祛风利水，解毒敛疮的功能。

【主治用法】　治水气浮肿，小便不利，瘰疬，恶疮。内服：煮食，100～200克。外用：适量，烧存性研末调敷。

【原动物】　别名：黄颊鱼、黄鲿鱼、黄扬、黄鱼、黄樱、黄骨鱼、黄刺鱼、河龙盾鮠、黄腊丁、黄鳍鱼、嘎呀子。体长约20厘米，腹面平直，体后半部侧扁，尾柄较细长。头大且扁平，吻短，圆钝，上、下颌略等长，口大，下位，两颌及腭骨上有绒毛状齿带。眼小，侧位。须4对，鼻须末端可伸至眼后，上颌须1对，最长，颐须2对，较上颌须短。体裸露无鳞，侧线完全。背鳍1,6～7；不分枝鳍条成为硬棘，棘后缘有锯齿。胸鳍1,7，硬棘前后缘均有锯齿，前缘为36～47个，后缘为11～16个。臀鳍21～25。脂鳍末端游离，较臀鳍短。体呈黄色，背部黑褐色，腹部为淡黄色，尾鳍分叉，上、下叶各有黑色的纵纹。

【生境分布】　为生活于江河、湖泊常见的1种底层鱼类。喜栖于有腐败物质的静水或缓流的浅滩处。食性广，主要以底栖无脊椎动物为食。分布于长江、黄河、珠江及黑龙江等流域。

【采收加工】　常年均可捕捞。捕后，除去内脏，洗净，鲜用。

【应　　用】　1. 水气浮肿：黄颡三尾，绿豆一合，大蒜三瓣。水煮烂，去鱼食豆，以汁调商陆末3克服。

2. 瘰疬不问破与未破：黄颡鱼破开，入蓖麻子20～30个在肚内，以绵缚定，于厕坑内放。冬三月，春、秋二月，夏一月，取出，洗净，用黄泥固济，文武火煨带性，烂研末，香油调敷。

【注　　意】　发风动气，发疮疥，病人尤忌食之。

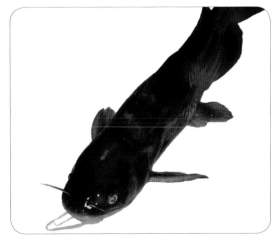

乌贼鱼

【基　源】　本品为乌贼科动物无针乌贼和金乌贼等乌贼的肉、墨。

【性味功能】　肉：味咸，性平。有养血滋阴的功能。墨：味苦，性平。有收敛止血的功能。

【主治用法】　肉：治血虚经闭，崩漏，带下。内服：煮食，1～2条。墨：治消化道出血，肺结核咯血，功能性子宫出血。内服：烘干研粉或醋磨，用量 2～3 克。

【原动物】　别名：无针乌贼、金乌贼。无针乌贼：软体中等大，背腹扁，胴部卵圆形，一般长约 157 毫米，约为宽的 2 倍。头部长约 29 毫米，眼大，眼后有椭圆形的嗅觉陷，头部中央有口，口吸周围有腕 4 对和触腕 1 对。各腕长度相近，内侧有吸盘 4 行，吸盘大小相似，吸盘腔壁上的角质环外缘具尖锥形小齿；惟雄性左侧第 4 腕茎化为生殖腕，特点是基部约占全腕 1/3 处的吸盘特小，中部和顶部吸盘正常。触腕长度一般超过胴长，触腕穗狭小，长约 40，其上有吸盘 20 行，大小相近，其角质环外缘具方圆形小齿。头部的腹面有一漏斗器，漏斗管下方体内的墨囊相通，可由漏斗排出黑液御敌。生活时，胴背有明显的白花斑，雄者斑大，雌者斑小。胴部两侧有肉鳍，全缘，前端较狭，向后渐宽，左、右两鳍在末端分离。胴后腹面末端有一腺孔，捕获后常有红褐色液体流出。外套腔背面的内壳长椭圆形，长约为宽的 3 倍，

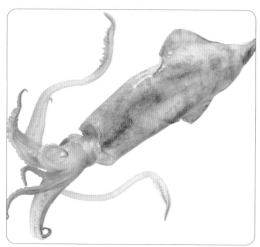

角质缘发达，末端形成角质板，横纹面呈水波形，末端无骨针。

【生境分布】　我国分布于南北沿海，以浙江、福建产量最大。

【应　用】　1. 妇人经闭：乌贼鱼合桃仁煮食。2. 功能性子宫出血：取完整新鲜乌贼鱼之墨囊，烘干研细末，装入胶囊。每服 1 克，每日 2 次，3～5 天为一疗程。

海螵蛸

【基　　源】　本品为乌贼科动物无针乌贼或金乌贼等的内贝壳。别名：乌贼骨。

【性味功能】　味咸、涩，性温。有收敛止血，固精止带，制酸止痛，收湿敛疮的功能。

【主治用法】　治吐血，呕血，崩漏，便血，衄血，创伤出血，肾虚遗精滑精，赤白带下，胃痛嘈杂，嗳气泛酸，湿疹溃疡。用量6～12克，如研末吞服，每次1.5～3克，每日口服1～2次。外用：适量，研末撒敷或调敷。

【生境分布】　分布于辽宁、江苏、浙江等省沿海地区。

【采收加工】　4～8月捞捕，取其内壳洗净，日晒夜露至无腥味，生用。

【性状鉴别】　1.无针乌贼　内壳长椭圆形而扁平，边缘薄，中间厚，长9～14厘米，宽2.5～3.5厘米，厚1.2～1.5厘米。背面有磁白色脊状隆起，两侧略显微红色，隐约见细小疣点状突起，形成近平行半环状纹理；腹面白色，尾端到中部有细密波状横层纹；角质缘半透明，尾部较宽平，无骨针。体轻，质松，易折断，断面粉质，显疏松层纹。气微腥，味微咸。2.金乌贼　内壳较前者大，长13～23厘米，宽约至6.5厘米，最厚部分位于前半部，厚0.8～1.2厘米。背面疣点明显，略作层状排列；腹面波状横层纹，占全体大部分，中间有纵向浅槽；尾部角质缘渐宽，向腹面翘起，末端有一个骨针，多已断落。3.针乌贼　内壳细长，雄性内壳长度为宽度的6倍，雌性内壳长度为宽度的4倍，内壳后端骨针尖锐突出。4.白斑乌贼　内壳厚大，长椭圆形。长约为宽的2.5倍，背面隆起，有粗大颗粒，腹面前凸后凹。后端具粗骨针，横纹面中央有一条浅沟。

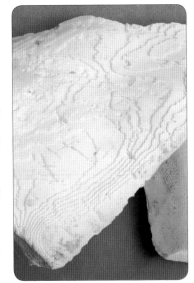

【注　　意】　阴虚多热者不宜多服；久服易致便秘，可适当配润肠药同用。

海马

【基　源】　本品为海龙科动物线纹海马、刺海马、大海马、三斑海马　或小海马（海蛆）的干燥体。

【性味功能】　味甘，性温。有温肾壮阳，散结消肿的功能。

【主治用法】　用于阳痿，遗尿，肾虚作喘，癥瘕积聚，跌扑损伤；外治痈肿疔疮。用法用量，3～9克。外用适量，研末敷患处。

【原动物】　别名：水马，对海马，海蛆。1. 线纹海马　呈扁长形而弯曲，体长约30厘米。表面黄白色。头略似马头，有冠状突起，具管状长吻，口小，无牙，两眼深陷。躯干部七棱形，尾部四棱形，溅细卷曲，体上有瓦楞形的节纹并具短棘。体轻，骨质，坚硬。气微醒，味微咸。2. 三斑海马　体侧背部第1、4、7节的短棘基部各有1黑斑。3. 大海马　体长20～30厘米。黑褐色。4. 小海马　体形小，长7～10厘米。黑褐色。节纹和短棘均较细小。

【生境分布】　栖息于近海藻类繁茂处，渡海时，头部向上，用背鳍和胸鳍的扇动，作直立游泳。常以尾端缠附于海藻茎枝上，以小型浮游甲壳动物为食。我国分布于东海及南海。浙江、福建、广东沿海已进行人工养殖。

【采收加工】　夏、秋二季捕捞，洗净，晒干；或除去皮膜及内脏，晒干。

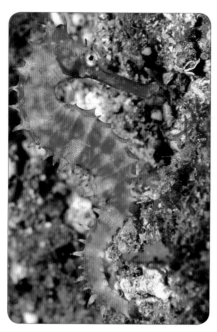

【性状鉴别】　1. 线纹海马　呈扁长形而弯曲，体长约30厘米。表面黄白色。头略似马头，有冠状突起，具管状长吻，口小，无牙，两眼深陷。躯干部六棱形，尾部四棱形，渐细卷曲，体上有瓦楞形的节纹并具短棘。体轻，骨质，坚硬。气微腥，味微咸。2. 大海马　体长20～30厘米。黑褐色。3. 三斑海马　体侧背部第1、4、7节的短棘基部各有1黑斑。4. 小海马（海蛆）　体形小，长7～10厘米。黑褐色。节纹及短棘均较细小。

【炮　制】　除去灰屑。用时捣碎或碾粉。

海虾

【基　　源】　本品为对虾科动物对虾或龙虾科动物龙虾等海产虾的肉或全体。

【性味功能】　味甘、咸，性温。有补肾壮阳，开胃健脾，化痰的功能。

【主治用法】　本品甘咸而温，入肾经补肾壮阳，入脾、胃经健脾开胃，化痰。质优味美，可供食用。用量用法9～15克，内服：煎汤；或炒食、浸酒。外用：捣敷。

【原动物】　别名：对虾、龙虾、明虾、大虾、大红虾。对虾有1对大颚和2对小颚，为口器之组成部分。胸部附肢8对，其中3对成为颚足，为口器的一部分，5对为步足，前3对步足的末端均为钳状，以第3对为最长。后2对末端成爪状。腹部7节，分节明显，能屈曲；腹部附肢6对；第1对雌者内肢极小，雄者变为生殖器。第6对为尾肢，粗短，和腹部第7节尾节合成尾鳍。海虾体长两侧扁，雌性长18～24厘米，雄者稍短。体躯透明，雌者棕蓝色，雄者稍显黄色；全体被有甲壳。头胸甲较坚硬而宽大，前端中央延伸成长而尖的剑颚，上缘具7～9齿；下缘具3～5齿。剑额下两侧具有柄的眼1对，头部有附肢5对，第1、2对成为两对鞭状触角，其第2对很长。

【生境分布】　生活于泥沙底的浅海，对虾为我国特产，分布于黄海、渤海及长江以北各海区。龙虾分布于东海和南海。

【采收加工】　捕捞后干燥。

【应　　用】　1. 补肾兴阳：对虾，烧酒浸服。2. 阳痿：活海虾若干，浸酒中醉死，炒食。

【注　　意】　不宜与大罗菜、厚皮菜、苋菜、圆叶菠菜同食，以免影响钙的吸收。阴虚火旺者，疮肿及皮肤病患者忌服。

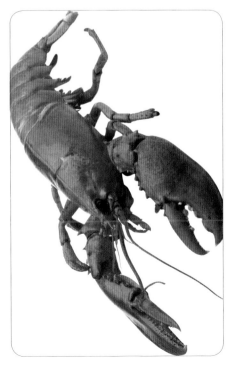

鱼鳔

【基　源】　本品为石首鱼科动物大黄鱼、小黄鱼或鲟科动物中华鲟、鳇鱼等的鱼鳔。

【性味功能】　味甘，平。有补肾益精，滋养筋脉，止血，散瘀消肿的功能。

【主治用法】　本品善于补肾益精，养血，养筋，止血活血消肿。用量用法 10～15 克，内服：煎汤；熬膏或研末服。外用：溶化涂敷。

【原动物】　别名：鱼肚、鱼胶、鱼脬、白鳔。黄鱼：体侧扁，尾柄长约为高的 3 倍余。头较大，具发达黏液腔。下颌稍突出。鳔较大，前端圆形，具侧肢 31～33 对，每一侧肢最后分出的前小枝和后小枝等长。小黄鱼外形与大黄鱼极相似，但体形较小，一般体长 16～25 厘米、体重 200～300 克。背侧黄褐色，腹侧金黄色。

【生境分布】　大黄鱼主要栖息于 80 米以内的沿岸和近海水域的中下层。中华鲟主要分布于我国长江干流金沙江以下至入海河口，其他水系如赣江、湘江、闽江、钱塘江和珠江水系均偶有出现。分布于浙江、福建、上海等地。鳇鱼生活于大的河流中，多栖息于两江汇合、支流入口及急流的漩涡处。

【采收加工】　取得鱼鳔后，剖开，除去血管及黏膜，洗净压扁晒干；或洗净鲜用。溶化后，冷凝成的冻胶，称为鳔胶。

【应　用】　1. 肾水不足，阴虚血虚之症：鱼鳔 500 克（麸面炒焦，磨去粗末，再炒再磨），沙蒺藜 120 克，当归（酒洗）120 克，肉苁蓉去鳞甲，酒洗）120 克，莲须、菟丝子（酒煮）120 克。蜜丸，桐子大。每服 6～9 克。

2. 肾虚封藏不固，梦遗滑泄：黄鱼鳔胶 500 克（切碎，蛤粉炒成珠，再用乳酥拌炒），沙苑蒺藜 240 克（马乳浸一宿，隔汤蒸一炷香，焙干或晒干），五味子 60 克。研为细末，炼白蜜中加入陈酒再沸，候蜜将冷为丸，如绿豆大。每服 80～90 丸，空腹时温酒或盐汤送下。

【注　意】　胃呆痰多者忌服。

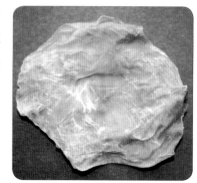

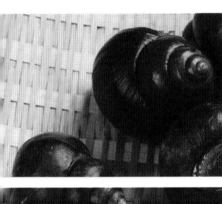
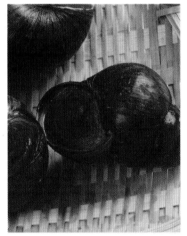
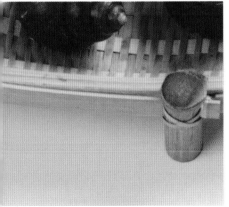
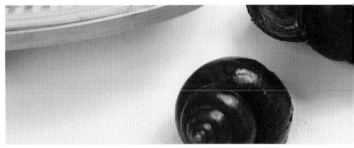

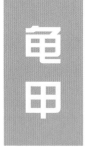

龟甲

【基　　源】　本品为龟科动物乌龟的背甲及腹甲。别名：龟板，乌龟壳，乌龟板，下甲，血板，烫板。

【性味功能】　味咸、甘，性微寒。有滋阴潜阳，益肾强骨，养血补心的功能。

【主治用法】　用于阴虚潮热，骨蒸盗汗，头晕目眩，虚风内动，筋骨痿软，心虚健忘。用法用量9～24克，先煎。

【采收加工】　全年均可捕捉，以秋、冬二季为多，捕捉后杀死，剥取背甲及腹甲，除去残肉，称为血板。或用沸水烫死，剥取背甲及腹甲，除去残肉，晒干者，称为烫板。

【性状鉴别】　甲及腹甲由甲桥相连，背甲稍长于腹甲，与腹甲常分离。背甲呈长椭圆形拱状，长7.5～22厘米，宽6～18厘米；外表面棕褐色或黑褐色，脊棱3条；颈盾1块，前窄后宽；椎盾5块，第1椎盾长大于宽或近相等，第2～4椎盾宽大于长；肋盾两侧对称，各4块，缘盾每侧11块，臀盾2块。腹甲呈板片状，近长方椭圆形，长6.4～21厘米，宽5.5～17厘米；外表面淡黄棕色至棕黑色，盾片12块，每块常具紫褐色放射状纹理，腹盾、胸盾和股盾中缝均长，喉盾、肛盾次之，肱盾中缝最短；内表面黄白色至灰白色，有的略带血迹或残肉，除净后可见骨板9块，呈锯齿状嵌接；前端钝圆或平截，后端具三角形缺刻，两侧残存呈翼状向斜上方弯曲的甲桥。质坚硬。气微腥，味微咸。

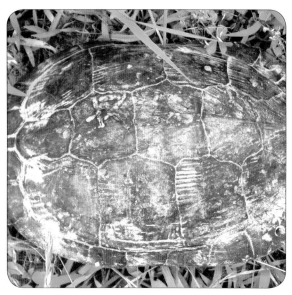

【炮　　制】　1. 龟甲：置蒸锅内，沸水蒸45分钟，取出，放入热水中，立即用硬刷除净皮肉，洗净，晒干。2. 醋龟甲：取净龟甲，照烫法用沙子炒至表面淡黄色，取出，醋淬，干燥。用时捣碎。

龟板胶

【基　源】　本品为龟科动物乌龟的背甲及腹甲加工品。

【性味功能】　味咸、甘，性微寒。有滋阴潜阳，益肾强骨，养血补心的功能。

【主治用法】　用于阴虚潮热，骨蒸盗汗，头晕目眩，虚风内动，筋骨痿软，心虚健忘。用法用量，9～24克，先煎。

【原动物】　乌龟呈扁圆形，腹背均有坚硬的甲，甲长约12厘米，宽8.5厘米，高5.5厘米。头形略方，头部光滑，后端具小鳞，鼓膜明显。吻端尖圆，颌无齿而形成角质喙；颈能伸缩。甲由真皮形成的骨板组成，骨板外被鳞甲，亦称角板；背面鳞甲棕褐色，顶鳞甲后端宽于前端；中央为5枚脊鳞甲，两侧各有4枚肋鳞甲，缘鳞甲每侧11枚，肛鳞甲2枚。腹面鳞甲12枚，淡黄色。背腹鳞甲在体侧相连。尾短而尖细。四肢较扁平，指、趾间具蹼，后肢第5趾无爪，余皆有爪。

【生境分布】　常栖息在川泽湖池中。分布于河北、河南、江苏、山东、广西、湖北、四川、云南、陕西等地。

【采收加工】　全年均可捕捉，以秋、冬二季为多，捕捉后杀死，剥取背甲及腹甲，除去残肉，称为血板。或用沸水烫死，剥取背甲及腹甲，除去残肉，晒干者，称为烫板。

【炮　制】　龟甲：置蒸锅内，沸水蒸45分钟，取出，放入热水中，立即用硬刷除净皮肉，洗净，晒干。醋龟甲：取净龟甲，照烫法用沙子炒至表面淡黄色，取出，醋淬，干燥。用时捣碎。

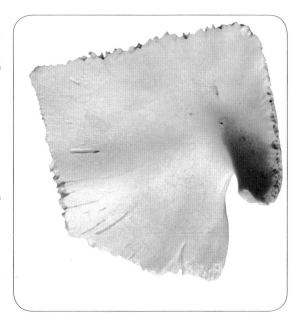

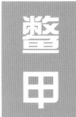

【基　　源】　本品为鳖科动物鳖的背甲。

【性味功能】　味咸，性微寒。有滋阴潜阳，软坚散结，退热除蒸的功能。

【主治用法】　用于阴虚发热，劳热骨蒸，虚风内动，经闭，瘕，久疟疟母。用法用量，9～24克，捣碎，先煎。

【原动物】　别名：团鱼盖，脚鱼壳，上甲。体呈椭圆形，背面中央凸起，边缘凹入。腹背均有甲。头尖，颈粗长，吻突出，吻端有 1 对鼻孔。眼小，瞳孔圆形。颈基部无颗粒状疣；头颈可完全缩入甲内。背腹甲均无角质板而被有软皮。背面橄榄绿色，或黑棕色，上有表皮形成的小疣，呈纵行排列；边缘柔软，俗称裙边。腹面黄白色，有淡绿色斑。背、腹骨板间无缘板接连。前肢5指，仅内侧3指有爪；后肢趾亦同。指、趾间具蹼。雄性体较扁，尾较长，末端露出于甲边；雌性相反。

【生境分布】　多生活于湖泊、小河及池塘旁的沙泥里。主产湖北、安徽、江苏、河南、湖南、浙江、江西等地。此外，四川、福建、陕西、甘肃、贵州亦产。以湖北、安徽二省产量最大。

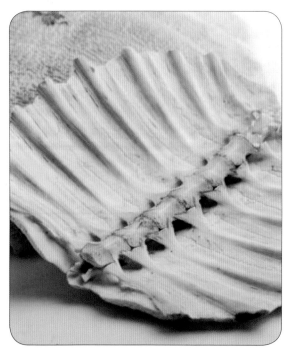

【采收加工】　全年均可捕捉。捕捉到的活鳖，割下头部，放入沸水中汤 2 分钟左右，取出，洗净体表膜状物，再放锅内煮 15～30 分钟，取出背甲，去净残肉，洗净晒干即得。

【炮　　制】　鳖甲：置蒸锅内，沸水蒸 45 分钟，取出，放入热水中，立即用硬刷除去皮肉，洗净，晒干。醋鳖甲：取净鳖甲，照烫法用砂烫至表面淡黄色，取出，醋淬，干燥。用时捣碎。每 100 公斤鳖甲，用醋 20 公斤。

牡蛎

【基　源】　本品为牡蛎科动物长牡蛎、大连湾牡蛎或近江牡蛎的贝壳。别名：蛎蛤、牡蛤、海蛎子壳、海蛎子、生蚝。

【性味功能】　味咸，性微寒。有平肝潜阳，重镇安神，软坚散结，收敛固涩的功能。

【主治用法】　用于眩晕耳鸣，惊悸失眠；瘰疬瘿瘤，癥瘕痞块；自汗盗汗；遗精；崩漏；带下等。用法用量，煎服，9～30克；宜打碎先煎。外用适量。收敛固涩宜煅用，其他宜生用。

【原 动 物】　别名：蛎蛤、牡蛤、海蛎子壳、海蛎子、生蚝。1. 近江牡蛎　贝壳呈圆形、卵圆形、三角形或略长，壳坚厚，较大者壳长100～242毫米，高70～150毫米，左壳较大而厚，背部为附着面，形状不规则。右壳略扁平，表面环生薄而平直的鳞片，黄褐色或暗紫色，1～2年生的个体，鳞片平薄而脆，有时边缘呈游离状；2年至数年的个体，鳞片平坦，有时后缘起伏略呈水波状；多年生者鳞片层层相叠，甚为坚厚。壳内面白色或灰白色，边缘常呈灰紫色，凹凸不平，铰合部不具齿，韧带槽长而宽，如牛角形，韧带紫黑色。闭壳肌痕甚大，位于中部背侧，淡黄色，形状不规，常随壳形变化而异大多为卵圆形或肾脏形。2. 长牡蛎　贝壳呈长条形，坚厚，一般壳长140～330毫米，高57～115毫米，长比高约大3倍，已知最大的长达722毫米。左壳稍凹，壳顶附着面小，右壳较平如盖，背腹缘几乎平行，壳表面淡紫色、灰白色或黄褐色。自壳顶向后缘环生排列稀疏的鳞片，略呈波状，层次甚少，没有明显放射肋。壳内面瓷白色，韧带槽长而宽大，闭壳肌痕大，位于壳的后部背侧，呈棕黄色马蹄形。

【生境分布】　生活于低潮线附近、江河入海近处、泥滩及泥沙质海底、潮间带的蓄水入口及岩礁上。我国沿海等地均有分布。

【采收加工】　全年均可采收，去肉，洗净，晒干。

【炮　制】　生牡蛎：洗净、晒干，碾碎用。煅牡蛎：将洗净的牡蛎，置无烟炉火上煅至灰白色，取出放凉，碾碎。

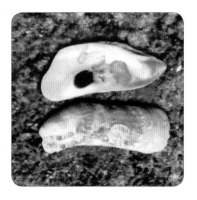

珍珠

【基　　源】　本品为珍珠贝科动物合浦母贝、珠母贝、大珠母贝、长耳珠母贝或蚌科动物三角帆蚌、褶纹冠蚌、背角无齿蚌等贝壳中外套膜受刺激形成的珍珠。

【性味功能】　味咸、甘，性寒；无毒。有安神定惊，清肝明目，解毒生肌的功能。

【主治用法】　治惊悸怔忡，心烦失眠，惊风癫痫，目赤翳障，口舌生疮，咽喉溃腐，疮疡久不收口。内服：研末，每次0.3～1克，多入丸、散，不入汤剂。外用：适量，研末干撒、点眼或吹喉。

【原动物】　别名：真珠、蚌珠、真珠子、药珠、珠子、濂珠。贝壳为斜四方形，壳质较脆，壳长50～90毫米，宽18～32毫米，高与长相近，较大个体高可达100毫米以上。壳内面中部珍珠层厚而发达，具极强的珍珠光泽。有的外套膜受刺激后，上皮组织急剧裂殖，形成珍珠囊，且不断分泌珍珠质，才逐渐形成珍珠。壳内面边缘淡黄色，无珍珠层。铰合线直，有一突起主齿，沿铰合线下方有一长齿片。

【生境分布】　栖息于风浪较平静的海湾中，泥沙、岩礁或砾较多的海底，以足丝固着生活于岩礁或石块上，以潮流通畅、水质较肥的海区生长较好。

【采收加工】　天然珍珠，全年可采，以12月为多。从海中捞起珠蚌，剖取珍珠，洗净即可。人工养殖的无核珍珠，在接种后养殖一年以上，即可采收，但以养殖二年采收的珍珠质量较佳。采收的适宜时间为秋末，因河蚌分泌珍珠质主要是4～11月。

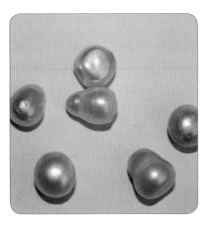

【性状鉴别】　本品呈类球形、长圆形、卵圆形棒形等，直径1.5～8毫米。表面类白色、浅粉红色、浅黄色、浅蓝色等，半透明，光滑或微有凹凸，具特有的彩色光泽。质坚硬，破碎面显层纹。无臭，无味。

【炮　　制】　珠粉：取珍珠洗净，用布包好，加豆腐与水共煮约2小时，取出，洗净，捣碎，加水少许，研成极细粉末，干燥即成。

珍珠母

【基　　源】　本品为蚌科动物三角帆蚌、褶纹冠蚌或珍珠贝科动物马氏珍珠贝的贝壳。

【性味功能】　味咸，性寒。有平肝潜阳，安神定惊，清肝明目的功能。

【主治用法】　用于治头眩，耳鸣，心悸，失眠，癫狂，惊痫等。用法用量　煎服，10～25克；宜先煎。或入丸、散剂。外用适量。

【原动物】　别名：珠牡丹、珠母、明珠母。1. 合浦珠母贝　贝壳为斜四方形，壳质较脆。壳顶位于前方，两侧有耳，前耳较后耳稍小。两壳不等，右壳较平，左壳稍凸，右壳前耳下方有一明显的足丝凹陷。背缘平直；腹缘圆，壳面淡黄褐色，同心生长轮脉极细密，成片状，薄脆易脱落，壳中部常呈磨损状近腹缘的排列紧密，延伸成小舌末端稍翘起，足丝孔大，足丝呈毛发状。壳内面边缘淡黄色，无珍珠层。铰合线直，有一突起主齿，沿铰合线下方有一长齿片。韧带紫褐色，前上掣肌痕明显，位于壳顶下方，闭壳肌痕大，长圆形，前端稍尖，位于壳中央稍近后方。2. 珠母贝　贝壳呈不规则圆形，壳质坚厚。壳顶位于背缘前端并向前弯，右壳顶前方有一凹陷，为足丝出孔，两壳耳不明显，壳表面棕褐色或绿褐色，壳顶光滑，暗绿色，其余部分被有同心形鳞片，鳞片延伸至壳的边缘呈棘状或锯齿状，中部鳞片常脱落，多数留有淡白色放射状。壳内面珍珠层厚，有虹彩光泽，铰合线直，无齿，韧带强壮，紫褐色，前上掣肌痕较小，闭壳肌痕宽大，长圆形，略呈葫芦状，外套缘黑色，肛门膜具黑色素，肥厚宽大，顶端有一小突起。

【生境分布】　栖息于风浪较平静的海湾中，泥沙、岩礁或砾较多的海底。主要分布于广东、海南、广西及西沙群岛等沿海地带。

【采收加工】　全年均可采收。捞取贝壳后，除去肉质、泥土，洗净，放入碱水中煮，然后放入淡水中浸洗，取出，刮去外层黑皮，晒干或烘干。

【炮　　制】　珍珠母：取原药材，除去杂质及灰屑，打碎。煅珍珠母：取净珍珠母置适宜器内，用武火加热，煅至酥脆，取出放凉，打碎。

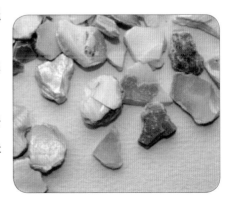

石决明

【基　　源】　本品为鲍科动物杂、皱纹盘鲍、羊鲍等的贝壳。

【性味功能】　味咸，性寒。有平肝潜阳，除热明目的功能。

【主治用法】　用于肝阳上亢、头目眩晕、虚劳骨蒸、吐血、青盲内障等。用法用量　煎服，3～15克；宜先煎。平肝、清肝宜生用，外用宜煅用、水飞。

【原动物】　别名：珍珠母、鳆鱼甲、九孔螺、千里光、金蛤蜊皮。1. 杂色鲍　海产软体动物。贝壳较小型而坚厚，呈椭圆形，有 3 个螺层，缝合线浅。螺旋部极小，体螺层极宽大，几乎占贝壳全部，壳顶钝，略高于体螺层的壳面。自第二螺层中部开始至体螺层边缘，有 30 多个一列突起和小孔，前端突起小而不显著，末端 8～9 个特别大，并且开口。体螺层被突起和小孔形成的螺肋区分成上下两部分：上部宽大，成一倾斜面；下部窄小，前端与上部略呈垂直，壳面呈绿褐色；生长纹极明显，呈一条条明显的肋状条纹。贝壳内面白色，有美丽的彩色光泽；壳口椭圆形，与体螺层大小相等。2. 羊鲍　贝壳大型，极坚厚，呈卵圆形。有 3 个螺层，螺旋部小，体螺层极宽大，几乎占贝壳的全部。壳顶钝，略高于体螺层的壳面，位于贝壳前端中心处；体螺层的中部开始至边缘具有 30 多个突起，4～6 个开口与外界相通。壳面粗糙，生长纹明显。

【生境分布】　栖息在潮间带及低潮线附近，以腹足吸附在岩石下或岩石缝间。分布于暖海地区，如福建、广东、海南等沿海地带。

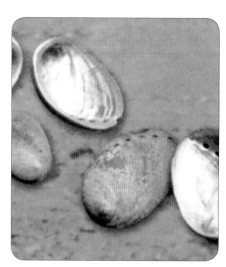

【采收加工】　5～9 月为捕获季节。捕获时要迅速，趁其不备时捕捉或用铲将其自岩石上迅速铲下，剥除肉作副食品，洗净贝壳，除去壳外附着的杂质，晒干。

【炮　　制】　石决明：取原药材，除去杂质，洗净，干燥，捣碎。煅石决明：取净石决明置适宜容器内，于无烟的炉火中，用武火加热，煅至酥脆时取出放凉，碾碎。

海蛤

【基　　源】　本品为帘蛤科动物文蛤和青蛤等的贝壳。

【性味功能】　味咸，性寒。有清肺化痰，软坚散结的功能。

【主治用法】　用于痰热咳嗽，瘿瘤，痰核，胁痛，湿热水肿等。煎服，用量 10 ~ 15 克，先煎；或入丸、散。外用：适量，研末撒或调敷。

【原动物】　海产软体动物。贝壳坚厚，背缘略呈三角形，腹缘略呈圆形。壳顶突出，位于贝壳中部，略靠前方，壳顶尖端微向腹面弯曲。贝壳表面膨胀光滑，外面被有一层光泽如漆的黄灰色壳皮。由壳顶开始常有许多环形的褐色带，顶部具有齿状花纹，有的壳全为暗褐色，放射线和轮线不明显，老年时壳顶的表皮很易脱落而现白色。外套线痕显明，外套窦短，呈半圆形，后闭壳肌痕大。呈卵形，前闭壳肌痕较狭，略呈半圆形。

【生境分布】　栖息于浅海泥沙中。分布于我国沿海地区，北自辽宁，南至海南岛等地区均有。

【采收加工】　春、秋季捕捞，去肉，洗净，晒干。

【性状鉴别】　1. 文蛤　扇形或类圆形，背缘略呈三角形，腹缘呈圆弧形壳顶突出，位于背面，稍靠前方。壳外面光滑，黄褐色，同心生长纹清晰，通常在背部有锯齿状或波纹状褐色花纹。质坚硬，断面有层纹。无臭，味淡。2. 青蛤　类圆形。壳顶突出，位于背侧近中部，歪向一方。壳外面淡黄色或棕红色，同心生长纹突出壳面略呈环肋状，沿此纹或有数条灰蓝色轮纹，腹缘细齿状。壳内面乳白色或青白色，光滑无纹，边缘常带紫色并有整齐的小齿纹，铰合部左右两侧均具齿 3 枚，无侧齿。质地细腻，薄而脆，锯时铁从纵斜纹处及生长纹处断裂，断面厚 0.5 ~ 1.5 毫米。层纹不明显。无臭，味淡。

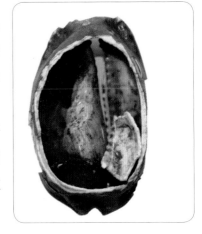

【炮　　制】　炮制蛤壳：取原药材，洗净干燥，碾碎或碾粉。煅蛤壳：取净蛤壳，置无烟的炉上或置适宜的容器内，煅至酥脆，取出放凉，打碎。

瓦楞子

【基　　源】　本品为蚶科动物魁蚶、泥蚶及毛蚶的贝壳。

【性味功能】　味咸，性平。有消痰软坚散结，制酸止痛的功能。

【主治用法】　同用于治痰火郁结之瘿瘤、瘰疬、痰核等证。用法用量，煎服，用量 10～15 克，宜打碎先煎。研末服，每次 1～3 克。

【原动物】　别名：蛤壳、瓦屋子、花蚬壳。贝壳斜卵圆形，坚厚。两壳合抱，左壳比右壳稍大，极膨胀，壳顶突出，向内弯曲，稍超过韧带面。韧带梭形，具黑褐色角质厚皮。背部两侧略呈钝角，壳前缘及肤缘均呈圆形；后缘延伸呈截形。壳面白色，被棕褐色绒毛状壳皮，壳顶部壳皮带脱落，使壳顶呈白色。壳内面白色，铰合部直，铰合齿 60～70 枚，中间者细小直立，两端渐大而外斜。闭壳肌痕明显，前痕小，卵形；后痕大呈梨形，外套痕明显，鳃黄赤色。壳边缘厚，有与放射肋沟相应的齿状突起。

【生境分布】　生活于潮下带 5 米至 10～30 米深的软泥或泥沙质海底或生活于浅海泥沙底。产于各地沿海地区。

【性状鉴别】　贝壳呈斜卵圆形，左右两壳形状相同，左壳稍大于右壳。长约 8 厘米，宽约 6 厘米。背面隆起，有 42～48 条直楞（放射肋）如瓦垄状，由顶端向周围放射楞纹明显，由灰褐色和白色相间而成，无明显结节，被棕色细毛。壳内面乳白色，光滑，上端边缘有与肋纹相应的凹陷，而形成突出的锯齿约 70 枚（铰合齿）。质坚硬，能砸碎，断面白色。气无，味淡。

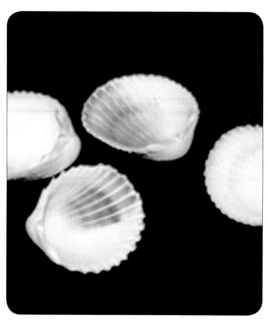

【炮　　制】　瓦楞子：取原药材，用水洗净，捞出，干燥，碾碎。生品用于散瘀消痰。煅瓦楞子：取净瓦楞子置适宜容器内，于无烟的炉火中，煅至酥脆，取出放凉，碾碎。

紫贝

【基　　源】　本品为宝贝科动物蛇首眼球贝、山猫宝贝或绶贝等的贝壳。

【性味功能】　味咸，性平。有平肝潜阳，镇惊安神，清肝明目的功能。

【主治用法】　用于惊悸心烦不眠，小儿斑疹，目赤云翳。用量10～15克，煎服。宜打碎先煎。

【原动物】　贝壳小型，坚固，略呈卵圆形。壳长约3厘米，宽约2.4厘米，高约1.5厘米。贝壳表面被有一层珐琅质，光滑，有美丽的光泽。成贝的螺旋部为珐琅质所埋没，体螺层占全壳极大部分。贝壳周缘呈深褐色，前后端为淡褐色，背面有大小不同的白斑散布，腹面周缘呈灰青色。壳口狭长，内外两唇周缘各有细白的齿14～17个。幼体的壳薄，可看到2～3个螺层，壳面乳白色，背面中部有一条宽褐色带。体柔软，可全部缩入壳内。头部宽，吻短，触角长而尖，眼突出，位于触角的外侧。足部发达。

【生境分布】　生活于低潮线附近岩石或珊瑚礁的洞穴内。布于海南岛、福建、台湾等地。

【采收加工】　5～7月间捕捉，除去肉，洗净晒干。

【应　　用】　1. 肝阳上亢，头晕目眩：与牡蛎、石决明、磁石等同用，以增强平肝潜阳之力。2. 惊悸失眠：与磁石、龙骨、酸枣仁等同用，共收安神、平肝之效。3. 小儿惊风、高热抽搐者：与珍珠母、羚羊角、钩藤等配伍。4. 肝热目赤肿痛、目生翳膜、视物昏花等症：与蝉蜕、菊花、夏枯草等配伍。

【注　　意】　脾胃虚弱者慎用。

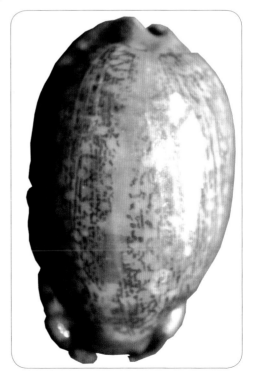

蛤蜊

【基　　源】　本品为蛤蜊科动物四角蛤蜊等的肉。

【性味功能】　味咸，性寒。有滋阴，利水，化痰，软坚的功能。

【主治用法】　治消渴，水肿，痰积，癖块，瘿瘤，崩、带，痔疮。
内服：煮食。

【原动物】　别名：吹蛤梨、蛤刺、吹潮、沙蛤、沙蜊、白蚬子、白蚶子、布鸽头。四角蛤蜊，贝壳略呈四角形，质坚，壳长 36～48 毫米，壳高 34～46 毫米，壳宽 28～37 毫米，壳顶突出，略向前屈，并向内卷，位于背缘中央略靠前方。小月面及楯面心形。壳面中部膨胀，并向前后及近腹缘急遽收缩，壳顶白色，幼小个体通常淡紫色，近腹缘为黄褐色，腹面边缘常有一条狭黑边。生长线略粗，形成凹凸不平的同心环纹。壳内面白色，略具光泽。外韧带小，淡黄色膜状；内韧带发达，呈三角形，黄褐色。铰合部狭长，左壳具 1 枚分叉主齿，右壳有 2 枚主齿排列成八字形。两壳前后侧齿均呈片状，左壳单片，右壳为双片。前闭壳肌痕略小，卵圆形；后闭壳肌痕稍大，近圆形。外套窦不甚深，末端钝圆。外套膜边缘双层，内缘有分枝的小触手。小管黄白色，末端具触手。足部发达，呈斧状。

【生境分布】　生活于潮间带中、下区及浅海泥沙滩中。栖埋深度 50～100 毫米，喜栖息于近河口沿海。北方生殖季节在 4～6 月。我国沿海均有分布。

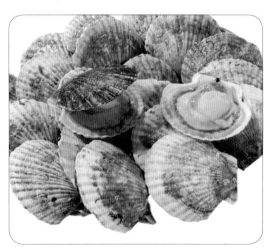

【采收加工】　四季均可采捕，捕得后，用沸水烫过，剖壳取肉，鲜用或晒干。

【应　　用】　1. 项下瘿瘤（包括淋巴腺肿、甲状腺肿等）：蛤蜊肉经常煮食。2. 肺结核、阴虚盗汗：蛤蜊肉加韭菜（韭黄更好）煮作菜经常食。

【注　　意】　不宜多食。

淡菜

【基　　源】　本品为贻贝科动物厚壳贻贝、翡翠贻贝及其他贻贝类的肉。

【性味功能】　味甘，性温。有补肝肾，益精血，消瘿瘤的功能。

【主治用法】　治虚劳羸瘦，眩晕，盗汗，阳痿，腰痛，吐血，崩漏，带下，瘿瘤，疝瘕。内服：煎汤，用量 15 ～ 30 克。或入丸、散。

【原动物】　别名：东海夫人、壳菜、海蜌、红蛤、珠菜、海红。贝壳 2 片，长约 15 厘米左右，呈楔形。壳顶尖小，位于壳之最前端，腹缘略直，背缘与腹缘构成 30 度角向后上方延伸，背缘呈弧形。壳后缘圆，壳面由壳顶沿腹缘形成一条隆起，将壳面分为上下两部，上部宽大而斜向背缘；下部小而弯向腹缘，生长纹明显，但不规则。壳表面棕黑色，壳顶常磨损而显白色。壳内面灰蓝色，具珍珠光泽。由背部韧带末端向下，绕壳后缘至腹缘末端有一宽黑色边缘。壳表的壳皮绕壳缘卷向内缘形成一红褐色狭缘。外套痕及闭壳肌痕明显，前闭壳肌痕小，位于壳顶内方，后闭壳肌痕大，卵圆形，位于后端背缘。壳顶内面具有 2 个小主齿。韧带褐色。外套膜在一点愈合，外套缘具有分枝状的触手。足后端成片状，前端呈棒状。足丝粗，淡黄色。

【生境分布】　生活于浅海岩石间。分布黄海、渤海及东海等区域。

【采收加工】　全年可采。捕得后，取肉，鲜用或加工为淡菜干。

【应　　用】　1. 头晕及睡中盗汗：淡菜（焙燥，研细粉）90 克，陈皮（研细粉）60 克。研和，蜂蜜为丸，每服 6 克，1 日 3 次。2. 头晕腰痛，小便余沥，妇女白带，下腹冷痛：淡菜用黄酒洗过，和韭菜煮食，有补肾助阳之功。3. 高血压，耳鸣眩晕：淡菜 15 克，焙干研细末，松花蛋 1 个，蘸淡菜末，每晚 1 次吃完，连吃 5 ～ 7 天。

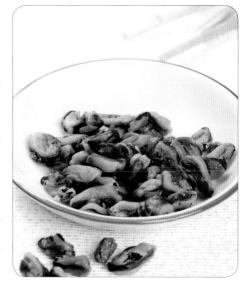

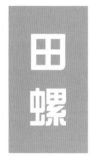

田螺

【基　　源】　本品为田螺科动物中国圆田螺和中华圆田螺的全体。

【性味功能】　味甘、咸，性寒。有清热，利水，止渴，解毒的功能。

【主治用法】　治小便赤涩，目赤肿痛，黄疸，脚气，浮肿，消渴，痔疮，疔疮肿毒。内服：适量，煎汤；取涎；或煅存性研末。外用：适量，取涎或捣敷。

【原 动 物】　别名：田中螺、黄螺。1. 中国圆田螺　贝壳大，外形呈圆锥形，其高度大于壳口高度。壳顶尖。体螺层膨大。贝壳表面光滑无肋，具有细密面明显的生长线，有时在体螺层上形成褶襞。壳面黄褐色或绿褐色。壳口呈卵圆形，上方有一锐角，周缘具有黑色框边，外唇简单，内唇上方贴覆于体螺翅上，部分或全部遮盖脐孔。脐孔呈缝状。厣角质，为一黄褐色卵圆形薄片，具有明显的同心圆的生长纹，厣核位于内唇中央处。2. 中华圆田螺　贝壳大，呈卵圆形，壳质薄而坚实。壳高50毫米，宽40毫米。螺层6～7层，各层表面膨大，螺层在宽度上增长迅速，螺旋部较短而宽；体螺层特别膨大；壳顶尖锐，缝合线深。壳面呈绿褐色或黄褐色。壳口为卵圆形，周缘经常具有黑色的框边。外唇简单内唇肥厚，遮盖脐孔。脐孔呈缝状。

【生境分布】　1. 中国圆田螺　生活于水草茂盛的湖泊、水库、河沟、池塘及水田内，常以宽大的足部在水库及水草上爬行。以多汁水生植物的叶及藻类为主要食料。本种广泛分布于全国各地。2. 中华圆田螺　生活于池塘、湖泊、水田及缓流的小溪内。分布于河北、山东、陕西、山东、江苏、安徽、浙江、江西、湖北、湖南等地。

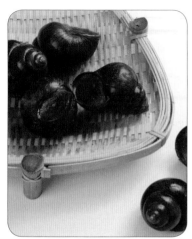

【采收加工】　春季至秋季捕捉，捕得后洗净，鲜用。

【应　　用】　1. 热性的小便不通：用田螺5枚，葱白60克，食盐15克，同捣烂，用锅炒热，以布缠裹慰脐。2. 痔疮：用田螺适量，捣烂敷患处，一日数次。

禽部

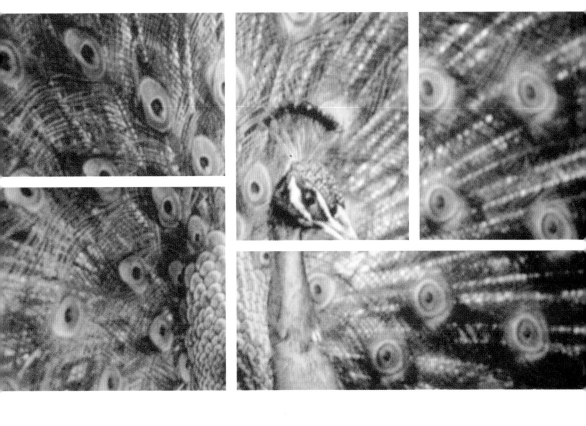

乌骨鸡

【基　　源】　本品为雉科动物乌骨鸡的肉或除去内脏的全体。

【性味功能】　味甘，性平。有养阴退热，益气养血的功能。

【主治用法】　用于虚劳赢瘦，骨蒸痨热，消渴，遗精，久泻，久痢，崩中，带下。内服：煮食，适量；或入丸、散。

【原动物】　别名：乌鸡。体躯短矮而小。头小，颈短，具肉冠，耳叶绿色，略呈紫蓝。遍体毛羽色白，除两翅羽毛外，全呈绒丝伏；头上有一撮细毛突起，下颌上连两颊面生有较多的细短毛。翅较短，而主翼羽的羽毛呈分裂状，致飞翔力特别强。毛脚，5爪。跗毛多而密，也有无毛者。皮、肉、骨均黑色。也有黑毛乌骨、肉白乌骨、斑毛乌骨等变异种。

【生境分布】　多为人工饲养，原产江西泰和县，现其他地区也有饲养。

【采收加工】　宰杀后，去毛及肠杂。

【性状鉴别】　本品体小，头小，其皮肉、骨、嘴均呈乌色，亦有肉白者，但其内为乌色，以骨、肉、舌、俱乌者为佳。

【注　　意】　脾胃有湿热、积滞者不宜。

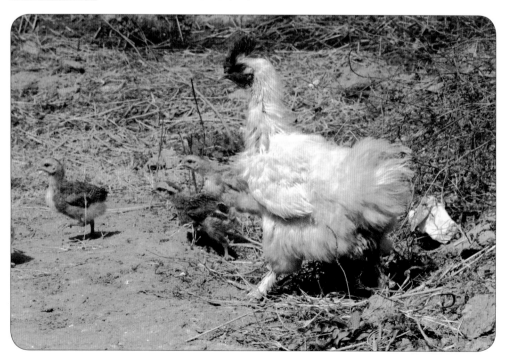

鸡子黄

【基　源】　本品为雉科动物家鸡的蛋黄。

【性味功能】　味甘，性平。有滋阴润燥，养血熄风的功能。

【主治用法】　用于心烦不得眠，热病痉厥，虚劳吐血，呕逆，下痢，烫伤，热疮，肝炎，小儿消化不良。内服：煮食，用量 1~3 枚；或生服。外用；适量，涂敷。

【原动物】　别名：家鸡、烛夜。属于鸟纲，鸡形目，雉科。是由野鸡长期驯化而来，它的品种很多，如来航鸡、白洛克、九斤黄、澳洲黑等。仍保持鸟类某些生物学特性，如可飞翔，习惯于四处觅食，不停地活动。听觉灵敏，白天视力敏锐，具有神经质的特点，食性广泛，借助吃进砂粒石砾以磨碎食物。嘴短而坚，略呈圆锥状，上嘴稍弯曲。鼻孔裂状，被有鳞状瓣。眼有瞬膜。头上有肉冠，喉部两侧有肉垂，通常呈褐红色；肉冠以雄者为高大，雌者低小；肉垂也以雄者为大。翼短；羽色雌、雄不同，雄者羽色较美，有长而鲜丽的尾羽；雌者尾羽甚短。足健壮，跗、距及趾均被有鳞板；趾 4，前 3 趾，后 1 趾，后趾短小，位略高，雄者跗跖部后方有距。

【采收加工】　将鲜鸡蛋打开，取出蛋黄。

【应　用】　1. 烧伤：将鸡蛋煮熟，去壳取蛋黄，置铜锅内以小火加热，待水分蒸发后再用大火，即熬出蛋黄油，过滤装瓶，高压灭菌备用。用时，将蛋黄油直接涂在经清创处理的烧伤创面上，以暴露疗法为佳。2. 静脉曲张性溃疡：将煮熟的鸡蛋，去白留黄，研碎，置铜锅内加热熬出蛋黄油，贮于无菌瓷器中备用。用时先清理创面，然后用浸有蛋黄油的棉片平敷于上，外加包扎。隔日或隔 2 日换药 1 次，至痊愈为止。

3. 麻风溃疡：先清洗创面，并剪除疮缘过度角化皮肤组织及疮底不良肉芽组织；而后用滴管吸蛋黄油少许滴入疮口，再用复方黄连油膏（由黄连、黄柏、紫草、生地黄、当归、黄蜡、麻油煎熬而成）护盖包扎。隔 1、2 日换药 1 次。

【注　意】　冠心病，高血压，动脉血管粥样硬化者慎用。

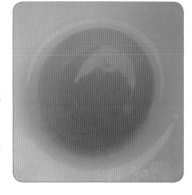

鸡内金

【基　　源】　本品为雉科动物鸡的干燥沙囊的角质内壁。

【性味功能】　味甘，性平。有健脾消食，固精止遗，通淋化石的功能。

【主治用法】　用于水肿腹胀，泻痢，食积，反胃吐酸，小儿疳疾，泌尿系结石，遗尿。用量3～10克，水煎服。研末用量1.5～3克，研末冲服比煎剂效果好。

【采收加工】　将鸡杀死后，立即剥下鸡肫内壁，洗净，干燥即可。

【性状鉴别】　本品呈不规则囊片状，略卷曲。大小不一，完整者长约3.5厘米，宽约3厘米，厚约0.5厘米。表面黄色、黄绿色或黄褐色，薄而半透明，有多数明显的条棱状波纹。质脆，易碎，断面色质样，有光泽。气微腹，味微苦。

【炮　　制】　鸡内金：拣去杂质，漂净晒干。炒鸡内金：先将沙子放入锅内炒热，再把洗净之鸡内金放入锅中，用文火拌炒至棕黄色或焦黄色鼓起，取出，筛去沙子。

【应　　用】　1. 结石：胆、肾、尿道结石，可用鸡内金10克、玉米须50克，煎一碗汤一次服下，一日两三次，连服10天。忌吃肝脏、肥瘦、蛋黄。

2. 湿热型腹泻：鸡内金、山楂、炒麦芽各10克，莱菔子20克，甘草5克。水煎，去渣，取汁，温服。每日1剂。3. 肠炎：鸡内金10克，红小豆30克。水煎，去渣，取汁。代茶饮，有清热利湿、消积化瘀的作用。

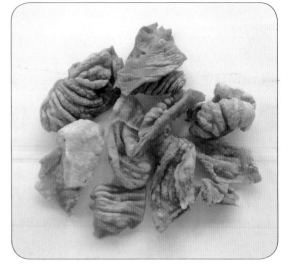

【注　　意】　脾虚无积者慎服。

五灵脂

【基　　源】　本品为鼯鼠科动物的复齿鼯鼠的粪便。

【性味功能】　味苦、咸、甘，性温。有活血止痛，化瘀止血的功能。

【主治用法】　用于胸胁，脘腹刺痛，通经，经闭，产后血瘀疼痛，跌扑肿痛，蛇虫咬伤。煎服，用量 3 ~ 10 克，宜包煎；或入丸、散用。外用：适量。

【原 动 物】　复齿鼯鼠形如松鼠，但略大一些。身长 20 ~ 30 厘米，体重约 250 ~ 400 克左右，头宽，吻部较短，眼圆而大，耳廓发达。后肢较前肢长，前后肢间有皮膜相联。爪呈钩状、尖锐。尾呈扁平状，几与体等长。全身密被细长毛，背部灰黄褐色，腹部黄棕色，四足背面均为深橙黄色，尾为灰黄色，尾尖有黑褐色长毛。

【生境分布】　栖于长有柏树的山地。分布于河北、山西、甘肃等地。

【采收加工】　全年均可采收，除去杂质晒干，以春季采者质佳。习以灵脂块为优。

【应　　用】　1. 冠心病、心绞痛：以本品配伍蒲黄、元胡、没药等，有活血化瘀，散瘀止痛作用。

2. 胃肠痉挛、腹痛：五灵脂、香附各9克，水煎服。闭经、痛经：以本品配香附、桃仁。3. 产后恶露不下，瘀血腹痛：五灵脂（醋炒）、蒲黄各等分，共为细末，每用 6 ~ 9 克，用醋、水各半同煎，连渣热服，如《和剂局方》失笑散。也可共为细末，每用 6 克，黄酒或醋冲服。

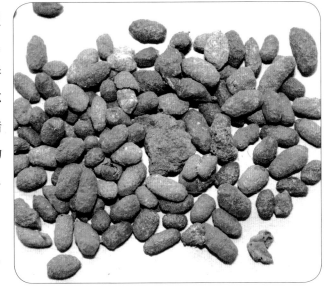

孔雀毛

【基　　源】　本品为雉科动物绿孔雀的尾羽。

【性味功能】　味苦，性寒；无毒。有清热解毒，排脓消肿的功能。

【主治用法】　用于感染，咽喉肿痛，诸高疮痈肿。内服：烧焦，研末，用量5～10克。

【原动物】　雄鸟耸立一簇翠绿色的羽冠。额部羽毛鲁鳞状，呈蓝紫色反光；颈、上翕和胸部呈灿烂的金铜色，羽基暗紫蓝色层露于外，下颈和胸部尤显，羽缘翠蓝；下翕和腰翠绿色，在折光下显辉黄绿，各羽外缘呈明显整齐的浓褐色边，如鳞片状；初级尺羽及初级覆羽肉桂色，羽端呈暗褐色；次级飞羽暗褐，外翈闪以蓝绿色反光；翼上覆羽具光泽的蓝绿色，内侧覆羽转为铜褐色，间杂有棕色的蠹状斑，斑中央有暗紫色的肾状或圆形小斑。尾上覆羽特延长为尾屏，外侧数枚辉绿色，内翈羽支疏稀。外翈也有圆形暗紫色小斑，外围在辉亮的蓝绿色，此色被围于铜色的圈内，其外缘暗褐色和浅黄色，斑端最外层尚具浅葡萄红色，色泽多彩，但外侧的眼状班不如中央者鲜明。尾羽形短，隐于尾屏之下，呈黑褐色。腹部和两肋均呈暗蓝绿色；肛周和尾下覆羽浓褐色，松软如绒。眼周褐露部分粉蓝色，颊上褐出部分鲜黄色；嘴黑褐色，下嘴较淡。跗跖角黑色。

【生境分布】　栖息于2000米以下的针叶林或稀树草坡。3～5只小群活动。

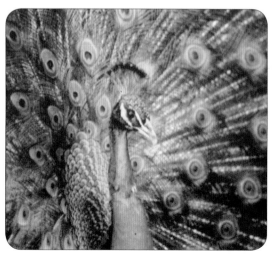

性机警，不易接近。杂食性。繁殖季节常将屏展开如扇状，称为孔雀开屏。巢营于郁密的灌丛、树丛及高草丛间，每窝产卵4～8枚，卵壳乳白色、棕色或乳黄色。分布于我国云南南部和西南部。

【采收加工】　收集脱落的尾羽，洗净，烘干。

【注　　意】　不可入目，昏翳人眼。国家保护动物，严禁捕猎。

兽 部

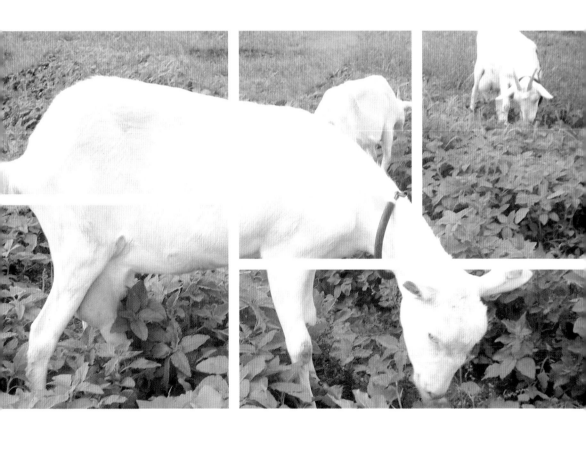

猪胆

【基　　源】　本品为猪科动物猪的胆汁。

【性味功能】　味苦，性寒。有清热，润燥，解毒的功能。

【主治用法】　用于热病燥渴，大便秘结，咳嗽，哮喘，目赤，目翳，泄痢，黄疸，喉痹，聤耳，痈疽疔疮，鼠瘘，湿疹，头癣。内服：煎汤，用量6～9克；或取汁中，每次3～6克；或入丸、散。外用：适量，涂敷、点眼或灌肠。

【采收加工】　将猪宰杀后，剖腹取出胆囊，取胆汁鲜用或将胆囊挂起晾干，或在半干时稍稍压扁，再干燥之。

【应　　用】　1. 脾胃冷弱，肠中积冷，胀满刺痛：肥狗肉半斤，以米、盐、豉等煮粥，频吃一、二顿。2. 气水鼓胀浮肿：狗肉500克，细切，和米煮粥，空腹吃，作羹吃亦佳。3. 虚寒疟疾：黄狗肉煮熟，入五味食之。4. 痔漏：熟狗肉蘸蓝汁，空心食。

【注　　意】　阴虚内热、素多痰火及热病后者慎服。

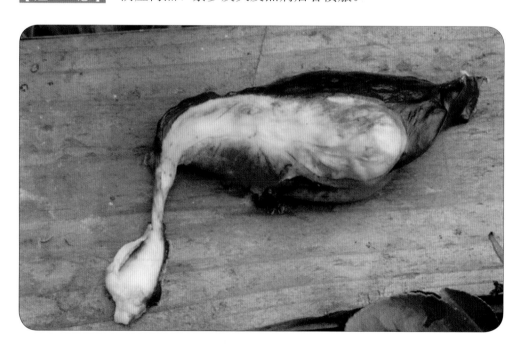

狗肾

【基　源】　本品为哺乳动物犬科黄狗的阴茎和睾丸。

【性味功能】　味咸，性平。有温肾、壮阳、益精的功能。

【主治用法】　用于肾虚阳痿，遗精，腰膝酸软。1.5～3克，入丸、散剂、酒剂或煮食。

【生境分布】　全国各地均产。

【采收加工】　多在冬季将雄狗杀死，取出阴茎和睾丸，去掉周围的肉和脂肪，撑直挂起，晾干或烘干。

【应　　用】　1. 肾阳虚衰，阳痿不举：单用黄狗肾，洗净，焙干研成细末，每服0.3～0.9克，每日1次。

2. 肾阳亏虚，腰膝冷痛，形寒肢冷，阳痿不举，精冷稀少，性欲低下，小便频数：黄狗肾1对，羊肉500克，炖服。3. 肾阳亏虚，精髓不足，阳痿不举，早泄遗精，精冷质稀，精少不育，妇女小腹冷痛，月经后期，宫寒不孕：黄狗肾与牛鞭、枸杞子、菟丝子、肉苁蓉、羊肉、母鸡肉合用，炖服，作为食疗。

4. 精神性阳痿：用新鲜狗睾丸10克，不去血，切薄片，温开水送服，早晚各1次，并配合按摩和体育锻炼。

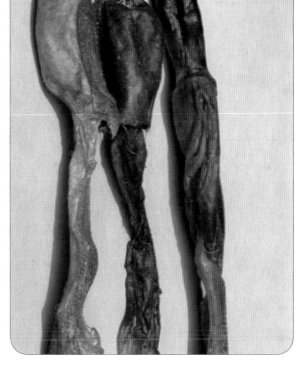

【注　　意】　内热多火者忌用。

羊胎

【基　　源】　本品为牛科动物山羊或绵羊母羊的胎盘。

【性味功能】　味甘、咸，性温。有补肾益精，益气养血的功能。

【主治用法】　有肾虚羸瘦，久疟，贫血。内服：适量，用量6～15克；或入丸、散。

【原 动 物】　1. 山羊　体长1～1.2厘米，体重10～35千克。头长，颈短，耳大，吻狭长。雌雄额部均有角1对，雄性者角大；角基部略呈三角形，尖端略向后弯，角质中空，表面有环纹或前面呈瘤状。雄者颌下有总状长须。四肢细，尾短，不甚不垂。全体被粗直短毛，毛色有白、黑、灰和黑白相杂等多种。2. 绵羊　绵羊为人们较早驯养的家畜。基体重随品种而不同，最小不过20千克，最大可达150～200千克。外形特征也有多样。有的雌、雄均有角；有的二者皆无角；有的仅雄性有角。角形与羊尾也因种而有差异。其被毛接近原始品种者，具有两层：外层为粗毛可蔽雨水，内层为纤细的绒毛，藉以保温。但改良品种仅存内层的绒毛。前后肢两趾间具有一腺体，开口于前部。具有泪腺。

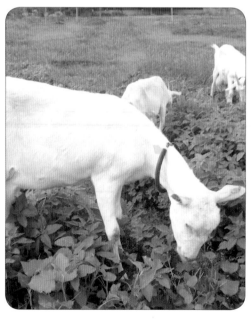

【生境分布】　山羊遍及全国各地。绵羊以西北和北部为多。

【采收加工】　母羊生产小羊时收集胎盘，洗净，鲜用或烘干。

【性状鉴别】　本品呈不规则半圆形或两瓣碟形，直径6～12厘米，厚不及0.8厘米。黄白色或棕褐色。近子宫面扁平疣状或乳头状凸起不均匀分布于筋膜上；近胎儿面平滑，脐带及血管多集中在一侧，表面光滑。制裁坚韧，不易折断，断面可见白色斑点或斑块。有腥气。

牛黄

【基　源】　本品为牛科动物牛干燥的胆结石。即天然牛黄。别名：西黄，丑宝。

【性味功能】　味苦、甘，性凉。有清心凉肝，豁痰开窍，清热解毒的功能。

【主治用法】　用于热病神昏，中风窍闭，惊痫抽搐，小儿急惊，咽喉肿烂，口舌生疮，痈疽疔毒。内服：研末，每次 1.5 ~ 3 克；或入丸剂。外用：适量，研末撒或调敷。

【生境分布】　产于西北者，称西牛黄或西黄；产于东北者，称东牛黄或东黄；产于北京、天津等地者，称京牛黄。牛黄除来源于黄牛、水牛外，牛科动物的牦牛及野牛的牛黄亦可入药。其外形与断面层纹与黄牛、水牛的牛黄同，所不同者外表为乌黑色；另有人工牛黄，为牛胆汁或猪胆汁经人工提取制造而成。大多呈粉末状，或不规则的球形、方形，表面浅棕色或金黄色。质轻松，气微清香而略腥，味微甜而苦，入口后无清凉感。涂于指甲亦能染成黄色，主产天津及北京。

【采收加工】　全年均可收集，杀牛时取出肝脏，注意检查胆囊。肝管及胆管等有无结石，如发现立即取出，去净附着的薄膜，用灯心草包上，外用毛边纸包好，置于阴凉处阴干，切忌风吹、日晒，火烘，以防变质。

【炮　制】　净剂：将牛黄取出，除净外部薄膜。研末：先裹以灯心草或通草丝，外面再包以白布或毛边纸，置阴凉处阴干，干燥时，切忌风吹、日晒、火烘，以防破裂或变色。研为极细粉末，即可入药。

【应　用】　1. 热病神昏：与朱砂、麝香、冰片、黄连、栀子等配伍，如安宫牛黄丸。2. 小儿惊风，癫痫：与全蝎、朱砂、钩藤等清热息风止痉药配伍，如牛黄散。3. 口舌生疮，咽喉肿痛，牙痛，痈疽疔毒：与雄黄、黄芩、大黄等同用，如牛黄解毒丸。

【注　意】　脾虚便溏及孕妇慎服。

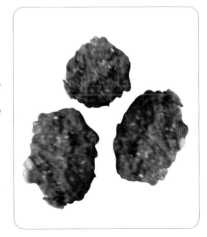

水牛角

【基　　源】　本品为牛科动物水牛的角。

【性味功能】　味咸，性寒。有清热，凉血，解毒的功能。

【主治用法】　用于温病高热，神昏谵语，发斑发疹，吐血衄血，惊风，癫狂。煎服，用量6～15克，宜锉碎先煎，或锉末冲服。

【原 动 物】　水牛为大家畜，体壮，蹄大，额方，鼻宽，嘴向前伸，下额和颈几乎与地面平行。公、母牛皆有角，角呈方棱状或成三角形，弧形对生，角面多带纹。上颚无门齿及犬齿，白齿皆强大，颈较短。体躯肥满，腰隆凸，四肢强健，肢具四趾，各有蹄，前2趾着地，后2趾不着地而悬蹄。毛粗硬，稀疏，皮毛黑灰色而有光泽，冬季则为青灰色，品种不多，毛色以灰青、石板青为多，黑色、黄褐色为少，纯白色则较罕见。

【生境分布】　全国各地均有饲养，分布于华南、华东地区。

【采收加工】　取角后，水煮，除去角塞，干燥。或劈开，用热水浸泡，捞出，镑片，晒干。

【应　　用】　1. 温热病热入血分，高热神昏谵语，惊风抽搐：可以水牛角浓缩粉配玄参、石膏、羚羊角等药用。2. 热病神昏，或中风偏瘫，神志不清：配牛黄、黄芩、珍珠母等药用，如清开灵注射液（口服液）。3. 血热妄行斑疹、吐衄：配生地黄、赤芍、牡丹皮等药用，如清热地黄丸。4. 痈肿疮疡，咽喉肿痛：配黄连、连翘、黄芩等药用，如水牛角解毒丸。

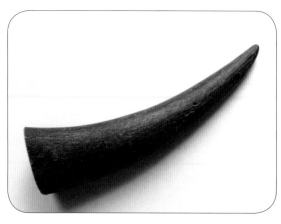

【注　　意】　脾胃虚寒者不宜用。

阿胶

【基　　源】　本品为马科动物驴的皮经煎煮，浓缩而制成的固体胶。

【性味功能】　味甘，性平。有补血滋阴，止血，安胎的功能。

【主治用法】　用于虚证，虚劳咯血，吐血，尿血，便血，血痢，妊娠下血，崩漏，阴虚心烦失眠，肺虚躁咳，虚风内动之痉厥抽搐。用量 5～10 克，烊化服。止血宜蒲黄炒，润肺宜蛤粉炒。

【原 动 物】　别名：驴、漠骊、毛驴。驴，体型比马小，体重一般 200 公斤左右。驴肉的头型较长，眼圆，其上生有 1 对显眼的长耳。颈部长而宽厚，颈背鬃毛短而稀少。躯体匀称，四肢短粗，蹄质坚硬。尾尖端处生有长毛。驴的体色主要以黑、栗、灰三种为主。中国着名的品种关中驴，体型高大，繁殖力强。

【生境分布】　驴性情较温驯，饲养管理方便，饲料粗劣。分布于山东的东阿市、浙江。上海、北京、天津、武汉、沈阳、河南禹州等地也产。

【采收加工】　将驴皮漂泡，去毛，切成小块，再漂泡洗净，分次水煎，滤过，合并滤液，用文火浓缩（或加适量黄酒、冰糖、豆油），至稠膏状，冷凝切块，阴干。

【性状鉴别】　本品呈整齐的长方形或方形块。通常长约 8.5 厘米，宽约 3.7 厘米，厚约 0.7 厘米或 1.5 厘米。表面棕褐色或黑褐色，有光泽。质硬而脆，断面光亮，碎片对光照视呈棕色半透明。气微，味微甘。

【注　　意】　脾胃虚弱、食少便溏者不宜。

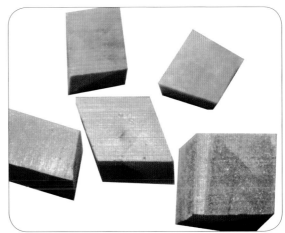

熊胆

【基　　源】　本品为脊椎动物熊科棕熊和黑熊的胆囊。

【性味功能】　味苦，性寒。有清热解毒，平肝明目，杀虫止血的功能。

【主治用法】　用于湿热黄疸，暑湿泻痢，热病惊痫，目赤翳障，喉痹，鼻蚀，疔疮，痔漏，疳疾，蛔虫，多种出血。内服：入丸散，用量0.2～0.5克。外用：适量，研末调敷或点眼。

【原 动 物】　体形较大，长1.5～1.7米，体重约150公斤。头部宽圆。吻部短而尖；鼻端裸露，眼小；耳较长且被有长毛，伸出头顶两侧。颈部短粗，两侧毛特别长。胸部有一倒人字形白斑。尾很短。毛较一致漆黑色，有光泽。四肢粗健，前后足均具5趾，前足腕垫宽大与掌垫相连，后足跖垫亦宽大且肥厚，前宽后窄，内侧中部无毛间隔。具爪。除其鼻面部棕色、下颌白色、倒人字白斑外，全身均为黑色并带有光泽。

【生境分布】　栖息于混交林或阔叶林中。一般居于山上的石洞或大树洞中，有冬眠习性，夏、冬季有垂直迁移现象。白天活动，视觉较差，善爬树，熊游泳力强。杂食性，但以植物为主。分布极广泛东北、华北、西南、华南及陕西、甘肃、青海、安徽、浙江、江西、福建、台湾、西藏等地均有分布。

【采收加工】　胆囊取出后，要将胆囊管口扎紧，剥去胆囊外附着的油脂，用木板夹扁，置通风处阴干，或置石灰缸中干燥。我国已能人工活取熊胆汁，通过手术造成熊胆囊瘘管，定期接取胆汁，并净胆汁制成熊胆粉以供药用。

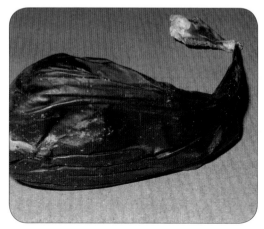

【炮　　制】　去净皮膜，研成细末用。

【应　　用】　1. 肝胆疾病（患有胆结石、胆道炎和黄疸的患者）：可采用熊胆汁配伍郁金、姜黄和茵陈蒿水煎服，进行治疗，有一定疗效。2. 急性肾性高血压：熊胆汁干粉，每次0.5克，每日2次。

【注　　意】　非实热者不可用。

羚羊角

【基　源】　本品为牛科动物赛加羚羊的角。

【性味功能】　味咸，性寒。有平肝息风，清肝明目，凉血解毒的功能。

【主治用法】　用于肝风内动惊痫抽搐，筋脉拘挛，肝阳头疼眩晕，肝火目赤肿痛以及血热出血，温病发斑，痈肿疮毒。内服：煎汤，用量 1.5～3 克，宜单煎 2 小时以上；磨汁或研末，用量 0.3～0.6 克；或入丸、散。外用：适量，煎汤或磨汁涂敷。

【原动物】　赛加羚羊又名：高鼻羚羊。身体大小与黄羊相似，长 1～1.4 米，体重雄兽为 37～60 公斤，雌兽约 29～37 公斤。头型较特别，耳廓短小，眼眶突出。鼻端大，鼻中间具槽，鼻孔呈明显的筒状，整个鼻子呈肿胀鼓起，故谓高鼻羚羊。雄羊具角 1 对，不分叉，角自基部长出后几乎竖直向上，至生长到整个角的 1/3 高度时，二角略向外斜，接着又往上，往里靠近再又微微向外，最后二角相向略往内弯。角尖端平滑，而下半段具环棱。角呈半透明状，内蜡色。整个体色呈灰黄色，但体侧较灰白。冬季时毛色显得更淡。

【生境分布】　栖息于荒漠及半荒漠的开阔地区，性喜干旱。以各种植物为食，如梭梭，蒿类、羽茅等。一般边食边行。在我国仅分布于新疆北部的边境地区。

【采收加工】　全年均可捕捉，但以秋季猎取为佳。捕后锯取其角，晒干。

【炮　制】　羚羊角片：除去骨塞，入水中浸渍后，捞出去筋，镑成纵向薄片，晾干。

羚羊角粉：除去骨塞，锉碎，研成细粉。

【注　意】　脾虚慢惊患者禁服。2012 年赛加羚羊被列入《世界自然保护联盟》濒危物种红色名录，严禁狩猎。

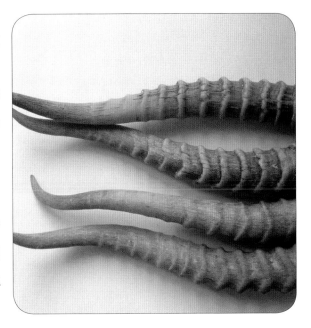

牦牛角

【基　　源】　本品为牛科动物牦牛的角。

【性味功能】　味酸、咸，性凉。有清热解毒，凉血息风的功能。

【主治用法】　用于高热惊痫，血热出血。内服：煎不汤，用量 15～30 克。

【原动物】　别名：牦牛、旄牛、犥牛、毛犀、猫牛、竹牛、毛牛。牦牛，状如牛，体粗大，重在 500 公斤以上，头及躯体背面的毛短而光滑。肩部有突起这隆肉。体侧、颈、胸、腹、尾、颌、喉部均被下垂的长毛，尤以尾毛为甚。通体暗褐黑色，吻部、鼻部稍杂白以。四肢短粗；雄兽角大，而雌盖角小，角基略扁，二角分离甚远，角先向上，再向外，近末端复向内向上，角尖略向后弯。

【生境分布】　栖息于青藏高原的荒凉之处，怕热而不畏冰雪。喜游荡，常数十成群，以高原山谷的粗草为食。分布于青藏高原，北至昆仑山，阿尔金山和祁连山西段，东至四川西北部，南达西藏境内。在青藏高原地区。牦牛已驯为家畜。

【采收加工】　宰杀牦牛时锯下牛角，阴干或低温烘干。

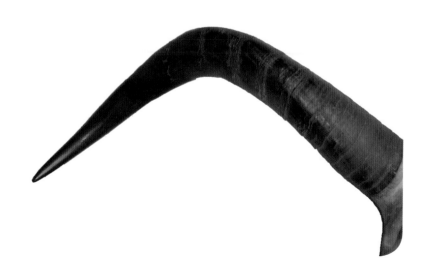

鹿角霜

【基　　源】　本品为鹿角熬制鹿角胶后剩余的骨渣。

【性味功能】　味咸，性温。有温肾助阳，收敛止血的功能。

【主治用法】　用于肾阳不足，脾胃虚寒，食少便溏，阳痿遗精，尿频遗尿，崩漏，带下，创伤出血，疮疡久不愈合。内服：煎汤，用量 5～10 克；或入丸、散。外用：知量，研末撒。

【原动物】　1. 梅花鹿　体长约 1.5 米左右，体重 100 公斤左右。眶下腺明显，耳大直立，颈细长。四肢细长，后肢外侧踝关节下有褐色足迹腺，主蹄狭小，侧蹄小。臀部有明显的白色臀斑，尾短。雄鹿有分叉的角，长全时有 4～5 叉，眉叉斜向前伸，第二枝与眉叉较远，主干末端再分两小枝。梅花鹿冬毛检疫站棕色，白色斑点不显。鼻面及颊部毛短，毛尖沙黄色。从头顶起沿脊椎到尾部有一深棕色的背线。白色臀斑有深棕色边缘。腹毛淡棕，鼠蹊部白色。四肢上侧同体色，内侧色稍淡。夏毛薄，无绒毛，红棕色，白斑显着，在脊背两旁及体侧下缘排列成纵行，有黑色的背中线。腹面白色，尾背面黑色，四肢色较体色为浅。

【生境分布】　栖于混交林、山地草原及森林近缘。分布于东北、华北、华东、华南。

【采收加工】　春、秋两季生产，将骨化角熬去胶质，取出角块，干燥。

【炮　　制】　拣去杂质，斫成小块。鹿角霜块：将鹿角霜研成细粉，每斤加入鹿角胶 2 两（加水 4～5 倍烊化），面粉 2 两，拌匀压平，切成小方块，晒干。现在所用的鹿角霜，均是提制鹿角胶后剩下的残渣，而古代在制取鹿角霜的过程中，有不提出胶质者，也有加入其他辅料药者。

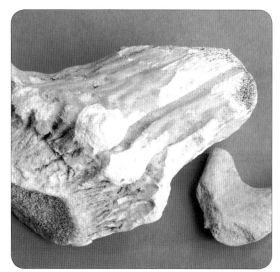

【注　　意】　阴虚阳亢者禁服。

鹿角胶

【基　源】　本品为鹿角经水煎熬，浓缩制成的固体胶。别名：白胶、鹿胶。

【性味功能】　味甘、咸，性温。有补益精血，安胎止血的功能。

【主治用法】　用于肾虚，精血不足，虚劳羸瘦，头晕耳鸣，腰膝酸软，阳痿滑精，宫寒不孕，胎动不安，崩漏带下，吐血，衄血，咯血，阴疽疮疡。内服：开水或黄酒烊化，每次3克，每日9克；或入丸、散、膏剂。

【原 动 物】　同鹿角霜。

【生境分布】　同鹿角霜。

【采收加工】　熬制时间多在11月至翌年3月间。先将鹿角锯成小段，长10～15厘米。置水中浸漂，每日搅动并换水1～2次，漂至水清，取出，置锅内煎取胶液，反复煎至胶质尽出，角质酥融易碎时为止。将煎出的胶液过滤，合并（或加入明矾细粉稍许）静置，滤取清胶液，用文火浓缩（或加入黄酒3%，冰糖5%）至稠膏状，倾入凝胶槽内，俟其自然冷凝，取出，分切为小块，阴干。每块重约4.5克，

【注　　意】　阴虚阳亢及火热内蕴之出血、咳嗽、疮疡、疟痢者禁服

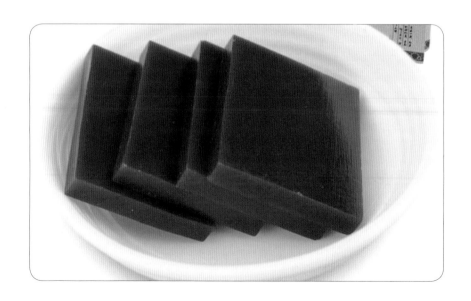

鹿茸

【基　源】　本品为鹿科动物梅花鹿或马鹿雄鹿未骨化密生茸毛的幼角。前者称"梅花茸"，后者称"马鹿茸"。

【性味功能】　味甘、咸，性温。有壮肾阳，益精血，强筋骨，托疮毒的功能。

【主治用法】　主肾阳虚衰，阳痿滑精，宫冷不孕，虚劳羸瘦，神疲畏寒，眩晕，耳鸣耳聋，腰背酸痛，筋骨痿软，小儿五迟，女子崩漏带下，阴疽。内服：研粉冲服，1～3克；或入丸剂，亦可浸酒服。

【原 动 物】　同鹿角胶。

【采收加工】　分锯茸和砍茸两种方法。锯茸，一般从第三年的鹿开始锯茸。二杠茸每年可采收2次，第一次在清明后45～50日（头茬茸），采后50～60日采第二次（二茬茸）；三岔茸则采1次，约在7月下旬。锯时应迅速将茸锯下，伤口敷上止血药。将锯下的鹿茸立即进行烫炸等加工，至积血排尽为度，阴干或烘干。砍茸，将鹿头砍下，再将茸连脑盖骨锯下，刮净残肉，绷紧脑皮，进行烫炸等加工，阴干。

【炮　制】　鹿茸片：用酒精灯火燎焦茸毛，刮净，以布带扎缠，用热酒从底部徐徐渗入，以灌满润透为度，然后切片、压平、晒干。鹿茸粉：取干燥的鹿茸片，碾成细末。

【注　意】　凡阴虚阳亢者，血分有热，胃火盛或肺有痰热以及外感热病者均禁服。

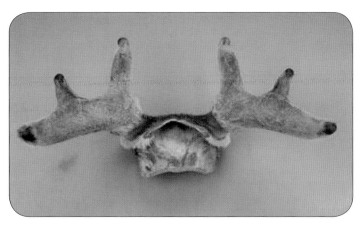

鹿胎

【基　　源】　本品为鹿科动物梅花鹿或马鹿胎兽或胎盘。

【性味功能】　味甘、咸，性温。有温肾壮阳，补血生精，调经止血的功能。

【主治用法】　有肾阳亏损，精血不足，腰膝酸软，劳瘵，月经不调，宫寒不孕崩漏带下。内服：入丸、散，用量6～15克；鲜品可煮汁熬膏。

【原 动 物】　同鹿角胶。

【采收加工】　鹿胎有两种：一种是在母鹿妊娠中后期剖腹取胎或流产的胎，包括胎盘及羊水在内，总称水胎；另一种是初生胎未经哺乳或死产的鹿仔前一种价格更高。其加工方法是先将胎用水洗净，剔除胎毛，然后放入锅内加水15公斤用火焙干；另一种方法是先用酒浸2～3天后，再直接用火烤干。干鹿胎可加工成鹿胎粉和鹿胎膏入药。熬制鹿胎膏有的加入其他药材；也有的不加，只单纯用鹿胎熬制。

【性状鉴别】　梅花鹿胎，鲜胎呈肾状或束状，大小不一。外面毛被粉色或粉红色较厚的胞衣，有韧性，内含胎鹿及羊水。剥去胎衣，妊娠1个月者，四肢呈乳突状，头部能见到眼和嘴的雏形。妊娠4～5个月者，骨骼形成，体表无毛，但已具鹿外形。妊娠6～8个月者或失水鹿胎（包括新生死鹿），头较大呈卵圆形，嘴尖细小，眼眶较大，眼膜皮凹陷，下唇较长，微露1～2对小白牙（羽称坐骨生牙），身躯瘦短，四肢细长，蹄淡黄色至淡棕色，脊背皮毛有白色小花斑点。尾短扁圆，干燥后，质坚硬不易折断。气微腥，味微咸。马鹿胎，与梅花鹿胎相似，唯体形略大，眼眶较小，颈及四肢更长。

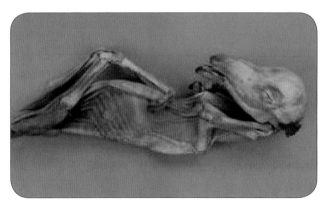

【炮　　制】　将鹿胎以酥油炙至黄脆，研成细末。

【注　　意】　上焦有痰热，胃中有火者忌。

麝香

【基　　源】　本品为鹿科动物林麝、马麝等成熟雄体香囊中的干燥分泌物。

【性味功能】　味辛，性温。有开窍醒神，活血散结，止痛消肿的功能。

【主治用法】　用于热病窒昏，中风痰厥，气郁暴厥，中恶昏迷，血瘀经闭，癥瘕积聚，心腹急痛，跌打损伤，痹痛麻木，痈疽恶疮，喉痹，口疮，牙疳，脓耳。内服：入丸、散，用量 0.03～0.1 克，一般不入汤剂。外用：适量，研末掺、调敷或入膏药中敷贴。

【原动物】　1. 林麝　体长约 75 厘米，体重约 10 公斤。毛角较深，深褐色或灰褐色，成体身上一般无显着肉桂黄或土黄点状斑纹。成年雄麝有 1 对上犬齿外露，称为獠牙，腹下有 1 个能分泌麝香的腺体囊，开口于生殖孔相近的前面。雌麝无腺囊和獠牙。尾短小，掩藏于臀毛中。2. 马麝　体形较大，体长 85～90 厘米，体重 15 公斤左右。

【生境分布】　栖息于多岩石的针叶林和针、阔混交林中，常独居，多于晨昏活动。食物为松树、冷杉、雪松的嫩枝叶，地衣苔藓，杂草及各种野果等。林麝分布于新疆、西藏、青海、甘肃、宁夏、陕西、山西及湖北、四川、贵州等地。马麝分布于青藏高原、甘肃、云南、四川等地。

【采收加工】　野麝多在冬季至次春猎取，猎获后，割取香囊，阴干，习称"毛壳麝香"；剖开香囊，除去囊壳，习称"麝香仁"。家麝直接从其香囊中取出麝香仁，阴干或用干燥器密闭干燥。

【炮　　制】　用温水浸润香囊，割开后除去皮毛内膜杂质，用时取庸香仁研细。

【注　　意】　虚脱证禁用；本品无论内服或外用均能堕胎，故孕妇禁用。

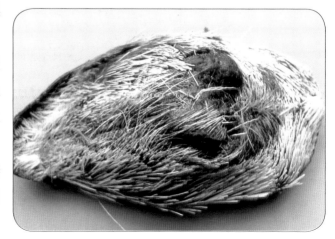

海狗肾

【基　　源】　本品为脊椎动物哺乳纲、鳍脚目、海豹科动物腽肭兽的干燥阴茎及睾丸。分布于加拿大、夏威夷群岛等地。国产海狗肾为海豹科动物海豹（又名斑海豹、海狗）的干燥阴茎及睾丸。

【性味功能】　味咸，性热。有暖肾壮阳，益精补髓的功能。

【主治用法】　用于虚祛寒，阳痿遗精，早泄，腰膝痿软，心腹疼痛。内服：煎汤，用量3～9克；或研末；或浸酒。

【原 动 物】　别名：腽肭脐。海狗　体肥壮，形圆而长，至后部渐收削。雄兽身长达2.5米，雌者身长仅及其半。头略圆，颧骨高，眼大，耳壳甚小，口吻短，旁有长须。四肢均具5趾，趾间有蹼，形成鳍足，尾甚短小。体深灰褐色，腹部黄褐色。生活于寒带或温带海洋中，常随适当的水温而洄游。食物以鱼类和乌贼类为主。

【生境分布】　海狗喜晒日光，多集于岩礁和冰雪上。产于我国渤海及黄海沿岸，如辽宁的锦西、兴城、盘县、旅大及欧洲大西洋和北太平洋沿岸。

【采收加工】　海狗四季可捕，尤以夏季更盛。捕得壮兽，将前足高吊。用利刀将阴茎与睾丸全部割下，除去附着的肉与油，洗净后，拉直阴茎，在通风处阴干，不可日晒。海豹在春季沿海冰块开裂时捕足雄兽，割取外生殖器，阴干。

【应　　用】　1. 阳痿精冷，精少不育：与鹿茸、人参、附子等药同用，以增强壮阳散寒，暖肾益精之效，如腽肭脐丸。2. 精少不育之症：与紫河车、鹿茸、人参同用。3. 肾阳衰微，心腹冷痛：与甘松、吴茱萸、高良姜等同用，共收补阳散寒之功，如腽肭脐散。

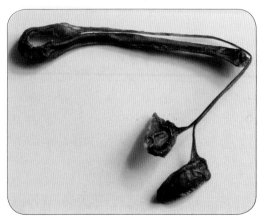

【注　　意】　本品壮阳作用极强，故阴虚阳盛、阳事易举、骨蒸劳嗽忌用。

金石部

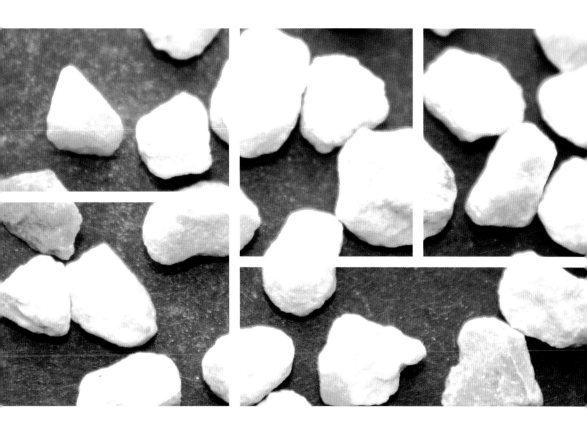

铅丹

【基　源】　本品为用铅加工制成的四氧化三铅。

【性味功能】　味辛，性微寒；有毒。外用拔毒生肌，内服坠痰截疟。

【主治用法】　用于各种疮疔，黄水湿疹，溃疡久不收口，毒蛇咬伤，疟疾，惊痫癫狂。内服，每次0.3～0.6克，入丸、散，或研末冲服。外用：适量，研末撒、调敷；或熬膏贴敷。

【原矿物】　别名：广丹、黄丹、东丹。为用纯铅经加工制成的四氧化三铅。本品为橙黄色或橙红色的细粉末，质重，用手指搓揉，先有沙性触感，后觉细腻，并使手指染成橙黄色或橙红色。

【生境分布】　分布于河南、广东、福建、湖南、云南等地。

【采收加工】　将纯铅放在铁锅中加热，炒动，利用空气使之氧化，然后放在石臼中研成粉末。用水漂洗，将粗细粉末分开，漂出之细粉，再经氧化24小时，研成细粉过筛即得。

【性状鉴别】　本品为橙红色或橙黄色粉末。不透明；土状光泽。体重，质细腻，易吸湿结块，手触之染指。无臭，无味。以色橙红、细腻润滑、遇水不结块者为佳。

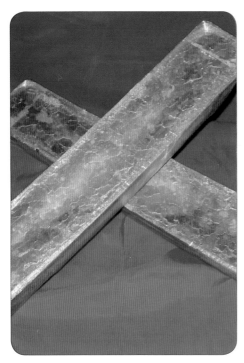

【应　用】　1. 皮肤皲裂：用黄丹不拘多少，加入醋中磨成糊状，涂擦患处，每日3次，连用1周。2. 小儿鹅口疮：先用干净纱布蘸二道淘米水洗口，再用纱布蘸铅丹少许，轻擦患处，每日2～3次，连用2～4日。3. 湿疹皮炎：以黄丹、铅粉、密陀僧分别制成3种不同的霜剂外用，每日3次，连用2～12周。

【注　意】　不宜过量或持续服用，以防蓄积中毒。孕妇及寒性吐逆者忌用。

铁 粉

【基　　源】　本品为生铁或钢铁飞炼或水飞而得的细粉。

【性味功能】　味咸，性平；无毒。有安心神、坚骨髓、润肌肤的功能。

【主治用法】　治惊痫，发狂，脚气冲心，疗疮。煎汤，用量15～30克；或入散剂。外用：调敷。

【原矿物】　在自然界，游离态的铁只能从陨石中找到，分布在地壳中的铁都以化合物的状态存在。铁的主要矿石有：赤铁矿，含铁量在 50%～60% 之间；磁铁矿，含铁量 60% 以上，有磁性，此外还有褐铁矿、菱铁矿和黄铁矿，它们的含铁量低一些，但比较容易冶炼。

【生境分布】　铁是地球上分布最广的金属之一。约占地壳质量的 5.1%，中国的铁矿资源非常丰富，著名的产地有湖北大冶、东北鞍山等。

【采收加工】　为钢铁飞炼的粉末；或系生铁打碎成粉，用水漂出的细粉。

【性状鉴别】　本品为细粉末，铁灰色至铁黑色。不透明；具金属光泽。体重。气、味皆无。以粉细、无锈、有金属光泽者为佳。

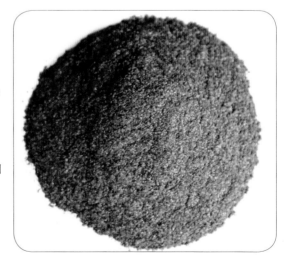

【应　　用】　1. 治惊痫发热：铁粉，水调少许服之。2. 治疗疮：铁粉 30 克，蔓青根 30 克。捣如泥封之，日二换。3. 治风热脱肛：铁粉研，同白蔹末敷上，按入。

【注　　意】　脾胃虚弱者慎服。

白石英

【基　　源】　本品为氧化物类矿物石英的矿石。

【性味功能】　味甘，辛，性温；无毒。有温肺肾，安心神，利小便的功能。

【主治用法】　主治肺寒咳喘，阳痿，消渴，心神不安，惊悸善忘，小便不利，黄疸，风寒湿痹。内服：煎汤，用量9～15克；或入丸、散。

【原矿物】　晶体呈六方柱状，柱体晶面上有水平的条纹，也常呈晶簇状、粒状等集合体产出。颜色为无色或白色，由于所含杂质关系，晶体常呈各种不同的颜色，以浅红、烟色、紫色等为常见。条痕白色。结晶体显玻璃光泽，块状体呈油状光泽，光泽强度不一。透明至半透明，也有不透明者。断口贝壳状，或不平坦状参差状。硬度7。比重2.65。性脆。具焦热电性及压电性。

【生境分布】　完整的晶体产于岩石晶洞中，块状的常产于热液矿脉中；也是花岗岩、片麻岩、砂岩等各种岩石的重要组成部分。产江苏、广东、湖北、福建、陕西等地。

【采收加工】　采得后，拣选纯白的石英。洗净，晒干，砸碎。火煅醋淬七次，水飞用。

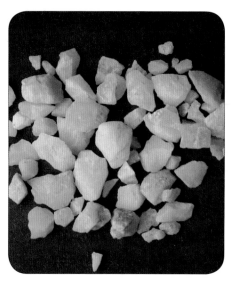

【应　　用】　1. 形寒饮冷，肺气冲逆，作咳作喘，或为哮呛，或为冷怯：白石英60克，日煎防饮，一月平复。2. 治肾腋阳气衰微，津源不能上济于华池，频作渴者：白石英120克，煎汤饮。或加枸杞子60克同煎。3. 治心脏不安，惊悸善忘，上膈风热化痰：白石英30克，朱砂30克。同研为散。每服1.5克，食后夜卧，金、银汤调下。

【注　　意】　久服多服则元气下陷。

紫石英

【基　源】　本品为氟化物类矿物氟化钙(CaF_2)的天然矿石。

【性味功能】　味甘，性温。有镇心定惊，温肺平喘，温肾暖宫的功能。

【主治用法】　用于失眠多梦，心悸易惊，肺虚咳喘，宫寒不孕。用量 9～15 克，入汤剂宜先煎。

【原矿物】　别名：煅紫石英。萤石晶体呈立方体、八面体、十二面体；集合体常呈致密粒状块体出现。颜色很少是无色透明的，大部分被染成各种颜色，如黄、浅绿、浅蓝、紫色及紫黑色等，以浅绿、紫色和紫黑色者为最常见，其色可因加热、压力、X射线、紫外线等而改变，加热时能失去色彩，而受 X 射线照射后，又恢复原色。条痕白色。玻璃光泽。透明至微透明。解理依八面体。断面呈贝壳状。硬度 4，比重 3.18。加热后显萤光。

【生境分布】　形成于热液矿床中，或伟晶气液作用形成的矿脉中。有时也大量出现于铅锌硫化物矿床中。主要分布于热液脉中。分布于甘肃、山西、湖北、江苏、广东、福建、贵州等地。

【采收加工】　全年可采，采得后，拣选紫色的入药，去净泥土杂质。火煅醋淬 2 次，晾干粉碎用。

【炮　制】　紫石英除去杂石，砸成碎块。

【应　用】　1. 肾阳亏虚，宫冷不孕，崩漏带下：与熟地黄、当归、香附、川芎、白术等配伍。2. 心悸怔忡，虚烦失眠：与柏子仁、酸枣仁、当归等同用。3. 心经痰热，惊痫抽搐：与寒水石、龙骨、大黄等同用，如风引汤。

【注　意】　阴虚火旺而不能摄精之不孕症及肺热气喘者忌用。

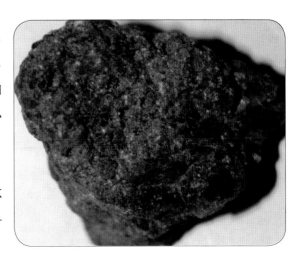

朱砂

【基　　源】　本品为硫化物类矿物辰砂族辰砂，主含硫化汞（HgS）。

【性味功能】　味甘，性寒；有毒。有镇心安神，清热解毒的功能。

【主治用法】　用于心悸易惊，失眠多梦，癫痫发狂，小儿惊风，视物昏花，口疮，喉痹，疮疡肿毒。用量0.1～0.5克，多入丸散服，不宜入煎剂。外用适量。本品有毒，不宜大量服用，也不宜少量久服，肝肾功能不全者禁服。

【原矿物】　别名：辰砂、丹砂、朱宝砂、飞朱砂。为三方晶系辰砂的矿石，以天然辰砂为主，含极少量的其他矿物。除在晶洞中呈晶簇状的结晶集合体外，主要在灰岩、白云岩中与方解石或白云石连生。人工朱砂比天然辰砂纯净，但仍含较多混入物。朱砂为粒状或块状集合体，呈粒状或片状。

【生境分布】　分布于湖南、贵州、四川、云南等地，以湖南沅陵（古称辰州）产者质量最佳，奉为道地正品。

【采收加工】　随时开采，采挖后，选取纯净者，用磁铁吸净含铁的杂质，再用水淘去杂石和泥沙，研细或水飞、晒干装瓶备用。

【应　　用】　1. 病毒性心肌炎：朱砂、黄芪、丹参、黄连、五味子、麦冬、

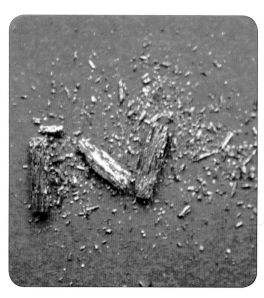

茯苓、甘草、生地黄、当归各适量，每日1剂，15日为1个疗程，并随症加减。2. 神经性呕吐：朱砂30克，法半夏15克，丁香、生甘草各6克，冰片0.6克，制成散剂，每服3克，每日2次。

【注　　意】　本品有毒，内服不可过量或持续服用，以防汞中毒；忌火煅，火煅则析出水银，有剧毒。肝肾功能不正常者，慎用朱砂，以免加重病情。

【基　　源】　本品为粗制氯化亚汞结晶。

【性味功能】　味辛，性寒；有毒。外用杀虫，攻毒，敛疮；内服祛痰消积，逐水通便。

【主治用法】　外治用于疥疮，顽癣，臁疮，梅毒，疮疡，湿疹；内服用于痰涎积滞，水肿膨胀，二便不利。用法用量，外用适量，研末掺敷患处；内服每次 0.1 ~ 0.2 克，一日 1 ~ 2 次，多入丸剂或装胶囊服，服后漱口。

轻粉

【原矿物】　别名：水银粉，汞粉，峭粉，腻粉，银粉。片状结晶。本品为水银、明矾、食盐等用升华法制成的汞化合物。避光密闭保存。研细末用。

【生境分布】　产湖北、河北、湖南、云南等地。

【采收加工】　将硫酸汞 15 份与汞 10 份混合，使成为硫酸亚汞。加食盐 3 份，混合均匀，升华即得。升华物呈结晶状，与中药传统方法制得者相似，多供外用。

【炮　　制】　除去杂质，研细粉，过 80 目筛。

【应　　用】　1. 生肌收口：轻粉、乳香、没药、阿魏、白蜡、雄黄、龙骨、珍珠、儿茶、麝香各 15 克。香油 120 克，烛油 15 克，黄蜡 45 克，熬至滴水不散，离火入炒铅粉 90 克。再入轻粉、乳香、没药、阿魏、白蜡、雄黄、龙骨、珍珠各 15 克，儿茶 18 克，搅匀远火，再入麝香 15 克，成膏听用。2. 面部瘢：轻粉、白附子、炒黄芩、白芷、防风各等分。上为细末，炼蜜为丸，洗面后擦面部。3. 发背已成，瘀肉不腐作脓，及疮内有脓而外不穿溃者：轻粉、蓖麻子各 9 克，血竭 6 克，巴豆仁 15 克，樟脑 3 克，金顶砒 1.5 克，干螺狮肉 2 个。上为末，麻油调擦顽硬肉上。

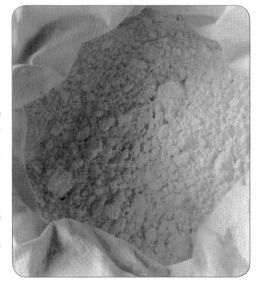

雄黄

【基　　源】　本品为硫化物类矿物雄黄族雄黄，主含二硫化二砷。采挖后，除去杂质。或由低品位矿石浮选生产的精矿粉。

【性味功能】　味辛，性温；有毒。有解毒杀虫，燥湿祛痰，截疟的功能。

【主治用法】　用于痈肿疔疮，蛇虫咬伤，虫积腹痛，惊痫，疟疾。用法用量，0.05～0.1 克，入丸散用。外用适量，熏涂患处。

【原矿物】　别名：石黄，鸡冠石，黄金石。单斜晶系，单晶体呈细小的柱状、针状，但少见；通常为致密粒状或土状块体。橘红色，条痕呈浅橘红色。金刚光泽，断口为树脂光泽。硬度 1.5～2，密度 3.5～3.6 克／立方厘米。性脆，熔点低。用炭火加热，会冒出有大蒜臭味的白烟。置于阳光下曝晒，会变为黄色的雌黄（As2S3）和砷华，不溶于水和盐酸，可溶于硝酸，溶液呈黄色。

【生境分布】　分布于贵州、湖南、湖北、甘肃、云南、四川、安徽、陕西、广西等地。主要见于低温热液矿床中，亦见于温泉沉积物和硫质喷气孔的沉积物中；外生成因者较少。

【采收加工】　全年可采，雄黄在矿中质软如泥，见空气即变坚硬，可用竹刀取其熟透部分，除去杂质泥土，精选后碾细，生用。

【性状鉴别】　本品为块状或粒状集合体，呈不规则块状。深红色或橙红色，条痕淡橘红色，晶面有金刚石样光泽。质脆，易碎，断面具树脂样光泽。微有特异的臭气，味淡。精矿粉为粉末状或粉末集合体，质松脆，手捏即成粉，橙黄色，无光泽。

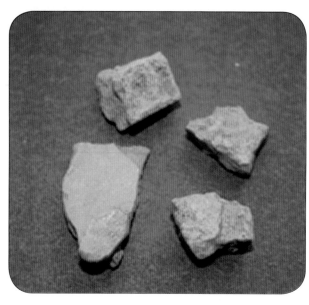

【炮　　制】　取雄黄照水飞法水飞，晾干。取粉末适量，照二硫化二砷检查项下的方法检查，应符合规定。

雌黄

【基　　源】　本品为硫化物类矿物雌黄的矿石。

【性味功能】　味辛，性平；有毒。有燥湿，杀虫，解毒的功能。

【主治用法】　主治疥癣，恶疮，蛇虫咬伤，癫痫，寒痰咳喘，积腹痛。外用：研末调敷。内服：入丸、散。

【原矿物】　单斜晶系。晶体常呈柱状，往往带有弯曲的晶面，集合体则呈杆状、块状、鸡冠状。柠檬黄色，有时微带浅褐色。条痕与矿物本色相同，惟色彩更为鲜明。光泽视方向不同而变化，由金刚光泽至脂肪光泽，新鲜断面呈强烈的珍珠光泽。半透明。解理完全。硬度 1.5～2。比重 3.4～3.5。具柔性，薄片能弯曲，但无弹性。

【生境分布】　产于低温热液矿床中，温泉及火山附近也有存在，形成条件完全与雄黄相似，并且与雄黄辉锦矿等密切共生。主产于甘肃、湖北、湖南、四川、贵州、云南等地。

【采收加工】　采挖后，除去杂石、泥土。研成粉末。

【性状鉴别】　本品为粒状、鳞片状或土状集合体。呈不规则块状。黄色，有时因混有雄黄呈橙黄色；表面常覆有一层黄色粉末；条痕柠檬黄色；微有光泽；半透明；用指甲可刻面成痕。体较重，质脆易碎，断面呈树脂样光泽。手摸之较光滑，染指。含杂质物则呈灰绿色，不透明，无光泽。具蒜样臭气。以块大、色黄、半透明、有树脂光泽、质脆者为佳。

【应　　用】　1. 治中皮顽癣：
雌黄末，入轻粉，和猪膏敷之。
2. 治乌癞疮：雌黄，不限多少。
细研如粉，以醋并鸡子黄和令匀。
涂于疮上，干即更涂。

【注　　意】　阴亏血虚及孕妇
忌服。

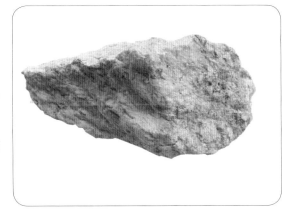

【基　　源】　本品为硫酸盐类矿物硬石膏族石膏。

【性味功能】　味辛、甘，性寒。生用：清热泻火，除烦止渴；煅用：敛疮生肌，收湿止血。

【主治用法】　用于治热病壮热不退，心烦神昏，中暑自汗，胃火头痛、牙痛、口舌生疮。外治痈疽疮疡，溃不收口，烫伤。用法用量，生石膏煎服，15～60克，宜先煎。煅石膏适量外用，研末撒敷患处。

石膏

【原矿物】　别名：细石、软石膏、寒水石、白虎。斜方柱晶类。晶体常依发育成板状，亦有呈粒状。晶面和常具纵纹；有时呈扁豆状。集合体多呈致密粒状或纤维状。细晶粒状块状称之为雪花石膏；纤维状集合体称为纤维石膏。少见由扁豆状晶体形成的似玫瑰花状集合体。亦有土状、片状集合体。

【生境分布】　常产于海湾盐湖和内陆湖泊形成的沉积岩中。产于湖北、安徽、河南、山东、四川、湖南、广西、广东、云南、新疆等地。

【采收加工】　全年可采，挖出后，去净泥土及杂石，研细生用或煅用。

【性状鉴别】　本品为长块状或不规则形纤维状的结晶集合体，大小不一。

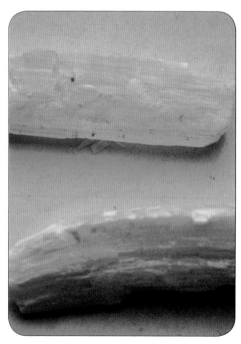

全体白色至灰白色。大块者上下二面平坦，无光泽及纹理。体重质松，易分成小块，纵断面具纤维状纹理，并有绢丝样光泽。无臭，味淡。以块大色白、质松、纤维状、无杂石者为佳。烧之，染火焰为淡红黄色，能熔成白色磁状的碱性小球。烧至120℃时失去部分结晶水即成白色粉末状或块状的嫩石膏。

【炮　　制】　生石膏：去净杂石，洗净泥土，打碎成小块。煅石膏：取净石膏块，置坩埚内，在无烟炉火中煅至酥松状，取出，放凉，碾碎。

滑石

【基　源】　本品为硅酸盐类矿物滑石族滑石，主要含水硅酸镁。

【性味功能】　味甘、淡，性寒。有利尿通淋，清热解暑，祛湿敛疮的功能。

【主治用法】　用于热淋，石淋，尿热涩痛，暑湿烦渴，湿热水泻；外治湿疹，湿疮，痱子。用法用量 10～20 克。外用适量。

【原矿物】　别名：画石、液石、脱石。滑石是一种常见的硅酸盐矿物，一般呈块状、叶片状、纤维状或放射状，颜色为白色、灰白色，并且会因含有其他杂质而带各种颜色。

【采收加工】　采挖后，除去泥沙及杂石，洗净，砸成碎块，粉碎成细粉，或照水飞法水飞，晾干。

【性状鉴别】　本品多为块状集合体。呈不规则的块状。白色、黄白色或淡蓝灰色，有蜡样光泽。质软细腻，手摸有滑润感，无吸湿性，置水中不崩散。无臭，无味。

【炮　制】　除去杂石，洗净，砸成碎块，粉碎成细粉，或照水飞法水飞，晾干。

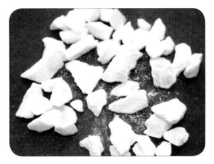

滑石粉

【基　源】　本品为硅酸盐类矿物滑石的块状体。

【性味功能】　味甘淡，性寒。有清热，渗湿，利窍的功能。

【主治用法】　治暑热烦渴，小便不利，水泻，热痢，淋病，黄疸，水肿，衄血，脚气，皮肤湿烂。用法用量，内服：煎汤（布包），9～12 克；或入丸、散。外用：研末掺或调敷。

【原矿物】　同滑石。

【采收加工】　采得后，去净泥土、杂石。或将滑石块刮净，用粉碎机粉碎，过细筛后即成滑石粉。

【炮　制】　洗净，砸成小块，或研成细粉，或水飞。

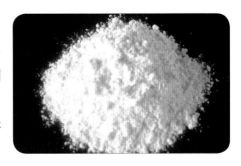

炉甘石

【基　　源】　碳酸盐类矿物方解石族菱锌矿，主含碳酸锌。

【性味功能】　味甘，性平。有解毒明目退翳，收湿止痒敛疮的功能。

【主治用法】　用于目赤肿痛，眼缘赤烂，翳膜胬肉，溃疡不敛，脓水淋漓，湿疮，皮肤瘙痒。用法用量，外用：水飞点眼，研末撒或调敷。

【原矿物】　别名：甘石，浮水甘石。菱锌矿三方晶系。晶形呈菱面体，但少见。一般多为土块状、钟乳状、多孔块状等。颜色因杂质而不同，纯净者为白色，含铅者为深绿色，含镉者为黄色，含铁者呈褐色。条痕为白色。玻璃光泽，半透明至不透明。解理依菱面，成107°之斜角，仅显晶集合体始有之断口参差状。硬度5。比重4.1～4.5。性脆。常见于闪锌矿氧化带中。

【生境分布】　产于原生铅锌矿床氧化带，主要由闪锌矿氧化分解产生易溶的硫酸锌，交代碳酸盐围岩或原生矿石中的方解石而成；产于矿床的氧化带中，为次生矿物，主要由闪锌矿蚀变而成，与菱锌矿共生。产于广西、四川、云南、湖南等地。

【采收加工】　采挖后，洗净，晒干，除去杂石。

【炮　　制】　1. 炉甘石：除去杂质，打碎。2. 煅炉甘石：取净炉甘石，照明煅法煅至红透，再照水飞法水飞，晒干。

【应　　用】　1. 目翳久不愈者：炉甘石（煅过，水飞过丸，弹子大，每净30克分作10丸，用黄连、浓煎去渣，烧之汁尽为度，每料用净者）6克，朱砂（水飞），琥珀各1.5克，玛瑙香各0.6克。为末，每用少许，点目，每日2～3次。2. 瘰疬、疮疡已溃烂者：煅炉甘石18克，乳香、没药、硼砂各9克，雄黄6克，冰片1克。为细末，擦患处，每日3～4次。

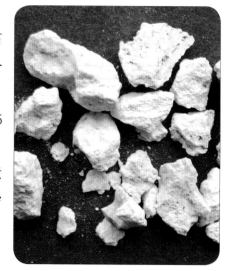

石灰

【基　　源】　本品为石灰岩经加热煅烧而成的石灰。

【性味功能】　味辛，性温；有毒。有解毒蚀疮，燥湿杀虫，止血的功能。

【主治用法】　用于疥癣，湿疮，创伤出血，烫伤，痔疮，脱肛，赘疣。内服止泻痢，崩带。外用：适量，研末调敷或水溶化澄清涂搽。

【原矿物】　别名：陈石灰、生石灰、熟石灰。石灰岩主要成分是碳酸钙，常见夹杂物为硅酸、铁、铝、镁等。石灰岩加高热，则发生二氧化碳而遗留氧化钙，即生石灰（石灰）。生石灰遇水，则成消石灰，成分是氢氧化钙。生石灰或消石灰露于大气中，不断吸收大气中的二氧化碳而成碳酸钙；因此，石灰陈久，成分都成为碳酸钙。

【生境分布】　石灰，尤其熟石灰，在长期存放中，若与空气中二氧化碳接触，可形成方解石，并与熟石灰共存。故陈年石灰中含细分散的碳酸钙。全国各地均产。

【采收加工】　将初出窑的白色或灰白色石灰块取出后，除去杂质，即生石灰。加水发热崩坏为粉末，或久暴露在空气中吸收水分后也能崩坏为粉末，即为熟石灰。

【应　　用】　1.慢性气管炎：石灰250克，加净水2500毫升，搅拌后沉淀24小时，取上清液，过滤。每日3次，每次20～30毫升。或再取黄芩

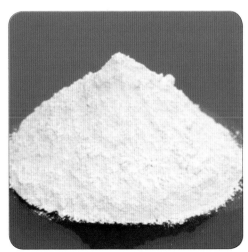

250克，水煎两次去渣，将药液浓缩至200毫升左右，加入石灰液中，使成2000毫升，黄芩含量约10%，每日3次，每次20～30毫升。2.下肢溃疡：取陈石灰去浮污后研成细末，撒布创面。用时先将创面清洗干净；上药后再用硼酸油膏敷料外贴。如创口湿水淋漓，单用药粉即可。

【注　　意】　疮口红肿，脓毒未清者忌用。一般不作内服。

海浮石

【基　　源】　本品为胞孔科动物脊突苔虫瘤苔虫的骨骼；或火山喷出的岩浆形成的多孔石块。

【性味功能】　味咸，性寒。有清肺化痰，软坚散结的功能。

【主治用法】　用于肺热咳嗽，痰稠色黄，咯血，支气管炎，淋巴结结核。用量 6～10 克，煎服；或入丸、散。

【原矿物】　别名：浮石、石花、岩浮石、煅浮海石。脊突苔虫：固着生活的水生群体动物，雌雄同体，群体常呈树枝状。个体很小，为囊状。体外分泌石灰质及胶状物质，形成群体之骨胳。体前端有口，口缘有马蹄状的突起，其上生多数触手。消化管屈曲成 U 形，肛门也在体之前端。瘤苔虫：与上种近似，群体呈肿瘤状，淡黄褐色。

【生境分布】　脊突苔虫常附着于海滨岩礁上。瘤苔虫常附着于海藻、柳珊瑚、岩石上。前者分布于浙江、福建、广东沿海；后者分布于辽宁、山东、福建、广东沿海。

【采收加工】　海浮石：全年可采，以夏季为多。自海中捞出，晒干。脊突苔虫、瘤苔虫的骨骼，6～10 月从海中捞出，用清水洗去盐质及泥沙，晒干。

【炮　　制】　海浮石：洗净晒干，碾碎。煅海浮石：取净海浮石置沙罐内，置炉火中煅透，取出，放凉，碾碎。

【应　　用】　1. 痰热壅肺，咳喘咯痰黄稠者：常配瓜蒌、胆星、贝母等同用，如清膈煎。2. 肝火灼肺，久咳痰中带血者：可配栀子、青黛、瓜蒌等药用，以泻肝清肺，化痰止血，如咯血方。

3. 瘰疬，瘿瘤：常配贝母、牡蛎、海藻等同用。4. 血淋，石淋：可单味研末或配蒲黄、小蓟、木通等用。

【注　　意】　古籍称"多服能损人气血"，故一般虚寒咳嗽及脾胃虚寒者，不宜应用。

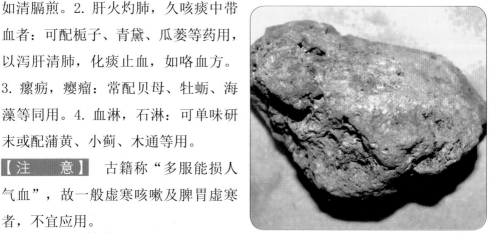

阳起石

【基　　源】 本品为硅酸盐类矿石阳起石或阳起石棉的矿石。

【性味功能】 味咸，性微温。有温肾壮阳的功能。

【主治用法】 用量3～4.5克，入丸、散。外用：适量。

【原矿物】 别名：白石、石生。单斜晶系。晶体呈长柱状、针状、毛发状。但通常呈细放射状、棒状或纤维状的集合体。颜色由带浅绿色的灰色到暗绿色。具玻璃光泽。透明至不透明。单向完全解理。断口呈多片状。硬度5.5～6。比重3.1～3.3。性脆。常见于各种变质岩中。阳起石石棉：为纤维状的阳起石，其特点是具有极好的平行纤维状构造，纤维长短不一。白色、浅绿色及浅棕色。绢丝光泽。具有伸缩性和韧性、耐火性和抗酸性。

【生境分布】 常产在火成岩或白岩之接触带。也常见于结晶质灰岩和白云岩及结芯片岩等变质岩中。分布于河北、河南、山东、湖北等地。

【采收加工】 随时可采。挖出后洗净泥土及夹杂的石块。

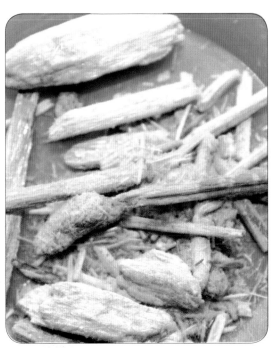

【炮　　制】 阳起石：洗净，砸碎。煅阳起石：取洁净的阳起石块，置坩埚内，在无烟的炉火中煅红透，倒入黄酒内淬，取出，晾干，碾细。（每阳起石50公斤，用黄酒10公斤）。

【应　　用】 1.阳痿阴汗：单用本品煅后研末，空心盐汤送服。2.下元虚冷，精滑不禁，便溏足冷：以本品煅后，与钟乳石各等分为细末，加酒煮附子末，面糊为丸，空腹米汤送下。

【注　　意】 阴虚火旺者忌服。

磁石

【基　　源】　本品为氧化物类矿物磁铁矿的矿石。

【性味功能】　味咸，性寒。有平肝潜阳，安神镇惊，聪耳明目，纳气平喘的功能。

【主治用法】　用于眩晕，目花；耳聋，耳鸣；惊悸，失眠，肾虚喘逆等。煎服，15～30克；宜打碎先煎；或入丸剂。外用：适量，研末敷。

【原矿物】　别名：玄石、延年沙、伏石母、玄武石、瓷石、吸铁石。晶体结构属等轴晶系。晶体为八面体、菱形十二面体等，或为粗至细粒的粒块状集合体。铁黑色，表面或氧化、水化为红黑、褐黑色调；风化严重者，附有水赤铁矿、褐铁矿被膜。

【生境分布】　常产于岩浆岩、变质岩中。分布于山东、河北、河南、辽宁、黑龙江、内蒙古、湖北、云南等地。

【采收加工】　开采后，除去杂石，选择吸铁能力强者（称活磁石或灵磁石）入药。

【炮　　制】　磁石：拣去杂质，砸碎，过筛。煅磁石：取刷净的磁石，砸碎，置坩埚内，在无烟的炉火中煅红透，取出，立即倒入醋盆内淬酥，捣碎，再煅淬一次，取出，晒干，研成细末。

【应　　用】　1. 肝肾阴亏，虚阳上扰，头晕目眩，耳鸣耳聋：六味地黄丸加磁石90克，石菖蒲45克，北五味15克。上药为末，炼蜜为丸，每服三钱，淡盐汤送下。方中磁石潜阳。2. 心肾不交证，视物昏花，耳鸣耳聋，心悸失眠，亦治癫痫：磁石60克，朱砂30克，神曲120克，三味末之，练蜜为丸，如梧子大，饮服三丸，日三服。方中磁石镇摄安神，益阴潜阳，使香火不得扰，为君药。3. 误吞金属异物：生磁石（末煅）配新炭木（木炭末）、蜜蜂，调服。

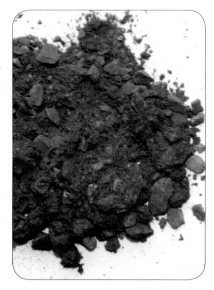

【基　源】　本品为三方晶系氧化物类矿物赤铁矿的矿石。

【性味功能】　味苦，性寒。有平肝潜阳，重镇降逆，凉血止血的功能。

【主治用法】　用于肝阳上亢所致的头痛、眩晕等证；嗳气、呃逆、呕吐及气喘等证；吐血、衄血、崩漏等证。用法用量，煎服，10～30克；宜打碎先煎。如丸散，每次1～3克。外用适量。降逆、平肝宜生用，止血宜煅用。

代赭石

【原矿物】　别名：赭石，血师，赤土，赤赭石。赤铁矿，三方晶系。晶体常呈薄片状、板状。一般以致密块状、肾状、葡萄状、豆状、鱼子状、土状等集合体最为常见。结晶者呈铁黑色或钢灰色；土状或粉末状者，呈鲜红色。但条痕都呈樱桃红色。结晶者呈金属光泽，土状者呈土状光泽。硬度5.5～6，但土状粉末状者硬度很小，比重5～5.3。在还原焰中烧后有磁性。

【生境分布】　赤铁矿是自然界分布很广的铁矿物之一，可以形成于各种地质作用中，但以热液作用，沉积作用或区域变质作用为主。作用为药用的鲕状、豆状、肾状集合体赤铁矿系沉积作用的产物。产于山西、河北、河南、山东等地的多种矿床和岩石中。

【采收加工】　全年可采，采后，选取表面有钉头状突起部分的称"钉头代赭石"，除去泥土杂石。

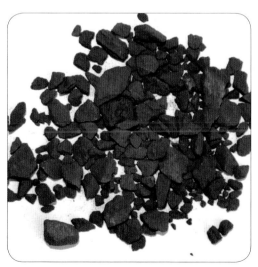

【药材性状】　多呈不规则扁平状，大小不一。全体棕红色或铁青色，表面附有少量棕红色粉末，有的具有金属光泽。一面有圆形乳头状的"钉头"，另一面与突起的相对应处有同样大小的凹窝。质坚硬，不易砸碎，断面显层叠状，且每层均依"钉头"而呈波浪状弯曲，用手抚摸，则有红棕色粉末黏手，在石头上磨擦呈樱桃红色。气微，味淡。

禹余粮

【基　　源】 本品为氢氧化物类矿物褐铁矿，主含碱式氧化铁。

【性味功能】 味甘、涩，性微寒。有涩肠止泻，收敛止血的功能。

【主治用法】 用于久泻，久痢，崩漏，白带。用法用量，9～15克，煎汤或入丸散。

【原矿物】 别名：白余粮，石中黄子，天师食，石中黄。非晶质。常成葡萄状、肾状、乳房状、块状、土状等集合体。颜色为褐色到黑色，若为土状则为黄褐色或黄色。条痕为黄褐色。半金属光泽或土状光泽，有时作丝绢光泽。不透明。断面为介壳状或土状。硬度1～5.5。比重3.6～4.0。

【生境分布】 分布很广。主要由含铁矿物经氧化分解后，再经水解汇集沉积而成。主要产区有河北、江苏、浙江、河南等地。

【采收加工】 采挖后，除去杂石。

【药材性状】 块状集合体，呈不规则的斜方块状，长5～10厘米，厚1～3厘米。表面红棕色、灰棕色或浅棕色，多凹凸不平或附有黄色粉末。断面多显深棕色与淡棕色或浅黄色相间的层纹，各层硬度不同，质松部分指甲可划动。体重，质硬。无臭，无味，嚼之无砂粒感。

【炮　　制】 1. 禹余粮：除去杂石，洗净泥土，干燥，即得。

2. 煅禹余粮：取净禹余粮，打碎，照煅淬法煅至红透。每100公斤禹余粮，用醋30公斤。

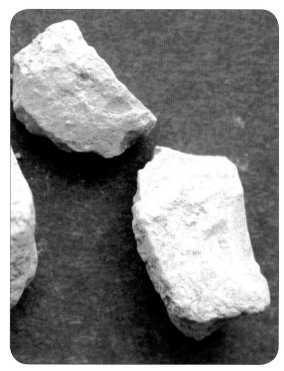

【基　　源】　本品为硫酸铜矿氧化分解形成或为人工制成的含水硫酸铜。

【性味功能】　味辛、酸，性寒；有毒。有涌吐痰涎，解毒收湿，祛腐蚀疮的功能。

【主治用法】　用于口疮，牙痛，喉痹，风眼赤烂，鼻息肉，内服治癫痫，用于食物中毒以催吐排毒。内服入丸、散，用量0.3～0.6克。外用研末撒或调敷，或以水溶化洗眼。体虚者忌服。

胆矾

【原矿物】　别名：石胆、蓝矾、鸭嘴绿胆矾。呈不规则粒块状结晶集合体，单体可呈板状或短柱状，大小不一。深蓝色或淡蓝色，或微带绿色。在空气中失水后可呈白色粉末状，附于表面。晶体具玻璃样光泽，透明至半透明。质脆、易碎，硬度2.5，比重2.1～2.3，条痕无色或带浅蓝，断口贝壳状，碎块呈棱柱状。用舌舔之，先涩而后甜。

【生境分布】　分布于云南、山西，江西、广东、陕西、甘肃等地也产。

【采收加工】　可于铜矿中挖得，选择蓝色透明的结晶，即得。人工制造者，可用硫酸作用于铜片或氧化铜而制得。

【性状鉴别】　本品呈不规则斜方扁块状、棱柱状。表面不平坦，有的面具纵向纤维状纹理。蓝色或淡蓝色；条痕白色或淡蓝色。半透明至透明。玻璃样光泽。体较轻，硬度近于指甲；质脆，易砸碎。气无，味涩。以块大、色深蓝、透明、质脆、无杂质者为佳。

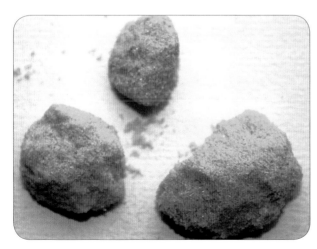

【应　　用】　1. 喉痹，喉间痰壅闭塞：与僵蚕共为末，吹喉，使之痰涎吐而喉痹开，如二圣散。2. 风痰癫痫：单用本品研末，温醋调下，服后吐出痰涎便醒。3. 误食毒物：可单用本品取吐，以排出胃中毒物。

【注　　意】　体虚者忌服。

砒石

【基　　源】　本品为氧化物类矿物砷华的矿石，或由毒砂、雄黄等含砷矿物的加工品。

【性味功能】　味辛，性大热；有大毒。外用蚀疮去腐，内服祛痰平喘。

【主治用法】　用于痔瘘，瘰疬，痈疽，死肌，内服治哮喘疟疾。内服 1 次量为 1～4 毫克，入丸、散。外用：适量，研末撒，调敷；或入药膏、药捻、药饼中用。

【原矿物】　别名：信石、白砒、红砒、人言。常以含砷矿物，如毒砂、雄黄、雌黄为原料加工制造而成。且未见直接用天然砒石药用。商品分红信石、白信石两种，药用以红信石为主，白信石少见。红信石（红砒）呈不规则块状，大小不一。粉红色，具灰、黄、白、红、肉红等彩晕，透明或不透明，具玻璃样光泽或无光泽。质脆，易砸碎，断面凸凹不平或呈层状纤维样的结构。无臭。本品极毒，不能口尝。白信石（白砒）无色或白色，为柱状集合体，五色透明者，具近金刚光泽。

【生境分布】　分布于江西、湖南、广东、贵州等地。

【采收加工】　选取砷华矿石，但数量极少。多数为人工加工制成。加工方法：老法将毒砂（硫砷铁矿）与煤、木炭或木材烧炼后升华而得，此法设备简单，但有害健康；新法将雄黄燃烧生成三氧化二砷及二氧化硫，使三氧化二砷充分冷凝制得，即为砒石，二氧化硫由烟道排出。

【应　　用】　1. 恶疮日久：与苦参、硫黄、蜡、附子同用，调油为膏，柳枝煎汤洗疮后外涂，如砒霜膏。2. 瘰疬、疔疮等：与雄黄、明矾、乳香为细末，如三品一条枪。

【注　　意】　不能持续服用，孕妇忌服。又不能作酒剂服用。外用也不宜过多，以防局部吸收中毒。

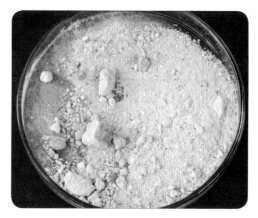

青礞石

【基　　源】　本品为变质岩类黑母片岩或绿泥石化云母碳酸盐片岩。

【性味功能】　味甘、咸，性平。有坠痰下气，平肝镇惊的功能。

【主治用法】　治顽痰胶结，咳逆喘急，癫痫发狂，烦躁胸闷，惊风抽搐。多入丸散服。用法用量，3～6克。

【原矿物】　1. 黑云母片岩　主要由黑云母及少量石英、中长石、绿帘石等矿物组成的集合体。呈不规则扁块状，无明显棱角，其中有鳞片状矿物具定向排列，彼此相连。断面可见明显的片状构造，鳞片状变晶结构。岩石呈黑色，有的带暗绿色调，珍珠光泽，质软而脆，易剥碎。2. 绿泥石化云母碳酸盐片岩　主要由方解石、白云石、金云母（部分转变为绿泥石，即绿泥石化）、绢云母、石英等矿物组成的集合体。呈不规则块体。其中粒状矿物和鳞片状矿物定向排列为片状结构，鳞片花岗变晶结构，但不甚明显。岩石呈灰绿色，夹于其中的鳞片状矿物显珍珠光泽。质较疏松，易剥碎。遇稀盐酸即有气泡发生。

【生境分布】　产于接触变质区域变质基中酸碱性浸入岩及火成岩、伟晶岩中，是中酸性火成岩的主要造岩矿物之一。分布于湖南、湖北、四川、江苏、浙江等地。

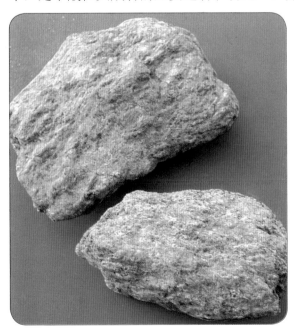

【采收加工】　采得后，拣净杂石泥土。

【性状鉴别】　呈不规则扁块状或长斜块状，无明显棱角。褐黑色或绿黑色，具玻璃样光泽。质软，易碎，断面呈较明显的层片状。碎粉主为绿黑色鳞片（黑云母），有似星点样的闪光。气微，味淡。

【炮　　制】　除去杂石，砸成小块。

花蕊石

【基　　源】　本品为变质岩类岩石含蛇纹石大理岩的石块。

【性味功能】　味酸、涩，性平；无毒。有化瘀止血的功能。

【主治用法】　用于吐血，衄血；便血，崩漏；产妇血晕；死胎；胞衣不下；金疮出血等。用法用量，内服：入散剂，1～3克。外用：研末撒。

【原矿物】　别名：花乳石、白云石。形态蛇纹石为硅酸盐类蛇纹石族矿物。晶体结构结构属单斜晶系。单个晶体呈片状、针状，但罕见。常呈板状、鳞片状或为显微粒状集合体。以纤维状纹理或斑点状团块分散于方解石晶粒中。一般呈绿色，深浅不等，还有呈白色、浅黄色、灰色、蓝绿色或褐黑色者，纤维状或鳞片状者呈丝绢光泽。抚摸之有滑感。

【生境分布】　分布广泛，是内生热液矿脉及沉积的碳酸盐类岩石的重要组成部分。产于沉积岩和变质岩中，金属矿脉中也多有存在，而且晶体较好。产于河南省三门峡市的灵宝市一带。

【炮　　制】　洗净，敲成小块。煅花蕊石：取净花蕊石打碎，置坩埚内煅至红透，取出放凉，碎成小块。

【应　　用】　1. 多年障翳：花蕊石（水飞）、防风、川芎、甘菊花、白附子、牛蒡子各30克，甘草（炙）15克。上为末，每服1.5克，腊茶下。2. 咯血，吐血，及二便下血：煅花蕊石9克，三七6克，血余炭3克。上为细末，分2次冲服。3. 茧唇：花蕊石、孩儿茶、鸡内金、血竭各6克，飞丹、乳香、红绒灰、黄连各3克。上为细末，加冰片0.3克，干掺。

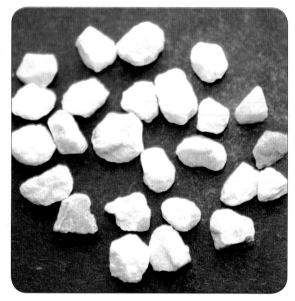

大青盐

【基　　源】　本品为卤化物类石盐族湖盐结晶体,主含氯化钠。

【性味功能】　味咸,性寒。有清热,凉血,明目的功能。

【主治用法】　用于吐血,尿血,牙龈肿痛出血,目赤肿痛,风烟烂弦。用量1.2～2.5克,水煎服;或入丸散用。外用适量,研末擦牙或水化漱口、洗目。

【原矿物】　别名:戎盐。多形成于干涸含盐盆地和现代盐湖中,为盐湖中化学沉积而成,还包括不同地质时代沉积层中的崖(岩)盐,且多为原生盐。因常有混入物而不同于光明盐和人工炼制的食盐。

【生境分布】　主产于内蒙古、青海、新疆、西藏、四川,其他省区亦有产出。

【采收加工】　自盐湖中采挖后,除去杂质,干燥。

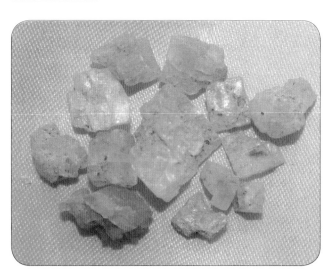

【性状鉴别】　本品为立方体、八面体或菱形的结晶, 有的为歪晶, 直径0.5～1.5厘米。白色或灰白色, 半透明, 具玻璃样光泽。质硬, 易砸碎, 断面光亮。气微, 味咸、微涩苦。

【炮　制】　取原药材,除去杂质,用时捣碎。

光明盐

【基　　源】 本品为氯化物类石盐族石盐无色透明的晶体。

【性味功能】 味咸，性平；无毒。有祛风明目，消食化积，解毒的功能。

【主治用法】 主治目赤肿痛，泪眵多，食积脘胀，食物中毒。内服：煎汤，用量 0.9 ~ 1.5 克；或入丸、散。外用：适量，化水洗目。

【原矿物】 晶体结构属等轴晶系。以其光明纯净而与大青盐有别。为在较稳定不幸下结出的较大晶体，多呈不规则块状，大小不一。无色透明。具玻璃样光泽，少数因灰尘污染而呈油脂状光泽，或因潮解而光泽变暗时，其鹛断面仍可见较强光泽，或带晕彩。立方体解理完全。硬度同指甲，易砸开。

【生境分布】 产于内蒙古、甘肃、青海、新疆及西南等地。

【采收加工】 全年可采，采得后刮净外面杂质即可。

【性状鉴别】 大多呈方块状，大小不等，显白色，透明。表面因溶蚀而致钝圆，有时附有微量泥土，微有光泽。质硬，较脆，易砸碎；断面有玻璃光泽。气微，味咸。易潮解。以洁白，透明，纯净无杂质者为佳。

【应　　用】 1. 治久风目赤兼胎赤：光明盐六分，杏仁油五合。以净铜锣一尺面者一枚，内盐油，即取青柳枝如箸大者一握，急束，截令头齐，用研之三日，候如稠墨，即先剃地作一小坑，置瓦于底，又取熟艾一鹅子许，于瓦上烧火，即安前药锣覆坑上令烟熏之，勿令火灭，候火尽，可收置于铜合子或垍合子中，每夜用点眦间，便卧，频点之。

2. 治食积不消，不思饮食，胃脘胀痛，食物中毒：光明盐 25 克，诃子肉 25 克，荜茇 25 克，干姜 25 克。共为粗末，装袋，每袋重 10 克，每服 1.5 克，每日 2 次。

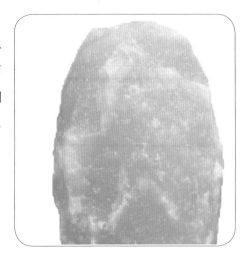

寒水石

【基　　源】　本品为天然产的三方晶系碳酸钙的矿石（方解石）或硫酸钙的矿石（红石膏）。

【性味功能】　味辛、咸，性寒。有清热泻火，除烦止渴的功能。

【主治用法】　用于发热烦渴，咽喉肿痛，口舌生疮，牙痛；外用治烧烫伤。用量 10～15 克，煎服。外用：适量。

【原矿物】　别名：凝水石、方解石。晶体结构属单斜晶系。单个晶体呈板状，集合体呈块状、片状、纤维状或粉末状。无色或白色、粉红色。有时透明，具玻璃光泽，解理面显珍珠光泽，纤维状者显丝绢光泽。硬度2，薄片具挠性。相对密度2.3～2.37。

【生境分布】　广泛形成于沉积作用，如海盆或湖盆地中化学沉积的石膏，常与石灰岩、红色页岩、泥灰岩等成层出现。方解石分布于河南、安徽、江苏、浙江等省；红石膏分布于辽宁、吉林、内蒙古、山东、甘肃等省（区）。

【采收加工】　全年可采，挖出后除去泥土，拣去杂石。

【炮　　制】　煅寒水石：取净寒水石，置坩锅或其他容器内，在无烟的炉火中煅至红透，取出放凉，捣碎或研粉即得。

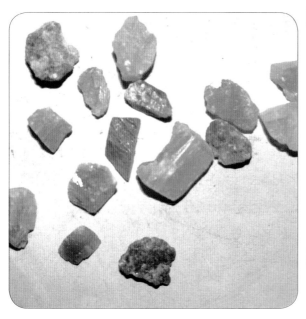

【应　　用】　1.牙齿内出血：寒水石粉、朱砂、甘草各等分，为细末，以少许掺于出血处。2.疖、湿疹疮面红肿者：寒水石30克，黄连12克，滑石18克，冰片3克，共研细末，用麻油或凡士林调成含量50%的软膏，外搽患处，每日1次，治愈为止。

【注　　意】　脾胃虚寒者忌服。

硇砂

【基　　源】　本品为卤化物类矿物硇砂的晶体。

【性味功能】　味辛、苦、咸，性温；有毒。有消积软坚，破瘀散结的功能。

【主治用法】　用于经闭，癥肿；外用治目翳胬肉，痈肿疮毒。每次 0.3～1 克，每日不超过 2 克，内服：入丸散；外用：适量，点、撒，或油调敷，或入膏中贴，或化水点涂。

【原矿物】　别名：北庭砂、白硇砂、紫硇砂。为非金属盐类氯化铵矿石（白硇砂）或紫色石盐晶体（紫硇砂）。

【性状鉴别】　白硇砂呈不规则的结晶块状，表面白色或污白色。质坚、稍轻而脆，易砸碎。断面洁白色，呈柱状、纤维状或粒状晶体，有光泽。易溶于水。放火燃烧产生蓝色火焰。气微臭，味咸、苦辛。有强烈的刺舌感。紫硇砂呈不规则的结晶块状。表面暗紫色，稍有光泽或无光泽。质坚重而脆，易砸碎，新断碎面紫红色，呈砂粒样结晶，闪烁发光。手摸之有凉感。易溶于水，放入炉火中易熔，且发生爆裂，并将火焰染成黄色，起白色烟雾。气臭，味咸。

【生境分布】　分布于青海、甘肃、新疆等地。

【采收加工】　采得后除去杂质，打成碎块，即可入药。或由人工合成。

【应　　用】　1. 食道癌、胃癌：用本品和生姜为末，与平胃散同服。2. 鼻腔和鼻咽肿痛：可用硇砂注射液。

【注　　意】　内服切勿过量；体虚无实邪积聚及孕妇忌服。

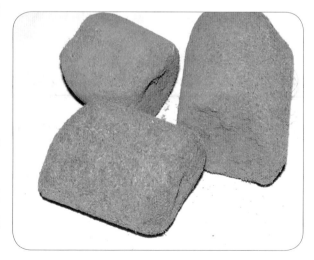

硼砂

【基　　源】　本品为硼砂矿经精制而成的结晶。

【性味功能】　味甘、咸，性凉。外用清热解毒，内服清肺化痰。

【主治用法】　用于口舌糜烂，咽喉肿痛，目赤肿痛，内服治咳嗽，咳痰稠黏，久咳喉痛声嘶。用量1.5～3克，内服：入丸、散。外用：适量，研极细末，干撒或调涂；或沸水溶解，待温，冲洗创面。作用随给药次数的增加而增强，最大抗惊厥作用产生于1周左右。

【原矿物】　别名：月石、盆砂、蓬砂。本品呈棱形、柱形或粒状结晶。白色透明或半透明，有时显淡黄或淡灰色，具玻璃光泽。日久则风化成白色粉末而不透明，微有脂肪样光泽。体轻，质脆，易碎，比重1.7，易溶于热水，燃之易熔融，初则体积膨大、酥松如絮状，继则熔化成透明的玻璃球状。

【生境分布】　分布于青海、西藏；云南、四川、新疆、甘肃、陕西等地也产。

【采收加工】　一般于8～11月间采挖矿砂，将矿砂溶于沸水中，滤净后，倒入缸内，在缸上放数条横棍，棍上系数条麻绳，绳下端吊一铁钉，使绳垂直沉于溶液内。冷却后在绳上与缸底都有结晶析出，取出干燥。结在绳上者名"月石坠"，在缸底者称"月石块"。

【应　　用】　1. 鹅口疮：用本品配冰片、雄黄、甘草共研末，蜜水调涂，如四宝丹。2. 口腔炎、咽喉炎：用4%硼砂水溶液含漱。对于口舌糜烂，咽喉肿痛，久嗽所致声哑喉痛，可用本品同冰片、玄明粉、朱砂研末吹患处，如冰硼散。3. 目赤肿痛、目生翳膜：可与炉甘石、冰片、玄明粉等配制成滴眼剂，如白龙丹，也可将本品溶于水中，作洗眼剂。

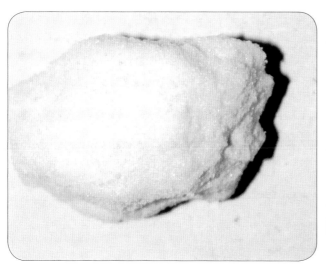

【注　　意】　多作外用，内服宜慎。

赤石脂

【基　源】　本品为硅酸盐类矿物多水高岭石族多水高岭石，主含四水硅酸铝。

【性味功能】　味甘、酸、涩，性温。有涩肠，止血，生肌敛疮的功能。

【主治用法】　用于久泻久痢，大便出血，崩漏带下；外治疮疡不敛，湿疹脓水浸淫。用法用量，9～12克。外用适量，研末敷患处。

【原矿物】　别名：红土，赤石土，吃油脂，赤符，红高岭。单斜晶系。很少成结晶状态，多数为胶凝体。白色通常染有浅红、浅褐、浅黄、浅蓝、浅绿等色。新鲜断面具蜡样光泽，疏松多孔的则呈土状光泽。有平坦的贝壳状断口。硬度1～2。比重2.0～2.2，随水分子的含量而有变化。性脆。可塑性强。有土样气味，致密块状者在干燥时可裂成碎块。主要产于岩石的风化壳和黏土层中。

【生境分布】　要产于岩石的风化壳和黏土层中。产福建、河南、江苏、陕西、湖北、山东、安徽、山西等地。

【采收加工】　采挖后，除去杂质。

【炮　制】　赤石脂：除去杂质，打碎或研细粉。煅赤石粉：取赤石脂细粉，用醋调匀，搓条，切段，干燥，放无烟的炉火或坩埚内煅烧，煅至红透。用时捣碎。

【应　用】　1. 赤白痢，不问冷热：赤石脂、龙骨、干姜、黄连各90克。上为末，每次服4克，日两次。2. 痦子磨破成疮：赤石脂、黄柏、腊茶末各15克，白面60克，冰片（另研）1.5克。上为细末，绵扑患处。

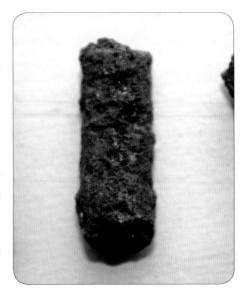

【基　　源】　本品为自然元素类硫黄族矿物自然硫，主要用含硫物质或含硫矿物经炼制升华的结晶体。

【性味功能】　味酸，性温；有毒。外用止痒杀虫疗疮；内服补火助阳通便。

【主治用法】　外治用于疥癣，秃疮，阴疽恶疮；内服用于阳痿足冷，虚喘冷哮，虚寒便秘。内服炮制后入丸散服；外服研末油调涂敷患处。用量 1.5 ～ 3 克；外用适量。

硫黄

【原 矿 物】　别名：石硫黄，硫黄，石硫黄，昆仑磺，磺牙。斜方晶系。晶体的锥面发达，偶尔呈厚板状。

【生境分布】　常见于温泉口壁、喷泉及火山口域；有时在沉积岩中。分布山西、陕西、河南、山东、湖北、湖南、江苏、四川、广东、中国台湾。

【采收加工】　采挖得自然硫后，加热熔化，除去杂质，或用含硫矿经加工制得。

【性状鉴别】　斜方晶系。晶体的锥面发达，偶尔呈厚板状。常见者为致密块状、钟乳状、被膜状、土状等。颜色有黄、浅黄、淡绿黄、灰黄、褐色和黑色等。条痕白色至浅黄色。

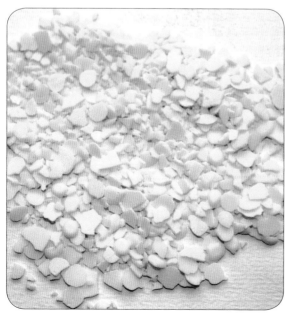

晶面具金刚光泽，断口呈脂肪光泽。半透明。解理不完全，断口呈贝壳状或参差状。硬度 1 ～ 2。比重 2.05 ～ 2.08。性脆。易碎。用手握紧置于耳旁，可闻轻微的爆裂声。体轻。有特异的臭气。味淡。

【炮　　制】　生硫黄：去净杂质，砸成小块。制硫黄：取拣净的硫黄块，与豆腐同煮，至豆腐现黑绿色为度，取出，漂去豆腐，阴干。

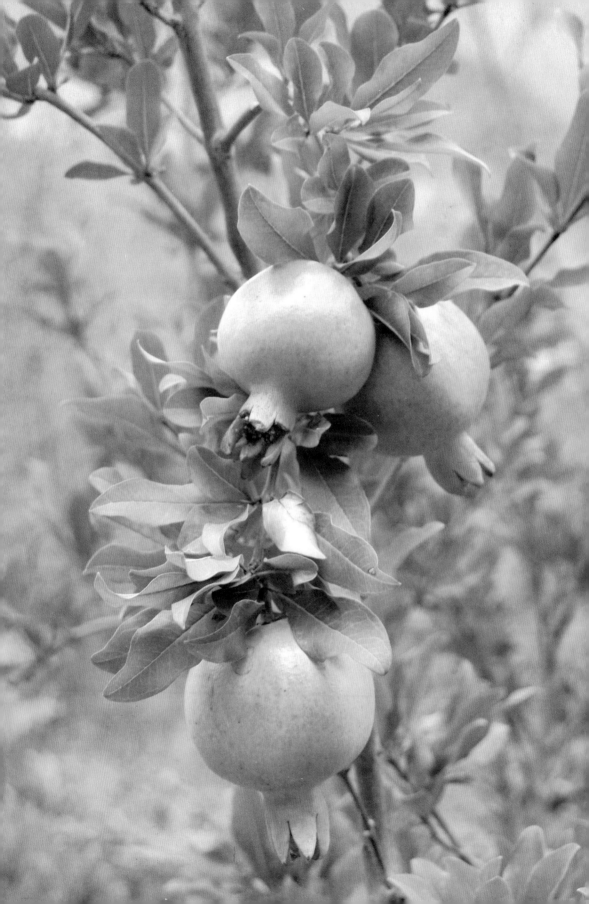